GEHEIMNISSE UND WUNDER DES MENSCHLICHEN KÖRPERS

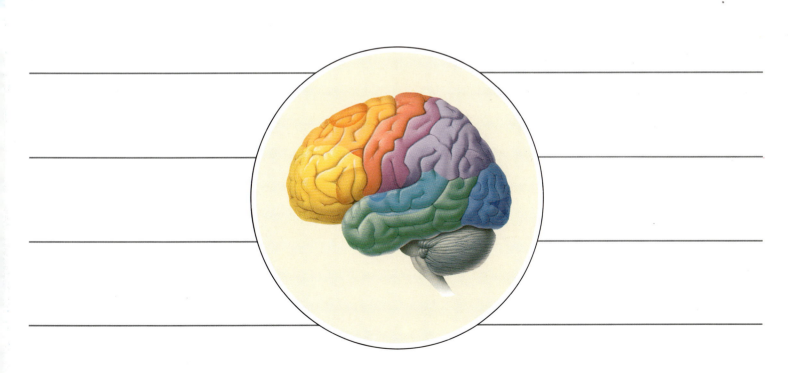

GEHEIMNISSE UND MENSCHLICHEN

WUNDER DES KÖRPERS

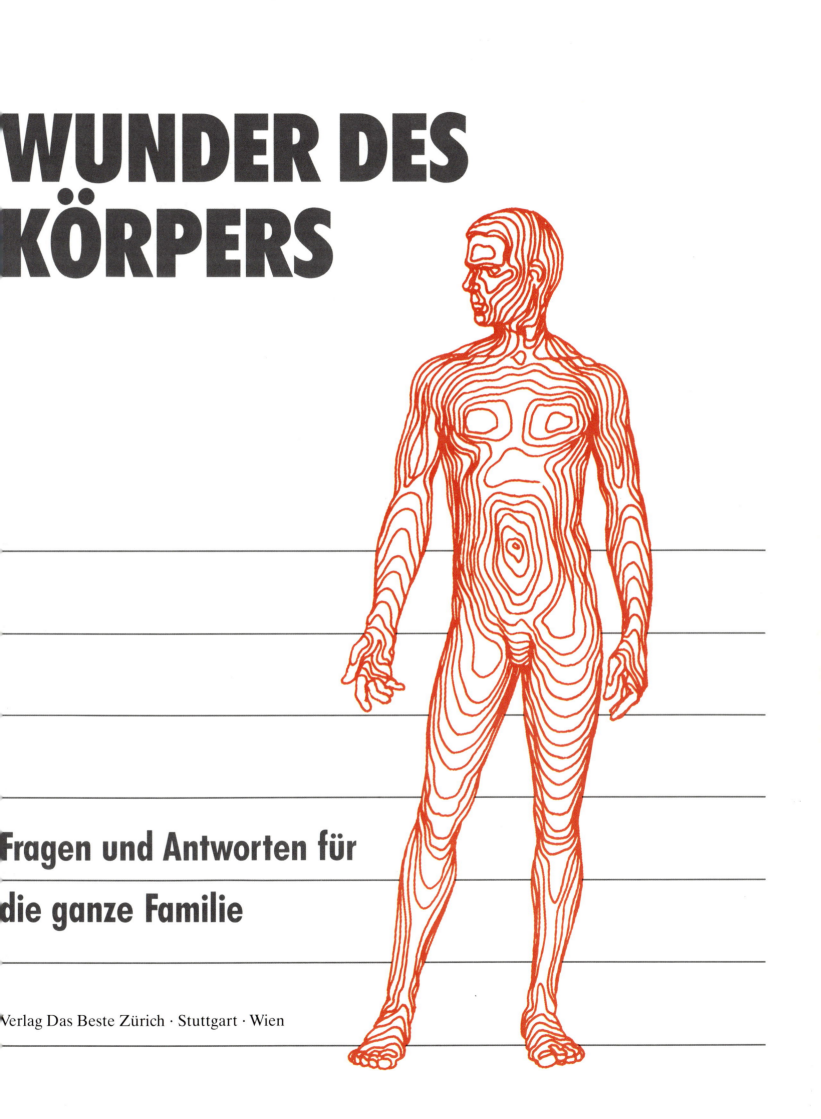

Fragen und Antworten für die ganze Familie

Verlag Das Beste Zürich · Stuttgart · Wien

Deutschsprachige Bearbeitung des Werkes
durch folgende Ärzte:
Dr. Dietrich von Abel
Dr. Otto Albrecht
Dr. Adalbert Buchholz
Dr. Franz-Josef Große-Ruyken
Dr. Bernhard Jakober
Dr. Karl-Heinz Kamp
Thorsten Kamp
Dr. Karl-Heinz Röderer
Dr. Martin Schieber

Weitere Mitarbeiter:
Farrington Daniels, Jr., M.D., M.P.H.
Lloyd R. Dropkin, M.D.
Jonathan K. Fears, M.D.
Anna-Riitta Fuchs, Dr. Sc.
Roger L. Greif, M.D.
John H. Healey, M.D.
M.-H. Heinemann, M.D.
Michael Jacewicz, M.D.
W. Peter McCabe, M.D.
R. Ernest Sosa, M.D.
Thomas A. Wilson, M.S., D.D.S.
David Zakim, M.D.

Übertragungen aus dem Englischen:
Angelika Feilhauer, Ingrid Hyland, Gisela I. Irrgang,
Hans A. Werner

© 1988 Verlag Das Beste GmbH, Stuttgart
© 1988 Verlag Das Beste aus Reader's Digest AG, Zürich
Alle Rechte, auch die der Übersetzung, des auszugs-
weisen Nachdrucks, der photomechanischen Wiedergabe
und der Aufnahme auf Ton- und Datenträger, im In- und
Ausland vorbehalten.

Printed in Germany
ISBN 3.7166.0044.X

Vorwort

Es gibt Tausende von Büchern über Krankheiten; ja sogar über jede einzelne Krankheit gibt es mehrere Bücher. Über die Gesundheit wird jedoch recht wenig geschrieben, obschon sie auch heute noch das höchste Gut ist.

Gesundheit gilt als Norm; was aber von der Norm abweicht, ist interessant. Deshalb bieten Krankheiten viel eher Gesprächsstoff als die Gesundheit, die als etwas «Gegebenes» betrachtet wird. An Gesundheit interessiert sind vor allem diejenigen Personen, die ihrer verlustig gegangen sind, d.h. die Kranken, denn sie haben nur ein Ziel, nämlich so rasch als möglich wieder gesund zu werden. So war es immer und so wird es weiterhin sein. Von den alten Griechen wurde Asklepios als Gott der Heilkunde verehrt. Von ihm erhofften sich die Kranken und die Gebrechlichen Heilung. Da damals viele Krankheiten – wie übrigens auch heute noch – nicht geheilt werden konnten, schenkte man der Erhaltung und Förderung der Gesundheit besondere Aufmerksamkeit. Eine der Töchter Asklepios', Hygieia, wurde denn auch als Göttin der Gesundheit auserkoren.

Heute müssen wir der Gesundheit mehr denn je Sorge tragen. Wir selbst sind nämlich unseres (gesundheitlichen) Glückes eigener Schmied.

Das hier vorliegende Buch «heult nicht mit der Masse», es projiziert die Gesundheitsgefahren nicht in die Umwelt, sondern es beschreibt schlicht und einfach den Aufbau und die Funktionen unseres Körpers bzw. der vielen Organe unseres Körpers. Nicht etwa die Frage «Warum wird man krank?», sondern die Frage «Warum bleibt man gesund?» steht am Anfang dieses umfassenden Werkes. Es werden nicht Organe, Knochen und Muskeln aufgezählt, sondern die Funktionen der einzelnen Organsysteme werden in leicht verständlicher, wissenschaftlich korrekter Art geschildert. Fragen, die beim unvoreingenommenen und nicht durch Fachwissen belasteten Leser auftauchen könnten, werden sozusagen zum voraus beantwortet. (Der Untertitel des Buches, «Fragen und Antworten für die ganze Familie», hat seine volle Berechtigung.)

Das Lesen dieses Buches flößt uns allen großen Respekt für die «Geheimnisse und Wunder unseres Körpers» ein. Respekt aber ist die wichtigste Voraussetzung für gesundheitskonformes Verhalten. Es genügt nämlich nicht, Wissen über die Ursachen von Gesundheitsstörungen und Krankheiten zu vermitteln; viel wichtiger ist es, den Leser zur Änderung eventuell vorhandener ungesunder Gewohnheiten zu motivieren.

Wir dürfen nicht – wie es Jakob Laurenz Sonderegger, der Pionier des schweizerischen Gesundheitswesens, vor 100 Jahren formuliert hat – wie Bettler am Wegrand sitzen bleiben und auf Gesundheit als ein Almosen Gottes warten. Wir haben die Möglichkeit und die Pflicht, selbst etwas für die Erhaltung und Förderung unserer Gesundheit zu tun.

Meinrad Schär

Dr. med. Meinrad Schär
Honorarprofessor für Sozial- und Präventivmedizin

Inhaltsverzeichnis

Kapitel 1

Der menschliche Körper

- 20 Warum bleibt man gesund?
- 20 Ist vorprogrammiert, in welchem Alter man stirbt?
- 21 Warum gesund leben, wenn die Lebenszeit festliegt?
- 21 Ist Lachen gesund?
- 21 Warum haben manche Menschen mehr Schwung als andere?
- 21 Was ist entscheidend: die Vererbung oder die Umwelt?

Der Aufbau des Körpers
- 22 Woraus besteht der menschliche Körper?
- 22 Welches sind die Grundbausteine des Körpers?
- 22 Welche Funktionen haben die Gewebe?
- 22 In welcher Beziehung stehen Organe zu den Körpersystemen?

Gesundheit und Krankheit
- 24 Was bedeutet Gesundsein?
- 24 Was ist Hypochondrie?
- 24 Gibt es psychosomatische Krankheiten wirklich?
- 25 Die Steuerungsmechanismen versagen – was dann?
- 25 Was ist das Münchhausen-Syndrom?

Grundbausteine unseres Lebens
- 26 Welches sind die kleinsten Bausteine des Körpers?
- 26 Was sind die wichtigsten Bestandteile einer Zelle?
- 26 Wie lange leben Zellen?
- 27 Woher bekommt die Zelle ihre Energie?
- 27 Was ist das innere Milieu des Körpers?

Die Entdeckung der unsichtbaren Welt
- 28 Wodurch entsteht eine Krankheit?
- 28 Was sind Erreger?
- 29 Was sind Viren?
- 29 Können Erwachsene Kinderkrankheiten bekommen?
- 29 Hat die Wissenschaft schon Krankheiten ausgerottet?

Angriff auf den Körper
- 30 Welches sind die Hauptarten von Krankheiten?
- 30 Kann man durch Parasiten sterben?
- 31 Sind übertragbare Krankheiten das gleiche wie ansteckende?
- 31 Wie unterscheiden sich akute und chronische Krankheiten?

Der Feind im Innern
- 32 Handelt es sich bei Tumoren immer um Krebs?
- 32 Welches sind die wichtigsten Krebsarten?
- 32 Wodurch entsteht Krebs?
- 33 Wie kann man Krebs behandeln?

Krankheit und Geographie
- 34 Wie breiten sich Krankheiten aus?
- 34 Sind Menschen in den Industrieländern gesünder?
- 34 Warum sind Tropenkrankheiten so schwer auszurotten?
- 34 Wie entstehen Schistosomiasis und Schlafkrankheit?

Thermographie, S. 24

- 35 Sind vor Auslandsreisen oft zahlreiche Impfungen nötig?
- 35 Warum bekommt man auf Reisen leicht Durchfall?

Von Ärzten und Arzneien
- 36 Wie wird ein Medikament richtig dosiert?
- 36 Haben Antibiotika Nebenwirkungen?
- 36 Sprechen nur leichtgläubige Menschen auf Placebos an?

Die Gesetze der Vererbung
- 38 Warum sehen Kinder ihren Eltern häufig ähnlich?
- 38 Sind alle Gene in gleicher Weise bedeutsam?
- 39 Wie erhalten Kinder die Gene ihrer Eltern?
- 39 Warum sehen Geschwister sich oft nicht ähnlich?

Symptome und Syndrome
- 40 Sind genetisch bedingte Defekte selten?
- 40 Welche Krankheiten beruhen auf defekten Genen?
- 40 Was passiert, wenn die Chromosomenzahl nicht stimmt?
- 40 Welches Geschlecht ist für Erbkrankheiten anfälliger?

Programmierte Entwicklung
- 42 Woher „kennen" die Zellen ihre Aufgaben?
- 42 Wie arbeiten Gene?
- 43 Was versteht man unter Genmanipulation?

Fronten der Wissenschaft
- 44 Kann man Menschen klonen?
- 44 Sind „neue" Krankheiten wirklich neu?
- 44 Wie wird der menschliche Körper einmal aussehen?
- 45 Wo sind in der Medizin Durchbrüche zu erwarten?

Kapitel 2

Gehirn und Nervensystem

46 Welche Funktionen hat das Gehirn?
46 Was ist der menschliche Geist?
47 Ist das Gehirn ein Computer?
47 Können Schwachsinnige etwas Besonderes leisten?

Das komplizierteste Organ des Körpers
48 Wie sieht das Gehirn aus?
48 Welches sind die Hauptteile des Nervensystems?
48 Welche Funktionen haben die einzelnen Teile des Gehirns?
48 Was ist die Blut-Hirn-Schranke?
48 Wie lange kommt das Gehirn ohne Sauerstoff aus?

Das erstaunliche Netzwerk der Nerven
50 Wie werden Nachrichten im Gehirn weitergeleitet?
50 Was geschieht mit zerstörten Nervenzellen?
51 Was hat Nervosität mit Nerven zu tun?
51 Warum zuckt das Bein, wenn der Arzt gegen das Knie klopft?

Wie das Gehirn arbeitet
52 Woher kennt man die Funktionen der einzelnen Gehirnteile?
52 Ist eine Gehirnhälfte sprachbegabter als die andere?
52 Kann man gesunde Augen haben und dennoch nicht sehen?
53 Kann ein Teil des Gehirns einen anderen ersetzen?

Gehirn und Geschlecht
54 Können beide Gehirnhälften Gesichter wiedererkennen?

54 Sind die Gehirne von Männern und Frauen gleich?
54 Verhaltensunterschiede – geschlechtlich bedingt?
55 Was beweist, daß Männer aggressiver sind?
55 Sind bestimmte Störungen geschlechtsabhängig?

Signale aus dem Gehirn
56 Kann man mit Röntgenstrahlen in das Gehirn blicken?
56 Was leisten moderne medizinische Abtastgeräte?
56 Werden Geräte jemals Gedanken lesen können?
57 Was sind eigentlich Gehirnwellen?
57 Wann ist ein Mensch gehirntot?

Schlafen – um zu träumen?
58 Welchen Sinn hat der Schlaf?
58 Braucht jeder Mensch acht Stunden Nachtschlaf?
58 Welche Folgen hat anhaltender Schlafmangel?
59 Warum träumt man?
59 Träumt man selten farbig?
59 Was verursacht Schlaflosigkeit?
59 Gibt es das Gegenteil von Schlaflosigkeit?

Die Wahrnehmung der Welt
60 Kann man ohne Worte denken?
60 Gibt es im Gehirn ein Gedächtniszentrum?
60 Wie viele von den Vorgängen ringsum nimmt man wahr?
60 Warum macht Übung den Meister?
61 Haben Babys ein Tiefwahrnehmungsvermögen?

Wie werden Erfahrungen gespeichert?
62 Warum vergißt man eine Telefonnummer so rasch?
62 Warum erinnern sich alte Leute besser an längst Vergangenes?
62 Warum erinnert man sich nicht daran, wie man ein Baby war?
63 Wie kommt es zu einer Erinnerungsstörung?

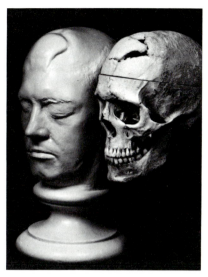

Schädelverletzung, S. 69

63 Kann man sich unter Hypnose besser erinnern?
63 Warum können Gerüche starke Erinnerungen wachrufen?
63 Was ist ein Déjà-vu-Erlebnis?

Der menschliche Verstand
64 Was ist eigentlich Intelligenz?
64 Läßt sich Intelligenz vererben?
65 Handelt es sich bei Intelligenz um mehrere Fähigkeiten?
65 Kann man seinen eigenen IQ erhöhen?

Die Macht von Stimmungen und Gefühlen
66 Wie dicht liegen Lachen und Weinen beieinander?
66 Gibt es krankhafte Traurigkeit und Angst?
66 Können Gefühle krank machen?
66 Wodurch erreicht Wut gefährliche Ausmaße?

Verletzungen und ihre Auswirkungen
68 Kann Alkohol das Gehirn schädigen?
68 Sind Gedanken und Gefühle voneinander unabhängig?
69 Nehmen alle Nerven Schmerz wahr?
69 Wie viele Arten von Schmerz gibt es?
69 Wo liegt die Schmerzschwelle?

Kampf gegen den Schmerz
70 Kann Streß schmerzunempfindlich machen?

70	Wie unterscheiden sich Lokal- und Allgemeinanästhesie?
71	Nimmt man unter Narkose irgend etwas wahr?
71	Was sind Schmerzkliniken?

Störungen im Gehirn

72	Welche Symptome weisen auf einen Gehirntumor hin?

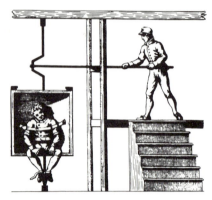

Wahnsinn, S. 67

72	Tut bei Kopfschmerzen das Gehirn weh?
72	Wie äußert sich eine Schizophrenie?
72	Woher weiß man, daß die rechte Gehirnhälfte emotionaler ist?

Kapitel 3

Das endokrine System

74	Was sind Hormone?
74	Nützen Sportlern Steroidhormone?
75	Das Jet-travel-Syndrom – wie kommt es zustande?
75	Verursacht starker Zuckerkonsum Zuckerkrankheit?

Geheimnisvolle Organe

76	Woher hat das endokrine System seinen Namen?
76	Wie viele verschiedene Hormone produziert der Körper?
76	Inwiefern ist ein Hormonmolekül einem Schlüssel ähnlich?
76	Warum sondert eine Drüse nicht zu viele Hormone ab?
77	Welche Aufgaben haben die verschiedenen Hormone?

Die Hauptdrüsen

78	Wie verständigen sich Körper und Gehirn miteinander?
78	Warum gilt die Hypophyse als Dirigent des endokrinen Systems?
78	Wodurch wird Riesenwuchs verursacht?
78	Warum sind Liliputaner so klein?

Wie Hormone das Wachstum beeinflussen

80	Ab wann produziert der Körper Geschlechtshormone?
80	Warum wachsen Jugendliche so rasch?
80	Brauchen Erwachsene noch Wachstumshormone?
80	Produzieren männliche Körper auch weibliche Hormone?
81	Warum bekommt ein Junge Stimmbruch?
81	Wie wirken männliche Hormone bei gesunden Frauen?

Sexualität und Lebensalter

82	Werden Jungen und Mädchen heute früher reif?
82	Verläuft die Jugendzeit immer stürmisch?
82	Beeinflußt der Hormonspiegel das Sexualleben?
83	Wie lange kann das Geschlechtsleben dauern?

Wie der Mensch auf Streß reagiert

84	Welche Funktion haben die Nebennieren?
84	Wie reagiert das endokrine System auf Belastungen?
85	Wie wird Adrenalin in der Medizin verwendet?
85	Kann eine längere Behandlung mit Glukokortikoiden schaden?

Energiehaushalt und Zuckerspiegel

86	Was hat die Schilddrüse mit Energie zu tun?
86	Wie entsteht ein Kropf?
86	Warum können manche Menschen viel essen, ohne zuzunehmen?
87	Gibt die Bauchspeicheldrüse mehrere Hormone ab?
87	Was versteht man unter Zuckerkrankheit?

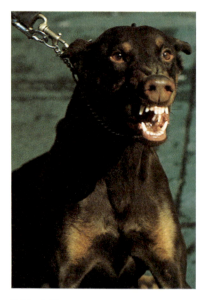

Gefahr, S. 84

8

Kapitel 4

Herz und Kreislauf

- 88 Liegt das Herz auf der linken Seite?
- 88 Warum sind Blutergüsse blau und grün gefärbt?
- 88 Kann sich das Herz jemals ausruhen?
- 89 Wie wirken emotionale Belastungen auf das Herz?
- 89 Können Menschen kaltblütig sein?
- 89 Wo befindet sich der Thermostat des Körpers?
- 89 Warum ist bei Kälte eine Kopfbedeckung wichtig?

Das Herz – eine doppelte Pumpe
- 90 Wie ist das Herz gebaut?
- 90 Warum schlägt das Herz?
- 90 Was tun, wenn der Taktgeber nicht mehr richtig arbeitet?
- 91 Wodurch entstehen Herzgeräusche?

Das Netz der Adern
- 92 Welche Aufgabe erfüllen die Arterien?
- 92 Wodurch unterscheiden sich Arterien und Venen?
- 93 Was verrät der Puls?
- 93 Wieviel Blut pumpt das Herz?
- 93 Welche Aufgabe haben die Nieren?

Armeen von Spezialisten
- 94 Woraus besteht Blut?
- 94 Warum ist das Blut rot?
- 94 Welche Aufgabe haben die roten Blutkörperchen?
- 95 Sind weiße Blutkörperchen wirklich weiß?
- 95 Warum gerinnt das Blut an der Luft?
- 95 Wie beeinflußt Höhe die Zahl der roten Blutkörperchen?

Blutgruppen und Transfusionen
- 96 Warum sind die Blutgruppen wichtig?
- 96 Welches sind die wichtigsten Blutgruppen?
- 96 Was ist der Rhesusfaktor?
- 97 Was ist ein Blutbild?
- 97 Kann man sich auch selbst Blut spenden?
- 97 Kann man eine Vaterschaft zweifelsfrei nachweisen?

Verletzungen und ihre Heilung
- 98 Wie stillt der Körper eine Blutung?
- 99 Was kann man tun, wenn eine Blutung nicht aufhört?
- 99 Wann und wie beginnt die Heilung einer Wunde?
- 99 Warum heilen Wunden bei manchen Menschen schneller?
- 99 Wodurch bildet sich Eiter?

Das Geheimnis der Immunität
- 100 Wie verteidigt sich der Körper gegen Krankheiten?
- 100 Wie wird der Körper gegen eine Krankheit immun?
- 100 Wie wirkt eine Impfung?
- 100 Was geschieht, wenn das Immunsystem versagt?
- 100 Wann setzt man Antitoxine und Gammaglobulin ein?

Überprüfung der Herzfunktion
- 102 Wie mißt man den Blutdruck?
- 102 Was ist ein normaler Blutdruck?
- 102 Welche Gefahren birgt hoher Blutdruck?
- 103 Ist Bluthochdruck erblich?
- 103 Hat Salz Einfluß auf den Blutdruck?
- 103 Ist niedriger Blutdruck gefährlich?
- 103 Was verrät ein Elektrokardiogramm?

Wenn das Herz krank wird
- 104 Welches Herzleiden tritt am häufigsten auf?
- 104 Was geschieht bei der koronaren Herzkrankheit?
- 104 Welche Risikofaktoren für die koronare Herzkrankheit gibt es?
- 104 Welche Rolle spielt das Cholesterin?
- 105 Führt ein Herzinfarkt stets zu Invalidität oder zum Tod?

Kreislauferkrankungen
- 106 Was ist ein Schlaganfall?
- 106 Welche Menschen sind schlaganfallgefährdet?
- 106 Kann man sich von einem Schlaganfall völlig erholen?
- 107 Wie entsteht eine Venenentzündung?
- 107 Wie wirken sich Durchblutungsstörungen aus?

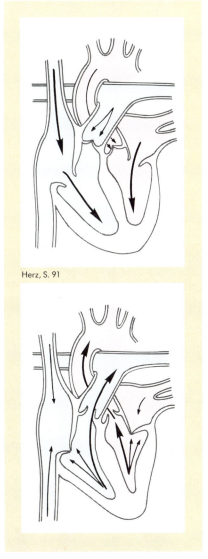

Herz, S. 91

- 107 Was versteht man unter Brand?

Mangelerscheinungen im Blut
- 108 Was ist eine Anämie?
- 108 Worauf beruhen die schweren Formen der Anämie?
- 108 Kann eine Anämie durch Röntgenstrahlen entstehen?
- 108 Kann grundsätzlich jeder Mensch ein Bluter werden?

Das lymphatische System
- 110 Was ist das lymphatische System?
- 110 Wozu dienen Lymphknoten?
- 110 Welche Aufgabe hat eigentlich die Milz?
- 110 Was ist ein Lymphom?
- 110 Was versteht man unter einer Lymphogranulomatose?

Kapitel 5

Die Atmungsorgane

112 Was leistet die Atmung?
112 Was geschieht, wenn man „außer Atem" gerät?
112 Warum schnarchen manche Menschen?
113 Warum gähnt man?
113 Was bewirkt das passive Rauchen?
113 Verringert Vitamin C die Anfälligkeit für Erkältungen?

Der Atem des Lebens
114 Wie arbeiten die Lungen?
114 Wodurch wird bestimmt, wie rasch man atmet?
114 Was ist das Zwerchfell, und was tut es?
114 Wie entsteht ein Schluckauf?

Die Untersuchung der Atemwege
116 Warum klopft der Arzt Brust und Rücken ab?
116 Wozu dient eine sogenannte Palpation?
116 Was leistet ein Stethoskop?
116 Wozu dient ein Bronchoskop?
116 Wie oft darf man die Brust röntgen?
117 Was versteht man unter einer Lungenfunktionsprüfung?

Husten, Schnupfen, Heiserkeit
118 Was geschieht beim Niesen?
118 Wodurch wird Husten ausgelöst?
118 Kann ein Hustenmittel wirklich helfen?
118 Was ist eigentlich eine Erkältung?
119 Warum beginnt eine Erkältung mit einer laufenden Nase?
119 Wie entsteht eine Heiserkeit?
119 Warum erkältet man sich im Winter häufiger?
119 Bekommt man von nassen Füßen leicht eine Erkältung?

Geteilte Leiden
120 Wie verursachen Viren Erkältungen?
120 Erkälten sich manche Menschen leichter als andere?
120 Handelt es sich bei Grippe um eine schwere Erkältung?

Erkrankungen der Lunge
122 Warum ist Lungenkrebs auf dem Vormarsch?
122 Hat die Tuberkulose heute ihren Schrecken verloren?
122 Was ist eine Bronchitis?
123 Wodurch wird Asthma verursacht?

Notfälle
124 Was ist Hyperventilation?
124 Warum fällt eine Lunge zusammen?
124 Was ist ein Lungenemphysem?
124 Was ist zu tun, wenn jemand zu ersticken droht?
125 Wie funktioniert eine künstliche Beatmung?

Gefahren in der Umwelt
126 Was versteht man unter Höhenkrankheit?
126 Wie wirkt sich das Wetter auf die Atmung aus?
126 Welche Verunreinigung der Luft ist am gefährlichsten?
126 Gibt es auch im Haus Gefahren?
127 Bergen bestimmte Arbeiten besondere Risiken?

Was das Rauchen bewirkt
128 Warum ist Rauchen schädlich?

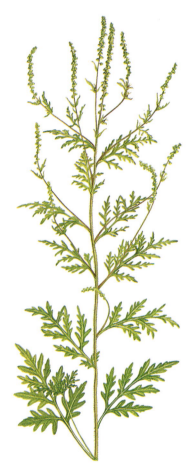

Allergieauslöser, S. 122

128 Rauchen während der Schwangerschaft – eine zusätzliche Gefährdung?
129 Welche Stoffe im Tabakrauch sind krebserregend?
129 Ist es jemals zu spät, sich das Rauchen abzugewöhnen?
129 Sind manche Arten des Rauchens gefährlicher als andere?

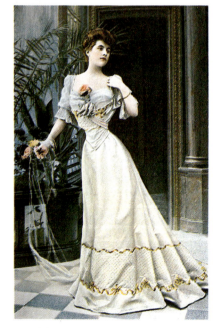

Schnürleib, S. 117

Kapitel 6

Die Haut

130 Was leistet die Haut?
130 Wie entsteht eigentlich das Kitzelgefühl?
130 Was geschieht, wenn jemand errötet?
131 Was verursacht feuchte Hände und kalten Schweiß?
131 Warum gibt es Menschen verschiedener Hautfarbe?
131 Was ist das Besondere an rotem Haar?

Die Haut: eine bemerkenswerte Schutzhülle
132 Ist die Haut wirklich ein ganz einfaches Gebilde?
132 Wie wächst die Haut?
132 Warum schwitzt man?
132 Ist Schwitzen gesund?
132 Wozu dient eine Gänsehaut?

Die Haut in ihrer Umwelt
134 Ist die menschliche Haut wirklich jemals sauber?
134 Sind Keime auf der Haut schädlich?
134 Sind Mikroorganismen auf der Haut auch nützlich?
135 Haben auch Säuglinge Hautbakterien?

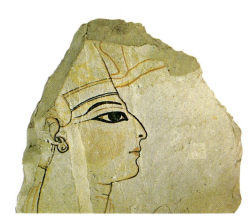

Kosmetik, S. 149

135 Können Insekten auf der Haut des Menschen leben?

Unsere Haut – uns mitgegeben
136 Warum haben manche Menschen Sommersprossen?
136 Wann sind Muttermale gefährlich?
136 Was ist Blutschwamm, und was ist ein Feuermal?
136 Sind die Fingerrillen für den Menschen von Nutzen?
136 Warum macht man bei Neugeborenen einen Fußabdruck?
137 Was verursacht Albinismus?

Die Empfindlichkeit der Haut
138 Wie wichtig ist der Tastsinn?
138 Was geschieht, wenn man etwas berührt?
138 Was verursacht einen Juckreiz?
139 Wie feinfühlig sind die Lippen?
139 Warum werden Lippen rissig?
139 Wie kann man heiß und kalt beurteilen?
139 Warum empfindet man extreme Kälte und Hitze oft gleich?

Gefahren für die Haut
140 Kann man sich gegen Insektenstiche schützen?
140 Was tun, wenn man gestochen worden ist?
140 Wie entfernt man eine Zecke?
141 Können Kröten Warzen verursachen?
141 Warum ist die Haut nach einem heißen Bad runzlig?
141 Kann Kleidung der Haut schaden?
141 Wann bekommt man eine Hornhaut oder Hühneraugen?

Vom Sonnenbrand bis zur Frostbeule
142 Wodurch entsteht ein Sonnenbrand?
142 Warum wird sonnenverbrannte Haut rot und schält sich?
142 Kann kaltes Wetter der Haut schaden?
142 Welches ist die beste Erste Hilfe bei Verbrennungen?
142 Kann man Haut im Reagenzglas züchten?

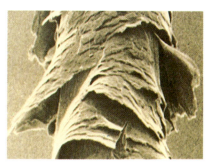

Haar, S. 155

143 Warum sind Erfrierungen gefährlich?

Häufige Hautleiden
144 Welches ist das häufigste Hautleiden?
144 Kann man Akne heilen?
144 Was sind Furunkel und Karbunkel?
144 Worin besteht das Geheimnis der Schuppenflechte?
145 Was kann man bei einer Schuppenflechte tun?
145 Wie schützt man sich vor Fußpilz?
145 Sind alle Arten von Hautkrebs gleich gefährlich?

Schäden reparieren, Falten glätten
146 Warum wird die Haut im Alter unelastisch und faltig?
147 Kann Massage oder sonst etwas alternde Haut verjüngen?
147 Wann sind plastische Operationen notwendig?
147 Wann ist von einer Nasenoperation abzuraten?
147 Sieht eine wiederhergestellte Brust normal aus?

Heilung und Risiko
148 Kann der Arzt bei Falten und Narben helfen?
148 Warum hinterlassen manche Verletzungen Narben?
148 Was sind Keloide, und wie entstehen sie?
148 Lassen sich Tätowierungen wieder entfernen?

Wie, wo und warum Haare wachsen
150 Ist das Haar zu etwas nütze?

11

150	Lebt das Haar, oder ist es tot?	
150	Wenn das Haar tot ist – warum wird es dann immer länger?	
151	Können einem wirklich die Haare zu Berge stehen?	
151	Wie viele verschiedene Arten von Haar gibt es?	
151	Warum ist Haar mal dick, mal fest, mal fein?	
151	Wie entstehen Kopfschuppen?	

Kapitel 7

Die Knochen und Muskeln

Das Behältnis des Gehirns
- 166 Warum ist bei Babys der Schädel noch weich?
- 166 Welche Funktion hat der Schädel?
- 167 Was passiert bei einem Schlag auf den Kopf?
- 167 Wie schwerwiegend ist ein Schädelbruch?
- 167 Können Kopfbälle beim Fußball schädlich sein?

Zu wenige Haare, zu viele Haare
- 152 Wie kommt es zu Haarausfall und Kahlheit?
- 152 Warum verlieren mehr Männer als Frauen ihr Kopfhaar?
- 152 Kann man Kahlheit heilen?
- 152 Kann das Haar sehr rasch ausfallen?
- 152 Kann man unschöne Haare entfernen?
- 153 Was ist der Grund für eine übermäßige Behaarung?

Haare, farblich verändert
- 154 Kann Haar über Nacht weiß werden?
- 154 Was macht eigentlich die Haare grau?
- 154 Was geschieht beim Färben der Haare?
- 155 Ist das Haarefärben ungefährlich?
- 155 Kann Schwimmen dem Haar schaden?

Verräterische Nägel
- 156 Sind Finger- und Fußnägel tot oder lebendig?
- 156 Was haben Haare, Fingernägel und Fußnägel gemeinsam?
- 156 Wodurch werden Fingernägel brüchig?
- 157 Was verraten die Nägel über die Gesundheit?
- 157 Was ist ein Niednagel?
- 157 Wie entstehen eingewachsene Zehennägel?
- 157 Wachsen die Nägel wirklich nach dem Tod noch weiter?

- 158 Wie sieht ein Ingenieur den menschlichen Körper?
- 158 Wann bilden sich die Knochen?
- 159 Hat ein Säugling ebenso viele Knochen wie ein Erwachsener?
- 159 Kann starker Alkoholkonsum die Knochen schädigen?
- 159 Wie lernt ein Kind laufen?
- 159 Welche Folgen hat einseitiges Muskeltraining?

Das Gerüst des Körpers
- 160 Welche Funktion haben die Knochen?
- 160 Was geschieht im Innern der lebenden Knochen?
- 160 Kann man in den Knochen Schmerzen empfinden?
- 160 Sind männliche und weibliche Skelette verschieden?
- 160 Sind die harten Knochen auch gefährdet?

Die Tätigkeit der Muskeln
- 162 Welches sind die Hauptaufgaben der Muskeln?
- 162 Wie viele Arten von Muskeln gibt es?
- 163 Wie sieht das Innere eines Muskels aus?
- 163 Wie funktionieren Muskeln?
- 163 Was macht den Herzmuskel so robust?

Beweglichkeitsgrade der Gelenke
- 164 Wie funktionieren Gelenke?
- 164 Wie können die Gelenke so reibungslos funktionieren?
- 164 Welches Gelenk ist am empfindlichsten?
- 164 Sind alle Gelenke beweglich?
- 164 Was ist ein Kugelgelenk?
- 164 Warum sind manche Menschen extrem beweglich?
- 165 Warum knacken Gelenke manchmal?

Was sich hinter einem Lächeln verbirgt
- 168 Wie viele Muskeln hat das Gesicht?
- 168 Spricht der Gesichtsausdruck eine universelle Sprache?
- 169 Wie entstehen Beschwerden am Kiefergelenk?

Die verschiedenen Arten der Zähne
- 170 Woraus bestehen die Zähne?
- 170 Warum sind Milchzähne wichtig?
- 170 Wie erscheinen die Zähne?
- 171 Warum machen Weisheitszähne so oft Beschwerden?
- 171 Warum ist ein richtiger Biß wichtig?
- 171 Kann der Kieferorthopäde auch Erwachsenen helfen?
- 171 Warum verfärben sich Zähne?
- 171 Was kann man tun, wenn man einen Zahn verliert?

Das Rückgrat: biegsam oder steif
- 172 Wie ist die Wirbelsäule aufgebaut?
- 172 Wie wichtig ist eine gute Haltung?
- 172 Warum sind Rückenschmerzen so weit verbreitet?
- 173 Wie entsteht ein Buckel?

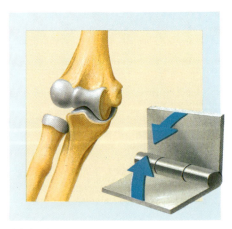

Gelenke, S. 165

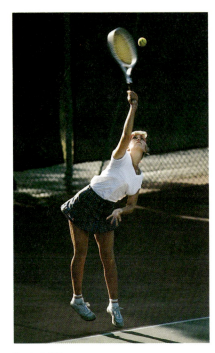
Tennis, S. 174

Von starken Schultern getragen

174 Wie funktionieren Arme und Schultern?
174 Was passiert, wenn man sich den Arm auskugelt?
174 Wie entsteht eine Schulterversteifung?
175 Was versteht man unter einem Tennisarm?
175 Warum ist der Musikantenknochen so empfindlich?
175 Worin besteht der Unterschied zwischen Sehnen und Bändern?

Die geschickte Hand

176 Was macht die Hand eigentlich so beweglich?
176 Was tut man beim Abriß einer Fingerstrecksehne?
176 Warum muß man Schmerzen im Handgelenk ernst nehmen?
177 Wie entsteht ein Speichenbruch?
177 Was ist ein schnellender Finger?
177 Ist es schädlich, mit den Fingergelenken zu knacken?
177 Was versteht man unter einem Karpaltunnelsyndrom?

Röhrenknochen und Muskeln

178 Wie sind Hüfte, Oberschenkel und Knie miteinander verbunden?
178 Wie entsteht eine Schleimbeutelentzündung?
178 Wie wirkt sich eine Meniskusverletzung aus?
178 Kann man die Größe eines Toten an einem Knochen feststellen?

Auf federnden Füßen

180 Welche Aufgabe haben der Fuß, die Knöchel und die Wade?
180 Was ist eigentlich die Achillesferse?
180 Was ist ein Klumpfuß?
180 Auf welche Weise entstehen Plattfüße?
181 Was für Leiden an den Zehen gibt es?

Verschleißerscheinungen an den Knochen

182 Kann Bettruhe Nachteile haben?
182 Wann verlieren Knochen Kalzium?
182 Wodurch sind die Gelenke am meisten gefährdet?
182 Welches sind die Symptome der Arthrose?
183 Wie ersetzt man ein Hüft- oder Kniegelenk?

Verstauchungen, Verrenkungen und Brüche

184 Welche Knochen- und Gelenkverletzungen gibt es?
184 Wie heilt ein Knochenbruch?
184 Heilen alle Knochen gleich schnell?
184 Was leistet ein Streckverband?
184 Kann Sport für Kinder auch schädlich sein?
184 Warum tut ein verstauchter Knöchel so weh?
185 Was geschieht bei einem Schleudertrauma?

Durch Sport in Form bleiben

186 Warum ist körperliche Betätigung gesund?
186 Welches ist der stärkste Muskel im Körper?
187 Warum haben Gewichtheber oft einen Trommelbauch?
187 Was hat der Schwerpunkt mit guter Haltung zu tun?
187 Sollte man sich vor dem Sport immer aufwärmen?
187 Muß man bei gestreckten Knien die Zehen berühren können?

Kapitel 8
Die Augen

188 Sind Sie rechtsäugig oder linksäugig?
188 Warum haben die Menschen unterschiedliche Augenfarben?
188 Was versteht man unter Mückensehen?
189 Kann vieles Lesen die Sehkraft schwächen?
189 Ist absichtliches Schielen für die Augen schädlich?
189 Wie entstehen blutunterlaufene Augen?
189 Kann ein Augen-Make-up eine Entzündung verursachen?

Wie das Auge funktioniert

190 Inwiefern ähnelt das Auge einer Kamera?
190 Was geschieht, wenn in das Auge Licht einfällt?
190 Was kann der Augenarzt alles feststellen?
190 Welche Augenspezialisten gibt es?
190 Was enthüllen die Pupillen?
191 Warum verwendet der Augenarzt bei der Untersuchung Tropfen?

Wenn Tränen fließen

192 Wozu dient der Lidschlag?
192 Wie viele Arten von Tränen gibt es?
192 Ist Weinen gut für den Menschen?
192 Warum lacht man manchmal Tränen?
192 Kann ein Staubkorn im Auge eine Gefahr darstellen?

Mit scharfem Blick angeschaut

194 Welches sind die häufigsten Augenfehler?
194 Was ist normales Sehen?
195 Warum brauchen ältere Leute eine Brille für nahes Sehen?
195 Was für Arten von Kontaktlinsen gibt es?

13

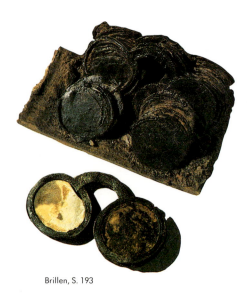

Brillen, S. 193

195 Sind Kontaktlinsen besser als eine Brille?

195 Können Kontaktlinsen den Augen schaden?

Das Gehirn gestaltet die Bilder mit

196 Sehen wir alles verkehrt herum?

196 Wie ist räumliches Sehen möglich?

196 Ist mit einem Auge noch eine räumliche Wahrnehmung möglich?

197 Wie sehen schielende Menschen die Welt?

197 Wie erzeugt man mit einem Film den Eindruck von Bewegung?

Optische Täuschungen

198 Zieht das Gehirn manchmal falsche Schlüsse?

198 Warum scheinen manche Bilder umzuspringen?

198 Haben optische Täuschungen eine praktische Bedeutung?

199 Wie kann man mehr erkennen als tatsächlich sichtbar ist?

Die wunderbare Welt der Farben

200 Wie sieht das Auge farbig?

200 Ist dein Himmel so blau wie meiner?

200 Welche Farben bevorzugen Babys?

200 Haben Farben Einfluß auf die Stimmung?

201 Warum sieht man manchmal bei geschlossenen Augen Licht?

Beschränkungen des Sehvermögens

202 Warum ist die Bezeichnung Farbenblindheit oft falsch?

202 Kann man Farbenblindheit korrigieren?

202 Wie passen sich die Augen den Lichtverhältnissen an?

202 Was verursacht Nachtblindheit?

202 Kann man Blindheit vermeiden?

203 Sind bei einem Blinden andere Sinne besonders ausgeprägt?

203 Beeinträchtigt Alkohol das Sehen?

Augenkrankheiten und ihre Heilung

204 Was verursacht grauen Star?

204 Kann man das Ergebnis einer Staroperation voraussagen?

204 Wie behandelt man heute den grünen Star?

204 Wie wird eine abgelöste Netzhaut wieder befestigt?

205 Was versteht man unter einer Hornhauttransplantation?

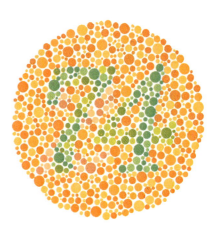

Farbenblindheit, S. 202

Kapitel 9

Die Ohren, die Nase und der Rachen

206 Wie hängen Ohren, Nase und Rachen zusammen?

206 Kann man sein Gehör selbst prüfen?

206 Hört man seine eigene Stimme ebenso, wie andere sie hören?

207 Kann der Geruchssinn mit der Zeit nachlassen?

207 Ist der Geruchssinn von Männern und Frauen gleich gut?

207 Wie entsteht eine Reisekrankheit?

Das Ohr: ein Wunderwerk in Kleinstbauweise

208 Was leistet das äußere Ohr?

209 Was geschieht im Mittelohr?

209 Welche Funktion hat das Innenohr?

Geräusche aus der Umwelt

210 Was ist eigentlich Schall?

210 Welches sind die wichtigsten Merkmale des Schalls?

211 Wie groß ist der Hörbereich des Menschen?

211 Sind zwei Ohren zum Hören wichtig?

211 Können Blinde mit den Ohren „sehen"?

Unterschiedliche Grade der Schwerhörigkeit

212 Was sind die Ursachen einer Schwerhörigkeit?

212 Sind die Augen wichtiger als die Ohren?

212 Wie wird das Hörvermögen geprüft?

213 Kann Musik möglicherweise den Ohren schaden?

213 Sind manche Menschen besonders geräuschempfindlich?

213 Können Geräusche die Gesundheit beeinträchtigen?

213 Warum sind manche Leute unmusikalisch?

Ohrenleiden und Hilfsmittel

214 Was ist die häufigste Ursache für Ohrenschmerzen?

214 Geben Ohrgeräusche Anlaß zur Sorge?

214 Welche Hilfsmittel gibt es für Schwerhörige?

Der Gleichgewichtssinn

216 Wie hält der Mensch seinen Körper im Gleichgewicht?

216 Was sind die Symptome der Ménière-Krankheit?

217 Warum hat man beim Fliegen manchmal Ohrenbeschwerden?

217 Ist Schwerhörigkeit auf einem Ohr ein Gefahrenzeichen?

Die Klimaanlage des Körpers

218 Wie sieht das Innere der Nase aus?

218 Wie wird die Atemluft von der Nase gefiltert?

219 Warum ist es gesünder, durch die Nase zu atmen?

219 Warum werden Medikamente zuweilen durch die Nase verabreicht?

219 Gibt es eine richtige Methode, sich die Nase zu putzen?

219 Welche Auswirkungen hat eine Verbiegung der Nasenscheidewand?

219 Wie kann ein Chirurg die Nasenform verändern?

Der Zusammenhang zwischen Geruch und Geschmack

220 Was ist eigentlich ein Geruch?

220 Wo sitzt der Geruchssinn?

221 Warum ist der Geschmackssinn bei einer Erkältung behindert?

221 Gibt es „Primärgerüche", wie es Primärfarben gibt?

221 Wie viele verschiedene Gerüche kann man wahrnehmen?

Die Nebenhöhlen der Nase

222 Wo liegen die Nebenhöhlen, und was ist ihre Aufgabe?

222 Was kann man gegen eine Nebenhöhlenentzündung tun?

222 Was ist ein Heuschnupfen?

223 Gibt es ein Mittel gegen Heuschnupfen?

223 Was versteht man unter einer vergrößerten Rachenmandel?

Atmen und Schlucken im Wechsel

224 Was ist der Rachen, und wie ist er eingerichtet?

224 Warum gelangen nicht ständig Speisen in die Luftröhre?

224 Kann man Erstickungsanfällen vorbeugen?

224 Warum verursacht ein Zungenspatel einen Würgereiz?

225 Wozu dient das Zäpfchen hinten am Gaumen?

225 Was ist los, wenn man einen „Kloß im Hals" hat?

225 Was bedeutet es, wenn jemand eine „schwere Zunge" hat?

Krankheiten des Nasen- und Rachenraums

226 Woher kommt ein ständiger Schleimfluß im Rachen?

226 Können Nasentropfen gefährlich sein?

226 Was sind Nasenpolypen?

226 Wie kommt es zu Nasenbluten?

227 Sind Halsschmerzen eine Krankheit?

227 Warum ist eine Angina gefährlich?

Das Wunder der menschlichen Stimme

228 Wie lernen wir, uns mit Hilfe der Sprache zu verständigen?

228 Was geschieht eigentlich beim Sprechen?

229 Wie flüstert man?

229 Warum ändert sich die Stimme in der Pubertät?

229 Was sind die Ursachen einer Kehlkopfentzündung?

Überwindung von Sprach- und Gehörproblemen

230 Worauf sind Sprachstörungen zurückzuführen?

230 Warum stottern manche Menschen?

230 Welche Hilfen für Taubstumme gibt es?

231 Wie stellt man fest, ob ein Kind taub ist?

231 Kann man ohne Kehlkopf noch sprechen?

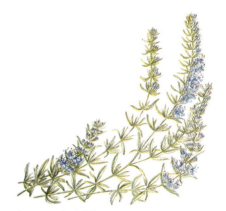

Aromaspender, S. 223

Kapitel 10

Das Verdauungssystem

232 Woher kommt der Hunger?

232 Wie entsteht der Durst?

233 Warum knurrt manchmal der Magen?

233 Ist es egal, wann man seine Hauptmahlzeit einnimmt?

233 Kann man durch Mundspülungen auch Mundgeruch beseitigen?

233 Kann Zahnpflege den Geschmackssinn beeinträchtigen?

233 Braucht man mehr Eiweiß, wenn man Sport betreibt?

233 Kann Zucker schädlich sein?

Die Stationen des Verdauungswegs

234 Was geschieht beim Essen und danach?

234 Was geschieht im Mund?

234 Warum ist der Speichel wichtig?

234 Wo entsteht der Speichel?

234 Was regt den Speichelfluß an?

234 Wie lange bleiben Speisen im Verdauungstrakt?

Wie man Speisen schmeckt

236 Welche Funktionen hat die Zunge?

236 Wie sieht eine gesunde Zunge aus?

236 Wie schmeckt man Speisen?

236 Was sind die grundlegenden Geschmacksrichtungen?

237 Haben bestimmte Speisen für jeden den gleichen Geschmack?

237 Ist der Geschmackssinn bei Kindern besonders ausgeprägt?

Die Pflege der Zähne und des Zahnfleischs

238 Was ist die Ursache für Zahnschmerzen?

238 Kann man der Zahnfäule vorbeugen?

15

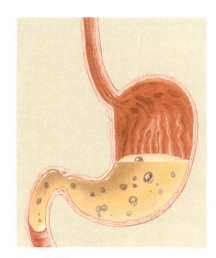

Magen, S. 240

238 Was bewirken Fluoride?
239 Können Fluoride auch schädlich sein?
239 Wieso können Zahnschmerzen von allein wieder vergehen?
239 Kann ein toter Zahn noch gerettet werden?
239 Wodurch verlieren Erwachsene die meisten Zähne?
239 Was kann man gegen Zahnfleischerkrankungen tun?

Der Magen wird gefüllt
240 Warum ist es wichtig, gründlich zu kauen?
240 Was geschieht beim Schlucken?
240 Hängt der Schluckvorgang mit der Schwerkraft zusammen?
241 Was ist Sodbrennen?
241 Wo befindet sich der Magen?
241 Was macht der Magen mit den Speisen?
241 Was führt zu einer Magenverstimmung?
241 Wie entsteht ein Magengeschwür oder Zwölffingerdarmgeschwür?
241 Warum wird ein Zwerchfellbruch oft nicht erkannt?

Was im Magen geschieht
242 Wie lange bleiben die Speisen im Magen?
242 Welche Nahrungsmengen kann der Magen aufnehmen?
242 Warum verdaut sich der Magen nicht selbst?
242 Was bewirken die Magensäfte?
242 Was passiert beim Erbrechen?

Die Leber: eine chemische Fabrik
244 Wie viele Aufgaben hat die Leber zu erfüllen?
245 Welche Rolle spielt die Leber bei der Verdauung?
245 Was ist an den Leberzellen so erstaunlich?
245 Welche Blutmenge filtert die Leber in einem Jahr?
245 Wie hält die Leber den Blutzuckerspiegel stabil?

Die Gallenblase und die Bauchspeicheldrüse
246 Gibt es mehr als eine Art von Virushepatitis?
247 Warum färbt sich bei einer Lebererkrankung die Haut gelb?
247 Wo liegt die Gallenblase, und was ist ihre Aufgabe?
247 Kann man auch ohne Gallenblase leben?
247 Welche Aufgaben hat die Bauchspeicheldrüse?
247 Was tut die Bauchspeicheldrüse für die Verdauung?
247 Kann die Bauchspeicheldrüse sich selbst verdauen?

Wo die Nahrung in den Körper übergeht
248 Was geschieht mit der Nahrung im Dünndarm?
248 Wie werden die Nährstoffe vom Körper aufgenommen?
249 Sind die Darmbewegungen immer gleich?
249 Warum werden manche Speisen schneller verdaut als andere?
249 Können die Darmbakterien Beschwerden verursachen?
249 Hat der Wurmfortsatz am Blinddarm eine Funktion?

Das letzte Wegstück
250 Ist der Dickdarm wirklich dick?
250 Wie verläuft der Dickdarm im Bauch?
250 Woraus besteht der Stuhl?
250 Wie kann man Blähungen vermeiden?
251 Woher kommt der Geruch von Blähungen und Ausscheidungen?
251 Wie entsteht Durchfall?
251 Gibt eine Verstopfung Anlaß zur Sorge?

Die Versorgung des Körpers mit Brennstoff
252 Was sind eine Kalorie und ein Joule?
252 Wie ernährt man sich richtig?
253 Wieviel Eiweiß benötigt der Körper?
253 Was sind hochwertige Eiweißlieferanten?
253 Wieviel Fett braucht der Mensch?
253 Genügt es, wenn ein Kind das ißt, was ihm behagt?

Vor- und Nachteile bestimmter Nahrungsmittel
254 Was sind Ballaststoffe, und warum sind sie nützlich?
254 Kann man auch zuviel Ballaststoffe essen?
254 Braucht man zusätzliche Vitamine?
255 Sind hohe Dosen von Vitaminen nützlich?
255 Sind Zusätze in Lebensmitteln gefährlich?

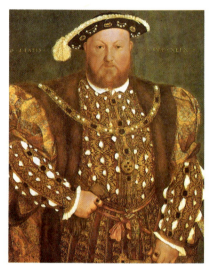

Fresser, S. 254

255 Ist Koffein harmlos?
255 Kann man sich durch Lebensmittel vergiften?

Menschen, die zuviel oder zuwenig essen
256 Kann man mit einer Diät tatsächlich abnehmen?
256 Gibt es eine vernünftige Methode abzunehmen?
256 Kann man durch körperliche Betätigung Fett abbauen?
256 Wann kann Appetitlosigkeit gefährlich werden?
257 Was ist Bulimie oder Freßsucht?

Kapitel 11
Die Harnwege und die Geschlechtsorgane

258 Was ist die erstaunlichste Eigenschaft des Urins?
258 Können Getränke den Harndrang beeinflussen?
258 Wann ist es besonders wichtig, viel zu trinken?
258 Warum kann Nervosität zu verstärktem Harndrang führen?
259 Warum ändert sich die Farbe des Urins?
259 Was haben die Nieren mit einem Kater zu tun?
259 Können rezeptfreie Medikamente die Nieren schädigen?
259 Wann lernen Kinder, ihre Blase zu beherrschen?
259 Hängen Ernährung und Fortpflanzung irgendwie zusammen?
259 Was versteht man unter den Wechseljahren?
259 Gibt es auch Wechseljahre des Mannes?

Die Arbeit der Nieren
260 Wie reagiert der Körper auf Wassermangel?
260 Welche Funktion haben die Nieren?
260 Wie funktionieren die Nieren?
260 Wie arbeitet eine künstliche Niere?
261 Sind Nierentransplantationen sinnvoll?

Die flüssigen Ausscheidungen
262 Woraus besteht Urin?
262 Wie wird der Urin ausgeschieden?
263 Wie groß ist die ausgeschiedene Flüssigkeitsmenge?
263 Wie wird das Volumen des Urins verändert?
263 Unterscheiden sich die weiblichen und männlichen Harnwege?

Erkrankungen der Harnwege
264 Warum muß man eine Blasenentzündung ernst nehmen?
264 Warum sind manche Kinder Bettnässer?
264 Was sind Nierensteine?
264 Wie kann man Nierensteine vermeiden?
264 Wann müssen Nierensteine operativ entfernt werden?

Die männlichen Geschlechtsorgane
266 Wie sind die Hoden aufgebaut?
266 Warum liegen die Hoden außerhalb des Körpers?
267 Wodurch wird eine Erektion des Penis bewirkt?
267 Was geschieht beim Samenerguß?
267 Was ist der Sinn einer Beschneidung?
267 Beeinflußt die Prostata die sexuelle Leistungsfähigkeit?
267 Warum verursacht die Prostata häufig Beschwerden?
267 Beeinflußt ein Eingriff an der Prostata die Potenz?
267 Wann sollten Männer sich regelmäßig untersuchen lassen?

Die Entstehung der Samenzellen
268 Wie entstehen Samenfäden?
268 Wie viele Samenzellen werden bei einem Erguß ausgestoßen?

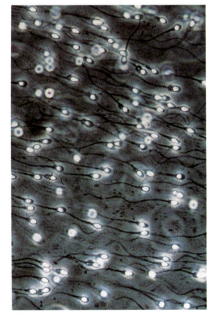

Samen, S. 268

268 Wozu dient die Samenflüssigkeit?
268 Können sich Samen und Urin vermischen?
269 Sind nächtliche Samenergüsse normal?
269 Sollte man seine Hoden selbst untersuchen?
269 Sind alle Geschwülste Tumoren?
269 Bei wem ist das Risiko eines Hodentumors am größten?

Ursachen der Impotenz
270 Sind viele Männer einmal impotent?
270 Welches sind die häufigsten Ursachen chronischer Impotenz?
270 Wie stellt der Arzt die Ursache einer Impotenz fest?
270 Können Medikamente impotent machen?
270 Darf man nach einem Herzanfall Geschlechtsverkehr ausüben?
270 Kann eine Sterilisation zur Impotenz führen?
271 Läßt sich ein vorzeitiger Samenerguß vermeiden?

Die weiblichen Geschlechtsorgane
272 Welches sind die wichtigsten Funktionen der Eierstöcke?
272 Wie viele Eizellen enthalten die Eierstöcke?
272 Was ist eigentlich ein Eisprung?
272 Wie ist die Gebärmutter gebaut?
273 Welche Aufgabe hat die Scheide?
273 Welches sind die äußeren Geschlechtsorgane der Frau?

Krankheiten der Gebärmutter
274 Warum ist ein regelmäßiger Gebärmutterhalsabstrich ratsam?
274 Was versteht man unter einer Ausschabung?
274 Wann werden Myome entfernt?
274 Welche Folgen hat eine Entfernung der Gebärmutter?
274 Wie wirkt sich eine Entfernung der Gebärmutter psychisch aus?
275 Sind Beschwerden vor der Regel nur psychisch bedingt?

Der weibliche Körper
276 Was hat es mit einem Knoten in der Brust auf sich?

277	Was versteht man unter einer Zystenbrust?	
277	Hängt die Stillfähigkeit von der Größe der Brust ab?	
277	Was geschieht, wenn eine Frau sexuell erregt ist?	
277	Warum ist der weibliche Orgasmus wichtig?	
277	Ist Frigidität heilbar?	

Sexuell übertragbare Krankheiten

- 278 Welche Krankheiten werden sexuell übertragen?
- 278 Kann eine Geschlechtskrankheit zur Sterilität führen?
- 279 Ist eine Chlamydienkrankheit leicht zu erkennen?
- 279 Werden Herpesviren durch sexuellen Kontakt übertragen?
- 279 Ist eine Vorbeugung gegen Herpes möglich?
- 279 Kann man sich in öffentlichen Bädern anstecken?

Krankheiten der Geschlechtsorgane

- 280 Wie entsteht eine Eileiterentzündung?
- 280 Welches sind die Kennzeichen und Gefahren der Syphilis?
- 281 Wird eine Syphilis weitervererbt?
- 281 Warum ist eine Gonorrhö manchmal schwer festzustellen?
- 281 Warum ist eine frühe Behandlung der Gonorrhö wichtig?
- 281 Welche Personengruppen sind am meisten von Aids betroffen?
- 281 Gibt es eine Immunität gegen Krankheiten der Geschlechtsorgane?

Die Zeiten der Fruchtbarkeit

- 282 Wie viele Tage im Monat ist eine Frau fruchtbar?
- 282 Welche Rolle spielen weibliche Hormone bei der Befruchtung?
- 282 Wie wirkt sich das Alter auf die Fruchtbarkeit aus?
- 282 Wie lange reifen Samenzellen?
- 282 Kann eine Frau schwanger werden, wenn sie stillt?

Was tun bei Unfruchtbarkeit?

- 284 Was sind die Hauptursachen der Unfruchtbarkeit bei Frauen?
- 284 Wie verhindert eine Eileiterinfektion eine Schwangerschaft?
- 284 Wann ist eine Hormonbehandlung erfolgversprechend?
- 284 Was sind die Hauptursachen der Unfruchtbarkeit beim Mann?
- 284 Welche Faktoren beeinflussen die Fruchtbarkeit des Mannes?
- 285 Was ist eine extrauterine Schwangerschaft?
- 285 Wann ist eine künstliche Befruchtung sinnvoll?

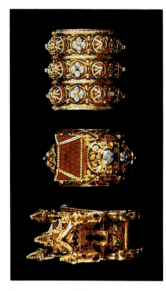

Hochzeitsringe, S. 283

- 285 Was ist eine Befruchtung im Reagenzglas?

Methoden der Empfängnisverhütung

- 286 Welches sind die wichtigsten Verhütungsmethoden?
- 286 Wie funktionieren künstliche Barrieren?
- 287 Wie sicher ist das Intrauterinpessar?
- 287 Wie verhindert die Antibabypille eine Schwangerschaft?
- 287 Ist die Pille für jede Frau geeignet?
- 287 Ist eine Tubenligatur rückgängig zu machen?
- 288 Wie berechnet man das voraussichtliche Geburtsdatum?

Kapitel 12
Schwangerschaft, Geburt und Wachstum

- 288 Was ist ein Embryo, und was ist ein Fetus?
- 288 Ist späte Elternschaft ein Risiko für den Fetus?
- 289 Was passiert, wenn ein Kind übertragen wird?
- 289 Gibt es so etwas wie einen Nestbauinstinkt?
- 289 Was ist die Hexenmilch?
- 289 Kann der Fetus die Gefühle der Mutter empfinden?
- 289 Kann man etwas gegen die morgendliche Übelkeit tun?

Die Befruchtung des Eies

- 290 Wie beginnt die Entstehung eines Menschen?
- 290 Wie gelangt das befruchtete Ei in die Gebärmutter?
- 290 Wodurch wird das Geschlecht des Kindes bestimmt?
- 290 Warum bleibt die Monatsregel in der Schwangerschaft aus?
- 290 Wie kann man eine Schwangerschaft feststellen?
- 291 Ab wann macht man einen Schwangerschaftstest?

Die frühen Stadien der Schwangerschaft

- 292 Welche Aufgaben hat die Plazenta?
- 293 Wie entsteht die Nabelschnur?
- 293 Woher kommt die Flüssigkeit in der Fruchtblase?
- 293 Kommt es nach drei Monaten häufig zu einer Fehlgeburt?

Der Schutz des Ungeborenen

- 294 Wie wichtig ist eine gute Ernährung?
- 294 Schadet es dem Kind, wenn die Mutter Alkohol trinkt?

294 Darf eine Schwangere Medikamente einnehmen?
295 Kann Geschlechtsverkehr das werdende Kind verletzen?
295 Wieviel von dem zusätzlichen Gewicht entfällt auf das Kind?
295 Wie verändert sich der Körper während der Schwangerschaft?
295 Verdirbt eine Schwangerschaft die Figur?

So entwickelt sich das Kind im Mutterleib
296 Wie sieht das ungeborene Kind nach einem Monat aus?
296 Wie verbringt das werdende Kind seinen Tag?
296 Schläft der Fetus?
297 Wie geht die Entwicklung weiter?
297 Wann bekommt das Kind Haare?
297 Ab wann hat ein Fetus gute Überlebenschancen?

Das Verhältnis von Mutter und Kind
298 Wann spürt die Mutter erstmals die Bewegungen ihres Kindes?
298 Warum stößt das Kind mehr, wenn die Mutter liegt?
298 Kann das Kind im Mutterleib sehen und hören?
298 Wann treten die ersten Ausscheidungen auf?
298 Lernt das Kind schon vor der Geburt?
299 Wann wird das Geschlecht des Kindes erkennbar?
299 Wie verändert sich das Kind in den letzten drei Monaten?
299 Kann man das Temperament eines Kindes vor der Geburt erkennen?
299 Wie wahrscheinlich ist es, daß eine Frau einen Jungen bekommt?

Das Phänomen der Zwillinge
300 Wie entstehen Zwillinge?
300 Warum kommen Zwillinge häufig zu früh zur Welt?
300 Was sind siamesische Zwillinge?
300 Wie verursachen Medikamente Mehrlingsgeburten?

Die verschiedenen Arten der Entbindung
302 Warum sollte man frühzeitig über die Geburt nachdenken?
302 Was leistet eine Hebamme?

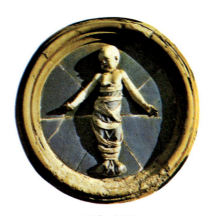
Wickelkind, S. 311

302 Sollte eine Frau ihr Kind zu Hause zur Welt bringen?
302 Ist eine natürliche Geburt schmerzlos?
303 Was kann in den letzten Monaten passieren?
303 Warum kommen so viele Kinder durch Kaiserschnitt zur Welt?
303 Ist nach einem Kaiserschnitt eine normale Entbindung möglich?

Mögliche Schwangerschaftsprobleme
304 Was bedeuten kleine Blutungen während der Schwangerschaft?
304 Was sind die Ursachen einer Fehlgeburt?
304 Wozu dient eine Fruchtwasseruntersuchung?
305 Kann man das Geschlecht des Kindes vorzeitig feststellen?
305 Kann sich die Nabelschnur verwickeln?
305 Was sind falsche Wehen?

Der Beginn der Wehen
306 Warum zieht die Gebärmutter sich zusammen?
306 Welches sind die Anzeichen der beginnenden Geburt?
306 Wie lange dauert die Geburt?
306 Kann man die Geburt beschleunigen?
307 Was geschieht bei einem vorzeitigen Blasensprung?

Das Wunder der Geburt
308 Sind Wehen immer schmerzhaft?
308 Warum wird das Kind meistens mit dem Kopf voran geboren?
309 Warum ist eine Steißgeburt schwieriger als eine normale?
309 Kann die Geburtszange das Kind verletzen?

Was geschieht nach der Geburt?
310 Fällt dem Neugeborenen das Atmen leicht?
310 Schreit das Neugeborene, weil die Geburt ein schmerzhaftes Erlebnis ist?
310 Fühlt das Kind es, wenn die Nabelschnur durchtrennt wird?
311 Wieviel Blut verliert die Mutter während der Geburt?

Die beste Nahrung für das Kind
312 Ab wann kann das Kind an der Brust trinken?
312 Kann eine kleine Brust genug Milch liefern?
312 Wieviel Milch ist genug?
312 Warum nehmen die meisten Neugeborenen zunächst ab?
312 Wie unterscheiden sich Muttermilch und Kuhmilch?
312 Was sind die gesamten Vorteile des Stillens?
313 Können viele Frauen ihr Kind nicht stillen?
313 Sollte man das Stillen durch Flaschenmilch ergänzen?

Wachsendes Bewußtsein
314 Wie prüft man, ob das Kind normal ist?
314 Ist das Lächeln des Menschen genetisch programmiert?
314 Warum lächelt ein Säugling?
315 Ist das Schreien eines Säuglings immer gleich?
315 Kann man gegen den plötzlichen Tod von Babys etwas tun?

Meilensteine der Entwicklung
316 Was können Säuglinge – und wann können sie es?
316 Wann lernen die meisten Kinder laufen?
316 Ist es beunruhigend, wenn ein Kind spät laufen lernt?
316 Was bestimmt das Wachstum?
316 Wie wächst ein Kind?

318 **Medizinische Fachausdrücke**
320 **Register**
334 **Bildnachweis**

Kapitel 1

Der menschliche Körper

Unser ältester und vertrautester persönlicher Besitz ist unser eigener Körper. Und doch – kennen wir ihn eigentlich? Wer gerät nicht in Erstaunen, wenn er entdeckt, wie der Körper funktioniert, wie unglaublich kompliziert das Zusammenspiel seiner verschiedenen Teile ist?

Der Aufbau des Körpers	22
Gesundheit und Krankheit	24
Grundbausteine unseres Lebens	26
Die Entdeckung der unsichtbaren Welt	28
Angriff auf den Körper	30
Der Feind im Innern	32
Krankheit und Geographie	34
Von Ärzten und Arzneien	36
Die Gesetze der Vererbung	38
Symptome und Syndrome	40
Programmierte Entwicklung	42
Fronten der Wissenschaft	44

Warum bleibt man gesund?

Im Innern des Körpers bleiben die Bedingungen normalerweise immer ungefähr gleich. So liegt die Temperatur dort etwa bei 37 Grad Celsius, unabhängig davon, ob man sich in der Arktis oder den Tropen aufhält. Auch die Zuckerkonzentration im Blut schwankt gewöhnlich nicht übermäßig, ob man nun Diät hält oder viele Süßigkeiten zu sich nimmt. Diese Aufrechterhaltung eines gleichbleibenden „inneren Milieus", auch bei äußeren Veränderungen, bezeichnet man als Homöostase. Der Begriff kommt aus dem Griechischen und bedeutet gleicher Stand. Ohne die Homöostase würde der Mensch durch jede äußere Veränderung erschüttert und sähe sich einem vermutlich unlösbaren Problem gegenüber: Er müßte eine Umwelt mit konstanten Bedingungen haben.

Wodurch wird die Homöostase möglich? Durch besondere Regelsysteme, die im Körper wachen und dafür sorgen, daß er reagiert, wenn das innere Gleichgewicht bedroht ist. Diese Reaktionen – zu denen beispielsweise Frösteln und Schwitzen gehören – helfen, den Körper im Einklang mit der Außenwelt zu halten. Das gilt auch für den Kreislauf, den Wasser- und Elektrolythaushalt, den Hormonhaushalt des Körpers u. a. m.

Ist vorprogrammiert, in welchem Alter man stirbt?

Immer wieder erscheinen in Zeitungen Berichte über abgelegene Orte irgendwo auf der Welt, wo die Menschen angeblich bis zu 120 Jahre alt werden. Einer genaueren Prüfung halten solche Meldungen oft nicht stand. Zwar sind Fälle dokumentiert, wo jemand über 110 Jahre alt geworden ist, aber nur wenige Menschen werden älter als 85 Jahre.

Offenbar ist der Mensch – wie andere Lebewesen auch – auf ein bestimmtes Höchstalter programmiert. Man vermutet, daß die Gene, die Träger der Erbanlagen, Anweisungen enthalten, die die Zellen veranlassen, nach einer bestimmten Zeit ihre Funktionen einzustellen. In Versuchen hat man festgestellt, daß die Zellen sich nicht mehr reproduzieren, nachdem sie sich eine bestimmte Anzahl von Malen geteilt haben. Überdies verschlechtert sich nach und nach auch ihre Qualität.

Hat nicht aber die moderne Wissenschaft durch verbesserte Bedingungen das Leben der Menschen verlängert und damit gezeigt,

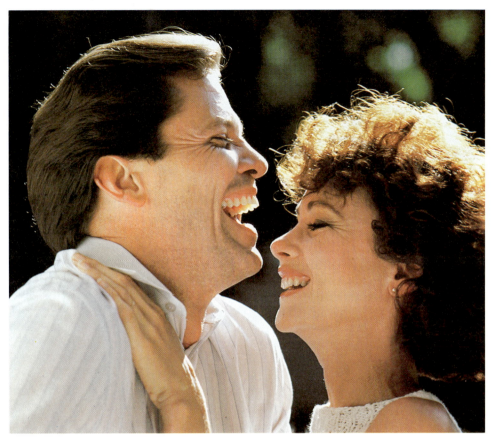

Ein herzhaftes Gelächter, anders als etwa das höfliche Lachen bei gesellschaftlichen Anlässen, ist unwiderstehlich, ansteckend und überwältigend. Es strapaziert die Muskeln, treibt Tränen in die Augen und raubt einem den Atem. Als erfrischende Gymnastik für den ganzen Körper und als Mittel gegen Sorgen hat ein echtes Gelächter größten Wert.

daß nicht die Vererbung, sondern die Umwelt bestimmt, wie lange wir leben? Im Grunde genommen nicht. Denn die ungefähre Obergrenze von 85 Jahren ist nicht hinausgerückt worden, sondern durch die ganze Geschichte hindurch unverändert geblieben. Erhöht worden ist durch die Fortschritte in der Medizin lediglich die durchschnittliche Lebenserwartung – nicht aber die maximale Lebensdauer. Das bedeutet, ein Baby hat heute in zivilisierten Ländern zwar eine größere Chance, erwachsen zu werden und Infektionen und Unfälle zu überleben, doch ist es jetzt nicht wahrscheinlicher als früher, daß ein Mensch älter als 85 wird.

Warum gesund leben, wenn die Lebenszeit festliegt?

Möglicherweise hat ein Mensch die Veranlagung geerbt, sehr alt zu werden; doch Unfall, Krankheit oder andere Umwelteinflüsse können verhindern, daß diese Veranlagung zum Tragen kommt. Auch kann man sein eigenes Leben etwa dadurch verkürzen, daß man raucht, nichts gegen Bluthochdruck tut oder sich falsch ernährt. Wer sich andererseits ausreichend körperliche Bewegung verschafft und auch sonst gesund lebt, hat bessere Chancen, so alt zu werden, wie es seinen Anlagen entspricht. Mit großer Wahrscheinlichkeit kann man also auf solche Weise Einfluß auf seine Lebensdauer nehmen.

Ist Lachen gesund?

Sobald man zu lachen beginnt, lösen Nerven im Gehirn elektrische Impulse aus, die sowohl dort als auch in andern Teilen des Körpers chemische Reaktionen in Gang setzen. So werden endokrine Drüsen (Drüsen mit innerer Sekretion) durch das Gehirn veranlaßt, natürliche Stoffe auszustoßen, die Angst und Schmerzen lindern.

Durch Lachen werden aber auch noch andere Stoffe freigesetzt. Manche von ihnen fördern die Verdauung; andere bewirken, daß sich die Arterien zusammenziehen oder entspannen, so daß (außer bei Asthmakranken) das Blut besser fließt. Möglicherweise senken sie sogar zu hohen Blutdruck. So ist Lachen vielleicht nicht „die beste Medizin", wohl aber eine gute.

Warum haben manche Menschen mehr Schwung als andere?

Es gibt Menschen, die über eine schier unerschöpfliche Energie zu verfügen scheinen und tagtäglich mehr leisten als andere in einer Woche. Darüber hinaus bleiben solche Menschen häufig auch länger jung als andere. Meist ist es schwierig, einen Grund für ihre Unermüdlichkeit festzustellen. Möglicherweise haben sie ihre außergewöhnliche Energie geerbt; vielleicht strotzen sie aber auch einfach vor Gesundheit und Lebensfreude.

Es ist deshalb wohl besser, wenn man umgekehrt fragt, warum manche Menschen ständig müde sind. Mitunter hat anhaltende Lethargie eine körperliche Ursache, etwa eine leichte Schilddrüsenunterfunktion, Arthritis, Zuckerkrankheit oder Krebs. Sie kann aber auch eine Nebenwirkung bestimmter Medikamente sein. Manchmal ist Erschöpfung auch durch eine verborgene Depression bedingt und kann durch eine psychiatrische Behandlung beseitigt werden. Zu Energieverlust führen darüber hinaus Sorgen, Langeweile und, so merkwürdig das auch klingen mag, zu geringe Aktivität – nicht etwa zu starke.

Was ist entscheidend: die Vererbung oder die Umwelt?

Die Diskussion darüber, welche Bedeutung die natürlichen Anlagen und die Erziehung – also die Vererbung einerseits und die Umwelt andererseits – für den Menschen haben, ist jahrhundertealt. Wenn die jeweils besonderen Eigenschaften durch Vererbung, durch Gene, festgelegt sind, so kann man wohl nicht viel tun, um etwa die Gesundheit oder die Leistungsfähigkeit eines Menschen grundsätzlich zu verbessern. Heute sagen die meisten Wissenschaftler, die Vererbung lege die Anlagen fest und setze den Möglichkeiten und Begabungen eines einzelnen Grenzen. Das bedeutet: Ein Kind, das geistig minderbemittelt auf die Welt kommt, wird trotz aller Förderung nie ein Nobelpreisträger werden.

Dabei steht aber fest, daß neben der Vererbung auch die Umwelt eine wichtige Rolle spielt. Die Entwicklung eines Menschen hängt von einer komplizierten Wechselwirkung zwischen diesen beiden Faktoren ab.

Der Aufbau des Körpers

Woraus besteht der menschliche Körper?

In gewisser Hinsicht ist unser Körper wenig beeindruckend. Die etwa 20 Elemente, aus denen er besteht, findet man auch im trockenen Staub der Erde und in einer Vielzahl alltäglicher Gegenstände. Doch im Körper sind diese Elemente auf so viele unterschiedliche Weisen miteinander verbunden, daß er sich tatsächlich aus Tausenden komplexer chemischer Verbindungen zusammensetzt. 70–85 Prozent des Körpers bestehen allerdings aus einem ganz gewöhnlichen Stoff: aus Wasser. Viele der anderen Verbindungen im Körper gibt es dagegen in der unbelebten Welt überhaupt nicht.

Nach dem Wasser kommen Proteine (Eiweißstoffe) am häufigsten vor; sie machen 10–20 Prozent des Körpers aus. Ihnen folgen anorganische Salze, Lipide (hauptsächlich Fette), Kohlenhydrate (Zucker) und die erstaunlichen Nukleinsäuren. Von diesen gibt es zwei Arten: die DNS (Desoxyribonukleinsäure), welche die Baupläne für den Körper enthält, und die RNS (Ribonukleinsäure), die den Körper in die Lage versetzt, sich nach diesen Plänen zu gestalten.

Am bemerkenswertesten erscheint jedoch die Tatsache, daß der Körper nicht etwa eine chaotische Masse von chemischen Stoffen ist, sondern ein hochorganisierter Organismus. Ein Organismus, der sich aus sich selbst heraus bildet, der wächst, tätig ist und auf äußere Einflüsse reagiert; der sein Tun steuert, seine Einzelteile instand hält und Schäden ausbessert. Außerdem reproduziert er sich auch selbst und sichert so den Fortbestand des menschlichen Lebens.

Welches sind die Grundbausteine des Körpers?

Im Körper gibt es vier Organisationsebenen. Die kleinsten Einheiten des Lebendigen sind die 75–100 Billionen Zellen, die sich in mehr als 100 verschiedene Typen unterteilen lassen. Ähnliche Zellen bilden – zusammen mit der Grundsubstanz, in die sie eingebettet sind – jeweils ein Gewebe, das eine bestimmte Funktion erfüllt.

Verwandte Gewebe vereinigen sich zu Organen, die wiederum besondere Aufgaben übernehmen. Und schließlich gibt es noch die Körpersysteme – Organgruppen, die für verschiedene miteinander in Beziehung stehende Funktionen zuständig sind.

Der Körper als Ganzes stellt eine Gemeinschaft von Zellen dar, eine soziale Ordnung, in der jedes der Billionen Individuen eine besondere Rolle spielt.

Welche Funktionen haben die Gewebe?

Die menschlichen Zellen arbeiten nicht einzeln, sondern in Gewebsverbänden. Im Körper finden sich vier Hauptarten von Gewebe: Epithel-, Muskel-, Nerven- und Bindegewebe. Diese spezialisierten Strukturen erfüllen so viele verschiedene Funktionen, daß nur große Lehrwerke sie alle aufführen.

Von den genannten Gewebeformen kommt Bindegewebe am häufigsten vor. Es dient zunächst dazu, andere Gewebe einzuhüllen, zu stützen und in die Umgebung einzubetten. Außerdem nimmt es die versorgenden Blutgefäße und Nerven auf. Bestimmte Arten von Bindegewebe speichern auch Fett, zerstören Bakterien, bilden Blutzellen und erzeugen Antikörper gegen Krankheiten.

Schichten aus Epithelgewebe kleiden die Körperhöhlen aus und bedecken und schützen die Außenseite des Körpers. Im Dünndarm nimmt Epithelgewebe Nährstoffe aus der Nahrung auf; in den Drüsen sondert es jeweils Verdauungsenzyme, Hormone, Schleim, Schweiß und Speichel ab.

Die besondere Aufgabe des Muskelgewebes ist es, sich zusammenzuziehen und dadurch die verschiedenen Teile des Körpers zu bewegen. Die quergestreiften Skelettmuskeln können willkürlich gesteuert werden. Man entscheidet also bewußt, ob man Klavier spielt oder um den Häuserblock läuft. Die glatten Muskeln der inneren Hohlorgane hingegen, etwa die des Magens, Darmes, der Harnblase und der Gebärmutter, sowie die Herzmuskeln arbeiten automatisch. Man kann also nicht dem Herzen befehlen zu schlagen oder dem Darm, Nahrung zu bewegen.

Das Nervensystem empfängt Signale aus der Außenwelt und dem Körperinnern, und es sendet mit Hilfe von elektrischen und chemischen Impulsen Mitteilungen aus allen Teilen des Körpers in andere. Viele Nervenzellen sehen völlig anders aus als andere Zellen: Sie können bis zu zwei Meter lang werden.

In welcher Beziehung stehen Organe zu den Körpersystemen?

Bei dem Wort Organ denkt man zunächst an Gebilde wie Herz oder Magen; doch auch ein Auge oder ein Arm ist ein Organ. Allgemein kann man ein Organ als einen Verband verwandter Gewebe bezeichnen, der eine bestimmte Funktion erfüllt.

Die Lungen sind so gebaut, daß sie den Sauerstoff in der Luft aufnehmen können. Dies geschieht über die Luftwege der Nase, des Rachens, des Kehlkopfs, der Luftröhre und der Bronchien. Die Lungen und die Atemwege bilden gemeinsam das Atmungssystem. In ähnlicher Weise besteht jedes der neun andern Körpersysteme aus verschiedenen Organen. Dabei ist jedes Organ so angelegt, daß es einen Teil von einer besonderen Aufgabe übernimmt, deren Erfüllung notwendig ist, wenn der Körper als Ganzes reibungslos funktionieren soll.

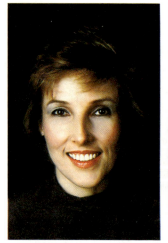 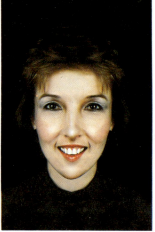 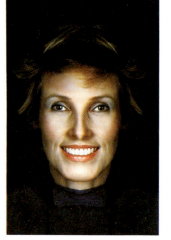

Originalfoto   Montagen: zwei rechte und …   … zwei linke Gesichtshälften

Die beiden Seiten des Körpers *wirken symmetrisch, doch ist die Symmetrie nicht vollkommen, wie diese Bilder verdeutlichen. Wer feststellen möchte, wie symmetrisch sein Gesicht ist, legt ein Foto von sich selbst vor sich hin, stellt einen Taschenspiegel senkrecht auf die Mittellinie und betrachtet die eine verdoppelte Hälfte. Dann macht man das gleiche mit der andern Seite.*

DER MENSCHLICHE KÖRPER

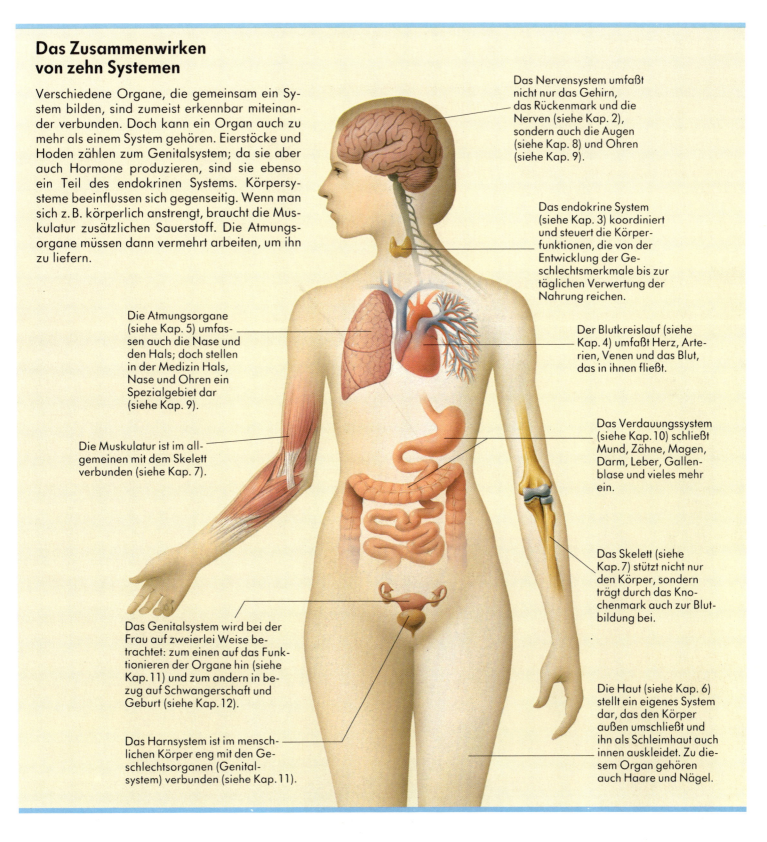

Das Zusammenwirken von zehn Systemen

Verschiedene Organe, die gemeinsam ein System bilden, sind zumeist erkennbar miteinander verbunden. Doch kann ein Organ auch zu mehr als einem System gehören. Eierstöcke und Hoden zählen zum Genitalsystem; da sie aber auch Hormone produzieren, sind sie ebenso ein Teil des endokrinen Systems. Körpersysteme beeinflussen sich gegenseitig. Wenn man sich z. B. körperlich anstrengt, braucht die Muskulatur zusätzlichen Sauerstoff. Die Atmungsorgane müssen dann vermehrt arbeiten, um ihn zu liefern.

Das Nervensystem umfaßt nicht nur das Gehirn, das Rückenmark und die Nerven (siehe Kap. 2), sondern auch die Augen (siehe Kap. 8) und Ohren (siehe Kap. 9).

Das endokrine System (siehe Kap. 3) koordiniert und steuert die Körperfunktionen, die von der Entwicklung der Geschlechtsmerkmale bis zur täglichen Verwertung der Nahrung reichen.

Die Atmungsorgane (siehe Kap. 5) umfassen auch die Nase und den Hals; doch stellen in der Medizin Hals, Nase und Ohren ein Spezialgebiet dar (siehe Kap. 9).

Der Blutkreislauf (siehe Kap. 4) umfaßt Herz, Arterien, Venen und das Blut, das in ihnen fließt.

Die Muskulatur ist im allgemeinen mit dem Skelett verbunden (siehe Kap. 7).

Das Verdauungssystem (siehe Kap. 10) schließt Mund, Zähne, Magen, Darm, Leber, Gallenblase und vieles mehr ein.

Das Skelett (siehe Kap. 7) stützt nicht nur den Körper, sondern trägt durch das Knochenmark auch zur Blutbildung bei.

Das Genitalsystem wird bei der Frau auf zweierlei Weise betrachtet: zum einen auf das Funktionieren der Organe hin (siehe Kap. 11) und zum andern in bezug auf Schwangerschaft und Geburt (siehe Kap. 12).

Die Haut (siehe Kap. 6) stellt ein eigenes System dar, das den Körper außen umschließt und ihn als Schleimhaut auch innen auskleidet. Zu diesem Organ gehören auch Haare und Nägel.

Das Harnsystem ist im menschlichen Körper eng mit den Geschlechtsorganen (Genitalsystem) verbunden (siehe Kap. 11).

Die Organe eines Systems arbeiten als Gruppe zusammen, um diese Aufgabe zu bewältigen. So, wie sich die Organe eines einzelnen Systems gegenseitig brauchen, sind auch die zehn Körpersysteme voneinander abhängig. Das Atmungssystem benötigt beispielsweise den Kreislauf, der das mit Sauerstoff angereicherte Blut im Körper verteilt und das mit Kohlendioxid angereicherte Blut zur Reinigung zu den Lungen transportiert. Mit gesunden Atmungsorganen allein kann man nicht leben; auch der Blutkreislauf und alle anderen Organgruppen müssen funktionieren. Darüber hinaus hat es häufig in den anderen Systemen Rückwirkungen, wenn in einem bestimmten System etwas Ungewöhnliches geschieht. Übermittelt beispielsweise das Nervensystem während des Essens schlechte Nachrichten, wird die Verdauung kaum so gut wie sonst funktionieren.

Gesundheit und Krankheit

Was bedeutet Gesundsein?

Manchmal läßt sich selbst ein einfacher Begriff auf unterschiedliche Weise interpretieren. Das kann man feststellen, wenn man das Stichwort Gesundheit in einem Lexikon aufschlägt. Man könnte sich auch der Definition der Weltgesundheitsorganisation anschließen; sie lautet: „Gesundheit ist ein Zustand vollkommenen körperlichen, geistigen und sozialen Wohlbefindens und nicht nur die Abwesenheit von Krankheit und Gebrechlichkeit." Eine andere Möglichkeit wäre, Gesundheit aufgrund meßbarer Werte zu definieren, also zu sagen, ein Mensch sei dann gesund, wenn Temperatur, Blutdruck, Gewicht und dergleichen im Normalbereich liegen. Doch hier gibt es eine Unsicherheit, denn was für einen Menschen noch normal ist, kann für einen anderen unnormal sein.

Nach Ansicht vieler Mediziner ist Gesundheit etwas Relatives, weil sie beispielsweise für eine Bibliothekarin, die den ganzen Tag ruhig sitzend arbeitet, etwas anderes bedeutet als für einen Bauarbeiter. Mit andern Worten: Um gesund zu sein, muß man nicht festgelegte Normen erfüllen, sondern lediglich in der Lage sein, den Anforderungen seines Lebens gerecht zu werden, und sich auch sonst wohl fühlen.

Was ist Hypochondrie?

Angehende junge Ärzte leiden zu Beginn ihrer Ausbildung gelegentlich unter Hypochondrie; d.h., sie sorgen sich in übertriebenem Maße um ihre Gesundheit, obwohl ihnen in Wirklichkeit gar nichts fehlt. Bei Medizinstudenten kommt es vor, daß sie sich mit den Symptomen einer schweren Krankheit befassen und plötzlich glauben, die Merkmale dieser Krankheit an sich selbst festzustellen. Auch bei andern Menschen, die Näheres von einer bestimmten Krankheit erfahren, kann dieses Phänomen auftreten. In solchen Fällen ist eine Neigung zur Hypochondrie vorhanden.

Eine echte Hypochondrie aber, also eine übertriebene krankhafte Beschäftigung mit Körperprozessen und Krankheiten, die auch mit körperlichen Beschwerden einhergeht, ist eine neurotische Reaktion. Ihre Ursache ist in Ängsten oder seelischen Problemen zu suchen. Wenn die Beschäftigung mit der eigenen Gesundheit andere Interessen zu verdrängen beginnt, ist es sinnvoll, ärztlichen Rat einzuholen.

Dabei sollte man jedoch zunächst sicher sein, daß wirklich eine Hypochondrie vorliegt und nicht eine ganz normale, verständliche Besorgnis. Im Grunde ist es natürlich und auch nützlich, Krankheitssymptome selbst zu erkennen und dann einen Arzt aufzusuchen. Ein normaler Mensch wird beruhigt sein, wenn bei der medizinischen Untersuchung keine Krankheit festgestellt wird, und er wird mit Erleichterung zur Kenntnis nehmen, daß alles in Ordnung ist. Dagegen gibt sich ein Hypochonder mit einer solchen Versicherung meist nicht zufrieden. Er glaubt, der Arzt habe irgendeine schwere Krankheit übersehen oder enthalte ihm die schreckliche Wahrheit vor. Gelegentlich schenken Hypochonder dem Arzt vorübergehend Glauben; doch bald sind sie wieder fest davon überzeugt, sie seien krank. Manchmal meinen sie, die alte Krankheit sei zurückgekehrt, manchmal denken sie auch, sie seien nun an einem neuen Leiden erkrankt.

Gibt es psychosomatische Krankheiten wirklich?

Die griechischen Wörter *psyche* und *soma* bedeuten Seele und Körper. Bei einer sogenannten psychosomatischen Erkrankung wird der Körper durch die Seele beeinflußt. Es handelt sich hier um ein echtes körperliches Leiden, das jedoch ganz oder teilweise durch unbewußte, emotionale Konflikte oder andere psychische Ursachen ausgelöst wird.

Man weiß auch heute noch nicht ganz genau, wie Empfindungen und Gefühle das

Thermographie – ein Diagnoseverfahren

Der menschliche Körper strahlt ständig Wärme (Infrarotstrahlen) aus. Diese Tatsache macht man sich in der Thermographie zunutze. Bei diesem Verfahren wird die Wärmestrahlung des Körpers in Bilder verwandelt, mit deren Hilfe man bestimmte Krankheiten diagnostizieren kann. Miteinander verbundene Körperteile wie Schultern und Arme oder Hüften und Beine haben gewöhnlich die gleiche Temperatur. Wenn in Bildern von vergleichbaren Gebieten Abweichungen auftreten, kann dies auf eine Erkrankung hindeuten.

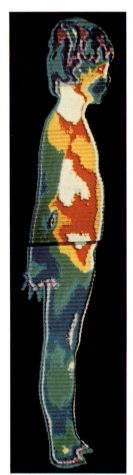
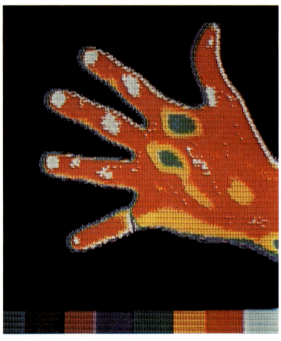

Auf Bildern, die mit wärmeempfindlichen Filmen erzielt werden, erscheinen warme Flächen einer Hand oder des Körpers rot, kühlere grün oder blau.

Funktionieren von Körperorganen beeinträchtigen können. Doch daß dies möglich ist, steht außer Zweifel. Im Gegensatz zum Hypochonder, der sich seine Krankheit schlicht einbildet, ist ein Mensch mit psychosomatischen Beschwerden tatsächlich körperlich krank. Und häufig können psychosomatische Erkrankungen durch eine Behandlung des zugrundeliegenden seelischen Problems geheilt werden.

Leiden wie Magengeschwüre, Kopfschmerzen und Herzbeschwerden sind oft – aber nicht immer – psychosomatisch bedingt. Die Ärzte wissen heute, daß die meisten körperlichen Erkrankungen – vielleicht sogar Krebs – bis zu einem gewissen Grad durch seelische Faktoren beeinflußt werden.

Die psychosomatische Medizin, die sich mit der Wechselbeziehung von Seele und Körper beschäftigt, wird seit über 40 Jahren gelehrt. Bekannt war schon immer, daß die Gesundheit eines Menschen etwa durch schwere Sorgen oder anhaltende Belastungen ernsthaft geschwächt werden kann.

Die Steuerungsmechanismen versagen – was dann?

Manchmal sind die Symptome einer Krankheit dramatisch: Es treten etwa hohes Fieber, Erbrechen oder Bewußtlosigkeit auf. Dann kann kein Zweifel daran bestehen, daß im Körper ein Notzustand herrscht. Ein andermal tritt die Krankheit weniger offen zutage. In einem solchen Fall wird der Arzt vielleicht Laboruntersuchungen anordnen, um festzustellen, ob Abweichungen von den Normalwerten vorliegen. So weisen größere Zuckermengen im Urin darauf hin, daß der Körper den Zuckergehalt des Blutes nicht mehr regulieren kann und der Patient möglicherweise an Diabetes leidet. Wenn ein Mensch krank ist, können Regulierungsmechanismen in seinem Körper versagen. Und umgekehrt: Wenn Regulierungsmechanismen versagen, wird der Mensch krank.

Auch bei Neugeborenen arbeiten einige Steuerungseinrichtungen schlecht, denn das Baby kommt aus einem geschützten Milieu, in dem eine Selbstregulierung weitgehend überflüssig war. Zwar entwickeln sich jene Mechanismen rasch, doch bis sie völlig ausgebildet sind, kann schon eine Verminderung der Raumtemperatur um wenige Grade die Körpertemperatur eines Babys deutlich absinken lassen. Auch für ältere Menschen ist Kälte bedenklich, denn im Alter funktionieren die Selbstregulierungsmechanismen nicht mehr so gut.

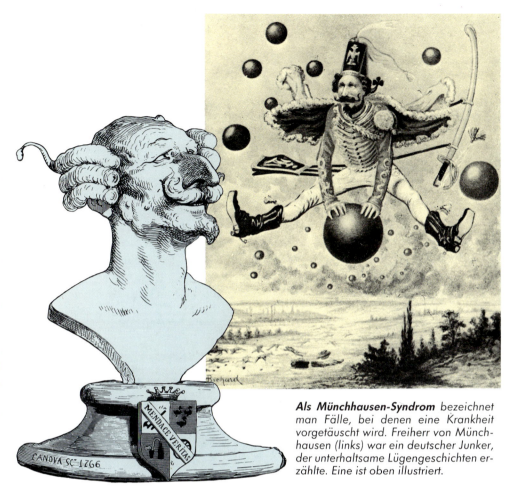

Als Münchhausen-Syndrom bezeichnet man Fälle, bei denen eine Krankheit vorgetäuscht wird. Freiherr von Münchhausen (links) war ein deutscher Junker, der unterhaltsame Lügengeschichten erzählte. Eine ist oben illustriert.

Was ist das Münchhausen-Syndrom?

Die meisten Menschen haben Angst vor dem Krankenhaus und sind lieber gesund als krank. Es gibt aber auch Menschen, die sich nichts sehnlicher wünschen, als in ein Krankenhaus eingewiesen zu werden. Sie unternehmen deshalb beachtliche Anstrengungen, um die Ärzte davon zu überzeugen, daß sie sehr krank sind. Solche Personen simulieren schwere, akute Erkrankungen; mitunter verstümmeln sie sich sogar selbst oder manipulieren Verfahren, die der Diagnose dienen. Einige nehmen Insulin, um ihren Blutzuckerspiegel zu senken; andere spucken Blut aus einem Gummibehälter, den sie in ihrem Mund verbergen, oder injizieren sich Exkremente, um Abszesse hervorzurufen. Manche dieser Personen haben bereits viele Krankenhausaufenthalte hinter sich und haben zahllose Ärzte konsultiert; ja einige sind sogar schon – unnötigerweise – operiert worden.

Die Motive für derartige Verhaltensweisen sind noch ungeklärt. Die Psychiater sprechen hier von einem Münchhausen-Syndrom. Menschen mit diesem Syndrom sind Schwindler und Lügner, die ihre „Krankheit" selbst verursachen. Man darf sie nicht mit Hypochondern verwechseln, die von ihrer Krankheit fest überzeugt sind, und auch nicht mit Simulanten, die zwar ebenfalls eine Krankheit vortäuschen, damit aber den Zweck verfolgen, einer Verpflichtung zu entgehen.

Eine Theorie besagt, daß es sich bei den Betroffenen um unglückliche Menschen handelt, die verzweifelte Versuche unternehmen, das Mitgefühl anderer zu erlangen. Jedoch wird auch vermutet, jene Personen verhielten sich bösartig und benutzten die Ärzte, um sich indirekt an Menschen zu rächen, von denen sie in einem frühen Lebensabschnitt enttäuscht worden seien. Menschen mit dem Münchhausen-Syndrom haben oft ihr ganzes Leben lang Probleme, enge zwischenmenschliche Beziehungen zu knüpfen, und viele von ihnen sind seelisch vernachlässigt und brutal behandelt worden.

Nach Schätzungen des amerikanischen Psychiaters Don R. Lipsitt, der dieses Syndrom besonders untersucht hat, verwenden allein in den USA jährlich 4000 Menschen „ihre Energie im wesentlichen darauf, Ärzte zum Narren zu halten". Die meisten von ihnen sind Männer im Alter von 20–40 Jahren. Lipsitt berichtet, daß einer dieser Leute es schaffte, in 25 Jahren 400mal in ein Krankenhaus aufgenommen zu werden.

Grundbausteine unseres Lebens

Welches sind die kleinsten Bausteine des Körpers?

Die kleinsten Einheiten im menschlichen Körper sind, wie überall, subatomare Elementarteilchen. Es fehlen ihnen jedoch vier Eigenschaften, die Lebendiges von Unbelebtem trennen. Lebende Einheiten können: auf Reize reagieren; Nährstoffe in Energie umsetzen; wachsen; sich reproduzieren. Insofern sind die Zellen die kleinsten lebenden Bausteine des Körpers.

Mit Ausnahme der menschlichen Eizelle, die dem bloßen Auge etwa punktgroß erscheint, sind die meisten Zellen nur mikroskopisch klein: 0,05–0,1 Millimeter. Jedoch können Nervenzellen bis zu zwei Meter und Muskelzellen immerhin 2,5 Zentimeter lang werden.

Manche Zellen sehen wie Säulen aus, andere sind würfel- oder kugelförmig. Rote Blutzellen haben Scheibenform und erinnern an Untertassen; Nervenzellen ähneln Fäden, und Epithelzellen der Wangenschleimhaut muten wie flache Pflastersteine an.

Alle Zellen besitzen die Fähigkeit, Energie zu produzieren, zu speichern und zu nutzen. Darüber hinaus erfüllen verschiedene Zellen noch Spezialaufgaben. So haben etwa Herzzellen eine andere Funktion als Leberzellen. Innerhalb des Körpers herrscht also Arbeitsteilung. Diese Fähigkeit der Zellen zu einer Spezialisierung bezeichnet man als Zelldifferenzierung.

Was sind die wichtigsten Bestandteile einer Zelle?

Die Zellen haben zwar unterschiedliche Funktionen, dennoch haben die meisten etwa die gleiche Bauart. Jede Zelle besitzt eine Membran, die sie umschließt, einen Zellkern, der als Steuerungszentrale dient, und Zellflüssigkeit (Zytoplasma), wo im wesentlichen die Arbeit der Zelle vonstatten geht.

Die Membran ist dünner als ein Spinnengewebe und teildurchlässig. Sie dient nicht bloß als Hülle. In mancher Hinsicht kann man sie mit einem Wächter vor einem Fabriktor vergleichen: Sie besitzt besondere physikalische und chemische Eigenschaften, mit deren Hilfe sie andere Zellen erkennen, mit ihnen in Wechselbeziehung treten und „entscheiden" kann, was in die Zelle hineingelangen und aus ihr austreten darf. Die Membran einer gesunden Zelle kann verhindern, daß unerwünschte Stoffe eindringen. Auch bei Krebszellen geschieht das, aber in geringerem Maße und unkontrollierter. Möglicherweise besteht zwischen Schädigungen der Zellmembran und der Ausbreitung von Krebs ein Zusammenhang; dies wird heute von Forschern untersucht.

Im Zentrum der Zelle befindet sich der Zellkern, der die chemischen Reaktionen in der Zelle steuert. Er hat ungefähr die Funktion eines Chefingenieurs in einer Fabrik. Jeder Zellkern enthält einen vollständigen Satz der Gene des Körpers. Wird der Zellkern zu Versuchszwecken entfernt, kann sich die Zelle nicht mehr teilen, also fortpflanzen. In anderer Hinsicht aber vermag sie vielleicht noch eine Zeitlang zu funktionieren.

Den Kern umgibt das sogenannte Zytoplasma, eine wäßrige, gelartige Substanz, in der sich spezialisierte Strukturen, Organellen, befinden. Man könnte sie mit den Abteilungen einer Fabrik vergleichen. Sie produzieren Proteine, wandeln sie um, speichern sie und scheiden Abfallprodukte aus.

Wie lange leben Zellen?

Die Lebensdauer der Zellen ist höchst unterschiedlich. Viele Zellen, etwa diejenigen, aus denen die Haut und das Blut bestehen, existieren nur kurze Zeit. Damit der Bestand sich nicht vermindert, teilen sie sich alle 10–30 Stunden. Zellen in der Darmschleimhaut sterben bereits nach anderthalb Tagen ab, weiße Blutzellen nach 13 Tagen und rote Blutzellen nach 120 Tagen.

Bestimmte Muskelzellen hingegen teilen sich nur im Zeitraum von einigen Jahren und wieder andere Zellen nur unter besonderen Umständen. Wenn z.B. bei einem Menschen sieben Achtel der Leber operativ entfernt wurden, setzt bei den verbliebenen Zellen der Prozeß der Zellteilung (Mitose) ein, und er hält so lange an, bis das Organ wieder seine volle Größe erreicht hat.

Frühe Hypothesen: Einflüsse der Sterne und der Säfte

Im Mittelalter stützten sich die Menschen, welche die Geheimnisse des menschlichen Körpers sowie seine Funktionen und Funktionsstörungen zu ergründen suchten, oft auf die Astrologie. Denn man ging davon aus, daß die Himmelskörper das Leben der Menschen regieren. Überdies meinte man damals, daß die Gesundheit und das Temperament eines Menschen von Körperflüssigkeiten beeinflußt würden. Dem griechischen Arzt Hippokrates zufolge sind dies Blut, Schleim, schwarze und gelbe Galle. Befanden sich die Körpersäfte im Gleichgewicht, ging es dem Menschen gut; gerieten sie aus der Balance, so traten angeblich Schmerzen und Krankheiten auf.

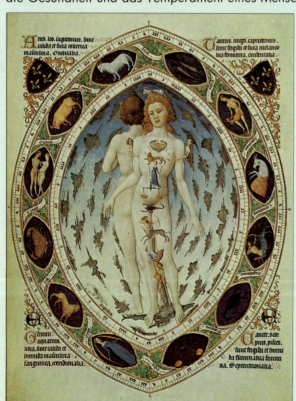

Dieses Bild stammt aus dem weltberühmten Stundenbuch Les très riches heures du Duc de Berry, das im 14. Jahrhundert entstand. Hier sind die zwölf Tierkreiszeichen verschiedenen Körperteilen zugeordnet – eine Verbindung zwischen Astrologie und Medizin.

DER MENSCHLICHE KÖRPER

Die unermüdliche Zelle

Der Körper besteht aus vielen Billionen Zellen. Jede einzelne reagiert auf Reize, verwandelt Nährstoffe in Energie und reproduziert sich. In ihrem Innern halten besondere Strukturen, die sogenannten Organellen, chemische Prozesse ständig in Gang. Die Zelle wird von einer Membran umschlossen. Besonders große Eiweißmoleküle, die in Abständen in sie eingebaut sind, lassen bestimmte chemische Stoffe herein und andere hinaus. Im Zentrum befindet sich der Zellkern, der die Gene enthält und die gesamte pulsierende Zelle regiert.

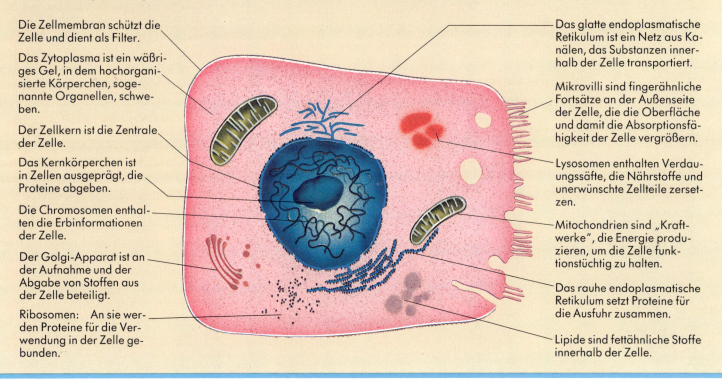

Die Zellmembran schützt die Zelle und dient als Filter.

Das Zytoplasma ist ein wäßriges Gel, in dem hochorganisierte Körperchen, sogenannte Organellen, schweben.

Der Zellkern ist die Zentrale der Zelle.

Das Kernkörperchen ist in Zellen ausgeprägt, die Proteine abgeben.

Die Chromosomen enthalten die Erbinformationen der Zelle.

Der Golgi-Apparat ist an der Aufnahme und der Abgabe von Stoffen aus der Zelle beteiligt.

Ribosomen: An sie werden Proteine für die Verwendung in der Zelle gebunden.

Das glatte endoplasmatische Retikulum ist ein Netz aus Kanälen, das Substanzen innerhalb der Zelle transportiert.

Mikrovilli sind fingerähnliche Fortsätze an der Außenseite der Zelle, die die Oberfläche und damit die Absorptionsfähigkeit der Zelle vergrößern.

Lysosomen enthalten Verdauungssäfte, die Nährstoffe und unerwünschte Zellteile zersetzen.

Mitochondrien sind „Kraftwerke", die Energie produzieren, um die Zelle funktionstüchtig zu halten.

Das rauhe endoplasmatische Retikulum setzt Proteine für die Ausfuhr zusammen.

Lipide sind fettähnliche Stoffe innerhalb der Zelle.

Hochspezialisierte Zellen im Körper können sich nicht teilen. Zu ihnen gehören bestimmte Zellen des Nervensystems, einschließlich des Gehirns. Wenn also Nervenzellen durch Altersabnutzung, Verletzung oder Krankheit geschädigt sind, können sie sich nicht reproduzieren; sie sind unwiederbringlich verloren. Dafür leben solche Zellen bis zu 100 Jahre lang.

Woher bekommt die Zelle ihre Energie?

Wie Elektrizität eine Fabrik mit Energie versorgt, so liefert eine bestimmte chemische Verbindung, das sogenannte Adenosintriphosphat (ATP), die Energie für einen großen Teil unseres Körpers und für jede in ihm befindliche Zelle. Ohne das ATP könnten wir uns nicht bewegen, ja nicht einmal denken; sämtliche Körperprozesse, die uns am Leben erhalten, würden eingestellt.

Alle Zellen erzeugen aus der Nahrung, die der Mensch zu sich nimmt, Adenosintriphosphat. Der eigentliche Prozeß findet hauptsächlich in winzigen Strukturen im Zytoplasma, in den sogenannten Mitochondrien, statt, die gewissermaßen die Kraftwerke der Zellen darstellen.

Da die Zellen nur sehr wenig ATP speichern, befinden sich im gesamten Körper nie mehr als knapp 90 Gramm dieser energiereichen Substanz auf einmal. Die Zellen erzeugen das ATP entsprechend dem Bedarf. Bei sehr aktiven Menschen ist das täglich die gleiche Menge. Ließe sich das ATP laufend aus dem Körper gewinnen und kristallisieren, so würde man aus Nahrung, die 3500 Kalorien enthält, 85 Kubikdezimeter weißes Pulver erhalten. Und könnte man die chemische Energie dieses Pulvers in elektrische Energie umwandeln, so würde diese ausreichen, um 1500 100-Watt-Glühbirnen eine volle Minute erstrahlen zu lassen.

Was ist das innere Milieu des Körpers?

Der Begriff Milieu bedeutet Umwelt. Seit der Mitte des 19. Jahrhunderts sprechen die Physiologen aber auch von dem inneren Milieu des Körpers. Tausende von Lebewesen besitzen gar kein inneres Milieu; die meisten von ihnen leben im Meer. Viele Landtiere und die Menschen hingegen haben eins. Seltsamerweise ähnelt es stark dem Meerwasser.

Das innere Milieu des Menschen besteht aus Flüssigkeit, die sich außerhalb der Zellen befindet. Diese extrazelluläre Flüssigkeit macht ein Drittel der gesamten Körperflüssigkeit aus. Die andern zwei Drittel befinden sich in den Zellen und werden als intrazelluläre Flüssigkeit bezeichnet. Es gibt verschiedene Arten von extrazellulärer Flüssigkeit. Dazu gehören das Blutplasma (der flüssige Teil des Blutes, in dem die festen Blutkörperchen schweben), die Augenflüssigkeiten, die Gehirn-Rückenmark-Flüssigkeit (Liquor) sowie Verdauungssäfte.

Die extrazelluläre Flüssigkeit befindet sich – im gesamten Körper – in ununterbrochener Bewegung. Alle Körperzellen werden in ihr gebadet. In diesem inneren Milieu können die Körperzellen arbeiten und gedeihen, vorausgesetzt, es enthält die richtigen Mengen an Aminosäuren, Fetten, Traubenzucker (Glucose), Elektrolyten oder Salzen und Sauerstoff.

Die Entdeckung der unsichtbaren Welt

Die bescheidenen Anfänge der Mikroskopie

Im Jahr 1674 betrachtete in Delft der Niederländer Antoni van Leeuwenhoek seinen Zahnbelag unter einem Mikroskop, das er selbst angefertigt hatte. „Da sah ich mit großem Erstaunen ... viele winzig kleine Tierchen, die sich gar possierlich bewegten." Es handelte sich um Bakterien, und Leeuwenhoek war der erste Mensch, der sie sah. Allerdings erkannte er noch nicht, daß manche von ihnen Krankheiten hervorrufen können. Als er seine sensationelle Entdeckung vor der Royal Society of England vortrug, wollten ihm einige Mitglieder zuerst gar nicht glauben. Später machten seine Studien ihn weltberühmt. Zu seinen Besuchern gehörten die englische Königin und der russische Zar.

Leeuwenhoeks Mikroskop und Zeichnungen von Bakterien, die er anfertigte (unten)

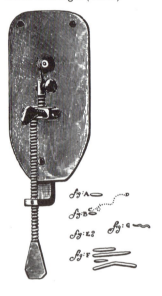

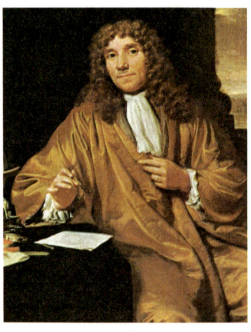

Antoni van Leeuwenhoek *war zunächst Kaufmann, später Beamter. Nebenbei schliff er Linsen, mit denen er winzige Objekte untersuchte.*

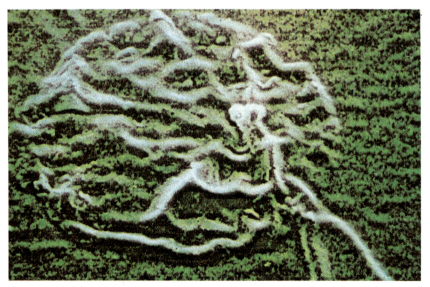

Ein modernes Bildabtast-Elektronenmikroskop *läßt in Verbindung mit einem Röntgenblitzgerät ein verblüffendes Bild von einem lebenden Blutplättchen entstehen.*

Wodurch entsteht eine Krankheit?

Die Menschen des Altertums wußten auf diese Frage eine prompte Antwort. Krankheit war nach ihrer Überzeugung das Werk von Dämonen, Zauberern oder anderen bösen Kräften. Der griechische Arzt Hippokrates (um 460–375 v. Chr.) vertrat als erster die Auffassung, daß Krankheiten keine übernatürlichen, sondern durchaus irdische Ursachen haben. Er – oder einer seiner Schüler – lehrte, Gesundheit und Krankheit seien auf das Gleichgewicht bzw. Ungleichgewicht von Körpersäften und bestimmten natürlichen Gegebenheiten zurückzuführen.

Während Hunderten von Jahren blieb die Lehre des Hippokrates unangefochten – zunächst selbst dann noch, als im 17. Jahrhundert der Niederländer Antoni van Leeuwenhoek erstmals Mikroben entdeckte. Und es verstrichen noch weitere 200 Jahre, bevor die Arbeiten von Louis Pasteur, Robert Koch und andern zu der Erkenntnis führten, daß Infektionskrankheiten durch Erreger hervorgerufen werden. Zu den verschiedenen Arten von Bakterien, die man damals entdeckte, kamen später noch die Viren und andere winzige Lebewesen hinzu, die in den menschlichen Körper eindringen.

Was sind Erreger?

Bakterien, die Infektionen hervorrufen, sind einzellige Organismen, die meist nur einen Durchmesser von wenigen zehntausendstel Millimetern haben. Sie können unterschiedlich geformt sein: stabförmig (Bazillen), kugelig (Kokken) oder spiralig (Spirochäten). Sie finden sich überall, im Wasser, im Boden sowie in andern lebenden Organismen, Menschen eingeschlossen. Sogar in einem luftlosen Milieu können sie gedeihen. Viele von ihnen rufen Krankheiten hervor, etwa Cholera, Lungenentzündung, Tuberkulose oder Geschlechtskrankheiten sowie Staphylokokken- und Streptokokkeninfektionen.

Bakterien müssen aber nicht unbedingt schädlich sein. Manche sind sogar für die Entwicklung und Produktion von pflanzlicher Nahrung erforderlich. Im Darm des Menschen gibt es Bakterien, welche Nährstoffe aufspalten und dadurch sogar nützlich sind.

Krankheitserregende Bakterien produzieren Gifte, sogenannte Toxine. Gegen manche hat die Wissenschaft Antitoxine entwickelt. Die Entdeckung, daß bestimmte Bakterien andere vernichten, führte zur Entwicklung verschiedener Antibiotika.

Bakterienerkrankungen werden durch infizierte Menschen, durch Insekten, verseuchte Gegenstände, verdorbene Nahrungsmittel oder verunreinigtes Wasser übertragen. Auch durch eine Schnittwunde oder Hautabschürfung, die nicht gesäubert wurde, können Bakterien in den Körper eindringen.

Eine besondere und gefürchtete bakterielle Erkrankung ist die Lebensmittelvergiftung (Botulismus), die durch unsachgemäß konservierte Nahrungsmittel verursacht wird. Hier handelt es sich nicht um eine Infektion, sondern um eine Vergiftung. Denn sobald man eine verdorbene Konserve öffnet, sterben die Botulismusbakterien infolge der Lufteinwirkung ab; doch ihr tödliches Gift, das Exotoxin, bleibt wirksam. Dieses Gift geben die Bakterien an die Nahrungsmittel ab, während sie sich in dem luftlosen Milieu der Konserve entwickeln. Schon wenige Gramm reichen aus, um Millionen Menschen zu töten.

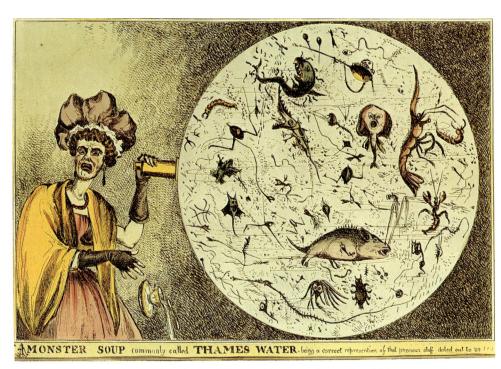

Abwässer wurden schon früher in die Flüsse geleitet. Londoner Geschäftsleute verkauften im 19. Jahrhundert dennoch das Themsewasser als Trinkwasser. Niemand wußte damals, daß verseuchtes Wasser Krankheiten hervorruft. Doch wie diese Frau in einer englischen Karikatur um 1820 schreckten viele Menschen vor den „Ungeheuern" im Wasser zurück, vor den Bakterien, die unter dem Mikroskop sichtbar wurden.

Was sind Viren?

Viren sind sehr viel kleiner und primitiver als Bakterien. Sie stehen auf der Grenze zwischen der lebenden und der unbelebten Welt. An sich sind sie inaktiv. Erst wenn sie an eine lebende Zelle gelangen, zeigen sie lebensähnliche Aktivitäten. Ein Virus besteht im wesentlichen nur aus einer Eiweißhülle und einer darin befindlichen Desoxyribonukleinsäure, dem genetischen Material. Es kann sich nicht selbst vermehren, sondern benötigt dazu eine Wirtszelle.

Kommt das Virus zu einer Zelle, läßt es sich darauf nieder und spritzt ihr das genetische Material ein. Dieses steuert nun die Prozesse im Zellinnern so, daß weitere Viren produziert werden. Die Wirtszelle geht dabei zugrunde. Viren (und Bakterien) regen die Zelle aber auch dazu an, Antikörper zu bilden, mit denen der Körper dann eine Viruserkrankung bekämpft.

Eine Vielzahl von Krankheiten wird durch besondere Viren hervorgerufen, etwa Erkältung, Grippe, Gürtelrose, Mumps, Masern, Windpocken, Pocken, Tollwut und spinale Kinderlähmung. Antibiotika helfen gegen Viren nicht. Vielen Viruserkrankungen – z.B. Röteln und Kinderlähmung – kann man jedoch durch eine Impfung vorbeugen.

Für bestimmte Viren konnte nachgewiesen werden, daß sie bei Versuchstieren Krebs erzeugen. Es gibt auch Anhaltspunkte dafür, daß einige Krebsarten, etwa Leukämie, durch Viren hervorgerufen werden. Dies heißt aber nicht, Krebs sei ansteckend.

Können Erwachsene Kinderkrankheiten bekommen?

Kinderkrankheiten, die durch Infektionen verursacht werden, machen vor Erwachsenen nicht halt. Wie alt man auch ist – die Lebensjahre allein schützen weder vor Windpocken noch vor Masern, noch Mumps, noch Keuchhusten. Warum werden sie dann als Kinderkrankheiten bezeichnet? Weil früher hauptsächlich Kinder an ihnen erkrankten. Heute ist die Lage jedoch anders. Noch vor ein oder zwei Generationen waren die Kinderkrankheiten weit verbreitet; fast alle Kinder erkrankten an ihnen und entwickelten dabei in sich Antikörper, die sie für ihr weiteres Leben immun machten. Heutzutage aber werden die Kinder geimpft, und die Krankheiten treten nur noch selten auf.

Die meisten Kinder wachsen demzufolge ohne den natürlichen Immunschutz heran, der durch eine Erkrankung entsteht, und außerdem kann eine durch Impfung erzeugte Immunität mit der Zeit nachlassen.

Da nun die krankheitsverursachenden Viren nicht völlig ausgerottet worden sind, stellen sie heute eine ernste Gefahr für alle Erwachsenen dar, die gegen sie nicht immun sind. Und bei Erwachsenen können die Kinderkrankheiten unter Umständen viel schlimmere Folgen haben als bei Kindern. Während beispielsweise ein an Mumps erkranktes Kind zwischen fünf und fünfzehn Jahren mitunter nur ganz leichte Symptome zeigt, muß ein Erwachsener mit dieser Krankheit möglicherweise einen Monat im Bett liegen. Bei Männern kann Mumps sogar zur Sterilität führen.

Hat die Wissenschaft schon Krankheiten ausgerottet?

Bereits im Mittelalter haben die Pocken unter den Völkern der ganzen Erde verheerend gewirkt. Millionen starben an dieser Krankheit, weitere Millionen erblindeten oder waren für den Rest ihres Lebens entstellt. Impfungen, die in großem Umfang erstmals im 19. Jahrhundert durchgeführt wurden, brachten die Pocken in der westlichen Welt bald weitgehend unter Kontrolle. Noch 1948 aber registrierte man in Afrika, Südostasien, Indonesien und Brasilien zehn Millionen Pockenkranke.

Am 26. Oktober 1977 wurde dann aufgrund von Maßnahmen der Weltgesundheitsorganisation (WHO) aus Somalia der letzte Fall natürlich aufgetretener Pocken gemeldet. Am 8. Mai 1980 verkündete die WHO: „Die Welt und alle ihre Völker sind von den Pocken befreit."

Angriff auf den Körper

Welches sind die Hauptarten von Krankheiten?

Es gibt Tausende von Krankheiten, an denen ein Mensch leiden kann. Um sie zu erfassen und zu klassifizieren, bieten sich verschiedene Möglichkeiten an. Ein System teilt die Krankheiten nach ihren Ursachen ein; es unterscheidet elf Hauptkategorien: 1. Bakterienerkrankungen, unter ihnen so verschiedenartige Leiden wie Gelenkrheumatismus, Typhus, Tuberkulose, Cholera und Lebensmittelvergiftung; 2. Viruserkrankungen, zu denen Kinderlähmung, Röteln, Grippe und Erkältungen gehören; 3. parasitäre Erkrankungen, einschließlich Pilzinfektionen und Erkrankungen durch Würmer und Protozoen. Zu diesen gehören etwa die Amöben, welche die Amöbenruhr bewirken. Alle diese Krankheiten werden durch äußere Ursachen ausgelöst.

Hauptsächlich eine Folge von Armut sind 4. Ernährungsstörungen, die vom Vitaminmangel bis zu Kwashiorkor reichen, einem Eiweißmangel, der bei Kindern die Gesundheit stark schädigt.

Zu den Krankheiten, die im Körper entstehen, gehören 5. Erkrankungen, bei denen sich neues Gewebe bildet, hauptsächlich Tumoren – zu denen auch Krebs zählt. 6. Autoimmunkrankheiten treten auf, wenn der Körper eigene Zellen nicht mehr erkennt und gegen sie Antikörper bildet, z.B. bei rheumatoider Arthritis. Es gibt 7. endokrine Erkrankungen, bei denen die endokrinen Drüsen Hormone nicht mehr in den notwendigen Mengen produzieren – etwa bei der Zuckerkrankheit; 8. Erbkrankheiten, z.B. das Down-Syndrom (Mongolismus), eine Form des Schwachsinns, und die Sichelzellenanämie; 9. degenerative Erkrankungen, etwa der Verlust des Gehörs oder des Sehvermögens, häufig eine Folge des Alterungsprozesses.

Zu Erkrankungen, die 10. durch chemische oder physische Verletzungen zustande kommen, zählen Vergiftungen, Verbrennungen, Stürze und andere Unfälle. Iatrogene Krankheiten werden 11. durch ärztliche Behandlung verursacht. Manchmal entstehen sie ungewollt; häufiger aber werden sie in Kauf genommen: Der Arzt verordnet etwa ein starkes Medikament, das vorübergehend krank macht, dafür aber eine ernstere Erkrankung heilt oder lindert.

Eine weitere Ursache von Krankheiten ist Drogen- und Alkoholmißbrauch.

Kann man durch Parasiten sterben?

Ein Parasit ist ein Organismus, der auf oder in einem andern Organismus lebt, ihm Nährstoffe entzieht, sich von seinem Gewebe ernährt oder ihn vergiftet. Zu den Parasiten gehören die mikroskopisch kleinen Protozoen, die Malaria verursachen, ebenso wie die Bandwürmer, die meterlang werden.

Parasitäre Krankheiten werden oft durch Insekten und andere tierische Überträger verbreitet. Malaria wird durch den Stich verschiedener Stechmückenarten der Gattung *Anopheles* übertragen. Bandwürmer kann man durch den Verzehr von Schweine- oder Rindfleisch bekommen, das von diesen Schädlingen befallen ist und bei der Zubereitung nicht auf 100 Grad Celsius erhitzt wird.

Einige Parasitenkrankheiten sind recht

Sie verursachen Krankheiten des Menschen

Aus einer einzigen Bakterie entstehen mitunter in wenigen Stunden 250 000 neue. Die erste Verteidigungslinie des Körpers gegenüber Bakterien bilden die körpereigenen Abwehrkräfte. Wenn man trotzdem erkrankt, können Antibiotika die Genesung beschleunigen. Auf absehbare Zeit wird der menschliche Körper vermutlich immer wieder Schauplatz von Bakterien- oder Viruserkrankungen sein. Doch wird man bestimmte Krankheiten wohl später einmal noch weit besser unter Kontrolle bringen können als heute. Zu ihnen gehören Ernährungsstörungen, wie sie in Entwicklungsländern häufig auftreten, und Übergewicht, ein Übel in vielen Industrieländern. Technische Errungenschaften haben jedoch eine neue Art von Gesundheitsgefährdung geschaffen. So stellen z.B. Schädlingsbekämpfungsmittel mitunter eine Bedrohung für den Menschen dar, und die industrielle Produktion bringt einen besorgniserregenden Abfallberg mit sich.

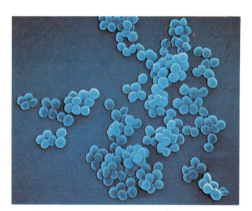

Staphylokokken verursachen häufig Abszesse und eine bestimmte Art der Lebensmittelvergiftung.

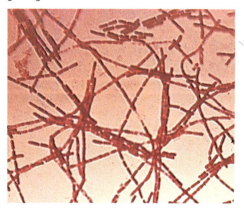

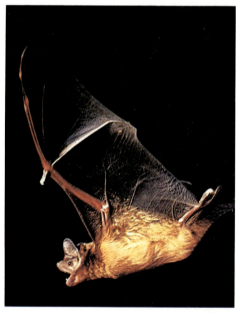

Vorsicht vor Fledermäusen und Füchsen! Möglicherweise sind sie mit Tollwut infiziert, und diese Krankheit kann durch einen Biß auch auf den Menschen übertragen werden. Wird der Betroffene nicht sofort behandelt, gelangt das Virus in das Gehirn, wo es schließlich Lähmungen und den Tod verursacht.

Milzbrand wird durch Bakterien (links) hervorgerufen.

harmlos, etwa Fußpilz; andere dagegen wie die Malaria können tödlich verlaufen. Die meisten Parasiten bringen ihre Wirte jedoch nicht um; andernfalls würden sie ja selbst zugrunde gehen – und die Krankheit würde immer seltener. Statt dessen leben Parasit und Wirt in einer Art Waffenstillstand zusammen. Ist ein Mensch wohlgenährt und gesund, kann sein Körper den Schaden, den der Parasit anrichtet, verkraften. Nur wenn die Ernährung und zugleich die Gesundheit des Betreffenden schlecht sind, können parasitäre Erkrankungen bedenklich werden.

Sind übertragbare Krankheiten das gleiche wie ansteckende?

Manche Menschen meinen, übertragbar und ansteckend sei das gleiche; das trifft aber im Grunde nicht zu. Übertragbar ist ein ungenauer Begriff. Er läßt sich auf alle Krankheiten anwenden, die übertragen werden können, sei es durch infizierte Tiere oder Menschen, sei es durch verdorbene Nahrung, verseuchte Gegenstände oder verunreinigtes Wasser. Der Begriff ansteckend ist etwas enger gefaßt und bezieht sich nur auf jene Krankheiten, die unmittelbar von Mensch zu Mensch übertragen werden. Sowohl übertragbare als auch ansteckende Krankheiten werden durch Mikroorganismen verursacht, also durch Erreger. Krankheiten, die nicht durch solche lebenden Organismen ausgelöst werden – beispielsweise multiple Sklerose –, sind auch nicht ansteckend.

Die Beulenpest – der Schwarze Tod, dem im 14. Jahrhundert ein Drittel der Bevölkerung Europas zum Opfer fiel – ist vorwiegend eine übertragbare Infektionskrankheit, strenggenommen aber nicht ansteckend. Die Menschen erkrankten, weil sie von Flöhen gebissen wurden, die ihrerseits durch Ratten, auf denen sie als Parasiten lebten, infiziert worden waren. (Die Lungenpest hingegen kann von Mensch zu Mensch übertragen werden.)

Eine übertragbare Infektionskrankheit ist auch die Tollwut. Ein tollwütiger Mensch stellt für seine Umgebung keine Gefahr dar, denn die Tollwut kann nur durch den Biß eines infizierten Hundes, einer Fledermaus oder eines anderen Tieres übertragen werden. Im Gegensatz dazu ist Grippe eine ansteckende Infektionskrankheit (da sie durch Tröpfchen in der Luft, die das Virus enthalten, von Mensch zu Mensch übertragen wird).

Wie unterscheiden sich akute und chronische Krankheiten?

Von akuten Verdauungsstörungen oder einer akuten Blinddarmentzündung hat wohl jeder schon gehört. Wie alle akuten Krankheiten treten auch diese beiden plötzlich auf. Die Symptome sind heftig und verursachen ein starkes Krankheitsgefühl. Die Verdauungsstörungen vergehen meist bald wieder; das Opfer einer akuten Blinddarmentzündung muß sofort zur Operation ins Krankenhaus gebracht werden.

Chronische Erkrankungen hingegen, beispielsweise Arthritis oder Arteriosklerose, entwickeln sich langsam und dauern Jahre. Bestimmte andere Krankheiten wie Malaria sind durch periodisch auftretende Fieberanfälle mit symptomfreien Zwischenzeiten gekennzeichnet.

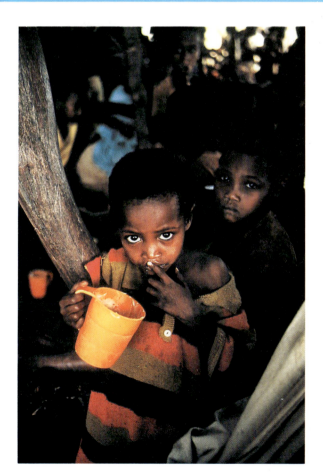

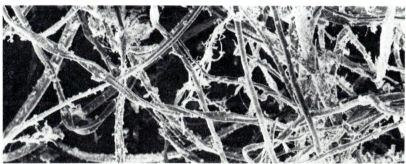

Asbest (oben, vergrößert) war einst als feuerfestes Isoliermaterial geschätzt. Heute weiß man, daß er Lungenkrebs hervorrufen kann.

An Unterernährung (links) leiden 1,5 Milliarden Menschen. Besonders schlimm dran sind Kinder. Sie bleiben in der Entwicklung zurück und werden anfälliger für Infektionskrankheiten.

Flugasche tritt aus Schornsteinen aus. Sie besteht aus kugelförmigen Teilchen, die einen Durchmesser von nur 0,1 Millimeter haben. In Städten verunreinigt sie häufig die Luft.

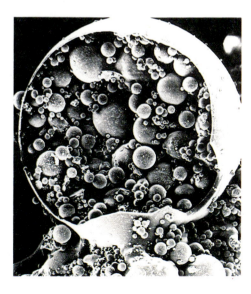

Der Feind im Innern

Handelt es sich bei Tumoren immer um Krebs?

Ein Tumor ist eine unnormale Neubildung von Gewebe, das im Körper keine Funktion hat. Man unterscheidet zwei Hauptarten: gutartige und bösartige Tumoren. Die wichtigsten Unterschiede bestehen darin, daß gutartige Tumoren meist langsam wachsen, deutlich abgegrenzt sind – meist durch eine Kapsel – und nicht in gesundes Gewebe eindringen. Bösartige Tumoren hingegen wachsen meist schneller, sind unscharf begrenzt und brechen in angrenzende Gewebe ein. Zudem breiten sie sich durch Metastasen aus. Das bedeutet, daß sich Krebszellen vom ursprünglichen Tumor lösen, in den Blutstrom oder das Lymphsystem gelangen, auf diese Weise in andere Teile des Körpers transportiert werden und dort Tochtergeschwülste bilden.

Eine Krebsgeschwulst entwickelt sich, wenn die Mechanismen, welche das Zellwachstum steuern, nicht mehr richtig arbeiten und Zellen sich unkontrolliert zu vermehren beginnen. Das Schlimme am Krebs ist nicht nur sein rasches Wachstum, sondern auch die Tatsache, daß seine Zellen endlos weiterwuchern – im Gegensatz zu gesunden Zellen, die sich, gesteuert durch Gene, an den Bauplan ihres Organs oder Gewebes halten.

Bei bösartigen Zellen sind Größe, Form und Funktionsweise unterschiedlich. Oft ähneln sie embryonalen Zellen. Tatsächlich geschieht aber bei der Krebsentwicklung das Gegenteil von dem, was sich beim Embryowachstum ereignet. Beim Embryo entsteht aus einfachen, undifferenzierten Zellen ein Mensch mit spezialisierten Zellen und unterschiedlichen Organen. Bei Krebszellen fehlt die Steuerung; es tritt eine sogenannte Entdifferenzierung ein. Statt spezialisiert zu bleiben wie die Zellen, aus denen sie hervorgegangen sind, werden die Krebszellen einfacher.

Welches sind die häufigsten Krebsarten?

Spezialisten haben Hunderte verschiedener bösartiger Tumoren entdeckt; darum sagen sie, es handle sich bei Krebs nicht um eine, sondern um viele Krankheiten.

Beim Krebs lassen sich drei Haupttypen unterscheiden: Karzinome sind bösartige Geschwülste, die sich in Epithel- oder Oberflächengewebe, in Drüsen, Organschleimhäuten und in der Haut bilden. Sie entstammen dem Epithel. Sarkome entwickeln sich in Knochen, Knorpeln und Muskeln. Sie entstammen dem Bindegewebe. Leukämie tritt im Blut und im lymphatischen System auf.

Wodurch entsteht Krebs?

Die eigentliche Ursache der bösartigen Tumoren ist nicht bekannt. Fachleute gehen jedoch davon aus, daß bei Krebs eine ererbte Empfänglichkeit, eine Prädisposition, für diese Krankheit vorhanden ist. Zudem können weitere schädigende Faktoren, etwa ein Virus oder das fortgesetzte Einatmen von Tabakrauch, Krebs auslösen.

Mit Ausnahme des Retinoblastoms, einer seltenen bösartigen Geschwulst am Auge, ist Krebs an sich nicht erblich. Die Tatsache, daß ein Verwandter daran erkrankt ist, bedeutet nicht, daß man vom gleichen Schicksal ereilt wird. Auch wenn man Stoffen ausgesetzt ist, die als krebserzeugend bekannt sind (Karzinogene), muß man deshalb nicht zwangsläufig erkranken. Man denke nur an die vielen starken Raucher, die sich guter Gesundheit erfreuen. Ein Karzinogen fördert die Bildung einer bösartigen Geschwulst vermutlich nur dann, wenn es bestimmte chemische Veränderungen in einer menschlichen Zelle bewirkt – und selbst in diesem Fall auch nicht immer.

Bis heute haben Wissenschaftler etwa zwei Dutzend chemische Stoffe ermittelt, die beim Menschen unter bestimmten Bedingungen Krebs erzeugen können. Diese Liste wird mit fortschreitender Forschung immer länger. Sie umfaßt Substanzen, die sich in Industrieabfällen, Autoabgasen, Schädlingsbekämpfungsmitteln, Baustoffen und chemisch behandelten Nahrungsmitteln finden. Auch Strahlung – von der Sonne, von Röntgengeräten oder Kernenergie – wird mit Krebs in Verbindung gebracht. Das gleiche gilt für Viren; allerdings glauben die meisten Forscher heute nicht, daß Viren eine Hauptursache für die Entstehung von Krebs sind. Bei einigen bösartigen Ge-

---

Der Gebrauch und Mißbrauch von Drogen

Manche Drogen spielen in der Medizin eine bedeutende Rolle. So gibt es beispielsweise für das Schmerzmittel Morphin, einen Hauptbestandteil des Opiums, keinen Ersatz. Aus Cannabispflanzen (Hanf) gewinnt man Haschisch und Marihuana; andererseits benutzt man Cannabis aber auch zur Behandlung von grünem Star, einer Augenkrankheit, die zur Erblindung führen kann. Zudem vermag diese Droge auch Übelkeit und Erbrechen zu lindern, die infolge einer Chemotherapie gegen Krebs auftreten. Wenn aber mit Drogen Mißbrauch getrieben wird, kann das zu körperlicher oder psychischer Abhängigkeit sowie zu Krankheit, Unfällen oder sogar zum Tod führen. Der nichtmedizinische Gebrauch von Drogen, die auf die Psyche einwirken, ist keineswegs neu. Solche Stoffe wurden schon seit Jahrhunderten von Menschen benutzt, die hofften, damit innere Spannungen zu lösen oder Glückszustände zu erzeugen. Schon die alten Griechen aßen Süßigkeiten, die Opium enthielten. Neu ist heute der häufige Gebrauch von mehreren Drogen gleichzeitig, z.B. Alkohol in Verbindung mit Beruhigungsmitteln, Kokain, Barbituraten oder Heroin. Dabei steigern Drogen sich gegenseitig. Wenn man also zwei Drogen zusammen einnimmt, verstärkt sich ihre Wirkung erheblich. Wer Alkohol und Marihuana zu sich nimmt, hat sich weniger unter Kontrolle als jemand, der nur ein wenig getrunken hat.

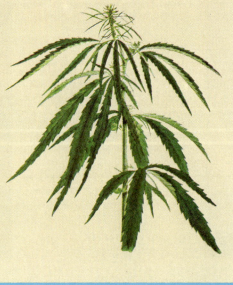

Haschisch wird aus Cannabis sativa gewonnen, einer Pflanze, die in vielen Teilen der Welt wild wächst. Sie enthält eine starke Droge, die eine bewußtseinsverändernde Wirkung hat, wenn man sie raucht.

schwülsten, insbesondere bei Brust- und Prostatakrebs, spielt auch ein Hormonmangel oder -überschuß eine Rolle. Andere Krebsarten, darunter solche, die sich im Mund und an den Lippen entwickeln, entstehen manchmal nach einer ständigen Reizung über längere Zeit, etwa durch schlechtsitzende Zahnprothesen oder heiße Pfeifenmundstücke.

Wie kann man Krebs behandeln?

Zu den üblichen Behandlungsmethoden bei Krebs gehören die operative Entfernung des befallenen Gewebes, ferner Bestrahlung und Chemotherapie. Eine Neuentwicklung in der Chirurgie stellt der Laserstrahl dar, den man genau auf einen Punkt richten kann, so daß eine Schädigung benachbarter gesunder Zellen vermieden wird. Ein weiteres neues Verfahren ist die Kryochirurgie, bei der man extreme Kälte wie eine Art Messer einsetzt. Diese unblutige Form der Chirurgie verringert das Risiko, daß sich der Krebs infolge des Eingriffs über den Blutstrom ausbreitet.

Krebs ließe sich leichter behandeln und heilen, wenn sich nicht Zellen vom ursprünglichen Tumor ablösten und an anderen Stellen des Körpers ansiedelten. Metastasen – verschleppte Krebszellverbände – sind dann vom Chirurgen meist nicht mehr zu erreichen.

Paradoxerweise kann Strahlung nicht nur Krebs erzeugen, sondern ihn auch zerstören. Eine solche Strahlentherapie wird mit Hilfe von Geräten durchgeführt oder aber mit Nadeln bzw. Kapseln, die radioaktive Substanzen enthalten und in den Tumor eingelegt werden.

Bei der Chemotherapie benutzt man verschiedene chemische Stoffe, die Krebszellen zerstören. Zu den neueren Mitteln gehören Antimetabolite, die Zellnährstoffen ähnlich sind, tatsächlich aber den Stoffwechsel der Zellen stören. Es wurden auch neue Antibiotika entwickelt, die man aber nicht zur Behandlung von Infektionen einsetzt, weil sie zu stark sind. Sie hemmen den Aufbau des genetischen Materials (Desoxyribonukleinsäure) und verhindern so, daß sich Tumorzellen teilen und vermehren.

Bei der Suche nach Krebsmitteln setzt man heute mitunter auch Computer ein, um die Wirksamkeit eines Präparats innerhalb kurzer Zeit zu prüfen. Eine faszinierende Neuentwicklung sind monoklonale Antikörper – menschliche Abwehrstoffe, die für einen besonderen Tumor erzeugt und dem Patienten eingespritzt werden. Das Verfahren muß sich aber erst noch bewähren.

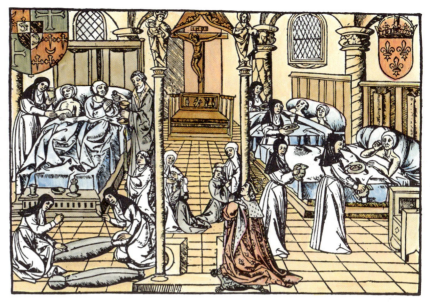

Im Hôtel-Dieu, einem Pariser Hospital, hier um 1500, lagen in jedem Bett zwei Kranke – ein Brauch mit oft tödlichen Folgen. Vorn nähen Nonnen Tote in Leichentücher ein.

Das Krankenhaus im Lauf der Geschichte

Im Jahr 1793 ordnete die französische Revolutionsregierung an, daß künftig für jeden Krankenhauspatienten ein eigenes Bett zur Verfügung stehen müsse. Dieser Erlaß verrät manches darüber, wie es damals in den Hospitälern aussah. In westlichen Ländern wurden die meisten frühen Krankenanstalten von Kirchen gegründet, und die Pflege lag in den Händen von Ordensmitgliedern. Jahrhundertelang mieden die Menschen nach Möglichkeit die Hospitäler, denn diese waren meist überfüllt und nicht sauber, und die Sterblichkeit war dort hoch. Erst im 19. Jahrhundert wandelte sich das Krankenhaus zu einem Ort, wo ein Kranker wirklich auf Genesung hoffen konnte.

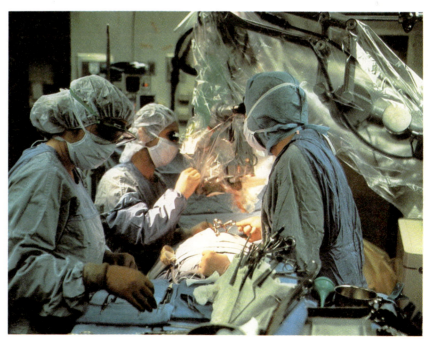

In modernen Krankenhäusern näht man heute sogar abgetrennte Gliedmaßen wieder an. Bei dieser Mikrochirurgie werden auch Mikroskope benutzt.

Krankheit und Geographie

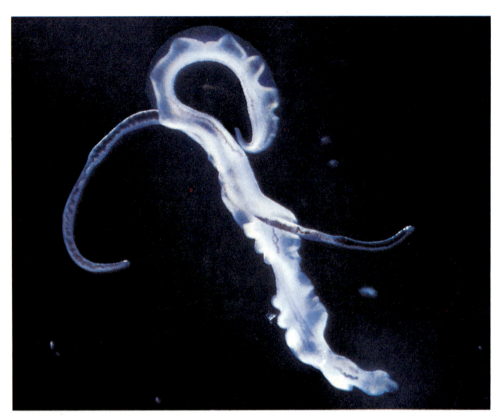

In 70 tropischen Ländern leiden Millionen Menschen an Schistosomiasis. Die Krankheit wird durch die hier abgebildeten Würmer verursacht – vor dem breiten Männchen das fadenähnliche Weibchen –, und durch Schnecken, die in verseuchtem Wasser leben, wird sie verbreitet. Wenn die Würmer ihre Eier im Körper des Menschen abgelegt haben, entwickelt sich um diese herum faseriges Gewebe, das die Funktion der Organe stört.

Wie breiten sich Krankheiten aus?

Da der menschliche Körper gegenüber häufig auftretenden Krankheitserregern oft immun wird, sind seltene Arten für ihn weitaus gefährlicher. Aus diesem Grund hat es Vorteile, wenn man – geographisch gesehen – isoliert lebt; denn dann kommt man nicht mit neuen Menschen und somit auch nicht mit neuen Krankheitserregern in Kontakt. Forschungsreisende und Kaufleute haben in früheren Zeiten dazu beigetragen, daß Krankheiten von einer Weltgegend in eine andere verschleppt wurden.

Im 14. Jahrhundert zogen Händler aus Genua in den Orient und kehrten mit Pelzen, Seide – und der Beulenpest zurück. Im 18. Jahrhundert erreichte der britische Forscher James Cook die Insel Hawaii, und mit ihm kamen Mikroben, die es bis dahin dort nicht gegeben hatte. Infolgedessen starben Tausende von Hawaiianern an Krankheiten wie Masern, Grippe und Tuberkulose. Im Jahr 1778, als Cook Hawaii zum erstenmal besuchte, hatte die Insel noch etwa 300 000 Bewohner. Gut 80 Jahre später waren es weniger als 37 000.

Etwas Ähnliches geschah, wenn auch nicht im gleichen Ausmaß, zu Beginn des 20. Jahrhunderts, als weiße Forscher in die Isolation der Eskimo eindrangen und die Erreger von Masern, Tuberkulose und anderen Krankheiten dorthin mitbrachten. In einer 99 Einwohner zählenden Dorfgemeinschaft der Eskimo starben daraufhin 98 an Masern.

Sind Menschen in den Industrieländern gesünder?

Als die Forschungsreisenden des 17. Jahrhunderts in ihre Heimat zurückkehrten, beschrieben sie oft in lebendigen Berichten die vor Gesundheit strotzenden Wilden, denen sie begegnet waren. Diese Berichte entsprachen im großen und ganzen durchaus der Wahrheit. Etwa 0,1 Prozent der Weltbevölkerung führt auch heute noch ein isoliertes Leben in primitiven Gesellschaften, und diese Menschen sind offenbar recht gesund.

Die am wenigsten gesunden Menschen leben in Gesellschaften, die sich in einem Übergangsstadium befinden. Es ist die Bevölkerung der Entwicklungsländer, die nicht mehr die Vorteile eines einfachen Lebens genießt und andererseits noch nicht vom medizinischen Fortschritt der Industrieländer profitiert hat.

Warum sind Tropenkrankheiten so schwer auszurotten?

Die Entwicklungsgebiete der Erde, unter ihnen Afrika, Südostasien, große Teile Indiens, Südchina und der Mittlere Osten, liegen hauptsächlich in den Tropen, also in den heißesten Regionen beiderseits des Äquators. In diesen Gebieten gibt es Fliegen, Würmer und andere Schädlinge, die parasitäre Krankheiten verursachen oder übertragen. Mangelnde Hygiene und schlechte Ernährung tragen zu der weiten Verbreitung von Krankheiten bei. Von den 1,5 Milliarden Menschen, die in den Tropen leben, leiden eine Milliarde unter einer oder mehreren Tropenkrankheiten. Diese sind nur schwer zu heilen, und ebenso schwer ist es für die Menschen, im Alltag einer Infektion zu entgehen.

Medikamente zur Behandlung von parasitären Krankheiten sind oft teuer, oder sie haben gefährliche Nebenwirkungen. Dabei ist ein großer Teil der gefährdeten Menschen arm, schlecht ernährt und besonders anfällig für Krankheiten aller Art.

Wie entstehen Schistosomiasis und Schlafkrankheit?

Zu den schlimmsten parasitären Krankheiten gehört die Schistosomiasis (auch Bilharziose genannt), die die Menschen offenbar schon seit vier Jahrtausenden heimsucht. Nach der Malaria ist sie die Krankheit, die heute auf der Erde am häufigsten auftritt. Sie wird durch Würmer verursacht, die einen komplizierten Entwicklungszyklus durchlaufen. Die Larven der Würmer gelangen in den Körper eines Menschen, wenn dieser verseuchtes Wasser trinkt, in ihm badet oder arbeitet. Im Blutstrom reifen die Larven zu Würmern heran, die sich vermehren und täglich 300–3000 Eier ablegen. Manche der Eier werden im Gewebe eingeschlossen und verursachen an einem oder mehreren Organen schmerzhafte und manchmal tödliche Schäden. Andere Eier werden mit dem Kot und Urin ausgeschieden. Sie finden ihren Weg in Bewässerungskanäle, Teiche, Reisfelder und Flüsse. Bald schlüpfen aus den Eiern Larven. Sie befallen Schnecken, in denen sie eine Zeitlang leben und sich weiterentwickeln. Erst wenn die Larven die Schnecken wieder verlassen, sind sie in der Lage, in einem menschlichen Wirt weiterzuexistieren.

Ein betrüblicher Aspekt der Schistosomiasis ist die Tatsache, daß der Fortschritt unter Umständen zu einer weiteren Verbreitung der Krankheit beiträgt: durch den Bau neuer, dringend benötigter Bewässerungsanlagen. Die Auswirkungen dieser Krankheit können den Nutzen des landwirtschaftlichen Fortschritts, den ein neues Bewässerungsprojekt mit sich bringt, zunichte machen.

Eine andere schwere Parasitenerkrankung ist die Schlafkrankheit, die durch Tsetsefliegen übertragen wird. Beim Stich einer solchen Fliege dringen Parasiten in den Blutstrom ein, wo sie sich vermehren, Blutzellen zerstören und Anämie verursachen. Gelegentlich rufen sie eine Entzündung des Herzmuskels hervor. Dann gelangen sie in das Nervensystem und schädigen das Gehirn und das Rückenmark. Dies hat eine Lethargie zur Folge und führt in manchen Fällen auch zum Tod.

Sind vor Auslandsreisen oft zahlreiche Impfungen nötig?

Welche medizinischen Vorkehrungen vor einer Reise getroffen werden müssen, hängt davon ab, wohin man reist. Am besten unterrichtet man sich darüber bei einem Arzt, einem Reisebüro oder einer Behörde (Gesundheitsamt). Die folgenden Hinweise gelten aber allgemein.

Cholera: Wer in ein unterentwickeltes Land reist, für das eine Impfung empfohlen wird, aber nicht Pflicht ist, sollte sich auf jeden Fall impfen lassen. *Malaria:* In Afrika, Asien, Zentralamerika und im nördlichen Südamerika besteht Infektionsgefahr. Vorbeugen kann man durch Medikamente. (Den Arzt fragen!) *Kinderlähmung:* Das verursachende Virus kommt auch heute noch vor; deshalb ist eine Impfung unter Umständen empfehlenswert. *Typhus:* Vor Reisen in die dritte Welt kann eine Impfung sinnvoll sein.

Warum bekommt man auf Reisen leicht Durchfall?

Durchfall auf Reisen hat nichts mit Erschöpfung oder den Auswirkungen der Zeitverschiebung, nicht einmal mit dem Verzehr ungewohnter Speisen zu tun, sofern diese richtig zubereitet wurden. Hauptursache ist gewöhnlich die weitverbreitete Bakterienart *Escherichia coli.* Diese Mikroorganismen finden sich normalerweise im Darmtrakt jedes Menschen und verursachen gewöhnlich keine Beschwerden, weil sich der Körper an sie gewöhnt hat. Doch es gibt verschiedene Formen dieser Art, und wenn man mit einer unbekannten in Kontakt kommt – was in fremden Ländern möglich ist –, kann man unter Umständen erkranken.

Die Vorbeugung ist einfach: Man muß lediglich bei der Wahl der Nahrung vorsichtig sein und sollte nur Mineralwasser trinken, ja sich damit auch die Zähne putzen. Den besten Rat gibt die Regel: „Was du nicht kannst schälen, kochen, garen, das laß fahren!"

In den meisten Fällen vergeht der Durchfall nach einigen Tagen von selbst. Wer sich jedoch ernstlich krank fühlt oder längere Zeit krank ist, sollte lieber einen Arzt aufsuchen. Auf jeden Fall muß er sich aber durch abgefüllte Getränke vor Austrocknung schützen.

Gesundheit in primitiven Gesellschaften

Untersuchungen über primitive Gesellschaften haben gezeigt, daß Menschen, die fern von der modernen Zivilisation leben, eine gute Gesundheit haben und langlebig sind. Bei den Ureinwohnern Australiens, durch die Wüste ziehenden Nomaden, stellte man beispielsweise fest, daß sie ebenso gesund waren wie leitende Angestellte in Schweden. Die Maba in Afrika und die Xinguano-Indianer im brasilianischen Urwald kannten weder Krebs noch Bluthochdruck noch Zahnverfall. Allerdings bleiben in primitiven Gesellschaften nur die gesunden Menschen am Leben und werden erwachsen.

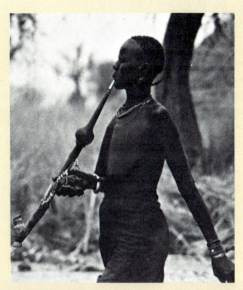

Diese Maba-Frau im Sudan, die hier genüßlich ihre Pfeife raucht, ist 80 Jahre alt und kerngesund – wie so viele Menschen in primitiven, isolierten Gesellschaften.

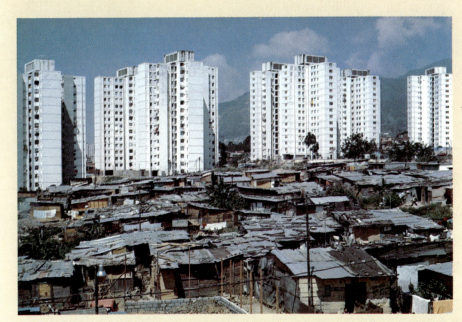

Diese Szenerie in einem Entwicklungsland veranschaulicht die mißliche Lage der Slumbewohner. Vom medizinischen Fortschritt profitieren sie wenig.

Von Ärzten und Arzneien

Wie wird ein Medikament richtig dosiert?

Bis in die 20er Jahre dieses Jahrhunderts nutzten viele Medikamente nur wenig; aber zumindest richteten die meisten auch keinen Schaden an. Heute dagegen ist die Mehrzahl der Medikamente wirksam, aber viele sind auch potentiell gefährlich. Deshalb hat die richtige Dosierung eine entscheidende Bedeutung bekommen: Ist die Dosis zu gering, wird der Patient nicht geheilt; ist sie zu groß, kann sie Schaden anrichten.

Als Orientierungshilfe dienen den Ärzten wissenschaftliche Berichte und Veröffentlichungen der staatlichen Stelle für die Arzneimittelzulassung. Wenn der Arzt ein Medikament verschreibt, berücksichtigt er oft auch Alter und Gewicht des Patienten sowie seinen Allgemeinzustand.

Die Arzneimittelhersteller empfehlen erst nach zahlreichen Tests und komplizierten Berechnungen optimale Dosierungen. Forscher legen die effektive Dosis (ED_{50}) fest, jene Menge, die bei der Hälfte der getesteten Personen eine bestimmte erwünschte Reaktion hervorgerufen hat, ferner die toxische Dosis ($Dtox_{50}$), die bei der Hälfte der Versuchspersonen zu unerwünschten Nebenwirkungen geführt hat.

Die richtige Dosis für einen bestimmten Patienten zu finden ist dennoch nicht in jedem Fall einfach. So sind beispielsweise Digitalispräparate sehr wirksame Medikamente bei Herzschwäche. Die Menge Digitalis, die eine positive Wirkung auf das Herz hat, ist aber nicht viel kleiner als diejenige, die eine Digitalisvergiftung hervorruft. Heute kann man solche Präparate jedoch sehr genau dosieren.

Haben Antibiotika Nebenwirkungen?

Antibiotika waren nicht lange in Gebrauch, da mußten die Ärzte feststellen, daß dieses Wundermittel resistente Bakterienstämme entstehen ließ. Wenn man ein Antibiotikum gegen eine bestimmte schädliche Bakterienart einsetzte, erwiesen sich einige dieser Mikroorganismen nämlich als so robust, daß sie überlebten und ihre Resistenz gegenüber dem Antibiotikum an ihre Nachkommen weitergaben.

Darüber hinaus kann es passieren, daß Antibiotika zwar schädliche Mikroorganismen abtöten, damit aber gleichzeitig den Weg für andere frei machen. Wer beispielsweise eine Streptokokkeninfektion hat, kann mit dem einfachen Penizillin die meisten Streptokokken vernichten; doch ist das Mittel gegenüber Staphylokokken, die sich möglicherweise ebenfalls im Körper befinden, weitgehend wirkungslos. Und da die Staphylokokken nun weniger Nahrungskonkurrenten haben, vermehren sie sich unter Umständen ungehemmt und verursachen eine neue Infektion.

Außerdem wirken Antibiotika unterschiedslos und töten oft nicht nur schädliche Bakterien ab, sondern auch nützliche, die normalerweise bestimmte andere Mikroorganismen unter Kontrolle halten. Nimmt man beispielsweise Penizillin ein, kann es sowohl die Krankheitserreger zerstören als auch andere Organismen, die die Entwicklung von *Candida albicans*, einem Pilz, hemmen. Wenn man dann von der ursprünglichen Krankheit geheilt ist, stellt man vielleicht fest, daß die *Candida*-Pilze eine Mund- und Racheninfektion ausgelöst haben.

Sprechen nur leichtgläubige Menschen auf Placebos an?

Chemisch wirkungslose Stoffe, sogenannte Placebos, lindern häufig Schmerzen und führen mitunter auch zu meßbaren Veränderungen der Körpertemperatur, des Blutdrucks und selbst der chemischen Zusammensetzung des Blutes. Es mag unglaublich klingen, doch Untersuchungen haben bewiesen, daß derartige Scheinmedikamente Kranken tatsächlich helfen können. Manche Menschen reagieren auf solche Mittel, als seien es richtige Medikamente.

Früher glaubten die Ärzte, Placebos eigneten sich lediglich für ungewöhnlich leicht beeinflußbare Menschen; doch Forschungsergebnisse bestätigen dies nicht. Mancher mag vermuten, Placebos wirkten nur, wenn der Arzt den Patienten davon überzeugen könne, daß es sich dabei um ein hervorragendes Medikament handele. Aber bei einer Untersuchung an der John Hopkins Medical School in den USA wurde Kranken, die unter Angstzuständen litten, offen mitgeteilt, daß sie Placebos einnahmen. Dennoch stellte sich bei den meisten eine Besserung ein.

Die Erklärung mag etwas mit dem Vertrauen zu tun haben, das ein Patient zu einem Arzt hat, der sich offensichtlich intensiv um ihn kümmert. Ärzte der Harvard Medical School meinen, eine gute Beziehung zwischen Arzt und Patient sei „die eigentliche Basis des Placeboeffekts".

Woher kommen die Begriffe?

Aus dem gleichen Holz geschnitzt wie sein Vater sei er, sagt man manchmal von jemandem und meint damit gewöhnlich, daß der Sohn als Persönlichkeit dem Vater ähnele. Tatsächlich können durch Gene Körpermerkmale – etwa die Augenfarbe oder die Größe – vom Vater an den Sohn weitergegeben werden. Es gibt ferner Hinweise darauf, daß Gene bei verschiedenen Eigenschaften wie Intelligenz, Aggressivität oder Schüchternheit eine Rolle spielen. Auch von der Umwelt hängt es aber ab, wie sich ein Mensch entwickelt.

Krebs ist ein Begriff, der vor mehr als 2000 Jahren von einem griechischen Arzt geprägt wurde, welcher einige der ersten Amputationen von krebskranken Brüsten durchführte. Die bösartigen Zellen, die sich in das gesunde Gewebe gefressen hatten, erinnerten ihn an Krebsscheren, und so nannte er die Wucherungen *karkinoma* – ein Wort, das Krebs bedeutet.

Scharlatan – dieser Begriff stammt von dem italienischen Wort *ciarlare* (schwatzen) ab. Das Wort Quacksalber ist mit dem alten niederländischen Begriff *kwakzalver* identisch. Damit wurde ein Hausierer bezeichnet, der auf Jahrmärkten nutzlose Mittelchen anpries. Das Wort *kwakzalver* wiederum geht auf zwei Verben zurück, die schnattern oder schwatzen und salben bedeuten. Ein Scharlatan oder Quacksalber ist also ein mundfertiger Redner, ein Marktschreier, dessen gewandte Zunge sowohl sein Unwissen als auch seine Tricks vertuschen soll.

Doktor – dieses Wort leitet sich von dem lateinischen Wort *docere* (lehren) ab. Ursprünglich hatte es keinen unmittelbaren Bezug zur Medizin, sondern war lediglich ein Ehrentitel, der Gelehrten vieler Fachgebiete verliehen wurde.

Krieg: Feuerprobe für die Medizin

Zur Ironie des Krieges gehört es, daß er schon oft als Versuchsfeld für medizinische Forschungen und Neuerungen gedient hat. In all den Kriegen, die vor dem 20. Jahrhundert stattfanden, sind mehr Menschen durch Krankheiten als an den Wunden gestorben. Erst während des amerikanischen Bürgerkriegs in den 60er Jahren des 19. Jahrhunderts erkannte man allmählich die Zusammenhänge zwischen Schmutz und Krankheit, und von dieser Erkenntnis profitierte bald auch die Zivilbevölkerung. Der Erste Weltkrieg brachte dann große Fortschritte in der plastischen Chirurgie, da es damals häufig schreckliche Gesichtsverletzungen gab.

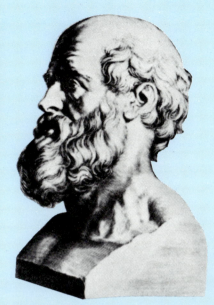

*"**Wer Arzt werden will**, sollte sich einem Heer anschließen und mit ihm ziehen", riet schon der altgriechische Arzt Hippokrates.*

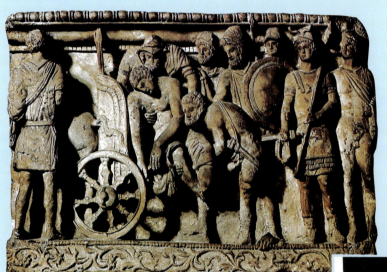

Ein verwundeter Krieger *wird auf einen Karren gehoben. Dieses Relief befindet sich auf einer alten etruskischen Urne. Auf der gleichen Urne ist ferner der legendäre Held Achilles dargestellt, der auch heilkundig gewesen sein soll.*

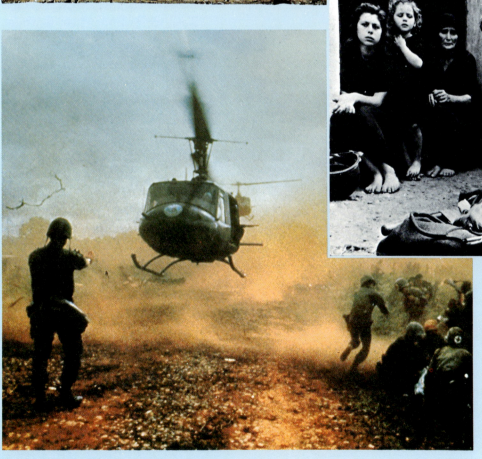

Im Zweiten Weltkrieg *nahm man Transfusionen mit Blutplasma vor. Hierbei handelt es sich um Blutflüssigkeit, die keine roten und weißen Blutzellen enthält. Bei dieser Methode müssen also die Blutgruppen nicht identisch sein, und man kann damit Verletzten besonders rasch Erste Hilfe leisten.*

Rettungsflüge von Hubschraubern, *heute im zivilen Bereich an der Tagesordnung, sind großenteils auf Erfahrungen im Koreakrieg zurückzuführen.*

Die Gesetze der Vererbung

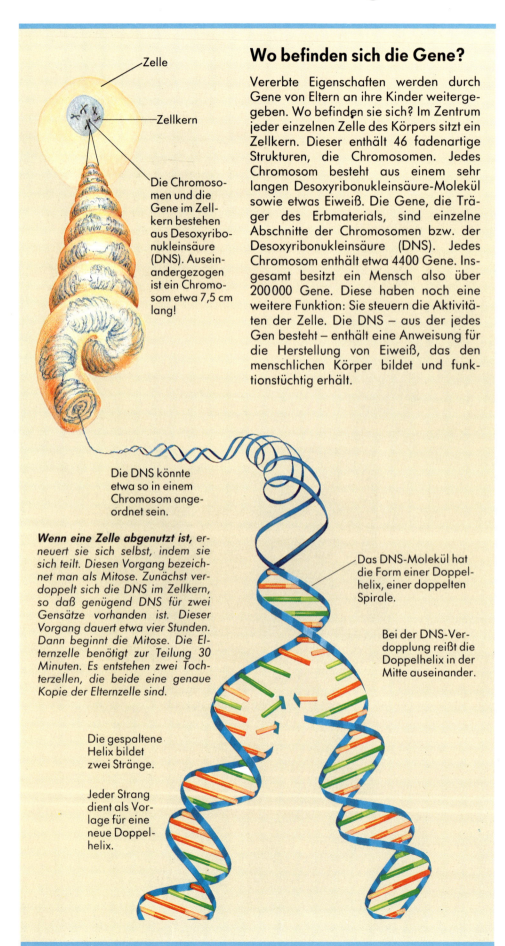

Wo befinden sich die Gene?

Vererbte Eigenschaften werden durch Gene von Eltern an ihre Kinder weitergegeben. Wo befinden sie sich? Im Zentrum jeder einzelnen Zelle des Körpers sitzt ein Zellkern. Dieser enthält 46 fadenartige Strukturen, die Chromosomen. Jedes Chromosom besteht aus einem sehr langen Desoxyribonukleinsäure-Molekül sowie etwas Eiweiß. Die Gene, die Träger des Erbmaterials, sind einzelne Abschnitte der Chromosomen bzw. der Desoxyribonukleinsäure (DNS). Jedes Chromosom enthält etwa 4400 Gene. Insgesamt besitzt ein Mensch also über 200000 Gene. Diese haben noch eine weitere Funktion: Sie steuern die Aktivitäten der Zelle. Die DNS – aus der jedes Gen besteht – enthält eine Anweisung für die Herstellung von Eiweiß, das den menschlichen Körper bildet und funktionstüchtig erhält.

Warum sehen Kinder ihren Eltern häufig ähnlich?

Erst im 20. Jahrhundert fanden die Wissenschaftler eine Erklärung dafür, warum Kinder oft ihren Eltern ähnlich sehen: Eltern geben an ihre Nachkommen Träger von Erbanlagen, sogenannte Gene, weiter. Diese enthalten kodierte Anweisungen, durch die zahlreiche Eigenschaften eines Menschen festgelegt werden.

Gene sind Teile fadenartiger Strukturen, der Chromosomen, die sich im Kern jeder einzelnen menschlichen Zelle befinden. Gene und Chromosomen bestehen aus Desoxyribonukleinsäure (DNS). Jede menschliche Zelle enthält DNS-Moleküle, die vermutlich insgesamt bis zu 1,8 Meter lang sind. Die DNS im ganzen Körper würde sich dann zu einer Länge von 135 Milliarden Kilometern summieren. Ein Wissenschaftler hat die DNS einmal als eine so ungemein feine Faser gekennzeichnet, daß ein DNS-Faden, der von der Erde bis zur Sonne reichte, nur 0,5 Gramm wiegen würde.

Sind alle Gene in gleicher Weise bedeutsam?

Eines vorweg: Man kann das Gen für ein bestimmtes Merkmal erben, ohne daß dieses Merkmal in Erscheinung tritt. So kann man beispielsweise ein Gen für blondes Haar besitzen, obgleich man vielleicht dunkles Haar hat. Der Grund liegt darin, daß beim Menschen einige Gene dominieren; das bedeutet: Sie setzen sich gegenüber andern durch.

Gene kommen paarweise vor. Jeder Mensch besitzt für jede durch Vererbung bestimmte Eigenschaft zwei Gene. Aber es gibt zwei Arten, nämlich dominante und rezessive Gene. Ist in einem Paar ein Gen dominant und das andere rezessiv, setzt sich das dominante durch und macht den möglichen Einfluß des andern, rezessiven Gens unwirksam. Ein rezessives Gen kann nur dann zum Tragen kommen, wenn bei einem Paar beide Gene rezessiv sind. Anders ausgedrückt: Erbt man von beiden Elternteilen für ein bestimmtes Merkmal jeweils ein rezessives Gen, dann weist der Körper diese Eigenschaft auf. Erbt man dagegen nur von einem Elternteil ein rezessives Gen, dann erfährt man vielleicht nie, daß man dieses Gen besitzt.

Ein Beispiel: Braunes Haar wird durch ein dominantes Gen bestimmt. Nennen wir es B. Blondes Haar entsteht durch ein rezessives Gen, das wir als b bezeichnen wollen.

(Genetiker benutzen für dominante Gene Großbuchstaben und für rezessive Kleinbuchstaben.) Ein Mensch mit braunem Haar kann nun entweder von beiden Eltern ein B-Gen für braunes Haar geerbt haben oder aber von einem Elternteil ein B-Gen und von dem andern ein b-Gen für blondes Haar. Wer blondes Haar hat, kann wiederum sicher sein, daß ihm sowohl von der Mutter als auch vom Vater ein b-Gen vererbt wurde.

Ein weiterer Fall: Es ist möglich, daß Eltern, die beide braune Augen haben, ein blauäugiges Kind bekommen, und zwar dann, wenn bei beiden das Genpaar, das die Augenfarbe bestimmt, aus einem dominanten Gen für braune und einem rezessiven Gen für blaue Augen besteht. Da sich dominante Gene gegenüber rezessiven durchsetzen, haben die Eltern braune Augen. Beide besitzen aber auch ein Gen für Blau, und wenn dieses von beiden weitergegeben wird, werden die rezessiven Gene beim Kind nicht durch ein dominantes Gen für braune Augen unterdrückt und können zum Tragen kommen: Die Augen des Kindes sind nun blau.

Wie erhalten Kinder die Gene ihrer Eltern?

Der Vorgang der Vererbung, also die Weitergabe von Genen von einer Generation an die nächste, beginnt in den Hoden des Mannes und den Eierstöcken der Frau. Aus Keimzellen werden dort Fortpflanzungszellen: Samenzellen beim Mann und Eizellen bei der Frau. Mit diesen Fortpflanzungszellen geben Eltern ihre Gene an ihre Kinder weiter.

Wie alle andern menschlichen Zellen – mit Ausnahme von Samen- und Eizellen – enthält eine Keimzelle 46 Chromosomen. Damit nun aus ihr eine Samen- oder Eizelle entsteht, teilt sie sich in einem besonderen Vorgang, den man als Meiose (Reduktionsteilung) bezeichnet. Dadurch wird die Zahl der Chromosomen halbiert. Eine Samen- und eine Eizelle enthalten demzufolge jeweils 23 Chromosomen – die Hälfte des normalen menschlichen Chromosomensatzes. Wenn dann ein Samen in ein Ei eindringt, hat das befruchtete Ei wieder 46 Chromosomen.

Der nun entstehende Embryo hat also von jedem Elternteil 23 Chromosomen erhalten und mit ihnen natürlich auch die darin befindlichen Gene. Die Befruchtung ist also das entscheidende Ereignis, das die biologische Erbmasse eines Menschen bestimmt.

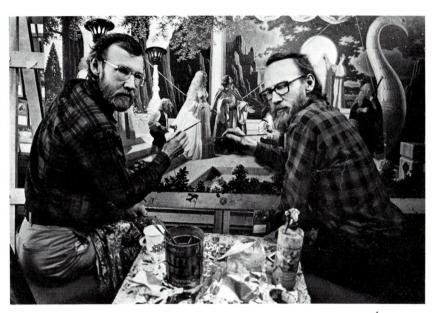

Tim und Greg Hildebrandt sind eineiige Zwillinge. Beide malen, und ihr Malstil gleicht sich genau. Sie arbeiten zusammen. So schufen sie gemeinsam das Plakat zum Film Krieg der Sterne.

Eineiige Zwillinge und Vererbung

Bei eineiigen Zwillingen zeigen sich selbst dann, wenn sie in verschiedenen Familien aufwachsen, oft bemerkenswerte Übereinstimmungen. Viele davon sind durch die Vererbung verursacht. So kann bei eineiigen Zwillingen die Sprache und Gestik verblüffend ähnlich sein. Beide Geschwister können auch unter den gleichen psychischen Problemen leiden, und sie haben oft ganz ähnliche künstlerische oder sportliche Interessen. Es gibt eine Untersuchung über eineiige Zwillinge, die nach der Geburt getrennt wurden. Bei einem der untersuchten Paare war jeder Teil Boxer und hatte einen Meistertitel gewonnen. Bei einem anderen Paar waren beide Brüder Sänger geworden und hatten die gleichen Partien gesungen.

Warum sehen Geschwister sich oft nicht ähnlich?

Sieht man einmal von eineiigen Zwillingen ab, so sind die Erbanlagen von Geschwistern keineswegs gleich. Das wäre nur dann der Fall, wenn jedes Kind sämtliche Gene beider Elternteile erben würde. Tatsächlich aber erbt es jeweils nur die Hälfte. Und bei jedem Kind besteht diese Hälfte aus einer unterschiedlichen Kombination elterlicher Gene.

Diese Situation kommt durch Vorgänge zustande, die sich zu zwei bestimmten Zeitpunkten abspielen: zum einen bei der Teilung von Keimzellen und zum andern bei der Befruchtung. Teilen sich Keimzellen, um zu Samen- und Eizellen zu werden, so reißen die Chromosomen auseinander, und dabei können Stücke aus zwei Chromosomen – welche ihrerseits aus Genen bestehen – die Plätze tauschen. Solche Verschiebungen führen zu neuen Genkombinationen in den Samen- oder Eizellen.

Theoretisch kann ein Mann acht Millionen genetisch unterschiedliche Samenzellen erzeugen. Da ein gesunder Mann bei jedem Samenerguß 140–400 Millionen Samen abgibt, müssen viele von ihnen genetisch identisch sein. Aber auch eine Frau kann theoretisch mehr als acht Millionen genetisch unterschiedliche Eizellen hervorbringen. Bei der Empfängnis ist es dann eine Sache des Zufalls, welche Samenzelle welches Ei befruchtet. Rein theoretisch sind eine Mutter und ein Vater also in der Lage, nicht weniger als 64 Billionen genetisch unterschiedliche Nachkommen zu zeugen. Tatsächlich ist dies natürlich nicht möglich, denn eine Frau bildet in ihrem Leben insgesamt nur 200000–400000 Eizellen aus, von denen nur einige hundert in den Eierstöcken heranreifen – und wiederum noch weniger befruchtet werden.

Symptome und Syndrome

Sind genetisch bedingte Defekte selten?

Der Gedanke mag beklemmend sein, Tatsache ist aber: Theoretisch kann jeder Mensch eine schwere Erbkrankheit an die nächste Generation weitergeben.

Der Grund dafür liegt darin, daß jeder Mensch vermutlich im Durchschnitt fünf bis acht „schlechte" rezessive Gene besitzt, Träger genetischer Anomalien. Wer nun zufällig jemanden mit einem ebensolchen rezessiven Gen heiratet, kann durchaus ein Kind mit einem genetisch bedingten Defekt bekommen. Von allen heute geborenen Babys weisen schätzungsweise 0,7 Prozent irgendeine ererbte Anomalie auf.

Welche Krankheiten beruhen auf defekten Genen?

Man hat über 1800 Krankheiten ermittelt, deren Ursache schadhafte Gene sind. Etwa 1000 davon werden durch dominante Gene weitervererbt, also durch solche, die – wenn sie in den Zellen eines Menschen vorhanden sind – stets zum Tragen kommen.

Ein Baby kann nur dann mit einem Defekt geboren werden, der durch ein dominantes Gen bedingt ist, wenn zumindest einer der Elternteile die gleiche Anomalie aufweist oder die Anlage dazu in sich trägt, so daß sie früher oder später bei ihm auftritt. Bei manchen genetisch bedingten Defekten stellen sich die Symptome erst im späteren Leben ein, so daß die Betroffenen die Krankheit unter Umständen weitergeben, bevor sie überhaupt merken, daß sie an ihr leiden. Eine dieser Krankheiten ist der Veitstanz *(Chorea hereditiva)*, der zwischen dem 33. und 55. Lebensjahr auftritt.

Leidet nur ein Elternteil an einem dominant vererbbaren Defekt, steht bei jedem Kind die Chance, daß es ihn erbt, 50 zu 50. Bei vier Kindern werden also nach der statistischen Wahrscheinlichkeit zwei krank geboren und zwei gesund. Sind beide Eltern krank, liegt die Chance der Vererbung – wegen der Möglichkeit, daß zwei rezessive Eigenschaften vererbt werden – nicht bei 100, sondern nur bei 75 Prozent. Von vier Kindern ist dann rein rechnerisch nur eines ohne Befund.

Weitere 800 Krankheiten werden durch rezessive Gene weitergegeben, jene Gene, die sich gegenüber den dominanten nicht durchsetzen können. Gewöhnlich leiden die Eltern selbst nicht an der Krankheit, doch besitzen beide Elternteile ein solches Gen. Bei ihnen ist aber auch ein gesundes, dominantes Gen vorhanden, welches das defekte, rezessive nicht zum Tragen kommen läßt. An einer rezessiv vererbten Krankheit kann man also nur dann leiden, wenn man das anomale Gen von beiden Elternteilen geerbt hat.

Eine dieser Krankheiten, die häufiger vorkommt, ist die Phenylketonurie, eine angeborene Stoffwechselstörung, die zu einer schweren Schädigung des Gehirns führt, sofern sie nicht rechtzeitig behandelt wird.

Was passiert, wenn die Chromosomenzahl nicht stimmt?

Die meisten genetisch bedingten Krankheiten werden durch ein einzelnes anomales dominantes Gen oder durch ein Paar gleicher anomaler rezessiver Gene verursacht. Einige Erbkrankheiten sind aber auch Folge von Anomalien in den Chromosomen, den größeren Strukturen der Erbanlagen, die ihrerseits aus Genen bestehen.

Während des Vorgangs der Reduktionszellteilung (Meiose), der die Chromosomenzahl halbiert, können ein oder mehrere Chromosomen geschädigt werden, oder die Zahl der Chromosomen verändert sich. Dadurch entsteht in der folgenden Generation ein Mensch, der mehr oder weniger als die üblichen 46 Chromosomen besitzt. Viele Babys mit Chromosomenschäden werden tot geboren; die lebenden sind geistig zurückgeblieben und körperlich mißgebildet.

Einer der verbreitetsten Chromosomenschäden ist der Mongolismus (Down-Syndrom), der sowohl Schwachsinn als auch zahlreiche körperliche Anomalien bewirkt. Die Betroffenen haben 47 Chromosomen, also eines zuviel.

Welches Geschlecht ist für Erbkrankheiten anfälliger?

Im allgemeinen spielt das Geschlecht bei Erbkrankheiten – etwa der Sichelzellenanämie oder dem Veitstanz – kaum eine Rolle. Eine Ausnahme bilden die Krankheiten, die mit denjenigen Chromosomen vererbt werden, welche das Geschlecht des Menschen bestimmen. Im Gegensatz zu andern genetisch bedingten Anomalien treten geschlechtsgebundene Krankheiten bei Männern sehr viel häufiger auf als bei Frauen.

Diese größere Anfälligkeit der Männer ist durch zwei Faktoren bedingt. Erstens enthalten X-Chromosomen mehr Gene als Y-Chromosomen, darunter die rezessiven Gene für die am häufigsten vorkommenden

---

Wußten Sie, daß...

... Fieber durch sogenannte Pyrogene verursacht wird – Stoffe, die durch den Abbau von Eiweißstoffen und anderen Molekülen entstehen? Man nimmt an, daß Pyrogene das Zentrum im Gehirn, das die Temperatur reguliert, beeinflussen, woraufhin der Körper Mechanismen in Gang setzt, die Wärme erzeugen und erhalten. Wenn dann die Temperatur von 37 Grad Celsius auf vielleicht 39 Grad Celsius ansteigt, fröstelt der Kranke. Bis heute weiß niemand genau, was bei Fieber eigentlich geschieht. Einer Theorie zufolge können sich Krankheitserreger bei höheren Temperaturen nicht so rasch vermehren.

... Aspirin, wenn man es heute entdeckte, fast mit Sicherheit als eine Art Wundermittel angepriesen würde? Es ist das auf der Welt am häufigsten verwendete Medikament. In erster Linie lindert es Schmerzen und wirkt fiebersenkend.

... Seufzer nicht nur von Erschöpften oder von sehnsuchtsvollen Liebenden ausgestoßen werden? Häufig sind sie eine Folge von Anspannung. Oft ist der Betreffende sich der Tiefe oder Häufigkeit seines Seufzens gar nicht bewußt.

... eine Epidemie der Ausbruch einer ansteckenden Krankheit ist, die in einem bestimmten Gebiet eine große Zahl von Menschen gleichzeitig befällt? Eine Epidemie, die sich über Ländergrenzen hinweg oder über ganze Kontinente ausbreitet, wie etwa die spanische Grippe im Jahr 1918, bezeichnet man als Pandemie. Eine Krankheit kann auch endemisch sein, was bedeutet, daß sie im gleichen Gebiet immer wieder auftritt.

Vererbung im Hause Habsburg

Zu den wichtigsten Herrscherdynastien Europas im 15.–20. Jahrhundert gehörte das Haus Habsburg. Das charakteristische Aussehen der Habsburger – vorstehende Unterkiefer und Unterlippen – ist auf eine Erbanlage zurückzuführen. Als man noch nichts über die Gesetze der Vererbung wußte, sind die Menschen über dieses immer wieder auftretende Merkmal wohl erstaunt gewesen. Heute wissen wir mehr über seine Ursachen. Die Habsburger dehnten ihren Einfluß in Europa wesentlich durch Heiraten innerhalb der eigenen Familie sowie mit anderen mächtigen Familien aus. Die Verwandtenehen förderten das etwas seltsame Aussehen vieler Habsburger noch. Außerdem verstärkten sie ernstere genetische Schwächen und führten schließlich dazu, daß die männliche Linie ausstarb.

Friedrich III. (1415–1493) war der erste Herrscher mit dem typischen Aussehen der Habsburger. Vermutlich hatte er es von seiner Mutter geerbt.

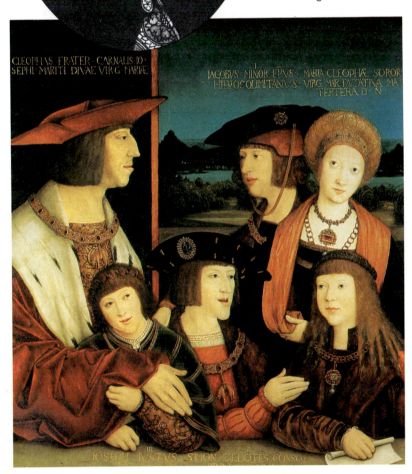

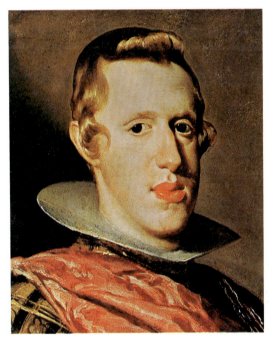

Ehen unter Verwandten durch viele Generationen verstärkten die negativen Auswirkungen der Vererbung. Zur Zeit Philipps IV. (1605–1665) hatte die Dynastie der Habsburger den Höhepunkt ihrer Macht bereits überschritten.

Maximilian I. (1459–1519) ist hier (ganz links) im Kreise seiner Familie dargestellt. Bemerkenswert ist auch die Ähnlichkeit seiner Kinder. Sie sind offensichtlich Produkte habsburgischer Gene.

geschlechtsgebundenen Krankheiten Farbenblindheit und Bluterkrankheit. Und zweitens besitzen Frauen zwei X-Chromosomen, während Männer jeweils ein X- und ein Y-Chromosom haben.

Bei dem Sohn einer Frau, welche die Überträgerin einer Farbenblindheit oder der Bluterkrankheit ist, steht die Chance 50 zu 50, daß er entweder das X-Chromosom mit einem dominanten Gen für normale Farbsehfähigkeit (oder normale Blutgerinnung) oder das andere X-Chromosom mit dem rezessiven Gen für die jeweilige Anomalie erbt. Erbt er das rezessive Gen, wird er damit ein Opfer der Anomalie, die im Gen steckt; denn er besitzt ja kein zweites X-Chromosom mit einem eventuell gesunden, dominanten Gen, das sich gegenüber dem defekten Gen durchsetzen könnte.

Im Gegensatz dazu kann ein Mädchen, welches das defekte rezessive Gen von seiner Mutter geerbt hat, durchaus gesund sein, wenn sein zweites X-Chromosom, das es von seinem Vater erhielt, ein normales dominantes Gen enthält.

Es gibt aber auch einige Frauen, die an Farbenblindheit oder an der Bluterkrankheit leiden. In diesen seltenen Fällen haben die Frauen mit jedem ihrer X-Chromosomen ein defektes Gen geerbt.

Programmierte Entwicklung

Woher „kennen" die Zellen ihre Aufgaben?

Zu den Dingen, die die Biologen derzeit am brennendsten interessieren, gehört die Frage, auf welche Weise Zellen sich differenzieren, d.h., wie aus manchen Zellen Herzzellen, aus anderen Leberzellen und aus wieder anderen Hirnzellen und so weiter werden. Bisher können die Wissenschaftler darüber jedoch nur Theorien aufstellen.

Vertieft wird das Geheimnis durch die Tatsache, daß jede menschliche Zelle sämtliche Gene enthält, die der einzelne von seinen Eltern geerbt hat. Dies bedeutet: Jede Zelle besitzt einen vollständigen Plan für jeden beliebigen Körperteil sowie für die Ausführung jeder Körperfunktion.

So „weiß" beispielsweise eine Leberzelle, wie sie etwa eine Blutzelle sein könnte. Doch sie nutzt dieses Wissen nicht – und das ist gut so. Wären alle Gene einer Zelle aktiv, würden sie ja unweigerlich gegeneinander arbeiten, und es entstünde ein völliges Durcheinander. Offensichtlich bleiben die meisten Gene aber untätig; nur wenige werden aktiv und bilden einen bestimmten Zelltyp aus, der dann eine spezielle Funktion erfüllt.

Wodurch wird dieser Auswahlprozeß ausgelöst? Möglicherweise macht eine chemische Verbindung in der Zelle die meisten Gene inaktiv, so daß nur wenige übrigbleiben, die dann der Zelle mitteilen, was sie zu tun hat. Oder vielleicht werden bestimmte Gene durch irgend etwas aktiviert und andere nicht.

Sollte dies der Fall sein, könnte man sich die Gene einer Zelle so ähnlich wie die Tasten einer Schreibmaschine oder eines Musikinstruments vorstellen. Das Etwas, das die besonderen Gene aktiviert, wäre dann die Sekretärin oder Musikerin, die bestimmte Tasten anschlägt, um die gewünschten Worte zu formen oder harmonische Akkorde entstehen zu lassen.

Wie arbeiten Gene?

Bisher haben die Wissenschaftler mehr als 1500 Merkmale ermittelt, die jeweils von einzelnen Genen festgelegt werden: etwa 750 von dominanten Genen und weitere 800 von rezessiven. Zu den dominant vererbten Eigenschaften gehören Kurzsichtigkeit, ein gesundes Gehör, dunkle Haare und Polydaktylie (überzählige Finger und Zehen). Zu den rezessiv vererbten Merkmalen zählen Normalsichtigkeit, angeborene Taubheit, helle Haare und die übliche Finger- und Zehenzahl.

Doch die Beziehung zwischen einem Gen und einer Eigenschaft ist nicht immer einfach die von Ursache und Wirkung. Die meisten Erbmerkmale werden durch meh-

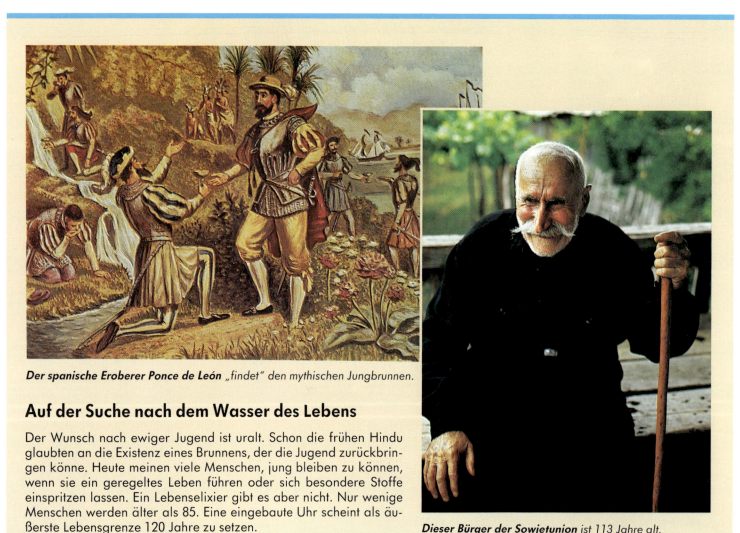

Der spanische Eroberer Ponce de León „findet" den mythischen Jungbrunnen.

Auf der Suche nach dem Wasser des Lebens

Der Wunsch nach ewiger Jugend ist uralt. Schon die frühen Hindu glaubten an die Existenz eines Brunnens, der die Jugend zurückbringen könne. Heute meinen viele Menschen, jung bleiben zu können, wenn sie ein geregeltes Leben führen oder sich besondere Stoffe einspritzen lassen. Ein Lebenselixier gibt es aber nicht. Nur wenige Menschen werden älter als 85. Eine eingebaute Uhr scheint als äußerste Lebensgrenze 120 Jahre zu setzen.

Dieser Bürger der Sowjetunion ist 113 Jahre alt.

rere Gene bestimmt, die zusammenwirken. Eine solche Eigenschaft ist die Größe; sie wird durch Gene festgelegt, welche die Hormonproduktion, die Knochenbildung und andere Prozesse im Körper dirigieren.

Die Gene bleiben tätig, solange man lebt. Sie steuern die Bildung der Magenschleimhaut sowie aller andern Zellen, die sich erneuern, und sie „informieren" alle Teile des Körpers, vom Kopf bis zu den Zehen, wann sie aufhören müssen zu wachsen.

Was versteht man unter Genmanipulation?

Wissenschaftler können Hunderte von Krankheiten bis zu einem Defekt in einem bestimmten Gen zurückverfolgen. Meist wissen sie jedoch nicht, was das defekte Gen eigentlich tut – wie es bewirkt, daß die Anomalie zustande kommt und erhalten bleibt. Hierin liegt auch der Grund, warum nur wenige Erbkrankheiten behandelt werden können.

Eines Tages wird es aber vielleicht möglich sein, die Erbmerkmale eines Menschen zu verändern. Spezialisten meinen, daß man einmal in der Lage sein wird, defekte Gene durch gesunde zu ersetzen und auf diese Weise die Sichelzellenanämie, die Bluterkrankheit und andere Erbkrankheiten zu heilen. Es ist schon gelungen, Gene künstlich herzustellen, und bei niederen Organismen ist die Manipulation von Vererbungs- und Reproduktionsprozessen bereits in kleinem Umfang möglich.

Die Voraussetzung für Genmanipulationen wurde vor einigen Jahren durch die Entdeckung von Enzymen geschaffen, welche DNS-Moleküle – das grundlegende Erbmaterial des Menschen sowie der meisten Tiere und Pflanzen – spalten können. Diese Enzyme dienen also gewissermaßen als Scheren für Genmaterial. Mit Hilfe der Genspaltung und der Neukombinierung durch die DNS-Technik können Wissenschaftler heute die DNS (Desoxyribonukleinsäure) von Kaninchen und Fröschen mit der DNS von Bakterien verbinden. Die umgewandelten Bakterien befolgen dann die genetischen Anweisungen, welche in der DNS der höheren Organismen enthalten sind.

Derart veränderte Bakterien wurden bereits dazu gebracht, kleine Mengen von Insulin und dem menschlichen Wachstumshormon herzustellen. Man hofft, daß dieses Verfahren eines Tages die Produktion zahlreicher medizinisch bedeutsamer Stoffe in großen Mengen und mit geringen Kosten ermöglicht.

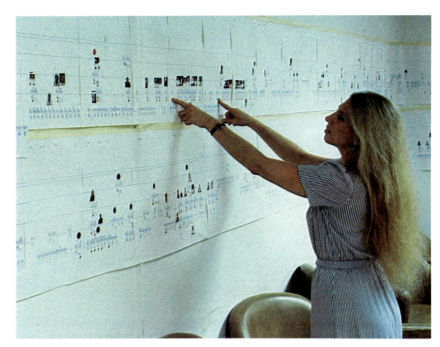

Dieser Stammbaum zeigt die Häufigkeit der Huntington-Chorea bei 3000 Familienmitgliedern in acht Generationen.

Eine genetische Detektivgeschichte

Die Huntington-Chorea, eine Form des Veitstanzes, ist eine tödlich endende Degeneration des Gehirns. Zu ihren beklemmenden Merkmalen gehört es, daß die Symptome gewöhnlich erst um die Lebensmitte auftreten. Die Betroffenen haben dann, noch ehe sie überhaupt wissen, daß diese Krankheit in ihren Genen programmiert ist, oft schon Kinder. Bei diesen steht die Chance, das Leiden zu erben, 50 zu 50. Vor einiger Zeit haben Wissenschaftler bei einer Gruppe verwandter venezolanischer Familien das Auftreten der Huntington-Chorea verfolgt, um so das Vererbungsmuster dieser Krankheit festzustellen. Aufgrund ihrer Ergebnisse entwickelten die Forscher einen Diagnosetest, mit dessen Hilfe Mitglieder betroffener Familien ihr Schicksal frühzeitig erkennen können. So schmerzhaft dieses Wissen auch sein mag – es würde ihnen die Möglichkeit geben, auf Kinder zu verzichten. Dieser Test eignet sich für Menschen, die noch zehn Verwandte haben, welche untersucht werden können.

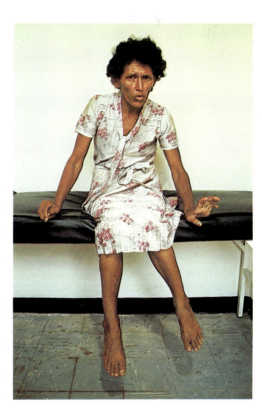

Die verdrehte Hand dieser Südamerikanerin ist ein Symptom der Huntington-Chorea. Weitere Anzeichen sind krampfhafte Körperbewegungen, emotionale Störungen und ein fortschreitender geistiger Verfall.

Fronten der Wissenschaft

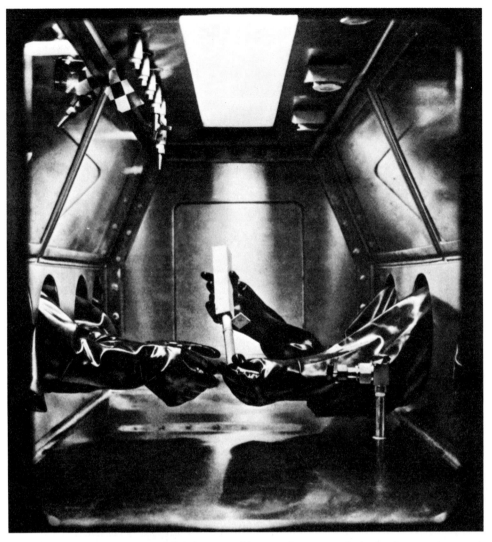

Bei der Untersuchung von gefährlichen Krankheiten, die man nicht heilen kann, arbeiten die Wissenschaftler in Laboratorien unter besonderen Sicherheitsbedingungen. Tödliche Viren sind hier in hermetisch verschlossenen Kammern isoliert; sie können nur durch Handschuhe erreicht werden, die an der Kammerwand befestigt sind. Zu den Vorsichtsmaßnahmen gehören ferner Schutzkleidung und zweimal täglich eine chemische Dusche.

Kann man Menschen klonen?

Im Jahr 1978 sorgte ein Autor für Aufregung, indem er in einem Buch von einem reichen Mann berichtete, der mit Hilfe von Wissenschaftlern ein Baby geklont habe. Er habe aus einer einzigen Zelle von ihm selbst eine genaue genetische Kopie seiner Person entstehen lassen. 1981 wurde das Buch gerichtlich als Schwindel bezeichnet. Tatsächlich ist das Klonen von Menschen heute unmöglich – und wird es vielleicht für alle Zeiten bleiben.

Hingegen ist das Klonen von Pflanzen durchaus möglich; es wird sogar schon seit dem Altertum praktiziert. Wenn man eine Pflanze aus einem Steckling zieht, so handelt es sich um Klonen. Wissenschaftler haben Möhren geklont, indem sie Möhrenzellen in Kokosmilch so lange wachsen ließen, bis aus ihnen neue Möhren entstanden waren, die denjenigen, von denen die Zellen stammten, jeweils genau glichen. Auch Frösche und Mäuse wurden bereits geklont.

Der Mensch ist jedoch ein komplizierteres Lebewesen. Um einen Menschen zu klonen, müßte man aus dem Ei einer Frau den Zellkern – jenen Teil, der die Gene enthält – entfernen; ferner müßte man aus der Zelle eines Spenders den Zellkern entnehmen und ihn in das Ei einsetzen. Das Ei müßte man in die Gebärmutter einer Frau einpflanzen und dann warten, bis das Baby geboren wird.

Ein Problem dabei ist, daß menschliche Zellen mit der Zeit das volle genetische Potential zu verlieren scheinen, welches sie im frühen Embryostadium noch besaßen. Eine Hautzelle z. B. kann keine Blut-, Knochen- oder Gehirnzelle mehr werden – also schon gar nicht ein ganzer Mensch. Darüber hinaus sind Menschen nicht nur das Produkt ihrer Erbanlagen, sondern in gewissem Maße auch ihrer Umwelt. Ein geklontes Kind würde zwar die gleichen Gene wie der Spender des ursprünglichen Zellkerns besitzen, doch könnte es nicht zu einer völlig exakten Kopie seines Spenders heranwachsen, da man nicht die Umwelt des Spenders reproduzieren kann. Sie gehört bereits der Vergangenheit an.

Sind „neue" Krankheiten wirklich neu?

In den letzten Jahren wurde mehrfach über neue Krankheiten wie die Legionärskrankheit, das Toxische Schock-Syndrom und Aids (erworbene Immunschwäche) berichtet. Dabei wäre es vielleicht richtiger, wenn man diese Infektionskrankheiten nicht als neu, sondern als neu erkannt bezeichnete. Bei jeder unbekannten Krankheit besteht stets die Möglichkeit, daß es sie schon vorher gegeben hat, daß sie aber nur sehr selten vorkam und unbemerkt blieb – bis sie schließlich infolge bestimmter Umstände häufiger auftrat.

Wie wird der menschliche Körper einmal aussehen?

Will man den Autoren von Science-fiction-Romanen Glauben schenken, so wird der Mensch in den kommenden Jahrhunderten immer intelligenter; er bekommt ein größeres Gehirn, während sich seine Körpergröße verringert. Manche Autoren meinen, daß die Weisheitszähne und vielleicht auch der Blinddarm verschwinden werden. Futurologen sagen häufig auch den Verlust des Kopfhaares und der Körperbehaarung voraus. Einige warten überdies auf den Tag, an dem Wissenschaftler beginnen, Veränderungen am menschlichen Körper vorzunehmen, um ihn damit beispielsweise in die Lage zu versetzen, mit sehr geringen Mengen Nahrung oder nur zwei Stunden Schlaf auszukommen. Allerdings glauben nur wenige Wissenschaftler, daß von alldem einmal etwas Wirklichkeit werden wird.

Blickt man in die Vergangenheit zurück, so sind frühere Voraussagen über künftige wesentliche Veränderungen des menschlichen Körpers ebenfalls nicht eingetroffen. Aufgrund von Untersuchungen ägyptischer, peruanischer und anderer Mumien weiß man, daß die Menschen in der Vergangenheit unter den gleichen Krankheiten litten, die auch die moderne Medizin herausfordern: Zahnverfall und Arteriosklerose, Malaria und Mumps, Epilepsie und Krebs, um nur einige zu nennen.

Die unveränderliche menschliche Anatomie und Physiologie sind das Haupthindernis, wenn man Kolonien im Weltall einrichten will. Dennoch entwerfen Spezialisten z.B. bereits Pläne für ständig bemannte Raumstationen. Ihre Aufgabe ist es, eine geeignete Technik und entsprechende Geräte zu entwickeln, die dem Menschen ein Leben im Weltall ermöglichen. Wenn heute beispielsweise ein Chirurg im Weltall einen Bauchschnitt machte, so würden die Eingeweide des Patienten herausquellen. Folglich müssen neue Operationstechniken gefunden werden.

Wo sind in der Medizin Durchbrüche zu erwarten?

Die großartigen Leistungen der modernen Medizin, von Lebertransplantationen bis zum Annähen abgetrennter Gliedmaßen, lassen auch für die Zukunft noch spektakuläre Fortschritte erwarten. Wissenschaftler haben einen künstlichen Arm und eine künstliche Hand entwickelt, die mit Hilfe von Muskelimpulsen in der Schulter bewegt werden. Diese Hand ist zu vielen Bewegungsabläufen fähig, die auch eine Hand aus Fleisch und Blut ausführt. Vielleicht können in Zukunft einmal Gelähmte mit Hilfe von winzigen, möglicherweise eingepflanzten Computern wieder gehen.

Zwei vielversprechende Forschungsgebiete sind die Immunologie – die sich mit den Abwehrmechanismen des Körpers beschäftigt – und die Genetik. Ein besonders beeindruckender Fortschritt in der Immunologie ist die Entwicklung von monoklonalen Antikörpern. Diese Substanzen werden vom Immunsystem produziert und bekämpfen gezielt bestimmte Krankheiten. Sie können zur Diagnose und zur Behandlung benutzt werden. Möglicherweise schützen eines Tages neue Impfstoffe den Menschen vor Arthritis, Herpes oder sogar Krebs. Wirkstoffe wie das Cyclosporin eröffnen Organtransplantationen größere Erfolgschancen, ohne die Abwehrkräfte des Körpers völlig zu unterdrücken und so den Patienten einem erhöhten Infektionsrisiko auszusetzen.

Durch Genmanipulationen bringt man heute Bakterien dazu, menschliche Hormone wie Insulin oder das Wachstumshormon zu produzieren. In Zukunft wird es vielleicht möglich sein, durch Genmanipulationen defekte Gene zu ersetzen, die Krankheiten wie die Bluterkrankheit und den Mongolismus verursachen.

Von Zeit zu Zeit erscheinen in der Presse Berichte über irgendein neues Wundermittel, das angeblich den Alterungsprozeß aufhält oder Krebs bzw. eine andere schreckliche Krankheit heilt. Hinter solchen Meldungen verbirgt sich viel Hoffnung und Not. Um so größer ist bei manchen Leuten die Enttäuschung, wenn sich die Versprechungen nicht erfüllen. Zahlreiche grundlegende Entdeckungen gehen aber schließlich doch aus Bemühungen hervor, die zunächst fruchtlos zu bleiben schienen. So könnten auch Mittel wie das einmal in die Schlagzeilen geratene Interferon und andere, die ihrem Anspruch nicht gerecht zu werden vermochten, künftig vielleicht trotzdem Bestandteil einer neuen, wirksamen Therapie werden – als ein Puzzlestein in einem größeren Ganzen.

Mumien geben ihr Geheimnis preis

Auf der Suche nach Tatsachen, die Licht auf heutige Krankheiten werfen können, haben Fachleute mit Computertomographen Mumien untersucht, ferner auch Leichen, die lange Zeit in Torfmooren oder im ewigen Eis konserviert worden waren. Bei einer ägyptischen Mumie zeigten sich Symptome von sechs verschiedenen Krankheiten, darunter eine Arterienverhärtung und eine Silikose (Staublunge), die wahrscheinlich durch den Wüstensand verursacht wurde. Bei vielen peruanischen Mumien und einer chinesischen gab es Hinweise auf Arteriosklerose, parasitäre Erkrankungen und Tuberkulose. Offenbar sind die Krankheiten durch die Jahrhunderte weitgehend gleichgeblieben.

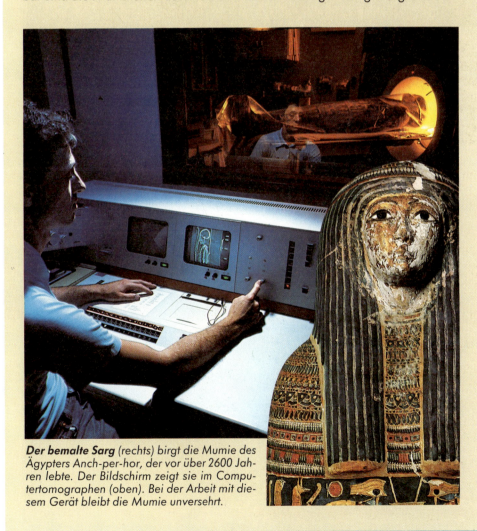

Der bemalte Sarg (rechts) birgt die Mumie des Ägypters Anch-per-hor, der vor über 2600 Jahren lebte. Der Bildschirm zeigt sie im Computertomographen (oben). Bei der Arbeit mit diesem Gerät bleibt die Mumie unversehrt.

Kapitel 2

Gehirn und Nervensystem

Je mehr man über das Gehirn herausfindet, um so erstaunlicher erscheint es. Es ist außerordentlich kompliziert, wachsam, reaktions- und leistungsfähig.

Das komplizierteste Organ des Körpers	48
Das erstaunliche Netzwerk der Nerven	50
Wie das Gehirn arbeitet	52
Gehirn und Geschlecht	54
Signale aus dem Gehirn	56
Schlafen – um zu träumen?	58
Die Wahrnehmung der Welt	60
Wie werden Erfahrungen gespeichert?	62
Der menschliche Verstand	64
Die Macht von Stimmungen und Gefühlen	66
Verletzungen und ihre Auswirkungen	68
Kampf gegen den Schmerz	70
Störungen im Gehirn	72

Welche Funktionen hat das Gehirn?

Sprechen und abstraktes Denken, Beurteilung und Planung, komplizierte Schlußfolgerungen und Lernen – all dies wäre ohne das hochentwickelte menschliche Gehirn nicht möglich. Doch das Gehirn ist noch viel mehr als das Zentrum geistiger Aktivität. Der Mensch braucht es zum Atmen, um Nahrung zu verdauen und selbst zur Ausscheidung der Exkremente. Das Gehirn steuert und koordiniert fast alle willkürlichen und unwillkürlichen Bewegungen; es verarbeitet beinahe alle Sinneseindrücke und Gefühle. Ohne das Gehirn könnte man weder ein Gemälde noch ein Gedicht, weder eine Sinfonie noch eine Landschaft bewundern. Dem Gehirn verdanken wir das Bewußtsein unseres Selbst und unserer Umwelt, unser unbewußtes Leben, unsere schöpferische Kraft, unsere Persönlichkeit.

Kurzum, das Gehirn macht aus uns Menschen. Dies erkannte der griechische Arzt Hippokrates bereits im fünften Jahrhundert v. Chr., als er Menschen, die Kopfverletzungen hatten, beobachtete. „Dem Gehirn und dem Gehirn allein", so sagte er, „entspringen sowohl Freude, Vergnügen, Gelächter und Witz als auch Leid, Kummer, Sorgen und Ängste."

Was ist der menschliche Geist?

Nach der Definition des Neurologen Richard Restak bezeichnet der Begriff Geist im wesentlichen alles, was das Gehirn tut, und viele seiner Kollegen, wenn auch nicht alle, teilen diese Ansicht. Dabei räumen die Fachleute ein, daß wir das, was wir als Geist bezeichnen, noch nicht völlig verstehen. Was sich im Geist abspielt, scheint das Ergebnis besonderer elektrischer und chemischer Prozesse im Gehirn zu sein. Allerdings wissen die Fachleute heute noch nicht, wie diese Prozesse im einzelnen ablaufen.

Andererseits meinen manche Neurologen, der Begriff Geist sei so verschwommen, daß er nicht mehr in den Bereich der Naturwissenschaften falle. Der Geist sei zu wenig faßbar, als daß man ihn definieren könne. Und manche Probleme, wie das Verhältnis von Gehirn und Geist, seien eher philosophischer als wissenschaftlicher Natur und somit vielleicht überhaupt nicht lösbar.

Ist das Gehirn ein Computer?

Zunächst einmal: Computer benötigen Befehle, die sie anweisen, zuerst dies, dann das und schließlich jenes zu tun. Man nennt dies die Programmierung. Das Gehirn braucht dagegen nichts dergleichen. Was im Gehirn einer Programmierung am nächsten kommt – wenn auch nicht sehr nahe –, ist sein Vermögen, unsere Aufmerksamkeit zuerst auf eine Idee, Empfindung oder Handlung zu lenken und dann auf eine andere. Während aber ein Computer Informationen Schritt für Schritt verarbeitet, kann das Gehirn sie mit seinen Billionen von Nervenverbindungen auf Millionen Wegen, die in alle Richtungen führen, gleichzeitig auswerten. Sowohl ein Computer als auch ein Gehirn sind mit elektrischen Vorrichtungen ausgestattet, die Informationen speichern, abrufen und verarbeiten. Macht all dies das Gehirn zu einem Computer? In dem genannten begrenzten Sinn, ja.

Doch das Gehirn ist sehr viel mehr als ein Computer. Kein Elektronenrechner kann feststellen, daß er sich langweilt oder daß er seine Fähigkeiten verschwendet und seinem Leben eine neue Richtung geben sollte. Und kein Computer kann seine Programmierung selbständig entscheidend verändern. Bevor er in einer neuen Richtung zu arbeiten beginnt, muß ihn ein Mensch, der ein Gehirn hat, neu programmieren.

Und eines ist noch wichtiger: Ein Computer kann weder sich entspannen noch tagträumen, noch lachen. Er kann nicht inspiriert werden. Er hat kein Bewußtsein und kann einen Sinn nicht erfassen. Er kann sich auch nicht verlieben. Also noch einmal die Frage: Ist das Gehirn ein Computer? So betrachtet, nein.

Können Schwachsinnige etwas Besonderes leisten?

Obwohl Schwachsinnige in fast allem zurückgeblieben sind, vermögen einige von ihnen doch auf einem bestimmten Gebiet verblüffende Leistungen zu vollbringen. Häufig liegen die Fähigkeiten solcher Menschen im mathematischen Bereich. So können sie beispielsweise blitzschnell rechnen oder Strukturen durchschauen. Mitunter sind sie z. B. in der Lage, innerhalb von sechs Sekunden die Quadratwurzel aus einer sechsstelligen Zahl zu ziehen, bei einem Ballett festzustellen, wie viele Schritte die Tänzer gemacht haben, oder einmal gelesene fremdsprachliche Passagen auswendig aufzusagen.

So gab es etwa ein eineiiges Zwillingspaar, dessen Intelligenzquotient zwischen 60 und 70 (normal: 100) lag und das selbst einfache Rechenaufgaben nicht lösen konnte. Wohl aber konnte es innerhalb von Sekunden angeben, auf welche Daten in einem Jahrhunderte zurückliegenden Jahr die Sonntage fielen oder um welchen Wochentag es sich bei einem beliebigen Datum in Tausenden von Jahren handeln wird. Ein zehnjähriger Schwachsinniger multiplizierte einmal 365 365 365 365 365 365 mit sich selbst und fand innerhalb von einer Minute die Antwort: 133 491 850 208 566 925 016 658 299 941 583 225.

Wenn Schwachsinnige eine solche Leistung vollbringen, sind sie ungeheuer konzentriert, verhalten sich aber nicht unbedingt ruhig. Während der „Neurocomputer" jenes Zehnjährigen in seinem Kopf arbeitete, rannte der Junge – nach dem Bericht eines Beobachters – wie ein Verrückter durch den Raum. Er „zog außerdem seine Hose über die Stiefelschäfte, biß sich in die Hände und rollte mit den Augen, wobei er manchmal lächelte oder redete und dann anscheinend unter heftigen Schmerzen litt". Wenn man solche Menschen fragt, wie sie ihre Leistungen denn zustande bringen, antworten sie nur: „Es steckt in meinem Kopf." Und bis heute hat noch niemand eine bessere Antwort gefunden.

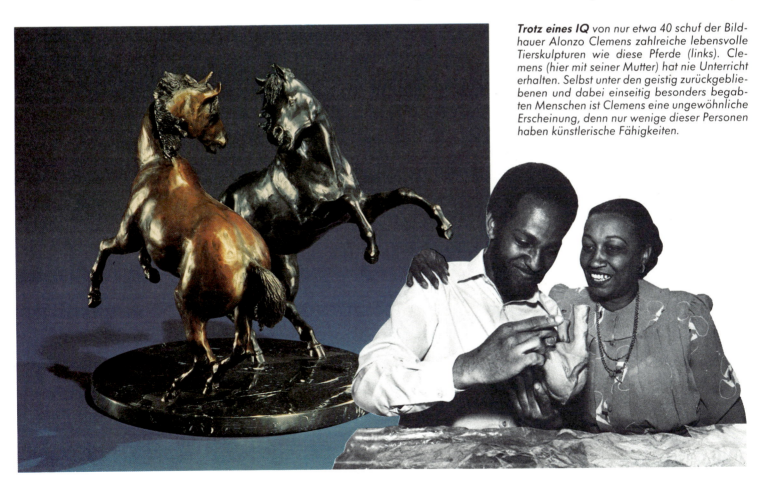

Trotz eines IQ von nur etwa 40 schuf der Bildhauer Alonzo Clemens zahlreiche lebensvolle Tierskulpturen wie diese Pferde (links). Clemens (hier mit seiner Mutter) hat nie Unterricht erhalten. Selbst unter den geistig zurückgebliebenen und dabei einseitig besonders begabten Menschen ist Clemens eine ungewöhnliche Erscheinung, denn nur wenige dieser Personen haben künstlerische Fähigkeiten.

Das komplizierteste Organ des Körpers

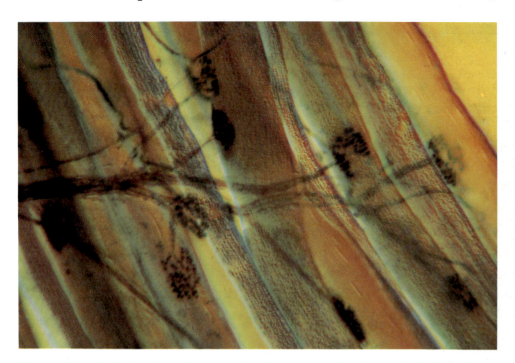

Wie ein Wurzelgeflecht sehen die motorischen Nerven aus, die sich durch die Muskelfasern winden und jeweils in Bündeln enden: den motorischen Endplatten. An diesen Stellen lösen die Nerven – über chemische Botenstoffe – Muskelkontraktionen aus.

Wie sieht das Gehirn aus?

Wer Kriminalromane von Agatha Christie gelesen hat, der wird sich vielleicht an die Worte ihres Detektivs Hercule Poirot erinnern, der einmal sagt: „Dann wollen wir mal unsere kleinen grauen Zellen betätigen." Tatsächlich sieht ein großer Teil des menschlichen Gehirns grau aus oder – wie es einmal jemand ausdrückte – wie „mehrere Tage alter Schneematsch". Doch unter der grauen Masse, die aus 13 Milliarden Nervenzellen besteht, liegt eine weiße Substanz aus dünnen Nervenfasern, die wie Schwänze von den Zellen abgehen. Das Großhirn hat Ähnlichkeit mit einem riesigen Walnußkern.

Welches sind die Hauptteile des Nervensystems?

Das Nervensystem steuert fast sämtliche Tätigkeiten des Menschen: das Funktionieren der inneren Organe, die Bewegungen, Wahrnehmungen und sogar die Gedanken und Gefühle. Die Hauptteile dieses Netzwerks sind das zentrale Nervensystem, zu dem das Gehirn und das Rückenmark gehören, sowie das periphere Nervensystem (Nervenstränge), welches das animale und das vegetative Nervensystem umfaßt.

Zum sogenannten animalen Nervensystem gehören die sensiblen Nerven, die die Verbindung zwischen der Außenwelt und dem Körper herstellen, sowie die motorischen Nerven, die die Reaktionen des Körpers auf die Außenwelt steuern.

Das vegetative Nervensystem steuert Körperfunktionen wie Atmung, Pulsschlag und andere physiologische Abläufe, ferner Reaktionen auf Gefühle, etwa den Ausbruch von Handschweiß, der oft infolge von Angst auftritt.

Welche Funktionen haben die einzelnen Teile des Gehirns?

Im Vergleich mit dem Gehirn könnte man die andern Organe des menschlichen Körpers als einfach bezeichnen. Das Gehirn ist auch das Zentrum des menschlichen Bewußtseins und des Unterbewußtseins.

Es besteht aus drei Hauptteilen: dem Großhirn, dem Kleinhirn und dem Hirnstamm. Falls man Intelligenz, Lernfähigkeit und Urteilsvermögen überhaupt einem bestimmten Teil des Gehirns zuordnen kann, dann den beiden Hälften des Großhirns. Wenn man sich vor Augen hält, daß das Großhirn den ganzen oberen Teil des Schädels ausfüllt, so hat man eine Vorstellung von seiner Bedeutung.

Das Kleinhirn ist nur etwa ein Achtel so groß wie das Großhirn. Seine Hauptaufgaben sind die Erhaltung des Gleichgewichts und die Koordination der Bewegungen.

Der Hirnstamm umfaßt das Endhirn, das Zwischenhirn mit Thalamus und Hypothalamus, die Hunger, Durst, Schlaf und das Sexualverhalten steuern, ferner das Mittelhirn mit der Brücke, die Impulse von einem Gehirnteil zum anderen leiten, sowie das verlängerte Mark, das Atmung, Blutdruck, Herzschlag und andere lebenswichtige Funktionen steuert.

Was ist die Blut-Hirn-Schranke?

Das Gehirn braucht ein gleichbleibendes, kontrolliertes Milieu. Würden die Mengen chemischer Substanzen, die es benötigt, schwanken oder würden gehirnfremde Stoffe eindringen, dann könnte es nicht mehr normal arbeiten – was unter Umständen dramatische Folgen hätte. Da mit dem Blutstrom auch potentiell hirnschädigende Substanzen durch den Körper transportiert werden, könnte man annehmen, daß das Gehirn unter ihnen leidet. Tatsächlich aber besitzt es ein besonderes Schutzsystem: die sogenannte Blut-Hirn-Schranke. Diese verhindert im allgemeinen, daß Stoffe, die aus großen Molekülen bestehen, aus dem Blut in das Gehirn gelangen können – wie das bei andern Organen durchaus der Fall ist.

Wie wirkt diese Schranke? In den meisten Teilen des Körpers sind die kleinsten Blutgefäße durchlässig. Die innersten Zellen solcher Gefäße im Gehirn sind jedoch fest zusammengefügt: Benachbarte Zellen sind fast miteinander verschmolzen. Stoffe, die aus kleinen oder fettlöslichen Molekülen bestehen, wie z.B. Sauerstoff oder Alkohol und die meisten Betäubungsmittel, können diese Schranke jedoch leicht überwinden. Dadurch erhält das Gehirn den notwendigen Sauerstoff, und hierin liegt auch der Grund dafür, daß man betrunken oder betäubt werden kann. Schädliche Stoffe aber, die aus großen oder wasserlöslichen Molekülen bestehen, werden im Blutkreislauf zurückgehalten.

Wie lange kommt das Gehirn ohne Sauerstoff aus?

Ein Kind fällt in einen eiskalten Teich, wird 40 Minuten später leblos geborgen, aber wiederbelebt. Es trägt keine nennenswerte Schädigung des Gehirns davon. Bis vor wenigen Jahren hat man geglaubt, daß Gehirnzellen, nur vier Minuten nachdem ihnen die Sauerstoffzufuhr abgeschnitten wurde, absterben beginnen. Heute haben die Ärzte – aufgrund einer Reihe zuvor nicht erklärbarer Fälle, in denen Menschen überlebten –

Die Teile des Gehirns und ihre Funktionen

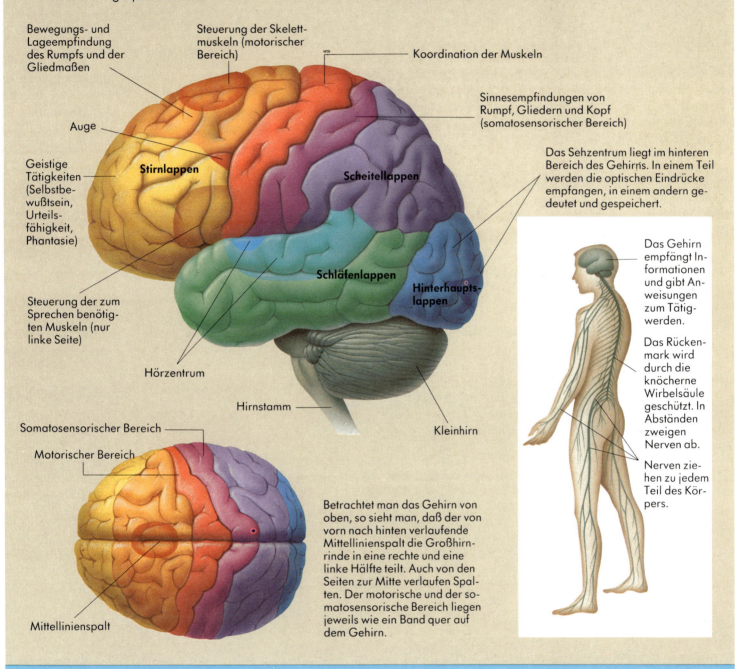

Das Gehirn wiegt etwa 1400 Gramm und ist etwas größer als eine Pampelmuse. Der Hauptteil ist das kuppelförmige Großhirn. In der außenliegenden grauen Großhirnrinde, die vor allem aus Nervenzellen besteht, werden die meisten Informationen gespeichert. Jede Großhirnhälfte hat vier Lappen: den Stirn-, Schläfen-, Scheitel- und Hinterhauptslappen. Des weiteren erkennt man, wenn man das Gehirn von außen betrachtet, kaum mehr als das pfirsichgroße Kleinhirn am Hinterkopf und den Hirnstamm, der das Gehirn mit dem Rückenmark verbindet.

Betrachtet man das Gehirn von oben, so sieht man, daß der von vorn nach hinten verlaufende Mittellinienspalt die Großhirnrinde in eine rechte und eine linke Hälfte teilt. Auch von den Seiten zur Mitte verlaufen Spalten. Der motorische und der somatosensorische Bereich liegen jeweils wie ein Band quer auf dem Gehirn.

Das Gehirn empfängt Informationen und gibt Anweisungen zum Tätigwerden.

Das Rückenmark wird durch die knöcherne Wirbelsäule geschützt. In Abständen zweigen Nerven ab.

Nerven ziehen zu jedem Teil des Körpers.

erkannt, daß das Gehirn nicht in jedem Fall so rasch stirbt, wie man angenommen hatte. Es schaltet bei Sauerstoffmangel vielmehr nur, wie es ein Neurochirurg einmal ausdrückte, in den Leerlauf.

Was das erwähnte Kind vor dem Ertrinken rettete, ist die Tatsache, daß bei niedriger Temperatur alle Stoffwechselprozesse im Körper verlangsamt werden. Der Körper und auch das Gehirn können deshalb bei niedriger Temperatur länger ohne Atmung existieren, nämlich pro zehn Prozent Abkühlung doppelt so lang.

In der Neuro- und der Herzchirurgie senkt man die Körpertemperatur deshalb manchmal künstlich ab, damit sich der Stoffwechsel verlangsamt. Überdies werden durch den Kältereiz die Haut und die Muskeln weniger stark durchblutet. Der Körper konzentriert sich auf die lebenswichtigen Organe und verbraucht so auch weniger Sauerstoff.

Normalerweise kann das Gehirn jedoch nur höchstens vier Minuten ohne Sauerstoff auskommen. Deshalb ist es wichtig, bei einem Atemstillstand sofort mit der künstlichen Beatmung zu beginnen.

Das erstaunliche Netzwerk der Nerven

Wie werden Nachrichten im Gehirn weitergeleitet?

Wenn ein Teil des Gehirns Meldungen an einen andern Bezirk sendet, benutzt er dazu zwei Arten von Energie: elektrische und chemische. Mit Hilfe der elektrischen Energie wird eine Nachricht von einem Ende einer langen Nervenzelle zum andern geleitet. Wie aber gelangt die Botschaft dann von einer Zelle zur nächsten? Dieser Vorgang ist komplizierter, da die Zellen nicht direkt miteinander verbunden sind. Zwischen ihnen befindet sich vielmehr ein Spalt, eine sogenannte Synapse.

Ein Physiologe hat einmal gesagt, man könne sich die Synapse als einen Fluß vorstellen, der eine Eisenbahnlinie zerschneidet. Kommt nun auf einer Seite ein Zug am Fluß an, dann überquert er ihn auf einer Fähre und setzt auf der andern Seite seine Fahrt auf dem Geleise fort. Entsprechend wird im Gehirn eine Meldung, ein elektrisches Signal, über eine Synapse „übergesetzt", und zwar durch einen chemischen Überträgerstoff, den man als Neurotransmitter bezeichnet. Dieser wird am Ende der Zelle durch das eintreffende elektrische Signal in den synaptischen Spalt hinein freigesetzt. Die Neurotransmitter transportieren die Nachricht gewissermaßen über den Fluß hinweg zur nächsten Zelle. Dort wird das chemische Signal wieder in einen elektrischen Impuls umgewandelt, und der ganze Vorgang wiederholt sich, bis die Meldung ihren Bestimmungsort erreicht hat.

Eine Nachricht – oder, wissenschaftlicher ausgedrückt, ein Nervenimpuls – benötigt für die chemische Überfahrt ein bis drei tausendstel Sekunden. Die Überquerung dauert damit länger als die elektrische Übertragung. Wenn man eine Tasse Kaffee trinkt, wird der Prozeß durch das Koffein beschleunigt. Die verschiedenen Teile des Gehirns produzieren unterschiedliche Neurotransmitter; insgesamt sind es rund 30.

Was geschieht mit zerstörten Nervenzellen?

Sämtliche Nervenzellen, die ein Mensch während seines Lebens besitzt, sind schon bei der Geburt vorhanden. Stirbt eine Nervenzelle ab, kann sie nicht ersetzt werden. Der Vorrat an Nervenzellen ist jedoch so groß, daß er – wenn es nicht gerade zu einer schweren Verletzung kommt – bei jedem Menschen für ein ganzes Leben reicht. Doch wenn die Zellen auch nicht ersetzt werden, so können sich nach Verletzungen

Die bemerkenswerten Nervenzellen des Gehirns

Eine einzelne Nervenzelle des Gehirns kann mit 10 000 andern Gehirnzellen verbunden sein. Diese beiden Zeichnungen stellen nicht die tatsächliche Dichte dieser Zellverbindungen dar, weil sonst kaum noch etwas zu erkennen wäre.

Nervenzelle Die einzelne Nervenzelle erhält Informationen von andern Nervenzellen. Sie leitet eine Meldung immer dann weiter, wenn die Stärke der elektrischen Ladung auf der Zelloberfläche ein bestimmtes Maß überschreitet.

Dendriten Die kurzen, verästelten Fortsätze empfangen Mitteilungen von andern Nerven.

Neurit Der Neurit (Nervenfaser) ist ein einzelner, langer Fortsatz der Nervenzelle. Dieses „Kabel" leitet nur in einer Richtung weiter und führt von einer Nervenzelle zu den Endknöpfen. Es kann am Ende stark verästelt sein.

Endknopf An einem solchen Punkt setzt der elektrische Impuls, den eine Nervenzelle aussendet, aus kleinen Bläschen einen Überträgerstoff frei, der den synaptischen Spalt überquert. (Siehe die Darstellung auf S. 51.)

Synapse Kontaktstelle, an der durch chemische Stoffe Signale von einer Zelle zur andern weitergegeben werden.

Nachfolgende Zelle Die Außenmembranen der Nervenzellen sind für chemische Signale empfänglich.

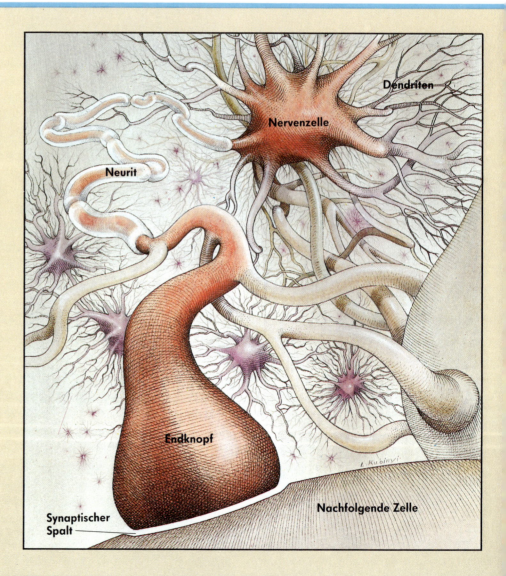

immerhin einige Fortsätze regenerieren. Daraus erklärt es sich, daß angenähte Gliedmaßen ihre Funktionsfähigkeit teilweise wiedererlangen können.

Was hat Nervosität mit Nerven zu tun?

Nervosität scheint in der Magengrube zu entstehen; so empfindet man es. Tatsächlich sind aber Nerven die Ursache. Angenommen, ein Patient hört von seinem Zahnarzt, ein Zahn müsse gezogen werden. Ehe dem Betroffenen noch sein gesunder Menschenverstand sagt, daß kein Anlaß zur Angst besteht, haben die Worte bereits sein Gehirn in Tätigkeit versetzt. Sofort konzentriert es sich auf den Zahn. Tiefer im Gehirn, wo „unbewußte Gedanken" entstehen, interpretieren Nervenzellen die Ankündigung des Zahnarztes als Gefahr. Ehe der Patient sich klarmacht, daß der Zahn sich noch an seinem Platz befindet, sind schon Signale an seine Nebenniere geschickt worden. Diese setzt daraufhin Adrenalin frei, das in die Blutbahn gelangt und seine Wirkung im ganzen Körper ausübt: Der Puls beschleunigt sich, im Magen ist ein Kribbeln zu spüren, und das Herz „rutscht in die Hose". Kurzum, der Patient wird nervös.

Leider bleiben einmal freigesetzte Hormone einige Minuten lang wirksam, selbst wenn der Zahnarzt nun dem Patienten mitteilt, der Zahn brauche doch nicht gezogen zu werden. Tatsächlich benötigt das Nervensystem keinen echten, äußeren Reiz, damit der Alarmknopf gedrückt wird; ein Gedanke ist ebenso wirkungsvoll wie ein wirkliches Geschehnis. Beunruhigende Gedanken allein können einen Menschen schon nervös machen. Und sobald sein Gehirn die Auswirkungen der Nervosität wahrnimmt, glaubt es auch schon, es gebe einen Grund dafür.

Warum zuckt das Bein, wenn der Arzt gegen das Knie klopft?

Besondere, kurze Reflexbögen verlaufen über das Rückenmark; sie verarbeiten Reize, ohne daß eine Reaktion des Gehirns nötig wäre. Zu diesen Reflexen gehört der Patellarsehnenreflex: Schlägt man auf die Sehne am Knie, wird dadurch der an ihr befestigte Muskel gedehnt. Der Vorgang wird an das Rückenmark gemeldet. Dieses schickt daraufhin an den Muskel ein Signal, das ihm befiehlt, sich zusammenzuziehen. Ist dieser Reflex nicht vorhanden oder unvollständig, so sind möglicherweise Verbindungen zum Rückenmark gestört.

Wie gelangen Meldungen von Zelle zu Zelle?

Elektrische Impulse werden dort, wo eine sendende Zelle auf eine empfangende Zelle trifft, in chemische Signale umgewandelt. Bemerkenswerterweise berühren sich die beiden Zellen dabei nicht; vielmehr wird die Verbindung über einen Spalt hinweg hergestellt. Chemische Stoffe überqueren diesen Spalt und vollenden so die Übermittlung des Signals.

Neurit Alle Nervenzellen (Neuronen) haben einen Neuriten mit einem oder vielen Endknöpfen.

Synaptischer Spalt Über diesen winzigen, nur etwa zehn bis fünfzig millionstel Millimeter breiten Spalt hinweg werden chemische Signale von einer Nervenzelle zur andern übermittelt.

Endknopf Die – vereinfachte – Schnittzeichnung zeigt eine Anzahl winziger Bläschen, welche die Übertragersubstanz (Transmitter, als grüne Kugeln dargestellt) enthalten. Diese transportiert die Meldungen über den synaptischen Spalt hinweg.

Rezeptoren Die empfindliche Oberfläche der Zellmembran ist auf bestimmte Moleküle, die Transmitter, eingestellt.

Neurotransmitter Die Moleküle dieses Übertragerstoffs passen mit den Molekülen im Rezeptor auf ähnliche Weise zusammen wie ein Schlüssel und ein Schloß.

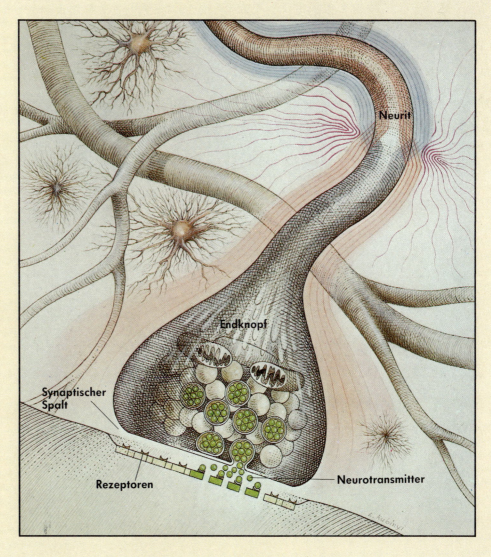

Wie das Gehirn arbeitet

Woher kennt man die Funktionen der einzelnen Gehirnteile?

Daß die verschiedenen Teile des Gehirns auf unterschiedliche Funktionen spezialisiert sind, ist weithin bekannt. Woher weiß man das aber, da doch keine Möglichkeit besteht, ein lebendes Gehirn direkt zu untersuchen? Im Lauf der Zeit haben Wissenschaftler verschiedene Verfahren zur Erforschung des Gehirns immer weiter entwickelt, und schließlich konnten sie bemerkenswert genaue Karten vom Gehirn erarbeiten.

Zu den frühen Methoden gehörte die Autopsie von Toten, die zu Lebzeiten infolge von Schlaganfällen, Kopfverletzungen oder Verletzungen bei der Geburt an Sprachstörungen, Lähmungen oder anderen neurologischen Störungen gelitten hatten. Stellte man dann bei der Autopsie in einem bestimmten Gebiet des Gehirns einen Tumor oder eine andere Abnormität fest, so ging man davon aus, daß dieses Gebiet für die betreffende Funktion zuständig war. Auf diese Weise konnten die Wissenschaftler das Broca- und das Wernicke-Zentrum festlegen, zwei Bereiche des Gehirns, die für unterschiedliche Teilaspekte der Sprache verantwortlich sind.

Eine andere Informationsquelle ist die sogenannte Split-brain-Operation. Dabei wird der Balken, ein Bündel aus 50 Millionen Nervenfasern, das die beiden Gehirnhälften verbindet, durchtrennt. Diese Operation wird in seltenen Fällen von medikamentös nicht zu behandelnder Epilepsie durchgeführt. Danach kann man untersuchen, welche Auswirkungen die Operation hat. Durch bestimmte Tests haben Wissenschaftler so einiges über die typischen Eigenschaften der rechten und linken Gehirnhälfte herausgefunden.

Die beiden genannten Methoden sind jedoch anfechtbar, da die untersuchten Personen nicht der Norm entsprechen; deshalb sind die Ergebnisse möglicherweise nicht für jeden Menschen gültig. Heute benutzen die Wissenschaftler sogenannte Computertomographen oder Röntgenabtastgeräte, um bei gesunden lebenden Versuchspersonen das Gehirn zu untersuchen. Mit solchen Geräten kann man die Blutversorgung des Gehirns messen und mit Hilfe der Meßergebnisse auf einem Bildschirm ein Abbild des Gehirns aufbauen. Wenn eine Versuchsperson spricht, singt oder ihre Hand bewegt, werden unterschiedliche Teile des Gehirns auf dem Bildschirm sichtbar.

Ist eine Gehirnhälfte sprachbegabter als die andere?

Untersuchungen deuten darauf hin, daß Menschen, bei denen die rechte Gehirnhälfte geschädigt ist, oft nicht mehr in der Lage sind, Witze, bildhafte Redewendungen oder Bedeutungsnuancen zu verstehen. Man schließt daraus, daß die rechte Gehirnhälfte für die Sprache eine gewisse Rolle spielt. Es hat sich jedoch herausgestellt, daß Sprache im wesentlichen eine Funktion der linken Gehirnhälfte ist. Wenn ein schwerer Schlaganfall die linke Gehirnhälfte weitgehend schädigt, ist der Betroffene nicht mehr in der Lage, zu sprechen oder gesprochene Sprache zu verstehen. Darüber hinaus verliert er auch die Fähigkeit zu rechnen, denn dies ist das zweite wichtige Spezialgebiet der linken Gehirnhälfte.

Die Spezialgebiete der rechten Gehirnhälfte sind räumliche Wahrnehmung, Musik und andere Künste sowie schöpferische Kraft.

Dennoch ist nicht die Tatsache, daß jede Gehirnhälfte für bestimmte Aufgaben besonders begabt ist, das Wesentliche. Der bedeutende Unterschied zwischen den beiden Hemisphären liegt darin, daß jeder eine besondere Art des Denkens eigen ist. Die linke Gehirnhälfte denkt eher rational, logisch und analytisch. Sie kann sehr gut Symbole oder allgemeine Begriffe wie Ehre oder Wahrheit erfassen. Die rechte Gehirnhälfte denkt demgegenüber im allgemeinen emotional, intuitiv und ganzheitlich. Dabei braucht sie das Sprachvermögen der linken Hemisphäre, um funktionsfähig zu sein. Für die rechte Gehirnhälfte haben bestimmte, festumrissene Gegenstände oder Geschehnisse eine größere Bedeutung als abstrakte Vorstellungen.

Kann man gesunde Augen haben und dennoch nicht sehen?

Der Mensch sieht nicht allein mit seinen Augen; vielmehr sehen Augen und Gehirn gemeinsam. Die Augen nehmen Eindrücke aus der Außenwelt auf und senden Informationen über diese Welt zur Auswertung an das Gehirn. Für das volle Sehvermögen ist nicht nur das primäre Sehzentrum des Gehirns, die Sehrinde im Hinterhauptslappen, not-

---

Frühe Theorie: die Schädellehre

Ertaste die Höcker auf dem Schädel eines Menschen, und erkenne dadurch seinen Charakter – diese These vertraten der Wiener Arzt Franz Joseph Gall und seine Anhänger im 19. Jahrhundert. Gall, der Vater der Phrenologie, behauptete, das Gehirn bestehe aus über 30 Organen und jedes sei für eine bestimmte geistig-seelische Anlage zuständig. Die neue Lehre breitete sich rasch aus. Es wurden phrenologische Gesellschaften ins Leben gerufen, Bücher und Broschüren veröffentlicht und Vorführungen auf Jahrmärkten veranstaltet. Auch berühmte Leute wie Edgar Allan Poe oder Karl Marx interessierten sich dafür. Schließlich setzte sich aber die Einsicht durch, daß die Form des Schädels keine Rückschlüsse auf die Gehirnstruktur zuläßt. Auf der richtigen Spur waren die Phrenologen hingegen mit ihrer Vorstellung, bestimmte Funktionen würden von bestimmten Bereichen des Gehirns wahrgenommen.

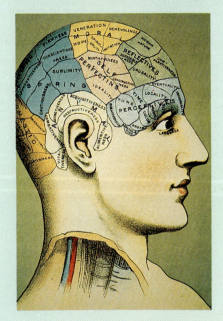

Phrenologen vertraten im 19. Jahrhundert die Vorstellung, daß verschiedene Teile des Gehirns unterschiedliche Funktionen hätten. Links eine englische Darstellung dieses Prinzips aus jener Zeit.

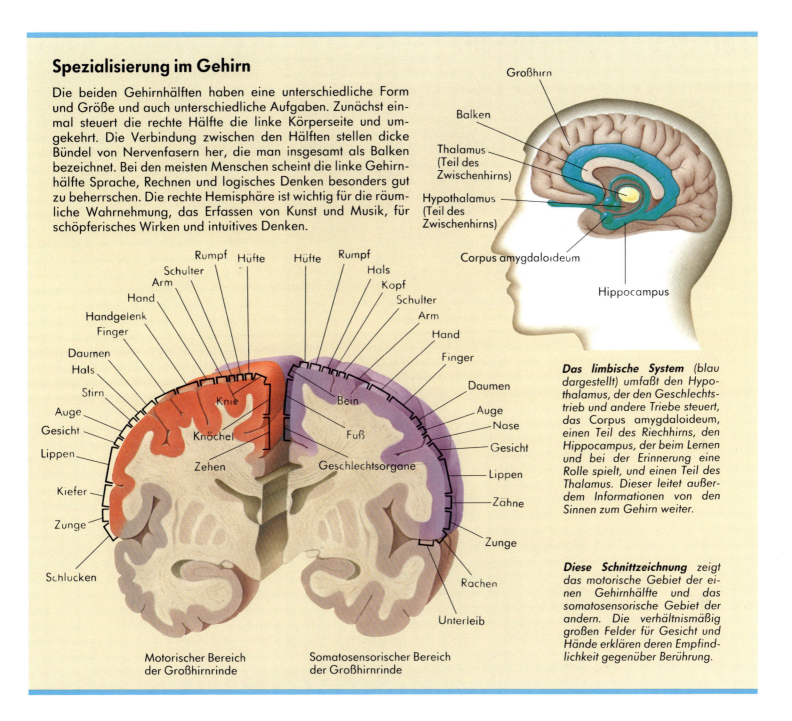

Spezialisierung im Gehirn

Die beiden Gehirnhälften haben eine unterschiedliche Form und Größe und auch unterschiedliche Aufgaben. Zunächst einmal steuert die rechte Hälfte die linke Körperseite und umgekehrt. Die Verbindung zwischen den Hälften stellen dicke Bündel von Nervenfasern her, die man insgesamt als Balken bezeichnet. Bei den meisten Menschen scheint die linke Gehirnhälfte Sprache, Rechnen und logisches Denken besonders gut zu beherrschen. Die rechte Hemisphäre ist wichtig für die räumliche Wahrnehmung, das Erfassen von Kunst und Musik, für schöpferisches Wirken und intuitives Denken.

Das limbische System (blau dargestellt) umfaßt den Hypothalamus, der den Geschlechtstrieb und andere Triebe steuert, das Corpus amygdaloideum, einen Teil des Riechhirns, den Hippocampus, der beim Lernen und bei der Erinnerung eine Rolle spielt, und einen Teil des Thalamus. Dieser leitet außerdem Informationen von den Sinnen zum Gehirn weiter.

Diese Schnittzeichnung zeigt das motorische Gebiet der einen Gehirnhälfte und das somatosensorische Gebiet der andern. Die verhältnismäßig großen Felder für Gesicht und Hände erklären deren Empfindlichkeit gegenüber Berührung.

wendig, sondern auch viele andere Bereiche des Gehirns, die darauf spezialisiert sind, vom Auge kommende optische Impulse auszuwerten.

Wird die Sehrinde völlig zerstört, so ist der Betroffene – zumindest soweit es ihm bewußt ist – blind, obwohl seine Augen gesund sind. Versuche würden allerdings beweisen, daß er dennoch unbewußt auf bestimmte optische Signale von den Augen reagiert. Beispielsweise würde er weiterhin auf helles Licht reagieren, indem er den Kopf oder die Augen in die jeweilige Richtung drehte. Werden bestimmte Sehbereiche im Gehirn zerstört, so ist das Sehvermögen beeinträchtigt. Je nachdem, welche Teile geschädigt wurden, ist der Mensch dann möglicherweise nicht mehr in der Lage, die Größe, Form oder den Zweck von Gegenständen zu beurteilen.

Natürlich kann auch der umgekehrte Fall eintreten: Das Gehirn arbeitet normal, während die Augen blind sind. Reizt man dann die Sehbereiche des Gehirns elektrisch, so sieht der betreffende Mensch – je nachdem, welcher Bereich gereizt wurde – Lichtblitze, Farben, Sternchen oder sogar Szenen aus einem früheren Lebensabschnitt.

Kann ein Teil des Gehirns einen andern ersetzen?

Vollkommene Genesung von einem Schlaganfall kommt selten vor, auch wenn eine der beiden Gehirnhälften keinerlei Schaden genommen hat. Bis der Mensch das Erwachsenenalter erreicht, hat jede der beiden Gehirnhälften bestimmte Aufgaben übernommen und eine besondere Funktionsweise ausgebildet. Die beiden Gehirnhälften sind nun so spezialisiert, daß es für die unversehrte Hälfte schwierig, wenn nicht gar unmöglich ist, diejenigen Funktionen zu übernehmen, welche die andere Hälfte nicht mehr wahrnehmen kann.

Kommt es dagegen während der frühen Kindheit zu einer Schädigung des Gehirns, ist eine Wiederherstellung wahrscheinlicher. Wird etwa bei einem sechsjährigen Kind durch einen Schlaganfall die linke Gehirnhälfte geschädigt – die gewöhnlich die Sprache steuert –, so muß dies nicht bedeuten, daß das Kind letztlich nicht normal sprechen lernt.

Gehirn und Geschlecht

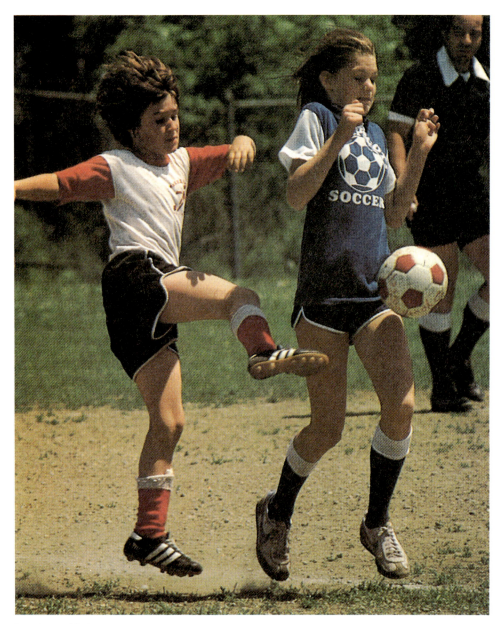

Der Augenblick der Wahrheit kommt hier mit dem Ball. Zehn- bis Zwölfjährige spielen Fußball, und der Junge prescht vor, während das Mädchen zurückweicht. Das Verhalten wird aber nicht nur durch das Geschlecht beeinflußt, sondern auch durch das Alter und die Erziehung.

Können beide Gehirnhälften Gesichter wiedererkennen?

Die Spezialisierung der beiden Gehirnhälften auf jeweils verschiedene Funktionen ist keine unbedingte Notwendigkeit. Mitunter können beide Gehirnhälften die gleiche Aufgabe erfüllen – wenn auch jede dies vielleicht nur unter bestimmten Bedingungen tut. Es gibt Hinweise darauf, daß Anfänger für bestimmte Aufgaben die rechte Gehirnhälfte benutzen, Fachleute dagegen die linke. Ein Durchschnittsmensch erkennt beispielsweise Melodien mit seiner rechten Gehirnhälfte, während ein Berufsmusiker dazu – wie auch zum Analysieren von Musikstücken – offensichtlich seine linke Gehirnhälfte gebraucht. Auch die Fähigkeit, vertraute Menschen durch einen raschen Blick auf ihre Gesichtszüge zu erkennen, lassen sich einer Gehirnhälfte zuordnen. Untersuchungen legen die Vermutung nahe, daß es die linke ist.

Die Unfähigkeit, Gesichter wiederzuerkennen, ist eine seltene, doch bemerkenswerte Krankheit: die Prosopagnosie. Bei dem Betroffenen sind die geistigen Fähigkeiten und das Sehvermögen noch weitgehend intakt, und wenn er einen Menschen ansieht, kann er gewöhnlich seine Gesichtszüge beschreiben. Schaut er aber seine Frau oder Kinder an, erkennt er sie unter Umständen gar nicht – was aber nicht daran liegt, daß er sich nicht an die Persönlichkeiten dieser vertrauten Menschen erinnern würde. Vielmehr ist ein winziger Teil seines Gehirns zerstört worden, der die Verbindung zwischen der optischen Wahrnehmung eines Gesichts und der Identifizierungsstelle herstellt. Hört der Betreffende hingegen die Stimmen seiner Frau oder seiner Kinder, so erkennt er sie sofort.

Sind die Gehirne von Männern und Frauen gleich?

Da bei bestimmten – nicht sehr zahlreichen – Begabungen und Eigenschaften sowie auch hinsichtlich der Anfälligkeit für einige Krankheiten zwischen den Geschlechtern deutliche Unterschiede bestehen, wäre es nicht verwunderlich, wenn sich im Gehirn entsprechende anatomische Unterschiede finden würden. Tatsächlich glauben einige Forscher, Ungleichheiten zwischen männlichen und weiblichen Gehirnen nachgewiesen zu haben.

Die meisten Fachleute sind jedoch der Ansicht, daß es dafür bisher keinen überzeugenden Beweis gibt – vielleicht deswegen, weil Wissenschaftler selten die Möglichkeit haben, lebende menschliche Gehirne zu untersuchen. Dennoch vermuten sie stark, daß solche Unterschiede bestehen, und sie glauben auch zu wissen, wodurch sie zustande kommen: Wahrscheinlich sind männliche und weibliche Hormone, die im Fetus kreisen, nicht nur für die Entwicklung der Geschlechtsorgane zuständig, sondern auch für die des Gehirns.

Verhaltensunterschiede – geschlechtlich bedingt?

Das Studium des menschlichen Verhaltens läßt sich nicht mit einem Studium etwa der Chemie vergleichen. Verhalten läßt sich schwer messen; das heißt, man kann es nicht mathematisch berechnen, und Objektivität ist fast unmöglich. Zwei Forscher können somit das gleiche Verhalten auf ganz unterschiedliche Weise auslegen. Deshalb muß bezüglich geschlechtsspezifischer Unterschiede (von anatomischen einmal abgesehen) zunächst festgestellt werden: Nichts kann hier als absolute Tatsache gelten.

Dennoch sind sich die Wissenschaftler im allgemeinen darüber einig, daß vier geschlechtsspezifische Unterschiede ziemlich gut gesichert sind: Jungen verhalten sich aggressiver als Mädchen; sie sind die besseren Mathematiker, und ihre visuelle Erfassung des Raums ist überlegen, d.h., sie können beispielsweise besser Karten lesen oder den Weg durch ein Labyrinth finden. Mädchen meistern dagegen sprachliche Aufgaben besser als Jungen, etwa: flüssig reden oder einen komplizierten Text verstehen.

Wissenschaftler, die die Existenz dieser Unterschiede bejahen, berufen sich häufig auf eine klassische Studie über Geschlechtsunterschiede, die von den Psychologinnen Eleanor E. Maccoby und Carol N. Jacklin erarbeitet wurde. Ihre Ergebnisse beruhen auf der Auswertung von mehr als 2000 Untersuchungen vieler verschiedener Wissenschaftler.

Es gibt eine Reihe von Beweisen dafür, daß zwei der genannten Unterschiede, nämlich mathematische Begabung und Aggressivität, eine biologische Grundlage haben. Wahrscheinlich werden sie teilweise durch die Gene bestimmt. Man geht jedoch davon aus, daß bei allen geschlechtlich bedingten Verhaltensunterschieden das Lernen und andere Umweltfaktoren eine wichtige Rolle spielen. Würden Jungen und Mädchen unter genau gleichen Bedingungen heranwachsen, wären sie sich vermutlich ähnlicher.

Zudem darf man nicht vergessen, daß jene vier Unterschiede aufgrund von Statistiken nachgewiesen wurden. Es ist daher nicht etwa so, daß alle Jungen bessere Mathematiker wären als alle Mädchen. Manche Mädchen können besser rechnen als die meisten Jungen. Und ebenso gibt es Jungen, die der Mehrzahl der Mädchen sprachlich überlegen sind.

Was beweist, daß Männer aggressiver sind?

Eine Auswertung von 67 Untersuchungen hat ergeben, daß sich Männer sowohl körperlich als auch in Worten aggressiver verhalten als Frauen. In diesen Untersuchungen haben Forscher bei insgesamt 94 Vergleichen von aggressivem kindlichem Verhalten in 57 Fällen statistisch bedeutsame Unterschiede zwischen den Geschlechtern festgestellt. Und mit Ausnahme von fünf Fällen zeigten sich die Jungen aggressiver als die Mädchen. Eine Reihe von Wissenschaftlern sind überzeugt, daß Aggressionen durch das männliche Hormon Testosteron hervorgerufen werden. In einer Diskussion mit jugendlichen Straftätern waren diejenigen mit dem höchsten Testosteronspiegel am aggressivsten.

All dies wird durch Beweise aus der Ethnologie gestützt, die zeigen, daß Tötungen – sowohl im Krieg als auch im täglichen Leben – in Tausenden von verschiedenen Kulturen vorkommen und daß es hauptsächlich die Männer sind, die töten. Wenn sich ein solcher geschlechtsspezifischer Unterschied bei Menschen auf der ganzen Welt findet, obwohl sie in äußerst unterschiedlichen Kulturkreisen aufwachsen, so ist die Wahrscheinlichkeit recht groß, daß er sich nicht durch Erziehung erklärt, sondern auf biologischen Faktoren beruht, die vermutlich in jeder Gesellschaft gleich sind.

Sind bestimmte Störungen geschlechtsabhängig?

Schätzungsweise zehn Prozent der Gesamtbevölkerung sind Linkshänder. Die Linkshändigkeit kommt bei Männern häufiger vor als bei Frauen. Oft ist sie mit bestimmten Störungen verknüpft, die bei Männern ebenfalls häufiger auftreten als bei Frauen. Eine von ihnen ist die Legasthenie oder Leseschwäche. Die Betroffenen sind oft durchaus intelligente Menschen, doch lesen sie beispielsweise „lese" als „esel" oder „513" als „Eis".

Zu den Störungen, die bei Männern häufiger sind, gehören ferner Stottern und Autismus (extreme Kontaktunfähigkeit). Manche Wissenschaftler meinen, daß diese Schwierigkeiten, wie auch die Linkshändigkeit, auf bestimmte anatomische Strukturen des Gehirns zurückgehen müssen. Doch konnte bis heute noch keine Verbindung zwischen dem Gehirn und dem Verhalten nachgewiesen werden.

Für Musik ist die rechte Gehirnhälfte zuständig

Wenn ein Musiker einen Schlaganfall erleidet, der die rechte Hälfte seines Großhirns schädigt, werden dadurch häufig seine musikalischen Fähigkeiten beeinträchtigt. Bei einer Schädigung der linken Gehirnhälfte tritt eine solche Beeinträchtigung seltener ein. Es gibt noch andere Beweise dafür, daß die rechte Gehirnhälfte für die Musikalität eine wichtige Rolle spielt. Wird die linke Hälfte des Gehirns geschädigt, die für die Sprache zuständig ist, so kann der Betroffene oft keine Worte mehr sprechen, wohl aber welche singen. Ein solcher Fall wurde bereits 1745 beschrieben: „Er singt Lieder so klar wie ein gesunder Mensch, ... kann aber außer ‚Ja' kein Wort sprechen."

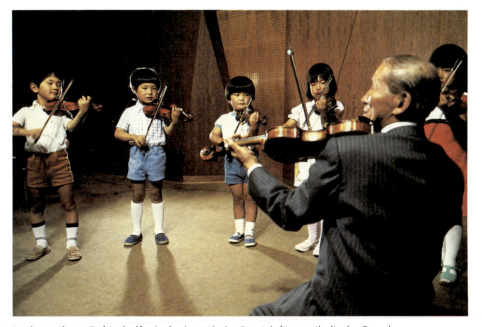

In der rechten Gehirnhälfte befindet sich der Bereich für musikalische Begabungen.

Signale aus dem Gehirn

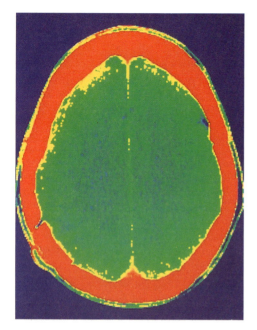

Bei der Computertomographie fertigt ein Röntgenabtastgerät oder Scanner eine Serie von Querschnittbildern vom Gehirn an. Auf einem Bildschirm sieht man dann Schichten des Gehirns aus jedem beliebigen Winkel. (Wer sich den Vorgang besser vorstellen möchte, könnte an ein hartgekochtes Ei denken, das längs oder quer in Scheiben geschnitten werden kann.)

Kann man mit Röntgenstrahlen in das Gehirn blicken?

Herkömmliche Röntgengeräte lassen ein klares Bild vom Schädel entstehen, nicht aber vom Gehirn selbst. Dennoch kann ein Fachmann aus einem Röntgenbild von der knöchernen Hülle häufig Schlüsse auf das Gehirn ziehen.

Wenn die Aufnahme beispielsweise zeigt, daß die Innenseite des Schädelknochens teilweise abgetragen ist, so kann dies auf einen Gehirntumor hinweisen, da eine solche Geschwulst mitunter den Knochen vermindert. Oder wenn eine Aufnahme einen Schädelbruch erkennen läßt, der genau über einer Arterie auf der Gehirnoberfläche verläuft, dann besteht Grund zu der Vermutung, daß im Gehirn Blutungen auftreten. Denn bei einem Knochenbruch werden häufig Blutgefäße verletzt.

Was leisten moderne medizinische Abtastgeräte?

Moderne Abtastgeräte (Scanner) erzeugen mit Hilfe von elektromagnetischen Wellen – zu denen auch Röntgenstrahlen gehören –, radioaktiven Stoffen und einem Computer außerordentlich genaue Bilder vom Gehirn. Manche dieser Geräte stellen nicht nur die anatomischen Strukturen dar, sondern zeigen darüber hinaus, welche Bereiche aktiv sind.

Mit Hilfe von Scannern können die Ärzte die Größe, Form und Lage eines Tumors feststellen oder eine bestimmte Stelle im Gehirn erkennen, die epileptische Anfälle auslöst. Die Geräte sind aber nicht nur für die Diagnose und Behandlung wertvoll, sondern auch für die Forschung. Will man genaue Karten vom Gehirn anlegen, also feststellen, welche Bezirke welche Funktion haben, so sind Scanner unerläßlich.

Werden Geräte jemals Gedanken lesen können?

Zu einer solchen Befürchtung besteht kein Anlaß. Gedankenlesende Abtastgeräte (Scanner) liegen fast mit Sicherheit jenseits der Grenzen des Möglichen. Hingegen können modernste Geräte einiges über die Prozesse offenbaren, die beim Denken im Gehirn ablaufen. Doch das menschliche Gehirn ist ein so vielseitiges und anpassungsfä-

Blick auf die Tätigkeit des Gehirns

Ein PET-Scanner (Positronenemissionstomograph) reagiert auf eine radioaktive Markierungssubstanz, die man einem Patienten zusammen mit einem Hirnnährstoff, etwa Traubenzucker, einspritzt. Mit Hilfe der radioaktiven Substanz kann ein Beobachter verfolgen, wie der Nährstoff im Gehirn vordringt und ob er von den Zellen aufgenommen und in Energie umgewandelt wird. Die Markierungssubstanz gibt Positronen (Teilchen von Antimaterie) ab, die im Gehirn mit Elektronen (normale Materie) zusammentreffen. Die Teilchen vernichten sich gegenseitig und setzen dabei Strahlung frei, die das Gerät registriert. Die Intensität dieser Strahlung ändert sich parallel zu den chemischen Vorgängen im Gehirn. Bestimmte Krankheitszustände erzeugen charakteristische Tomogramme.

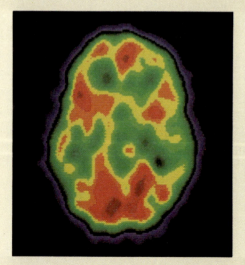
Normale Gehirntätigkeit im Tomogramm

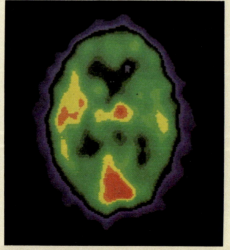
Bei Schizophrenie: deutliche Abweichungen

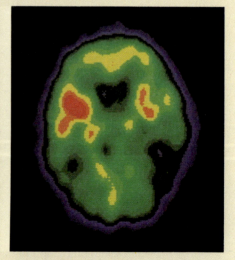
Bei Schwachsinn: noch anderes Muster

higes Organ, daß es beim Denken – oder wann immer es etwas tut – verschiedene Nervenbahnen benutzen kann. Daher erscheint es unwahrscheinlich, daß ein bestimmtes Bild der Gehirntätigkeit bei allen Menschen stets auf den gleichen Gedanken hinweisen würde.

Die Vorstellung aber, daß ein Scanner unter Umständen etwa einen Spion entlarven könnte, ist gar nicht so abwegig. Mit einem PET-Scanner (Positronenemissionstomograph) hat der dänische Wissenschaftler Niels Lassen gezeigt, daß die Großhirnrinde eines Menschen bestimmte Erkennungsmuster erzeugt, wenn der Betreffende seine Muttersprache hört. Der Klang einer Sprache, die er nicht versteht, aktiviert diese Muster dagegen nicht. So könnte man z.B. beweisen, daß ein Mann Russisch versteht, obwohl er das bestreitet.

Was sind eigentlich Gehirnwellen?

Als 1929 der deutsche Psychiater Hans Berger behauptete, er habe elektrische Vorgänge im Gehirn festgestellt, stieß er bei anderen Wissenschaftlern auf Unglauben. Im Jahr 1932 erhielt dann jedoch der englische Elektrophysiologe Edgar Douglas Adrian zusammen mit dem Engländer Charles S. Sherrington für den Nachweis solcher Vorgänge den Nobelpreis.

Heute zweifelt niemand mehr daran, daß das Gehirn – ebenso wie das Herz – ununterbrochen elektrische Ströme erzeugt. Diejenigen, die durch die Gehirnzellen laufen, sind schwächer; doch sie können mit einem sogenannten Elektroenzephalographen (EEG) registriert werden. Das Gerät zeichnet Schwankungen der elektrischen Potentiale auf der Haut auf. Heute verwendet man das EEG und eine weiterentwickelte Form, die BEAM (brain electrical activity mapping, d.h. Aufzeichnung der elektrischen Vorgänge im Gehirn) genannt wird, um das Gehirn zu erforschen und Störungen zu diagnostizieren.

Gehirnwellen treten in vier verschiedenen Frequenzbereichen auf. α-Wellen erscheinen, wenn sich der Mensch bei geschlossenen Augen in einem entspannten Bewußtseinszustand befindet. Öffnet er die Augen, sendet sein Gehirn β-Wellen aus. δ-Wellen werden erzeugt, wenn man sich im Tiefschlaf befindet oder betäubt auf einem Operationstisch liegt. Darüber hinaus sind diese Wellen bei schweren Hirnschädigungen typisch. ϑ-Wellen liegen im Frequenzbereich zwischen den α- und den δ-Wellen. Sie

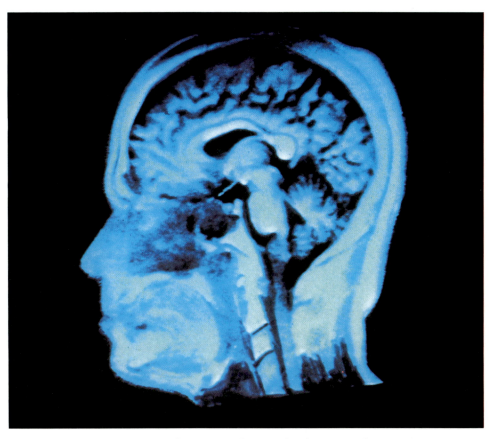

Ein Kernspinresonanz-Tomograph registriert die Signale, die vom Gehirngewebe ausgesandt werden, wenn der Mensch in einem starken Magnetfeld liegt und Hochfrequenzimpulsen ausgesetzt wird. Ein Computer wandelt die empfangenen Signale in plastisch wirkende Bilder wie das hier gezeigte um.

liefern oft das Hintergrundmuster für δ- und β-Wellen.

Wann ist ein Mensch gehirntot?

Eine sehr wichtige und leidenschaftlich diskutierte Frage, die Ärzte, Juristen, Philosophen, Theologen und auch den Mann auf der Straße bewegt, ist die, wie man den Tod definiert – wie man also entscheidet, wann ein Mensch gestorben ist. Jahrhundertelang war man sich darüber einig, daß der Tod dann eingetreten sei, wenn das Herz nicht mehr schlage und die Atmung zum Stillstand gekommen sei. Doch dann entdeckte man, daß die Herz- und Lungentätigkeit, nachdem die üblichen Lebenszeichen erloschen sind, wieder in Gang gebracht und mit Geräten noch lange aufrechterhalten werden können.

Etwa um diese Zeit entstand der Begriff des Gehirntods. Vereinfacht bedeutet er, daß ein Mensch dann tot sei, wenn sein Gehirn tot ist. Doch die Fachleute sind sich nicht einig darüber, was Gehirntod genau bedeutet. Manche sagen, ein Gehirn sei schon dann tot, wenn nur die Großhirnrinde – der denkende Teil des Gehirns – nicht mehr arbeite. Andere sind der Ansicht, daß auch der Hirnstamm, der elementarere Abläufe im Körper steuert, seine Funktionen eingestellt haben müsse, damit das Gehirn als tot angesehen werden könne.

1968 stellte ein Komitee von Medizinern der Harvard University in den USA vier Kriterien für den Gehirntod auf: Nichtreagieren auf Berührung, Geräusche und alle andern äußeren Reize; Bewegungslosigkeit und keine selbsttätige Atmung; keine Reflexe; ein flaches EEG (Elektroenzephalogramm) oder das Erlöschen aller elektrischen Vorgänge im Gehirn.

Die Harvard-Kriterien für die Feststellung des Todes – anhand deren ein betroffener Mensch gewöhnlich zweimal in einem Abstand von 24 Stunden überprüft wird – haben weite, jedoch nicht weltweite Verbreitung gefunden. Viele amerikanische Staaten und zahlreiche andere Länder wenden andere Methoden an. So bleibt die Frage, wie der Augenblick des Tods endgültig festgelegt wird, weiterhin offen.

Ein gehirntoter Mensch, bei dem die Großhirnrinde nicht mehr arbeitet, kann bei intensiver Pflege noch viele Jahre am Leben gehalten werden, da sein Hirnstamm noch unversehrt ist und die lebenswichtigen Körperfunktionen steuern kann.

Schlafen – um zu träumen?

Welchen Sinn hat der Schlaf?

Der Mensch verbringt durchschnittlich ein Drittel seines Lebens schlafend. Dennoch wissen die Wissenschaftler bis heute nicht genau, warum man eigentlich schläft. Vermutlich hat der Schlaf eine gewisse regenerierende Wirkung; aber auf welche Weise er sie erzielt, ist unklar.

Doch welche Funktion der Schlaf auch haben mag – man kann das Schlafbedürfnis kaum unterdrücken. Wer das bezweifelt, möge einmal versuchen, 48 Stunden lang wach zu bleiben. Wahrscheinlich gelingt ihm das nicht – es sei denn, der Betreffende ist besonders ängstlich oder aufgeregt oder er nimmt an einem Schlafentzugsexperiment teil und wird jedesmal, wenn er einnickt, von Wissenschaftlern sofort wieder geweckt.

Eines aber weiß man gewiß: Schlaf ist kein passiver Zustand. Die Elektroenzephalographie – eine Untersuchungsmethode, bei der die elektrischen Spannungsunterschiede in der Großhirnrinde registriert werden – beweist, daß das Gehirn während des Schlafs keineswegs untätig ist.

Braucht jeder Mensch acht Stunden Nachtschlaf?

Ein Mensch braucht so viel Schlaf, daß er erfrischt aufwacht. Für einige wenige Leute bedeutet dies nicht mehr als drei Stunden Nachtschlaf. Ziemlich viele kommen mit fünf bis sechs Stunden aus. Die meisten aber schlafen sieben bis acht Stunden, und manche brauchen sogar neun Stunden und mehr. Kleinkinder benötigen 16–18 Stunden Schlaf; bei älteren Menschen verringert sich jedoch das Schlafbedürfnis immer mehr.

Welche Folgen hat anhaltender Schlafmangel?

Versuche mit Schlafentzug haben gezeigt, daß Menschen, die man immer wieder weckt, schon bald reizbar werden, sich nur noch schwer konzentrieren können und Mühe haben, geistige und körperliche Aufgaben zu bewältigen. Ihr Urteils- und Erinnerungsvermögen läßt nach. Werden sie lang genug wach gehalten, stellen sich unter Umständen Halluzinationen und andere Symptome einer Geistesstörung ein.

Durch erzwungene Schlaflosigkeit kann man auch die Willenskraft eines Menschen brechen; er ist dann nicht mehr so wachsam und leichter beeinflußbar. Deshalb ist

Was geschieht, wenn man schläft und träumt?

Beim Schlaf unterscheidet man im wesentlichen zwei Arten. Die erste Schlafphase ist durch langsame Hirnstromwellen gekennzeichnet. Der Schläfer kommt allmählich in einen ruhigen Zustand, in dem die Körpertemperatur absinkt und der Pulsschlag sich verlangsamt. Dieser Schlaf ist weitgehend traumlos. Etwa 90 Minuten nach dem Einschlafen werden dann Blutdruck, Puls und Atmung unregelmäßig, und die Augen bewegen sich hin und her, als sehe sich der Schlafende einen Film an. Er träumt jetzt. Dies ist der sogenannte REM-Schlaf (REM = rapid eye movement, schnelle Augenbewegung). Das Gehirn ist dabei ebenso aktiv wie im Wachzustand, und auch die Gehirnwellen ähneln denen, die tagsüber auftreten. In einer normalen Nacht wechselt ein Schläfer etwa alle 90 Minuten vom Tiefschlaf in einen REM-Schlaf über. Insgesamt verbringt er etwa 25 Prozent der Zeit im REM-Schlaf.

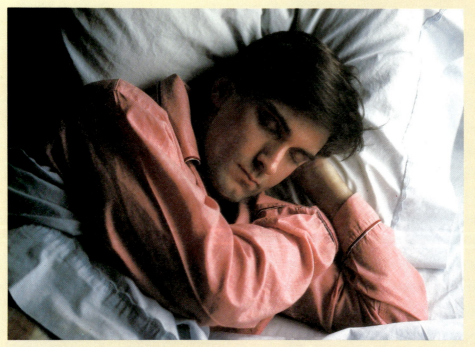

Während des Schlafs ist das Gehirn weiterhin elektrisch aktiv.

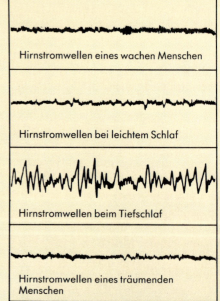

Elektroden am Kopf eines Schlafenden leiten die Hirnstromwellen ab, so daß man sie registrieren kann.

Schlafentzug benutzt worden, um von Festgenommenen Geständnisse zu erzwingen, um bei militärischen Verhören von Kriegsgefangenen Informationen zu erlangen oder um bei einer Gehirnwäsche einem politisch Andersdenkenden eine neue Meinung aufzuzwingen.

Warum träumt man?

Selbst wer sich noch nie nach dem Aufwachen an einen Traum erinnert hat, würde dies wahrscheinlich tun, wenn ihn ein Schlafforscher im Rahmen eines wissenschaftlichen Versuchs aus dem sogenannten REM-Schlaf weckte. (REM = rapid eye movement, d.h. schnelle Augenbewegungen; der REM-Schlaf ist eine Phase, in der man lebhaft träumt.) Fachleute schätzen, daß 84 von 100 Personen, die man auf diese Weise weckt, einen gerade geträumten Traum erzählen können. Vieles spricht dafür, daß jeder Mensch jede Nacht träumt.

Auf alle Fälle besteht für den Menschen offenbar ein starkes Bedürfnis zu träumen. Möglicherweise sind Träume für die geistige Gesundheit wichtig. Wenn ein Schlafforscher eine Versuchsperson der Möglichkeit zu träumen beraubt, indem er sie jedesmal weckt, wenn sie in die REM-Phase kommt, fühlt die betroffene Person sich am nächsten Morgen müde und gereizt, selbst wenn sie insgesamt acht Stunden geschlafen hat. Und bei der ersten Gelegenheit zu ungestörtem Schlaf wird sie mehr oder weniger ununterbrochen träumen, als gelte es, einen Nachholbedarf auszugleichen.

Warum ist das Träumen denn für das Wohlbefinden so wichtig? Eine Theorie besagt, durch Träume mache sich das Gehirn die Tagesgeschehnisse plausibel und entledige sich nutzloser Informationen. Sigmund Freud war dagegen der Ansicht, daß Träume verbotene Wünsche in verschlüsselter Form ausdrücken. Der Neurologe Richard M. Restak meint, daß manche Träume einen „schöpferischen Einblick" in die eigene Seele und in die eines andern geben können. Denn viele Menschen haben schon prophetische Träume gehabt, im Traum eine wichtige Einsicht über eine andere Person erhalten oder plötzlich den Ausweg aus einer Situation gefunden, die am Tag ausweglos erschien.

Träumt man selten farbig?

Viele Menschen meinen, sie träumten nur in farblosen, schwarzweißen Bildern. Doch das ist offenbar ein Irrtum. Berichte von farbigen Träumen sind häufig, wenn Schlafforscher Versuchspersonen aus ihrem REM-Schlaf (siehe den vorherigen Abschnitt) wecken und sie dann ihren Traum gleich erzählen lassen, anstatt damit bis zum nächsten Morgen zu warten. Aus diesem Grund meinen einige Wissenschaftler, daß alle Menschen farbig träumen, auch wenn viele sich morgens nicht mehr daran erinnern.

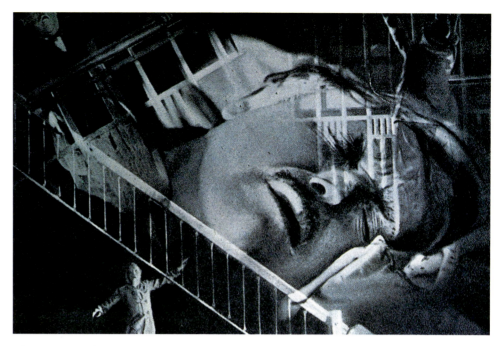

Alpträume, an die man sich später genau erinnert, stellen sich während der Traumphasen ein. Sie haben nichts mit dem nächtlichen Aufschrecken von Kindern (Pavor nocturnus) zu tun, bei dem der Betreffende angstvoll aus einem traumlosen Leichtschlaf auffährt.

Was verursacht Schlaflosigkeit?

Besonders oft werden Verkehrslärm, andere Geräusche oder schlechte Matratzen für schlechten Schlaf verantwortlich gemacht. Zu den häufigsten Ursachen aber gehören Ängste und Depressionen. Eine Untersuchung hat gezeigt, daß 70 Prozent der Versuchspersonen, die schlecht schliefen, seelische Probleme hatten. Auch organische Erkrankungen, insbesondere solche, die Atemnot, Fieber oder Schmerzen verursachen, können Schlaflosigkeit bewirken, ebenso bestimmte Medikamente, etwa Mittel gegen Asthma oder Bluthochdruck. Der Mißbrauch von Arzneimitteln, die sich auf das Gehirn auswirken, spielt gleichfalls bei vielen Fällen von Schlaflosigkeit eine Rolle. Weitere Problemgruppen stellen Nachtarbeiter sowie Menschen dar, die zu unregelmäßigen Zeiten schlafen gehen oder die tagsüber ein Nickerchen machen.

Bei langfristigem Gebrauch helfen Schlafmittel, insbesondere Barbiturate, oft nicht mehr, sondern sie machen die Schlaflosigkeit eher noch schlimmer. Medikamente, die einen normalen Schlaf schenken, gibt es nicht. Manche Präparate unterbinden die tiefsten Stadien des Non-REM-Schlafs (Phasen, in denen man weniger träumt), und die meisten verhindern den notwendigen REM-Schlaf, in dem sich die meisten Träume einstellen.

Gibt es das Gegenteil von Schlaflosigkeit?

Wer an Narkolepsie leidet, bekommt tagsüber unwiderstehliche Schlafanfälle. Er schläft etwa mitten im Gespräch mit seinem Vorgesetzten oder während des Autofahrens ein. Diese unkontrollierbaren Schlafanfälle dauern 5–20 Minuten. Während der an Schlaflosigkeit leidende Mensch nachts nicht einschlafen kann, gelingt es dem Narkoleptiker nicht, sich tagsüber durchgehend wach zu halten.

Bei dieser Krankheit können aber auch noch andere Symptome auftreten. Manchmal kommt es zu einem plötzlichen Verlust der Muskelspannung, und der Kranke fällt hin. In dem kurzen Augenblick zwischen Wachsein und Schlaf kann der Betroffene Halluzinationen oder vorübergehende Lähmungserscheinungen haben.

Die Ursache der Narkolepsie ist in den meisten Fällen nicht bekannt; doch scheint sie damit zusammenzuhängen, daß der Betroffene sich dem REM- oder Traumschlaf nicht entziehen kann. Die meisten Menschen schlafen etwa 90 Minuten, bevor sie in das REM-Stadium kommen. Ein Narkoleptiker hingegen gerät fast sofort nach dem Einschlafen in diesen Zustand.

Die Wahrnehmung der Welt

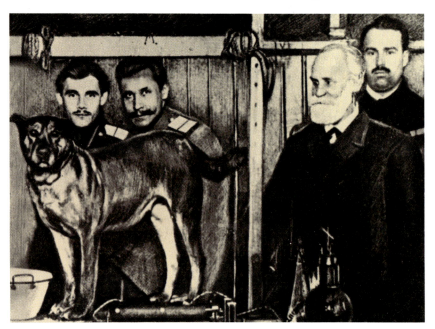

Der weißbärtige Iwan Pawlow (rechts) mit dem Hund, bei dem ein Klingelton Speichelfluß auslöste.

Konditionierung: eine einfache Art des Lernens

Eine bestimmte Grundform des Lernens findet unbewußt statt: die Ausbildung bedingter Reflexe. Bei diesem Vorgang, den man als Konditionierung bezeichnet, lernt das Gehirn, zwei an sich unabhängige Dinge in einen Zusammenhang zu bringen. Der russische Physiologe Iwan Pawlow fand heraus, daß ein Hund, wenn man regelmäßig vor der Fütterung eine Klingel ertönen läßt, diesen Klang bald mit dem Futter in Zusammenhang bringt. So kann man schließlich allein durch die Klingel beim Hund einen Speichelfluß auslösen.

Kann man ohne Worte denken?

Im Jahr 1865 verbrachte der deutsche Chemiker August Kekulé von Stradonitz viele Stunden vergeblich damit, die Molekularstruktur des Benzols zu ergründen – ein großes wissenschaftliches Rätsel der damaligen Zeit. Schließlich träumte er eines Nachts von einer Schlange, die sich in den Schwanz biß. Aus diesem Bild entwickelte er dann seine Theorie des sogenannten Benzolrings, einer Anordnung von Atomen, welche in einer geschlossenen, ringartigen Struktur miteinander verbunden sind. Er fand also die Lösung nicht, indem er in Worten darüber nachdachte, sondern durch ein Bild. Auch Albert Einstein schrieb einmal, er denke häufig nicht in Worten, sondern in „mehr oder weniger klaren Bildern", mit denen er im Geist umgehe.

Natürlich muß man kein Einstein sein, um ohne Sprache zu denken. Jeder Mensch denkt visuell, wenn er vor seinem geistigen Auge etwas sieht, etwa eine vertraute Szenerie, eine Person oder eine ferne Stadt.

Untersuchungen haben gezeigt, daß viele Menschen mit Hilfe solchen visuellen Denkens bestimmte Aufgaben lösen können. So legte man Versuchspersonen das Foto eines Autos vor und forderte sie auf, sich von dem Fahrzeug ein geistiges Bild zu machen. Dann wurde das Foto weggenommen, und die Versuchspersonen sollten nun im Geist entweder auf das Vorderteil oder das Heck des Wagens blicken. Dann fragte man sie, ob das Auto eine Kühlerfigur habe. Konzentrierten sich die Versuchspersonen auf das Vorderteil, konnten sie die Frage rasch beantworten; betrachteten sie hingegen im Geist das Heck, brauchten sie für die Antwort länger. Offensichtlich mußten sie ihr geistiges Auge erst vom Heck auf die Front lenken, als stehe ein wirkliches Auto vor ihnen.

Gibt es im Gehirn ein Gedächtniszentrum?

Die meisten Fachleute sind sich darüber einig, daß jede Erinnerung vermutlich mehrfach, und zwar in verschiedenen Teilen des Gehirns, gespeichert wird und daß es so etwas wie einen Hauptspeicher nicht gibt. Gestützt wird diese Theorie durch Untersuchungen von Menschen, bei denen durch eine Verletzung oder Krankheit Bereiche des Gehirns zerstört wurden. In solchen Fällen können Einzelheiten von Erinnerungen entschwunden sein; doch der größte Teil des einmal Gelernten oder Erfahrenen ist immer noch im Gedächtnis vorhanden.

Wie viele von den Vorgängen ringsum nimmt man wahr?

In jeder Sekunde erhält das Gehirn zahllose Informationen aus allen Teilen des Körpers und aus der Welt ringsum. Gewöhnlich schenkt der Mensch diesen Wahrnehmungssignalen kaum besondere Beachtung. Nur gelegentlich registriert er sie sehr genau – etwa wenn er sich in einer neuen Situation oder einer bedrohlichen Lage befindet.

Die meiste Zeit arbeitet die Aufmerksamkeit außerordentlich selektiv; sie wählt aus allen eintreffenden Informationen nur einige wenige aus. Beispielsweise kommt es selten vor, daß man über die Empfindungen nachdenkt, die durch Vorgänge im Innern des Körpers oder etwa durch den Kontakt der Kleidung mit der Haut entstehen. Wer in einen spannenden Roman vertieft ist oder sich auf eine schwierige Arbeit konzentriert, hört nicht einmal das laute Radio nebenan oder die scherzenden und lachenden Kollegen, die gerade nichts zu tun haben. Insgesamt ignoriert das Bewußtsein über 99 Prozent aller Meldungen, die das Gehirn erhält, und das aus gutem Grund: Die meisten sind für die Sache, der man gerade seine Aufmerksamkeit widmet, nebensächlich oder bedeutungslos.

Warum macht Übung den Meister?

Wenn man etwas wiederholt – ein Musikstück auf dem Klavier, einen Rückhandschlag beim Tennis oder eine Vokabelliste –, ist dies so, als präge die Wiederholung dem Gehirn das Gelernte ein. Dieses Bild darf man aber nicht wörtlich nehmen. Die Wiederholung scheint vielmehr anatomische und chemische Veränderungen zu bewirken, die einen gelernten Stoff so im Gedächtnis verankern, daß er leicht abgerufen werden kann.

Niemand weiß jedoch genau, welcher Art diese Veränderungen sind. Möglicherweise nimmt die Zahl oder Größe derjenigen Teile der Nervenzellen, in denen die Erinnerungen gespeichert werden, zu. Es gibt auch Anzeichen dafür, daß Nervenzellen, die man wiederholt reizt, in erhöhtem Maße Proteine freisetzen, welche die Erinnerungsfähigkeit fördern. Und es scheint so, daß diese und andere Veränderungen die Verbindungen zwischen den Neuronen stärken und die Weiterleitung von Impulsen auf bestimmten Nervenbahnen erleichtern.

Eines darf man jedoch nicht übersehen: Übung macht nur dann den Meister, wenn man sich an das, was man übt, auch tatsächlich erinnern will. Und wer in einem Musikstück ständig eine falsche Note spielt oder eine Vokabel immer falsch ausspricht, dem prägt sich auch sein Fehler ein, und später wird er Mühe haben, ihn wieder loszuwerden.

Haben Babys ein Tiefenwahrnehmungsvermögen?

Vor Jahren besuchte die Psychologin Eleanor Gibson mit ihrem Ehemann und ihrer zweijährigen Tochter den Grand Canyon. Als das Kind dicht an den Rand eines Abgrunds ging, riß die Mutter es ängstlich zurück. Ihr Mann, ebenfalls ein Psychologe, versicherte ihr, Zweijährige hätten ein ebenso gutes Tiefenwahrnehmungsvermögen wie Erwachsene. Doch das beruhigte sie nicht.

Jahre später führten Frau Dr. Gibson und Dr. Richard Walk dann ein berühmt gewordenes Experiment durch, um die Behauptung des Ehemanns zu prüfen. Dafür entwickelten sie ein Gerät, das die Illusion eines kleinen Abgrunds vermittelte. Es bestand aus einem Tisch mit einer geteilten, auf unterschiedlichen Ebenen angebrachten Platte. Ferner hatte es eine Glasabdeckung und schließlich eine schützende Umrandung, damit ein daraufgesetztes Baby nicht hinunterfallen konnte. Auf der höheren Hälfte der Platte befand sich, direkt unterhalb des Glases, ein Schachbrettmuster. Dieses Muster setzte sich auf der anderen, einen Meter tiefer liegenden Hälfte der Platte fort. Dadurch entstand der Eindruck, als sei die höher liegende Fläche in der Mitte zu Ende und man drohe hier einen Meter tief zu fallen. Die Wissenschaftler gingen davon aus, daß ein Kleinkind, falls es ein Tiefenwahrnehmungsvermögen habe, auf der Glasplatte nicht über die Mittellinie hinauskrabbeln werde. Wer sich die zugrundeliegende Idee verdeutlichen will, kann sich eine dicke Glasplatte vorstellen, die über einem Abgrund liegt, und mag nun überlegen, ob er – so dick sie auch sein mag – auf sie hinausgehen würde, wenn er den tiefen Abgrund darunter sähe.

In der Untersuchung von Gibson und Walk wurden 36 Babys im Alter zwischen 6½ und 14 Monaten nacheinander auf die stabil wirkende, höher liegende Hälfte der Platte gesetzt, während ihre Mütter neben der „tiefen" Seite standen und die Kinder nun aufforderten, zu ihnen zu kommen. Nur drei der Babys wagten es, über den Rand des „Abgrunds" hinaus auf die Glasabdeckung zu krabbeln. Einige weinten, weil sie scheinbar nicht zu ihrer Mutter gelangen konnten; andere klopften auf das Glas, als wollten sie seine Festigkeit prüfen, aber sie scheuten dennoch vor der Tiefe zurück. Offenbar verfügen Babys also tatsächlich über ein Tiefenwahrnehmungsvermögen.

Die Tiefenwahrnehmung eines Babys im Test

Die meisten Babys können einen deutlichen Tiefenunterschied erkennen. In der hier gezeigten Situation bestand für das Baby keine Gefahr: Über dem „Abgrund" liegt eine dicke Glasplatte. Die meisten der getesteten Babys scheuten vor dem vermeintlichen Abgrund zurück; nur wenige gerieten – offensichtlich unbeabsichtigt – auf die Glasplatte: Die Tiefenwahrnehmung entwickelt sich schneller als das Vermögen, die Muskeln zu koordinieren.

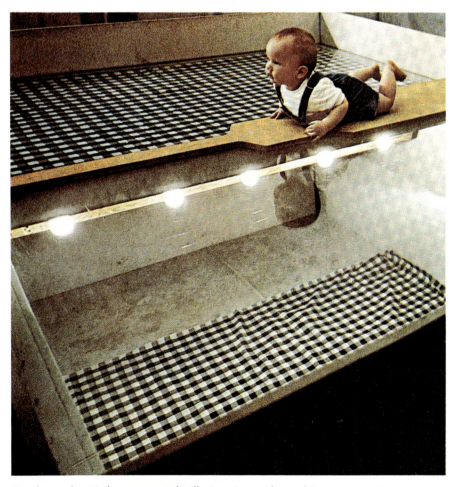

Eine besondere Anlage erzeugt die Illusion eines „Abgrunds".

Wie werden Erfahrungen gespeichert?

Warum vergißt man eine Telefonnummer so rasch?

Man unterscheidet vier Arten von Gedächtnis: das Ultrakurz-, Kurz-, Mittel- und Langzeitgedächtnis. Das Ultrakurzzeitgedächtnis speichert Informationen nur einige Sekunden lang. Das Kurzzeitgedächtnis kann fünf bis sieben Informationen gleichzeitig erfassen und für maximal etwa 60 Sekunden behalten. Das Mittelzeitgedächtnis speichert Eindrücke minuten- bis monatelang. Das Langzeitgedächtnis übersteigt fast das Vorstellbare. Einer Schätzung zufolge kann das Gehirn 100 Billionen Informationseinheiten (Bits) speichern. Man kann das Gehirn aber nicht etwa mit einem Speicher oder einer Art Bibliothek vergleichen, denn es gibt kein Zentrum, wo alle Erinnerungen „abgelegt" werden. Der Erinnerungsvorgang – eine der wichtigsten Aktivitäten des menschlichen Gehirns – ist eine Aufgabe vieler Gehirnbereiche, nicht die eines einzelnen Bezirks.

Um nicht verlorenzugehen, muß eine Erinnerung im Gehirn verankert werden, ein Vorgang, der Einübung (durch Wiederholen oder Lernen) und normalerweise Zuordnung (zu einer Kategorie ähnlicher Sachverhalte) erfordert. Durch die Verankerung gelangt ein Sachverhalt aus dem Kurzzeit- in das Langzeitgedächtnis und läßt, wie man annimmt, eine Gedächtnisspur entstehen: eine tatsächliche Veränderung in der Gehirnstruktur. Eine Telefonnummer, die nicht immer wieder benutzt wird, findet keinen Eingang in das Langzeitgedächtnis. Wenn nach dem Wählen das Besetztzeichen ertönt, muß man die Nummer zumeist erneut nachschlagen, weil es für sie im Gehirn keine Gedächtnisspur gibt.

Warum erinnern sich alte Leute besser an längst Vergangenes?

Ein 91jähriger Schauspieler beklagte sich einmal darüber, daß er sich einfach nicht mehr daran erinnern könne, was er vor fünf Wochen getan habe. Dagegen wußte er noch genau, welche Rolle er mit 12 oder 13 Jahren in Shakespeares *Heinrich VIII.* gespielt hatte. Noch immer konnte er die wichtigste Passage vortragen, obwohl er sie seit jener Zeit nie wieder gelesen hatte.

Zu diesem bei älteren Menschen auftretenden Phänomen tragen mehrere Faktoren bei. Die Fähigkeit, neue Erinnerungen zu speichern, nimmt oft mit dem Alter ab, teils aufgrund organischer und chemischer Veränderungen im Gehirn und teils, weil mitunter das Interesse an der Gegenwart erlischt. Gleichzeitig können lang zurückliegende Erinnerungen im Lauf der Zeit klarer werden, weil sie über Jahre hinweg ständig befestigt wurden, so daß schließlich unauslöschliche Gedächtnisspuren im Gehirn vorhanden sind. Dies gilt vor allem dann, wenn die Erinnerungen wegen ihrer besonderen gefühlsmäßigen Bedeutung immer wieder hervorgeholt wurden.

Warum erinnert man sich nicht daran, wie man ein Baby war?

Einer Theorie zufolge weiß man deshalb sehr wenig von den ersten Lebensjahren, weil man zu dieser Zeit noch nicht über Sprache verfügte, um die Erfahrungen im Gedächtnis zu speichern. Andere Wissenschaftler meinen hingegen, bei einem Baby

---

Die Fähigkeit des Gehirns, sich an Geschehenes zu erinnern

Das Gesicht kommt einem bekannt vor, doch man kann sich nicht an den Namen erinnern – diese Situation ist vielen vertraut. Wie läßt sie sich erklären? Bei den meisten Menschen ist die Fähigkeit, sich an gesehene Dinge zu erinnern, weitaus größer als ihr Vermögen, sich Worte, Zahlen und dergleichen ins Gedächtnis zu rufen. Offenbar besitzt das Gehirn getrennte Systeme, in denen es einerseits bildhafte und andererseits sprachliche Erinnerungsinhalte speichert. Experimente zeigen, daß optische Eindrücke direkt gespeichert werden, während das Gehirn Worte und andere sprachliche Symbole dechiffrieren, sortieren und neu chiffrieren muß. Bei diesem komplizierten Vorgang können offenbar nicht so viele Informationen aufgenommen werden.

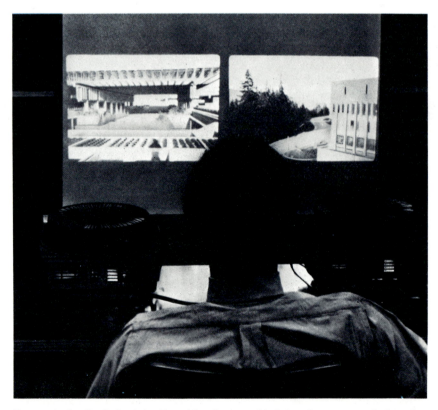

Das optische Gedächtnis im Test: Man hat verschiedenen Personen nacheinander 2560 Fotos vorgelegt. Danach zeigte man ihnen 560 Fotos, die paarweise nebeneinander projiziert wurden. Von jedem Paar war ein Foto bereits gezeigt worden; bei dem andern handelte es sich um ein neues Foto. Die Versuchspersonen konnten in 85–95 Prozent aller Fälle das bereits gesehene Bild richtig bezeichnen.

sei die Erinnerungsfähigkeit noch nicht entwickelt.

Einige Forscher machen hier noch einen Unterschied. Sie glauben, daß das Gehirn möglicherweise zwei Gedächtniskreise besitzt: einen zur Aufnahme von konkreten Sachverhalten, etwa Namen oder Gesichtern, und einen andern zur Speicherung von weniger bewußt ablaufenden Lernvorgängen, zu denen das Erwerben von körperlichen und geistigen Fertigkeiten gehört. Nach Meinung dieser Forscher entwickelt sich der erste Gedächtniskreis zur Aufnahme konkreter Tatsachen nicht so früh, daß er die allerersten Erfahrungen eines Kinds aufnehmen könnte.

Wie kommt es zu einer Erinnerungsstörung?

Es gibt verschiedene Formen der Erinnerungsstörung oder Amnesie. Bei der psychogenen Amnesie verdrängt der Betroffene unangenehme Erlebnisse, weil die Erinnerung daran für ihn zu schmerzhaft ist. Der Verdrängungsvorgang geschieht unbewußt. Diese Störung kommt nur selten vor.

In den meisten Fällen ist eine Amnesie auf eine organische Schädigung des Gehirns zurückzuführen. Entweder handelt es sich um eine retrograde Amnesie – dann erinnert sich das Opfer nicht mehr an Geschehnisse, die der Verletzung vorausgingen – oder um eine anterograde Amnesie, bei der die Erinnerung an Ereignisse nach der Verletzung gestört ist.

Häufigste Ursache für eine retrograde Amnesie ist eine schwere Erschütterung des Kopfes durch einen Schlag oder Stoß. Gewöhnlich kann sich das Opfer dann nicht mehr daran erinnern, was etwa innerhalb der letzten Stunde davor geschah, da das verletzte Gehirn keine Zeit mehr hatte, diese Geschehnisse vom Kurzzeit- in das Langzeitgedächtnis zu übernehmen.

Eine anterograde Amnesie bewirkt, daß der Betroffene neue Ereignisse nicht mehr langfristig speichern kann. Sie wird häufig durch eine Schädigung des Hippocampus verursacht, eines Gehirnteils, der sich tief in den Schläfenhirnlappen befindet und für die Erinnerung bedeutsam ist. Bei dieser Art der Amnesie bleiben frühere Erinnerungsinhalte weitgehend erhalten, und der Betroffene kann sogar einen Intelligenztest gut bestehen. Dennoch ist für ihn ein normales Leben nicht mehr möglich, weil er sich am Beginn jedes neuen Tags nicht mehr an den vorangegangenen erinnert und somit selbst einfache Vorgänge in seinem Leben nicht mehr einordnen kann. Ist er nach seiner Verletzung beispielsweise umgezogen, so weiß er nicht, wo er nun wohnt.

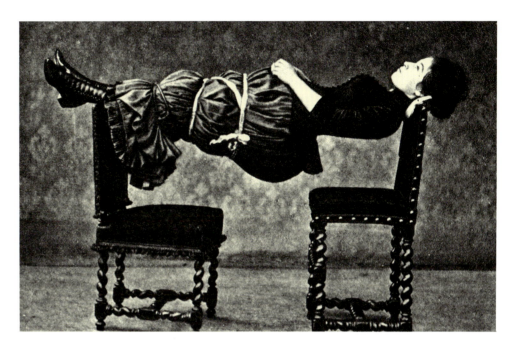

Hypnose, wie sie das Bild dieser Frau zeigt, wurde vielfach als Varieténummer vorgeführt. In Hypnose ist ein Mensch für Suggestionen empfänglich. Manche Leute behaupten, unter Hypnose könne man sich besser erinnern; andere meinen überdies, sie verzerre manchmal bestimmte Sachverhalte.

Kann man sich unter Hypnose besser erinnern?

Hypnose kann helfen, eine Amnesie (Erinnerungslücke) aufzuheben, die durch eine überwältigende Gemütserschütterung verursacht worden ist – etwa bei einem Autofahrer, der einen Unfall gehabt hat, bei dem seine Beifahrer umgekommen sind. Darüber hinaus gibt es aber keinen zuverlässigen Beweis dafür, daß man sich unter Hypnose an etwas erinnern kann, an das man sich normalerweise nicht erinnert.

Warum können Gerüche starke Erinnerungen wachrufen?

Von unsern Sinnen befindet sich der Geruchssinn räumlich wie auch entwicklungsgeschichtlich dem Hippocampus am nächsten, einem jener Gehirnteile, die an der Speicherung von Erinnerungen beteiligt sind. Zudem ist der Geruchssinn direkt mit dem limbischen System, dem Gefühlszentrum des Gehirns, verbunden. Die Informationen, die von allen andern Sinnen geliefert werden, müssen demgegenüber einen langen, umständlichen Weg zurücklegen, um zu den Erinnerungs- und Gefühlszentren zu gelangen. Es hat also etwas mit dem Lageplan des Gehirns zu tun, daß ein vertrauter Geruch weit zurückliegende Erinnerungen wachrufen kann und mit ihnen eine intensive Gefühlsmischung aus Glück, Sehnsucht und Wehmut.

Was ist ein Déjà-vu-Erlebnis?

Mit dem Ausdruck *déjà vu* – der im Französischen bereits gesehen bedeutet – bezeichnet man jene merkwürdigen Augenblicke, in denen man meint, eine schon bekannte Situation ein zweites Mal zu erleben. Einer Theorie zufolge bleibt, wenn eine Erinnerung im Gedächtnis gespeichert wird, zuweilen ein einzelner Bezirk des Gehirns einen Augenblick hinter den andern zurück. Er holt aber wieder zu den andern auf, und dies erzeugt dann den Eindruck von Vertrautheit, da jener Bezirk nun das verarbeitet, was die andern bereits gespeichert haben.

Eine andere Hypothese besagt, daß gelegentlich ein bestimmtes Erlebnis in der Gegenwart Erinnerungsspuren eines vergangenen Geschehens aktiviert, das einen wirklichen oder vermeintlichen Bezug zu dem gegenwärtigen hat. Wer sich beispielsweise als Kind danach gesehnt hat, irgendeine romantische, weit entfernte Stadt zu besuchen, und deshalb eifrig Bilder von ihr betrachtet hat, der kann beim ersten Besuch dort im Erwachsenenalter unter Umständen ein Déjà-vu-Erlebnis haben.

Der menschliche Verstand

Was zeigen Tests und Denksportaufgaben?

Neben Tests, mit denen man erlerntes Wissen mißt, gibt es auch solche, die Begabungen messen. Sie konzentrieren sich gewöhnlich auf die Fähigkeit der Testperson, rechnerische, sprachliche, logische und räumliche Aufgaben zu lösen, und lassen andere, ebenfalls wichtige Eigenschaften außer acht. Hier einige Tests, wie man sie häufig findet. Manche machen sogar Spaß.

6	2	4
2	?	0
4	0	4

1. Waagerecht wie senkrecht ergibt sich jeweils mit der gleichen Rechenart aus zwei Zahlen die dritte. Wie heißt die fehlende Zahl?

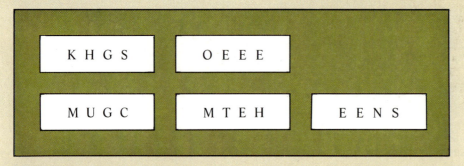

2. Buchstabensalat Eine Frau kommt nach Hause und findet eine Nachricht von ihrem Mann vor, die versehentlich in fünf Stücke gerissen wurde. Diese Stücke sind oben zu sehen. Wie lautet die Nachricht?

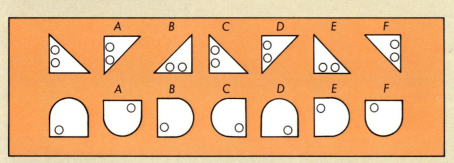

3. Gleiche Karten Markieren Sie in jeder Reihe sämtliche Karten, die mit der ersten Karte identisch sind. Bei einem solchen Test hat ein weniger gebildeter Mensch ebenso gute Erfolgschancen wie ein gebildeter.

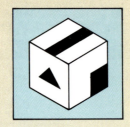

4. Räumliche Wahrnehmung Welches der unten gezeigten vier Muster entstünde, wenn man die Schachtel links auseinanderfalten würde? (Achtung! Alle drei Zeichen sind auf einen Blick zu sehen.)

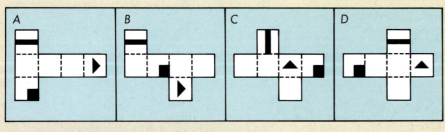

1. Die Antwort lautet: 2. (Die zweite Zahl wird jeweils von der ersten abgezogen.) 2. Die Nachricht heißt: KOMME HEUTE GEGEN SECHS 3. Erste Reihe: B, C, F. Zweite Reihe: A, C, E. 4. Die richtige Antwort lautet: D.

Was ist eigentlich Intelligenz?

Die meisten Menschen sind überzeugt, eine intelligente Persönlichkeit erkennen zu können, wenn sie ihr begegnen. Dennoch haben sie oft Schwierigkeiten, zu erklären, was Intelligenz denn eigentlich ist. Tatsächlich ist es auch den Psychologen nicht gelungen, sich auf eine für alle annehmbare Definition zu einigen. Viele begnügen sich mit der Feststellung, Intelligenz sei das, was man mit Intelligenztests mißt.

Im Jahr 1905 sagte der französische Psychologe Alfred Binet – der den Intelligenztest, wie man ihn heute kennt, entwickelt hat –, die wesentlichen Tätigkeiten der Intelligenz seien: „gut zu urteilen, gut aufzufassen und gut zu begründen". Und 1958 definierte der amerikanische Psychologe Alfred Wechsler Intelligenz als „die gesamte oder umfassende Fähigkeit des Individuums, zweckmäßig zu handeln, vernünftig zu denken und wirksam mit seiner Umwelt umzugehen".

Läßt sich Intelligenz vererben?

Wie alle Eigenschaften des Menschen ist Intelligenz ein Produkt der Umwelt wie auch der Gene. Es gibt kein besonderes Gen für Intelligenz; diese wird vermutlich durch mehrere Gene bestimmt. Allerdings konnte bisher keins von ihnen identifiziert werden.

Daß Vererbung bei der Intelligenz eine wichtige Rolle spielt, haben Untersuchungen nachgewiesen. Sie zeigen, daß der Intelligenzquotient (IQ) bei Menschen immer ähnlicher wird, je näher sie miteinander verwandt sind. Eineiige Zwillinge, die die gleichen Chromosomen (Träger der Gene) besitzen, haben meist einen ähnlicheren IQ als Geschwister, bei denen nur einige Chromosomen gleich sind.

Eine wesentliche Streitfrage in der Psychologie ist die, welche Bedeutung der Vererbung, ganz genau, zukommt. Aufgrund umfassender statistischer Verfahren sind einige Psychologen zu dem Schluß gekommen, daß nur etwa 25 Prozent der Intelligenzunterschiede zwischen zwei beliebigen Gruppen von Menschen auf Vererbung beruhen. Andere Psychologen vertreten demgegenüber die Auffassung, die richtige Zahl liege bei 80 Prozent. Doch auch für fast jede dazwischenliegende Prozentzahl läßt sich ein Verfechter finden.

Praktisch alle Fachleute sind sich jedoch

darin einig, daß auch die Umwelt für die Intelligenz eine wichtige Rolle spielt. In einer französischen Studie wurden zwei Fälle von Geschwistern untersucht, deren Eltern ungelernte Arbeiter waren. In einem Fall wuchsen die Kinder in der Obhut ihrer Mutter auf und hatten einen durchschnittlichen IQ von 95. Im andern Fall waren die Kinder von bürgerlichen Eltern adoptiert worden, und bei ihnen lag der durchschnittliche IQ bei 109.

Auch viele andere Untersuchungen weisen auf einen Zusammenhang zwischen dem Intelligenzquotienten und den jeweiligen sozialen und wirtschaftlichen Verhältnissen hin: Je höher der soziale Status, um so höher auch der IQ.

Handelt es sich bei Intelligenz um mehrere Fähigkeiten?

Fast allen Definitionen von Intelligenz liegt die Vorstellung zugrunde, daß ihr Kern eine grundsätzliche Aufgewecktheit oder Lernfähigkeit ist, die nichts mit Übung zu tun hat. Heute betrachten die meisten Psychologen Intelligenz als eine Reihe von Eigenschaften, die miteinander in Beziehung stehen. Dazu gehören logisches und intuitives Denken, Ausdauer, geistige Beweglichkeit, schöpferische Fähigkeiten und das Vermögen, Informationen schnell zu verarbeiten.

Heutzutage sind viele hundert Intelligenztests in Gebrauch, die eine ebenso große Zahl von Ansichten über die Intelligenz widerspiegeln. Einige messen lediglich drei Aspekte der Intelligenz: verbale und mathematische Begabung sowie die Fähigkeit, logisch zu denken. Andere messen Faktoren wie Gedächtnisumfang, Sprachgewandtheit, räumliche Wahrnehmung, die Fähigkeit, etwas richtig einzuordnen, zu verallgemeinern, und die Gabe, Schlüsse aufgrund von Analogien zu ziehen.

Kann man seinen eigenen IQ erhöhen?

Wenn jemand etwa das siebte Lebensjahr erreicht hat, bleibt der Intelligenzquotient (IQ) offenbar für sein restliches Leben mehr oder weniger unverändert. Es gibt allerdings auch Ausnahmen: Einige Studien zeigen, daß sich noch Veränderungen von mehr als 15 Prozent ergeben können, die zumindest teilweise einer Motivierung und andern Faktoren im Gefühlsbereich zuzuschreiben sind.

Wissenschaftlich fundierte Untersuchungen über Versuche, den IQ zu erhöhen, gibt es kaum. In der Frage, ob solche Bemühungen zum Erfolg führen könnten, sind die Meinungen angesichts der anerkannt großen Rolle, welche die Vererbung bei der Intelligenz spielt, sehr unterschiedlich.

Ein Wissenschaftler, der nicht an einen festgelegten IQ glaubt, ist Stephen Jay Gould. Biologen wissen, so argumentiert er, daß erblich keineswegs etwa unabänderlich bedeutet. Er hebt hervor, Gene können unter verschiedenen Umweltbedingungen verschieden stark zur Ausprägung kommen. Umgekehrt können bei gleichen Umweltbedingungen verschiedene Gene das gleiche Material hervorbringen. Die Behauptung, der IQ sei weitgehend erblich, stehe nicht im Widerspruch zu der Annahme, daß das, was wir als Intelligenz bezeichnen, durch eine bessere Bildung erhöht werden könne.

Genialität unter dem Mikroskop

Nach dem Tod Albert Einsteins im Jahr 1955 wurden die sterblichen Überreste des großen Physikers eingeäschert – mit Ausnahme seines Gehirns. Dieses hatte man auf seine eigene Bitte hin zu Untersuchungszwecken entfernt. Wissenschaftler hofften, eine physiologische Erklärung für seine überlegene Intelligenz zu finden. 1985 gab ein Forscher aber lediglich bekannt, daß sich in Einsteins Gehirn mehr Gliazellen befunden hätten als in normalen Gehirnen. Doch Gliazellen lassen keine Gedanken entstehen.

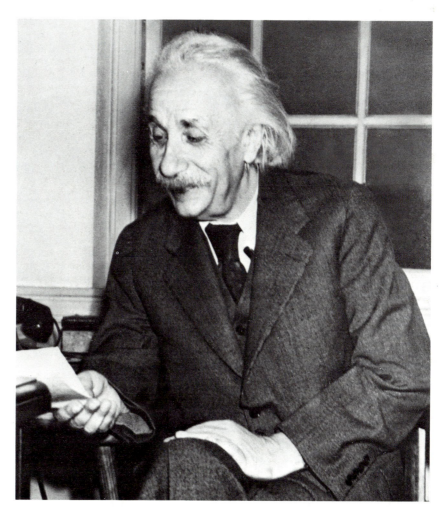

Selbst ein Mikroskop kann nicht enthüllen, was Intelligenz eigentlich ist. So sagte ein Pathologe über Einsteins Gehirn: „Es sieht genauso aus wie jedes andere."

Die Macht von Stimmungen und Gefühlen

Wie dicht liegen Lachen und Weinen beieinander?

Nicht selten bekommen Menschen bei Hochzeiten, Familientreffen oder selbst nach einem herzhaften Lachen feuchte Augen. Ein andermal nehmen sie dagegen schlechte Nachrichten mit einem stoischen Lächeln auf.

Lachen und Weinen stellen zwei extreme Gefühlsäußerungen dar; dennoch sind bei beiden viele beteiligte Gehirnbezirke und Muskeln identisch. Woher weiß man das? Manche Menschen mit Hirnschäden – häufig in den Stirnlappen – verlieren die Fähigkeit, ihre Gefühlsäußerungen zu steuern. Bei diesen Patienten werden sie nicht mehr durch gesellschaftliche Bräuche und Tabus, die sie im Lauf ihres Lebens zu beachten gelernt haben, gezügelt. Schon eine nebensächliche Bemerkung kann zu einem unverhältnismäßig starken Gefühlsausbruch führen. Die Begrüßung eines Bekannten kann Weinen auslösen und ein einfacher Witz langes, anhaltendes Gelächter. In extremen Fällen wird ohne ersichtlichen Grund aus Weinen Lachen und umgekehrt. Beides liegt also offenbar nahe beieinander. So brach einmal eine trauernde Witwe, von ihrem Gefühl übermannt, auf der Beerdigung ihres Ehemanns in wildes Gelächter aus. Was fühlen diese Menschen tatsächlich, wenn sie von einem Lach- oder Weinanfall erfaßt werden? Jene Witwe verspürte Trauer.

Gibt es krankhafte Traurigkeit und Angst?

Traurigkeit und Angst sind normale Reaktionen auf Belastungen. Die Niedergeschlagenheit, unter der jemand leidet, wenn ein geliebter Mensch gestorben ist, führt zu einem vorübergehenden Rückzug von der Außenwelt; während dieser Zeit ordnet der Betreffende sein Innenleben neu. Angst verstärkt die Reaktion auf Krisensituationen und fördert die Entschlußkraft und Zielstrebigkeit, die notwendig sind, wenn jemand mit einer Krankheit, Arbeitslosigkeit oder einer ins Wanken geratenen Ehe fertig werden soll. In allen diesen Fällen bleibt die Wahrnehmung der Wirklichkeit realistisch; die Gefühlsreaktion ist angemessen, und die Gemütsverfassung wird sich, so verzweifelt sie auch sein mag, letztlich wieder normalisieren.

Depressionen und Angstgefühle sind erst dann krankhaft, wenn sie die Wirklichkeit verzerren, keine Veränderung herbeiführen und selbst dann noch fortbestehen, wenn sich die Dinge zum Guten wenden. Unangemessene Schwermut und Besorgnis verlangen eine medizinische Behandlung.

Können Gefühle krank machen?

Die Statistiken zeigen, daß Menschen, deren Ehepartner gestorben ist, häufiger krank werden oder sterben als der Durchschnitt des betreffenden Jahrgangs. Den Grund dafür sehen manche Wissenschaftler darin, daß bei Menschen, die unter einer großen Belastung stehen, das Abwehrsystem des Körpers durch das Gehirn geschwächt wird. Untersuchungen mit Tieren haben bereits ergeben, daß bei ihnen eine Verbindung zwischen dem Gehirn und dem Abwehrsystem besteht. Neueste Forschungen deuten darauf hin, daß es sich beim Menschen ähnlich verhält.

Wodurch erreicht Wut gefährliche Ausmaße?

Gewalt tritt nicht selten infolge eines Tumors oder einer anderen Anomalie im Gehirn auf. So gibt es Hinweise darauf, daß Aggression manchmal mit einer zu geringen Produktion des Neurotransmitters Serotonin im Gehirn zusammenhängt. Und von der Droge PCP, in der Umgangssprache auch Engelsstaub genannt, weiß man, daß sie im Gehirn Veränderungen bewirkt, die zu Wutanfällen, Selbstverstümmelung und Mord führen können.

Dies bedeutet natürlich nicht, daß Gewalt grundsätzlich auf Abnormitäten im Gehirn zurückzuführen wäre. Angesichts der so häufig auftretenden Aggressivität in aller Welt kann man wohl kaum annehmen, daß sie immer durch Funktionsstörungen im Gehirn verursacht wird. Tatsächlich zügelt normalerweise die Großhirnrinde, der denkende Teil des Gehirns, beim Menschen die aggressiven Impulse, so daß sie sich nicht äußern. Untersuchungen lassen vermuten, daß Umwelteinflüsse – etwa Gewalt, die im Fernsehen und in Filmen dargestellt wird – bei der Entstehung von Gewalttätigkeit eine wichtige Rolle spielen. Versuche, die Neigung zu Gewalt auf Vererbung zurückzuführen, haben keine überzeugenden Beweise erbracht.

Woher kommen die Begriffe?

Somnambulismus, der Fachausdruck für Schlafwandeln, leitet sich von Somnus, dem römischen Gott des Schlafes, ab. Der Begriff ist einer von vielen medizinischen, die aus der klassischen Mythologie stammen. In dem Begriff Somnambulismus vereinigen sich die Wörter *somnus* (Schlaf) und *ambulare* (gehen).

Hypnose ist ein veränderter, schlafähnlicher Bewußtseinszustand. Der Ausdruck kommt von Hypnos, dem griechischen Gott des Schlafes. Er wurde als geflügelter Jüngling dargestellt, der mit einem Horn durch die Lande eilt und den Schlaf ausgießt. Nach der Sage bewohnte Hypnos eine dunkle Höhle. Dort schlief er auf einem weichen Sofa, eingelullt von den Wassern des Flusses Lethe, der durch die Höhle floß und der vergessen läßt. Von Lethe ist das Wort Lethargie abgeleitet, das Schläfrigkeit oder Trägheit bedeutet.

Wie ein Stein schlafen – dieser Ausdruck beschwört die Vorstellung völliger Bewegungslosigkeit herauf. Manche Menschen behaupten denn auch, sie bewegten sich im Schlaf nicht. Versuche haben aber gezeigt, daß sich jeder Mensch im Schlaf dreht oder umherwirft. Das hat auch seinen Sinn: Völlige Bewegungslosigkeit wäre schlecht für den Kreislauf.

Trance leitet sich vom lateinischen *transire* (hinübergehen) ab. Es handelt sich um einen hypnoseähnlichen Zustand spiritistischer Medien, der bewußt herbeigeführt wird. In manchen Kulturen erzeugt man den Trancezustand durch Drogen, besondere Atemtechniken, Fasten, Trommeln und Tanzen oder andere Rituale.

Genie ist eine außergewöhnliche, angeborene geistige Begabung, die sich oft in bedeutenden schöpferischen Leistungen auf den Gebieten der Kunst und Wissenschaft äußert. Das Wort Genie leitet sich von dem lateinischen Begriff *Genius* her, der ursprünglich Schutzgeist, später dann Schöpfergeist bedeutete. Im 18. Jahrhundert drang es aus dem Französischen in den deutschen Sprachraum ein. Damals setzten viele bedeutende Leute das Genie, den originalen Künstler, der nicht Regeln befolgt, sondern sich seine Regeln selbst schafft, dem Rationalismus der Aufklärung entgegen.

Ketten und Feuer gegen Wahnsinn

Mit seiner Einstellung zur Geisteskrankheit war der spanische Reformer Juan Luis Vives seiner Zeit voraus. „Man sollte Mitleid empfinden, wenn der Gesundheit des menschlichen Geistes solch ein großes Unglück widerfährt", schrieb er 1525. Jahrhunderte vor und nach ihm war die herrschende Meinung jedoch eine ganz andere. Man betrachtete Wahnsinn hier und da als göttliche Heimsuchung, zumeist aber als die Folge einer Besessenheit durch Dämonen oder als Strafe für moralische Verworfenheit. Die Opfer wurden eingekerkert, in Ketten gelegt, gefoltert oder bei lebendigem Leib verbrannt. Erst in den 50er Jahren des 20. Jahrhunderts fanden Wissenschaftler Medikamente, die die Symptome von Geisteskrankheiten lindern.

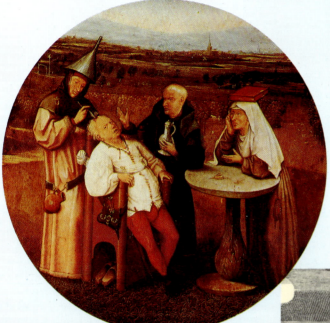

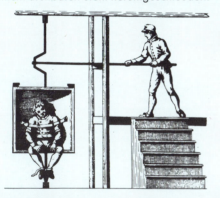

Der Trichter verrät einen Quacksalber (oben), der hier einen Geisteskranken operiert (16. Jh.). Unten wird ein Wahnsinniger auf einem drehbaren Stuhl herumgeschleudert.

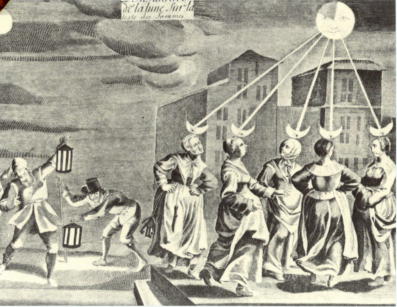

Ein alter Aberglaube besagte, daß Mondlicht mondsüchtig mache. Auf dieser Darstellung des 17. Jahrhunderts tanzen verrückte oder mondsüchtige Frauen auf einem Marktplatz.

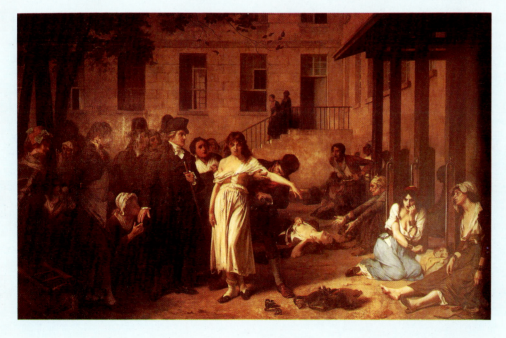

Der Arzt Philippe Pinel ließ im 18. Jahrhundert in Pariser Irrenhäusern Geisteskranken die Fesseln abnehmen (links). Daraufhin fragte ihn sein Vorgesetzter: „Sind Sie denn selbst verrückt, da Sie diese wilden Tiere befreien?" Doch Pinel war überzeugt, daß Güte „die günstigste Wirkung auf Geisteskranke" haben werde.

Verletzungen und ihre Auswirkungen

Kann Alkohol das Gehirn schädigen?

Jedesmal, wenn man Alkohol trinke, zerstöre man damit, so wurde mehrfach behauptet, 100 000 Gehirnzellen. Tatsächlich gibt es aber keinen Beweis dafür, daß das Gehirn bei mäßigem Alkoholgenuß Schaden nimmt. Viele Menschen trinken jedoch unmäßig, und diese haben allerdings Grund zu der Befürchtung, daß dadurch sowohl ihre Leber als auch ihr Gehirn geschädigt werden.

Die Nahrung von Alkoholikern ist häufig arm an B-Vitaminen. Dieser Mangel bewirkt letztlich, daß Gehirnzellen zerstört werden. Ein langjähriger Alkoholismus kann auch zum Korsakow-Syndrom führen, einer Hirnschädigung, die das Erinnerungsvermögen beeinträchtigt. Die Betroffenen füllen zuweilen die Gedächtnislücken mit „Erinnerungen" an Geschehnisse auf, die niemals stattgefunden haben.

Darüber hinaus kann Alkoholismus zu einer Degeneration des Kleinhirns führen, jenes Gehirnteils, der für das Gleichgewicht und die Körperhaltung zuständig ist. Auch eine Polyneuropathie kann die Folge sein, eine Erkrankung der Nerven, bei der schließlich die Empfindungen und die Kraft verlorengehen, ferner die Wernicke-Pseudoenzephalitis, die durch eine Lähmung der Augenmuskeln, einen stolpernden Gang und Bewußtseinsstörungen gekennzeichnet ist.

Sind Gedanken und Gefühle voneinander unabhängig?

Es war ein Wunder, daß Phineas Gage überlebt hatte. Als er am 13. September 1848 für eine Eisenbahnlinie in Vermont, USA, Sprengarbeiten durchführte, wurde ihm durch explodierendes Schießpulver unterhalb des linken Auges ein eiserner Stampfer in den Kopf getrieben. Die Stange durchdrang das Gehirn und trat oberhalb der Stirn aus dem zerschmetterten Schädel wieder aus. Erstaunlicherweise genas Gage körperlich völlig und lebte noch zwölf Jahre. Sein Wesen aber hatte sich stark verändert. Früher war er ausgeglichen gewesen; nun zeigte er sich halsstarrig, launisch und ungeduldig gegenüber allem, was ihm nicht nach Wunsch ging.

Bei Gage waren die Stirnlappen zerstört worden, ein Teil des Gehirns, über den die Wissenschaftler bis dahin kaum etwas gewußt hatten. Der Fall Gage lieferte den Spezialisten den ersten klaren Beweis dafür, daß Denken und Gefühle eng miteinander verbunden sind, und zwar aufgrund tatsächlicher physischer Verbindungen zwischen dem limbischen System – dem wichtigsten Gefühlszentrum im Gehirn – und andern Gehirnteilen.

Dank dieses Falls sowie durch spätere Untersuchungen weiß man heute, daß die Stirnlappen den Menschen in die Lage versetzen, seine Gefühle zu steuern. Werden diese Lappen geschädigt oder ihre Verbindungen zum limbischen System zerstört, so hat das in vielen Teilen des Gehirns chemi-

Von Vögeln, Flöten und andern Schrecknissen

Der alte griechische Arzt Hippokrates hat den Fall des Nikanor beschrieben. Dieser wurde bei Banketten durch die Flötenmusik in Angst versetzt. Eine solche irrationale Angst, die durch alles mögliche, sogar durch Vögel oder Blumen, hervorgerufen werden kann, nennt man eine Phobie. Derartige seelische Störungen wirken oft auch behindernd, weil der Betroffene alles tut, um dem Gegenstand seiner Furcht aus dem Weg zu gehen. Er bleibt etwa ständig zu Hause, weil er Angst hat, über freie Plätze zu gehen. 85 Prozent aller Phobien lassen sich jedoch durch einfache Maßnahmen, wie Entspannungsübungen, heilen.

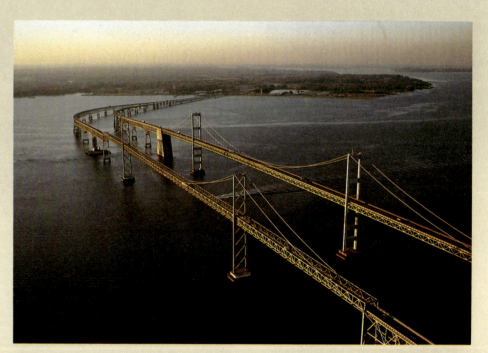

Phobien werden mit antiken Wörtern bezeichnet. Gephyrophobie: Angst vor Brücken.

Aerophobie:	Angst vor dem Fliegen	Anthropophobie:	Menschen	Kynophobie:	Hunde	Nyktophobie:	Dunkelheit
Agoraphobie:	freie Plätze	Aquaphobie:	Wasser	Klaustrophobie:	geschlossene Räume	Ochlophobie:	Menschenmenge
Ailurophobie:	Katzen	Arachnophobie:	Spinnen			Ornithophobie:	Vögel
Akrophobie:	Höhe	Astraphobie:	Blitz	Mikrophobie:	Keime	Thanatophobie:	Tod
		Herpetophobie:	Reptilien	Murophobie:	Mäuse	Xenophobie:	Fremde

sche und elektrische Veränderungen zur Folge. Diese bewirken wiederum einen Wandel in der Art, wie die Betroffenen Gefühle erleben und zum Ausdruck bringen.

Nehmen alle Nerven Schmerz wahr?

Die Nerven des Menschen sind Universalisten. Jeder leitet, einem elektrischen Draht vergleichbar, einfach Signale weiter. Die Endteile der Nerven aber, die Rezeptoren, sind Spezialisten; d.h., besondere Arten von Rezeptoren erfüllen jeweils bestimmte Funktionen. Eine solche Funktion ist die Empfindung von Schmerz. Sie ist wichtig, denn sie macht dem Betroffenen bewußt, daß mit seinem Körper etwas nicht stimmt. Die Endteile der Nerven, welche die Schmerzsignale aufnehmen, nennt man Schmerzrezeptoren. Es gibt Millionen von ihnen. Man unterscheidet drei verschiedene Typen, die auf jeweils unterschiedliche Arten der Gewebeschädigung reagieren: Der Schaden kann erstens durch mechanische Einwirkung, etwa einen Schnitt oder Schlag, zweitens durch Hitze und drittens durch bestimmte chemische Substanzen verursacht sein. Auch Rezeptoren, die für Berührungen zuständig sind, können Schmerzen wahrnehmen, wenn die Energie, die auf sie einwirkt, ein bestimmtes Maß überschreitet.

Schmerzrezeptoren sind überall in den Außenschichten der Haut sowie in inneren Geweben wie Muskeln, Sehnen, Gelenken und Teilen des Schädels zu finden. Tief im Innern des Körpers sind sie weniger zahlreich.

Wie viele Arten von Schmerz gibt es?

Krampfartig, pochend, schneidend, brennend – dies sind nur einige Ausdrücke, mit denen Betroffene den Schmerz, den sie verspüren, beschreiben. Manche Physiologen meinen jedoch, daß sich die Schmerzempfindungen im allgemeinen in drei Kategorien einteilen lassen. Ihnen zufolge gibt es den stechenden, den brennenden und den ziehenden Schmerz. Andere Physiologen unterscheiden sogar nur zwei Arten: den „ersten Schmerz", der schnell, heftig und leicht zu lokalisieren sei (man weiß genau, wo es weh tut), und den „zweiten Schmerz", der diffus und dumpf sei.

Schmerzen der ersten Art werden zunächst an das Rückenmark gemeldet und dann an das Gehirn, und zwar durch schnell

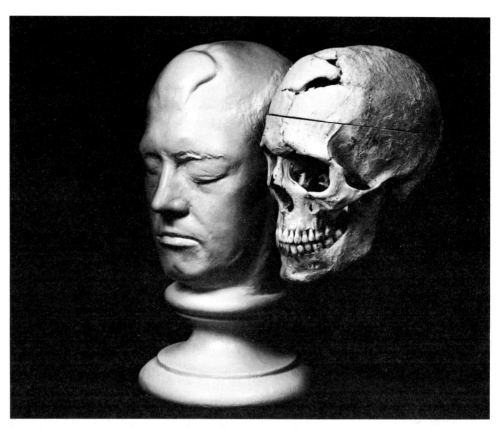

Die Totenmaske und der Schädel des Phineas Gage lassen die schwere Beschädigung des Gehirns ahnen, die entstand, als sich eine Stange in den Kopf des Amerikaners bohrte. Der Unfall veränderte seine Persönlichkeit, doch lebte er noch zwölf Jahre.

leitende Nervenfasern, die Signale mit einer Geschwindigkeit von 6–30 Metern pro Sekunde weitergeben. Schmerzen der zweiten Art werden durch langsam leitende Nervenfasern übermittelt, die Signale zum Rückenmark nur mit einer Geschwindigkeit von 0,5–1,8 Metern pro Sekunde weitergeben. Im Gehirn erreichen alle Schmerzsignale zuerst den Thalamus.

Wo liegt die Schmerzschwelle?

Ein angestoßener Zeh bringt vielleicht einen barfüßigen Freund dazu, jammernd umherzuhüpfen, während man selbst im gleichen Fall den Zeh lediglich einen Augenblick lang reibt und dann weitergeht. Für so unterschiedliche Reaktionen gibt es zwei mögliche Erklärungen: Entweder man hat eine höhere Schmerzschwelle, oder man kann den Schmerz besser ertragen.

Die Schmerzschwelle ist der geringste Reiz – etwa der schwächste Schlag oder der kürzeste Kontakt mit dem Zahnarztbohrer –, den ein Mensch als schmerzhaft empfindet. Laborversuche mit so unterschiedlichen Menschen wie Eskimo, Indern und Kaukasiern lassen vermuten, daß die meisten Menschen etwa die gleiche Schmerzschwelle haben. Wird mit Hilfe eines Infrarotgeräts bei Versuchspersonen die Temperatur der Haut langsam erhöht, so empfinden die meisten von ihnen erstmals Schmerz, wenn 45 °C erreicht sind. (Das ist verständlich, denn bei dieser Temperatur beginnt die Hitze das Körpergewebe zu schädigen.) Und praktisch jeder Mensch empfindet Schmerz, bevor die Temperatur auf 47 °C ansteigt.

Dabei reagieren die Menschen aber höchst unterschiedlich auf den Schmerz: Was dem einen unerträglich erscheint, stört einen andern vielleicht kaum. Und während Schmerzen bei manchen Menschen Qualen, Depressionen, Erbrechen und Tränen auslösen, zeigen andere diese Reaktionen nicht. Ja, die Schmerzverträglichkeit kann selbst bei einem und demselben Menschen je nach der Situation und dem seelischen Zustand unterschiedlich sein. Würde man sich beispielsweise einen Zeh anstoßen, während man vor einem bissigen Hund davonläuft, empfände man wahrscheinlich infolge der Erregung überhaupt keinen Schmerz.

In Krankenhäusern hat man festgestellt, daß die psychologische Vorbereitung eines Patienten auf eine Operation die Schmerzen nach dem Eingriff offenbar verringern kann. Patienten, denen man vor der Operation sagte, mit wieviel Schmerzen sie zu rechnen hätten und wie lange diese voraussichtlich anhalten würden, benötigten nach der Operation im allgemeinen weniger Schmerzmittel als unvorbereitete Patienten.

Kampf gegen den Schmerz

Kann Streß schmerzunempfindlich machen?

In den 50er Jahren des 19. Jahrhunderts beschrieb der schottische Forscher David Livingstone, was er empfand, als er von einem Löwen angegriffen wurde. „Im Sprung packte er mich an der Schulter, und wir stürzten beide zu Boden ... Während er dicht bei meinem Ohr sein fürchterliches Grollen hören ließ, schüttelte er mich wie ein Terrier eine Ratte. Der Schock ... bewirkte eine Art Traumhaftigkeit, in der es kein Schmerzempfinden und kein Angstgefühl gab."

Livingstones Reaktion ähnelte derjenigen, die man bei Soldaten im Zweiten Weltkrieg beobachtete. Im Brückenkopf der Alliierten bei Anzio in Italien wunderten sich 1943 die Stabsärzte über die Tapferkeit vieler schwerverwundeter Männer, unter ihnen auch ein junger Mann mit einem zerschmetterten Arm, der ruhig mit den Ärzten sprach und in keiner Weise erkennen ließ, daß er etwa unter Schmerzen leide oder sich Sorgen mache. Zuerst glaubten die Ärzte, die Soldaten ignorierten den Schmerz einfach, weil sie glücklich seien, überhaupt am Leben zu sein. Doch nach Jahren und nach vielen wissenschaftlichen Experimenten erkannten Schmerzforscher, daß Livingstone und der junge Soldat bei Anzio das erlebten, was man heute als streßbedingte Analgesie bezeichnet: die Aufhebung der Schmerzempfindungen infolge einer extremen Belastung. Erklären läßt sich diese Erscheinung damit, daß das Gehirn mitunter bei Streß eigene schmerzblockierende Stoffe produziert: die sogenannten Endorphine. Sie sind dem Morphium ähnlich, jedoch erheblich stärker.

Warum ist dann aber der Schmerz einer der größten Probleme in der Medizin? Weil Schmerzen in der Regel nicht durch die natürlichen, körpereigenen Betäubungsmittel unterdrückt werden; diese werden nur bei äußerster Belastung erzeugt. Außerdem kann sich der Körper im Lauf der Zeit an schmerzstillende Mittel, auch körpereigene, gewöhnen.

Wie unterscheiden sich Lokal- und Allgemeinanästhesie?

Vor Hunderten von Jahren hatten arabische Ärzte den Einfall, den Arm eines Patienten zu betäuben, indem sie ihn in Schnee packten. Und in vielen Teilen der Welt betäubten Ärzte, ehe man chemische Betäubungsmittel entwickelte, im Krieg die Gliedmaßen Verwundeter dadurch, daß sie auf einen nahe gelegenen Nerv drückten. (Die Wirkung ist jedem bekannt, dessen Arm schon einmal „eingeschlafen" ist, weil er zu lang in einer ungünstigen Stellung lag.) Diese Methoden stellten frühe Formen der Lokalanästhesie dar, bei der ein Teil des Körpers empfindungslos gemacht wird, ohne daß der Kranke dabei das Bewußtsein verliert.

Heute wenden die Ärzte eine Vielzahl von Verfahren an, um eine örtliche Betäubung zu erzeugen. In der Regel werden jedoch dicht bei der Stelle, wo der Eingriff vorgenommen werden soll, chemische Stoffe eingespritzt. Eine Lokalanästhesie wirkt dadurch, daß sie die Weiterleitung von Schmerzimpulsen unterbindet, so daß diese nicht bis zum Gehirn gelangen.

Allgemeinnarkosen hingegen schalten das Bewußtsein aus und verhindern, daß das Gehirn Schmerzsignale empfängt. Dabei werden entweder Gase verwendet, die der Patient einatmet, oder flüssige Mittel, die man einspritzt. Bei der Narkose gibt es drei

---

Akupunktur: Zauberei oder Wissenschaft?

Seit fast 3000 Jahren stechen chinesische Ärzte an bestimmten Punkten Nadeln in die Haut und drehen sie, um auf diese Weise Schmerzen zu lindern und Krankheiten zu heilen, etwa Durchblutungsstörungen, Arthritis, Rheuma, Gicht, Ekzeme und Asthma. Nach Ansicht dieser Ärzte wird der Körper von Bahnen, sogenannten Meridianen, durchzogen, die jeweils nach einem bestimmten inneren Organ benannt sind. Auf diesen Bahnen liegen die erwähnten Einstichpunkte – insgesamt etwa 780. Zumeist befinden sie sich weit von den Stellen entfernt, die sie beeinflussen sollen. So setzt man z. B. zur Behandlung von Menstruationsschmerzen eine Nadel in einen der Leberpunkte innen am Knie ein. Diese Methode, die Akupunktur, soll wirksam sein, weil sie bestimmte Lebenskräfte ins Gleichgewicht bringt. Die Haltung westlicher Ärzte gegenüber der Akupunktur reicht von Skepsis bis Anerkennung. Inzwischen wird diese Methode auch in Westeuropa, der UdSSR, Nordamerika, Japan und andern Ländern angewandt. Manche Wissenschaftler meinen, sie habe tatsächlich eine Reihe positiver Wirkungen. Untersuchungen deuten darauf hin, daß die Nadeln, die man in den Körper sticht, den Ausstoß von körpereigenen natürlichen Schmerzmitteln, sogenannten Endorphinen, bewirken. Die Weltgesundheitsorganisation (WHO) hat die Akupunktur als Behandlungsmethode für verschiedene Krankheiten anerkannt, darunter Ischias, Arthritis und Geschwüre.

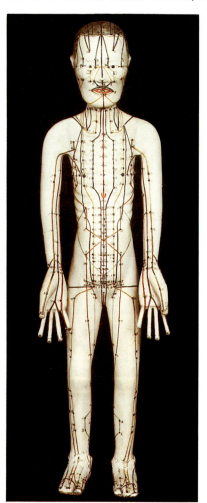

Die Akupunkturpunkte sowie die Meridiane sind auf dieser japanischen Papiermachéfigur aus dem 19. Jahrhundert aufgezeichnet. Als die Japaner die chinesische Methode übernahmen, legten sie 660 Punkte fest.

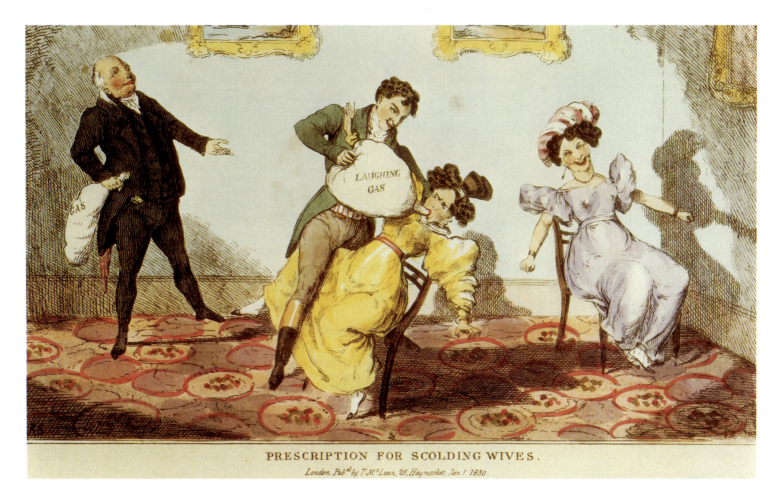

Das Lachgas (Stickoxydul) wurde 1776 von dem Briten Joseph Priestley entdeckt. Auf diesem Druck von 1830 benutzt man es, um Personen in Euphorie zu versetzen. Zur Schmerzbetäubung verwendete man es erstmals in den 40er Jahren des 19. Jahrhunderts.

Stadien: das Analgesiestadium, in dem das Bewußtsein getrübt und die Schmerzempfindung herabgesetzt ist; das Exzitations- oder Erregungsstadium, in dem der Patient bewußtlos, aber unruhig ist; und das Toleranzstadium, in dem bei tiefer Bewußtlosigkeit des Patienten chirurgische Eingriffe durchgeführt werden.

Nimmt man unter Narkose irgend etwas wahr?

Bis vor kurzem nahm man allgemein an, daß ein Patient unter Narkose von dem, was sich im Operationssaal abspielt, nichts wahrnehme. Heute ist man sich dessen nicht mehr so sicher, denn verschiedene Forscher haben herausgefunden, daß bewußtlose Patienten in gewissem Sinn hören können. Deshalb warnen sie die Ärzte vor Äußerungen im Operationssaal, die den Patienten erschrecken oder seine Genesung hemmen könnten, z. B. vor der Feststellung, daß die Operation nicht gut verläuft. Andererseits gibt es Hinweise darauf, daß geeignete Bemerkungen für den bewußtlosen Patienten unter Umständen hilfreich sind.

Wie sehen diese Hinweise aus? In einer Untersuchung wurde im Operationssaal ein Tonband abgespielt, das die Patienten aufforderte, in einem Gespräch nach der Operation ein Ohr zu berühren, um zu zeigen, daß sie die Mitteilung vom Band erfaßt hätten. Dieser Aufforderung folgten die Patienten später tatsächlich, obgleich sie sich nicht bewußt daran erinnerten, das Band gehört zu haben. Im Zug einer anderen Untersuchung wurde bewußtlosen Patienten während einer Rückenoperation gesagt, daß sie anschließend keine Schwierigkeiten beim Wasserlassen haben würden (was mitunter der Fall ist) – und so war es dann auch.

Was sind Schmerzkliniken?

Wenn man akute Schmerzen hat, leidet man oft; doch weiß man dann zumindest, daß sie nicht ewig dauern werden und daß ein Arzt gewöhnlich sowohl die Schmerzen als auch deren Ursache erfolgreich behandeln kann. Bei chronischen Schmerzen – die in jedem Teil des Körpers auftreten können – ist das jedoch anders. Ihren Ursprung kennt man nicht genau. Sie halten trotz aller Bemühungen, sie zu lindern, Monate oder sogar Jahre an, und an ihren körperlichen und seelischen Auswirkungen zerbrechen zahllose Leidende und ihre Familien.

Um die Lage dieser Menschen zu erleichtern, hat man in der ganzen Welt Schmerzkliniken eingerichtet. Die besten von ihnen – häufig sind sie Krankenhäusern oder Forschungseinrichtungen angegliedert – verfügen über ein Dutzend Spezialisten oder mehr, darunter Neurologen, Orthopäden, Psychotherapeuten und Psychiater. Zwar verordnen die Ärzte dieser Kliniken oft auch schmerzlindernde Mittel, doch liegt der Schwerpunkt auf anderen Behandlungsarten, da viele Patienten (mit der unabsichtlichen Unterstützung von Ärzten) ihre körperlichen und psychischen Probleme im Lauf der Zeit noch komplizierter gemacht haben, indem sie in der Vergangenheit zu viele Medikamente einnahmen. Zu den Methoden, die die Schmerzspezialisten anwenden, gehören Hypnose, Entspannung und Psychotherapie.

Zuweilen wird auch eine elektrische Stimulation der Nerven verordnet. Bei dieser Therapie werden batteriegetriebene Stromerzeuger auf die schmerzenden Stellen geklebt und vom Patienten gesteuert. In einem ähnlichen Verfahren reizt man das Gehirn durch eingeführte Elektroden, wobei die Reize vom Patienten von Hand über einen Sender ausgelöst werden.

Störungen im Gehirn

Welche Symptome weisen auf einen Gehirntumor hin?

Wer einen pochenden Schmerz im Kopf verspürt, glaubt vielleicht, er habe einen Gehirntumor, doch gewöhnlich ist diese Besorgnis unnötig. Viel häufigere frühe Symptome für eine Wucherung im Gehirn sind kurze Schwindelanfälle, eine Schwäche in einem Arm oder einem Bein, ein unsicherer Gang, undeutliche Sprache, der Verlust der Sehkraft oder des Gehörs. Bei Menschen, die in der Vergangenheit selten unter Kopfschmerzen gelitten haben, sind aber auch anhaltende Kopfschmerzen verdächtig, insbesondere dann, wenn sie sich beim Hinlegen verschlimmern oder gleich am Morgen auftreten und dann wieder vergehen. Während ein Tumor weiterwächst, treten wahrscheinlich häufig Kopfschmerzen auf. Geistige Störungen werden erst in fortgeschrittenen Stadien offenbar.

Entsteht im Gehirn ein Tumor, so spielt es eine nicht ganz so große Rolle wie sonst, ob er gut- oder bösartig ist. Im Schädel richtet eine Wucherung immer Schaden an, weil dort kein Platz zur Ausdehnung vorhanden ist. Selbst ein gutartiger Tumor kann schließlich das Gehirngewebe zusammendrücken und schädigen.

Eine chirurgische Behandlung wird durch die Tatsache erschwert, daß man unter Umständen Hirngewebe zerstören muß, um an den Tumor heranzukommen. Viel hängt davon ab, wo sich der Tumor befindet. In zahlreichen Fällen kann der Patient aber noch jahrelang normal leben, wenn man den Tumor auch nur teilweise entfernen konnte oder eine Strahlenbehandlung durchgeführt wurde.

Tut bei Kopfschmerzen das Gehirn weh?

Um Kopfschmerzen zu verstehen, muß man zwei Phänomene berücksichtigen. Das eine ist die Schmerzunempfindlichkeit des Gehirns; Hirngewebe schmerzt selten, nicht einmal wenn das Messer eines Chirurgen dort eindringt. Das andere ist der sogenannte übertragene Schmerz – also ein Schmerz, der in einem bestimmten Teil des Körpers entsteht, den man aber in einem andern empfindet.

Bei Kopfschmerzen handelt es sich um einen übertragenen Schmerz. Das Gewebe, das die Schmerzen verursacht, liegt woanders. Es kann sich im Schädel, aber auch außerhalb befinden. Kopfschmerzen können durch Überanstrengung der Augen, durch eine allgemeine Erschöpfung, eine seelische Belastung oder einen Gehirntumor entstehen, ferner auch dadurch, daß man zuviel Koffein zu sich nimmt oder mit der Zufuhr dieses Stoffes plötzlich aufhört, oder durch zahlreiche andere Ursachen. In den meisten Fällen haben Kopfschmerzen keinen ernsten Grund.

Wie äußert sich eine Schizophrenie?

„Ich mag ein Blaues Baby sein, habe aber kein blaues Blut, und doch könnte ein Baby mit blauem Herzen im Blauen Buch stehen." Diese Worte wurden von einem Schizophrenen niedergeschrieben; sie sind typisch für die seltsam manischen, verwirrten Gedanken, Gefühle und Wahrnehmungen, die eine Schizophrenie charakterisieren. Unter den schweren Geistesstörungen ist Schizophrenie diejenige, welche am häufigsten vorkommt.

Ein Schizophrener, der nicht behandelt wird, lebt in einer Phantasiewelt. Er kann unter Halluzinationen (Sinnestäuschungen) leiden und nicht existierende Stimmen hören. Er kann auch Wahnvorstellungen haben und behaupten, eine längst verstorbene historische Persönlichkeit zu sein, oder sich verfolgt fühlen. Bei einer bestimmten Form der Schizophrenie nimmt der Kranke mitunter stundenlang die gleiche Körperhaltung ein, beispielsweise eine kauernde Stellung oder eine dramatische, statuenhafte Pose.

Die Gefühlsäußerungen von Schizophrenen sind oft unangemessen. So können die Betroffenen durch ein offensichtlich nebensächliches Geschehnis in Schrecken oder Wut versetzt werden oder sich andererseits gegenüber einem tragischen Ereignis gleichgültig verhalten.

Über die Ursachen der Schizophrenie ist man sich nicht einig, doch glauben viele Spezialisten, daß es eine ererbte Disposition für diese Krankheit gibt und daß sie durch umweltbedingte Belastungen ausgelöst wird. Untersuchungen weisen darauf hin, daß im Gehirn von Schizophrenen bei der Produktion von Neurotransmittern – jenen chemischen Substanzen, die es dem Gehirn ermöglichen, Nachrichten auszusenden und zu empfangen – Abnormitäten auftreten, die man aber noch nicht völlig versteht.

Woher weiß man, daß die rechte Gehirnhälfte emotionaler ist?

Manche Opfer eines Schlaganfalls tun ihre Lähmung als unerheblich ab und werden irrtümlicherweise für gleichmütig gehalten; andere bestreiten ihre Behinderung sogar völlig. Interessanterweise leiden sowohl die

---

Wußten Sie, daß ...

... Meditation eine entspannende Form der Konzentration ist? Der Meditierende nimmt in einem ruhigen Raum eine bequeme Haltung ein und konzentriert sich auf ein Wort, das für ihn keine gefühlsmäßige Bedeutung hat. Indem er das Wort im Geist ständig wiederholt, schaltet er alle andern Gedanken aus. Auf diese Weise fallen Belastungen von ihm ab.

... wohl alle Menschen gelegentlich Tagträumen nachhängen? Schöpferische Menschen empfangen häufig Inspirationen, wenn das Gehirn nicht bewußt arbeitet.

... selbst im Schlaf das Gehirn 20 Prozent des eingeatmeten Sauerstoffs verbraucht? Ob man wacht oder schläft, das Gehirn ist immer tätig.

... der Mensch nur etwa 15 Prozent seiner Gehirnkapazität nutzt? Hierfür gibt es indirekte Beweise. Zum einen besteht das Gehirn aus Milliarden von Zellen; zum andern sind Fälle bekannt, in denen ein Teil des Hirngewebes zerstört wurde und der Betroffene sich dennoch bemerkenswert gut erholte. Somit muß es im Gehirn Reservezellen geben.

... Wissenschaftler an einer Methode arbeiten, Gehirnzellen zu verpflanzen? Transplantiertes Gewebe wird vom Gehirn seltener abgestoßen als von andern Organen. Ein Leiden, bei dem sich eine Transplantation als wirksam erweisen könnte, ist die Parkinsonsche Krankheit.

Nach einem Schlaganfall: Gehirnzellen springen ein

Gehirnzellen, die durch einen Schlaganfall zerstört werden, regenerieren sich nicht. Dennoch erlangen manche Opfer eines Schlaganfalls viele zunächst verlorene Fähigkeiten allmählich wieder, weil die Funktionen geschädigter Gehirnbereiche von andern Teilen übernommen werden. Gehirnzellen sind erstaunlich wandlungsfähig; sie können oft neue Aufgaben erlernen. Eine Reihe von Selbstporträts des deutschen Künstlers Anton Räderscheidt liefert ein Beispiel für die Genesung nach einem Schlaganfall. Sein Gehirnschlag schädigte bei ihm denjenigen Teil des Gehirns, der für die optische Wahrnehmung zuständig ist. Menschen mit einer solchen Schädigung nehmen häufig die linke Hälfte ihrer optischen Welt nicht zur Kenntnis, obwohl sie sie durchaus sehen. Als Räderscheidt kurz nach seinem Schlaganfall ein Selbstporträt malte, schenkte er der einen Hälfte seines Gesichts keine Beachtung, doch mit fortschreitender Genesung nahm er immer mehr davon auf.

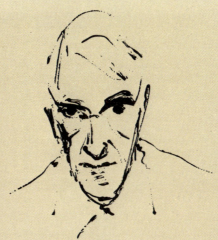

Anton Räderscheidt als Gesunder

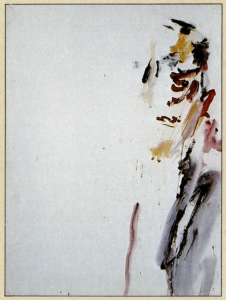

Auf diesem Selbstporträt, das zwei Monate nach dem Schlaganfall gemalt wurde, fehlt das halbe Gesicht.

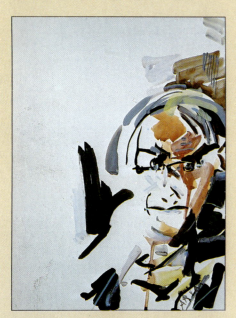

Das nächste Selbstporträt entstand dreieinhalb Monate nach dem Schlaganfall.

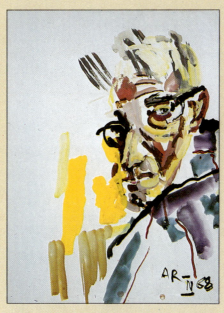

Räderscheidts drittes Selbstporträt zeigt den Künstler schon fast vollständig.

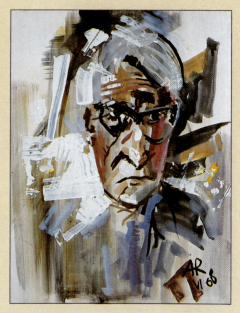

Dieses letzte Selbstporträt, neun Monate nach dem Schlaganfall gemalt, hat kaum noch Lücken.

anscheinend Gleichmütigen als auch die Verleugner unter einer Lähmung der linken Körperseite, was bedeutet, daß bei ihnen durch den Schlaganfall die rechte Gehirnhälfte geschädigt wurde. Ihre emotional unangemessene Reaktion ist auf diese Schädigung zurückzuführen; sie weist darauf hin, daß Gefühle stärker mit der rechten Gehirnhälfte verknüpft sind als mit der linken. Diese Vorstellung wird durch die Tatsache bestätigt, daß Opfer einer rechtsseitigen Lähmung – und einer Schädigung der linken Gehirnhälfte – häufig zu Depressionen neigen.

Das emotionale Verhalten von Schlaganfallpatienten ist nur einer von vielen Hinweisen darauf, daß zwischen Gefühlen und der rechten Gehirnhälfte eine Verbindung besteht. Im Rahmen einer Untersuchung zeigten Forscher verschiedenen Versuchspersonen Filme von verstümmelnden chirurgischen Eingriffen. Die Versuchspersonen trugen dabei besondere Kontaktlinsen, die die Sicht des einen oder des andern Auges blockierten. Wurden die Filme mit dem linken Auge gesehen (und somit vor allem durch die rechte Gehirnhälfte gedeutet), zeigten sich die Versuchspersonen weitaus erschütterter, als wenn sie die Filme (unter Benutzung der linken Gehirnhälfte) mit dem rechten Auge betrachteten. Die heftigere gefühlsmäßige Reaktion der rechten Gehirnhälfte wurde durch Messungen des Pulses bestätigt. Dieser veränderte sich am stärksten, wenn der Betreffende die rechte Gehirnhälfte zum Sehen benutzte.

Kapitel 3

Das endokrine System

In extremen Notsituationen durchströmt den Körper wie ein elektrischer Stromstoß Energie. Nur in solchen Augenblicken, in denen man panische Angst verspürt oder einer extremen Belastung ausgesetzt ist, nimmt man eine solche Auswirkung von Hormonen wahr. Zumeist ist ihr mächtiger Einfluß auf die Körperfunktionen viel zu subtil, als daß man ihn spüren könnte.

Geheimnisvolle Organe	76
Die Hauptdrüsen	78
Wie Hormone das Wachstum beeinflussen	80
Sexualität und Lebensalter	82
Wie der Mensch auf Streß reagiert	84
Energiehaushalt und Zuckerspiegel	86

Was sind Hormone?

Welches sind die beiden wichtigsten Steuerungssysteme des Körpers? Diese Frage könnten zahlreiche Menschen zumindest halb beantworten: das Nervensystem. Die zweite Hälfte der Antwort ist aber vielen nicht bekannt: das endokrine System. So mancher hat kaum je etwas von den kleinen, im Körper weit verstreut liegenden Drüsen gehört, aus denen es im wesentlichen besteht. Nervensystem und endokrines System beeinflussen einander, und beide sind für die körperliche und geistige Funktionsfähigkeit des Körpers von entscheidender Bedeutung, denn gemeinsam koordinieren sie die meisten Körperfunktionen.

Beide Systeme stellen große Nachrichtennetze dar. Das Nervensystem übermittelt Informationen mit Hilfe elektrochemischer Impulse, die rasch zu den Muskeln und Drüsen gelangen. Das endokrine System benutzt hingegen chemische Botenstoffe, die Hormone. Sie werden vom Blutstrom transportiert und können jede Zelle des Körpers erreichen. Dort lösen sie dann sofort oder mit zeitlicher Verzögerung Reaktionen aus.

Hormone tragen dazu bei, daß im Körper ein gleichbleibendes Milieu aufrechterhalten wird. Zu diesem Zweck regeln sie den Salz- und Wasserhaushalt im Gewebe, den Blutzuckerspiegel und die Salzmenge, die mit dem Schweiß ausgeschieden wird. All diese Werte und Zustände passen sie den jeweils bestehenden Erfordernissen an. Überdies verursachen Hormone sowohl langfristige Veränderungen, wie etwa das Wachstum und die geschlechtliche Reifung eines Kindes, als auch regelmäßig wiederkehrende Vorgänge, beispielsweise den Menstruationszyklus. Wenn Krankheiten auftreten, wenn es zu einer Verletzung kommt oder wenn das Gehirn eine Gefahr erkennt, lösen Hormone auch rasche, dramatische Reaktionen im Körper aus. Schließlich haben sie wesentlichen Anteil an starken Gefühlen wie Angst und Wut, Freude und Verzweiflung.

Nützen Sportlern Steroidhormone?

Immer mehr junge Sportler nehmen Steroidhormone ein, weil sie hoffen, sich dadurch ihren Gegnern gegenüber einen Vorteil zu verschaffen. Auf diese Weise setzen sie aber ihre Gesundheit aufs Spiel. Ironischerweise sind die Gefahren der Zufuhr von Steroidhormonen erwiesen; für den Nutzen hingegen gibt es noch keine eindeutigen Beweise.

Die Steroidhormone, die manche Sportler einnehmen, um ihre Muskeln zu entwickeln und ihren Kampfgeist zu steigern, sind synthetische Varianten des Testosterons, des Hormons, das bei heranwachsenden Jungen die Entwicklung der sekundären Geschlechtsmerkmale und eine Zunahme der Muskelmasse verursacht.

Manchmal verordnen Ärzte Steroidhormone, um bei älteren Frauen einer Knochenverdünnung zu begegnen. Bei diesen Patienten produziert der Körper nicht genügend natürliche Steroide, und die synthischen Hormone können ihnen helfen. Der Körper eines Sportlers hingegen erhält auf natürliche Weise die normale Menge von Steroiden. Und manche Ärzte sagen, es gebe keinerlei Beweis dafür, daß zugeführte Steroide die Leistung steigern.

Eines aber steht außer Zweifel: Nimmt jemand über einen langen Zeitraum große Mengen an Steroiden ein, so können erhebliche Nebenwirkungen auftreten. Die Mittel können das Körperwachstum hemmen, die Leber schädigen und möglicherweise sogar Krebs auslösen. Auch mit Schlaganfällen und Herzerkrankungen werden sie in Verbindung gebracht. Mitunter unterbinden sie die natürliche Produktion des Hormons Testosteron, was dann zu einer Hodenatrophie und zu Unfruchtbarkeit führt. Bei Frauen können Steroidhormone den Monatszyklus stören und eine männliche Muskelentwicklung, Bartwuchs und Verlust des Kopfhaares hervorrufen. Auch kann die Stimme tiefer werden.

Das Jet-travel-Syndrom – wie kommt es zustande?

Wer schon einmal eine weite Flugreise unternommen hat, die ihn in andere Zeitzonen führte, der kennt die Symptome der Zeitverschiebung, die man auch als Jet lag oder Jet-travel-Syndrom bezeichnet. Zu diesen Symptomen gehören Erschöpfung, Schlaflosigkeit, ein Gefühl von Trägheit und Unwohlsein. Die Ursache dafür liegt darin, daß infolge der einschneidenden Veränderung der Wach-, Essens- und Schlafenszeiten die äußeren Lebensumstände nicht mehr in Einklang mit den eingefahrenen Abläufen im Innern des Körpers stehen. Diese Abläufe biologischer Vorgänge – man spricht hier von einem zirkadianen Rhythmus – werden durch äußere Zeitgeber gesteuert, etwa den täglichen Wechsel von Licht und Dunkelheit. Der Rhythmus besteht aus Wach- und Schlafphasen, regelmäßigen Schwankungen der

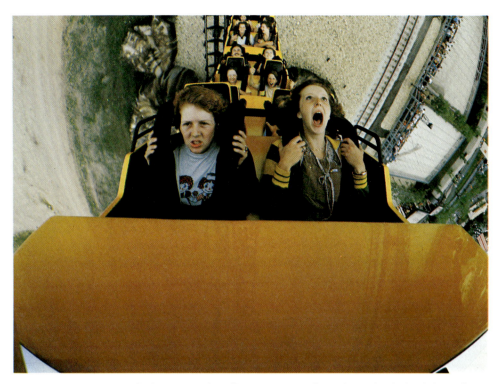

Warum sucht der Mensch den Nervenkitzel? Wenn jemand mit der Achterbahn fährt, schüttet seine Nebennieren auf abschüssigen Strecken Hormone aus, die „Achtung, Gefahr!" signalisieren. Doch selbst wenn das Herz angstvoll bis zum Hals schlägt, empfindet das Gehirn Erleichterung, denn es weiß ja, daß nichts passieren wird. Die Angst verwandelt sich in freudige Erregung.

Körpertemperatur, der Stoffwechsel- und andern Körperfunktionen. Ist die innere Uhr einmal gestellt, so läuft sie oft mehr oder weniger unabhängig von äußeren Einflüssen.

Kann man etwas gegen die Auswirkungen der Zeitumstellung tun? Manche Ärzte empfehlen, daß man bei Reisen, die nur ein oder zwei Tage dauern, versuchen sollte, weiter nach der bisherigen heimischen Zeit zu arbeiten, zu essen und zu schlafen. Bei länger dauernden Reisen hingegen wird man sich wahrscheinlich besser fühlen, wenn man sofort nach der neuen Ortszeit zu leben beginnt, damit sich die innere Uhr so rasch wie möglich neu einstellt. Der obenerwähnte Begriff zirkadian (lateinisch: etwa ein Tag) wurde deshalb für die Körperrhythmen ausgewählt, weil viele von ihnen Perioden von durchschnittlich 24 Stunden haben. Andere Zyklen wiederholen sich aber auch in Abständen von Stunden oder Wochen. Sie alle werden offenbar durch eine Art Hauptuhr im Hypothalamus geregelt.

Wenn jemand den zirkadianen Rhythmus ignoriert, kann es geschehen, daß er sich mehr als nur unwohl fühlt. So kann beispielsweise ein Übergang von Tagschichten zu Nachtschichten die Leistungsfähigkeit beeinträchtigen. Auch Unfälle wurden schon auf solche Umstellungen zurückgeführt, insbesondere dort, wo sich die Schichtzeiten nicht in größeren Abständen, sondern wöchentlich änderten. Schließlich hat es sich gezeigt, daß manche Medikamente besser wirken, wenn man sie zu bestimmten Tageszeiten einnimmt.

Verursacht starker Zuckerkonsum Zuckerkrankheit?

Kinder, die viel Süßigkeiten essen, werden eher Karies als Zuckerkrankheit (Diabetes) bekommen. Immerhin besteht aber zumindest die Möglichkeit, daß übermäßiger Zuckergenuß bei Menschen mit einer genetischen Anlage für Diabetes die Entstehung einer Zuckerkrankheit fördert. Diese Frage konnte jedoch noch nicht endgültig geklärt werden.

Die Beweise für einen Zusammenhang zwischen Zuckerkonsum und dem Auftreten einer Zuckerkrankheit sind widersprüchlich. Bei Ratten mit einer ererbten Anfälligkeit für Zuckerkrankheit trat diese, wenn man den Tieren zuckerreiches Futter gab, in stärkerem Maße auf als bei einer zuckerfreien Ernährung. Wenn Menschen aus dem Jemen, einem Land, in dem die Zuckerkrankheit selten auftritt und die Ernährung zuckerarm ist, nach Israel auswandern, wo viel Zucker konsumiert wird, werden sie häufig sowohl zuckerkrank als auch dick. Andererseits gibt es Bevölkerungen, die viel Zucker essen und dennoch weder zuckerkrank noch dick werden. Jedenfalls kann man durchaus dünn und zuckerkrank oder dick und ohne Befund sein.

Geheimnisvolle Organe

Woher hat das endokrine System seinen Namen?

Man teilt die Drüsen im menschlichen Körper in zwei Hauptgruppen ein: in innersekretorische (endokrine) Drüsen und in solche mit äußerer Sekretion (exokrine Drüsen). Beide Begriffe stammen aus dem Griechischen: *Endo* bedeutet innen und *exo* außen. *Krinein* heißt absondern. Exokrine Drüsen geben ihre Produkte in Gänge oder Kanäle ab, von wo sie entweder aus dem Körper hinaus oder in eine Körperhöhle gelangen. Beispiele für diesen Typ sind Speichel- und Schweißdrüsen. Endokrine Drüsen hingegen geben ihre Produkte, nämlich Hormone, direkt in den Körper ab. Zu ihnen gehören unter anderm die Hypophyse, die Schilddrüse, die Nebennieren, die Hoden und die Eierstöcke.

Eine einzige Drüse im menschlichen Körper erfüllt sowohl exokrine als auch endokrine Funktionen: die Bauchspeicheldrüse. Sie stellt zwei nicht verwandte Organe in einem dar. Die meisten Teile der Bauchspeicheldrüse sondern exokrine Sekrete ab. Diese gelangen durch einen Gang in den Darm, wo sie die Verdauung unterstützen. In der Bauchspeicheldrüse verstreut liegen aber auch die Langerhans-Inseln, Gruppen von endokrinen Zellen, die Insulin und andere Hormone herstellen. Die Zahl dieser endokrinen Inseln wird auf 200 000 bis 1 800 000 geschätzt.

Wie viele verschiedene Hormone produziert der Körper?

Vor nicht allzu langer Zeit glaubte man noch, es gebe insgesamt etwa 40 Hormone. Heute kennt man jedoch über 100, und bald wird die Zahl wahrscheinlich noch höher liegen, da immer neue Hormone entdeckt werden.

Das Verdauungssystem stellt mindestens fünf Hormone her; die Eierstöcke sondern ein halbes Dutzend unterschiedlicher Östrogene ab. Die Hypophyse und der Hypothalamus produzieren zusammen 16 verschiedene Hormone und die Nebennieren mindestens 30 Steroidhormone.

Inwiefern ist ein Hormonmolekül einem Schlüssel ähnlich?

Da das Blut in alle Teile des Körpers gelangt, könnte man vielleicht annehmen, daß alle im Blutstrom befindlichen Hormone sämtliche Körpergewebe beeinflussen; dies ist aber nicht der Fall. Jedes Hormon kann seine Informationen nur an bestimmte Zielzellen übermitteln, die besondere Rezeptoren besitzen, mit denen sie dieses spezielle Hormon erkennen.

In gewisser Hinsicht sind Hormonmoleküle Schlüsseln vergleichbar, die in manche Schlösser passen, in andere hingegen nicht. Dementsprechend gleichen die Rezeptoren Schlössern, die nur bestimmte Schlüssel zulassen. So hat beispielsweise das Oxytocin, welches während und nach der Geburt bewirkt, daß die Gebärmutter sich zusammenzieht, auf die meisten anderen Körpergewebe keinerlei Einfluß. Andere „Hormonschlüssel" passen dagegen in die „Rezeptorschlösser" vieler verschiedener Gewebe und haben somit auch weitreichende Wirkungen.

Der Begriff Hormon wurde 1905 geprägt; er leitet sich von dem griechischen Wort *horman* (anregen, in Bewegung setzen) ab. Heute weiß man aber, daß Hormone Körperprozesse nicht nur in Gang setzen, sondern auch hemmen können. Sie aktivieren Gene für eine spezielle Funktion oder aber machen sie inaktiv. Oder sie verlangsamen bzw. beschleunigen die Geschwindigkeit, mit der bestimmte Zellen ihre normalen Funktionen erfüllen. Manche Hormone rufen innerhalb von Sekunden kurzfristige Veränderungen hervor; andere wirken langsamer und haben dafür länger anhaltende Wirkungen.

Warum sondert eine Drüse nicht zu viele Hormone ab?

Jedes Hormon, das im Blut kreist, ist meist genau in derjenigen Menge vorhanden, die der menschliche Körper zu dem jeweiligen Zeitpunkt gerade braucht; denn die Hormonproduktion steigt und fällt mit dem sich verändernden Bedarf. Wie ist das möglich? Die Ursache dafür sind bestimmte Rückkopplungsmechanismen. Diese regeln die Hormonproduktion, indem sie Informationen über den augenblicklichen Bedarf des Körpers an die endokrinen Drüsen weitergeben.

Bei einer negativen Rückkopplung hemmt das Vorhandensein einer zu großen Menge eines Hormons oder eines Elektrolyten im Blut die weitere Produktion dieses Stoffes. Zirkulieren beispielsweise große Mengen Kalzium im Blut, führt das dazu, daß die Nebenschilddrüsen – sie sind in die Schilddrüse eingebettet – weniger Nebenschilddrüsenhormon produzieren. Große Mengen

Frühe Theorien: Zirbeldrüse und menschliche Seele

Die Zirbeldrüse ist ein winziges, wie ein Kiefernzapfen geformtes Organ. Sie dient unter anderm als eine Art innerer Uhr. Obwohl sie sich im Dunkeln befindet, reagiert sie indirekt auf Licht. Informationen darüber, wie hell oder dunkel es draußen ist, erhält sie von den Augen. Bricht die Dunkelheit herein, nimmt die Drüse ihre Tätigkeit auf und schüttet das Hormon Melatonin aus.

Bei Tagesanbruch wird die Produktion wieder eingestellt. Deshalb ist sie während des Winters mit seinen langen Nächten auch hoch, während des Sommers mit seinen kurzen Nächten hingegen niedrig. Wäre es somit möglich, daß die Ursache für jahreszeitliche Stimmungsschwankungen, etwa eine winterliche Melancholie und die Frühjahrsmüdigkeit, in der Zirbeldrüse zu suchen ist?

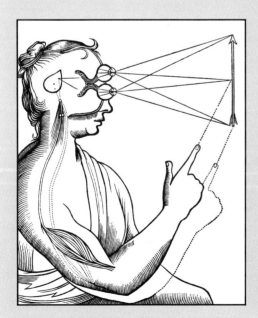

Dieser Holzschnitt aus einem Werk von Descartes, das 1686 erschien, illustriert seine Annahme, daß zwischen den Augen und der Zirbeldrüse eine Verbindung besteht.

bestimmter anderer Hormone im Blut sorgen dafür, daß die Absonderung von Kalzium vorübergehend verlangsamt oder eingestellt wird.

Bei einer positiven Rückkopplung regt das Vorhandensein eines bestimmten Hormons eine Hormonproduktion an, statt sie zu bremsen. So sind kleine Mengen Östrogen im Blut erforderlich, um die Produktion eines Hormons anzuregen, welches seinerseits einen Eisprung auslöst.

Welche Aufgaben haben die verschiedenen Hormone?

Wissenschaftlern ist es gelungen, bestimmte Hormone zu isolieren, ohne dabei in jedem Fall sagen zu können, welche Rolle sie bei der Aufrechterhaltung des inneren Milieus spielen. Klar ist aber, daß die Hormone erstaunlich vielfältige Funktionen haben. Hier einige Beispiele.

Das Wachstumshormon Somatotropin, das von der Hirnanhangsdrüse oder Hypophyse abgegeben wird, ist – oft über andere Hormone – für die Entwicklung von Knochen, Muskeln und andern Organen zuständig.

Die Hormone, die von den Nebennieren hergestellt werden, haben zahlreiche Aufgaben zu erfüllen. Sie regulieren beispielsweise den Blutdruck mit oder bewirken, daß der Mensch besser mit Belastungen fertig wird.

Glukagon, ein Hormon, das von der Bauchspeicheldrüse produziert wird, läßt den Blutzuckerspiegel wieder ansteigen, wenn er zu stark absinkt. Diese Funktion ist aus mehreren Gründen wichtig, beispielsweise deshalb, weil das Gehirn sonst in Zeiten, in denen man keine Nahrung zu sich nimmt, möglicherweise einen wichtigen Nährstoff, nämlich Zucker, nur in ungenügender Menge erhalten würde.

Das Parathormon, das in den Nebenschilddrüsen entsteht, hebt den Kalziumspiegel im Blut, indem es die Ausscheidung von Kalzium aus dem Körper hemmt, seine Absorption im Verdauungstrakt unterstützt und seine Freisetzung aus den Knochen fördert.

Die zuletzt genannte Funktion mag seltsam erscheinen. Doch der Körper eines Erwachsenen enthält etwa ein Kilogramm Kalzium, von dem sich 99 Prozent in den Knochen befinden und der Rest im Blut. Und Kalzium ist nicht nur für die Knochen und Zähne wichtig, sondern auch für Vorgänge wie die Tätigkeit der Nerven, Muskelkontraktionen, die Blutgerinnung und Drü-

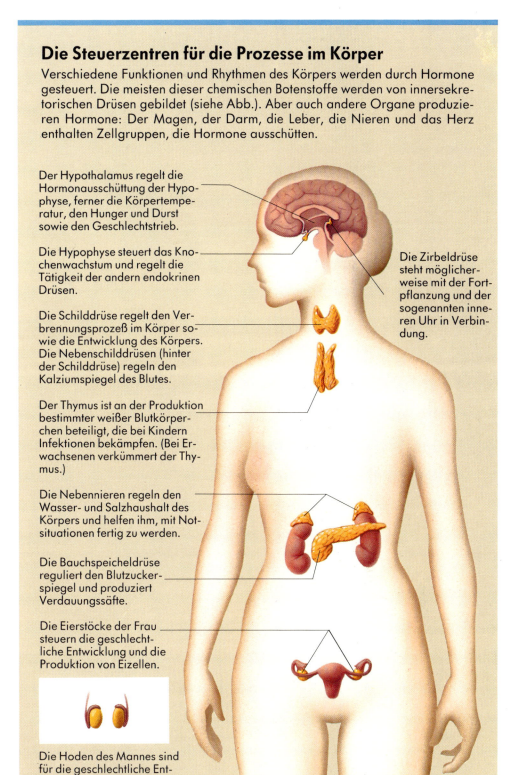

Die Steuerzentren für die Prozesse im Körper

Verschiedene Funktionen und Rhythmen des Körpers werden durch Hormone gesteuert. Die meisten dieser chemischen Botenstoffe werden von innersekretorischen Drüsen gebildet (siehe Abb.). Aber auch andere Organe produzieren Hormone: Der Magen, der Darm, die Leber, die Nieren und das Herz enthalten Zellgruppen, die Hormone ausschütten.

Der Hypothalamus regelt die Hormonausschüttung der Hypophyse, ferner die Körpertemperatur, den Hunger und Durst sowie den Geschlechtstrieb.

Die Hypophyse steuert das Knochenwachstum und regelt die Tätigkeit der andern endokrinen Drüsen.

Die Schilddrüse regelt den Verbrennungsprozeß im Körper sowie die Entwicklung des Körpers. Die Nebenschilddrüsen (hinter der Schilddrüse) regeln den Kalziumspiegel des Blutes.

Der Thymus ist an der Produktion bestimmter weißer Blutkörperchen beteiligt, die bei Kindern Infektionen bekämpfen. (Bei Erwachsenen verkümmert der Thymus.)

Die Nebennieren regeln den Wasser- und Salzhaushalt des Körpers und helfen ihm, mit Notsituationen fertig zu werden.

Die Bauchspeicheldrüse reguliert den Blutzuckerspiegel und produziert Verdauungssäfte.

Die Eierstöcke der Frau steuern die geschlechtliche Entwicklung und die Produktion von Eizellen.

Die Hoden des Mannes sind für die geschlechtliche Entwicklung und die Samenproduktion zuständig.

Die Zirbeldrüse steht möglicherweise mit der Fortpflanzung und der sogenannten inneren Uhr in Verbindung.

sensekretionen. Nimmt man nicht genügend Kalzium mit der Nahrung auf, so holt der Körper es sich aus den Knochen. Befindet sich in den Knochen aber zuwenig Kalzium, so können sie brechen. Zuviel Kalzium im Blut führt zur Entstehung von Nierensteinen und zu verminderter Muskelspannung, während zuwenig Kalzium Muskelzuckungen und Krämpfe, ja sogar den Tod zur Folge haben kann.

Ein letztes Beispiel: Das Hormon Vasopressin aus der Hirnanhangsdrüse hilft dem Körper bei der Regulierung des Wasserhaushalts. Möglicherweise hat es darüber hinaus etwas mit dem Gedächtnis und dem Lernvermögen zu tun. Der Grund, warum Bier, Whisky und dergleichen zu verstärkter Wasserausscheidung führen, liegt darin, daß Alkohol die Ausschüttung von Vasopressin verringert.

Die Hauptdrüsen

Hypothalamus und Hypophyse

Die innersekretorischen (endokrinen) Drüsen stellen ein kompliziertes System dar, in dem manche Hormone andere zurückhalten oder freisetzen und auf diese Weise das Funktionieren des Körpers steuern. So setzt der Hypothalamus Hormone im Hinterlappen der Hypophyse frei und bewirkt, daß der Vorderlappen der Hypophyse bestimmte Hormone ausschüttet, die ihrerseits die Hormonsekretion anderer endokriner Drüsen anregen. Wenn dann diese Hormone in genügender Menge zur Verfügung stehen, wird das dem Hypothalamus gemeldet. Dieser veranlaßt daraufhin eine Verringerung der Hormonproduktion.

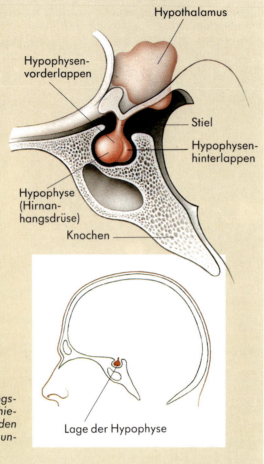

Die Hypophyse (Hirnanhangsdrüse) hat zwei deutlich verschiedene Teile: den Vorder- und den Hinterlappen. Beide geben unterschiedliche Hormone ab.

Wie verständigen sich Körper und Gehirn miteinander?

Der Hypothalamus ist eine ziemlich kleine Hirnregion. Erst in den späten 60er Jahren des 20. Jahrhunderts haben die Wissenschaftler seine ganze Bedeutung erkannt. Offenbar registriert er Informationen über den Zustand des Körpers, steuert vegetative Körperfunktionen sowie einfache Verhaltensweisen und koordiniert Abläufe im Nervensystem und im endokrinen System. So kann man ihn als Mittler zwischen dem Gehirn und dem Körper ansehen, als eine Einrichtung, mit deren Hilfe beide sich verständigen.

Viele Nachrichten zum oder vom Gehirn laufen über den Hypothalamus. Dieses Organ „kennt" die Empfindungen, deren ein Mensch sich bewußt ist, etwa die Freude an einem schönen Sonnenuntergang, den Schmerz nach einem Bienenstich oder einen Geruch. Es erhält zudem aber auch Informationen über Dinge außerhalb des Bewußtseins, beispielsweise über den Hormonspiegel im Blut und die Konzentration der Nährstoffe im Körper.

Der Hypothalamus reagiert auf Zustandsmeldungen des Körpers zum Teil mit Hilfe der Hypophyse, der etwa kirschgroßen Hirnanhangsdrüse. Sie befindet sich direkt unter dem Hypothalamus. Dieser informiert sie manchmal durch Nervenimpulse und manchmal durch Hormone, die er absondert.

Auf Anforderung von seiten des Hypothalamus produziert die Hypophyse ihrerseits Hormone, die vom Blutstrom zu andern Körpergeweben getragen werden, unter ihnen auch endokrine Drüsen. In vielen Fällen wird der Informationskreislauf dadurch geschlossen, daß von Hormonen bewirkte physiologische Regulierungen an den Hypothalamus zurückgemeldet werden.

So wichtig dieses Organ aber auch ist – mancher Nachrichtenaustausch zwischen Körper und Gehirn läuft doch unabhängig von ihm ab. So regt das sympathische Nervensystem in Notfällen die Nebennieren direkt dazu an, Adrenalin und Noradrenalin auszuschütten. Darüber hinaus setzt es selbst an seinen Nervenenden ähnliche Stoffe frei.

Warum gilt die Hypophyse als Dirigent des endokrinen Systems?

Die Hypophyse liegt in der Schädelmitte, etwa auf der Höhe der Nasenwurzel. Sie ist nicht größer als eine Erbse; dennoch hat man sie als „Dirigent des endokrinen Orchesters" bezeichnet.

Sicherlich stellt die Hypophyse ein entscheidendes Verbindungsglied zwischen dem Nervensystem und dem endokrinen System dar. Außerdem produziert sie viele verschiedene Hormone, und sie beeinflußt Prozesse wie Wachstum, Stoffwechsel, die geschlechtliche Entwicklung und die Fortpflanzung. Diese Einflüsse übt sie aber nicht allein aus. Der eigentliche Herrscher des endokrinen Systems ist der Hypothalamus, dem die Hypophyse untergeordnet ist.

Wodurch wird Riesenwuchs verursacht?

Riesenwuchs, auch Gigantismus genannt, entsteht durch eine übermäßige Produktion von Wachstumshormonen. Diese ist wiederum die Folge eines Tumors in der Hypophyse.

Menschen, die unter dieser Krankheit leiden, sind häufig geschlechtlich unterentwickelt. Werden sie nicht behandelt, sterben sie gewöhnlich im frühen Erwachsenenalter; denn der Tumor wächst dann weiter und zerstört schließlich die Hypophyse. Der Körper erhält nun nicht mehr jene Hormone, welche die geschlechtliche Reifung und andere, lebenswichtige Prozesse steuern.

Warum sind Liliputaner so klein?

Wenn ein Mensch nicht größer als 1,3 Meter wird, spricht man von Zwergwuchs. Zumeist haben Zwergwüchsige, auch Liliputaner genannt, einen durchaus wohlproportionierten Körper, und viele sind geschlechtlich und geistig normal entwickelt.

Zwergwuchs kann ererbt oder erworben sein. Bei den meisten Liliputanern ist er dadurch bedingt, daß die Hypophyse zuwenig Wachstumshormone produziert. Aber auch andere Stoffwechselstörungen, ferner konstitutionelle Entwicklungsverzögerungen, Chromosomenabweichungen und sonstige Störungen können die Ursache sein.

Zwergenhaft klein sind auch die Pygmäen in Äquatorialafrika; zum Teil werden sie nur 1,3–1,4 Meter groß. Bei ihnen handelt es sich aber um normal ausgewachsene Menschen.

Riesen und Zwerge

Riesenwuchs wird schon in der Jugend offenbar. Die Wachstumszonen der Knochen, die Epiphysen – die Enden der langen Röhrenknochen –, wachsen dann noch unablässig weiter, wenn das Wachstum bei Gleichaltrigen schon beendet ist. Liliputaner haben bei der Geburt gewöhnlich eine normale Größe und normales Gewicht; im Mutterleib scheint das Wachstumshormon bei der Entwicklung keine wesentliche Rolle zu spielen. Nach der Geburt wachsen Liliputaner aber meist nur noch halb so schnell wie normale Kinder. Oft setzt sich das Wachstum bei ihnen dann bis über das 20. Lebensjahr hinaus fort, und sie erreichen schließlich noch eine Größe von 1,2 Metern und mehr.

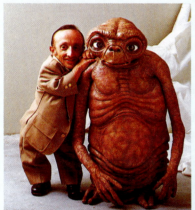

E. T., das außerirdische Wesen aus dem gleichnamigen Kinofilm, wurde zumeist von einer komplizierten Maschine in Bewegung gesetzt; doch in manchen Szenen steckte ein Zwerg in der Hülle.

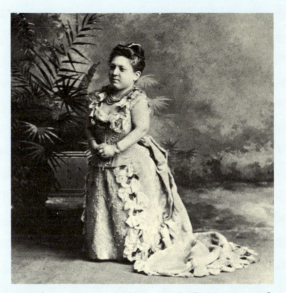

Die Liliputanerin Rose Clare war 94 Zentimeter groß. Sie kleidete sich elegant und strahlte Würde aus.

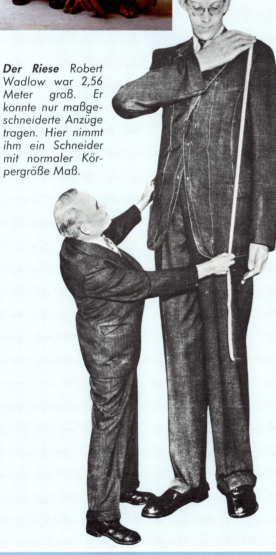

Der Riese Robert Wadlow war 2,56 Meter groß. Er konnte nur maßgeschneiderte Anzüge tragen. Hier nimmt ihm ein Schneider mit normaler Körpergröße Maß.

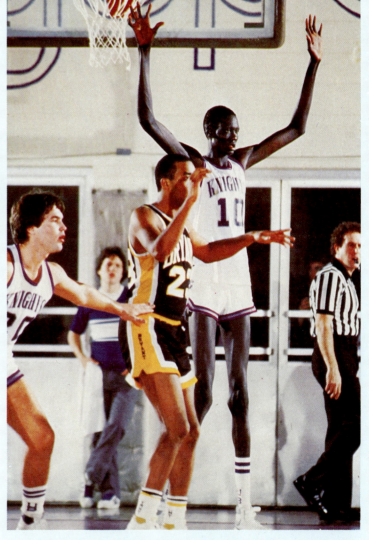

Der Basketballspieler Manute Bol ist 2,3 Meter groß. Seine Länge ist ein normales Erbmerkmal: Er gehört zu dem sudanesischen Stamm der Dinka, zu dem die größten Menschen der Erde zählen.

Wie Hormone das Wachstum beeinflussen

Ab wann produziert der Körper Geschlechtshormone?

Die Ausschüttung von Geschlechtshormonen – vorwiegend Östrogenen bei Mädchen und Androgenen bei Jungen – beginnt schon wenige Wochen nach der Zeugung und mit ihr auch die Geschlechtsdifferenzierung. Merkwürdigerweise sind zur Entwicklung eines Jungen zwar fetale Hoden erforderlich, die Androgene ausschütten, doch scheinen für die Entwicklung eines Mädchens keine funktionierenden fetalen Eierstöcke notwendig zu sein. Androgene regen die Bildung des Penis und des Hodensackes aus primitivem fetalem Gewebe an. Aus diesem Gewebe können sich sowohl männliche als auch weibliche Geschlechtsorgane entwickeln. Sind keine Androgene vorhanden, entstehen daraus weibliche Genitalien.

Möglicherweise beeinflussen die Geschlechtshormone vor der Geburt nicht nur die Entwicklung der Genitalien. Gehirnspezialisten meinen, daß sie außerdem das fetale Gehirn „vermännlichen" oder „verweiblichen" und auf diese Weise vielleicht spätere Verhaltensunterschiede zwischen Mann und Frau mit bedingen.

Die Produktion von Geschlechtshormonen, die beim Fetus durch Plazentahormone der Mutter angeregt wird, sinkt nach der Geburt stark ab. Anscheinend könnten die Geschlechtsdrüsen eines Kindes durchaus Hormone produzieren; doch schüttet der Hypothalamus offenbar noch nicht die Releasing-Hormone aus, welche die Hypophyse veranlassen, jene Hormone zu bilden, die wiederum die Geschlechtsdrüsen anregen. Warum das so ist, weiß man nicht. Erst mit der Pubertät setzen die Eierstöcke der Mädchen große Mengen Östrogene und die Hoden der Jungen große Mengen von Androgenen frei.

Warum wachsen Jugendliche so rasch?

Die Zeit des schnellsten Wachstums liegt in der Kindheit, doch fast das gleiche gilt für das Jugendalter. Auf seinem Höhepunkt schießen Jungen durchschnittlich zehn Zentimeter pro Jahr in die Höhe, Mädchen wachsen dann um gut acht Zentimeter. Normalerweise beginnt diese Phase mit etwa zehneinhalb Jahren, erreicht ihren Höhepunkt bei ungefähr zwölf und endet mit etwa 14 Jahren. Die verschiedenen Teile des jugendlichen Körpers wachsen unterschiedlich schnell. Kopf, Hände und Füße erreichen als erste Erwachsenengröße und wirken daher eine Zeitlang unverhältnismäßig

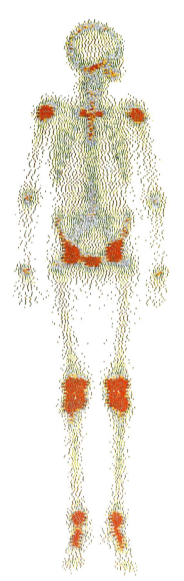

Die roten Bereiche auf dem Szintigramm (ein Bild, das mit einem Abtastgerät hergestellt wurde) sind die Wachstumszonen der Knochenenden eines Kindes. Vor der Pubertät wird das Wachstum hauptsächlich durch das Wachstumshormon gesteuert, später vor allem durch die Geschlechtshormone.

groß. Die Beine wachsen zunächst rascher als der Rumpf; sie hören dann aber auf, während der Rumpf noch weiterwächst. Deshalb sehen Jugendliche häufig „schlaksig" aus. Und nachdem ihnen ihre Hosen nicht mehr zu kurz werden, wachsen sie immer noch aus ihren Jacken heraus.

Das rasche Wachstum im Jugendalter ist in stärkerem Maß auf die Geschlechtshormone als auf das Wachstumshormon Somatotropin zurückzuführen. In diesem Lebensstadium erhöht sich die Produktion von Androgenen in den Nebennieren beider Geschlechter wie auch in den Hoden der Jungen enorm, ebenso die Produktion von Östrogenen in den Eierstöcken der Mädchen.

Brauchen Erwachsene noch Wachstumshormon?

Noch vor einigen Jahren glaubten die Physiologen, der Körper stelle am Ende der Jugend die Produktion des Wachstumshormons ein. Heute weiß man, daß die Hypophyse auch dann, wenn ein Mensch seine volle Größe erreicht hat, weiterhin noch fast ebensoviel Wachstumshormon ausschüttet wie in der Kindheit und frühen Jugend. Auf allen Altersstufen sinkt und steigt die Produktion dieses Hormons vielmehr entsprechend den jeweiligen Gegebenheiten. Sie erhöht sich beispielsweise, wenn jemand fastet, sich körperlich betätigt, einschläft oder operiert wird.

Im Erwachsenenalter hat ein Mangel an Wachstumshormon keine deutlich erkennbaren Wirkungen mehr. Dies legt die Vermutung nahe, daß das Hormon für Erwachsene nicht lebenswichtig sei. Man darf jedoch nicht vergessen, daß das Wachstumshormon nicht nur die Entwicklung des jungen Körpers bewirkt; es beeinflußt darüber hinaus den Stoffwechsel, indem es die Produktion von Eiweiß im Körper fördert und Fettreserven sowie gespeicherte Kohlenhydrate freigibt. Wenn Erwachsene das Hormon also auch nicht zum Wachsen brauchen, so profitieren sie doch vielleicht von seinen Auswirkungen auf den Stoffwechsel.

Produzieren männliche Körper auch weibliche Hormone?

Als man vor Jahren die Geschlechtshormone wissenschaftlich zu erforschen begann, ging man davon aus, daß sich Männer und Frauen in diesem Bereich grundsätzlich unterscheiden, daß also Männer eine andere Art von Hormonen bilden als Frauen. Bald wurde aber klar, daß Männer und Frauen in Wirklichkeit die gleichen Hormone produzieren. Ein Unterschied besteht nur in der jeweiligen Menge, also darin, wie viele männliche und weibliche Hormone die beiden Geschlechter jeweils aufweisen.

Bei Männern hebt die Wirkung der Androgene, die sie in großen Mengen bilden, die Wirkung der geringen Östrogenmenge auf. Und bei Frauen ist der Einfluß der Östrogene größer als derjenige der Androgene. Als man dies entdeckte, waren Androgene bereits als männliche Hormone und Östrogene als weibliche Hormone klassifiziert worden. Im Alltagsgebrauch ist es dabei geblieben, obwohl diese Einteilung nicht ganz korrekt ist.

Sowohl bei Männern als auch bei Frauen produzieren die Nebennieren geringe Mengen von Östrogenen und etwas mehr Androgene. Bei Frauen schütten außerdem auch die Eierstöcke Androgene aus. Bei Männern geben die Hoden nicht nur Androgene ab, sondern auch winzige Mengen Progesteron, also jenes Hormon, das den Körper der Frau auf die Schwangerschaft vorbereitet. Ferner produzieren die Hoden Östrogene, und zwar etwa ein Fünftel der Menge, die im Körper einer nicht schwangeren Frau ausgeschüttet wird. Interessanterweise entsteht bei Männern wie bei Frauen ein Teil der Östrogene aus dem männlichen Hormon Testosteron.

Warum bekommt ein Junge Stimmbruch?

Während des 17. und 18. Jahrhunderts waren die berühmtesten Sänger in Kirchen und Opernhäusern Kastraten mit Sopran- und Altstimmen – Männer, die man im Knabenalter kastriert hatte, um bei ihnen die hohe Stimmlage vor der Geschlechtsreife zu erhalten. Dieser Brauch kam im 16. Jahrhundert auf, als man Sängerinnen aus der Kirche und von der Bühne verbannte. Im 18. Jahrhundert hatte er sich so weit verbreitet, daß an den Opern überwiegend Kastraten sangen. Die große Kraft ihrer Stimmen beruhte auf ihrem Lungenvolumen und ihrer Körperfülle.

Die Geschichte der Kastraten wirft ein Licht auf die Auswirkungen des männlichen Hormons Testosteron während der Pubertät. Denn dieses Hormon ist es, das die Stimme eines Jungen tiefer werden läßt – in erster Linie deswegen, weil es eine Vergrößerung des Kehlkopfes und eine Verlängerung der Stimmbänder bewirkt. Die Stimmlage wird dabei etwa um eine Oktave tiefer, manchmal ziemlich abrupt, manchmal auch langsam. Auch bei Mädchen wird die Stimme tiefer – aber nicht so ausgeprägt.

Wie wirken männliche Hormone bei gesunden Frauen?

Auch bei Männern findet man kleine Mengen der weiblichen Östrogene im Blut und im Urin. Welche Funktion diese Hormone im männlichen Körper haben, ist noch nicht geklärt. Ebensowenig weiß man, warum sich auch bei Männern Progesteron und Prolaktin bilden, die Hormone der Schwangerschaft und der Milchproduktion.

Hingegen ist die Rolle, die Androgene im weiblichen Körper spielen, klarer. Diese männlichen Hormone wirken sich hauptsächlich während der weiblichen Pubertät aus. Sie regen den Wuchs von Achsel- und Schamhaaren an, haben Einfluß auf die Entwicklung der Klitoris und sind teilweise auch für den Wachstumsschub zuständig. Zudem lassen Androgene die Mädchenstimme – wenn auch nur wenig – tiefer werden. Falls ein Mädchen unter Akne leidet, sind ebenfalls Androgene schuld daran.

Mangel an Wachstumshormon

Wenn ein Kind zu klein ist, hat es vielleicht einfach Gene für eine kleine Statur geerbt. Zu den möglichen Ursachen gehören aber auch Blut- und Lebererkrankungen, schlechte Ernährung, Mangel an Zuwendung oder eine ungenügende Produktion von Wachstumshormon durch die Hypophyse. Ob Anlaß zur Besorgnis gegeben ist, kann man feststellen, indem man den Wachstumshormonspiegel im Blut bestimmt und die Wachstumsgeschwindigkeit mißt. Im Alter von drei bis neun Jahren wächst ein Kind pro Jahr durchschnittlich fünf Zentimeter. Ein wesentlich geringeres Wachstum ist ein Warnsignal. In manchen Fällen hilft es, wenn man Wachstumshormon einspritzt.

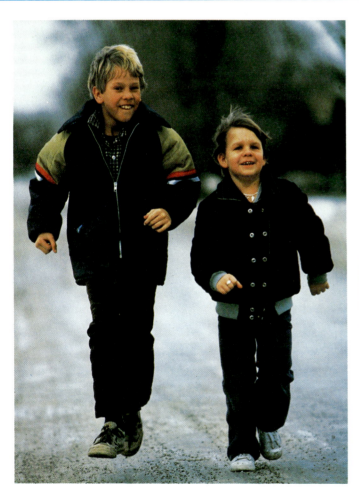

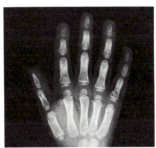 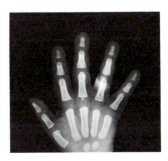

Die beiden Röntgenbilder zeigen jeweils die Hand eines fünfjährigen Kindes. Die Hand mit den kürzeren Knochen offenbart einen Mangel an Wachstumshormon.

Der zehnjährige Junge (rechts) leidet unter einem Mangel an Wachstumshormon. Links ein normaler Neunjähriger.

Sexualität und Lebensalter

Rasche und verzögerte Entwicklung

Die geschlechtliche Reifung bringt nicht nur eine Entwicklung der Sexualorgane mit sich. Bei Jungen wird auch die Stimme tiefer, und die Schultern werden breiter. Bei Mädchen verbreitern sich die Hüften. Geschlechtshormone beschleunigen außerdem die Geschwindigkeit, mit der sich Gewebe bildet.

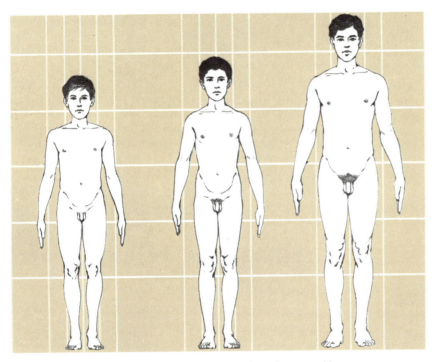

Jungen zeigen mit 15 Jahren große Unterschiede in der Entwicklung.

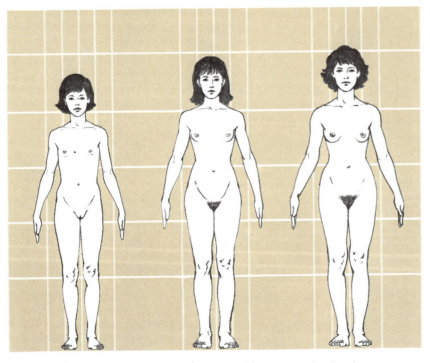

Mädchen lassen mit 13 Jahren deutliche Entwicklungsunterschiede erkennen.

Werden Jungen und Mädchen heute früher reif?

Vor allem in wohlhabenden Gesellschaften bekommen Mädchen die erste Monatsblutung früher. Das liegt vermutlich daran, daß zu den wichtigsten Faktoren für die geschlechtliche Reifung eine gute Ernährung gehört. Bei Jungen gibt es kein äußeres Zeichen der Geschlechtsreife, das mit der ersten Monatsblutung vergleichbar wäre; offenbar werden aber auch Jungen heutzutage früher reif.

Diese Entwicklung ist nicht geradlinig verlaufen. Während der industriellen Revolution im frühen 19. Jahrhundert kam sie eine Zeitlang zum Stillstand, und dann wurde sie sogar rückläufig. Heute scheint sie in Nordamerika zum Stillstand gekommen zu sein. Zumindest im Bürgertum ist dort der Zeitpunkt der ersten Monatsblutung während der letzten drei Jahrzehnte nicht mehr früher eingetreten. In Mitteleuropa zeigen sich ähnliche Tendenzen.

Verläuft die Jugendzeit immer stürmisch?

Für den griechischen Philosophen Aristoteles waren Jugendliche „leidenschaftlich, reizbar und leicht von ihren Gefühlsregungen fortgerissen". Diese Ansicht ist seitdem von Eltern, Psychologen und Psychiatern immer wieder vertreten worden. Die Ursache zu erkennen ist nicht schwer. Man braucht nur zu bedenken, welche Veränderungen die Pubertät mit sich bringt. Ferner sieht sich der junge Mensch der Notwendigkeit gegenüber, mit seinen geschlechtlichen Trieben fertig zu werden, innerlich unabhängig zu werden und sich auf einen Beruf vorzubereiten.

Einige Psychologen sind jedoch zu der Auffassung gelangt, daß seelisch aus dem Gleichgewicht geratene Halbwüchsige für ihre Altersgenossen nicht typisch sind. Untersuchungen haben ergeben, daß Jugendliche beim Erreichen des Jünglingsalters meist schon die Werte ihrer Eltern übernommen und ein großes Stück auf dem Weg zur Unabhängigkeit zurückgelegt haben. Jugend bedeutet also nicht unbedingt Rebellion, Umbruch oder seelische Katastrophen.

Beeinflußt der Hormonspiegel das Sexualleben?

Das Geschlechtsleben des Menschen wird offenbar sowohl durch psychische als auch durch physiologische Faktoren bestimmt. Einige Fachleute meinen, daß Männer und Frauen, die einmal ein befriedigendes Sexualverhalten entwickelt haben, auch dann noch ein ziemlich normales Geschlechtsleben führen können, wenn die Hormonproduktion im Alter oder durch Krankheit zurückgeht. Ein nachlassendes sexuelles Interesse und eine verringerte Potenz bei Männern seien, so sagen sie, im allgemeinen eher eine Folge von emotionellen Schwierigkeiten, beispielsweise Depressionen, Schuldgefühlen oder Eheproblemen.

Andere Spezialisten erkennen zwar die Bedeutung psychischer Faktoren in manchen Fällen an, halten aber dagegen, daß das Sexualleben eines Mannes oft durch einen Mangel an Testosteron, das in den Hoden und den Nebennieren entsteht, oder durch einen Überschuß an Prolaktin, einem von der Hypophyse produzierten mehr weiblichen Hormon, beeinträchtigt wird. Wenn dies einmal der Fall ist, können die gestörten geschlechtlichen Funktionen durch Testosteronspritzen oder andere Behandlungsverfahren unter Umständen gebessert werden.

Erstaunlicherweise gibt es Hinweise darauf, daß das Hormon Testosteron nicht nur im Sexualverhalten der Männer eine Rolle spielt, sondern auch in dem der Frauen. Die weiblichen Nebennieren schütten ebenfalls geringe Mengen an Testosteron aus. Wird eine Frau an den Nebennieren operiert, kann in der Folge ihr Geschlechtstrieb geringer sein. Durch Testosteronspritzen läßt sich dieser Zustand bessern. Hingegen scheinen Östrogene, die wichtigsten von den Eierstöcken produzierten Hormone, bei einer Frau weder das Interesse am Geschlechtsleben noch die Intensität ihrer Orgasmen zu steigern.

Viele Menschen glauben, körperliche Liebe stehe immer in einem Zusammenhang mit der Produktion von Sexualhormonen. Aber nach der Menopause, also nach dem Aufhören der Regelblutung, produziert der weibliche Körper im wesentlichen nur noch die winzige Menge Östrogene, die von den Nebennieren abgesondert wird; und doch verringert sich in den meisten Fällen das Interesse der Frau an der Sexualität nicht.

Viele Frauen berichten sogar von einer gesteigerten Freude am Geschlechtsverkehr. Dies erklärt sich wahrscheinlich dadurch, daß das Risiko einer Schwangerschaft nun nicht mehr besteht und die Frauen sich demzufolge mehr entspannen.

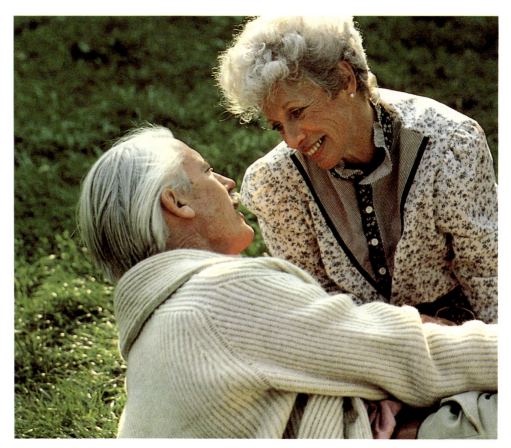

Auch im Alter kann Sex durchaus ein bedeutsamer Bestandteil des Lebens bleiben. Er vermittelt dann oft das Gefühl, daß man noch jung und das Leben immer noch lebenswert sei. Dies gilt besonders für Menschen, die auch noch auf andern Gebieten geistig interessiert und körperlich aktiv sind.

Wie lange kann das Geschlechtsleben dauern?

Ein Witz besagt, das Alter sei jene Zeit im Leben, in der ein Mann mit Mädchen flirte, aber nicht mehr wisse, warum. Je nach persönlichem Standpunkt kann man dies als verletzend betrachten oder darüber lachen. Jedenfalls spiegelt der Witz die Auffassung wider, daß Sex im Alter nicht mehr möglich oder aber unangemessen sei. Dies ist keineswegs der Fall. Wenn man sich jene Meinung aber zu eigen macht, kann es leicht sein, daß sich die Prophezeiung erfüllt, sobald man die Lebensmitte überschritten hat.

Das Alter bringt körperliche Veränderungen mit sich, die auch einen Wandel des sexuellen Erlebens bedingen können. Bei älteren Frauen läßt beispielsweise häufig die natürliche Schleimbildung in der Scheide nach; Gleitmittel bieten hier einen guten Ersatz.

Sicher trifft es zu, daß mit dem Alter die Häufigkeit des Geschlechtsverkehrs abnimmt. Ein Ehepaar im Alter von 50 Jahren hat pro Woche im statistischen Mittel noch 1,8mal Verkehr; eins im Alter von 70 nur noch 0,7mal.

Ältere Männer sind im allgemeinen sexuell aktiver als gleichaltrige Frauen. In einer Untersuchung hat man festgestellt, daß 70 Prozent der 70jährigen Männer und 50 Prozent der 75jährigen noch sexuell aktiv waren. Einer andern Studie zufolge unterhalten 70 Prozent der 60jährigen Frauen bzw. 50 Prozent der 65jährigen noch geschlechtliche Beziehungen. Menschen, für die Sex im Alter von Bedeutung ist, waren gewöhnlich auch in jüngeren Jahren sexuell stark aktiv.

Den bekannten Sexualforschern Masters und Johnson zufolge können Männer und Frauen ihr Geschlechtsleben bis über 80 hinaus aufrechterhalten. Die Bedingungen dafür seien regelmäßige sexuelle Betätigung, eine gute körperliche Verfassung, eine gesunde Einstellung gegenüber dem Alter sowie ein interessanter und interessierter Partner. Sind diese Voraussetzungen erfüllt, können auch viele ältere Menschen noch ein erfülltes Sexualleben haben. Zu Störungen kommt es im allgemeinen durch Krankheiten oder durch die hormonellen Umstellungen während der Wechseljahre. Oft aber ist das Nachlassen der sexuellen Aktivität nur psychisch bedingt und eine Folge unbegründeter Zweifel an der eigenen körperlichen Leistungsfähigkeit. Das Altern allein ist jedenfalls kein Grund für ein Erlöschen der Freude am sexuellen Kontakt.

Wie der Mensch auf Streß reagiert

Welche Funktion haben die Nebennieren?

Jede der beiden Nebennieren hat die Form eines Dreispitzes, wie Friedrich der Große und Napoleon ihn trugen. Und so wie dieser Hut auf dem herrscherlichen Haupt ruhte, sitzen die Nebennieren, kleinen Dreispitzen vergleichbar, auf jeder der beiden Nieren. Diese paarigen endokrinen Drüsen sind durchschnittlich nur 2,5–5 Zentimeter lang und wenige Gramm schwer. Sie produzieren aber mehr als drei Dutzend Hormone.

Eine Nebenniere besteht aus zwei Teilen, die sich stark voneinander unterscheiden. Die Nebennierenrinde, die sich außen befindet, ist gelb. Sie erhält ihre Anweisungen, wann sie welche Stoffe abgeben muß, hauptsächlich durch das adrenokortikotrope Hormon (ACTH) der Hypophyse. Das innen liegende Nebennierenmark hingegen ist rötlichbraun. Es reagiert direkt auf Befehle des Nervensystems.

Die Hormone, die von der Rinde abgesondert werden, nennt man Kortikosteroide oder Kortikoide. Sie haben alle eine sehr ähnliche chemische Struktur. Es gibt drei Haupttypen: die Mineralokortikoide, deren wichtigste Aufgabe es ist, den Natrium- und Kaliumspiegel im Körper zu regeln; die Glukokortikoide, die unter anderm den Zuckerspiegel des Blutes beeinflussen; und schließlich Geschlechtshormone.

Das Nebennierenmark produziert nur zwei Hormone: das Adrenalin und das Noradrenalin. Da diese Stoffe für einige Körperreaktionen auf Angst und Wut zuständig sind, werden sie manchmal als Notfallhormone bezeichnet.

Wie reagiert das endokrine System auf Belastungen?

Wenn man sich einer Operation unterziehen muß, wenn man im Keller einen Einbrecher

Warum klopft das Herz, wenn man Angst hat?

Sobald Gefahr droht, schütten die Nebennieren, die eine Schlüsselrolle im Alarmsystem des Körpers spielen, Adrenalin aus. Dies ist einer der Gründe, warum das Herz heftig zu schlagen beginnt, wenn man Angst hat. Adrenalin ist nämlich ein starkes Herzmittel – so stark, daß man es im Fall eines Herzstillstands manchmal direkt in das Herz einspritzt, um es wieder in Gang zu setzen. Überdies wird eine verwandte chemische Verbindung, das Noradrenalin, durch Nervenendigungen direkt in das Herz abgegeben. Dieser Stoff beschleunigt bei Gefahr ebenfalls den Herzschlag. Auf diese Weise bereitet sich der Körper angesichts körperlicher oder seelischer Belastungen darauf vor, entweder dem Feind entgegenzutreten oder zu fliehen. Die Nebennieren geben Adrenalin sowie aufgrund von Signalen des Nervensystems Noradrenalin in das Blut ab. Diese Hormone verengen die arteriellen Blutgefäße, so daß der Blutdruck steigt. Innerhalb von Sekunden stellt sich der Körper so völlig neu ein.

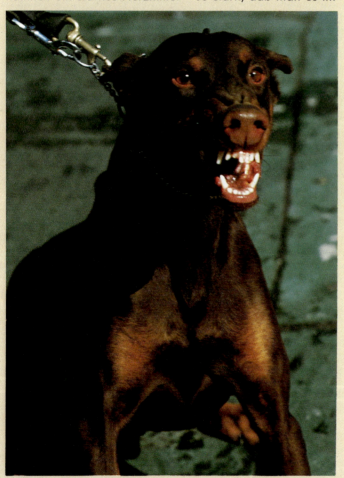

Ein zähnefletschender Hund flößt Angst ein. Sofort stellt sich der Körper automatisch auf Verteidigung ein.

Was bei Gefahr geschieht

Der Hypothalamus setzt Reaktionen in Gang.

Die Hypophyse schüttet Hormone aus.

Die Nebennieren schütten Hormone aus.

Der Herzmuskel zieht sich kräftiger zusammen, und der Pulsschlag beschleunigt sich.

Der Blutdruck steigt.

Der Blutzuckerspiegel erhöht sich.

Blutgefäße an der Hautoberfläche ziehen sich zusammen. (Falls es zu einer Verletzung kommt, ist die Blutung so geringer.)

Die Haarschäfte stellen sich auf.

Die Pupillen weiten sich.

Die Bronchien erweitern sich, damit die Atmung tiefer werden kann.

Die Magen-Darm-Tätigkeit verlangsamt sich.

Die Schweißabsonderung nimmt zu, um den Körper zu kühlen.

Die Muskeln erhalten mehr Blut, so daß der Körper tatbereit dasteht.

entdeckt, wenn man sich Sorgen wegen unbezahlter Rechnungen macht, vor einer Prüfung oder einem Vorstellungsgespräch steht, wenn man in einen heftigen Streit gerät oder hilflos in einem Verkehrsstau steckt – immer handelt es sich um eine Lage, die an den Menschen besondere Anforderungen stellt. Die Liste ließe sich noch wesentlich verlängern.

Auf Streß dieser Art reagiert das endokrine System rasch. Das Nebennierenmark schüttet Adrenalin und Noradrenalin aus, zwei Stoffe, die den Herzschlag beschleunigen, den Blutdruck und die Luftaufnahme der Lungen erhöhen. Der Hypothalamus gibt das Hormon CRH ab, welches das adrenokortikotrope Hormon (ACTH) freisetzt. Dieses Hormon (CRH) veranlaßt die Hypophyse (Hirnanhangsdrüse), adrenokortikotropes Hormon (ACTH) auszuschütten. Das ACTH regt die Nebennierenrinde an, Glukokortikoide in den Blutstrom abzugeben.

Das wichtigste dieser Hormone ist das Hydrokortison, auch Kortisol genannt. Unter Belastung können die Nebennieren das Zwanzigfache der üblichen Kortisolmenge ausschütten und dadurch den Körper in die Lage versetzen, Reserven zu mobilisieren und so vorhandenen Schwierigkeiten zu begegnen. Kortisol setzt Aminosäuren aus den Muskeln und andern Geweben frei, hilft ihnen, in die Leber zu gelangen, und beschleunigt dort ihre Umwandlung in Glukose. Darüber hinaus setzt es auch Fettsäuren aus dem Fettgewebe frei. Inwiefern diese Veränderungen dem Menschen helfen, mit Streßsituationen fertig zu werden, ist noch nicht klar.

Hormone spielen eine wesentliche Rolle bei der Bewältigung von Krankheiten und Verletzungen, bei der Flucht vor einem wilden Tier oder bei einem Kampf Mann gegen Mann. Viele Belastungen des heutigen zivilisierten Lebens erfordern aber keine körperliche Reaktion, und eine Ausschüttung von Hormonen, die eigentlich nicht gebraucht werden, kann sich möglicherweise nachteilig auf die Gesundheit auswirken.

Wie wird Adrenalin in der Medizin verwendet?

Schlangen mögen erschreckender wirken als Bienen, Hornissen oder Wespen; doch in manchen Teilen der Welt sterben doppelt so viele Menschen an Insektenstichen wie an Schlangenbissen. Ursache solcher Todesfälle ist gewöhnlich eine allergische Reaktion, die innerhalb von Minuten eintritt.

> ### Wußten Sie, daß ...
>
> ... *Männer* im allgemeinen mehr Muskelsubstanz und weniger Fettgewebe haben als Frauen? Breite Schultern und die Entwicklung der Muskeln beim Mann gehen auf das männliche Sexualhormon Testosteron zurück. Breite Hüften und Fettpolster bei Frauen werden durch Östrogene verursacht. Da Fett leichter ist als Muskelgewebe und Wasser, liegen Frauen beim Baden und Schwimmen häufig höher im Wasser als Männer.
>
> ... *die Annahme,* Kinder würden meist größer als ihre Eltern, für die Industrieländer heute wohl nicht mehr zutrifft? In verschiedenen Untersuchungen hat man festgestellt, daß in Nordamerika und Westeuropa von der Mitte des 19. Jahrhunderts an die Menschen tatsächlich ständig größer wurden. Aber offensichtlich hört diese Tendenz auf. Das mag daran liegen, daß bei der Ernährung und der Gesundheit, die beide einen wesentlichen Einfluß auf die endgültige Größe des Menschen haben, ein optimaler Stand erreicht worden ist.
>
> ... *Zwergwuchs* kein Hindernis für Ruhm und Reichtum sein muß? Das beweist unter anderm die Geschichte des Jefferey Hudson, der 1619–1682 lebte. Als er noch ein Kind war, schenkte der Herzog von Buckingham ihn der englischen Königin Henrietta Maria. Später floh Hudson mit der Königin nach Frankreich. Dort duellierte er sich zu Pferde und tötete seinen Gegner. Er mußte Frankreich verlassen, wurde von maurischen Seeräubern gefangengenommen, entkam und kehrte schließlich nach England zurück. Hudson war ein Zwerg, der im Alter von acht Jahren 46 Zentimeter und als Erwachsener lediglich 1,1 Meter groß war.

Menschen, bei denen nach einem Insektenstich die betroffene Stelle stark anschwillt, werden als gefährdet angesehen. Meist raten die Ärzte ihnen, gegebenenfalls Adrenalin bei sich zu tragen, das sie sich im Notfall selbst einspritzen können. Das Hormon macht die Atemwege frei, regt das Herz an und hält den Blutdruck konstant.

Adrenalinpräparate werden manchmal auch bei akutem Herzversagen verwendet. Dann spritzt man das Medikament direkt ins Herz, um es wieder in Gang zu setzen. Asthmatiker nehmen solche Mittel zur Linderung von Asthmaanfällen. Auch bei verstopfter Nase sind sie wirksam.

Kann eine längere Behandlung mit Glukokortikoiden schaden?

Glukokortikoide – Steroidhormone, die in der Nebennierenrinde gebildet werden und zu denen auch Kortison gehört – werden als Medikamente eingesetzt, weil sie Entzündungen unterdrücken und die Funktion des Immunsystems einschränken. Diese Wirkungen treten aber erst ein, wenn man die Hormone in viel größeren Mengen einnimmt, als sie der Körper normalerweise produziert. Allerdings können große Dosen, insbesondere wenn man sie über einen langen Zeitraum hinweg einnimmt, leicht unerwünschte Nebenwirkungen haben. Zu den ungefährlichen, die eher kosmetischer als medizinischer Natur sind, gehören Fettablagerungen am Rumpf und ein „Mondgesicht". Ernster sind jedoch Folgen wie Osteoporose – ein Schwund des Knochengewebes –, Magengeschwüre, Zuckerkrankheit, Bluthochdruck und eine Verzögerung der Wundheilung. Da das Immunsystem unterdrückt wird, können leichter Infektionen entstehen, die möglicherweise unerkannt bleiben; denn da sich keine Entzündung entwickelt, treten unter Umständen weniger Schmerzen und Fieber auf, die normalerweise als Warnsignal dienen. Eine weitere potentielle Gefahr sind psychische Störungen, die von milder Euphorie bis zur Psychose reichen können.

All dies heißt aber nicht, daß man auf eine Glukokortikoidbehandlung verzichten muß. Ernste Nebenwirkungen lassen sich vermeiden, wenn die Dosis so klein wie möglich bemessen und nur über einen möglichst kurzen Zeitraum hinweg eingenommen wird. Ohnehin sind die Ärzte heute beim Verschreiben von Medikamenten aufmerksamer geworden. Überdies haben Fachleute festgestellt, daß selbst höhere Dosen ein kalkulierbares Risiko darstellen, wenn man sie nur jeden zweiten Tag einnimmt.

Energiehaushalt und Zuckerspiegel

Was hat die Schilddrüse mit Energie zu tun?

Die Schilddrüse liegt vorn am Hals direkt unterhalb des Adamsapfels; gewöhnlich wiegt sie nicht einmal 30 Gramm. Sie hat ungefähr die Form eines Schmetterlings. Die „Flügel" befinden sich rechts und links von der Luftröhre. Die wichtigste Funktion dieser Drüse besteht darin, daß sie zwei Hormone produziert, die eine wesentliche Rolle beim Grundumsatz spielen, d.h. der Geschwindigkeit, mit der der Körper Nährstoffe in Energie umwandelt. Wenn dieser Grundumsatz etwas unterhalb der Norm liegt, wird man vielleicht nur eine gewisse Mattigkeit verspüren. Liegt er etwas über dem normalen Wert, kann sich dies durch eine leichte Nervosität bemerkbar machen. Sind die Werte jedoch deutlich erhöht, so hat dies unter Umständen Gewichtsverlust, Nervosität, Hitzewallungen und emotionale Störungen zur Folge. Ist der Grundumsatz wesentlich unter der Norm, führt dies zu einer Verlangsamung der meisten Körperfunktionen.

Jene beiden Hormone, die den Energiehaushalt regeln, sind das Thyroxin und das Trijodthyronin. Von der Gesamtmenge an Trijodthyronin, die im Körper produziert wird, stammen allerdings nur 20 Prozent aus der Schilddrüse; der Rest wird in andern Körpergeweben aus Thyroxin hergestellt.

Wenn der Arzt feststellen will, wie gut die Schilddrüse funktioniert, tastet er das Organ ab und führt mit dem Ultraschallgerät eine sogenannte Sonographie durch. Außerdem läßt sich die Konzentration der Schilddrüsenhormone direkt im Blut bestimmen. Auf diese Weise kann der Arzt sich einen Eindruck davon verschaffen, welchen Einfluß die Schilddrüse im Einzelfall auf die Energieproduktion, auf den Sauerstoffverbrauch und auf die Wärmeproduktion – also auf den Grundumsatz – ausübt.

Wie entsteht ein Kropf?

Wenn der Körper nicht genügend Jod erhält, hat die Schilddrüse Schwierigkeiten, ihre Hormone in ausreichender Menge herzustellen. Die Folge ist dann häufig ein Kropf, eine Vergrößerung der Schilddrüse. Eine solche Schwellung kann größer als ein Tennisball werden.

Wenn die unter Jodmangel leidende Drüse zuwenig Schilddrüsenhormon produziert, wird die Ausschüttung von Thyreotropin durch die Hypophyse gesteigert. Das Thyreotropin aber fördert wiederum das Wachstum – und damit auch die Funktion – der Schilddrüse. In solchen Fällen bildet dann die vergrößerte Drüse (Kropf) ausreichend Hormone, um den Bedarf des Körpers zu decken.

Warum können manche Menschen viel essen, ohne zuzunehmen?

Manche Menschen essen sehr viel, ohne merklich zuzunehmen. Einige von diesen sind körperlich aktiv und verbrauchen daher große Kalorienmengen. Andere aber leiden möglicherweise an Hyperthyreose, einer Überfunktion der Schilddrüse, der ein Überschuß an Schilddrüsenhormonen zugrunde liegt. Die nicht benötigten Hormone regen den Appetit an und beschleunigen den Stoffwechsel so sehr, daß der Körper größere Mengen an Nährstoffen verbrennt. Dabei kann es zu einem Gewichtsverlust kommen. Die Betroffenen sind ruhelos, hektisch und so „aufgedreht", daß sie nicht schlafen können und sich ständig abgeschlagen fühlen. Häufige Symptome sind auch Schweißausbrüche, Überempfindlichkeit gegen

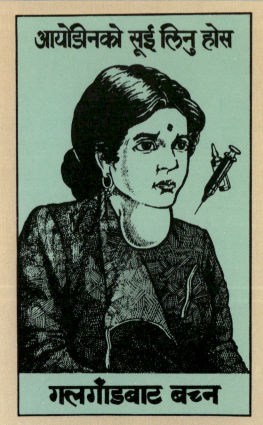

Dieses nepalesische Plakat zeigt eine Frau mit einem Kropf. Es fordert Betroffene auf, sich behandeln zu lassen.

Die wichtige Rolle des Jods

Ein Erwachsener benötigt pro Tag etwa ein fünfzehnmillionstel Gramm Jod, weil die Schilddrüse sonst ihre Aufgabe nicht erfüllen könnte. In der Regel ist diese Menge in der Nahrung enthalten, denn Jod kommt in den meisten Böden vor und wird von den Pflanzen aufgenommen. Aber in manchen Gegenden der Welt findet sich in der Erde nur wenig oder gar kein Jod. Um diesen Mangel auszugleichen, setzt man in manchen Industrieländern dem Speisesalz Jod zu. In ärmeren Ländern können Mangelkrankheiten auftreten, so daß dann viele Kinder körperlich und geistig unterentwickelt sind.

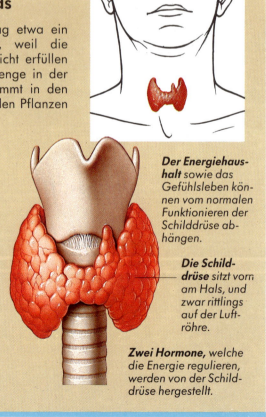

Der Energiehaushalt sowie das Gefühlsleben können vom normalen Funktionieren der Schilddrüse abhängen.

Die Schilddrüse sitzt vorn am Hals, und zwar rittlings auf der Luftröhre.

Zwei Hormone, welche die Energie regulieren, werden von der Schilddrüse hergestellt.

Wärme, Zittern der Hände, Herzklopfen und Muskelschwäche.

Um dieser Krankheit zu begegnen, bestrahlt man gewöhnlich die Schilddrüse mit radioaktivem Jod. Danach erhält der Patient die notwendigen Hormone in medikamentöser Form. Man kann auch die Schilddrüsentätigkeit durch Medikamente vermindern oder einen Teil der Schilddrüse operativ entfernen.

Gibt die Bauchspeicheldrüse mehrere Hormone ab?

In gewisser Hinsicht handelt es sich bei der Bauchspeicheldrüse um zwei Organe. Als Organ des Verdauungssystems gibt sie Enzyme ab, welche die Nahrung chemisch so aufspalten, daß sie für den Körper verwertbar wird. Als endokrines Organ produziert sie mindestens zwei Hormone, die den Kohlenhydratstoffwechsel regeln, sowie weitere Hormone mit andern Funktionen.

Die meisten Menschen kennen nur ein Bauchspeicheldrüsenhormon: das Insulin, das den Blutzuckerspiegel regelt. Ein weiteres ist das Glukagon. Das Insulin und das Glukagon werden von Zellgruppen in der Bauchspeicheldrüse ausgeschüttet, die man Langerhans-Inseln nennt. Sie stellen den endokrinen Teil der Bauchspeicheldrüse dar. Bei Erwachsenen machen sie nur zwei Prozent dieses Organs aus.

Wenn nach einer Mahlzeit der Zuckerspiegel des Blutes steigt, schüttet die Bauchspeicheldrüse Insulin aus. Dieses Hormon vermindert die Zuckermenge, die im Blut vorhanden ist, und zwar teilweise dadurch, daß es den Transport des Blutzuckers durch die Zellwände und in die Zellen hinein unterstützt. Sinkt der Blutzuckerspiegel hingegen unter den für das Gehirn und andere Körpergewebe notwendigen Wert, so kann die Bauchspeicheldrüse Glukagon abgeben. Dieses Hormon erhöht den Blutzuckerspiegel, indem es Zuckervorräte in der Leber mobilisiert.

Was versteht man unter Zuckerkrankheit?

Die Zuckerkrankheit beruht auf einer Funktionsstörung der Bauchspeicheldrüse. Die beiden Hauptsymptome sind Gewichtsverlust und eine übermäßige Urinausscheidung. Außerdem ist die Krankheit durch starken Hunger und Durst gekennzeichnet. Bei der Zuckerkrankheit handelt es sich um eine Störung des Zuckerumsatzes. Sie tritt auf, weil der Körper entweder zuwenig In-

Insulin – ein Mittel, das hilft, aber nicht heilt

1922 wurde Insulin erstmals zur Behandlung der Zuckerkrankheit eingesetzt. Als sich sterbende Kinder daraufhin rasch erholten, glaubten viele, hier sei ein Wundermittel gegen diese Krankheit entdeckt worden. Wahr ist aber nur, daß Diabetiker, deren Körper nicht genügend Insulin produziert, durch Insulinspritzen mit ihrer Krankheit leben können – einer Krankheit, die zuvor praktisch einem Todesurteil gleichgekommen war. Eine Heilung brachten die Injektionen nicht. Die tägliche Spritze ersetzt zwar das fehlende Hormon, sie regt aber nicht die Bauchspeicheldrüse dazu an, eigenes Insulin auszuschütten.

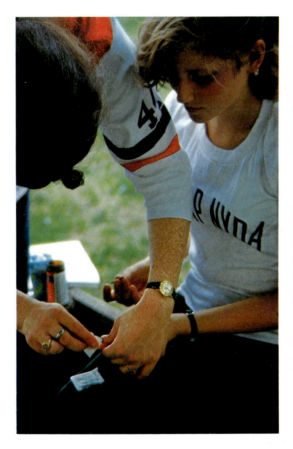

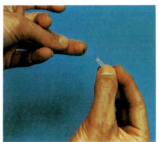

Ein Zuckerkranker entnimmt seinem Finger eine Blutprobe.

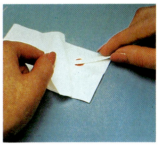

Ein Patient bereitet eine Prüfung seines Zuckerspiegels vor.

Dieses junge Mädchen lernt, im Alltag mit seiner Krankheit umzugehen.

sulin produziert oder aber nicht in der Lage ist, das produzierte Insulin zu verwerten.

Man unterscheidet zwei Haupttypen dieser Krankheit. Bei dem sogenannten jugendlichen Diabetes (Typ I) erzeugt die Bauchspeicheldrüse kaum Insulin. Die Ursache kann ein Virus sein, oder das Immunsystem des Kranken greift die insulinproduzierenden Zellen der Bauchspeicheldrüse an. Dieser Krankheitstyp tritt gewöhnlich ziemlich plötzlich während der Kindheit oder Jugend auf und ist der ernstere von beiden. Der Typ II beginnt vorwiegend im Erwachsenenalter. Hier produziert die Bauchspeicheldrüse unter Umständen normale Mengen von Insulin, aber der Körper kann sie aus irgendeinem Grund nicht so gut zur Regelung des Kohlenhydratstoffwechsels verwerten. Da-

neben gibt es noch den Diabetes, der mit Allgemeinerkrankungen oder während einer Schwangerschaft auftritt.

Allen Typen ist gemeinsam, daß große Teile des Zuckers, der sich im Körper befindet, nicht in die Zellen gelangen können. So sammeln sie sich im Blut an und werden mit dem Urin ausgeschieden.

Wird eine Zuckerkrankheit nicht behandelt, so führt sie – insbesondere der Typ I – unter Umständen auch zu einer schwerwiegenden Störung des Fettstoffwechsels. Möglicherweise ist die Störung des Fettstoffwechsels auch für die Komplikationen bei der Zuckerkrankheit verantwortlich: frühzeitige Arterienverkalkung, Schlaganfall, Schädigungen der Augen, Nerven und Nieren.

Kapitel 4

Herz und Kreislauf

Das Geheimnis der Herztätigkeit liegt in einem Stück spezialisiertem Gewebe, das elektrische Stromstöße erzeugt. Dieser natürliche Schrittmacher löst die Muskelkontraktionen aus, welche das Blut in unserm Körper kreisen lassen.

Das Herz – eine doppelte Pumpe	90
Das Netz der Adern	92
Armeen von Spezialisten	94
Blutgruppen und Transfusionen	96
Verletzungen und ihre Heilung	98
Das Geheimnis der Immunität	100
Überprüfung der Herzfunktion	102
Wenn das Herz krank wird	104
Kreislauferkrankungen	106
Mangelerscheinungen im Blut	108
Das lymphatische System	110

Liegt das Herz auf der linken Seite?

Einer verbreiteten Ansicht nach liegt das Herz auf der linken Seite des Körpers. Diese Meinung ist nicht richtig: Es befindet sich eher in der Mitte. Wenn man eine senkrechte Linie durch die Mitte des Brustkorbes zieht, so liegt das Zentrum des Herzens allerdings normalerweise nicht ganz genau darauf, sondern links von der Linie befindet sich ein größerer Teil des Herzens als rechts davon.

Das Herz liegt schräg im Brustraum. Der breitere obere Teil befindet sich rechts und das schmalere Ende mit der Herzspitze links. Der Herzschlag ist an der Herzspitze spürbar, und dies erklärt vermutlich den verbreiteten Irrtum über die Lage des Herzens.

Und noch etwas: Das Herz, das beispielsweise auf Spielkarten abgebildet ist, zeigt nicht die tatsächliche Form des Herzens. Dieses hat eher eine birnenförmige Gestalt und läuft keineswegs etwa spitz zu.

Warum sind Blutergüsse blau und grün gefärbt?

Wenn kleine Blutgefäße oder Kapillaren zerreißen, sickert Blut in das umliegende Gewebe, und rote Blutkörperchen platzen. Das Hämoglobin, der wichtigste Farbstoff in den roten Blutkörperchen, färbt sich blau, sobald ihm Sauerstoff entzogen wird. Tatsächlich verbraucht das Gewebe den vorhandenen Sauerstoff rasch. Er wird ja nicht ersetzt, weil die Blutgefäße gerissen sind. Noch blauer wirkt ein Bluterguß gewöhnlich, wenn das darüberliegende Gewebe rosa ist.

Die ausgetretenen roten Blutkörperchen zersetzen sich und werden allmählich von den Gewebszellen aufgesaugt. So verschwindet der Bluterguß je nach Größe gewöhnlich innerhalb von 8–14 Tagen. Die Abbauprodukte des Hämoglobins – unter ihnen das gelbgrüne Bilirubin – bewirken, daß der Bluterguß sich erst grünlich, dann gelb verfärbt. Schließlich wird der Farbstoff von weißen Blutkörperchen abtransportiert, und die verletzte Stelle sieht wieder normal aus.

Kann sich das Herz jemals ausruhen?

Manche Fragen lassen sich sowohl mit Ja als auch mit Nein beantworten, je nachdem, wie man Wörter definiert oder Vorgänge interpretiert. Wer sagt, das Herz komme nie zur Ruhe, hat recht. Aber recht hat auch derjenige, der meint, es könne sich sehr wohl ausruhen. Unter normalen Umständen hört das Herz niemals auf zu schlagen. Unermüdlich zieht sich der Herzmuskel zusammen und erschlafft wieder, solange man lebt. So kann man sagen, daß das Herz niemals ruht.

Man kann aber auch den erschlafften Zustand als eine Ruhephase deuten. So ist beispielsweise in einem angesehenen Lehrbuch zu lesen: „Zwischen den Schlägen ruht das Herz für ... den Bruchteil einer Sekunde." In einem andern Buch, dessen Verfasser ebenfalls Arzt ist, heißt es: „Das Herz ruht während eines 70jährigen Lebens etwa 40 Jahre lang. Tatsächlich", so fährt der Autor fort, „ruht es selbst dann, wenn es am meisten arbeitet, und liefert ein ausgezeichnetes Beispiel für den Wert eines gleichmäßigen, ausgewogenen Wechsels zwischen Belastung und Ruhe."

Wie wirken emotionale Belastungen auf das Herz?

Bei Gefahr, Anspannung, Ärger oder Aufregungen wird das Hormon Adrenalin in das Blut abgegeben. Es bewirkt, daß die Blutgefäße sich verengen, der Blutdruck steigt und der Herzschlag sich beschleunigt. Ärzte führen diese physiologischen Veränderungen als Beweis dafür an, daß gefühlsmäßige Belastungen schaden können. Denn bei stark erhöhtem Blutdruck und sehr schnellem Herzschlag besteht die Gefahr eines Schlaganfalls oder Herzinfarkts.

Können Menschen kaltblütig sein?

Kühne oder auch herzlose Menschen werden häufig als kaltblütig bezeichnet. Dieser Ausdruck weckt eine bestimmte Vorstellung, doch darf man ihn nicht zu wörtlich nehmen. Ein lebender Mensch hat niemals kaltes Blut.

Menschen sind von Natur aus warmblütig; das bedeutet, ihre eigentliche Wärmequelle befindet sich in ihrem Körper. Die Wärme entsteht durch ihre natürlichen Körperprozesse. Vögeln und Säugetieren ist dieses Merkmal ebenfalls eigen. Andere Tiere sind dagegen tatsächlich kaltblütig; das heißt, ihre Körpertemperatur entspricht derjenigen, die ihre Umgebung hat. Von ihr werden sie erwärmt.

Dieser Unterschied hat bedeutsame Folgen. Warmblütige Lebewesen können unter sehr verschiedenen Witterungsbedingungen normal leben, während bei kaltblütigen Tieren – etwa Schlangen, Eidechsen und Insekten – die Körperfunktionen nur dann uneingeschränkt ablaufen, wenn das Wetter ihren Bedürfnissen einigermaßen entspricht. Wird es kälter, so frißt eine Schlange nicht mehr. Mit Recht, denn die Beute würde gar nicht mehr verdaut werden, sondern sich im Magen des Tieres wochenlang „frisch" halten.

Wo befindet sich der Thermostat des Körpers?

Trotz allen äußeren Temperaturschwankungen, die der Mensch gewöhnlich an einem normalen Tag erlebt, liegt seine eigene Körpertemperatur in der Regel ziemlich gleichbleibend bei 37 Grad Celsius – in jener Höhe, bei der der Körper am besten arbeiten kann.

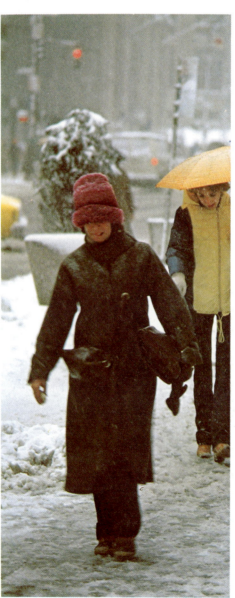

Winterkleidung hält die Körperwärme fest, indem sie warme Luftschichten einschließt. Dazu trägt eine Kopfbedeckung wesentlich bei.

Dies wird durch einen biologischen Thermostaten im Gehirn ermöglicht, den Hypothalamus. Er liegt an der Basis des Gehirns und registriert die Temperatur des Blutes, das durch ihn hindurchfließt. Bei Abweichungen vom Normalwert bewirkt er entsprechende Veränderungen im Durchmesser der Blutgefäße. Angenommen, die Körpertemperatur steigt über den Normalwert, etwa wenn das Wetter sehr heiß ist, wenn man sich anstrengt oder Fieber hat oder einfach wenn normale Körperprozesse viel Wärme erzeugen; dann dehnen oder erweitern sich jene Blutgefäße, die zur Haut führen, aufgrund der Signale des Hypothalamus. Infolgedessen fließt mehr Blut durch sie hindurch zur Haut, und die überschüssige Wärme kann von ihr an die Umgebung abgegeben werden.

Wenn umgekehrt die Temperatur im Körperinnern absinkt, verengen sich die Blutgefäße, die zur Haut hinführen und in ihr verlaufen, so daß weniger Blut an die Körperoberfläche gelangt und dort Wärme abgibt. Auf diese Weise bleibt die Wärme dem Körper erhalten.

Bei manchen Operationen am Herzen oder an den Blutgefäßen senken die Ärzte die Körpertemperatur des Patienten künstlich. Auf diese Weise kreist weniger Blut durch die Körperorgane, während die Operation durchgeführt wird.

Warum ist bei Kälte eine Kopfbedeckung wichtig?

An kalten Tagen kann der Kreislauf manchmal nicht genügend Blut in die Außenbezirke des Körpers transportieren. Dann werden mitunter die Zehen oder Finger, die Nase und die Ohren kalt; sie färben sich weißlich-bläulich.

Die Gliedmaßen sowie das Gehirn müssen bei kaltem Wetter gewärmt werden. Wenn aber im Körper nicht genügend Wärme vorhanden ist, stellt sich der Kreislauf so um, daß das lebenswichtige Gehirn auf Kosten weniger notwendiger Gewebe mit Blut versorgt wird. Deshalb bleibt, selbst wenn die Nase oder die Ohren stark unter der Kälte leiden, die Temperatur im Gehirn beinahe normal.

Trägt man keine Kopfbedeckung, so kann über den Kopf, besonders wenn er kahl ist, sehr viel Wärme verlorengehen. Daher ist der sonderbare Rat, man solle einen Hut tragen, um die Zehen warm zu halten, wohlbegründet. Wenn das Gehirn warm ist, hat der Körper auch noch Wärme für Finger und Zehen übrig.

Das Herz – eine doppelte Pumpe

Wie ist das Herz gebaut?

Viele Menschen halten das Herz für ein einheitliches Organ, einen einfachen Hohlmuskel. Tatsächlich aber besteht es aus zwei Pumpen mit jeweils zwei Abteilungen. Die rechte Seite des Herzens nimmt Blut auf, das aus dem Körper zurückkehrt, wo ihm Sauerstoff entzogen wurde. Dieses Blut pumpt das Herz in die Lungen, wo es wieder mit lebenspendendem Sauerstoff angereichert wird. Die linke Seite des Herzens erhält dieses sauerstoffreiche Blut von den Lungen und transportiert es wieder in den Körper. Es gibt also zwei Kreisläufe, die beide vom Herzen in Gang gehalten werden: den großen Körper- und den kleineren Lungenkreislauf.

Der rechte und der linke Teil des Herzens sehen sehr ähnlich aus. Der linke Teil muß das Blut mit höherem Druck auch in die entferntesten Körperteile pumpen. Von ihm wird also härtere Arbeit gefordert; deshalb ist er muskulöser als der rechte. In den nahen Lungen ist der Blutdruck viel niedriger als in den Armen. Jede Seite des Herzens hat einen dünnwandigen oberen Raum, den Vorhof. Dieser stellt eine Art Vorratskammer oder Empfangszimmer dar, wo sich das ankommende Blut sammelt. Überdies besitzt jede Seite eine größere, muskulösere und dickwandigere untere Herzkammer (Ventrikel), die den größten Teil der Pumparbeit leistet.

Die rechte wie die linke Herzseite werden von großen Venen und Arterien versorgt. Klappen, die sich nur in einer Richtung öffnen, lassen Blut vom Vorhof zur Herzkammer und von der Herzkammer zur Arterie durch. Die beiden Pumpen sind durch die Herzscheidewand (Septum) getrennt, damit sich das Blut, das sich jeweils in ihnen befindet, nicht mischt.

Das gesamte Herz ist in den lockeren Herzbeutel (das Perikard) eingehüllt. Dieser verhindert, daß es sich beim Schlagen an der Brustwand reibt. Die Herzwand besteht aus drei Hauptschichten. Die äußere ist das Epikard, eine dünne, glänzende Haut. Dann kommt der dicke Herzmuskel, das Myokard, der wiederum aus drei Schichten besteht und die Hauptarbeit des Herzens leistet. Und schließlich ist da noch eine glatte, glänzende Schicht, die die Innenflächen des Herzens auskleidet: das Endokard. Alle diese Gewebe werden fast ausschließlich durch sauerstoffreiches Blut aus den Herzkranzarterien ernährt. Diese wurden von den frühen Anatomen so genannt, weil sie wie ein Kranz auf dem Herzen zu ruhen scheinen.

Warum schlägt das Herz?

Der Schlag des Herzens wird durch ein besonderes Zentrum im rechten Herzvorhof angeregt, den sogenannten Sinusknoten. Dieser arbeitet wie ein natürlicher Schrittmacher oder Taktgeber. Er gibt elektrische Impulse ab, die bewirken, daß die Muskelfasern der beiden Vorhöfe sich zusammenziehen. Durch diese Kontraktion wird das Blut vorwärts in die Herzkammer gedrückt, da die zuführenden Gefäße gleichzeitig durch Klappen verschlossen werden. Nur wenige Millisekunden nachdem der Sinusknoten einen elektrischen Reiz ausgesandt hat, erreicht dieser über ein besonderes Reizleitungssystem einen weiteren, tiefer liegenden Knoten. Dieser gibt die Energie nach nur etwa einer zehntel Sekunde weiter. Dann erregt sie die Muskeln der Herzkammern, die sich daraufhin zusammenziehen und den Druck auf das Blut, das sich in den Kammern befindet, erhöhen. Dadurch schließen sich die Klappen zwischen den Vorhöfen und den Herzkammern. Andererseits öffnen sich die Klappen zu den Blutgefäßen, die von der rechten Herzkammer zu den Lungen und von der linken Herzkammer in den Körperkreislauf führen.

Bei Beendigung der Kontraktion ist der Druck des zu den Lungen gehenden Blutes höher als der Druck in der rechten Herzkammer und der Druck in den Arterien höher als in der linken Herzkammer. Infolgedessen schließen sich die Herzklappen, und das Blut kann nicht zurückfließen. Das Klopfen des Herzens rührt von den Muskel- und Klappenbewegungen her.

Was tun, wenn der Taktgeber nicht mehr richtig arbeitet?

Wenn der natürliche Taktgeber des Herzens, der Sinusknoten, keine regelmäßigen Impulse mehr ausschickt, gibt es verschiedene Möglichkeiten der Behandlung. Der Arzt wird zunächst herauszufinden versuchen, welche Art der Rhythmusstörung vorliegt, und dann ein entsprechendes Medikament verschreiben. Gewöhnlich fertigt er dazu ein Elektrokardiogramm (EKG) an, das ihm Aufschluß über die elektrischen Herzaktionen gibt.

In manchen Fällen kann man auch einen künstlichen Herzschrittmacher einpflanzen. Meist wird ein solches Gerät unter der Brust- oder Bauchhaut eingesetzt und durch einen Draht, der in den Herzgefäßen verläuft, mit dem Herzen verbunden. Der Schrittmacher kann aber auch außerhalb des Körpers getragen werden. Er gibt in bestimmten Abständen elektrische Impulse ab, die das zu langsam arbeitende Herz beschleunigen oder ein unregelmäßig schlagendes Herz in einen gleichmäßigen Rhythmus bringen.

Wußten Sie, daß ...

... *die Blutgefäße* eines Menschen aneinandergereiht schätzungsweise zweimal um den Erdball reichen würden?

... *das Kribbeln in den Händen oder Füßen,* das man als „Einschlafen" bezeichnet, oft auf eine Durchblutungsstörung zurückzuführen ist? Aber auch ein Druck auf Nerven oder eine Stoffwechselstörung der Nerven kann ein solches Kribbeln auslösen.

... *bestimmte Verhaltensweisen* auf eine erhöhte Neigung zu Herzerkrankungen hinweisen können? Eine Persönlichkeit des Typs A ist ungemein ehrgeizig, ruhelos und ungeduldig. Typ B dagegen ist gelassen und ruhig. Menschen des Typs A sind für Herzerkrankungen anfälliger als Vertreter des B-Typs von gleichem Alter und Geschlecht, auch wenn sie einer vergleichbaren Arbeit nachgehen. Durch Änderung seines Verhaltens kann Typ A aber das Risiko vermindern.

... *die verbreitetste Blutgruppe* die Gruppe 0 ist? Sie findet sich bei etwa 46 Prozent der Weltbevölkerung. Doch gibt es auch Gebiete, in denen andere Blutgruppen dominieren. So kommt beispielsweise in Norwegen die Blutgruppe A am häufigsten vor.

... *Alpträume* so wirklich sein können, daß das Herz des Schlafenden aus Angst heftig zu schlagen beginnt?

Wodurch entstehen Herzgeräusche?

Mit einem Stethoskop kann der Arzt Herzgeräusche hören. Sie können z.B. „blasend" oder „schabend" klingen. Gewöhnlich handelt es sich dabei einfach um Geräusche, die das Blut verursacht, während es durch das Herz strömt. Sie sind also ganz natürlich. In seltenen Fällen kann ein Geräusch aber auf eine ernste Erkrankung des Herzens hindeuten, etwa darauf, daß Klappen nicht richtig funktionieren. Wenn sich eine Klappe nicht vollständig schließt, kann etwas Blut in die Kammer zurückfließen, und dieser Vorgang ist durch ein Stethoskop zu hören. Viele Herzgeräusche, die krankhaften Charakter haben, treten durch eine Veränderung an der Mitralklappe auf, die sich zwischen dem linken Vorhof und der linken Herzkammer befindet. Manchmal wird ein Baby bereits mit einem Herzklappenfehler geboren. In andern Fällen ist Gelenkrheumatismus die Ursache. Oft lassen sich Herzklappenfehler operativ beheben.

Ein rotes Blutkörperchen im Kreislauf

Ein rotes Blutkörperchen, dem im Körpergewebe der Sauerstoff teilweise entzogen wurde, gelangt durch die obere oder die untere Hohlvene (1) in den rechten Vorhof (2) des Herzens. Durch die Tricuspidalklappe (3) wandert es in die rechte Herzkammer (4). Von dort wird es durch die Pulmonalklappe (5) in die Lungenarterie (6) und zu den Lungen gepumpt. Hier gibt es Kohlendioxid ab und nimmt Sauerstoff auf. Über eine Lungenvene (7) kehrt das Blutkörperchen zum Herzen zurück. Es kommt in den linken Vorhof (8) und gelangt dann durch die Mitralklappe (9) in die linke Herzkammer (10). Von dort wird es durch die Aortenklappe (11) in die Aorta (12) und damit in den Körper gespült.

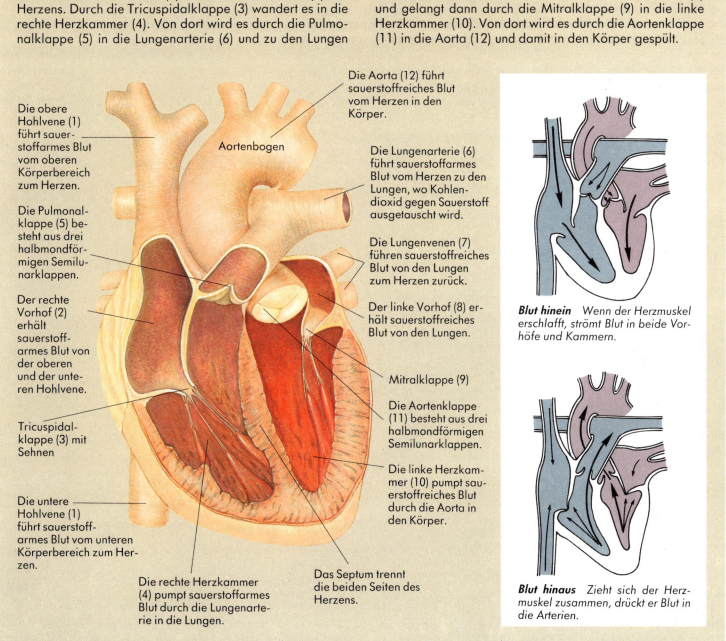

Das Netz der Adern

Welche Aufgabe erfüllen die Arterien?

Die Arterien oder Schlagadern sind ein wesentlicher Bestandteil des Bluttransportsystems. Sie enthalten stets etwa 15 Prozent der gesamten Blutmenge. Die Lungenarterie bringt Blut, in dem sich wenig Sauerstoff und viel Kohlendioxid befindet, vom Herzen zu den Lungen, wo ihm Kohlendioxid entzogen und Sauerstoff zugesetzt wird. Dieses frische Blut wird vom Herzen über andere Arterien in alle Teile des Körpers gepumpt. Verbindungen zwischen Arterienpaaren sichern gewöhnlich die Blutversorgung auch dann, wenn eine Arterie geschädigt wird.

Jedesmal, wenn sich die Muskeln der blutgefüllten Herzkammern zusammenziehen, pumpen sie frisches Blut unter Druck in zwei große Arterien: die Lungenarterie und die Aorta. Die Aorta geht von der linken Herzkammer nach oben, krümmt sich dann über einen Ast der Lungenarterie hinweg und verläuft danach vor der Wirbelsäule abwärts. Auf ihrem Weg verzweigt sie sich in immer kleinere Arterien.

Gesunde Arterien haben dicke, muskulöse Wände, die dem Druck des Blutes, das durch sie hindurchfließt, gut standhalten. Dabei sind sie auch elastisch: Während mit jedem Herzschlag große Mengen Blut durch sie strömen, dehnen sie sich, und wenn das Blut weiterströmt, werden sie wieder enger. Wird eine Arterie verletzt, spritzt das Blut rhythmisch heraus, da sich die Blutgefäße im Einklang mit dem Herzschlag dehnen und zusammenziehen.

Wodurch unterscheiden sich Arterien und Venen?

Venen sind die Ergänzung zu den Arterien. Beginnend mit kleinsten Verzweigungen, transportieren sie aus dem gesamten Körper Blut, das mit Abfallstoffen beladen und sauerstoffarm ist, zum Herzen zurück. Ihre Verteilung entspricht etwa derjenigen der Arterien, doch sind die Venen zahlreicher und enthalten größere Mengen Blut – etwa 70 Prozent der Gesamtmenge. Das venöse Blut steht nur unter einem recht geringen Druck; so haben die Venen dünnere Wände. Wegen des schwächeren Drucks fließt das Blut, wenn eine Vene verletzt wird, aus ihr gleichmäßig heraus und ist leichter zu stillen als bei einer verletzten Arterie.

In den Venen muß das Blut überwiegend aufwärts, also entgegen der Schwerkraft fließen. Damit es zum Herzen zurückströmen kann, sind viele Venen mit Klappen ausgestattet, die sich nur in einer Richtung öffnen. Darüber hinaus übt die Tätigkeit des Zwerchfells und der Muskeln in den Armen und Beinen eine massierende Wirkung aus, die ebenfalls dazu beiträgt, daß das Blut zum Herzen zurücktransportiert wird.

All diese Pump- und Transportprozesse dienen dazu, Sauerstoff und andere Nährstoffe im Körper zu verteilen und Abfallprodukte fortzuschaffen. Dieser Austausch fin-

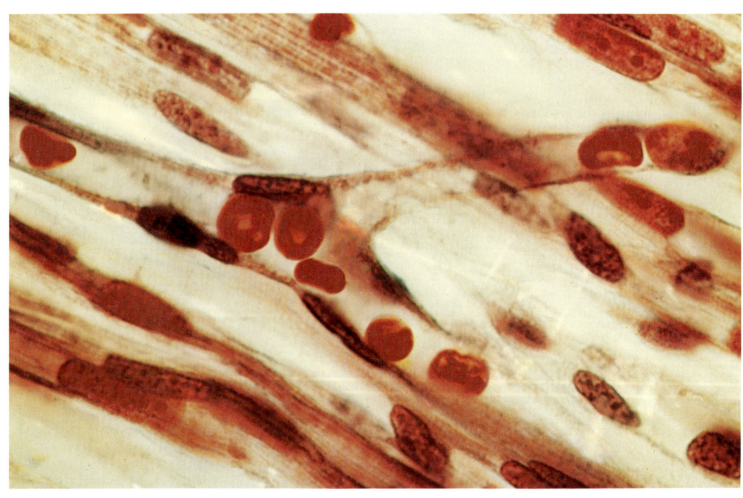

Die mikroskopische Aufnahme von Muskelgewebe zeigt Kapillaren, in denen sich rote Blutkörperchen befinden. Diese kleinsten Blutgefäße sitzen dort, wo Venen und Arterien zusammenkommen. Vom arteriellen Blut werden Sauerstoff und Nährstoffe an die Zellen abgegeben. Andererseits nimmt das Blut in den Kapillaren Abfallstoffe aus den Zellen auf und transportiert sie ab.

det über mikroskopisch kleine, nur etwa zelldicke Gefäße, sogenannte Kapillaren, statt, die die winzigsten Zweige der Arterien mit den winzigsten Venen verbinden. Die Kapillaren lassen Nährstoffe, Sauerstoff und Flüssigkeit in die Gewebe austreten. Andererseits nehmen sie Kohlendioxid, Abfallprodukte und Flüssigkeit auf, um sie in die Venen und das lymphatische System – eine Art Parallelkreislauf zu den Venen, in dem Gewebsflüssigkeit herzwärts geleitet wird – zurückzuführen. In den Kapillaren werden die wichtigen Aufgaben des Blutkreislaufs erfüllt: Hier findet der Austausch von Stoffen zwischen dem Blutkreislauf und den Zellen statt.

Was verrät der Puls?

Beim Pulsschlag, den man am Handgelenk oder an einer Hauptarterie fühlt, handelt es sich um eine Druckwelle, die sich durch das Arteriensystem ausbreitet, wenn dort mit jedem Herzschlag Blut hineingedrückt wird. Für einen gesunden Erwachsenen in Ruhelage gibt man häufig 72 Herzschläge pro Minute als Durchschnitt an, doch alle Werte zwischen 60 und 90 können als normal angesehen werden.

Durch körperliche Anstrengung kann sich der Puls erhöhen, wobei in der Regel pro Minute etwa 220 Schläge minus dem Lebensalter als Obergrenze anzusehen sind; demnach käme ein Vierzigjähriger auf 180 Schläge. Doch ein so hoher Puls kann nur schwer über längere Zeit aufrechterhalten werden. Bei anhaltender Belastung sinkt deshalb die Frequenz auf rund 75 Prozent des Maximums – bei einem Vierzigjährigen also auf 135 Schläge pro Minute.

Hormone, Medikamente, Fieber, körperliche Anstrengung und seelische Belastungen lassen die Herzfrequenz oft vorübergehend ansteigen. Im allgemeinen hat das aber keine ernsten Auswirkungen auf die Herztätigkeit. Ist die Herzfrequenz jedoch ständig höher oder niedriger als normal, sollte man einen Arzt aufsuchen, um sicherzustellen, daß keine Krankheit zugrunde liegt. Achtung! Wer stets sehr viel Sport treibt, hat in Ruhelage eine niedrige Pulsfrequenz, denn durch die Belastung ist das Herz leistungsfähiger geworden. Es kommt mit weniger Schlägen aus, weil es pro Schlag mehr Blut pumpt.

Wieviel Blut pumpt das Herz?

Das menschliche Herz wiegt nur etwa 280–310 Gramm und ist nicht viel größer als eine geballte Faust. Um so bemerkenswerter erscheint daher die Arbeit, die es leistet. Die Blutmenge, die mit jedem Herzschlag (von beiden Herzkammern) weitergepumpt wird, ist von Mensch zu Mensch verschieden; durchschnittlich liegt sie beim Erwachsenen jedoch bei 100 Millilitern, also einem zehntel Liter. Geht man – bei Erwachsenen – von etwa 80 Herzschlägen pro Minute aus (was 115 200 Schlägen pro Tag entspricht), werden täglich mehr als 11 000 Liter Blut durch die insgesamt fast 100 000 Kilometer langen Blutbahnen des Körpers gepumpt.

Welche Aufgabe haben die Nieren?

Die Nieren arbeiten sowohl als Ausscheidungs- wie auch als Regulationsorgane. Sie scheiden nicht nur Wasser aus, sondern sie halten es auch. Mit dem Urin geben sie alle potentiell schädlichen Stoffe ab, die durch die Aufspaltung von Nahrungsmitteln entstehen, und zwar bevor sie durch zu hohe Konzentration giftig werden. Andererseits leiten die Nieren Wasser, Traubenzucker, Salz, Kalium und andere lebenswichtige Stoffe genau in denjenigen Mengen in das Blut zurück, die notwendig sind, um das innere Milieu des Körpers trotz allen Veränderungen von Klima, Ernährung und andern äußeren Einflüssen stabil zu halten.

Die Nieren sind zwei bohnenförmige, knapp faustgroße Organe. Sie liegen hinten in der Bauchhöhle, gerade oberhalb der Gürtellinie. Ihr Arbeitsmaterial wird ihnen durch die Nierenarterien zugeführt. Diese verzweigen sich in der Niere in immer kleinere Äste, die schließlich in mikroskopisch kleinen Gefäßknäueln, sogenannten Nephronen, enden. Jede Niere besitzt etwa eine Million Nephronen. Alle sind mit einem Filter ausgestattet.

In den Nephronen werden die schädlichen Stoffe von den nützlichen getrennt. Der größte Teil der Flüssigkeit, die durch die Nephronen gefiltert wurde, wird von Kapillaren und Venen wiederaufgenommen. Sie führt dann eine ausgewogene Menge nützlicher Stoffe mit sich. Abfallprodukte dagegen gelangen über Harnkanälchen, die sich zu Nierenkelchen vereinigen, in einen trichterförmigen Hohlraum, das Nierenbecken. Von dort aus kommen sie in den Harnleiter, der zur Blase führt. Pro Tag stellen die Nieren über 200 Liter Filtrat her. Nur knapp 1,5 Liter Flüssigkeit werden vom Körper als Urin ausgeschieden.

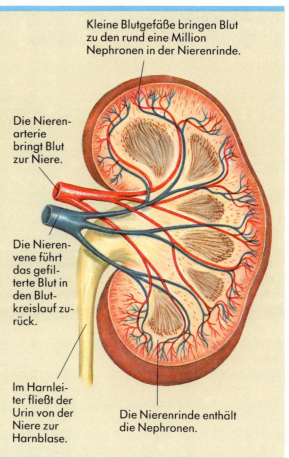

Die Nieren: Wo das Blut gereinigt wird

Die beiden Nieren spielen im Kreislaufsystem eine bedeutende Rolle, da sie nicht nur Abfallprodukte aus dem Blut entfernen, sondern auch den Wasser- und Salzhaushalt des Körpers regeln. Innerhalb von 50 Minuten reinigen diese bohnenförmigen, nur etwa 150 Gramm schweren Organe das gesamte Blut des Körpers, und pro Tag werden rund 2000 Liter Blut durch sie hindurchgepumpt. Die Nieren enthalten mehr als eine Million Nephronen, mikroskopisch kleine Filter, die jeweils aus einem Nierenkörperchen und einem Kanälchen bestehen. Aneinandergereiht würden sie eine Länge von vielen Kilometern haben. Falls die Nieren einmal versagen, muß eine künstliche Niere ihre Tätigkeit übernehmen.

- Kleine Blutgefäße bringen Blut zu den rund eine Million Nephronen in der Nierenrinde.
- Die Nierenarterie bringt Blut zur Niere.
- Die Nierenvene führt das gefilterte Blut in den Blutkreislauf zurück.
- Im Harnleiter fließt der Urin von der Niere zur Harnblase.
- Die Nierenrinde enthält die Nephronen.

Armeen von Spezialisten

Woraus besteht Blut?

Ein einziger Tropfen Blut enthält mehr als 250 Millionen Blutkörperchen, die in einer gelblichen Flüssigkeit, dem Blutplasma oder Serum, schwimmen. Die Blutkörperchen machen etwa 40 Prozent des gesamten Blutvolumens aus. Bei einem mittelgroßen Erwachsenen beträgt die Blutmenge etwa 4,5–6 Liter, was rund acht Prozent des Körpergewichts entspricht.

Es gibt drei Typen von Blutkörperchen, und jeder hat eine besondere Funktion. Rote Blutkörperchen oder Erythrozyten transportieren Sauerstoff und Kohlendioxid. Weiße Blutkörperchen oder Leukozyten – von denen es wiederum drei Arten gibt – verteidigen den Körper gegen Krankheitserreger und andere Eindringlinge. Und die Blutplättchen oder Thrombozyten spielen eine wesentliche Rolle bei der Blutgerinnung.

Das Blutplasma, das über 55 Prozent des Blutes ausmacht, besteht zu mehr als 90 Prozent aus Wasser. Dabei enthält es Tausende verschiedener Substanzen, darunter Eiweißstoffe, Traubenzucker, Salze, Vitamine, Hormone und Antikörper – fast alles, was der Körper benötigt –, dazu auch Abfallstoffe. Dank dem Plasma kann das Blut leicht fließen und die Stoffe in alle Teile des Körpers transportieren, wo sie zur Ernährung oder zum Schutz gebraucht werden.

Warum ist das Blut rot?

Betrachtet man ein wenig ausgestrichenes Blut unter dem Mikroskop, so sieht es verblüffenderweise gar nicht rot aus, sondern gelblich. Die rote Farbe erscheint nur, wenn man große Mengen von Zellen zusammen sieht. Sie entsteht durch das Hämoglobin, einen eisenhaltigen roten Farbstoff, der ein Hauptbestandteil der roten Blutkörperchen ist.

Die rote Farbe einer Blutprobe ist je nach der in ihr enthaltenen Menge Sauerstoff unterschiedlich. Sauerstoffreiches arterielles Blut sieht hellrot aus. Das sauerstoffarme venöse Blut hingegen hat eine wesentlich dunklere, meist blaurote Farbe.

Welche Aufgabe haben die roten Blutkörperchen?

Eine der wichtigsten Eigenschaften des Hämoglobins, eines Hauptbestandteils der roten Blutkörperchen, ist seine Fähigkeit, Sauerstoff an sich zu binden. Dies geschieht in den Lungen, wo jedes durchkommende Hämoglobinmolekül bis zu vier Sauerstoffmoleküle aufnimmt. Mit dem Blutstrom transportiert es sie dann zu den Körpergeweben.

Außerdem sind die roten Blutkörperchen auch für den Transport von Kohlendioxid wichtig, dem Gas, das bei der chemischen Aufspaltung von Nährstoffen im Gewebe entsteht.

Die roten Blutkörperchen sind klein, dünn, scheibenförmig und auf beiden Seiten eingedellt. Sie haben einen Durchmesser von etwa sieben tausendstel Millimetern. Unter den festen Bestandteilen des Blutes sind sie bei weitem die häufigsten. Der Körper enthält von ihnen rund 25 Billionen. Wenn man sie nebeneinanderlegte, würden sie die Fläche von vier Tennisplätzen bedecken.

Die roten Blutkörperchen sind Schwerarbeiter. Sie kreisen etwa 150 000mal durch den Körper, bevor sie nach 90–120 Tagen verbraucht sind und abgebaut werden. Neue Zellen treten laufend an ihre Stelle. Pro Sekunde werden vom Knochenmark etwa drei Millionen erzeugt und in den Blutkreislauf eingespeist.

Die Aufgaben der Blutkörperchen

Rote Blutkörperchen bringen Sauerstoff zu den Zellen und transportieren von dort Kohlendioxid ab. Weiße Blutkörperchen (Leukozyten) schützen den Körper bei Angriffen von außen. Es gibt fünf Typen von ihnen: 1. Neutrophile Granulozyten verschlingen Bakterien und Fremdkörper im Bereich einer Verletzung. 2. Eosinophile Granulozyten bekämpfen bestimmte allergische Reaktionen und entziehen körperfremden Stoffen Gifte. 3. Basophile Granulozyten geben gerinnungshemmende Stoffe ab und verengen oder erweitern Blutgefäße, um eine Heilung zu unterstützen. 4. Lymphozyten bekämpfen eingedrungene Mikroben und sammeln sich um bösartige Tumoren. 5. Monozyten (Makrophagen) können selbst große Partikel ganz verschlucken.

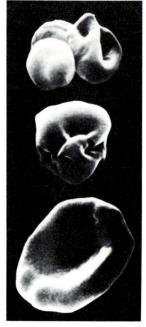

Ein rotes Blutkörperchen entsteht in sechs Tagen. Hier sieht man, wie es in drei Tagen seine endgültige Form erhält.

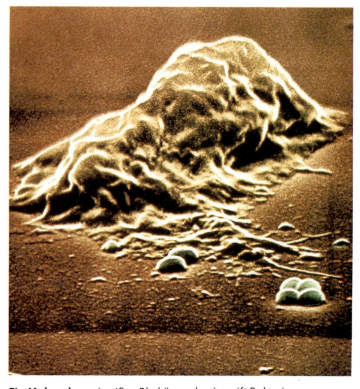

Ein Makrophage (weißes Blutkörperchen) greift Bakterien an.

Sind weiße Blutkörperchen wirklich weiß?

Die Verteidiger des Körpers, die Bakterien und andern Eindringlingen entgegentreten, sind die sogenannten weißen Blutkörperchen. Ihr Name ist, wie auch derjenige der roten Blutkörperchen, ein wenig irreführend. Tatsächlich sind diese Zellen nicht weiß, sondern farblos.

Während es von den roten Blutkörperchen nur einen Typ gibt, gehören die weißen verschiedenen Arten an, und jede verteidigt den Körper auf besondere Weise. Ein Typ zerstört beispielsweise tote Zellen. Andere Arten produzieren Antikörper gegen Viren, entgiften körperfremde Substanzen oder fressen Bakterien und lösen sie auf.

Die Lebensdauer der weißen Blutkörperchen ist recht unterschiedlich. Sie hängt davon ab, wie stark diese Zellen beansprucht werden. Trotz ihrer lebenswichtigen Funktion, den Körper gegen Eindringlinge zu verteidigen, ist ihre Zahl verhältnismäßig gering; sie beträgt 37,5 Milliarden. Auf rund 650 rote Blutkörperchen kommt also nur ein weißes. Die weißen Blutkörperchen entstehen an verschiedenen Stellen: Manche werden vom Knochenmark gebildet, andere in den Lymphknoten, der Milz, im Thymus, in den Mandeln und andern Teilen des lymphatischen Systems.

Wie gerinnt das Blut an der Luft?

Wenn ein Blutgefäß verletzt wird und Blut austritt, eilen Blutplättchen zu Hilfe; ihr Einsatz kostet sie aber das Leben. Die Plättchen setzen sich an den Rändern der Wunde fest und sondern eine Substanz ab, die weitere Blutplättchen herbeiruft, damit sie sich an der Rettungsaktion beteiligen. Alle Plättchen ballen sich zusammen und verkleben. Bei kleineren Wunden bilden sie auf diese Weise einen Pfropf, um sie zu verstopfen. Bei großen Wunden setzen die Blutplättchen eine Reihe chemischer Reaktionen in Gang, die dazu führen, daß sich ein Blutgerinnsel bildet und das Loch verschließt.

Der Körper enthält mehr Blutplättchen als weiße Blutkörperchen. In einem Kubikmillimeter befinden sich etwa 300 000 (weiße Blutkörperchen: 5000–10 000). Die Plättchen werden im Knochenmark gebildet. Ihren Namen verdanken sie ihrer Form: Unter dem Mikroskop sehen sie aus wie runde oder ovale Platten. Blutplättchen haben eine Lebensdauer von fünf bis acht Tagen.

Wie beeinflußt Höhe die Zahl der roten Blutkörperchen?

Menschen, die bergsteigen, wissen, daß der Sauerstoff in der Luft mit zunehmender Höhe abnimmt. Der Sauerstoffbedarf des menschlichen Körpers ist jedoch immer ziemlich gleich. Deshalb wird in größeren Höhen eine besondere Form der Anpassung wirksam.

Steht nur wenig Sauerstoff zur Verfügung, erhöhen die Nieren – die das Blut ständig überwachen, während es durch sie hindurchströmt – die Produktion des Hormons Erythropoetin. (Es wird auch von der Leber hergestellt.) Wenn das Hormon das Knochenmark erreicht, beschleunigt es dort die Bildung roter Blutkörperchen. Hält sich ein Mensch mehrere Wochen lang in einer Höhe von 4000 Metern oder darüber auf, erhöht sich die Menge der roten Blutkörperchen in seinem Körper um 30–40 Prozent. Und je mehr rote Blutkörperchen im Kreislauf zirkulieren, um so mehr Sauerstoff wird den Körpergeweben zugeführt.

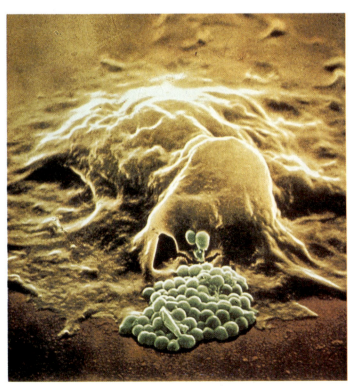

Die Verteidigungszelle verschlingt die Bakterienkolonie rasch.

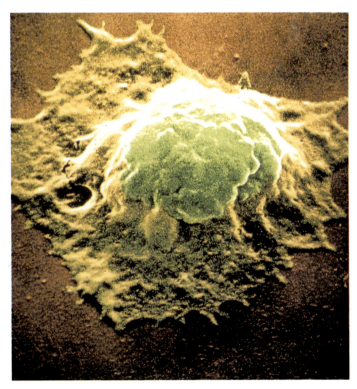

Im Innern der Zelle sieht man die nun unschädlichen Angreifer.

Blutgruppen und Transfusionen

Warum sind die Blutgruppen wichtig?

Als man im 17. Jahrhundert in Europa erstmals Versuche mit Bluttransfusionen unternahm, starben dabei so viele Patienten, daß das Verfahren in mehreren Ländern verboten wurde. Offenbar haben aber die Inka in Südamerika bereits viel früher Blutübertragungen durchgeführt, und dabei fanden viel weniger Menschen den Tod. Wenn dies zutrifft, so liegt der Grund dafür möglicherweise darin, daß fast alle Inka die gleiche Blutgruppe hatten. Dagegen haben Europäer, wie die meisten Völkergruppen, unterschiedliche Blutgruppen, die sich miteinander nicht vertragen.

Heute sind Bluttransfusionen praktisch ungefährlich, denn zuvor untersucht man Blutproben vom Spender und vom Empfänger, um sicherzustellen, daß unverträgliche Blutgruppen nicht vermischt werden, was zu gefährlichen Reaktionen führen würde.

Die Blutgruppen werden vererbt. Erstmals wurden sie im Jahr 1901 von dem Österreicher Karl Landsteiner nachgewiesen, der für diese Entdeckung dann den Nobelpreis erhielt. Seitdem sind weitere Untergruppen entdeckt worden, doch ist die Landsteinersche Grundeinteilung nach wie vor gültig.

Welches sind die wichtigsten Blutgruppen?

Im ABNull-Blutgruppensystem wird das menschliche Blut in vier Typen eingeteilt: A, B, AB und 0. Wenn man Blutgruppe A hat, enthalten die roten Blutkörperchen ein Protein (Eiweißstoff), das als Antigen A bezeichnet wird, und das Plasma enthält ein Protein, das man Antikörper b nennt. (Ein Antigen ist ein Stoff, der den Organismus zur Produktion eines Antikörpers anregt.) Wenn man Blutgruppe B hat, enthält das Blut das Antigen B und den Antikörper a. Blut der Gruppe AB hat beide Antigene, aber keine Antikörper, während die Blutgruppe 0 keine Antigene, aber beide Antikörper aufweist.

Diese Einteilung ist bei Transfusionen von großer Bedeutung, denn bestimmte Antigene und Antikörper vertragen sich nicht miteinander. Aufgrund ihrer Form verhaken sich Antigene und Antikörper, die sich nicht vertragen, ineinander und bilden Klumpen, welche Blutgefäße verstopfen und zum Tod führen können.

Im allgemeinen kann man Menschen mit der Blutgruppe A problemlos Blut der Gruppen A und 0 übertragen und Menschen mit der Blutgruppe B Spenderblut der Gruppen B und 0. Menschen mit der Blutgruppe AB sind glücklich dran, denn ihr Blut verträgt sich mit Blut aller Gruppen, also AB, A, B und 0. Dagegen dürfen Empfänger mit der Blutgruppe 0 nur Blut von Spendern dieser Blutgruppe erhalten. Sie selber aber können ihr Blut wiederum jedem spenden.

Was ist der Rhesusfaktor?

Die beiden verbreitetsten Antigene (siehe den vorigen Abschnitt) sind A und B, doch im menschlichen Blut kommen auch noch andere vor. Ein weiteres Antigen ist der sogenannte Rhesusfaktor. Man findet ihn in

Wo rote Blutkörperchen entstehen

Im Knochenmark werden rote Blutkörperchen und Blutplättchen hergestellt. Zwar enthalten alle Innenräume der Knochen Mark, doch besitzen bei Erwachsenen nur bestimmte Knochen blutbildendes rotes Mark. Dazu gehören Röhrenknochen wie die Oberschenkelknochen, ferner die Rippen, das Brustbein, Wirbelknochen und der Schädel.

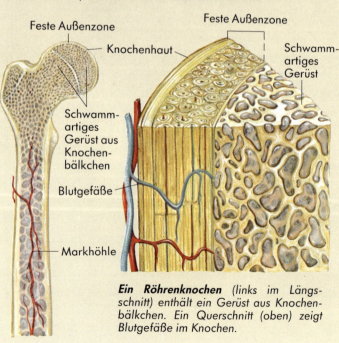

Ein Röhrenknochen (links im Längsschnitt) enthält ein Gerüst aus Knochenbälkchen. Ein Querschnitt (oben) zeigt Blutgefäße im Knochen.

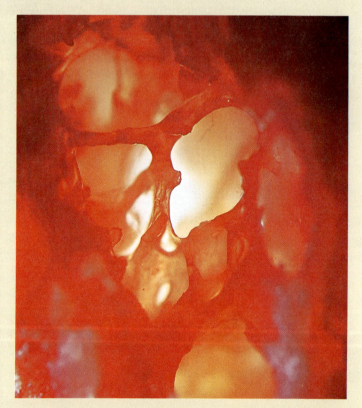

Etwa drei Millionen rote Blutkörperchen pro Sekunde werden bei einem Erwachsenen im Knochenmark (Detailaufnahme oben) gebildet. Dabei wird ein Teil des Eisens aus verbrauchten roten Blutkörperchen wiederverwertet.

den roten Blutkörperchen von über 85 Prozent der Weltbevölkerung.

Dieser Faktor ist dann von Bedeutung, wenn eine Rh-negative Frau (die also keinen Rhesusfaktor im Blut hat) von einem Rh-positiven Mann (dessen Blut den Rh-Faktor enthält) ein Kind empfängt; denn eine solche Kombination stellt eine Bedrohung für das Kind dar.

Gefahr besteht aus folgendem Grund: Das Blut der Mutter kann Antikörper enthalten, die sich mit dem Rh-Faktor nicht vertragen. Diese Antikörper können dann durch den Mutterkuchen in den Fetus wandern und sein Rh-positives Blut angreifen. Dadurch kann das Kind durch Zerstörung seines Blutes Gelbsucht bekommen oder sogar tot geboren werden.

Wie erwirbt die Mutter die zerstörerischen Antikörper? Sie kann sie beispielsweise durch eine Bluttransfusion bekommen. Es ist aber auch möglich, daß sie sich in ihrem Körper entwickeln, wenn das Blut ihres Kindes während der Niederkunft oder während einer Fehlgeburt in ihre eigene Blutbahn gelangt.

Bei der ersten Schwangerschaft besteht wenig Gefahr, denn es dauert eine Weile, bis sich Antikörper bilden. Ist das Blut der Mutter jedoch einmal „sensibilisiert", so bereitet die Rhesusunverträglichkeit unter Umständen bei der nächsten Schwangerschaft Schwierigkeiten. Um dieser Gefahr vorzubeugen, kann der Arzt bei einer Rh-negativen Mutter nach jeder Schwangerschaft eine Anti-D-Prophylaxe durchführen. Er gibt ihr dabei Anti-D-Immunoglobulin, so daß sich in ihrem Blut keine Antikörper bilden, die mit Rh-positivem Blut unverträglich sind. Ein anderes modernes Verfahren ist die Austauschtransfusion, bei der das gesamte Blut des Fetus erneuert wird.

Was ist ein Blutbild?

Bei einem normalen Blutbild werden anhand einer winzigen Blutmenge die Grundbestandteile des Blutes – rote Blutkörperchen, Hämoglobin (roter Blutfarbstoff), weiße Blutkörperchen und Blutplättchen – gezählt. Jeder Wert (oder jede Prozentzahl) wird mit dem Normalwert verglichen, wobei sich ein Mangel oder ein Überschuß feststellen läßt.

Ein derartiger Bluttest beginnt damit, daß man eine frische Blutprobe mit destilliertem Wasser und Salzen verdünnt, damit sich die Zellen voneinander trennen. Dann wird eine bestimmte Menge der verdünnten Probe gleichmäßig auf einem Objektträger aus

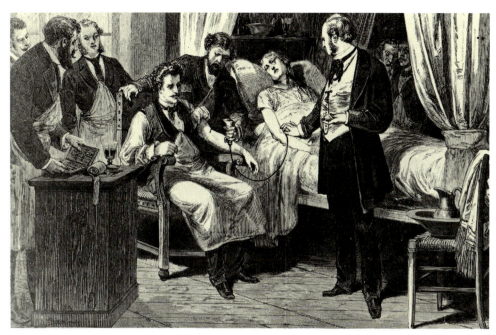

Eine Blutübertragung war vor 1900 sehr risikoreich. Man wußte damals nicht, daß die Blutgruppen des Spenders und des Empfängers sich miteinander vertragen müssen.

Glas ausgestrichen, das ein Gitternetz aufweist. Unter dem Mikroskop zählt man nun die verschiedenen Zellen. Danach kann man berechnen, in welchen Mengen bestimmte Zellen im gesamten Blut eines Menschen vorhanden sind. Heute übernehmen häufig elektronische Abtastgeräte diese Aufgabe.

Bei einem sogenannten Differentialblutbild stellt man darüber hinaus auch die prozentualen Anteile der fünf Unterarten von weißen Blutkörperchen fest. Abweichungen von den Normalwerten können auf eine allergische Reaktion, eine Infektion oder eine Bluterkrankung hinweisen.

Kann man sich auch selbst Blut spenden?

Bluttransfusionen haben schon Millionen Menschen das Leben gerettet. Sie bergen aber grundsätzlich auch Risiken. Durch sie können Krankheiten vom Spender auf den Empfänger übertragen werden, und wenn das Blut der beiden sich nicht völlig miteinander verträgt, kommt es mitunter zu schweren Reaktionen.

Am besten kann ein Patient diesen möglichen Gefahren entgehen, wenn er sich selbst Blut spendet. Bei einer akuten Krankheit ist diese Vorsichtsmaßnahme allerdings nicht möglich. Sie kann nur dort angewandt werden, wo ein Kranker Wochen oder Monate im voraus weiß, daß er sich einer Operation unterziehen muß. In diesem Fall kann er sich vorher in bestimmten Abständen ins Krankenhaus begeben und sich jedesmal einen halben Liter Blut abnehmen lassen, bis eine genügende Menge vorrätig ist. Das Krankenhaus lagert dieses Blut, und am Tag der Operation steht es dann im Operationssaal bereit.

Kann man eine Vaterschaft zweifelsfrei nachweisen?

Die Blutgruppe jedes Menschen wird durch Vererbung bestimmt. Ein Kind erbt zwei Blutgruppengene, und zwar von jedem Elternteil eines. Es kann nur eine Blutgruppe haben, für die mindestens ein Elternteil das entsprechende Gen besitzt. Unterschiedliche Blutgruppen können somit ein Beweis dafür sein, daß ein Mann nicht der Vater eines bestimmten Kindes sein kann. Deshalb werden bei Vaterschaftsklagen vor Gericht oder auch in Fällen, wo zwei Neugeborene im Krankenhaus möglicherweise vertauscht wurden, Blutgruppenvergleiche als Beweis herangezogen.

Aber selbst wenn ein Kind und der angebliche Vater die gleiche Blutgruppe haben, beweist dies nur, daß jener Mann der Vater sein könnte; er muß es jedoch nicht sein. Theoretisch kommen dann auch unzählige andere Männer mit der gleichen Blutgruppe für die Vaterschaft in Frage.

Hier ein einfaches Beispiel: Angenommen, ein Kind hat Blutgruppe A und seine Mutter Blutgruppe 0. Wenn der vermeintliche Vater nun auch die Blutgruppe 0 hat, kann er unmöglich der Vater sein, denn er besitzt ja gar kein Gen für die Blutgruppe A, das er dem Kind hätte vererben können. Hat der mutmaßliche Vater jedoch Blutgruppe A, so könnte das Kind tatsächlich von ihm sein.

Verletzungen und ihre Heilung

Wie stillt der Körper eine Blutung?

Wenn ein Blutgefäß verletzt wird, strömt das Blut heraus: aus einer Arterie in einem pulsierenden Strahl, aus einer Vene in langsamem, gleichmäßigem Fluß und aus einer Kapillare als Sickerblutung. Hält eine Blutung länger an, nimmt die im Körper zirkulierende Blutmenge schließlich so weit ab, daß der Blutdruck drastisch sinkt. Dadurch entsteht ein Schock, der zum Herzstillstand und Tod führen kann.

Bei kleineren Wunden werden, sobald eine Blutung beginnt, zwei Sicherheitsmechanismen in Gang gesetzt, welche die Blutung in der Regel rasch stillen.

Der erste Mechanismus besteht darin, daß ein Blutgerinnsel gebildet wird. Hierbei handelt es sich um einen komplizierten Prozeß. Er beginnt damit, daß bei der Blutung Blutplättchen über die rauhen Ränder des verletzten Gewebes geschwemmt werden. Bei der Berührung mit den Wundrändern platzen sie auf und setzen Eiweißstoffe frei, die sogenannten Blutplättchenfaktoren.

Diese lösen eine Reihe chemischer Reaktionen aus und bewirken, daß das flüssige Plasmaprotein Fibrinogen, das im Blut vorhanden ist, in seine feste Form, das Fibrin, umgewandelt wird. Das faserige Fibrin bildet über der Wunde ein Netz. Wenn weiteres Blut durch dieses Geflecht rinnt, bleiben rote und weiße Blutkörperchen daran hängen und verstopfen es, wodurch die Blutung zum Stillstand kommt.

Gleichzeitig sorgt ein zweiter Schutzmechanismus dafür, daß die verletzte Stelle weniger durchblutet wird, so daß also auch

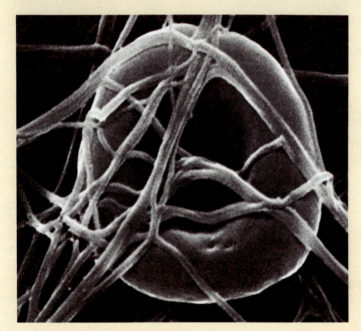

Ein rotes Blutkörperchen ist im Fibrinnetz hängengeblieben.

Wie eine Hautwunde heilt

Gäbe es keine Blutplättchen, würde man bei jeder Verletzung große Mengen Blut verlieren. Doch wann immer man sich eine Wunde zuzieht, verklumpen sich die Blutplättchen, um die Öffnung zu schließen. Gleichzeitig geben sie einen Stoff ab, der die Blutung hemmt. Aus einem Eiweiß im Blut bildet sich über der Wunde rasch ein Netz aus Fibrin. Es haftet an dem verletzten Gewebe und hält in seinen Maschen Blutplättchen und Blutkörperchen fest, so daß die Sperre immer fester wird. Bald nachdem sich das Gerinnsel gebildet hat, schrumpft es, preßt dadurch wäßriges Blutplasma heraus und zieht die Ränder der Wunde zusammen. Es füllt die Wunde aus und dient als Gerüst für die Bildung von neuem Gewebe. Während die Wunde heilt, verfestigt sich das verklumpte Gebilde an der Oberfläche zu einem trockenen, harten Schorf, der die darunter ablaufenden Prozesse schützt. Dort vermehren sich nun Hautzellen. Weiße Blutkörperchen bekämpfen Infektionen und beseitigen Schäden. Durch neue Haargefäße strömt Blut ein, um die jungen Zellen zu versorgen.

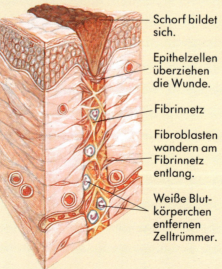

Die Wunde ist mit Blut, toten Zellen und Zelltrümmern gefüllt. Ein Gerinnsel verschließt sie.

Unter dem Schorf wird repariert, und neues Gewebe bildet sich. Weiße Blutkörperchen nehmen Zelltrümmer auf.

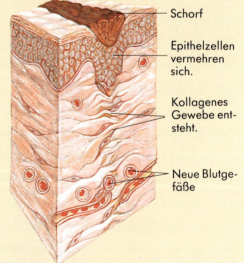

Epithelzellen, Fibroblasten und kollagene Fasern bilden neues Gewebe. Kapillargefäße sprießen ein.

weniger Blut austreten kann. An der Wunde werden Stoffe abgegeben, welche die Muskeln in den Blutgefäßen veranlassen, sich zusammenzuziehen. Bei sehr starken Blutungen, die auch den Blutdruck absinken lassen, senden diese Stoffe bestimmte Signale an das Gehirn, woraufhin der Blutfluß vermindert wird.

Was kann man tun, wenn eine Blutung nicht aufhört?

Manchmal sind Verletzungen so schwer, daß sie die natürlichen Schutzmechanismen außer Kraft setzen. Überdies gibt es Menschen, in deren Blut einer oder mehrere Gerinnungsfaktoren fehlen und bei denen deshalb selbst kleine Schnittwunden anhaltend und stark bluten.

Wenn eine Blutung ungewöhnlich heftig ist oder – aus welchen Gründen auch immer – nach einigen Minuten nicht aufhört, sollte man einen Arzt rufen und dem Patienten in der Zwischenzeit Erste Hilfe leisten. Es kann ausreichen, Druck auf die Wunde auszuüben, indem man etwa keimarmes Material, z.B. eine Mullkompresse oder ein frisches Taschentuch, in die Wunde hineindrückt. Bei schweren Blutungen sollte man jedoch einen arteriellen Punkt zwischen der Wunde und dem Herzen finden, beispielsweise in der Leistenbeuge oder innen am Oberarm, und fest darauf drücken, so daß die Blutzufuhr unterbunden wird. Diese Maßnahme darf man allerdings nur ziemlich kurze Zeit ausführen.

Wenn der Blutdruck des Patienten gefährlich absinkt, wird der Arzt eine Transfusion vornehmen. Sollte kein Blut der richtigen Blutgruppe zur Verfügung stehen, kann man zunächst mit einem Plasmaersatzmittel das ursprüngliche Blutvolumen wiederherstellen, bis ein geeigneter Spender gefunden ist.

Wann und wie beginnt die Heilung einer Wunde?

Bei jeder Verletzung setzt der Heilungsprozeß in dem Augenblick ein, in dem die Blutung aufhört. Der erste wichtige Vorgang ist eine Entzündung, die mit einer Rötung, Wärme, einer Schwellung und Schmerzen einhergeht. Die Rötung und die Wärme treten auf, weil sich die Blutgefäße in dem betroffenen Bereich stark erweitern, um das geschädigte Gewebe mit viel frischem Blut zu versorgen. Die Kapillarwände werden dünner, und Wasser aus dem Blutplasma sickert in das umliegende Gewebe. Dieses schwillt dadurch an und drückt auf empfindliche Nerven, was Schmerzen verursacht.

Wenn der starke Blutzustrom nachläßt, dringen Leukozyten (weiße Blutkörperchen) in das entzündete Gewebe ein. Sie entfernen Zelltrümmer, die bei der Verletzung entstanden sind, und töten Bakterien ab, die durch die Wunde eintreten. Außerdem setzen die Leukozyten Stoffe frei, die andere weiße Blutkörperchen herbeirufen.

Sobald die Entzündung abklingt, beginnt die eigentliche Heilung. In manchen Fällen werden die zerstörten Zellen durch genau gleiche neue ersetzt; in anderen Fällen, wo sich das Gewebe nicht regenerieren kann, tritt Narbengewebe an seine Stelle.

Warum heilen Wunden bei manchen Menschen schneller?

So, wie es keine zwei Menschen gibt, die gleiche Fingerabdrücke haben, sind auch nie bei zwei Menschen die natürlichen Abwehr- und Heilmechanismen völlig gleich. Jeder wird mit einer einzigartigen Kollektion biologischer Fähigkeiten geboren. Zu diesen Fähigkeiten gehören auch die Gerinnungsneigung des Blutes und das Vermögen, Gewebe zu regenerieren. Beides sind Faktoren, die die Geschwindigkeit einer Heilung beeinflussen.

Wenn ein Mensch älter wird, dauert die Heilung einer Wunde länger. Außerdem kann auch der allgemeine Gesundheitszustand eines Menschen den Heilungsprozeß verlangsamen oder beschleunigen. Die Ernährung sowie seelische und umweltbedingte Belastungen spielen ebenfalls eine wichtige Rolle. Und schließlich behandeln manche Menschen Verletzungen sorgsamer als andere; sie wenden Heilmittel genau nach Vorschrift an, halten die Wunden sauber und lassen Luft heran. Wenn eine Heilung rasch und glatt verlaufen soll, bedarf es auch einer gewissen Mithilfe durch den Verletzten.

Aber all diese Faktoren erklären im Grunde das Wesentliche nicht. Eine Heilung ist stets ein kleines Wunder.

Wodurch bildet sich Eiter?

Wenn nach einer Verletzung eine Infektion eintritt, werden in dem geschädigten Bereich Millionen weißer Blutkörperchen zusammengezogen, welche die Bakterien bekämpfen. Eiter ist eine gelbliche, halbfeste Masse, die aus diesen Blutkörperchen sowie Bakterien und Zelltrümmern besteht. In den meisten Fällen steigt der Eiter an die Oberfläche der Haut auf und fließt schließlich unter Druck heraus.

Was sich hinter den Begriffen verbirgt

Blaues Blut fließt, so sagt man, in den Adern Adeliger. Diese Vorstellung stammt aus Spanien. Hellhäutige Kastilier von altem Adel behaupteten früher, ihr Blut sei blau. Dadurch wollten sie sich von den dunkelhäutigeren Spaniern, unter deren Vorfahren sich Mauren befanden, unterscheiden. Tatsächlich aber waren unter ihrer hellen Haut nur ihre bläulichen Venen besser sichtbar.

Das Wort Arterie – ein Gefäß, das Blut vom Herzen weg in den Körper transportiert – stammt von dem griechischen Wort *arteria* ab, was eigentlich Luftröhre bedeutet. Bei der Untersuchung von Toten stellten die alten Griechen fest, daß die Arterien leer waren; daher nahmen sie an, es handele sich um Rohre, in denen Luft zirkuliere.

Kaltblütigkeit ist ein Begriff, mit dem man eine überlegte, emotionslose Handlungsweise bezeichnet. Ein heißblütiger Mensch hingegen wird von seinen Gefühlen beherrscht. In zahlreichen Redensarten ist der „Lebenssaft" Blut fast mit dem eigentlichen Wesen des Menschen gleichgesetzt worden. So hat man einen munteren Burschen als „lustiges Blut" bezeichnet. Oder man spricht von der „Stimme des Blutes", die sich melde, wenn die verwandtschaftliche Beziehung stärker ist als Bedenken.

Blutsbrüder sind Männer, die durch einen rituellen Blutaustausch – bei dem jeder vom Blut des andern trinkt oder sich damit bespritzt – einen Bund geschlossen haben. In manchen Gesellschaften entsteht dadurch eine Bindung, die einer Blutsverwandtschaft gleichkommt.

Das Geheimnis der Immunität

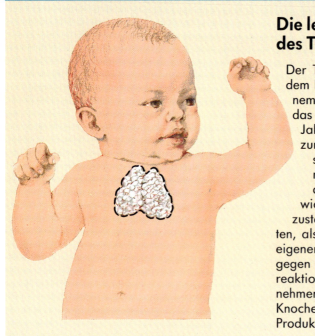

Die lebenswichtige Rolle des Thymus

Der Thymus, eine Drüse hinter dem Brustbein (links), ist bei einem Säugling sehr groß. Wenn das Kind aber acht bis zehn Jahre alt ist, beginnt er sich zurückzubilden. Bei Erwachsenen ist er nur noch daumengroß. In der Kindheit ist der Thymus für die Entwicklung des Immunsystems zuständig. Er bildet Lymphozyten, also Zellen, die die körpereigenen Gewebe schützen und gegen Eindringlinge eine Immunreaktion auslösen. Später übernehmen die Lymphknoten, das Knochenmark und die Milz die Produktion von Lymphozyten.

Wie verteidigt sich der Körper gegen Krankheiten?

Der Körper hat beeindruckende Waffen, mit denen er Krankheiten abwehren kann. Dazu gehören unter anderem die Haut, die als Barriere gegen Infektionen dient, bakterientötende Säuren im Magen sowie Schleimmengen in den Atemwegen und im Urogenitaltrakt, die Fremdkörper abtransportieren. Am geheimnisvollsten arbeiten aber jene Schutzvorrichtungen, die sich im Blut und den Lymphknoten befinden. Die weißen Blutkörperchen und die sogenannten Antikörper im Blut sind gewissermaßen die Soldaten des Immunsystems; sie können schädliche Eindringlinge vernichten.

Die Mechanismen des Abwehrsystems sind erstaunlich kompliziert. Möglicherweise werden sich der Medizin eines Tages ganz neue Wege eröffnen, wenn man einmal vollständig versteht, wie Antikörper und andere Stoffe im Blut arbeiten – und wie sie manipuliert werden können.

Fast jeder Mensch wird mit einem intakten, aber noch nicht voll entwickelten Immunsystem geboren. Dieses bildet sich jedoch bald nach der Geburt vollständig aus. Während dieser Phase wird es durch Faktoren unterstützt, die aus dem mütterlichen Blut und der Muttermilch stammen. Darüber hinaus sind Menschen von Natur aus gegen viele Tierkrankheiten immun. Wie wirksam das Immunsystem arbeitet, hängt bis zu einem gewissen Grad von den Erbanlagen ab; doch auch Eß-, Arbeits- und Lebensgewohnheiten haben einen wesentlichen Einfluß darauf.

Wie wird der Körper gegen eine Krankheit immun?

Gegen zahlreiche Krankheiten entwickelt der Körper aus sich selbst keine Immunität. Resistent gegenüber einer Krankheit wird er oft vielmehr erst durch eine erworbene Immunität. Vielfach erwirbt er sie, indem er die Krankheit durchmacht. Jeder Erreger enthält ein bestimmtes Antigen, das der Körper als fremd erkennt. Sein Blut und das lymphatische System reagieren darauf, indem sie bestimmte Antikörper herstellen. Das sind Eiweißstoffe, die die Wirkung des betreffenden Antigens neutralisieren können.

Ist die Widerstandskraft des Körpers groß genug, überwältigen die Antikörper die Eindringlinge allmählich, und die Krankheit klingt ab. Gegen manche Krankheiten ist ein gesunder Körper von da an immun.

Wie wirkt eine Impfung?

Eine andere Möglichkeit, einen aktiven Immunschutz zu erwerben, ist eine Impfung. Dabei bringt man Impfstoffe in den Körper, die im Labor aus Kulturen krankheitserregender Organismen gewonnen wurden, welche man ganz oder beinahe völlig unschädlich gemacht hat. In jedem Fall regt eine Impfung den Körper dazu an, eigene Antikörper zu bilden und so eine Immunität gegen die betreffende Krankheit zu erwerben.

In manchen Fällen tötet man die Organismen, bevor sie für den Impfstoff verwendet werden, durch Hitze, chemische Stoffe oder ultraviolettes Licht ab. Beispiele hierfür sind die Impfstoffe gegen Keuchhusten und Typhus. Andere Impfstoffe muß man dagegen aus lebenden Organismen herstellen, wenn sie einen wirksamen Schutz gewährleisten sollen. Um diesen Organismen ihre Gefährlichkeit zu nehmen, schwächt man sie zunächst durch Chemikalien oder andere Methoden. Ein Beispiel hierfür ist der Stoff für die Schluckimpfung gegen Kinderlähmung. Eine dritte Gruppe von Impfstoffen, zu denen diejenigen gegen Windpocken und Tuberkulose gehören, wird aus lebenden Erregern verwandter, aber leichterer Krankheiten gewonnen.

Was geschieht, wenn das Immunsystem versagt?

Ein Versagen des Immunsystems hat mitunter ernste Folgen. Bei einer bestimmten Form angeborener Immunschwäche ist das Knochenmark des ungeborenen Kindes nicht in der Lage, die weißen Blutkörperchen zu bilden, die das Immunsystem unbedingt braucht. Da dieses Kind allen Infektionen wehrlos ausgeliefert ist, stirbt es gewöhnlich bald nach der Geburt an einer Infektionskrankheit.

Aids, die erworbene Immunschwäche, entwickelt sich bei gesunden Menschen nach der Infektion mit einem Virus, das bestimmte weiße Blutkörperchen zerstört. Die Betroffenen erkranken daraufhin nach einiger Zeit an verschiedenen, wegen der Abwehrschwäche meist tödlich verlaufenden Leiden, insbesondere an Infektionen und Krebs des Immunsystems.

Bei Autoimmunkrankheiten verwechselt das Immunsystem des Körpers eigene Zellen mit fremden Antigenen. Es produziert daraufhin Antikörper, die das eigene Körpergewebe angreifen und zerstören. Es gibt Hinweise darauf, daß bestimmte Formen rheumatoider Arthritis, multipler Sklerose und eine Form der Schilddrüsenüberfunktion auf ein unzulänglich funktionierendes Immunsystem zurückzuführen sind.

Wann setzt man Antitoxine und Gammaglobuline ein?

Einige Bakterien verursachen Krankheiten – insbesondere Tetanus, Botulismus und Gas-

HERZ UND KREISLAUF

brand –, indem sie Gifte in die Blutbahn abgeben. Für die Behandlung kann man Antitoxine oder Gammaglobuline einsetzen.

Antitoxine sind Eiweißstoffe, welche die Fähigkeit haben, Gifte von Pflanzen, Tieren und Mikroben zu binden und damit zu neutralisieren. Man gewinnt sie, indem man Labortieren kleine Mengen von Bakterien einspritzt. Später entnimmt man dem Blut der Tiere die gebildeten Antikörper, reinigt sie und spritzt sie gefährdeten Menschen ein. Dieses Verfahren verleiht eine sofortige, aber zeitlich begrenzte Immunität. Mitunter hält sie nicht länger als sechs Wochen an. Wiederholungsimpfungen mit dem gleichen Antitoxin sind möglich, falls weiterhin oder erneut Gefahr durch die betreffende Krankheit droht.

Im Gegensatz zu den Antitoxinen gewinnt man Gammaglobulin aus dem Blut eines menschlichen Spenders, der eine bestimmte Krankheit durchgemacht und gegen sie Antikörper gebildet hat. Gammaglobulin besteht also aus menschlichen Antikörpern. Es wird manchmal verabreicht, wenn jemand durch eine schwere Krankheit gefährdet, gegen sie aber nicht geimpft ist – etwa nach einem Kontakt mit Hepatitisviren. Auch Mumps und Masern kann man auf diese Weise wirksam vorbeugen.

Immunität durch Pockenimpfung

Die Geschichte der Pockenimpfung beginnt im alten China, wo man Pulver inhalierte, das aus Körpergewebe von Pockenopfern hergestellt war. Griechen und Türken infizierten Menschen mit Pockenerregern, indem sie die Haut ritzten. Diese Methode wurde im frühen 18. Jahrhundert auch in Europa angewandt. Erst 1796 entwickelte der englische Arzt Edward Jenner ein ungefährliches Verfahren. Er stellte fest, daß Menschen, die leicht an Kuhpocken erkrankt waren, auch gegen Pocken immun wurden. So impfte er einen Patienten mit Kuhpockenerregern und hatte Erfolg.

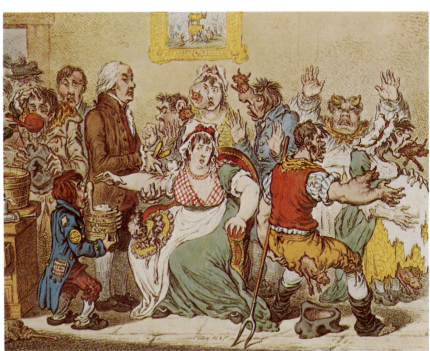

Die Kuhpockenimpfung wurde noch nach 1800 kritisiert und verspottet.

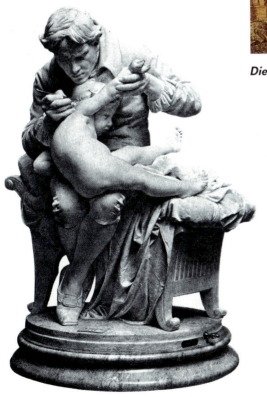

Edward Jenner demonstrierte seinen Glauben an seine Impfung, indem er seinem eigenen Sohn Kuhpockenerreger einspritzte und ihn so gegen Pocken immun machte.

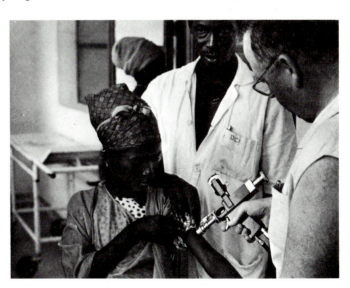

Mit der Impfpistole kann man in einer Stunde bis zu 1000 Menschen impfen – ein Vorteil in der öffentlichen Gesundheitsvorsorge.

Überprüfung der Herzfunktion

Wie mißt man den Blutdruck?

Das Herz preßt das Blut mit Druck in den Kreislauf. Die Arterien müssen diesem Blutdruck standhalten. Solange er sich in bestimmten Grenzen hält, stellt er keine übermäßige Belastung für die Arterien dar. Anhaltender Bluthochdruck, aber auch ein besonders niedriger Blutdruck können jedoch die Gesundheit gefährden oder ein Anzeichen für eine zugrundeliegende Krankheit sein.

Man mißt den Blutdruck während zweier Phasen der Herztätigkeit. Zunächst mißt man den systolischen Druck; das ist der höchste Druck, der auf die Arterienwände ausgeübt wird, wenn sich die linke Herzkammer zusammenzieht, um Blut herauszudrücken. Anschließend mißt man den diastolischen Druck, den niedrigsten Druck kurz vor dem nächsten Herzschlag, wenn der Herzmuskel erschlafft ist und neues Blut in das Herz strömt. Diese beiden Werte werden, beispielsweise, so geschrieben: 120/80 (gesprochen: 120 zu 80). Dabei steht der systolische Druck vor dem Schrägstrich, der diastolische dahinter.

Zur Messung legt man eine weiche, aufblasbare Manschette um den Arm des Patienten, die mit einem Meßgerät verbunden ist. Dann pumpt man die Manschette auf, bis sie die Hauptarterie abbindet und somit den Blutstrom dort unterbricht. Direkt unterhalb der Manschette setzt man ein Stethoskop auf die Arterie und läßt nun nach und nach Luft entweichen, bis das Blut wieder zu strömen beginnt und der Puls hörbar wird. In diesem Augenblick ist der Luftdruck in der Manschette etwas niedriger als der Druck des Blutes in der Arterie, und der Wert auf dem Meßgerät gibt den systolischen Druck an. Danach läßt man weitere Luft ab, bis das Klopfen aufhört. Der Wert auf der Skala entspricht dann dem diastolischen Druck.

Bei modernen Geräten kann statt des Stethoskops auch ein Mikrofon in die Manschette eingearbeitet sein. Und statt des Klopftons erhält man einen Piepton oder ein Lichtsignal.

Was ist ein normaler Blutdruck?

Mit dem Blutdruck verhält es sich ähnlich wie mit den meisten Werten, mit denen man körperliche Funktionen bestimmt. Benutzt man hier das Wort normal, so handelt es sich nicht um einen bestimmten Wert, der für jeden Menschen gültig wäre. Es gibt jedoch Durchschnittswerte, die im Bereich des Normalen liegen. Für den Blutdruck eines jungen Erwachsenen in guter körperlicher Verfassung betragen sie 115–120 zu 75–80. Neugeborene haben einen systolischen Druck von 20–60. Dieser Wert steigt im Lauf des Lebens ständig an.

Der Blutdruck hängt von mehreren Faktoren ab: von einem gesunden Herzen, festschließenden Herzklappen, von der Elastizität der Arterienwände, der Menge und Beschaffenheit des Blutes u.a. Weitere Faktoren, die den Blutdruck beeinflussen, sind die Verdauung, das Körpergewicht, das Gefühlsleben und das Rauchen.

Welche Gefahren birgt hoher Blutdruck?

Ein stark erhöhter Blutdruck kann zu einem Schlaganfall oder Herzinfarkt führen. Selbst leicht erhöhte Werte können, wenn sie lange bestehen, die Lebenserwartung herabsetzen.

Eine mögliche Folge von anhaltend hohem Blutdruck ist ein Aneurysma. Bei dieser Erkrankung weitet sich eine schwache Stelle in einer Arterienwand aus – wie ein Fahrradschlauch, der an einer Stelle zu dünn ist. In ernsten Fällen kann ein Aneurysma sogar lebensbedrohlich sein, insbesondere dann,

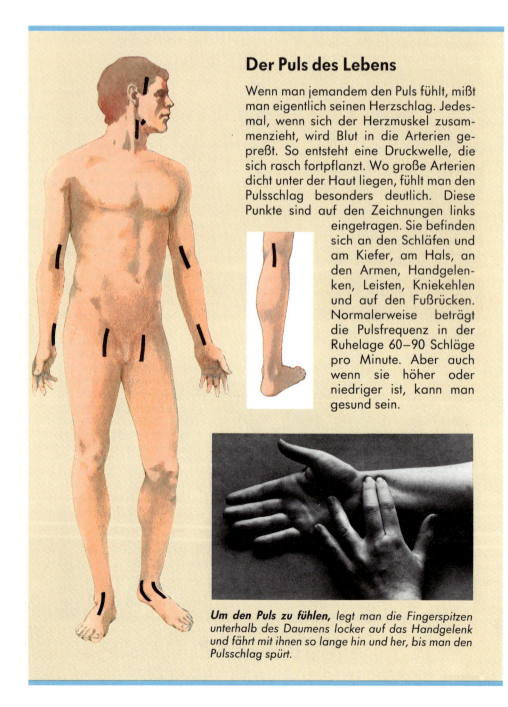

Der Puls des Lebens

Wenn man jemandem den Puls fühlt, mißt man eigentlich seinen Herzschlag. Jedesmal, wenn sich der Herzmuskel zusammenzieht, wird Blut in die Arterien gepreßt. So entsteht eine Druckwelle, die sich rasch fortpflanzt. Wo große Arterien dicht unter der Haut liegen, fühlt man den Pulsschlag besonders deutlich. Diese Punkte sind auf den Zeichnungen links eingetragen. Sie befinden sich an den Schläfen und am Kiefer, am Hals, an den Armen, Handgelenken, Leisten, Kniekehlen und auf den Fußrücken. Normalerweise beträgt die Pulsfrequenz in der Ruhelage 60–90 Schläge pro Minute. Aber auch wenn sie höher oder niedriger ist, kann man gesund sein.

Um den Puls zu fühlen, legt man die Fingerspitzen unterhalb des Daumens locker auf das Handgelenk und fährt mit ihnen so lange hin und her, bis man den Pulsschlag spürt.

Verfahren zur Überprüfung des Herzens und der Gefäße

Manche Abweichungen von der normalen Herztätigkeit zeigen sich nur dann, wenn der Herzmuskel stark belastet wird. Beim Tretmühlentest muß der Betreffende deshalb auf einem laufenden Band laufen, während ein Elektrokardiogramm die Herztätigkeit registriert. Ein anderes Diagnoseverfahren ist die Arteriographie oder Angiographie. Hierbei wird ein dünner Plastikschlauch in ein Blutgefäß eingeführt und bis zum Herzen geschoben. Durch den Schlauch läßt man ein Kontrastmittel fließen. Mit Hilfe eines Röntgengeräts kann man das Vordringen des Mittels im Blut beobachten und auf diese Weise angeborene Defekte, Herzfehler, Blockaden in den Arterien und anderes genau feststellen. Manchmal wird auch radioaktives Thallium in die Blutbahn eingespritzt und mit einer Kamera verfolgt. Ein Computer setzt die so gewonnenen Daten auf einem Bildschirm in ein Bild des schlagenden Herzens um. Ein weiteres Verfahren ist die Echokardiographie, die mit Ultraschall arbeitet und ebenfalls auf einem Bildschirm ein genaues Bild des Herzens entstehen läßt.

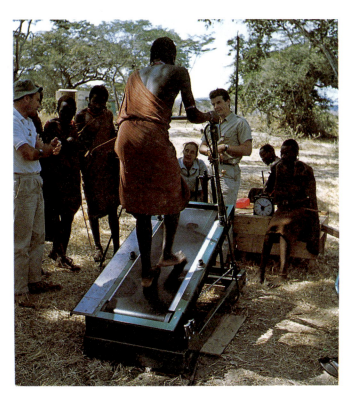

Beim Tretmühlentest zeigt das Herz eines körperlich sehr aktiven Massaikriegers eine große Belastbarkeit.

wenn es sich in einer Hauptarterie befindet und platzt.

Ist Bluthochdruck erblich?

Eine bestimmte Form des Bluthochdrucks, die man als primären oder essentiellen Hochdruck bezeichnet, scheint teilweise erblich zu sein. Er hat keine erkennbare Ursache, doch sind offenbar manche Familien dafür anfälliger als andere. Gewöhnlich tritt er erst in mittlerem Alter auf. Durch Medikamente, eine bestimmte Ernährung und Gewichtsreduzierung kann diese Form unter Kontrolle gebracht werden.

Eine andere Art ist der offenbar nicht genetisch bedingte sekundäre Hochdruck. Er entwickelt sich in der Folge anderer Krankheiten, etwa eines Nieren- oder Herzleidens. Gelegentlich ist dieser Bluthochdruck auch auf die Einnahme von Ovulationshemmern zurückzuführen. Ist die Ursache erkannt und eine Behandlung eingeleitet, erreicht der Blutdruck gewöhnlich wieder normale Werte.

Hat Salz Einfluß auf den Blutdruck?

Salz ist lebenswichtig; bei der Regulierung des Wasserhaushalts in den Geweben spielt es eine entscheidende Rolle. Doch leicht bekommt der Körper hier zuviel des Guten. Die meisten Menschen nehmen tagein, tagaus weit mehr Salz als notwendig zu sich, denn der Körper benötigt nur geringe Mengen. Selbst derjenige, der sich bemüht, Salz zu meiden, nimmt unter Umständen mehr auf, als er braucht; denn sogar naturbelassene Nahrungsmittel enthalten häufig beträchtliche Mengen an Salz. Überdies ist Salz nicht nur in Nahrungsmitteln enthalten, sondern auch in Medikamenten gegen Magensäure, in Abführmitteln und kohlensäurehaltigen Getränken.

Untersuchungen haben gezeigt, daß zwischen stark gesalzener Nahrung und erhöhtem Blutdruck oft ein Zusammenhang besteht. Menschen, die an Bluthochdruck leiden, sollten deshalb ihren Salzkonsum wesentlich vermindern.

Ist niedriger Blutdruck gefährlich?

Ein Blutdruck, der ständig unter dem Normalwert liegt (beim Mann unter 110/60, bei der Frau unter 100/60; siehe auch S. 102) – eine sogenannte chronische Hypotonie –, gibt selten Anlaß zur Besorgnis. Er verursacht zumeist geringere, bei manchen Menschen aber auch stärkere Beschwerden, etwa Schwindelgefühl, Müdigkeit, Kopfschmerzen, Übelkeit, Schwäche oder Ohnmachtsanfälle. Es kommt vor, daß bei jemandem der Blutdruck normal ist, solange er liegt, daß der Blutdruck aber absinkt, sobald der Betreffende aufsteht. Es wird ihm dann schwindelig oder sogar schwarz vor den Augen, weil das Gehirn nun weniger gut durchblutet ist. In einem solchen Fall spricht man von orthostatischer Hypotonie.

Große, magere Menschen leiden öfter unter Beschwerden durch zu niedrigen Blutdruck, da es bei ihnen häufiger als bei kleinen Leuten vorkommt, daß der vom Herzen ausgehende Druck zu gering ist, als daß er ausreichend Blut in den Kopf bringen könnte.

Was verrät ein Elektrokardiogramm?

Für die meisten Menschen sieht ein Elektrokardiogramm (EKG) recht verwirrend aus, nicht aber für den kundigen Arzt. Alle Einzelheiten der zuckenden Linie, welche die elektrischen Impulse des Herzens aufzeichnet, verraten ihm etwas über den Zustand des Organs. Er erkennt Unregelmäßigkeiten, oder er sieht, daß alles normal verläuft.

So nützlich das EKG auch für die Diagnose einer Herzkrankheit ist, zumal es auch Gewebeschädigungen und Degenerationserscheinungen aufzeigt, so wenig kann es allerdings bei einem gesunden Menschen über künftige Herzerkrankungen aussagen. Schon viele Leute haben nur Tage oder Wochen, nachdem man bei ihnen aufgrund eines EKGs eine normale Herztätigkeit festgestellt hatte, einen schweren Herzinfarkt erlitten.

Wenn das Herz krank wird

Welches Herzleiden tritt am häufigsten auf?

Erkrankungen des Herzens und der Blutgefäße sind in den Industrienationen eine Hauptursache für Invalidität und Tod.

Für ein Versagen des Kreislaufsystems gibt es zahlreiche Gründe. Einer der häufigsten ist die koronare Herzkrankheit, eine degenerative Erkrankung mit Einengung oder Verschluß der Herzkranzarterien. Dies sind zwei Blutgefäße, die direkt nach dem Herzen von der Aorta abzweigen und den Herzmuskel mit Blut versorgen. In westlichen Ländern ist beinahe ein Drittel aller Todesfälle auf diese Krankheit zurückzuführen.

Was geschieht bei der koronaren Herzkrankheit?

Der größte Teil des Herzmuskels erhält das Blut, das ihn ernährt, über die beiden Herzkranzarterien. Ist nun eine dieser Arterien verengt oder gar verschlossen, so kann aufgrund des Blutmangels Herzmuskelgewebe absterben. Diesen Gewebetod nennt man Herzinfarkt. Die meisten Infarkte treten bei Menschen im Alter von etwa 40–60 Jahren auf. Doch selbst fünfjährige Kinder können schon einen Herzinfarkt erleiden.

Die koronare Herzkrankheit ist fast immer einer Arteriosklerose zuzuschreiben, einem Leiden, bei dem sich an den Innenwänden einer Arterie Fettablagerungen bilden. Diese Krankheit ist zu einer Plage insbesondere der modernen Wohlstandsgesellschaften geworden. Doch existiert sie nicht erst seit dem 20. Jahrhundert; schon bei alten ägyptischen Mumien hat man sie festgestellt.

Bei der Arteriosklerose werden Arterien, die einmal glatt und elastisch waren, rauh, unelastisch und eng. Aufgrund der Verengung wird die Blutmenge, die durch sie hindurchgeht, ständig geringer. Immer mehr Fettablagerungen entstehen. Sie können hart und kalkig werden, so den Blutfluß noch stärker behindern und die Arterienwand weiter schädigen, besonders wenn gleichzeitig Bluthochdruck besteht. An den Verengungen im Blutgefäß bilden sich dann leicht Blutgerinnsel.

Ein solches festsitzendes Blutgerinnsel kann eine Herzkranzarterie vollständig verschließen, so daß kein Blut mehr hindurchfließt. Man spricht in einem solchen Fall von einer Koronarthrombose.

Eine koronare Embolie hingegen wird durch ein Blutgerinnsel verursacht, das im Blutstrom mitschwimmt und schließlich in einer bereits verengten Herzkranzarterie steckenbleibt.

Welche Risikofaktoren für die koronare Herzkrankheit gibt es?

Auf der Liste der unvermeidbaren Faktoren, die eine koronare Herzkrankheit auslösen können, stehen Erbanlagen ganz oben. Wenn beide Elternteile an Arteriosklerose gelitten haben, so ist das Risiko, daß man selbst auch daran erkrankt, größer als bei andern Menschen. Ein weiterer Faktor ist das Alter. Vor dem 50. Lebensjahr treten selten Symptome auf; danach zeigen sie sich aber immer häufiger.

Weibliche Geschlechtshormone scheinen bis zu einem gewissen Grad vor der koronaren Herzkrankheit zu schützen. Diese tritt bei Frauen vor den Wechseljahren nur selten auf. Über 60 Jahre alte Frauen aber sind für dieses Leiden fast ebenso anfällig wie Männer.

Wer viel raucht, erhöht sein Risiko zu erkranken ganz erheblich. Chronischer Bluthochdruck, Zuckerkrankheit, Übergewicht, seelische Belastungen und mangelnde körperliche Betätigung machen es ebenfalls wahrscheinlicher, daß man an Arteriosklerose erkrankt. Wer daher seine Lebensgewohnheiten kritisch betrachtet und sie gegebenenfalls ändert, hat wesentlich bessere Aussichten, sich vor dieser Krankheit zu schützen.

Welche Rolle spielt das Cholesterin?

Cholesterin ist einer von mehreren Fettbestandteilen, die sich im Blut und im Gewebe des Menschen finden. Es wird in der Leber hergestellt und hat entscheidenden Anteil an der Produktion neuer Zellen sowie bestimmter Hormone. Auch durch die Nahrung nimmt man diesen Stoff ständig in den Körper auf: Sowohl Fleisch als auch Butter, Milch, Käse, Fisch und Eier enthalten Cholesterin.

Man hat festgestellt, daß herzkranke Menschen oft einen ungewöhnlich hohen Cholesterinspiegel im Blut aufweisen. Und Fachleute konnten nachweisen, daß Arteriosklerose unter anderem dann entsteht, wenn Cholesterin durch die glatte Auskleidung der Arterienwände hindurchwandert und

Frühe Heilmethoden: der Aderlaß

Über Hunderte von Jahren galt der Aderlaß als ein Mittel gegen die unterschiedlichsten Erkrankungen. Man glaubte, im Fall einer Krankheit stocke das Blut in bestimmten Teilen des Körpers und sobald man Blut ablasse, werde der Patient sich erholen. Beim Aderlaß setzte man Blutegel an, oder man öffnete ein Blutgefäß. Im letzten Jahrhundert geriet der Aderlaß in Verruf, denn er schwächte die Patienten, und manche starben sogar, doch heute interessiert man sich wieder für ihn. So hat man in der Mikrochirurgie schon mit Hilfe von Egeln aus Gewebe Blut entfernt, das andernfalls geronnen wäre und den Eingriff behindert hätte. Und einige Krankheiten werden durch zu dickes Blut verursacht; hier läßt man manchmal Blut ab und ersetzt es durch Plasma, um auf diese Weise das Blut im Körper zu verdünnen.

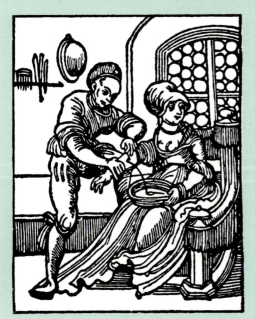

Im Mittelalter traten die Barbiere als Heilkundige auf. Der Aderlaß stellte eine ihrer Hauptbehandlungsmethoden dar.

sich in den Wänden ablagert. Sind die Arterien sonst gesund, verläuft dieser Prozeß sehr langsam; doch wird er wesentlich beschleunigt, wenn jemand längere Zeit einen hohen Blutdruck hat oder raucht.

Aber nicht bei jedem, der sich cholesterinreich ernährt, muß sich eine Arteriosklerose entwickeln – vielleicht deshalb, weil die Menschen diesen Stoff unterschiedlich verarbeiten. Der Körper enthält mehr als ein Dutzend Proteine, die sich mit Cholesterin verbinden. Es gibt sogenannte LDL (Lipoproteine von geringer Dichte), von denen man annimmt, daß sie Cholesterin sammeln und in den Zellen ablagern, und HDL (Lipoproteine von hoher Dichte), die vermutlich überschüssiges Cholesterin aufnehmen und dem Körper helfen, es zu beseitigen. Menschen, die viel HDL besitzen, scheinen für Herzinfarkte weniger anfällig zu sein als andere.

Zwar weiß man über die Rolle des Cholesterins sowie der LDL und HDL noch längst nicht alles, doch gilt heute als bewiesen, daß sich das Risiko einer Herzerkrankung verringern läßt, indem man den Anteil an tierischem Fett in der Ernährung verringert. Diese Maßnahme kann die Entstehung von Fettablagerungen in den Herzkranzarterien verzögern. Manche Fachleute meinen sogar, daß bereits entstandene Fettablagerungen dadurch schrumpfen können.

Führt ein Herzinfarkt stets zu Invalidität oder zum Tod?

Ein Herzinfarkt ist sicherlich eine schlimme Erfahrung. Tatsächlich überleben den ersten Herzinfarkt aber zwei von drei Menschen. Wenn der Tod eintritt, dann gewöhnlich bereits innerhalb von zwei Stunden. Ein Patient, der den Infarkt einen Tag überlebt, hat gute Genesungschancen, und nach weiteren drei Wochen hat er gute Aussichten, noch lange am Leben bleiben zu können. Wer einen Herzinfarkt zehn Jahre überlebt, hat danach die gleiche Lebenserwartung wie ein Mensch, der nie einen hatte.

Wie ein gebrochener Knochen heilt, so kann auch ein geschädigtes Herz heilen. Abgesehen von ganz leichten Fällen, ist bei einem Herzinfarkt in aller Regel ein zwei- bis sechswöchiger Krankenhausaufenthalt notwendig. Menschen, die vor dem Infarkt Sport getrieben haben, dürfen diese Beschäftigung zumeist nach und nach wiederaufnehmen. Und nach etwa drei Monaten – manchmal auch früher – können die meisten Menschen an ihren alten Arbeitsplatz zurückkehren.

Wie Arterien verstopfen

Eine Arteriosklerose beginnt mit Schwächen an den Innenseiten der Arterienwände. Die Ursache kann Bluthochdruck, ein hoher Cholesterinspiegel, Rauchen oder eine Zuckerkrankheit sein. Ist ein Bereich einmal geschädigt, sammeln sich dort Fette (Lipide) aus dem Blut, unter ihnen Cholesterin, und bilden eine dicke Platte (Plaque).

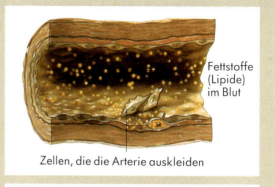

Fettstoffe (Lipide) im Blut

Zellen, die die Arterie auskleiden

Zwei Arten von Blutkörperchen tragen zur Bildung von Plaques bei: Makrophagen (große weiße Blutkörperchen) und Blutplättchen, die die Blutgerinnung unterstützen. Die Makrophagen füllen sich mit Cholesterin; dieses sammelt sich auch zwischen ihnen an, so daß es zu einer Verengung der Arterie kommt.

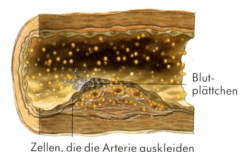

Blutplättchen

Zellen, die die Arterie auskleiden

Durch die Plaques wird die Arterie enger, und der Blutfluß wird behindert. Es ist möglich, daß sich hier ein Pfropf ablöst, zum Herzen oder in eine kleine Arterie wandert und sie verstopft. Eine Blockade in den Herzkranzarterien führt zu Angina pectoris oder einem Herzinfarkt. Eine Blockade in einer zum Gehirn führenden Arterie hat einen Schlaganfall zur Folge.

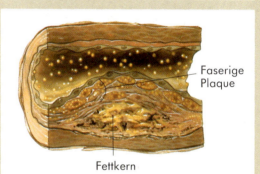

Faserige Plaque

Fettkern

Wie man verstopfte Arterien frei macht

Dieses neuartige Laserskop dient zur Behandlung von Arteriosklerose. Mit ihm sucht man verstopfte Arterien wieder durchgängig zu machen. Das Gerät ist an einem Katheter befestigt und wird vom Arzt in die geschädigte Arterie eingeführt. Dann richtet der Arzt den Laserstrahl auf die Fettansammlung, welche die Blutzirkulation behindert. Der Strahl verdampft das Fett. Kurz bevor der Laser betätigt wird, bläht sich hinter ihm ein Ballon auf und stoppt den Blutfluß vorübergehend. So entsteht ein Freiraum für den Strahl, und Blutkörperchen werden nicht beschädigt.

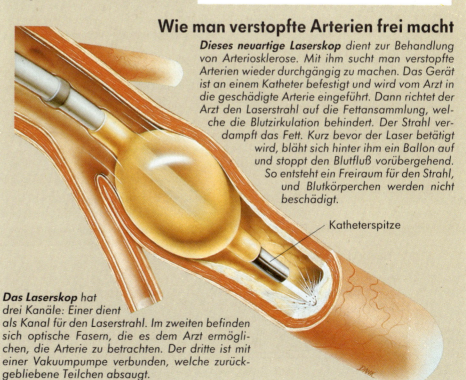

Katheterspitze

Das Laserskop hat drei Kanäle: Einer dient als Kanal für den Laserstrahl. Im zweiten befinden sich optische Fasern, die es dem Arzt ermöglichen, die Arterie zu betrachten. Der dritte ist mit einer Vakuumpumpe verbunden, welche zurückgebliebene Teilchen absaugt.

Kreislauferkrankungen

Wie entstehen Krampfadern?

In den Venen strömt das Blut zum Herzen. Viele Venen sind mit Klappen ausgestattet, die verhindern, daß das Blut sich staut oder gar rückwärts fließt. Manchmal sind Klappen aber zu schwach oder auch defekt; dann bleibt zuviel Blut zu lange an der gleichen Stelle. Dadurch können die Venen stark anschwellen, und die Gefäßwand wird überdehnt; es entstehen Krampfadern. Dazu gehören auch die Hämorrhoiden. Am häufigsten bilden sich Krampfadern aber in den Beinen, da das Blut dort oft nach oben fließen muß. Infolge der schlechten Blutzirkulation wird die Haut im Bereich solcher Venen nicht ausreichend versorgt, so daß sich dort oft Geschwüre bilden. Gelegentlich platzen solche brüchigen Venen auch, und Blut tritt aus. Die Behandlungsmethoden reichen von Stützstrümpfen über das Veröden bis zur operativen Entfernung der Venen.

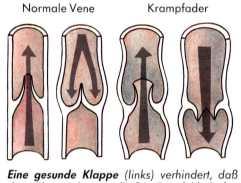

Eine gesunde Klappe (links) verhindert, daß das Blut rückwärts fließt. Bei fehlerhafter Klappe (rechts) staut sich das Blut.

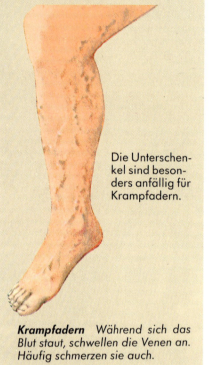

Die Unterschenkel sind besonders anfällig für Krampfadern.

Krampfadern Während sich das Blut staut, schwellen die Venen an. Häufig schmerzen sie auch.

Was ist ein Schlaganfall?

Schlaganfall, Gehirnschlag, Apoplexie – dies sind Begriffe, mit denen man eine plötzlich auftretende Störung bezeichnet, welche die Blutversorgung des Gehirns beeinträchtigt. Sie entsteht, wenn ein Blutgefäß im Gehirn zerreißt und Blut in das Hirngewebe strömt oder wenn eine zum Gehirn führende Arterie durch einen Blutpfropf, eine Luftblase oder einen anderen Fremdkörper blockiert wird. Infolge des Sauerstoffmangels, der daraufhin in diesem Bereich eintritt, stellen die betroffenen Gehirnzellen entweder ihre Funktion vorübergehend ein, oder sie sterben – falls sie zu lange ohne Sauerstoff bleiben – ganz ab. Dadurch ist dann die Funktion derjenigen Körperteile, die durch die betroffenen Hirnzellen gesteuert wurden, gestört.

Die Folgen eines Schlaganfalls können sehr unterschiedlich sein, je nachdem, wie lange der Sauerstoffentzug andauert und welcher Teil des Gehirns geschädigt worden ist. Eine nur kurzfristige Durchblutungsstörung – die man als vorübergehenden ischämischen zerebralen Insult bezeichnet – kann Symptome wie undeutliches Sprechen, Schwäche in Händen und Füßen, Lähmung einer Gesichtshälfte oder Sehstörungen hervorrufen; doch verschwinden alle binnen weniger Stunden wieder. Etwas ernster ist ein leichter Schlaganfall, den plötzlich auftretende, heftige Kopfschmerzen, Bewußtseinslücken und kaum merkliche Funktionsstörungen kennzeichnen.

Bei schweren Schlaganfällen treten mitunter beträchtliche Bewußtseinsstörungen und eine verminderte geistige Beweglichkeit auf. Ferner kann der Betroffene unsicher auf den Beinen sein und merkliche Veränderungen in seinem Verhalten zeigen. Auch eine Lähmung einer oder beider Körperseiten ist möglich – je nachdem, welcher Teil des Gehirns geschädigt wurde.

Wenn ein Schlaganfall das Gehirnzentrum schädigt, das für die Atmung zuständig ist, so hat dies zumeist den Tod zur Folge. Nach Herzerkrankungen und Krebs sind Schlaganfälle eine der häufigsten Todesursachen.

Welche Menschen sind schlaganfallgefährdet?

Bluthochdruck wird manchmal als „leiser Mörder" bezeichnet, da er seinen Opfern selten ein warnendes Zeichen gibt, wenn er die Blutgefäße schädigt. Diese Schäden können schließlich tödliche Folgen haben. Tatsächlich leiden 80 Prozent aller Opfer eines Schlaganfalls unter zu hohem Blutdruck.

Doch nicht nur wer an Bluthochdruck leidet, kann einen Gehirnschlag bekommen. Auch Übergewichtige, manche Diabetiker sowie Menschen mit einer erblichen Veranlagung für Arteriosklerose sind offenbar gefährdet. Bei Männern, die stark rauchen, liegt die Schlaganfallquote fast dreimal höher als bei Nichtrauchern. Auch Ovulationshemmer scheinen das Risiko zu erhöhen, insbesondere bei Frauen, die unter Migräne leiden. Ferner besteht bei jedem, der schon eine oder mehrere vorübergehende schlaganfallähnliche Attacken (ischämischer zerebraler Insult) hatte, ein hohes Risiko. Vier von fünf Menschen dieser Gruppe werden wahrscheinlich innerhalb von fünf Jahren einen richtigen Schlaganfall erleiden, sofern dagegen keine Vorsorge getroffen wird.

Zur Vorbeugung kann man in manchen Fällen Medikamente verordnen, welche die Muskulatur der Gefäßwand entspannen oder die Gefahr eines Blutpfropfs vermindern. Hilfreich sind ferner Maßnahmen gegen Bluthochdruck und Arteriosklerose. Da Streß eine zusätzliche Ursache für einen Schlaganfall sein kann, sollte man auch lernen, mit seelischen Belastungen richtig umzugehen.

Kann man sich von einem Schlaganfall völlig erholen?

Noch vor nicht allzu langer Zeit gab es für Menschen, die einen Schlaganfall erlitten hatten, wenig Hilfe. Heute beginnt man bereits frühzeitig mit der Rehabilitation, manchmal sogar noch am gleichen Tag, an dem sich der Schlaganfall ereignet hat. Dadurch werden etwa 30 Prozent aller Opfer vollständig wiederhergestellt. Bei 15 Pro-

HERZ UND KREISLAUF

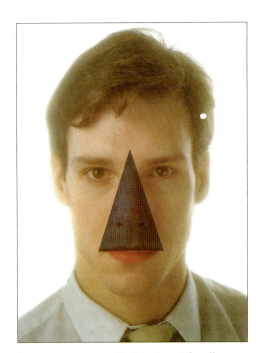

In dem markierten Gesichtsbereich sollte man auf keinen Fall Pickel ausdrücken. Dadurch könnten Infektionen entstehen, die sich auf die Venen hinter den Augen ausbreiten. Da diese Venen sehr klein und von Knochen umgeben sind, können sie leicht durch infizierte Blutpfropfe verstopft werden.

zent bleibt eine völlige Behinderung bestehen, während die restlichen 55 Prozent zwar einige bleibende Schäden behalten, doch zumeist ein verhältnismäßig normales Leben führen können.

Spezialisten, die mit Schlaganfallpatienten arbeiten, weisen darauf hin, daß der Grad der Genesung nicht allein vom Ausmaß der Schädigung und von der Fähigkeit der Rehabilitationsexperten abhängt, sondern nicht unwesentlich auch von dem Willen des Opfers, wieder gesund zu werden. So erlitt beispielsweise der berühmte französische Chemiker und Mikrobiologe Louis Pasteur einen Schlaganfall und unternahm danach große Anstrengungen, um die dadurch verursachte körperliche Behinderung zu überwinden. Er blieb zwar teilweise gelähmt, setzte aber seine außerordentlich fruchtbare Arbeit fort.

Wie entsteht eine Venenentzündung?

Krampfadern führen gelegentlich zu einer Venenentzündung. Dies ist eine ernst zu nehmende Krankheit, die meist in den Beinen auftritt. Sie verursacht Schmerzen sowie eine Schwellung und Rötung in der Vene und kann gefährlich werden, wenn sich ein Thrombus oder Blutpfropf bildet. Wenn er sich von der Venenwand löst, bezeichnet man ihn als Embolus. Dieser kann vom Kreislauf zu den Lungen getragen werden, sich dort in einer Arterie festsetzen und die Blutzufuhr zu einem Bereich der Lungen abschneiden: Der Betroffene erleidet eine Lungenembolie.

Eine Venenentzündung entsteht vor allem während der Bettruhe nach einer Operation, nach der Niederkunft oder in anderen Zeiten, in denen sich der Patient nur wenig bewegt.

Wie wirken sich Durchblutungsstörungen aus?

Durchblutungsstörungen, die nicht auf Erkrankungen einzelner Organe, des ganzen Körpers oder des Kreislaufs beruhen, gibt es in den verschiedensten Körperbereichen, z.B. im Kopf, in der Haut, den Händen oder Füßen. Solche Störungen bezeichnet man als funktionell. Dies bedeutet, daß hier die Steuerung der Durchblutung durch eine Verengung oder Erweiterung der Gefäße gestört ist. Die Störung geht vom vegetativen Nervensystem aus, das an der Steuerung vieler automatisch ablaufender Vorgänge im Körper wesentlich beteiligt ist. Es wird durch Umweltfaktoren beeinflußt, etwa durch starken Wetterwechsel, eine ungünstige Wetterlage (Föhn) oder belastendes Klima (z. B. feuchtwarme Tropenluft), aber auch durch einen schlechten körperlichen Zustand, Streß, Nervosität, Angst und Aufregungen.

Durchblutungsstörungen können vielfältige Beschwerden hervorrufen, etwa Schwindel, Leistungsschwäche, Kälte- oder Hitzegefühl, feuchte Haut, Seh- und Konzentrationsstörungen oder anhaltende Müdigkeit. Diese Beschwerden sind zwar unangenehm, aber selten gefährlich. Wenn sie länger anhalten, sollte man jedoch den Arzt zu Rate ziehen. Trockenbürstenmassagen, Wechselbäder, Sauna und körperliches Training können günstig wirken.

Was versteht man unter Brand?

Brand, wissenschaftlich auch Gangrän genannt, ist keine Bezeichnung für eine Krankheit. Der Begriff leitet sich von einem griechischen Wort ab, das „zerfressen" bedeutet. Brand entsteht, wenn Körpergewebe infolge einer Infektion oder verminderter Durchblutung abstirbt und fault. Wegen der Zersetzung und Umwandlung des Blutfarbstoffes sieht das betroffene Gewebe bräunlichschwarz, „wie verbrannt", aus; daher kommt der Name für diesen Vorgang.

Besonders häufig tritt eine Gangrän nach schweren Erfrierungen auf. Dabei wird das Netz der Blutgefäße in den Händen und Füßen zerstört. Auch Arteriosklerose, schwere Verbrennungen, eine unbehandelte Zuckerkrankheit, anhaltende Infektionen, eine Quetschung oder eine Embolie führen zu Gangränen. Mitunter ist eine Amputation des betroffenen Gliedes erforderlich, um eine weitere Ausbreitung des Brandes zu verhindern.

Alte Volksweisheit: auf der Suche nach Herzmitteln

Manches frühere Hausmittel hatte durchaus seinen Wert. Seit langem weiß man beispielsweise, daß die Einnahme getrockneter und pulverisierter Fingerhutblätter bei einer Schwellung des Körpergewebes, einem Ödem, hilft. In diesem Fall hat die moderne Medizin die Volksweisheit bestätigt: Aus Fingerhutblättern gewinnt man Digitalis, ein Mittel, das zur Behandlung von Herzmuskelschwäche dient – die ein Ödem zur Folge haben kann. Digitalis bewirkt, daß der Herzmuskel sich kräftiger zusammenzieht und gleichzeitig langsamer arbeitet. Doch nur ein Arzt kann die richtige Menge verschreiben; eine Überdosis wirkt tödlich.

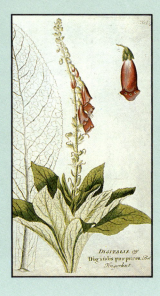

Der Fingerhut (Digitalis purpurea) Aus seinen Blättern wird das Heilmittel Digitalis gewonnen.

Mangelerscheinungen im Blut

Was ist eine Anämie?

Bei der Anämie oder Blutarmut – die eigentlich eine Armut an roten Blutkörperchen ist – handelt es sich nicht um eine Krankheit, sondern um einen Mangelzustand, der auf ihm zugrundeliegende Störungen hindeutet. Manche dieser Störungen treten häufig auf und sind leicht zu behandeln; andere kommen selten vor, enden aber mitunter tödlich.

Doch was auch immer die Ursache ist, eine Anämie kann das Wohlbefinden beeinträchtigen, weil das Blut den Körper nicht ausreichend mit Sauerstoff versorgt. Anämische Menschen fühlen sich oft schwach, müde, ausgelaugt und kurzatmig. Manche werden bei körperlicher Belastung ohnmächtig, in schweren Fällen sogar im Ruhezustand.

Es gibt unterschiedliche Formen der Anämie. Bei der Eisenmangelanämie kann der Körper nicht genügend Hämoglobin erzeugen, das Eisen enthält und Sauerstoff bindet. Diese Form der Anämie kommt besonders oft bei Vegetariern vor, da in pflanzlicher Nahrung viel weniger Eisen enthalten ist als etwa in Fleisch. Eine weitere Form, die Folsäuremangelanämie, ist gewöhnlich auf falsche Ernährung oder ein Unvermögen des Körpers, Folsäure aufzunehmen, zurückzuführen. Auch ein gesteigerter Bedarf an Folsäure, etwa während einer Schwangerschaft, kann der Grund für eine derartige Anämie sein. Sie läßt sich leicht mit Folsäurepräparaten behandeln.

Eine ernstere Erkrankung ist die perniziöse Anämie. Die Ursache liegt in einem Mangel an Vitamin B_{12}. Manchmal kann auch der Darm das Vitamin nicht aufnehmen, weil ein besonderes Protein, der sogenannte Intrinsic-Faktor, fehlt. Zur Therapie gehören regelmäßig verabreichte Vitamininjektionen.

Worauf beruhen die schweren Formen der Anämie?

Die Sichelzellenanämie tritt am häufigsten bei Afrikanern sowie bei Südeuropäern auf, während sich die Mittelmeeranämie (Thalassämie) fast ausschließlich auf Menschen aus dem Mittelmeerraum beschränkt. Diese beiden schweren Arten der Anämie werden durch eine Genmutation verursacht, die sich nur dann offenbart, wenn ein Mensch von beiden Eltern ein entsprechendes Gen geerbt hat.

Für die Sichelzellenanämie gibt es keine Heilungsmöglichkeit. Bei Menschen, die an Thalassämie erkrankt sind, produziert der Körper viel zuwenig Hämoglobin. Überdies sind ihre roten Blutkörperchen ungewöhnlich dünn und zart. Die Aussichten für Kinder, die mit dieser Krankheit geboren werden, sind schlecht. Regelmäßige Bluttransfusionen können aber ihr Leben verlängern.

Kann eine Anämie durch Röntgenstrahlen entstehen?

Wenn jemand wiederholt oder intensiv Röntgenstrahlen, radioaktiven Substanzen, Mikrowellen oder anderen starken Strahlen ausgesetzt wird, kann sich bei ihm eine aplastische Anämie entwickeln. Dann produziert das Knochenmark rote und weiße Blutkörperchen nur noch in geringerer Zahl. Der Mangel an roten Blutkörperchen verursacht die klassischen Symptome einer Anämie, während die geringere Zahl von weißen Blutkörperchen das Infektionsrisiko erhöht.

Eine aplastische Anämie kann auch aus anderen Gründen entstehen, etwa wenn jemand Benzol, Arsen, Goldverbindungen oder andere giftige Substanzen aufnimmt. In manchen Fällen können Medikamente, mit denen eine andere Krankheit behandelt wird, eine aplastische Anämie auslösen. In diesem Fall wird der Arzt darum bemüht sein, die Dosierung zu verringern oder ein Ersatzmedikament zu finden.

Kann grundsätzlich jeder Mensch ein Bluter werden?

Die meisten Menschen können die Bluterkrankheit oder Hämophilie nicht bekommen, denn es handelt sich hier um eine Erbkrankheit. Ihre Opfer können schon an einer geringen, anscheinend unbedeutenden Verletzung verbluten, denn ihr Blut gerinnt nicht so wie bei andern Menschen.

Fast alle Kranken sind männlich; die Bluterkrankheit wird nämlich durch ein defektes Gen bedingt, das am X-Chromosom sitzt, also an einem der beiden Chromosomen, die das Geschlecht bestimmen. Männer besitzen nur ein X-Chromosom, und wenn dieses ein defektes Gen trägt, erkranken sie mit Sicherheit. Frauen haben dagegen zwei X-Chromosome, und bei ihnen wird ein defektes Gerinnungsgen gewöhnlich durch ein gesundes Gen am andern Chromosom ausgeglichen. Deshalb leiden Frauen nur dann an der Bluterkrankheit, wenn sie zwei defekte Gene – von jedem Elternteil eines – erben.

Früher starben die meisten Bluter schon im Kindesalter. Heute bestehen aber gute Aussichten, daß sie das Erwachsenenalter erreichen. Wie wurde das möglich? Man kann den fehlenden Gerinnungsfaktor aus dem Blut gesunder Spender isolieren und ihn Blutern einspritzen.

Dies bedeutet aber nicht, daß die Betroffenen ein völlig normales Leben führen können. Sie müssen den Gerinnungsfaktor immer wieder injiziert bekommen – und das ist sehr teuer. Außerdem sind sie gefährdet, wenn sie operiert werden müssen oder zum Zahnarzt gehen. Überdies müssen sie sich so verhalten, daß sie möglichst jede Verletzung vermeiden.

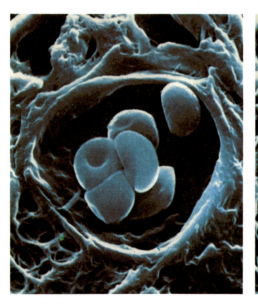
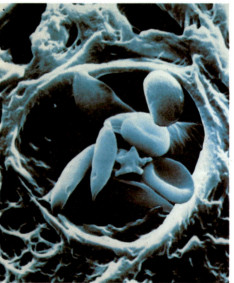

Rote Blutkörperchen (links) sind scheibenförmig und etwas eingedellt. Bei der Sichelzellenanämie haben sie hingegen die Form von Sicheln (rechts). Sie können dann nicht genügend Sauerstoff binden und verklumpen überdies, so daß der lebensnotwendige Sauerstoff nicht mehr in alle Teile des Körpers gelangt.

Eine Bluterkrankheit, die die Geschichte beeinflußte

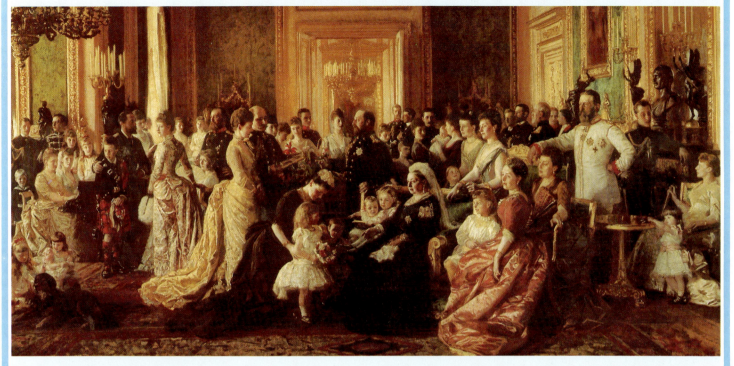

Königin Viktoria und ihre Familie   Damals, 1887, wußte noch niemand, daß einige der Nachkommen an der Bluterkrankheit litten.

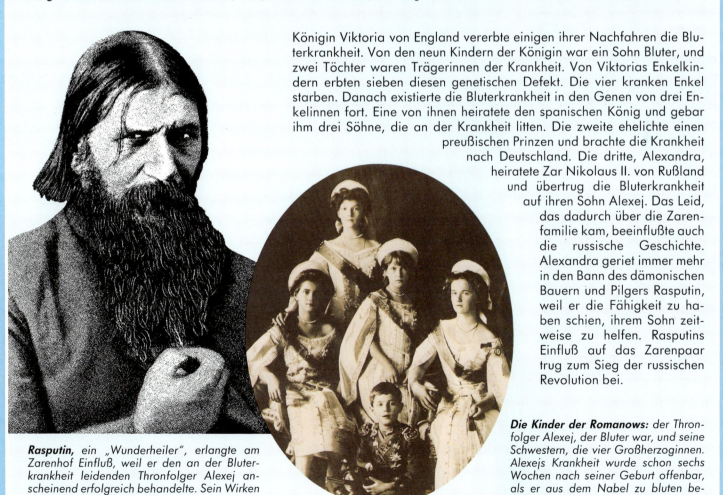

Königin Viktoria von England vererbte einigen ihrer Nachfahren die Bluterkrankheit. Von den neun Kindern der Königin war ein Sohn Bluter, und zwei Töchter waren Trägerinnen der Krankheit. Von Viktorias Enkelkindern erbten sieben diesen genetischen Defekt. Die vier kranken Enkel starben. Danach existierte die Bluterkrankheit in den Genen von drei Enkelinnen fort. Eine von ihnen heiratete den spanischen König und gebar ihm drei Söhne, die an der Krankheit litten. Die zweite ehelichte einen preußischen Prinzen und brachte die Krankheit nach Deutschland. Die dritte, Alexandra, heiratete Zar Nikolaus II. von Rußland und übertrug die Bluterkrankheit auf ihren Sohn Alexej. Das Leid, das dadurch über die Zarenfamilie kam, beeinflußte auch die russische Geschichte. Alexandra geriet immer mehr in den Bann des dämonischen Bauern und Pilgers Rasputin, weil er die Fähigkeit zu haben schien, ihrem Sohn zeitweise zu helfen. Rasputins Einfluß auf das Zarenpaar trug zum Sieg der russischen Revolution bei.

Rasputin, ein „Wunderheiler", erlangte am Zarenhof Einfluß, weil er den an der Bluterkrankheit leidenden Thronfolger Alexej anscheinend erfolgreich behandelte. Sein Wirken belastete das Zarentum.

Die Kinder der Romanows: der Thronfolger Alexej, der Bluter war, und seine Schwestern, die vier Großherzoginnen. Alexejs Krankheit wurde schon sechs Wochen nach seiner Geburt offenbar, als er aus dem Nabel zu bluten begann.

Das lymphatische System

Was ist das lymphatische System?

Den meisten Menschen ist das lymphatische System kaum bekannt; doch ohne es könnte niemand existieren. Dieses System ist eng mit dem Herz-Kreislauf-System verbunden und hat mehrere wichtige Funktionen. Vor allem spielt es unter den Abwehrmechanismen des Körpers eine bedeutende Rolle: Es filtert krankheitserregende Organismen heraus, stellt weiße Blutkörperchen her und bildet überdies Antikörper. Ferner ist das lymphatische System wichtig für die Verteilung von Flüssigkeit und Nährstoffen im ganzen Körper; es sorgt dafür, daß überschüssige Flüssigkeit und Proteine abgeleitet werden, damit das Gewebe nicht anschwillt.

Die Flüssigkeit, die in diesem System zirkuliert, ist die Lymphe. Sie entsteht aus dem Blutplasma, ist aber klarer und wäßriger. Sie sickert durch die Wände der Kapillaren und füllt die Zwischenräume zwischen den Zellen an. Außer der Lymphe gehören zu diesem System die Lymphkapillaren, ferner größere Gefäße, die Lymphknoten, die Milz, die Mandeln und der Thymus.

Die Lymphkapillaren sind einbahnige, am Ende offene Gefäße, die den ganzen Körper durchziehen. Ihre Aufgabe ist es, überschüssige Flüssigkeit zu sammeln und zu zwei großen Gefäßen zu transportieren. Eines davon ist der Milchbrustgang, der Hauptlymphstamm des Körpers. Er verläuft an der Wirbelsäule entlang und mündet links oberhalb des Herzens in eine große Vene. Bei dem andern Gefäß handelt es sich um den rechten Lymphgang, der in eine Vene rechts oberhalb des Herzens mündet.

Im Gegensatz zum Blut, das vom Herzen durch die Adern gepumpt wird, fließt die Lymphe ohne Hilfe einer besonderen Pumpe. Sie wird durch den Druck vorangewegt, den die ständig nachdringende Flüssigkeit auf die bereits im Gewebe vorhandene ausübt. Auch von nahe gelegenen Arterien und Muskeln, die sich abwechselnd zusammenziehen und erschlaffen, wird die Lymphe vorwärts gedrückt. Und schließlich erzeugt die Atmung einen Unterdruck im Milchbrustgang. Dieser Unterdruck läßt sowohl venöses Blut als auch Lymphe aufwärts fließen und führt die Lymphe in den Blutstrom zurück, aus dem sie gekommen ist.

Wozu dienen Lymphknoten?

Die Bahn der Lymphkapillaren wird von über 100 linsen- bis bohnengroßen, ovalen, kapselartigen Organen unterbrochen: den Lymphknoten. Die meisten liegen weit verstreut, doch an manchen Stellen des Körpers – vor allem am Hals, an den Leisten und den Achseln – finden sie sich in großer Zahl. Diese Lymphknoten sind eine Art von Filtern, durch die die Lymphe fließt. Sie filtern Mikroorganismen und giftige Stoffe aus der Lymphe heraus und vernichten sie. So dienen sie als Barrieren gegen die Ausbreitung von Infektionen.

Bei einer Infektion können Lymphknoten anschwellen und schmerzen. Dies geschieht häufig bei Entzündungen der Ohren oder des Halses. Die Schwellung zeigt an, daß die Lymphknoten stark beschäftigt sind. Wenn eine solche Schwellung ohne erkennbaren Grund mehrere Tage anhält, sollte man einen Arzt konsultieren.

Welche Aufgabe hat eigentlich die Milz?

Die Milz ist das größte lymphatische Organ. Sie ist ungefähr so groß wie das Herz und liegt auf der linken Körperseite direkt hinter dem Magen. Die Milz besteht aus schwammigem Gewebe, das mehr als einen Liter Blut aufnehmen kann. Sie hat die gleiche Filterfunktion wie auch die Lymphknoten; darüber hinaus bildet sie Lymphozyten. Außerdem entfernt die Milz alte, verbrauchte rote Blutkörperchen aus dem Blut, baut sie ab und führt das Eisen, das sie enthalten, wieder ins Blut zurück, damit es zur Herstellung von neuem Hämoglobin verwendet werden kann.

Die Milz speichert auch Blut. Bei Bedarf gibt sie es ab – etwa wenn der Sauerstoff im Kreislauf knapp wird. Dann zieht sie sich zusammen und preßt praktisch ihren gesamten Vorrat an nährstoffreichem Blut in die Blutbahn. Trotz der Vielseitigkeit der Milz kann der Chirurg sie, wenn es sein muß – etwa nach einer Verletzung –, ohne wesentlichen Nachteil für den Körper entfernen.

Was ist ein Lymphom?

Eine Vergrößerung eines Lymphknotens nennt man ein Lymphom. Eine solche Anschwellung kann etwa eine Folge des Pfeiffer-Drüsenfiebers oder einer Lymphknotentuberkulose und damit gutartig sein; sie kann aber auch bösartigen Charakter haben. Wenn ein Lymphknoten ständig geschwollen ist, aber nicht schmerzt, kann dies auf eine bedenkliche Krankheit hindeuten. Man führt dann Blut- und Gewebeuntersuchungen durch. Wenn diese auf einen Tumor schließen lassen, beginnt man sofort mit einer Behandlung, damit er sich nicht ausbreitet. Glücklicherweise sind die Heilungsaussichten heute weit besser als früher.

Was versteht man unter einer Lymphogranulomatose?

Lymphogranulomatose ist eine Erkrankung der Lymphknoten, die sich auf das ganze Lymphsystem ausbreiten kann. Es gibt eine

---

Die vielseitige Milz

Wegen ihrer vielfältigen Funktionen ist die Milz, die zum lymphatischen System gehört, ein wichtiges Organ. Sie bildet Blutkörperchen, vor allem Lymphozyten; überdies filtert sie das Blut, baut alte Blutkörperchen ab und speichert Blut. Wird die Milz verletzt, kann der Arzt sie kaum reparieren. Sie ist nämlich weich und schwammig und hat nur eine dünne Kapsel, die man nicht nähen kann. Zuweilen hört man, daß einem Unfallopfer die verletzte Milz entfernt wurde. Dies tut der Arzt, um stärkeren Blutverlust zu verhindern. Der Betroffene kann auch ohne sie gut leben.

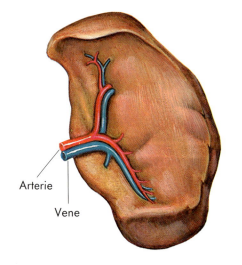

Die Milz liegt hinter dem Magen.

Das lymphatische System – Bad der Gewebe

Alle weichen Körpergewebe werden von einer wäßrigen Flüssigkeit umspült, der Lymphe. Sie entsteht, indem Blutplasma aus den Kapillaren ins Gewebe austritt. Durch den Lymphkreislauf werden Körperflüssigkeiten gereinigt. Lymphknoten filtern Bakterien heraus und bilden – zusammen mit der Milz – Lymphozyten, die Krankheiten bekämpfen. Ferner spielt das lymphatische System eine Rolle bei der Verdauung von Fetten sowie beim Transport von Nährstoffen und Abfallprodukten. Außerdem erhält es den Flüssigkeitshaushalt des Körpers im Gleichgewicht. Im Gegensatz zum Blut wird die Lymphe nicht durch eine Pumpe „umgewälzt", sondern durch den Druck der Atmung und nahe gelegener Blutgefäße sowie durch Muskelbewegungen. Große Lymphgefäße sind mit Klappen ausgestattet, die einen Rückfluß verhindern.

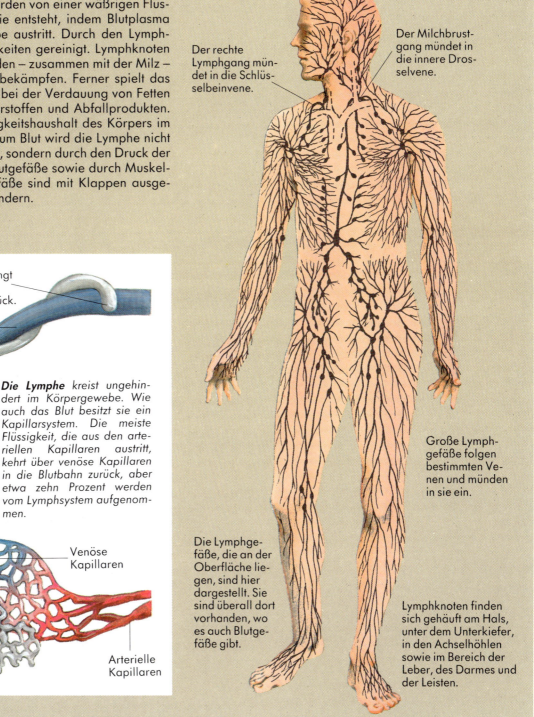

Das Lymphgefäß bringt gefilterte Lymphe in eine kleine Vene zurück.

Kleine Vene

Lymphknoten

Die Lymphe kreist ungehindert im Körpergewebe. Wie auch das Blut besitzt sie ein Kapillarsystem. Die meiste Flüssigkeit, die aus den arteriellen Kapillaren austritt, kehrt über venöse Kapillaren in die Blutbahn zurück, aber etwa zehn Prozent werden vom Lymphsystem aufgenommen.

Venöse Kapillaren

Lymphkapillaren

Arterielle Kapillaren

Der rechte Lymphgang mündet in die Schlüsselbeinvene.

Der Milchbrustgang mündet in die innere Drosselvene.

Große Lymphgefäße folgen bestimmten Venen und münden in sie ein.

Die Lymphgefäße, die an der Oberfläche liegen, sind hier dargestellt. Sie sind überall dort vorhanden, wo es auch Blutgefäße gibt.

Lymphknoten finden sich gehäuft am Hals, unter dem Unterkiefer, in den Achselhöhlen sowie im Bereich der Leber, des Darmes und der Leisten.

gutartige und eine bösartige Form. Die zuletzt genannte kam früher einem Todesurteil gleich. Heute kann man sie medikamentös oder durch Bestrahlungen behandeln. Je nach dem Zeitpunkt der Entdeckung liegen die Chancen für eine Ausheilung bei der Lymphogranulomatose zwischen 50 und 90 Prozent.

Gefährdet sind vor allem Menschen im Alter von 15 bis 35 sowie über 50 Jahre. Bei Männern tritt die Krankheit doppelt so häufig auf wie bei Frauen. Ihre Ursache ist noch unbekannt. Gewöhnlich verrät die Lymphogranulomatose sich durch vergrößerte Lymphknoten am Hals. Sie breitet sich dann langsam über das lymphatische System aus. Auch die Drüsen in den Achseln und der Leistenbeuge schwellen an, und nach einiger Zeit wird die Milz in Mitleidenschaft gezogen.

Bleibt die Krankheit unbehandelt, kann sie schließlich lebenswichtige Funktionen beeinträchtigen. Wenn die vergrößerten Drüsen auf angrenzende Organe und Nervenendigungen drücken, kann es zu Schmerzen, Funktionsstörungen oder Lähmungen kommen.

Kapitel 5

Die Atmungsorgane

Viele Menschen glauben, das Atmen sei die besondere Aufgabe der Lungen, die dabei durch die Nase und den Mund unterstützt würden. Es trifft auch zu, daß die Lungen Atemluft aufnehmen und daß dort ein Gasaustausch stattfindet (wobei Blutkörperchen als Träger dienen). Darüber hinaus ist aber auch jede lebende Zelle des Körpers an der Atmung beteiligt.

Der Atem des Lebens	114
Die Untersuchung der Atemwege	116
Husten, Schnupfen, Heiserkeit	118
Geteilte Leiden	120
Erkrankungen der Lunge	122
Notfälle	124
Gefahren in der Umwelt	126
Was das Rauchen bewirkt	128

Was leistet die Atmung?

Täglich atmet der Mensch etwa 19000 Liter Luft ein und wieder aus. Diese Atmung erfüllt zwei Aufgaben. Erstens versorgt sie den Körper mit dem Sauerstoff, den er braucht, um Nahrung zu verbrennen und Energie freizusetzen. Und zweitens scheidet sie Kohlendioxid aus, ein Abfallprodukt der Lebensprozesse. Sauerstoff – ein Gas, das gut 20 Prozent der frischen Luft ausmacht – wird beim Einatmen in die Lungen aufgenommen. Mit der ausgeatmeten Luft wird überschüssiges Kohlendioxid abgeführt.

Normalerweise ist die Atmung ein unwillkürlicher Vorgang, doch kann man sie in gewissen Grenzen auch bewußt beeinflussen – beispielsweise wenn man vor dem Tauchen tief Luft holt. Vorübergehend kann man sie sogar einstellen; doch sind die unwillkürlichen Reflexe, die den Menschen zum Atmen zwingen, so stark, daß niemand Selbstmord begehen könnte, indem er die Luft anhält.

Was geschieht, wenn man „außer Atem" gerät?

Bei schwerer körperlicher Anstrengung verbrauchen die Muskeln den Sauerstoff manchmal rascher, als das schnell pumpende Herz und die Lungen ihn ersetzen können. Für diesen Notfall hat die Natur aber vorgesorgt. Die Muskeln können zeitweise „Sauerstoffschulden" machen. Bis die Schuld dann zurückgezahlt ist, hat man das Gefühl, „außer Atem" zu sein. Manchmal ringt man vielleicht sogar einige Minuten lang nach Luft.

Warum schnarchen manche Menschen?

Jene fauchenden, rasselnden und pfeifenden Geräusche, die man als Schnarchen bezeichnet, stellen an sich kein ernstes körperliches Problem dar, doch haben sie schon manchen ehelichen Zwist heraufbeschworen. Ferner waren sie Anlaß für zahllose Witze – und für die Erfindung von etwa 200 Geräten, die Abhilfe schaffen sollten.

Jeder siebte Erwachsene schnarcht im Schlaf. Gewöhnlich sind es Menschen, die durch den Mund atmen. Schuld an den störenden Geräuschen ist das Gaumensegel, ein mit Muskulatur ausgestattetes Stück Schleimhaut im Schlund, das flattert, wenn die Atemluft darüberstreicht.

Die meisten schnarchenden Menschen schlafen deshalb mit offenem Mund, weil ihr Hals oder ihre Nasenwege teilweise blockiert sind. Ursachen hierfür können eine verengte oder verstopfte Nase, geschwollene Mandeln, eine Wucherung der Rachenmandeln (Polypen), eine Verbiegung der Nasenscheidewand oder ein schlechtsitzendes Gebiß sein, ferner auch die Angewohnheit, auf dem Rücken zu schlafen, wobei die Zunge zurücksinkt und die Luftröhre teilweise verschließt.

Ein Mittel gegen Schnarchen besteht darin, daß man sich einen Knopf hinten an den Schlafanzug näht, weil man dann auf dem Rücken unbequem schläft. Aber diese Maßnahme löst das Problem nicht immer, denn manche Menschen schnarchen auch dann, wenn sie auf der Seite liegen. Manchmal hilft Abnehmen, denn selbst Korpulenz kann eine verstopfte Nase verursachen. Das beste Gegenmittel sind aber vielleicht Ohrstopfen – die der Partner des Schnarchenden benutzt.

Warum gähnt man?

Wenn man Menschen gähnend aus dem Kino kommen sieht, kann der Film trotzdem spannend gewesen sein. Entgegen einer landläufigen Meinung ist Gähnen kein Zeichen von Langeweile. Wer gähnt, zeigt damit lediglich an, daß er mehr Sauerstoff benötigt. Es handelt sich hier nur um einen Reflex, der den Lungen frischen Sauerstoff zuführt.

Atmet man längere Zeit flach, so erschöpft sich der Sauerstoffvorrat des Körpers. Gewöhnlich tritt dies ein, wenn man müde ist, unter Streß steht oder lange Zeit stillsitzen mußte. Gähnen ist erst recht kein Symptom für Krankheiten oder Anomalien. Tatsächlich gähnen körperlich und geistig schwerkranke Menschen nur selten.

Was bewirkt das passive Rauchen?

In den vergangenen Jahren kam es zwischen Rauchern und Nichtrauchern häufig zu harten Auseinandersetzungen, wenn das Rauchen in Gesellschaft diskutiert wurde. Dabei müssen Nichtraucher ja unfreiwillig den Rauch einatmen, den andere – oft in erheblichen Mengen – erzeugt haben. Mittlerweile liegen zahlreiche Beweise dafür vor, daß Rauchen nicht nur den Rauchern selbst, sondern auch den Nichtrauchern in ihrer näheren Umgebung schaden kann.

Bisher wissen die Ärzte nicht, wie oft das sogenannte passive Rauchen bei Nichtrauchern zu Krebs führt. Aber bei einer Untersuchung an 2000 Nichtrauchern machten Forscher einige aufschlußreiche Entdeckungen. Sie verglichen Personen, die regelmäßig den „gebrauchten" Rauch anderer einatmeten, mit solchen, die nur wenig Kontakt mit Rauchern hatten. In fast allen Fällen hatten die unfreiwilligen Mitraucher Lungenschädigungen. Waren sie über lange Zeit hinweg starkem Rauch ausgesetzt gewesen, stellte man bei ihnen ein deutlich verringertes Atemvolumen fest.

Verringert Vitamin C die Anfälligkeit für Erkältungen?

Die Vorstellung, Vitamin C könne Erkältungen verhindern oder zumindest lindern, kam in den 60er Jahren des 20. Jahrhunderts auf. Der bedeutendste Verfechter dieser Theorie, der amerikanische Nobelpreisträger für Chemie Dr. Linus Pauling, behauptete, wer täglich ein bis zwei Gramm – oder im Fall einer Erkrankung vier bis zehn Gramm – Vitamin C zu sich nehme, sei seltener und nur leichter erkältet als üblich. Als Beweis führte er unter anderm die Ergebnisse einiger Versuchsreihen an.

Viele Spezialisten für Infektionserkrankungen der oberen Atemwege haben demgegenüber jedoch keinen konkreten Hinweis darauf gefunden, daß Vitamin C die Häufigkeit und Schwere von Erkältungen wesentlich verringert. Vitamin C ist wasserlöslich. Überschüssige Mengen werden daher ohnehin rasch mit dem Urin wieder ausgeschieden. Andererseits können sich, wenn man Vitamin C in großen Mengen einnimmt, sogar unerwünschte Nebenwirkungen einstellen.

Jeder Mensch gähnt einmal – selbst dieser berittene Wachposten in Whitehall in London, dem Sitz der britischen Regierung. Gähnen reichert das Blut mit Sauerstoff an, indem es die Lungenbläschen dehnt und mit mehr Luft versorgt. Beim Ausatmen wird dann auch mehr Kohlendioxid ausgeschieden.

Der Atem des Lebens

Wie arbeiten die Lungen?

Über den Rachen, den Kehlkopf und die Luftröhre saugt man Luft ein. Die Luftröhre teilt sich an ihrem Ende in zwei große Äste, für jede Lunge einen. Dies sind die Hauptbronchien. Beide Bronchien verzweigen sich jeweils in ihrer Lunge in immer kleinere Ästchen: die Bronchiolen. Schließlich enden die kleinsten Verzweigungen in den Lungenbläschen oder Alveolen, die von einem dichten Netz aus winzigen Blutgefäßen (Kapillaren) umgeben sind.

Die Wände der Alveolen wie auch die der Kapillaren sind so dünn, daß Gase sie leicht durchdringen können. In den insgesamt rund 300 Millionen Alveolen erfüllen die Lungen ihre Aufgabe: Hier geht der Austausch von Sauerstoff und Kohlendioxid vonstatten.

Wenn man einatmet, strömt Luft, die zu rund einem Fünftel aus Sauerstoff besteht, in die Lungenbläschen. Von dort geht der Sauerstoff in das Blut der Kapillaren über. Etwas von diesem Sauerstoff wird im Blut gelöst; doch der größte Teil verbindet sich mit dem Hämoglobin der roten Blutkörperchen und wird von diesen zu den Körpergeweben transportiert.

Erreicht das Blut die Stelle des Körpers, an der es gebraucht wird, gibt es dort Sauerstoff ab. Gleichzeitig nimmt es das von den Zellen erzeugte Stoffwechselendprodukt Kohlendioxid auf und bringt es zu den Alveolen zurück, damit es von dort ausgeatmet werden kann.

Wodurch wird bestimmt, wie rasch man atmet?

Die Häufigkeit und die Tiefe der Atmung wechseln laufend, je nachdem, wieviel Sauerstoff der Körper verbraucht und wie schnell sich Kohlendioxid ansammelt. Dies wiederum hängt gewöhnlich davon ab, wie aktiv man ist.

Jede Tätigkeit erzeugt Kohlendioxid. Teile des Nervensystems überwachen die Kohlendioxidmenge, die im Blut vorhanden ist; und wenn sie auch nur geringfügig ansteigt, schicken sie Signale an das Atemzentrum. Dieses wiederum sendet dann Impulse aus, die die Atemmuskulatur in verstärktem Maße tätig werden lassen: Häufigkeit und Tiefe der Atemzüge werden verändert, damit der Kohlendioxidspiegel wieder auf seinen normalen Wert zurückgeht. Das System hingegen, das den Sauerstoffspiegel reguliert, reagiert auf kleine Veränderungen weniger empfindlich.

Wer einer ruhigen Beschäftigung nachgeht, atmet etwa 15mal pro Minute ein und aus. Mit einem Atemzug strömt etwa ein halber Liter Luft in die Lungen. Dies entspricht aber lediglich zwölf Prozent der Menge, die ein gesunder junger Erwachsener mit einem einzigen Atemzug einatmen kann.

Bei körperlicher Anstrengung kann sich die Atemgeschwindigkeit verdoppeln und die Menge der eingeatmeten Luft auf mehr als das Fünffache steigern. Durch die tiefere und raschere Atmung werden die Reservekapazitäten der Lunge genutzt.

Was ist das Zwerchfell, und was tut es?

Die Lungen sind in einer Art Korb eingeschlossen. Die Seiten dieses Korbes werden von den Rippen gebildet; der Boden ist das Zwerchfell, eine nach oben gewölbte Muskelplatte.

Wenn man einatmet, senkt sich das Zwerchfell, bis es flach ist. Gleichzeitig ziehen sich die Muskeln, welche die Rippen umgeben, zusammen und heben sie wie die Reifen eines Reifrockes an. Auf diese Weise vergrößert sich der Brustraum und kann mehr Luft aufnehmen.

Wie entsteht ein Schluckauf?

Ein Schluckauf ist ein zweiteiliger Vorgang. Zunächst zieht sich das Zwerchfell unwillkürlich zusammen, weil die Nerven, die es steuern, durch zu rasches Essen, durch ein sehr kaltes Getränk oder eine andere Ursache gereizt wurden. Dadurch wird ruckartig Luft eingezogen. Und bei diesem Atemzug wiederum schließt sich hinten im Hals die Ritze zwischen den Stimmbändern mit dem typischen klickenden Geräusch.

Es gibt viele Mittel gegen einen Schluckauf. Manche Leute trinken ein Glas Wasser in einem Zug aus; andere halten den Atem an, bis der Schluckauf aufhört. Solche Methoden können den normalen Rhythmus des Zwerchfells wiederherstellen, da sie die Sauerstoffaufnahme drosseln und die Kohlendioxidmenge im Blut erhöhen. Bei andern Methoden wird das Nervensystem durch Ablenkungsmanöver überlistet. So kann man beispielsweise den Betroffenen erschrecken, oder man kann seine Nase kitzeln, damit er zu niesen beginnt. Wenn ein Schluckauf trotz aller Gegenmaßnahmen nicht aufhört, sollte man einen Arzt konsultieren.

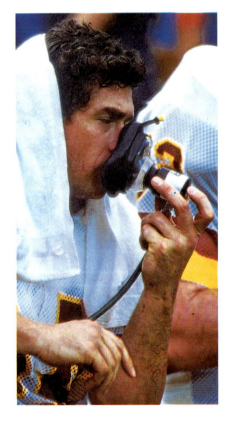

Kann Sauerstoff gefährlich sein?

Verblüffenderweise ist zuviel Sauerstoff giftig. Wenn man längere Zeit reinen Sauerstoff einatmet, kann sich Flüssigkeit in der Lunge ansammeln, die Lungenbläschen können zusammenfallen, und es kann zu Krämpfen kommen. Bei Frühgeburten ist sogar eine Erblindung möglich. In Notfällen, etwa bei schweren Lungenkrankheiten, geben Ärzte dennoch kurzfristig reinen Sauerstoff. Das entspricht fast dem Fünffachen des normalen Sauerstoffgehalts der Luft. Für längere Behandlungen von Asthmatikern, von Patienten, die einen Herzanfall hatten oder eine Lungenoperation hinter sich haben, wendet man viel niedrigere Sauerstoffkonzentrationen an.

Ein erschöpfter Sportler inhaliert Sauerstoff. Der Wert dieser Maßnahme ist allerdings umstritten.

In den Tiefen der Atemwege

Die beiden Lungen sind kegelförmige, nicht ganz gleiche Organe. Sie liegen im Brustraum und werden von den Rippen, der Wirbelsäule, dem Brustbein und der Atemmuskulatur geschützt. Zwischen den Lungen befinden sich die Luftröhre, die dahinter sitzende Speiseröhre – auf dieser Zeichnung nicht sichtbar – und das Herz. Die Lungen sind von einer Haut umhüllt, dem Brustfell (Pleura). Eine zweite Schicht dieser Haut kleidet den Brustraum aus. Die Oberflächen dieser Schichten sind feucht; deshalb können sich die Lungen aufblähen und wieder zusammensinken, ohne daß die Häute aneinander klebenbleiben. Den Boden des Brustraumes – und die Decke der Bauchhöhle – bildet das Zwerchfell. Es hat Öffnungen für die Speiseröhre und für Blutgefäße und Nerven.

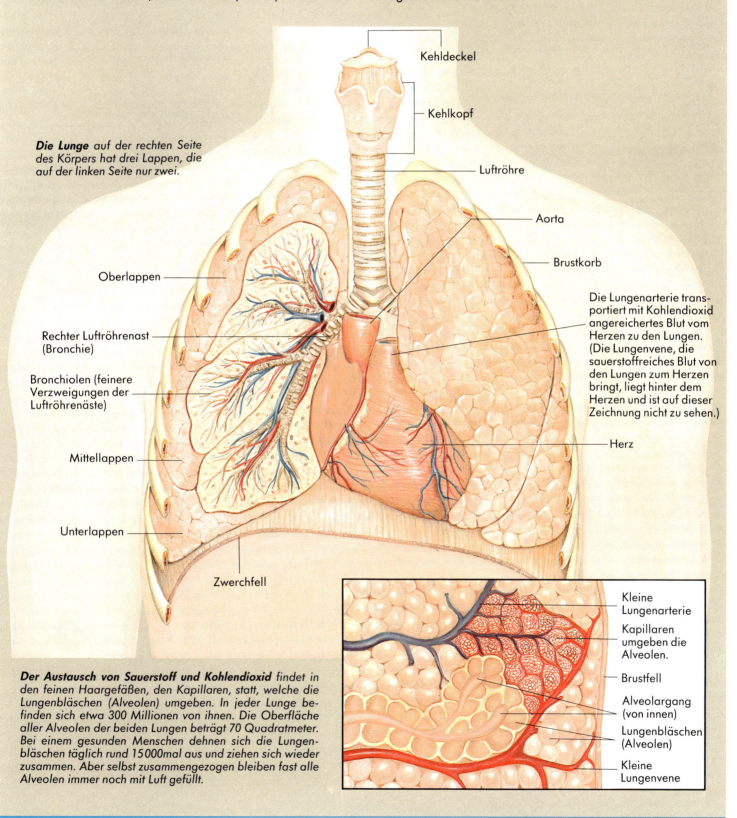

Die Lunge auf der rechten Seite des Körpers hat drei Lappen, die auf der linken Seite nur zwei.

Kehldeckel
Kehlkopf
Luftröhre
Aorta
Brustkorb

Oberlappen
Rechter Luftröhrenast (Bronchie)
Bronchiolen (feinere Verzweigungen der Luftröhrenäste)

Die Lungenarterie transportiert mit Kohlendioxid angereichertes Blut vom Herzen zu den Lungen. (Die Lungenvene, die sauerstoffreiches Blut von den Lungen zum Herzen bringt, liegt hinter dem Herzen und ist auf dieser Zeichnung nicht zu sehen.)

Mittellappen
Herz
Unterlappen
Zwerchfell

Kleine Lungenarterie
Kapillaren umgeben die Alveolen.
Brustfell
Alveolargang (von innen)
Lungenbläschen (Alveolen)
Kleine Lungenvene

Der Austausch von Sauerstoff und Kohlendioxid findet in den feinen Haargefäßen, den Kapillaren, statt, welche die Lungenbläschen (Alveolen) umgeben. In jeder Lunge befinden sich etwa 300 Millionen von ihnen. Die Oberfläche aller Alveolen der beiden Lungen beträgt 70 Quadratmeter. Bei einem gesunden Menschen dehnen sich die Lungenbläschen täglich rund 15000mal aus und ziehen sich wieder zusammen. Aber selbst zusammengezogen bleiben fast alle Alveolen immer noch mit Luft gefüllt.

Die Untersuchung der Atemwege

Wieviel Luft geht in die Lungen?

Bei einem durchschnittlich großen Mann, der normal atmet, befinden sich etwa drei Liter Luft in den Lungen. Bei jedem Atemzug wird aber nur ein Teil dieser Menge ausgetauscht, also aus- und wieder eingeatmet, nämlich etwa ein halber Liter. Auch nach dem Ausatmen befindet sich stets noch Luft in den Lungen.

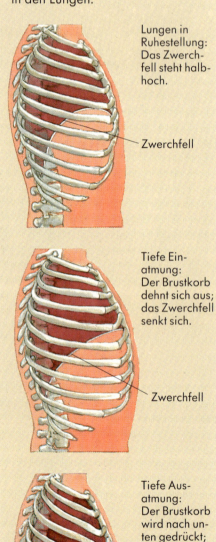

Lungen in Ruhestellung: Das Zwerchfell steht halbhoch.

Zwerchfell

Tiefe Einatmung: Der Brustkorb dehnt sich aus; das Zwerchfell senkt sich.

Zwerchfell

Tiefe Ausatmung: Der Brustkorb wird nach unten gedrückt; das Zwerchfell hebt sich.

Zwerchfell

Warum klopft der Arzt Brust und Rücken ab?

Untersucht der Arzt die Brust oder den Rücken eines Patienten, erscheint dies manchmal fast so, als schlage er eine Trommel an oder suche eine hohle Stelle in einer Wand. Wenn er die Methode anwendet, die man als Perkussion bezeichnet, legt er die Finger der einen Hand auf den Rumpf und klopft mit den Fingern der andern darauf. Dies wiederholt er mehrere Male, während er die Hand systematisch über die oberen Rumpfpartien weiterbewegt und sorgfältig auf die ein wenig unterschiedlichen Töne lauscht, die durch das Klopfen hervorgerufen werden. Für sein geübtes Ohr verraten sie viel über die im Brustraum liegenden Organe.

Gesunde, mit Luft gefüllte Lungen hallen wider oder klingen hohl. Eine Lunge mit vergrößerten Alveolen, welche die Folge eines sogenannten Emphysems sind, hallen zwar auch, doch stärker als gewöhnlich. Ist dagegen eine Lunge teilweise mit Flüssigkeit gefüllt oder zusammengefallen, so entsteht ein dumpfer Ton.

Wozu dient eine sogenannte Palpation?

Eine Untersuchung des Brustkorbs durch Betasten, auch Palpation genannt, beginnt oft damit, daß der Arzt seine Hände parallel auf die Brust legt. Dann bittet er den Patienten, tief zu atmen. Wenn Lungen und Brustkorb gesund sind und gut arbeiten, sollte er auf beiden Seiten die gleiche Bewegung spüren. Veränderungen können auf eine Erkrankung in der Brust hindeuten.

Was leistet ein Stethoskop?

Wer sie zu deuten weiß, dem können unterschiedliche Geräusche im Brustraum eine Menge über den Gesundheitszustand eines Menschen verraten; denn bei verschiedenen Krankheiten entstehen charakteristische Laute.

Um diese Geräusche besser hören zu können, benutzt der Arzt einen einfachen, aber sehr nützlichen Schalleiter, ein sogenanntes Stethoskop. Dabei legt er das Endstück des Instruments auf die Brust des Patienten und lauscht durch Ohrstücke, die mit dem Endstück durch Schläuche verbunden sind, auf Laute. Was er hört, ist die Bewegung der Luft, die, während der Patient atmet, durch die Atemwege strömt.

In den weiten Atemwegen eines gesunden Menschen entsteht ein sausendes Geräusch, das etwa wie „schschsch" klingt; und in den kleineren, engeren Wegen entsteht ein sanftes „Pffff". Durch das Stethoskop nimmt man Anomalien als noch andere, deutlich erkennbare Geräusche wahr, beispielsweise als Knistern oder Pfeifen oder als eine Verstärkung oder Verminderung der normalen Geräusche.

Eine solche Untersuchung bezeichnet der Arzt als Auskultation. Man kann mit dem Stethoskop auch andere Teile des Körpers abhorchen.

Wozu dient ein Bronchoskop?

Ein Bronchoskop besteht aus einem dünnen, biegsamen Schlauch, an dessen vorderem Ende eine Lichtquelle und ein Linsensystem sitzen. Das Instrument erlaubt es dem Arzt, in die dunklen Luftwege zu blicken – bis hin zu den kleinsten Gängen, die zu den Lungen führen – und sie zu untersuchen. Dabei werden beispielsweise gereizte Bereiche, Wucherungen oder Blockierungen sichtbar.

Der Patient wird betäubt, dann führt der Arzt das Bronchoskop durch die Nase oder den Mund ein. Eine Saugvorrichtung sowie besondere Bürsten und kleine Zangen ermöglichen es dem Arzt, Fremdkörper zu entfernen oder Gewebeproben zu entnehmen. Eine besondere Kanüle leitet Medikamente genau an die Stelle, wo sie benötigt werden.

Für das Bronchoskop gibt es also Zusatzgeräte. Damit ist es erstaunlich vielseitig und kann eine große Zahl von Aufgaben erfüllen, für die früher Operationen erforderlich waren.

Wie oft darf man die Brust röntgen?

Das Röntgen der Brust gehörte einst zu den häufig angewandten Routineuntersuchungen. Heute sind die Ärzte hier zurückhaltender, denn bei dieser Art der Untersuchung werden die Patienten einer harten Strahlung ausgesetzt. Zwar ist die Strahlungsdosis zumeist sehr gering, aber der Arzt muß dennoch abwägen, ob nicht die Gefahr schwerer wiegt als der Nutzen.

Es gibt jedoch Fälle, in denen das Röntgen ganz klar angebracht ist. Dazu gehören beispielsweise Herzerkrankungen oder die Überwachung von starken Rauchern sowie von Menschen, die aufgrund ihres Berufes einem erhöhten Risiko ausgesetzt sind, etwa an einer Silikose (Staublunge) oder an Lungenkrebs zu erkranken.

In den meisten sonstigen Fällen dienen

DIE ATMUNGSORGANE

Atemraubende Mode in früheren Zeiten

In der Antike trugen die Frauen dreiteilige Leinenkorsetts, welche die Figur ebenso formten wie heutige Korseletts. Im Lauf der Jahrhunderte wurde die Taille mal höher und mal tiefer gelegt, was mehr oder weniger Beschwerden verursachte. Wirklich gesundheitsgefährdend wurde diese Mode, als im späten 19. Jahrhundert Fischbeinkorsetts aufkamen, welche die Körper der Frauen noch stärker einschnürten.

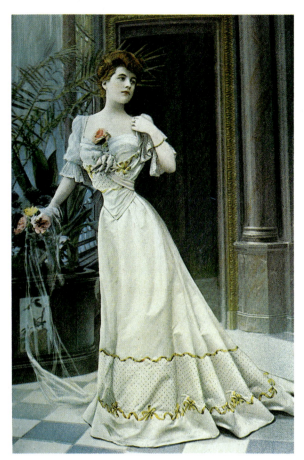

Um die Jahrhundertwende fielen Frauen mit Wespentaillen häufig in Ohnmacht. Dann löste man die Korsettverschnürung, damit die Betroffene wieder Luft bekam.

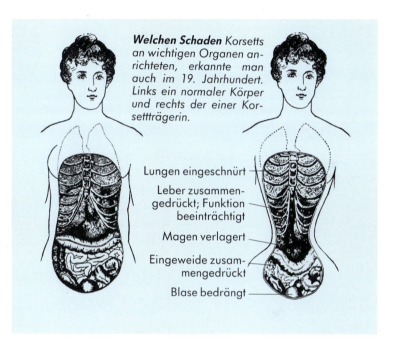

Welchen Schaden Korsetts an wichtigen Organen anrichteten, erkannte man auch im 19. Jahrhundert. Links ein normaler Körper und rechts der einer Korsettträgerin.

- Lungen eingeschnürt
- Leber zusammengedrückt; Funktion beeinträchtigt
- Magen verlagert
- Eingeweide zusammengedrückt
- Blase bedrängt

Röntgenaufnahmen heutzutage vor allem dazu, dem Arzt näheren Aufschluß über eine bereits erkannte Krankheit oder Verletzung zu geben oder das Ergebnis einer Operation zu überprüfen. Für rein diagnostische Zwecke hingegen sind Lungenfunktionsprüfungen und andere Untersuchungen oft einfacher, preiswerter und informativer; deshalb haben sie das routinemäßige Röntgen ersetzt.

Was versteht man unter einer Lungenfunktionsprüfung?

In einer Hinsicht brauchen sich die meisten Menschen keine Sorgen zu machen: daß sie nicht genug Luft einatmen können. Der Mensch hat enorme Atmungsreserven; das heißt, er kann weit mehr Luft einatmen, als er in der Ruhe benötigt. Bei körperlicher Anstrengung kann sich die Atmung wesentlich steigern. Selbst wenn bei einem Kranken eine ganze Lunge entfernt wurde, muß er nicht unter Atemnot leiden, sofern er sich nicht allzusehr anstrengt.

Wenn ein Mensch in Ruhe oder bei leichter körperlicher Betätigung unter Atemnot leidet oder Verdacht auf eine Lungenerkrankung besteht, kann der Arzt eine Lungenfunktionsprüfung vornehmen. Dabei wird die Leistungsfähigkeit der Lungen geprüft und mit derjenigen von gesunden Menschen gleichen Geschlechts und gleichen Alters verglichen.

Mit einem besonderen Test stellt man das Atemzugsvolumen fest, also diejenige Luftmenge, die bei einem ruhenden Menschen bei jedem Atemzug in die Lungen einströmt. Gewöhnlich ist das ungefähr ein halber Liter.

Weiterhin mißt man die sogenannte Vitalkapazität der Lungen. Darunter versteht man die wesentlich größere Luftmenge, die nach voller, angestrengter Einatmung bei vollständiger Ausatmung bewegt wird. Der normale Wert liegt bei gesunden jungen Männern zwischen 125 und 170 Litern pro Minute und bei jungen Frauen zwischen 100 und 140 Litern.

Selbst bei gesunden Menschen läßt die Elastizität der Lungen mit steigendem Alter oft nach. Eine Verminderung bis 60 Jahre um etwa 20 Prozent und bis 75 Jahre um etwa 40 Prozent gilt als normal. Wenn man mehrere Tage im Bett liegen muß, vermindert sich das Atemzugsvolumen ebenfalls, und durch regelmäßige körperliche Betätigung erhöht es sich.

Lungenfunktionsprüfungen werden mit einem sogenannten Spirometer durchgeführt. Dieses Gerät sammelt die Luft, mißt sie und stellt das Ergebnis grafisch dar. Manche Ärzte haben ein solches Gerät in ihrer Praxis; andere überweisen die Patienten für diese Messung an einen Spezialisten oder ein Krankenhaus.

Husten, Schnupfen, Heiserkeit

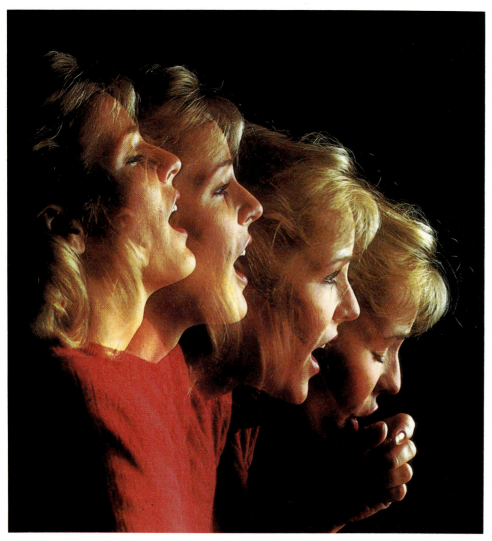

Durch Messungen beim Niesen hat man festgestellt, daß die ausgestoßene Luft eine Geschwindigkeit von mehr als 160 Kilometern pro Stunde erreichen kann. Bakterien oder Viren können auf diese Weise meterweit fortgeschleudert werden.

Was geschieht beim Niesen?

Niesen wird häufig durch Staub, Pollen oder andere Fremdkörper ausgelöst, die sich auf den empfindlichen Schleimhäuten der Nase festsetzen. Die reich mit Nerven ausgestatteten Schleimhäute reagieren auf den Reiz damit, daß sie Signale zum Atemzentrum senden, das an der Basis des Gehirns liegt. Fast augenblicklich alarmiert das Zentrum die Muskeln, die an der Atmung beteiligt sind. Infolgedessen atmet der Betroffene zunächst tief ein; dann verschließen sich seine Luftwege, und die Atemmuskulatur drückt den Brustraum zusammen. Wenn die Lungen unter genügend Druck stehen, öffnen sich die Luftwege schlagartig wieder; die aufgestaute Luft strömt explosionsartig aus, und der reizverursachende Fremdkörper wird aus der Nase oder durch den Mund hinausgeschleudert.

Das Niesen ist ein elementarer Schutzmechanismus, mit dessen Hilfe sich der Körper von Reizstoffen in seinen Atemwegen zu befreien sucht. Die heftig aus den Lungen entweichende Luft reißt alles, was sich in ihrem Weg befindet, mit sich fort. Hauptsächlich tritt die Luft aus dem Mund aus, aber zum Teil auch aus der Nase. Bei jedem Niesen können bis zu 5000 Tröpfchen ausgestoßen werden. Ein Teil von ihnen, der mit Krankheitserregern beladen sein kann, wird bis zu vier Meter weit fortgeschleudert.

Wodurch wird Husten ausgelöst?

Husten hat ähnliche Ursachen wie das Niesen, doch sitzt der reizverursachende Fremdkörper dabei tiefer in den Atemwegen: im Kehlkopf, in der Luftröhre oder den Bronchien.

Ärzte halten Husten dann für bedenklich, wenn er länger als zwei Wochen anhält. Starker Husten kann die Stimmbänder, Bronchien und Lungen schädigen, ja im Extremfall sogar Rippenbrüche herbeiführen oder die Bauchmuskeln so stark beanspruchen, daß sie reißen. Überdies stört Husten den Schlaf. Chronischer Husten ist manchmal ein Anzeichen für eine zugrundeliegende Krankheit, etwa eine Nebenhöhlenentzündung, Asthma, Tuberkulose, ein Emphysem, eine Allergie oder Lungenkrebs.

Kann ein Hustenmittel wirklich helfen?

Wenn man einen trockenen Husten hat, bei dem ein Reizstoff immer wieder einen Hustenreflex auslöst, ohne daß dadurch die Luftwege frei würden, kann ein Mittel, das den Hustenreflex unterdrückt, hilfreich sein. Am wirksamsten ist hier Kodein; doch ist es ein Betäubungsmittel, das zur Abhängigkeit führen und auch andere unerwünschte Nebenwirkungen erzeugen kann. Deshalb wird es rezeptfreien Mitteln auch nur in sehr kleinen Mengen beigegeben. Mit einer längerfristigen Verschreibung von stärkeren kodeinhaltigen Mitteln sind Ärzte gewöhnlich sehr zurückhaltend.

Medikamente, die man als Expektorantien bezeichnet, dienen dazu, bei Husten den Auswurf zu fördern, also die Lungen und Bronchien von Schleim zu befreien. Fachleute sind allerdings der Ansicht, viele der Expektorantien seien unwirksam und die übrigen hätten unerwünschte Nebenwirkungen.

Man kann einen Hustenreiz gewöhnlich lindern, indem man Hustenbonbons lutscht, viel trinkt oder die Zimmerluft feucht hält, etwa durch einen Luftbefeuchter. Bei einem hartnäckigen Husten sollte man aber immer einen Arzt konsultieren, damit er die Ursache feststellt.

Was ist eigentlich eine Erkältung?

Erstaunlicherweise handelt es sich bei dem weitverbreiteten Leiden, das als Erkältung bezeichnet wird, nicht um eine spezifische Krankheit. Sosehr sich die Symptome in den einzelnen Fällen auch gleichen mögen, sie werden von etwa 200 verschiedenen Viren verursacht.

Ärzte beschreiben eine Erkältung als eine sich rasch entwickelnde Infektion der oberen Atemwege, die eine Schwellung der Nasenschleimhäute und damit eine verstopfte und laufende Nase und manchmal auch eine Reizung des Schlundes zur Folge hat.

Vom Auftreten des ersten Symptoms bis

zum Abklingen der letzten Beschwerden dauert eine typische Erkältung etwa sieben bis neun Tage. Die Dauer kann jedoch von Mensch zu Mensch und von Virus zu Virus ganz unterschiedlich sein.

Warum beginnt eine Erkältung mit einer laufenden Nase?

Eine Erkältung beginnt zumeist damit, daß die Nase läuft. Genaugenommen stimmt dies allerdings nicht ganz. Wenn die Nase zu laufen anfängt, ist die Erkältung bereits ein bis vier Tage alt. Dringen Erkältungsviren in den Körper ein, verursachen sie zunächst keine Symptome. Der eigentliche Anfang einer Erkältung bleibt daher unbemerkt.

Die Nase beginnt zu laufen, weil die Nasenschleimhaut auf die angreifenden Viren reagiert, indem sie mehr Flüssigkeit absondert. Zu den Verteidigungsmaßnahmen des Körpers gehört ferner eine Entzündung, welche die winzigen Blutgefäße in der Nase anschwellen läßt. Dadurch werden die Atemwege blockiert.

Wie entsteht eine Heiserkeit?

Heiserkeit ist ein Symptom verschiedener Krankheiten, etwa einer Kehlkopfentzündung – die ihrerseits entweder nach einer übermäßigen Belastung der Stimme oder, zumeist, als Begleiterscheinung einer Krankheit wie Erkältung, Grippe oder Masern auftritt. Bei einer Kehlkopfentzündung schwellen Schleimhäute an und sondern Schleim ab, der sich auf den Stimmbändern ablagert. Überdies können sich die Stimmbänder selbst entzünden. Durch solche Vorgänge werden die Stimmbänder in ihrer Beweglichkeit eingeschränkt. Demzufolge klingen die Töne, die sie erzeugen, nun unrein, leise, heiser. Eine Heiserkeit kann aber auch durch eine Geschwulst verursacht oder sogar seelisch bedingt sein.

Warum erkältet man sich im Winter häufiger?

Erkältungsviren sind im Winter nicht unbedingt aktiver oder zahlreicher als zu anderen Jahreszeiten, doch ist der Körper in den kalten Monaten empfänglicher für sie. Da sich die Menschen dann vorwiegend in geschlossenen Räumen aufhalten, sind sie den Infektionsquellen laufend ausgesetzt. Eine Rolle spielt es auch, daß die Luft im Winter – vor allem in geheizten Räumen – oft besonders trocken ist. Trockene Luft aber beeinträchtigt erheblich die Fähigkeit der Schleimhäute in den Atemwegen, Infektionen zu widerstehen. So trifft ein Erkältungsvirus, das der Körper im Frühjahr leicht abwehren würde, im Winter möglicherweise auf viel geringeren Widerstand.

Bekommt man von nassen Füßen leicht eine Erkältung?

Soweit Spezialisten für Erkältungskrankheiten feststellen konnten, besteht zwischen einer Erkältung und nassen Füßen oder Zugluft kein unmittelbarer Zusammenhang.

Vor einigen Jahren haben Forscher in Großbritannien mit einer Gruppe von Freiwilligen eine umfangreiche Versuchsreihe durchgeführt, um die Auswirkungen von Abkühlung und körperlicher Beeinträchtigung im Hinblick auf eine mögliche Erkältung festzustellen. Sie teilten die Versuchspersonen in drei Gruppen ein. Eine Gruppe impften sie mit Erkältungsviren und ließen sie dann eine halbe Stunde lang mit nassen Badeanzügen im Kalten stehen. Eine zweite Gruppe wurde den gleichen Bedingungen ausgesetzt, aber nicht infiziert, und die dritte Gruppe wurde mit den Erkältungsviren geimpft, durfte sich dann aber in einem warmen, gemütlichen Raum aufhalten. In der Folge erkrankten die Mitglieder der ersten und dritten Gruppe in gleichem Maße, während die zweite Gruppe, die nicht infiziert worden war, trotz Kälte und nasser Kleidung gesund blieb.

Alte Volksweisheit: Ein Fieber laß hungern!

Der Sinn des Fiebers ist im Grunde auch heute noch nicht ganz klar. Vermutlich ist es aber eine Heilmaßnahme der Natur. Wenn jemand erkältet ist und Fieber hat, so hat er oft keinen rechten Appetit. In diesem Fall sollte man ihn nicht zum Essen zwingen. Es schadet nichts, wenn ein Kranker einmal ein bis zwei Tage lang fast nichts zu sich nimmt. Sein Körper wird dann von der Verdauung entlastet und kann unbeschwerter die Krankheit bekämpfen und sich entgiften. Ein Teller Hühnersuppe aber wird wohl selten abgelehnt. Die ständige Suche nach Mitteln gegen Erkältung, Fieber, Halsschmerzen und Husten hat im Lauf der Jahrhunderte manche seltsame Blüte getrieben. So hielt die Volksmedizin es für wirksam, die Brust mit Schmalz einzureiben, während man sich in New England in den USA bei Halsschmerzen das Fell einer schwarzen Katze um den Hals wickelte. Heute gibt es rezeptfreie Medikamente, die einige Symptome einer Erkältung lindern können. Im Grunde aber kennt man noch kein Mittel, das dieses Leiden wirklich verkürzen könnte. Wahrscheinlich ist es das beste, wenn man ruht, viel Flüssigkeit trinkt und nur wenig ißt, allenfalls leichtverdauliche Speisen zu sich nimmt.

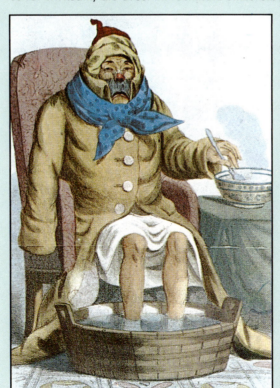

Früher packte man jemanden, der erkältet war, warm ein, machte ihm ein heißes Fußbad und verabreichte ihm irgendeine Medizin, die gerade in Mode war.

Geteilte Leiden

Wie verursachen Viren Erkältungen?

In gewisser Hinsicht sind Viren bemerkenswert wenig beeindruckend. Um so erstaunlicher erscheint es, daß sie einem Menschen so zusetzen können.

Viren sind etwa 100mal kleiner als Bakterien – die zweite große Gruppe von Krankheitserregern. Sie haben einen Durchmesser von nur einem zehntausendstel bis zu einem millionstel Millimeter. Außerdem sind sie weitaus primitiver gebaut als Bakterien. Viren können sich nicht selbständig fortpflanzen – was man eigentlich als Voraussetzung ansehen möchte, wenn sie doch Krankheiten verbreiten.

Statt dessen besitzen sie aber eine andere Fähigkeit, die den Mangel aufwiegt: Sie können in Körperzellen eindringen und sich mit ihrer Hilfe vermehren. Viren bestehen fast nur aus genetischem Material und einer Hülle. Sie landen auf einer Zelle, spritzen ihr das Material ein und funktionieren sie dadurch so um, daß sie weitere Viren produziert, bis sie verbraucht ist und zugrunde geht.

Glücklicherweise ist der Körper gegen angreifende Erkältungsviren nicht völlig wehrlos. Obwohl sie verhältnismäßig häufig in die Atemwege eindringen, erkranken diese nur gelegentlich. Haare in der Nase, Flimmerhaare an den Zellen und Schleim hindern Viren daran, sich an Zellen festzusetzen.

Viren sind Spezialisten. Jede Art sucht sich ganz bestimmte Zellen aus, um sie anzugreifen. Erkältungsviren können sich beispielsweise nur an den Schleimhäuten der Atemwege festsetzen, zu denen sie meist über die Nase gelangen.

Zwar ist es möglich, daß jemand erkrankt, weil ihm ein anderer Mensch ins Gesicht niest. Viel häufiger aber zieht man sich eine Erkältung zu, indem man Dinge berührt, insbesondere solche in der Umgebung eines Menschen, der sich im Anfangsstadium einer Erkältung befindet.

Erkälten sich manche Menschen leichter als andere?

Mit den Jahren erkrankt der Mensch immer seltener an Erkältungen. Das liegt wohl vor allem daran, daß man gegen häufig auftretende Erkältungsviren immun wird. Vermutlich waschen sich ältere Menschen auch häufiger die Hände und achten darauf, was sie anfassen.

Ein im allgemeinen gesundes Kind erkrankt im ersten Lebensjahr normalerweise sechs- bis zwölfmal an Erkältungen und andern Infektionen der Atemwege. Dann nimmt diese Zahl nach und nach ab. Ein Teenager ist nur noch zwei- bis dreimal im Jahr erkältet. In den folgenden Jahren bleibt die Häufigkeit gleich oder geht sogar zurück, bis man selbst Kinder bekommt. Danach kann die Zahl wieder ansteigen, weil das eigene Immunsystem durch den engen Kontakt mit dem häufig erkälteten Nachwuchs überwältigt wird. Vor allem Mütter bekommen oft die Erkältungen ihrer Kinder.

Untersuchungen legen die Vermutung nahe, daß bei der Anfälligkeit für Erkältungen auch wirtschaftliche Faktoren eine Rolle spielen. So hat man festgestellt, daß sozial schwache Familien um 30 Prozent häufiger an Erkältungen leiden als gutsituierte Familien, vielleicht weil sie sich schlechter ernähren und in beengteren Verhältnissen leben.

Ferner gibt es Anzeichen dafür, daß Streß – außer andern Krankheiten – auch Erkältungen begünstigt. Allerdings konnten die Gründe dafür bisher nicht geklärt werden. Fachleute vertreten die Theorie, daß Menschen, die besonderen Belastungen ausgesetzt sind, oft übermäßig rauchen oder trinken oder zuwenig schlafen, wodurch das Immunsystem des Körpers geschwächt werden kann.

Handelt es sich bei Grippe um eine schwere Erkältung?

Wer eine verstopfte Nase und einen rauhen Hals hat, weiß oft nicht, ob er an einer Grippe oder einer Erkältung leidet. Manche Menschen halten fälschlicherweise eine Erkältung schon für eine Grippe. Bei beiden Erkrankungen fühlt man sich ähnlich, doch werden sie von unterschiedlichen Viren hervorgerufen.

Bei einer Grippe hat man auch Schnupfen; die Krankheit ruft aber zudem einige besondere Symptome hervor, die von Kopfschmerzen und Frösteln bis zu entzündeten Augen, ausgedehnten Muskelschmerzen, totaler Erschöpfung und hohem Fieber von etwa 39,5 Grad Celsius und mehr reichen.

Grippe gilt als besonders gefährlich für Kleinkinder sowie für ältere Menschen und Leute, die durch ein chronisches Herzleiden oder eine Lungenerkrankung geschwächt sind. Manche Ärzte empfehlen Personen, die diesen drei Risikogruppen angehören, sich jedes Jahr gegen die aktivsten Grippestämme impfen zu lassen.

Wußten Sie, daß ...

... *die Menschen in früheren Zeiten* glaubten, die Atmung sei dazu da, das Blut zu kühlen und die Stimme zu erzeugen?

... *manche Bewohner der südamerikanischen Anden* der dünnen Luft in den großen Höhen dadurch angepaßt sind, daß sie übergroße Lungen haben? Der Luftdruck ist in jenen Gegenden nur noch etwa halb so groß wie in Meereshöhe.

... *das Wort Influenza,* eine ältere Bezeichnung für Grippe, von dem italienischen Wort influenza (Einfluß) stammt? Man nahm früher an, die Krankheit entstehe durch einen negativen Einfluß der Sterne.

... *Topfpflanzen* aus dem Zimmer eines Kranken nachts entfernt werden sollten, wenn sein Immunsystem geschwächt ist? Schimmel- und andere Pilze in der Erde können unter diesen Umständen bei dem Patienten schwere Krankheiten verursachen.

... *das Stethoskop* im Jahr 1816 von dem französischen Arzt René Laennec erfunden wurde? Einmal behandelte er eine Patientin mit einem Herzleiden und wollte ihre Herzgeräusche abhören, mochte aber sein Ohr nicht auf ihre nackte Brust legen. So rollte er ein Blatt Papier zu einem Hörrohr zusammen – und hörte damit sehr gut. Später fertigte man verbesserte Stethoskope an. Das Prinzip war aber noch das gleiche.

... *ein Mensch im Lauf eines Lebens* von normaler Dauer etwa 370 000 Kubikmeter Luft einatmet?

Grippe: schwer zu packender Feind

Mit den jährlichen Impfungen gegen Grippe trägt man der Tatsache Rechnung, daß diese Krankheit eine immer wiederkehrende Bedrohung darstellt. Eine Schwierigkeit besteht darin, daß es vier verschiedene Stämme von Grippeviren gibt: die A-, B-, C- und D-Viren. Jeder hat wiederum zahlreiche Unterstämme, die außerdem zur Mutation neigen – was bedeutet, daß sie sich, zum Schaden ihres menschlichen Wirtes, erheblich verändern können. Die berüchtigte asiatische Grippe im Jahr 1957 wurde von nur einem einzigen Stamm des Grippe-A-Virus verursacht. Das Grippe-A-Virus kehrt alle zwei bis drei Jahre wieder; der Typ B tritt in einem Zyklus von vier bis fünf Jahren auf. Wenn man gegen einen Virustyp geimpft ist oder selbst spezifische Antikörper bildet, ist man deshalb nicht etwa auch vor den anderen Typen geschützt. Dem größten Risiko sind ältere, schwache Menschen ausgesetzt, ebenso kleine Kinder, die noch nie Grippe hatten.

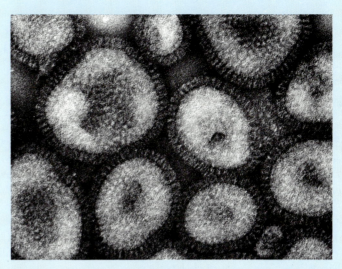

Diese Grippe-A-Viren scheinen wie bedrohliche Minen auf ihre Opfer zu warten (Vergrößerung 200000fach).

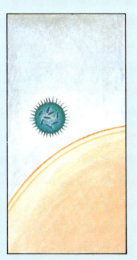 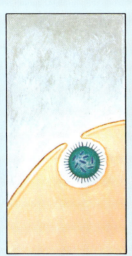 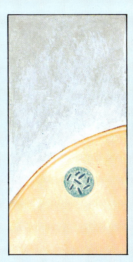 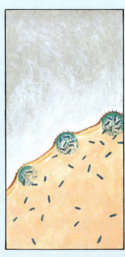 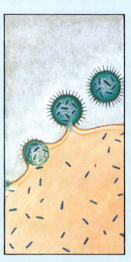

Ein A-Virus landet auf einer Lungenzelle (links). Es dringt tief ins Innere ein und setzt seine Gene frei. Daraufhin stellt die Zelle zahlreiche weitere A-Virus-Gene her. Schließlich verlassen neue Viren die Zelle, um andere Zellen heimzusuchen.

Gazemasken erwiesen sich als nutzlos gegen die spanische Grippe, der 1918–1920 etwa 22 Millionen Menschen zum Opfer fielen.

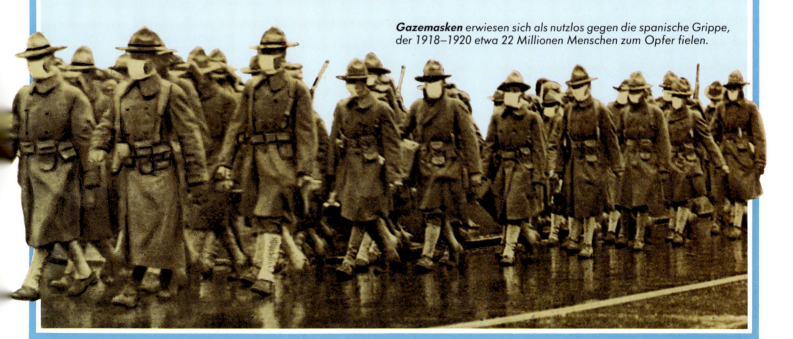

Erkrankungen der Lunge

Warum ist Lungenkrebs auf dem Vormarsch?

Früher – als das Rauchen noch nicht so verbreitet war und die Luftverschmutzung noch kein ernstes Problem darstellte – war Lungenkrebs selten. Heute aber, in einer Zeit, da die Sterbeziffern bei vielen Krebsarten rückläufig sind, fallen immer mehr Menschen dem Lungenkrebs – der meist als Bronchialkarzinom beginnt – zum Opfer. Teilweise erklärt sich diese Tatsache dadurch, daß die Zahl rauchender Frauen scharf ansteigt. Jahrelang beschränkte sich Lungenkrebs fast ausschließlich auf Männer. Bei ihnen waren etwa 30 Prozent aller Todesfälle durch Krebs auf diese Krebsart zurückzuführen. Doch seit immer mehr Frauen rauchen – und zwar stark –, hat auch bei ihnen der Lungenkrebs stetig zugenommen.

Die weltweite Luftverschmutzung durch die Industrie und die Autos hat zur Folge, daß die Menschen heute wesentlich mehr Giftstoffen ausgesetzt sind als früher. Dabei ist die Fläche der Lungen, auf die diese Schadstoffe einwirken, 40mal größer als die der Haut.

Hat die Tuberkulose heute ihren Schrecken verloren?

Früher nannte man die Tuberkulose auch Schwindsucht, denn sie führte tatsächlich zu einem Schwinden des Körpers. Dank der Entwicklung wirksamer Medikamente in den 50er Jahren des 20. Jahrhunderts stellt die Tb heute keine lebensbedrohliche Krankheit mehr dar. Dennoch werden jährlich Tausende von Fällen gemeldet – und sie können nach wie vor sehr ernst sein.

Ursache der Tuberkulose ist ein Bazillus, das *Mycobacterium tuberculosis*. Wenn Erreger dieses Typs sich in einer anfälligen Lunge angesiedelt haben, lassen sie Knötchen (Tuberkeln) oder Hohlräume (Kavernen) entstehen, und es bilden sich narbige Schwielen.

Menschen, die in Kontakt mit Tuberkuloseerregern gekommen sind und dies wissen, sollten sich von einem Arzt untersuchen lassen. Zu den Symptomen der Krankheit gehören Mattigkeit, Blässe, Fieber, Husten, Appetitlosigkeit, Abmagerung und Auswurf, der schließlich blutig wird. Gewöhnlich behandelt man Tuberkulose medikamentös.

Was ist eine Bronchitis?

Eine Bronchitis ist eine Entzündung der Schleimhaut, welche die Bronchien, die tiefen Luftwege, auskleidet. In ihrer akuten, kurzen Form ist sie gewöhnlich keine eigenständige Krankheit, sondern eine Begleiterscheinung anderer Krankheiten wie Erkältung, Grippe, Nebenhöhleninfektion oder Masern. Manchmal wird sie durch Bakterien verursacht.

Die typischen Symptome einer Bronchitis sind Husten mit Auswurf, leichtes Fieber und allgemeines Unwohlsein. Bei sonst gesunden Menschen klingt die Erkrankung gewöhnlich innerhalb von zehn Tagen ab – wenn sie mit Medikamenten behandelt

Allergene in der Luft

Heuschnupfen und manche Asthmaanfälle sind übermäßig starke Abwehrreaktionen des Körpers auf vielerlei Stoffe, die in der Luft schweben. Zu diesen Allergenen gehören Pollen, Hausstaub und tierische Hautschuppen. Wenn überempfindliche Menschen solche Substanzen einatmen, reagiert ihr Immunsystem darauf, indem es in übergroßen Mengen „schützende" Antikörper (Histamine) ausschüttet, die Juckreiz, Niesen, Atembeschwerden und andere Symptome auslösen.

Die Veranlagung zu einer Allergie ist erblich. Mindestens zehn Prozent der Bevölkerung leiden unter einer Allergie. Das beste Mittel dagegen besteht darin, daß man den reizauslösenden Stoff meidet. Wenn dies nicht möglich ist, kann man Antiallergika einnehmen, um die Symptome zu lindern. In manchen Fällen spritzt der Arzt dem Patienten winzige Mengen des betreffenden Allergens ein, um das Immunsystem des Körpers dazu anzuregen, Antikörper herzustellen, die schützen, aber keinen Reiz auslösen. Mit Hilfe solcher Injektionen überstehen heute viele ehemalige Allergiker die „Pollensaison" unbeschadet.

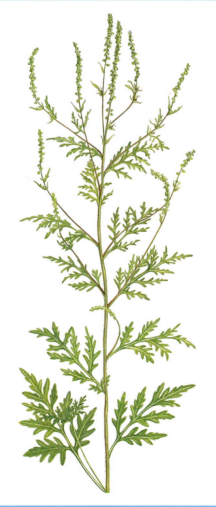

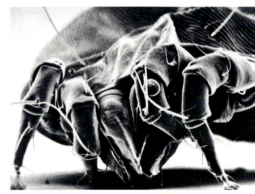

Eine Hausstaubmilbe *(hier stark vergrößert) kann, eingeatmet, eine Allergie auslösen.*

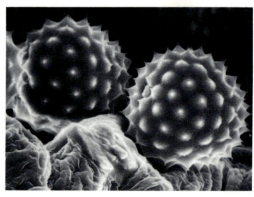

Der Pollen *blühender Ambrosiapflanzen (links) kann Heuschnupfen hervorrufen.*

DIE ATMUNGSORGANE

wird, auch früher. Bei älteren Menschen und Kleinkindern kann jedoch eine Lungenentzündung hinzukommen; deshalb muß man sie sorgfältig beobachten.

Eine chronische Bronchitis darf man nicht auf die leichte Schulter nehmen, denn sie kann dauerhafte Schäden verursachen, etwa Entzündungen, Verhärtungen oder Deformationen der tiefen Atemwege. Ferner können die Bronchien durch übermäßige Absonderung von klebrigem Schleim teilweise verstopft werden, und möglicherweise geben die Lungen weniger Sauerstoff an das Blut ab. Manchmal ist eine chronische Bronchitis aber auch ein Symptom für eine Lungenerkrankung, die schon vorher bestand.

Als chronisch wird eine Bronchitis dann eingestuft, wenn die Symptome mindestens drei Monate anhalten und in zwei oder mehreren aufeinanderfolgenden Jahren auftreten. Bei Männern tritt eine chronische Bronchitis häufiger auf als bei Frauen, und in Ballungsgebieten kommt sie öfter vor als auf dem Land. Starkes Rauchen und Luftverunreinigungen, etwa durch Schwefeldioxid, tragen zu der Erkrankung bei.

Wodurch wird Asthma verursacht?

Viele Menschen müssen ein Haustier weggeben, weil sie auf die Tierhaare allergisch reagieren. Eine solche Abwehrreaktion kann sich unterschiedlich äußern, etwa als Hautausschlag oder auch als Bronchialasthma. Tierische Haare sind jedoch nicht die einzigen Stoffe, die Asthma verursachen können. Weitere Auslöser – man bezeichnet sie als Allergene – sind Blütenpollen, Staub, Federn, Chemikalien und bestimmte Nahrungsmittel.

Gewöhnlich kommt es zu einem Asthmaanfall, wenn der Betroffene die verursachende Substanz einatmet und die empfindlichen Muskeln im Bereich der feineren Luftröhrenäste (Bronchien) sich daraufhin verkrampfen. Die Luftwege können sich dabei so verengen, daß sie nur noch so weit sind wie ein Nadelöhr, und regelrechte Erstickungsanfälle können die Folge sein. Die Genesung dauert mitunter Tage.

Asthma ist im Grunde nicht heilbar. Wenn man aber herausgefunden hat, welche Substanzen einen Anfall auslösen, kann man das Leiden gewöhnlich durch die richtigen Maßnahmen unter Kontrolle halten. Manchmal können Asthmakranke durch Spritzen „desensibilisiert" und so vor weiteren Anfällen bewahrt werden. Bei einem akuten Anfall helfen bestimmte Mittel, die die Bronchien erweitern. In besonderen Fällen muß der Kranke in ein Krankenhaus gebracht und an ein Beatmungsgerät angeschlossen werden.

Asthma zeigt sich meist erstmals schon in der Kindheit. Glücklicherweise haben aber viele Opfer ihre Empfindlichkeit bereits überwunden, wenn sie das Erwachsenenalter erreichen. Bei manchen Menschen können psychische Faktoren die Schwere der Anfälle beeinflussen; doch stets beginnt die Krankheit mit einer besonderen körperlichen Veranlagung, einer Überempfindlichkeit.

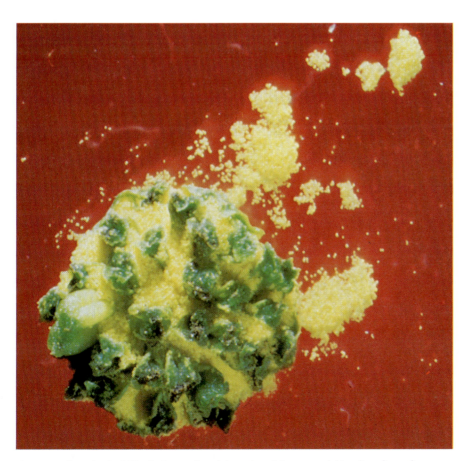

Blütenstaub in der Luft löst bei manchen Menschen Niesen und Atembeschwerden aus.

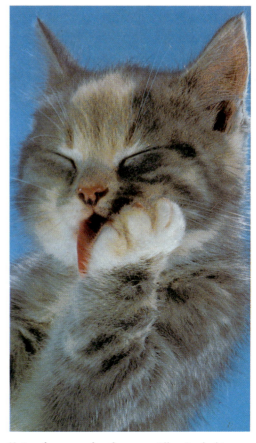

Katzenhaare und -schuppen: Allergie droht.

Notfälle

Was ist Hyperventilation?

Zu den erschreckenden Erfahrungen, die ein Mensch machen kann, gehört ein Anfall von „Lufthunger" – ein panikartiges Gefühl, zu ersticken. Der Betroffene atmet daraufhin tief und hastig. Der medizinische Begriff für diesen Zustand lautet Hyperventilation oder Überatmen.

Das Merkwürdige dabei ist, daß die Opfer der Hyperventilation zwar das Gefühl haben, an Atemnot zu leiden, in Wirklichkeit aber schon zuviel Luft aufgenommen haben. Und statt ihren Zustand zu bessern, verschlimmern sie ihn durch die Überatmung noch, da diese dem Blut zuviel Kohlendioxid entzieht. Man meint oft, Sauerstoff sei „gut" und Kohlendioxid „schlecht". Tatsächlich braucht der Körper aber nur eine bestimmte Menge Sauerstoff, und es ist andererseits ganz normal, wenn etwas Kohlendioxid im Körper verbleibt.

Innerhalb von Minuten nach Beginn des Überatmens führt eine Verschiebung des Säurewertes (pH-Wert) im Blut, welche die Folge des Verlustes an Kohlendioxid ist, zu Benommenheit, Schwindelgefühl, Schwitzen, schnellem Herzschlag und Kribbeln oder einer Taubheit in den Händen und Füßen. Gelegentlich kommt es auch zu Ohnmachtsanfällen und sogar zu Krämpfen.

Glücklicherweise läßt sich bei einem solchen Zustand leicht Abhilfe schaffen. Wenn man den Betroffenen einige Minuten lang in eine Plastiktüte ein- und ausatmen läßt, wird das Gleichgewicht zwischen Sauerstoff und Kohlendioxid im Blut wiederhergestellt. Da ein Teil des ausgeatmeten Kohlendioxids aus der Tüte in die Lunge zurückgelangt, normalisiert sich die Atmung. Wird der Betreffende ohnmächtig, kann die Atmung vorübergehend aussetzen; doch setzt sie wieder ein, sobald der Körper genügend Kohlendioxid gebildet hat.

Warum fällt eine Lunge zusammen?

Eine zusammengefallene Lunge, ein Lungenkollaps, ist ein lebensbedrohender Notfall. Manchmal ist dieser Zustand bei Kindern schon gleich nach der Geburt vorhanden: Die Lungen entfalten sich dann nicht richtig. Aber auch Erwachsene können einen Lungenkollaps erleiden. Ursache sind hier ein Fremdkörper in der Luftröhre oder die Verstopfung einer Bronchie (Luftröhrenast) durch einen Schleimpfropf oder ein Tumor.

Ein Lungenkollaps kann auch durch einen sogenannten Pneumothorax entstehen. Normalerweise sorgt ein Unterdruck im Brustraum dafür, daß die Lungen entfaltet bleiben. Bei einem Pneumothorax gelangt – etwa infolge einer Brustverletzung – Luft in diesen Raum. Der Unterdruck geht so verloren; die Lunge fällt zusammen und kann sich nicht wieder aufblähen. In fast allen Fällen läßt sich aber bei einer sofortigen medizinischen Behandlung die normale Atemfunktion wiederherstellen.

Früher hat man bei Patienten, die an Lungentuberkulose erkrankt waren, einen künstlichen Pneumothorax angelegt, um einen Lungenflügel ruhigzustellen. Diese Methode ist bei Tb aber nicht mehr üblich.

Was ist ein Lungenemphysem?

Bei einem Lungenemphysem sind die Lungenbläschen (Alveolen) vergrößert oder überdehnt. Sie verlieren ihre Elastizität und werden nicht mehr richtig mit Blut versorgt. Die Krankheit stört den Austausch von Sauerstoff und Kohlendioxid im Blut. Am häufigsten tritt sie bei Männern mittleren oder vorgeschrittenen Alters auf, und zwar bei solchen, die an Bronchitis oder Asthma leiden oder in Gegenden mit starker Luftverschmutzung leben, schließlich auch bei starken Rauchern.

Zu den Symptomen eines Emphysems gehören Kurzatmigkeit, eine Blaufärbung der Haut (Zyanose), chronischer, manchmal schmerzhafter Husten und dicker, zäher Auswurf. Menschen, die unter einem Emphysem leiden, sind auch für Herzkrankheiten und Infektionen der Atemwege anfällig. Schäden, die durch ein Emphysem verursacht werden, sind nicht mehr zu beheben. Wenn sich der Betroffene jedoch das Rauchen abgewöhnt oder in eine Gegend mit geringer Luftverschmutzung zieht, kann die Krankheit zum Stillstand kommen.

Was ist zu tun, wenn jemand zu ersticken droht?

Wenn ein Fremdkörper in der Luftröhre steckenbleibt, kann der Betroffene infolge des Luftmangels innerhalb von vier Minuten einen bleibenden Gehirnschaden erleiden oder sterben. Tatsächlich ist der Erstickungstod nicht selten.

Es gibt drei Möglichkeiten, einen Erstickenden zu retten. Die erste ist der Heimlich-Handgriff (siehe Kasten S. 125). Die zweite besteht darin, daß man dem Betroffenen mit dem Handballen mehrmals kräftig zwischen die Schulterblätter schlägt. Der Erstickende muß sich dabei tief vornüberbeugen, weil andernfalls der Fremdkörper statt nach oben noch weiter abwärts rutschen kann.

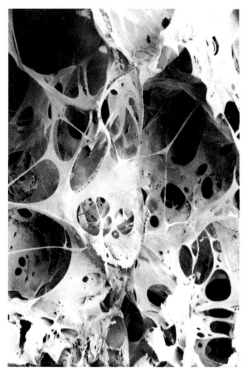

Gesundes Lungengewebe (links) unterscheidet sich deutlich von dem eines Menschen, der an einem Emphysem, einer krankhaft aufgeblähten Lunge, leidet (rechts). Die Alveolen (Bläschen) der Lunge haben sich hier gedehnt, so daß weniger Sauerstoff ihre Wände durchdringt und in den Blutstrom gelangt.

Ein Kind nimmt man auf und läßt seinen Oberkörper über den Unterarm tief nach vorn hängen. Dann schüttelt man es kräftig und schlägt ihm zwischen die Schulterblätter. Ein Kleinkind kann man auch an den Beinen hochhalten und so nach unten hängen lassen.

In den meisten Fällen von drohendem Ersticken sind die Atemwege aber nicht völlig blockiert. Atmet der Betroffene ruhig, so bekommt er vielleicht genügend Luft, um länger als vier Minuten am Leben zu bleiben. Wenn also keine der beschriebenen Maßnahmen hilft, sollte man – drittens – den Betroffenen beruhigen und zu langsamem Atmen anhalten, während man ihn rasch ins Krankenhaus bringt.

Einen Erstickungsanfall darf man übrigens nicht mit einem Herzanfall verwechseln. Ein Mensch, der einen Herzanfall hat, kann gewöhnlich reden, ein Erstickender dagegen nicht.

Wie funktioniert eine künstliche Beatmung?

Es gibt verschiedene Methoden, nach einem Unfall oder einem elektrischen Schlag, bei Ersticken, Herzstillstand oder nach einer Überdosis an Medikamenten oder Drogen die Atmung wieder in Gang zu bringen. Durch künstliche Beatmung wird der Körper des Betroffenen mit dem lebenswichtigen Sauerstoff versorgt, bis er wieder selbst zu atmen beginnt oder an ein Beatmungsgerät angeschlossen werden kann.

Die bekannteste und verbreitetste Methode ist die Mund-zu-Nase-Beatmung. Dazu legt man das Opfer auf den Rücken und überstreckt seinen Hals. Dann drängt man seine Unterlippe mit dem Daumen und Zeigefinger gegen die Oberlippe, setzt den eigenen, geöffneten Mund fest um die Nase des Opfers herum auf und bläst ihm Luft in die Lungen. Bei einem Erwachsenen tut man das zwölfmal, bei Kindern 20mal pro Minute, und zwar so kräftig, daß sich die Brust wie bei einer normalen Atmung hebt und wieder senkt – was man laufend zwischendurch beobachten muß.

Manchmal setzt die Spontanatmung noch nach dreistündiger Bemühung wieder ein. Mitglieder von Rettungsdiensten werden deshalb dazu angehalten, ihre außerordentlich anstrengende Arbeit fortzusetzen, solange noch die geringste Hoffnung besteht, daß der Verunglückte darauf anspricht.

Eine künstliche Beatmung in einer Klinik wird mit Geräten durchgeführt, welche die Arbeit des Gasaustausches übernehmen.

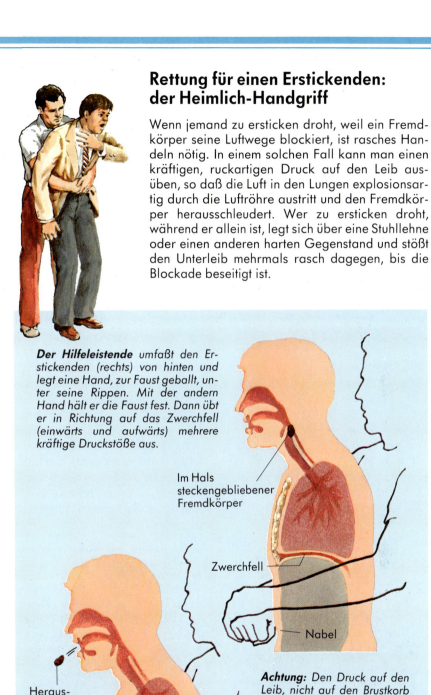

Rettung für einen Erstickenden: der Heimlich-Handgriff

Wenn jemand zu ersticken droht, weil ein Fremdkörper seine Luftwege blockiert, ist rasches Handeln nötig. In einem solchen Fall kann man einen kräftigen, ruckartigen Druck auf den Leib ausüben, so daß die Luft in den Lungen explosionsartig durch die Luftröhre austritt und den Fremdkörper herausschleudert. Wer zu ersticken droht, während er allein ist, legt sich über eine Stuhllehne oder einen anderen harten Gegenstand und stößt den Unterleib mehrmals rasch dagegen, bis die Blockade beseitigt ist.

Der Hilfeleistende umfaßt den Erstickenden (rechts) von hinten und legt eine Hand, zur Faust geballt, unter seine Rippen. Mit der andern Hand hält er die Faust fest. Dann übt er in Richtung auf das Zwerchfell (einwärts und aufwärts) mehrere kräftige Druckstöße aus.

Im Hals steckengebliebener Fremdkörper

Zwerchfell

Nabel

Achtung: Den Druck auf den Leib, nicht auf den Brustkorb ausüben!

Der plötzliche Druck (links) sorgt dafür, daß die Luft in den Lungen schlagartig durch die Luftröhre ausgestoßen wird. Diesen Handgriff sollte man wiederholen, bis die Atemwege frei werden. Achtung: Die Hilfeleistung muß einfühlsam durchgeführt werden! Geht man zu energisch vor, können Rippen brechen, oder das Zwerchfell kann verletzt werden.

Herausgeschleuderter Fremdkörper

Zwerchfell

Druckrichtung

Gefahren in der Umwelt

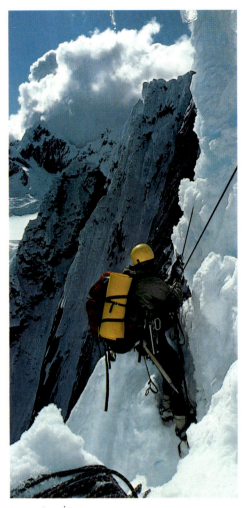

In großen Höhen sind Bergsteiger durch Sauerstoffmangel gefährdet, der körperliche und geistige Ermüdung bewirken kann. Deshalb führen Extrembergsteiger häufig eine Sauerstoffausrüstung mit sich.

Was versteht man unter Höhenkrankheit?

Die Sherpas, die bekannten Bergbewohner Nepals – von denen viele auch als Bergsteiger Berühmtheit erlangt haben –, können sich längere Zeit in Höhen von fast 9000 Metern aufhalten, wo die Luft nur noch wenig Sauerstoff enthält. Ein normaler, in Meereshöhe lebender Mensch verspürt bereits in sehr viel geringeren Höhen – vielleicht von 2400 Metern oder sogar noch weniger – erste Symptome der Höhenkrankheit, die durch einen Sauerstoffmangel im Blut entsteht. Doch selbst Sherpas müssen sich akklimatisieren, wenn sie sich in sehr große Höhen begeben.

Der überwiegende Teil der Weltbevölkerung lebt in Gebieten, die sich in Lagen zwischen Meereshöhe und 1800 Metern befinden. Mit zunehmender Höhe wird der Sauerstoffgehalt der Luft geringer; doch sind die Höhenunterschiede zwischen den meisten Städten nicht so groß, daß ein gesunder Mensch, der von einem Ort in geringerer Höhe zu einem höher gelegenen reist, sich dadurch unwohl fühlte.

Ist der Höhenunterschied jedoch sehr groß und geht der Wechsel rasch vonstatten, so stellen sich körperliche und psychische Symptome der Höhenkrankheit ein. Zu ihnen gehören Schwindelgefühl, Schwäche, Kopfschmerzen, Kurzatmigkeit, vermindertes Urteilsvermögen und Depressionen oder aber, in manchen Fällen, eine unnatürliche Hochstimmung. Gegen diese Beschwerden gibt es besondere Medikamente.

Die Höhenkrankheit kann auch in hoch fliegenden Flugzeugen auftreten, in denen der Kabinendruck abfällt. Darum sind alle Flugzeuge mit Sauerstoffmasken ausgerüstet. Im Gebirge verschwinden die Symptome gewöhnlich innerhalb weniger Tage von allein, da sich der Körper dem verringerten Sauerstoffgehalt der Luft anpaßt. Er bildet zusätzliche rote Blutkörperchen, um die geringe Sauerstoffmenge möglichst vollständig aus den Lungen in den Körper abzutransportieren. Der Grund, warum Sherpas in großen Höhen besser existieren können, liegt darin, daß ihr Körper sich seit ihrer Kindheit an die geringe Sauerstoffmenge angepaßt hat.

Wie wirkt sich das Wetter auf die Atmung aus?

Im Jahr 1952 kamen in London während eines Nebels etwa 4000 Menschen zu Tode. Allerdings ist dies sicher ein ungewöhnliches Beispiel dafür, daß das Wetter zu einer Bedrohung für die Gesundheit werden kann.

Im allgemeinen sind die Menschen gegenüber den Auswirkungen der Luftverschmutzung in sehr unterschiedlichem Maße anfällig. Untersuchungen haben aber gezeigt, daß bestimmte Witterungsbedingungen das Atmen deutlich erschweren und in manchen Fällen praktisch für alle Menschen gefährlich werden.

Die bekannteste dieser Gefahren ist die sogenannte Inversionswetterlage. Damit ist eine Temperaturumkehr gemeint. Normalerweise sinkt die Lufttemperatur mit zunehmender Höhe. Unter bestimmten atmosphärischen Bedingungen verkehrt sich dieser Sachverhalt ins Gegenteil: In größerer Höhe wird es wärmer. Auf der kälteren Luft liegt dann Wärme wie ein Deckel, der Nebel und luftverschmutzende Stoffe, die sich normalerweise verteilen würden, in Bodennähe hält. Diese Lage kann überall für Menschen zu einer gesundheitlichen Bedrohung werden. Sind Personen mit geringer Widerstandskraft – etwa Neugeborene, Asthmatiker und schwächliche ältere Menschen – tagelang solchen Bedingungen ausgesetzt, so können sie krank werden oder sogar sterben.

Welche Verunreinigung der Luft ist am gefährlichsten?

Die Verschmutzung der Luft durch den Menschen hat weltweite Ausmaße erreicht. Saubere Luft findet man heute kaum noch. Das gilt nicht nur für Städte, sondern in zunehmendem Maße auch für Gegenden, die fernab der Ballungszentren liegen. Die Behörden haben zwar Normen für die Luftqualität aufgestellt, doch sind die Fortschritte dürftig. Untersuchungen der Luft in den Städten offenbaren allerorten einen Gehalt an giftigen Substanzen wie Blei, Kupfer, Zink, Schwefeldioxid und Kohlenmonoxid.

Manche der verunreinigenden Stoffe sind giftiger als andere; im allgemeinen hat aber die Gesamtmenge der Schadstoffe, denen ein Mensch ausgesetzt ist, eine größere Bedeutung als eine einzelne Substanz. In der Nähe bestimmter Industriegebiete gehen beispielsweise täglich pro Quadratkilometer mehr als 0,7 Tonnen luftverschmutzende Stoffe auf die Erde nieder. Auch hoch fliegende Verkehrsflugzeuge verschlechtern noch die Luftqualität. Bei einem einzigen Flug über den Atlantik gibt ein Düsenliner nicht weniger als 200 Tonnen Kohlenmonoxid in die Atmosphäre ab.

Gibt es auch im Haus Gefahren?

In seiner Wohnung kann der Mensch einer wesentlich höheren Luftverschmutzung ausgesetzt sein als im Freien. Bei einer Untersuchung von Durchschnittsheimen wurden so bedenkliche Stoffe wie Formaldehyd, Kohlenmonoxid, Kohlendioxid, Schwefeldioxid, Asbest- und Kunststoffpartikel, Lösungsmittel, Unkrautvertilgungsmittel, Chloroform, Benzol und Rauch in der Luft festgestellt. Zu den gesundheitlichen Schäden, die drohen, wenn man einige dieser Substanzen über längere Zeit einatmet, gehören allergische Reaktionen, Krebs und Geburtsschäden.

Die Luftverschmutzung im Haus hat mit der Verwendung neuer Baustoffe und Baumethoden sowie dem steigenden Gebrauch von Reinigungsmitteln und Körperpflegeprodukten deutlich zugenommen. Luftverunreinigend wirken beispielsweise manche Ölöfen, Aerosole und selbst die Ausdünstungen chemisch gereinigter Kleidungsstücke.

In erhöhtem Maße betrifft dieses Problem gut abgedichtete, wärmeisolierte Häuser. Bei manchen Gebäuden gelangt so wenig frische Luft hinein und so wenig verbrauchte Luft hinaus, daß die Luftverunreinigung im Innern beträchtliche Werte erreichen kann.

Bergen bestimmte Arbeiten besondere Risiken?

Erkrankungen der Atmungsorgane, die in Verbindung mit bestimmten Berufen auftreten, sind so alt wie die technische Zivilisation. Wenn Menschen Jahr für Jahr in staubigen, ungelüfteten Werkstätten, Bergwerken oder Fabriken arbeiten und schädliche Stoffe in höheren Konzentrationen einatmen, sind Lungenerkrankungen programmiert. Solche Krankheiten bringen Beschwerden und Beeinträchtigungen in unterschiedlichem Maße mit sich. Manchmal führen sie auch zum Tod.

Man kann die Stoffe, die berufsbedingte Lungenkrankheiten auslösen, in drei Gruppen einteilen: organischer Staub, darunter Schimmel, tierisches Eiweiß und pflanzliche Partikel; anorganischer Staub, etwa Teilchen von Schwermetallen; schließlich in der Luft schwebende chemische Stoffe. Wenn Raucher diesen Substanzen ausgesetzt sind, so sind sie in erkennbarem Maße zusätzlich gefährdet.

Zu den verschiedenen Erkrankungen der Atemwege, die durch organischen Staub ausgelöst werden, gehört die sogenannte Farmerlunge, auch Dreschfieber genannt. Hieran erkranken Landarbeiter, die mit Heu zu tun haben. Die Ursache für dieses Leiden, das sich durch Kopfschmerzen, Fieber, Husten und sonstige Beschwerden an den Atmungsorganen äußert, ist eine Überempfindlichkeit gegen Pilzsporen.

Zu den Berufskrankheiten, die durch anorganischen Staub entstehen, zählen die durch Sand und Gesteinsstaub hervorgerufene Silikose, die Kohlenstaublunge und die Beryllose. Diese wird durch das Beryllium verursacht, das man bei der Herstellung von Leuchtstoffröhren sowie in der Keramikindustrie verwendet.

In diese Gruppe gehört auch der Asbest. Bei seiner Verarbeitung entsteht feiner Asbeststaub, der die Atemwege verstopft und die Lungen verletzt. Die so entstehende Asbestose macht dem Betroffenen das Atmen schwer und beeinträchtigt die Fähigkeit des Körpers, Sauerstoff aufzunehmen und Kohlendioxid abzugeben. Bergleute, Fabrikarbeiter und Bauarbeiter sind hier einem besonderen Risiko ausgesetzt; aber auch Menschen, die in Gebäuden leben und arbeiten, für deren Bau Asbest verwendet wurde, können gefährdet sein. Deshalb wird zur Zeit die Verwendung von Asbest offiziell stark eingeschränkt.

Zu den chemischen Schadstoffen gehören Lösungsmittel für Farben sowie bestimmte Substanzen in Schädlingsbekämpfungsmitteln.

Wer an einer berufsbedingten Lungenerkrankung leidet und die Arbeitsbedingungen nicht ändern kann, muß sich vielleicht einen anderen Beruf suchen.

Gefahren der Tiefe

Tauchen ist für Anfänger nicht ungefährlich, weil sich der Druck der eingeatmeten Luft proportional zu dem Wasserdruck erhöht, der auf den Tauchenden einwirkt. Moderne Atemgeräte (Aqualunge) ermöglichen eine ständige Anpassung der Luft an den Wasserdruck und haben schwere Taucheranzüge mit Luftschläuchen, die zur Wasseroberfläche führen, überflüssig gemacht. Wer sie benutzen will, braucht aber eine besondere Schulung. Schon bei geringer Tauchtiefe kann ein zu rasches Auftauchen Schwindel, Erbrechen und andere schwerwiegende Symptome hervorrufen. Gerät ein Taucher in Panik und hält beim Auftauchen den Atem an, kann die Druckluft das zarte Lungengewebe zerreißen, und es gelangt Luft in den Blutkreislauf, so daß mitunter Bewußtlosigkeit oder der Tod eintritt. Die Taucherkrankheit, die sich einstellt, wenn man zu lange in großen Tiefen taucht, wird durch Stickstoffbläschen im Blut und im Körpergewebe verursacht.

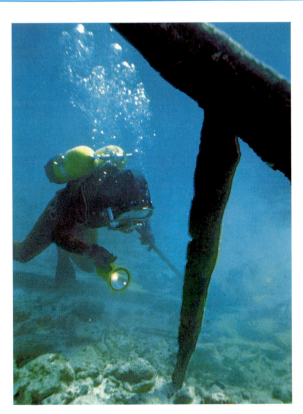

In einer Tiefe von zehn Metern ist der Druck auf den Körper doppelt so groß wie an Land.

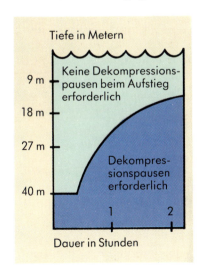

Je tiefer und länger man taucht, um so größer ist die Gefahr, daß man die Taucherkrankheit bekommt.

Was das Rauchen bewirkt

Rauchen – eine Erfindung aus Amerika

Als Kolumbus und seine Männer 1492 in der Neuen Welt ankamen, trafen sie zu ihrer Verblüffung auf eingeborene Indianer, die zusammengerollte Tabakblätter rauchten – die Vorläufer heutiger Zigarren. Im 16. Jahrhundert wurde der englische Seefahrer Sir Walter Raleigh, ein Günstling der Königin Elisabeth I., in London zum Stadtgespräch, weil er eine kunstvolle Pfeife rauchte, die er aus Amerika mitgebracht hatte. Bald breitete sich das Tabakrauchen in Europa aus und kam groß in Mode. Ärzte verschrieben Tabak gegen alle möglichen Leiden. Gegen Ende des 18. Jahrhunderts hatte sich die Herstellung von Zigaretten – tatsächlich handelte es sich um kleine, in Papier eingewickelte Zigarren – zu einem bedeutenden Industriezweig entwickelt: Alljährlich wurden Milliarden dieser Glimmstengel verkauft.

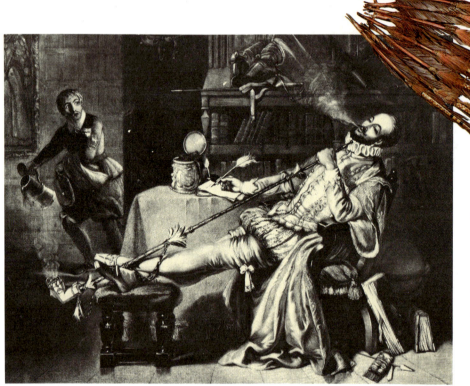

Die heilige Pfeife (oben) war bei fast allen Indianern ein Kultgegenstand. Man rauchte sie zur Entspannung und bei jeder Zeremonie.

Der englische Abenteurer Walter Raleigh sorgte für eine Sensation, als er in England das Rauchen einführte. Als er einmal eine Pfeife paffte, deren Rauch sein ganzes Gesicht einhüllte, versuchte ein Diener das „Feuer" zu löschen, indem er Raleigh einen Krug Bier über den Kopf schüttete.

Warum ist Rauchen schädlich?

Schlechter Atem, chronischer Husten, Emphyseme, Herzkrankheiten, Krebs – all dies und noch manches andere kann dem Rauchen zumindest teilweise zugeschrieben werden.

Der Rauch brennenden Tabaks enthält viele Reizstoffe und giftige Gase. An erster Stelle steht das tödlich wirkende Kohlenmonoxid, das sich auch in den Auspuffgasen von Autos findet. Was Kohlenmonoxid so gefährlich macht, ist seine ausgeprägte Fähigkeit, sich mit Hämoglobin zu verbinden – dem roten Blutfarbstoff, der sich normalerweise mit dem lebensspendenden Sauerstoff verbindet und ihn zu den Geweben transportiert. Kohlenmonoxid besitzt eine höhere Affinität zum Hämoglobin als Sauerstoff; deshalb verdrängt es diesen zum Teil. Das hat zur Folge, daß sich der Sauerstofftransport im Blut bei Rauchern um bis zu zehn Prozent verringert.

Sauerstoffmangel bewirkt nachteilige Veränderungen der Körperfunktionen. So muß beispielsweise das Herz rascher pumpen, um eine ausreichende Sauerstoffversorgung zu gewährleisten. Darüber hinaus verengen sich durch das Rauchen die Blutgefäße in den Fingern und Zehen, so daß diese weniger gut durchblutet werden. Herzanfälle sind bei Rauchern doppelt so häufig wie bei Nichtrauchern. Bei Frauen, die rauchen und Ovulationshemmer zur Empfängnisverhütung einnehmen, kommt es sogar 20mal häufiger zu Herzerkrankungen als bei Nichtraucherinnen. Möglicherweise finden überdies im Blut von Rauchern noch weitere, bisher nicht bekannte chemische Veränderungen statt.

Rauchen in der Schwangerschaft – eine zusätzliche Gefährdung?

Da Mutter und Kind durch die Nabelschnur und den Mutterkuchen eng miteinander verbunden sind, stellt Zigarettenkonsum schon für das ungeborene Leben eine beträchtliche Gefahr dar. Untersuchungen zeigen, daß schwangere Frauen, die 15–20 Zigaretten täglich rauchen, doppelt so häufig Fehlgeburten haben wie Nichtraucherinnen. Und Kinder von rauchenden Müttern wiegen bei der Geburt weniger als die von

Nichtraucherinnen. Der Grund ist vermutlich ein Sauerstoffmangel, der nicht nur die Gesundheit der Mutter beeinträchtigt, weil sie mit dem Zigarettenrauch Kohlenmonoxid einatmet, sondern auch die des sich entwickelnden Kindes.

In den Wochen nach der Geburt liegt die Sterblichkeitsquote bei Kindern von Raucherinnen um fast 30 Prozent höher als bei Babys von Nichtraucherinnen. Säuglinge, die gestillt werden, nehmen mit der Muttermilch kleine Mengen Nikotin auf. Später sind sie für Infektionen der Atmungsorgane und Lungenentzündungen anfälliger als andere Kinder.

Welche Stoffe im Tabakrauch sind krebserregend?

Tabakteer, eine klebrige, braune oder schwarze Substanz, die dem Belag von Straßen nicht unähnlich ist, gilt als der wichtigste krebserregende Stoff im Rauch. Er sammelt sich auf den empfindlichen Geweben der Atmungsorgane an, reizt sie und verursacht nach einigen Jahren häufig Erkrankungen wie chronische Bronchitis und Krebs.

Zigarettenrauch kann in vielen Teilen des Körpers zu Krebs führen; den meisten Schaden richtet er jedoch naturgemäß in den Lungen an. Lungenkrebs ist in westlichen Ländern eine der häufigsten Krebsarten. Und Männer, die 20 Jahre lang stark geraucht haben, sind 20mal stärker gefährdet als Nichtraucher. Frauen rauchten früher weniger und erkrankten nur selten an Lungenkrebs. Heute fallen sie der Krankheit ebenfalls immer häufiger zum Opfer, da bei ihnen der Zigarettenkonsum ständig steigt.

Ist es jemals zu spät, sich das Rauchen abzugewöhnen?

Alle schädigenden Prozesse, die das Rauchen auslöst, scheinen normalerweise in dem Augenblick zum Stillstand zu kommen, in dem man seine letzte Zigarette ausdrückt. Und wenn man mit dem Rauchen aufgehört hat, nimmt die Wahrscheinlichkeit, daß man eine Krankheit bekommt, die auf das Rauchen zurückzuführen ist, mit jedem Jahr ab.

In einer Langzeitstudie haben Fachleute festgestellt, daß Tod durch Lungenkrebs bei Rauchern 16mal häufiger war als bei lebenslangen Nichtrauchern. Bei denjenigen Leuten aber, die zu Beginn der Untersuchung das Rauchen aufgegeben hatten, ging die Todesquote stetig zurück. Nach neun Jahren Abstinenz lag ihr Risiko nur noch sechsmal höher als das der Nichtraucher, und nach 15 Jahren bekamen ehemalige Raucher nur noch zweimal so häufig Lungenkrebs.

Es gibt eine ganze Reihe von Methoden, sich das Rauchen abzugewöhnen: Akupunktur, Hypnose, Yoga und andere. Doch der entscheidende Faktor ist in jedem Fall der feste Wille des Betreffenden, das Rauchen aufzugeben.

Sind manche Arten des Rauchens gefährlicher als andere?

Manche Zigarettenraucher meinen, sie könnten sich vor Lungenkrebs schützen, indem sie eine Zigarettenspitze verwenden, Filterzigaretten rauchen oder sich auf Zigarren oder eine Pfeife umstellen. Dies ist jedoch ein Irrtum.

Allerdings sind nicht alle Arten des Tabakgenusses gleich schädlich. Es gilt als gut belegt, daß die Gefahren in einem direkten Zusammenhang mit den Mengen von Teer, Nikotin und Kohlenmonoxid stehen, die in den Körper gelangen. Zigarettenraucher ziehen den Rauch gewöhnlich direkt in die Atemwege und Lungen ein, was Pfeifen- und Zigarrenraucher nicht tun. Daher hat der Zigarettenkonsum tatsächlich weit häufiger Lungenkrebs und Herzerkrankungen zur Folge als der Genuß von Zigarren oder einer Pfeife. Aber Pfeifen- und Zigarrenraucher sind andern Risiken ausgesetzt. Während Lungenkrebs bei ihnen nur wenig häufiger vorkommt als bei Nichtrauchern, liegt die Zahl der Krebserkrankungen an den Lippen, in der Mundhöhle, der Speiseröhre und der Luftröhre in dieser Gruppe deutlich höher.

Wenn man vor der Wahl zwischen filterlosen Zigaretten und Filterzigaretten sowie zwischen hohem oder niedrigem Nikotin- und Teergehalt steht, ist man als Raucher mit einer schadstoffarmen Filterzigarette natürlich noch am besten beraten. In der Praxis muß dies aber nicht unbedingt eine Verringerung des Risikos bedeuten; denn wenn sich ein Raucher, der hohe Nikotin- und Teerkonzentrationen gewohnt ist, auf leichtere Filterzigaretten umstellt, raucht er oft mehr und inhaliert stärker als bisher. Und wer auf eine Zigarettenspitze umsteigt, raucht die Zigaretten häufig weiter auf als früher.

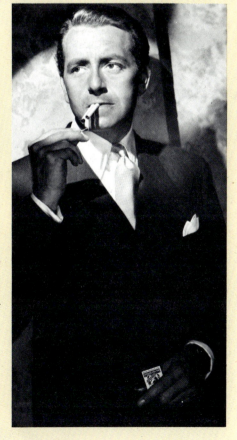

Rauchende Idole

Besonders beliebt wurde das Rauchen, als es mit Vorstellungen von mondänem Leben, Reife, Erfahrenheit und sinnlicher Ausstrahlung in Verbindung gebracht wurde. Im Film sah man, wie beliebte Darsteller in Liebesszenen tiefe Züge aus der Zigarette taten. Starke, schweigsame Westernhelden „rollten sich eine", und erfolgreiche Geschäftsleute hatten stets dicke Zigarren zwischen den Zähnen. Generationen von Kinogängern setzten in der Folge Rauchen mit Überlegenheit und Erwachsensein gleich. Doch als in den 60er Jahren des 20. Jahrhunderts amtliche Berichte herauskamen und Rauchen als gesundheitsgefährdend brandmarkten, brachen härtere Zeiten für die Zigarettenindustrie an.

Der Rauchkult im Film wurde deutlich demonstriert, als in dem Streifen Reise in die Vergangenheit *Paul Henreid (rechts)* zwei Zigaretten entzündete und eine davon Bette Davis reichte.

Kapitel 6

Die Haut

Mancher Mensch ist überrascht, wenn er erfährt, daß die Haut ein Organ ist wie etwa die Leber oder die Lunge. Aber so verhält es sich tatsächlich. Die Haut ist das größte Organ überhaupt. Sie schützt den Körper, liefert bei Berührung Informationen und stellt sogar Vitamin D her.

Die Haut:	
eine bemerkenswerte Schutzhülle	132
Die Haut in ihrer Umwelt	134
Unsere Haut – uns mitgegeben	136
Die Empfindlichkeit der Haut	138
Gefahren für die Haut	140
Vom Sonnenbrand bis zur Frostbeule	142
Häufige Hautleiden	144
Schäden reparieren, Falten glätten	146
Heilung und Risiko	148
Wie, wo und warum Haare wachsen	150
Zu wenige Haare, zu viele Haare	152
Haare, farblich verändert	154
Verräterische Nägel	156

Was leistet die Haut?

Als schützende Hülle ist die Haut ein Phänomen. Sie ist wasserdicht. Sie hilft, die Körpertemperatur zu regulieren. Sie hält schädliche Bakterien ab und vernichtet sie. Sie läßt Haare wachsen. Sie scheidet Flüssigkeiten und Salze aus. Und da sie ein ausgeprägtes Empfindungsvermögen für Berührungen hat, trägt sie dazu bei, daß wir mit der Welt um uns herum in Verbindung treten können.

Das ist aber noch nicht alles. Die Haut absorbiert auch die ultravioletten Strahlen des Sonnenlichts und stellt mit ihrer Hilfe aus chemischen Stoffen Vitamin D her, das der Körper zur richtigen Nutzung von Kalzium braucht.

Die Hülle unseres Körpers wiegt 2,7–4,5 Kilogramm und hat eine Oberfläche von knapp zwei Quadratmetern.

Wie entsteht eigentlich das Kitzelgefühl?

Das Eigenartige am Kitzeln ist, daß man sich kaum selber kitzeln kann. Ebenso eigenartig ist die gemischte Reaktion auf das Kitzeln. Meist – aber nicht immer – wird das Kitzeln zunächst als angenehm empfunden; dann aber kommt oft ein unangenehmes Gefühl hinzu, manchmal sogar Angst. Das Kitzeln erzeugt also eine Mischung aus Furcht und Wonne.

Das Phänomen des Kitzelns ist noch nicht völlig geklärt; offenbar erregt jedoch die leichte Bewegung der Fingerspitzen die feinen Nervenenden direkt unter der Hautoberfläche, und zwar besonders diejenigen, die sich an den Handflächen und den Fußsohlen befinden.

Auf Kitzeln reagiert man unwillkürlich. Manche Menschen können sich allerdings auch beherrschen, sofern sie sich auf den Reiz konzentrieren. Die erste und auffälligste Reaktion ist Lachen. Außerdem beschleunigt sich der Puls; der Blutdruck steigt, und der ganze Körper wird gespannt und wachsam.

Was geschieht, wenn jemand errötet?

Soweit man weiß, ist der Mensch das einzige Lebewesen, das errötet. Möglicherweise deshalb, weil nur er in der Lage ist, Befangenheit, Verwirrung und Scham zu empfinden – jene Gefühle, die oft zum Erröten führen.

Was geschieht, wenn jemand errötet? Die

winzigen Blutgefäße, die die Haut versorgen, erweitern sich; deshalb fließt mehr Blut durch sie hindurch als sonst, so daß die Haut – meistens im Gesicht, am Hals und oben an der Brust – plötzlich rot wird.

Das Bewußtsein, daß das Gesicht stark gerötet ist, verstärkt wiederum das seelische Unbehagen. Man fragt sich vielleicht, ob man das Erröten mit Hilfe der Willenskraft verhindern kann. Dies ist aber nicht möglich. Es handelt sich hier um eine ganz und gar unwillkürliche Reaktion. Wer in Verlegenheit gerät, kann deshalb gegen das Erröten absolut nichts tun.

Was verursacht feuchte Hände und kalten Schweiß?

Schweißausbrüche sind die Folge von Gefühlswallungen, Fieber oder körperlicher Betätigung.

Feuchte Handflächen stehen oft in Verbindung mit Angstgefühlen und Spannungen; Ausbrüche von kaltem Schweiß haben ihre Ursachen meistens in extrem starken Gefühlswallungen, etwa in Angst, die an Panik grenzt.

Warum gibt es Menschen verschiedener Hautfarbe?

Alle Menschen, auch der blondeste Skandinavier und der dunkelste Afrikaner, haben ungefähr gleich viele Pigment herstellende Zellen. Demzufolge hat die Hautfarbe mit der Zahl dieser Zellen gar nichts zu tun. Vielmehr hängt sie davon ab, wie die Zellen bei den verschiedenen Menschen funktionieren.

Die farblichen Unterschiede zwischen den Rassen und zwischen einzelnen Menschen derselben Rasse ergeben sich aus dem unterschiedlichen Gehalt der Haut an braunem Pigment, das Melanin genannt wird. Die Pigmentzellen oder Melanozyten von Menschen mit dunklem Teint, ganz gleich, welcher Rasse sie angehören, produzieren mehr von diesem Stoff als die Pigmentzellen von Menschen mit hellem Teint.

Die braune Hautfarbe kann nützlich sein, und zwar deshalb, weil Melanin das ultraviolette Licht absorbiert, das von der Sonne kommt und in großen Mengen schädlich ist – in mäßigen Mengen hingegen nützlich. In Afrika und andern Gebieten mit sehr starker Sonneneinstrahlung stellt dunkle Haut einen Schutz gegen zuviel ultraviolette Strahlung dar. Damit dient sie dem Überleben. In Skandinavien und andern Gegenden, wo die ultraviolette Strahlung weniger stark ist, reicht dank der hellen Haut der Bewohner das vorhandene Sonnenlicht aus, um im Körper der Menschen das notwendige Vitamin D zu bilden.

Bei manchen Menschen treten, besonders im Gesicht, am Hals, an den Armen und Beinen, pigmentfreie, weiße Flecken auf der Haut auf. Sie werden auch im Sommer nicht braun; bei Sonnenbestrahlung entsteht dort leicht ein Sonnenbrand. Das Leiden, Vitiligo genannt, beruht auf einer Störung der Melaninproduktion. Die Ursache dafür ist weitgehend unbekannt.

Was ist das Besondere an rotem Haar?

Rotes Haar ist nicht nur auffällig, sondern auch deshalb bemerkenswert, weil die rote Farbe auf ungewöhnliche Weise entsteht. Die verschiedenen Haarfarben werden zumeist durch größere oder kleinere Mengen des Pigments Melanin hervorgerufen. Große Mengen machen die Haare schwarz. Menschen mit wenig Melanin haben dagegen blonde Haare. Rotköpfe aber besitzen ein Gen, das die Herstellung eines besonderen rötlichen Pigments veranlaßt, welches den Haaren dieser Menschen ihren hervorstechenden Farbton verleiht.

Manchmal kann das rote Pigment nicht recht gegen das viele Melanin ankommen, das die Haare sonst schwarz werden ließe. In solchen Fällen übertönt der hohe Anteil Melanin die rote Farbe, und das Haar hat ein interessantes kastanienbraunes oder tizianrotes Aussehen. Ist hingegen das Gen für Rothaarigkeit bei einer Blondine vorhanden, so wird das Haar rotblond. Die verschiedenen Rottöne entstehen also durch Mischung.

Rothaarigkeit kommt in manchen Ländern häufiger vor als in andern. Den Grund dafür kennt man nicht. In Norddeutschland ist z.B. weniger als ein Prozent der Bevölkerung rothaarig. Dagegen haben in bestimmten Gebieten Schottlands elf Prozent der Bevölkerung rote Haare.

Wo immer ein roter Schopf auftaucht, zieht er die Blicke auf sich. Rothaarigkeit hat aber auch Schattenseiten. So bekommen Rothaarige leicht Sonnenbrand, und ihre Haut reagiert auf viele Medikamente überempfindlich.

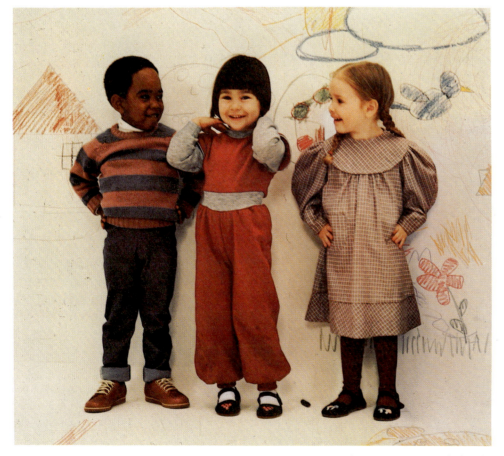

Die Hautfarbe wird durch das Pigment Melanin bestimmt. Dunkelhäutige Menschen haben besonders viel davon. Hellhäutige Menschen haben so wenig Melanin, daß das Blut durch die Haut schimmert. Albinos besitzen gar kein Melanin. Die Unterschiede in der Hautfarbe kommen daher, daß die Pigmentzellen unterschiedlich viel Melanin produzieren.

Die Haut: eine bemerkenswerte Schutzhülle

Ist die Haut wirklich ein ganz einfaches Gebilde?

Die meisten Menschen wissen im Grunde nicht, was die Haut eigentlich ist. Sie beurteilen sie nach der sichtbaren Oberfläche, die nicht kompliziert aussieht. Dabei ist diese Oberfläche nur die oberste Schicht eines komplexen, tiefreichenden Systems, das an den verschiedenen Stellen des Körpers jeweils andere Merkmale aufweist.

Im Querschnitt gesehen, hat die Haut drei Schichten: die Oberhaut *(Epidermis)*, die Lederhaut *(Korium)* und die Unterhaut *(Subkutis)*. Die Lederhaut ist von Blutgefäßen durchzogen, welche die Oberhaut mit Nährstoffen versorgen. In der Unterhaut befinden sich Schweißdrüsen, Haarwurzeln und Nerven.

Man hat festgestellt, daß an bestimmten Stellen in einem Hautstück mit einer Oberfläche von einem Quadratzentimeter neben zahlreichen Blutgefäßen ungefähr zehn Haare, 15 Fettdrüsen, 100 Schweißdrüsen sowie unzählige Nerven enthalten sind, die mehr als 200 unterschiedliche Empfangsorgane oder Rezeptoren haben können.

Wie wächst die Haut?

Die untersten Zellen der Oberhaut produzieren ständig neue Zellen, die sich nach oben schieben und allmählich verhornen. Damit werden sie zur Hornschicht, die ein Teil der Oberhaut ist. Auf ihrem Weg von unten nach oben platten sich diese Zellen ab; sie werden hart und sterben langsam ab. Im Gegensatz zur Lederhaut und Unterhaut gibt es in der Oberhaut keine Blutgefäße. Ernährt wird diese Schicht durch Stoffe, die von unten her in sie einsickern.

In der Hornschicht fehlen außerdem auch Nerven. Deshalb ist sie auch unempfindlich gegen Schmerz. So kann es vorkommen, daß man sich beim Nähen in die Haut sticht, ohne daß es blutet oder schmerzt.

Warum schwitzt man?

In der Lederhaut befinden sich Millionen von winzigen Drüsen, die Schweiß produzieren und an die Oberfläche der Haut bringen. Es gibt zwei Arten von Schweißdrüsen, ekkrine und apokrine. Die beiden Typen sprechen auf unterschiedliche Reize an.

Ekkrine Schweißdrüsen sind überall in der menschlichen Haut vorhanden. Sie produzieren den größten Teil des Schweißes. Sowohl durch eine erhöhte Temperatur an der Körperoberfläche als auch durch psychische Ursachen werden sie zur Schweißproduktion angeregt. Die apokrinen Drüsen befinden sich vor allem in den Achselhöhlen, in den Brustwarzen und im Genitalbereich. Sie sind schon bei der Geburt vorhanden, beginnen aber erst in der Pubertät voll zu arbeiten. Sie reagieren auf starke Gefühle, wie z.B. Angst und Wut oder auch bei sexueller Erregung.

Schweiß besteht zu 99 Prozent aus Wasser, ferner aus Kochsalz, Harnstoff, Fettsäuren und Cholesterin. An sich ist er geruchlos. Erst auf der Hautoberfläche entwickelt der Schweiß – besonders der apokrine – unter Umständen einen unangenehmen Geruch, wenn nach einiger Zeit Bakterien, die auf der feuchten und warmen Haut üppig gedeihen, ihn zersetzen.

Ist Schwitzen gesund?

Der Mensch scheidet jeden Tag mindestens einen halben Liter Flüssigkeit durch die Haut aus, und zwar zunächst nicht durch die Schweißdrüsen, sondern in Form von Verdunstung durch die Hornschicht.

Bei steigender Temperatur oder bei schwerer körperlicher Arbeit beginnt das richtige Schwitzen. Aus den Millionen Poren der Haut tritt die wässerige Absonderung in sichtbaren Tropfen aus. Hält die Hitze an oder setzt man die Arbeit fort, rinnt bald der Schweiß in Strömen herunter. Unter Umständen kann man so innerhalb von 24 Stunden mehr als 13 Liter Flüssigkeit ausschwitzen.

Wenn man längere Zeit so stark schwitzt, kann das schädlich sein. Falls der Schweiß nicht so schnell verdunstet, wie er sich bildet, bleibt die kühlende Wirkung aus. Überdies erschöpfen sich durch starkes Schwitzen die Vorräte an Wasser und lebenswichtigen Salzen. Da Schwitzen durstig macht, neigt man dazu, große Mengen zu trinken, wodurch die Salzbestände noch weiter verdünnt werden.

Wozu dient eine Gänsehaut?

Eine Gänsehaut bildet sich vorwiegend bei Kälte. Sie zeigt an, daß der Körper sich bemüht, seine Temperatur auf dem normalen Stand zu halten. Die Kälterezeptoren in der Haut reagieren auf die niedrige Temperatur, indem sie Signale zum Hypothalamus im Gehirn senden. Daraufhin alarmiert der Hypothalamus besondere kleine Blutgefäße, die in der Haut in großer Zahl vorhanden sind, ferner auch winzige Muskeln in der Haut. Diese ziehen sich zusammen, so daß sich die Körperhaare aufstellen. Es entsteht eine Gänsehaut. Die Gefäße werden auf diese Weise verengt, zum Teil sogar geschlossen. Das warme Blut bleibt im Körperinnern und kann an der kalten Oberfläche nicht abkühlen.

Wußten Sie, daß ...

... die Haut des Menschen so dauerhaft ist, daß bei einer 2000 Jahre alten ägyptischen Mumie die Fingerabdrücke noch vollkommen erhaltene Hautlinien zeigten?

... Königin Elisabeth I. von England weißen Puder aus gemahlenem Alabaster oder Stärke benutzte, um ihr Gesicht zu verschönern? Die Damen ihrer Zeit machten es ihr nach. Außerdem überzogen sie ihr Gesicht mit Eiweiß, um das Make-up zu befestigen.

... die Cold Cream von den alten Griechen erfunden wurde? Diese vermischten dazu Olivenöl, Bienenwachs, Wasser und Rosenblätter. Die kühlende Wirkung der Creme entsteht durch die Verdunstung des Wassers. Die heutigen Produkte sind noch verfeinert worden; die Grundformel aber hat sich nicht geändert.

... die Haare im Sommer schneller wachsen als im Winter? Das gleiche gilt für die Nägel.

... häufiges Haarschneiden den Haarwuchs nicht beschleunigt? Das sieht nur so aus.

... Kurzhaarfrisuren für Frauen erst im Ersten Weltkrieg üblich wurden, als viele Frauen in den Fabriken arbeiteten? Die üppigen Haarschöpfe samt Kämmen und Nadeln verfingen sich manchmal in den Maschinen.

Die verschiedenen Schichten der Haut

Am dünnsten ist die Haut an den Augenlidern, am dicksten an den Innenflächen der Hand und an den Fußsohlen. Die Oberhaut ist im Durchschnitt nur etwa 0,1 Millimeter dick. Die Lederhaut ist etwa viermal so dick. Die oberste Schicht der Oberhaut, die sogenannte Hornschicht, besteht aus alter Haut im letzten Stadium vor dem Abschuppen. Ihre Zellen sind abgeplattet und gefühllos. Die darunterliegende Keimschicht lebt. Sie wird von unten her ernährt.

Die Lederhaut ist derjenige Teil der Haut, der sie mit Nahrung versorgt und ihr Festigkeit und Elastizität verleiht. In erster Linie besteht sie aus Collagen, einem faserigen Eiweiß. Ein weiterer Bestandteil ist das Elastin, ebenfalls ein Eiweiß. Es besitzt die Fähigkeit, sich zu dehnen und wieder zusammenzuziehen. Auch die Lederhaut besteht aus mehreren Lagen. Die oberste, papillare Schicht ist reich an Blutgefäßen und Nerven; ihre Obergrenze verläuft wellenförmig. Darunter liegt die retikuläre Schicht, ein dichtes Geflecht aus Bindegewebsfasern, das unten mit dem Unterhautgewebe verbunden ist. Das Binde- und Fettgewebe der Unterhaut schützt die inneren Bereiche des Körpers.

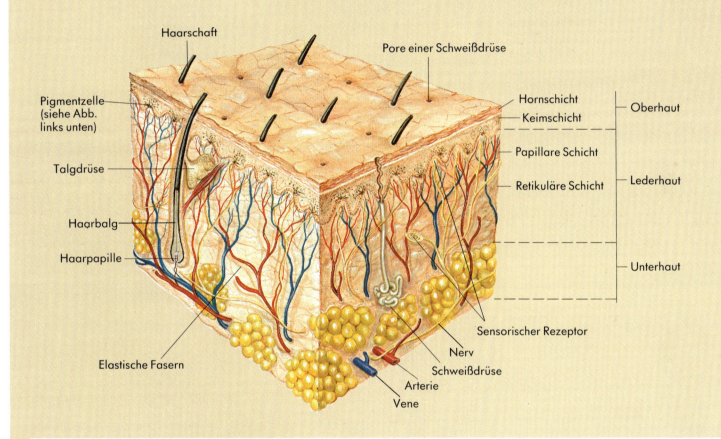

Hornschicht mit abgeplatteten Zellen, die sich schließlich abschuppen

Stachelzellen befördern Melaninkörnchen (dunkle Flecken) von den Pigmentzellen nach oben.

Pigmentzelle, umgeben von Zellen der Keimschicht, an die sie Melaninkörnchen abgibt

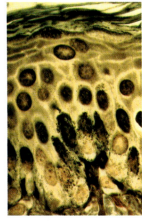

Schnitt durch die Haut mit Pigmentzelle

Melanin, das der Haut Farbe verleiht, wird von den Pigmentzellen in der Keimschicht der Oberhaut hergestellt (siehe oben). Das Melanin hat die Aufgabe, ultraviolette Strahlen zu absorbieren und dadurch die Zellen zu schützen. Die Farbkörnchen wandern durch dünne Fortsätze der Pigmentzellen aus und werden den Zellen der Oberhaut, hauptsächlich solchen der Keimschicht, buchstäblich eingespritzt. Diese Zellen teilen sich und bewegen sich nach oben, wo sie die Hornschicht bilden.

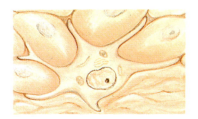

Pigmentzelle zwischen Zellen der Keimschicht, mit Melaninkörnchen

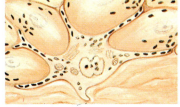

Bei Sonne vermehrt sich das Melanin und breitet sich aus.

Die Haut in ihrer Umwelt

Ist die menschliche Haut wirklich jemals sauber?

Wenn man aus der Badewanne steigt, fühlt man sich vielleicht wunderbar erfrischt; völlig sauber ist man aber, strenggenommen, nicht. Natürlich werden durch das Waschen mit Wasser und Seife der Staub und Schmutz des Tages entfernt, ebenso ein Teil der Talgabsonderungen des Körpers und viele Mikroorganismen. Es bleiben jedoch immer noch Milliarden von Bakterien, Hefezellen und Pilzen zurück – ständige Bewohner der menschlichen Haut, die man nie los wird, wie heftig man sich auch schrubben mag.

Die genannten Mikroorganismen gedeihen besonders dort üppig, wo sie reichlich Nahrung finden. Diese Nahrung bilden die Produkte der apokrinen Schweißdrüsen und der Talgdrüsen. Die Talgdrüsen scheiden eine fettige Substanz aus, den Hauttalg. Die meisten Bakterien finden sich im Gesicht, am Hals, in den Achselhöhlen und im Genitalbereich. Bei einem Mann können es in der Achselhöhle bis zu 2,4 Millionen Bakterien pro Quadratzentimeter sein. Die wenigsten Bakterien befinden sich hingegen am Rumpf und an den Oberarmen, da diese Körperteile nur in geringem Maße mit apokrinen und talgabsondernden Drüsen versehen sind.

Manche Mikroorganismen konzentrieren sich an bestimmten Körperstellen: So gedeihen einige Pilze besonders gut in feuchteren Bereichen, z.B. an den Füßen und in den Leistenbeugen, während die fettige Haut der Nase, der Ohren und des Kopfes für andere Pilze, aber auch für Bakterien günstig ist.

Sind Keime auf der Haut schädlich?

Die Bakterien der Art *Staphylococcus aureus* sind gefährliche Feinde des Menschen. Wenn sie in die Blutbahn gelangen, können sie Erkrankungen verursachen, die von Pikkeln und Furunkeln bis zu schweren – und sogar tödlichen – Infektionen reichen. Merkwürdigerweise richten sie aber keinen Schaden an, solange sie nur auf der Oberfläche der Haut bleiben. Tatsächlich sind die allermeisten Mikroorganismen auf der Haut ziemlich harmlos. Das gilt beispielsweise auch für die Bakterienart *Corynebacterium acnes*, deren Vertreter sich normalerweise tief in den Haarfollikeln befinden: Die meiste Zeit sind sie unschädlich. Bei jungen Menschen aber sind die Talgdrüsen besonders aktiv; deshalb können diese Bakterien dann wuchern und eine eventuell bestehende Akne verschlimmern.

Auch die Pilze, die an den Fußsohlen, unter den Nägeln oder zwischen den Zehen gedeihen, stellen normalerweise kein großes Problem dar. Wenn jedoch die Haut rissig ist und besonders wenn die Füße übermäßig schwitzen, dringen sie in die Haut ein und verursachen eine Infektion.

Sind Mikroorganismen auf der Haut auch nützlich?

Die Vorstellung, daß so viele kleine Wesen auf der Haut des Menschen leben, mag nicht angenehm sein. Immerhin sind die Wissenschaftler aber davon überzeugt, daß die meisten dieser Mikroorganismen den Träger bis zu einem gewissen Grad gegen Krankheitserreger schützen. Diese sind überall und immer angriffsbereit. Da es jedoch auf der

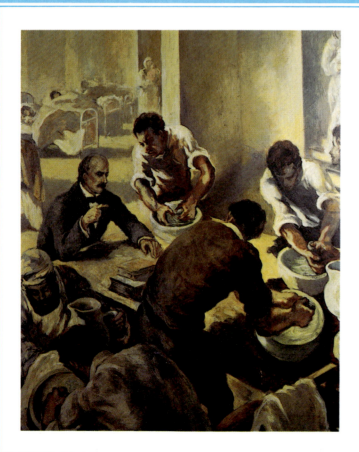

Lebenswichtige Sauberkeit

Ignaz Semmelweis, der 1846–1849 im Entbindungskrankenhaus von Wien als Assistenzarzt arbeitete, erkannte als einer der ersten, daß Krankheitserreger über die Hände weitergegeben werden können. Zwei Abteilungen der Klinik – die eine wurde von Medizinstudenten betreut, die andere von Hebammen – hatten ständig mit Kindbettfieber zu kämpfen. Viele Wöchnerinnen starben daran. Dabei war die Sterblichkeitsrate in der Abteilung der Medizinstudenten wesentlich höher als in der andern. Schließlich erkannte Semmelweis den Zusammenhang: Die Medizinstudenten machten Obduktionen und übertrugen von dort Krankheitserreger auf die Wöchnerinnen. Semmelweis forderte daraufhin größte Reinlichkeit und die Anwendung eines antiseptischen Mittels vor der Behandlung der Patientinnen. Dadurch konnte er die Zahl der Todesfälle durch Kindbettfieber verringern.

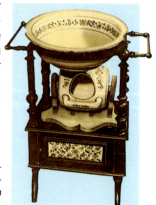

Ignaz Semmelweis (links) wurde wegen seiner Forderung nach Antisepsis verunglimpft. Sein Waschtisch (rechts) ist jetzt Museumsstück.

Haut bereits von „Bewohnern" wimmelt, gibt es zwischen den verschiedenen Arten sicherlich Konkurrenzkämpfe, und schon das mag eine Form des Schutzes sein. Manche Organismen spielen bei der Abwehr von Feinden auf der Haut auch eine aktivere Rolle. So verwandeln bestimmte Bakterien den Hauttalg, der ihnen als Nahrung dient, in Fettsäuren, welche die Vermehrung schädlicher Organismen hemmen.

Haben auch Säuglinge Hautbakterien?

Die Haut von Neugeborenen, die durch einen Kaiserschnitt auf die Welt gebracht werden, ist bei der Geburt steril. Aber gleich nach der Geburt finden sich schon die ersten Mikroorganismen ein. Die Haut von Säuglingen, die auf normalem Weg zur Welt kommen, wird noch eher von Bakterien besiedelt, und zwar bereits im Verlauf der Geburt. Im Geburtskanal der Mutter sind immer Bakterien vorhanden, und es ist unvermeidlich, daß einige davon am Kind hängenbleiben. Weitere Mikroorganismen werden auf die Haut des Kindes übertragen, wenn man es berührt oder im Arm hält. Wieder andere befinden sich in der Luft, getragen von den winzigen Schuppen abgestorbener Haut, wie alle Menschen sie regelmäßig abstoßen.

Können Insekten auf der Haut des Menschen leben?

Die Haut ist manchmal der Wirt für mikroskopisch kleine Parasiten, besonders für die Krätzmilbe und den roten Sandfloh. Nur das Weibchen der Krätzmilbe wird von der Haut des Menschen angezogen: Es gräbt sich unter der Hautoberfläche einen Gang und legt dort seine Eier ab. Die Larven schlüpfen nach drei oder vier Tagen. Einige Wochen später machen sie sich durch heftigen Juckreiz oder eine allergische Reaktion bemerkbar. Sandflöhe, die man in der Regel von Pflanzen aufnimmt, dringen ebenfalls in die Oberhaut ein, wo sie sich vom Blut des Menschen ernähren und kleine Schwellungen und Entzündungen hervorrufen.

Auch Läuse ernähren sich von menschlichem Blut, und zwar wie Stechmücken mittels eines Saugrüssels. Sie befallen bestimmte Körperteile. Die Kleiderläuse übertragen Fleckfieber. Filzläuse und Kopfläuse sind weniger gefährlich. Sie bevorzugen die behaarten Körperteile. So finden sich die Filzläuse hauptsächlich in den Scham- und Achselhaaren, die Kopfläuse im Kopfhaar.

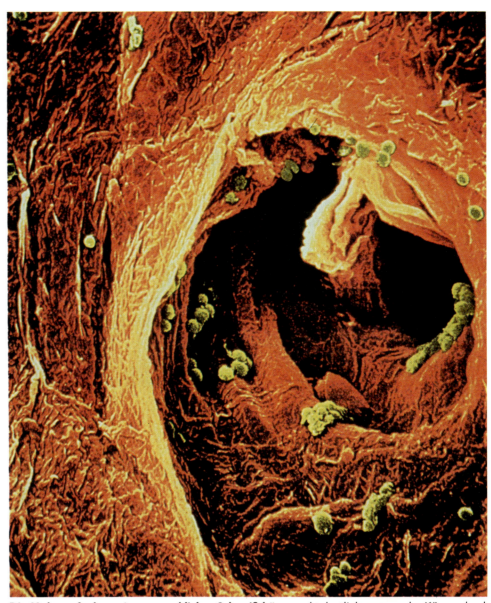

Die Makroaufnahme einer menschlichen Schweißdrüse macht deutlich, warum der Körper durch Waschen nicht restlos von Bakterien befreit wird. Die vielen Hautvertiefungen und Poren sind ideale Verstecke für Mikroorganismen, beispielsweise für diese Bakterien (grün gefärbt).

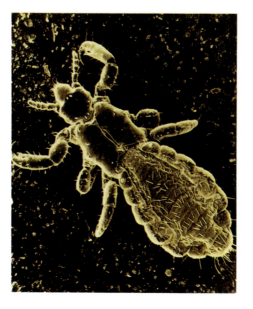

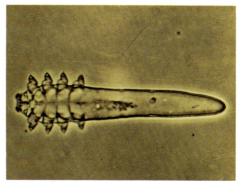

Zu den Bewohnern der Haut können auch so lästige Insekten gehören wie die links abgebildete Laus. Läuse stechen und saugen Blut; sie übertragen auch Krankheiten. Ständige Bewohner der Haarbälge sind die Milben (oben), die aber zumeist keinen Schaden anrichten. Beide Abbildungen sind stark vergrößert.

Unsere Haut – uns mitgegeben

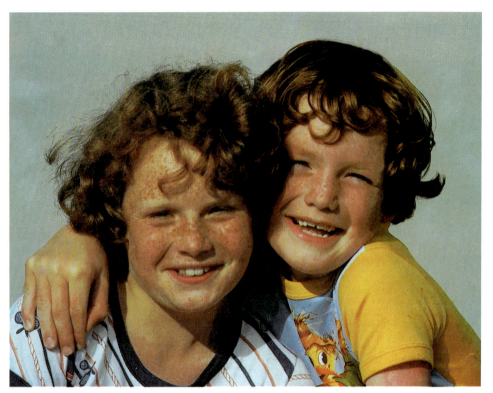

Die Neigung zu Sommersprossen ist erblich. Bei Menschen mit dieser Veranlagung tritt die Sprenkelung höchstwahrscheinlich im Alter von sechs Jahren auf.

Warum haben manche Menschen Sommersprossen?

Grundsätzlich kann jeder Mensch die kleinen Pigmentfleckchen bekommen, die man Sommersprossen nennt; am häufigsten sind aber die Hellhäutigen davon betroffen. Die Neigung zu Sommersprossen ist offenbar bis zu einem gewissen Grad anlagebedingt.

Wie entstehen Sommersprossen? Bei Sonnenschein produziert die Haut normalerweise mehr Melanin – das Pigment, das ihr Farbe gibt und sie vor dem Schaden schützt, den Sonnenstrahlen verursachen können. Bei hellhäutigen Menschen reagieren die Pigmentzellen der Haut jedoch auf die Sonnenstrahlen unterschiedlich – manchmal auch gar nicht. Das Ergebnis ist, daß die Haut nicht so leicht braun wird. Vielmehr erscheint das entstandene Pigment in kleinen, unregelmäßigen braunen Flecken. Bei der Haut zwischen den Flecken kommt es leicht zu Sonnenbrand.

Wann sind Muttermale gefährlich?

Muttermale sind, ebenso wie Sommersprossen, Ansammlungen von Melanin. Im Gegensatz zu Sommersprossen treten sie aber meistens einzeln auf, nicht dicht gesät. Und noch in anderer Hinsicht unterscheiden sich die beiden Pigmentmale voneinander. Bei Sommersprossen befindet sich das Melanin in der Oberhaut, bei Leberflecken hingegen manchmal in der darunterliegenden Lederhaut. Man spricht dann von einem intradermalen Naevus. Die Ablagerungen können sich auch genau zwischen Oberhaut und Lederhaut befinden. In diesem Fall spricht man von einem Verbindungsnaevus. Intradermale Leberflecken sind normalerweise erhaben und oft mit Haaren bewachsen. Verbindungsnaevi sind eher flach und von dunkelbrauner Farbe.

Intradermale Leberflecken sind zumeist ungefährlich; dennoch sollte man sie einem Arzt zeigen. Die meisten Verbindungsnaevi sind ebenfalls gutartig; gelegentlich können sie sich aber auch zu bösartigen Melanomen entwickeln. Wenn ein Leberfleck sich in Größe und Farbe deutlich verändert oder plötzlich zu bluten beginnt, sollte man unbedingt zum Arzt gehen.

Was ist ein Blutschwamm, und was ist ein Feuermal?

Wenn einige Wochen nach der Geburt im Gesicht eines Kinds kleine, erdbeerähnliche Flecken – Blutschwamm – auftreten, erschrecken die Eltern meist. Die Sorge ist aber unbegründet. Es stimmt zwar, daß solche Male in den folgenden Monaten (bis zu einem Jahr) größer werden; normalerweise sind sie aber wieder verschwunden, bis das Kind in die Schule kommt.

Anders verhält es sich mit Feuermalen. Sie können das halbe Gesicht überziehen und recht entstellend wirken. Früher konnte man diesem Problem nur mit einem besonderen Make-up begegnen. Heute lassen sich bestimmte Fälle mit Laserstrahlen behandeln.

Sowohl bei Blutschwämmen als auch bei Feuermalen handelt es sich um abnorme Ansammlungen von Kapillaren, kleinsten Blutgefäßen. Blutschwämme werden immer schwächer, wenn das Kind größer wird. Feuermale sind dagegen zu groß und zu dicht in ihrer Struktur, als daß sie verschwinden könnten.

Sind die Fingerrillen für den Menschen von Nutzen?

Fingerabdrücke, also Abdrücke von den Leisten und Rillen der Fingerhaut, sind für die Polizei von größter Bedeutung, wenn es gilt, bestimmte Personen zu identifizieren. Seit im Jahr 1901 bei Scotland Yard das System von Galton-Henry zur Klassifikation der Fingerabdrücke eingeführt wurde, hat man von dieser Möglichkeit ausgiebig Gebrauch gemacht.

Weniger bekannt ist, daß die Rillen und Leisten in der Haut der Hände und Füße auch im Dasein des einzelnen Menschen einen Zweck erfüllen. Sie machen die Oberfläche der Haut rauh und erhöhen damit die Reibung, die beim Aufnehmen von Gegenständen und beim Gehen nötig ist. Außerdem helfen sie dem Tastsinn, Dinge, die man berührt, zu beurteilen.

Warum macht man bei Neugeborenen einen Fußabdruck?

Der Hauptgrund, warum man in Krankenhäusern von Neugeborenen keine Fingerabdrücke, sondern Fußabdrücke macht, um ihre Identität festzuhalten, besteht darin, daß die mit Farbe beschmierten Finger sicherlich im Mund des Kinds landen würden. Ein anderer Grund ist der, daß es bei einem zappelnden Baby leichter ist, von zwei Füßen einen Abdruck zu machen als von zehn winzigen Fingern.

Fußabdrücke sind allerdings für eine Identifizierung nicht ganz so zuverlässig wie Fingerabdrücke. Grundsätzlich eignet sich aber jede Stelle am Fuß oder an der Hand, die Hautlinien aufweist. Bei Erwachsenen

DIE HAUT

ist es am einfachsten, Fingerabdrücke zu machen; und die Bogen, Schleifen und Wirbel in der Haut der Fingerbeeren bieten sich für eine Klassifizierung, also eine unterscheidende Einteilung, besonders an.

Was verursacht Albinismus?

Bei einigen wenigen Menschen sind die Haut, das Haar und die Augen an sich völlig farblos. Solche Menschen nennt man Albinos – nach dem lateinischen Wort *albus*, das weiß bedeutet. Die Haut der Albinos kann aber leicht rosig aussehen, da die Blutgefäße durchschimmern. Die Augen sind deutlich rosarot.

Albinismus kommt bei allen Menschenrassen vor; von 20000 Kindern ist eins ein Albino. Die Erscheinung ist erblich und beruht darauf, daß bei den Betroffenen das Pigment Melanin, das der Haut, dem Haar und den Augen normalerweise ihre Farbe gibt, völlig fehlt. Melanin ist das Endprodukt einer komplizierten Reihe chemischer Reaktionen. Dabei spielt das Enzym Tyrosinase eine wichtige Rolle. Fehlt es, so kann das Melanin nicht entstehen. Dieses Enzym wird im Körper der Albinos nicht produziert, was dazu führt, daß auch kein Melanin gebildet wird.

Fingerabdrücke: Jeder ist anders

Die Fingerabdrücke jedes Menschen unterscheiden sich von denen aller andern. Selbst bei eineiigen Zwillingen ist das Muster der Leisten und Rillen an den Handflächen und Fußsohlen nicht völlig gleich. Die feine Riffelung verändert sich während des ganzen Lebens nicht. Wenn die unterste Schicht der Oberhaut nicht zerstört wird, zeigt auch die Haut, die nach einer Verletzung nachwächst, das gleiche Muster wie bei der Geburt des Betreffenden. Deshalb sind Fingerabdrücke eine sichere Methode, um jeden Menschen zu identifizieren.

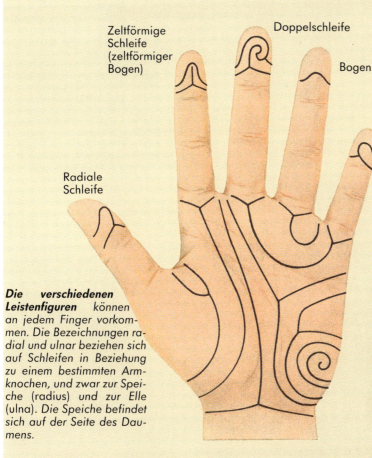

Die verschiedenen Leistenfiguren können an jedem Finger vorkommen. Die Bezeichnungen radial und ulnar beziehen sich auf Schleifen in Beziehung zu einem bestimmten Armknochen, und zwar zur Speiche (radius) und zur Elle (ulna). Die Speiche befindet sich auf der Seite des Daumens.

Die Handlinien sind ebenfalls von wissenschaftlichem Interesse. So ist eine bestimmte Furche, die sogenannte Vierfingerfurche (hier nicht abgebildet), ein Zeichen für Mongolismus (Down-Syndrom), eine angeborene Form von Schwachsinn.

Die Haut an anderen Körperteilen weist Muster auf, die sich von den Linien an Händen und Füßen grundsätzlich unterscheiden.

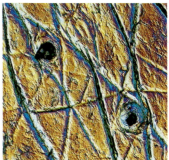

Hautmuster am Ohrläppchen

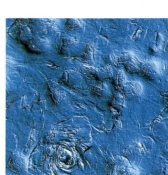

Hautfläche der Unterlippe

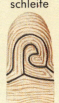
Doppelschleife

Zeltförmiger Bogen

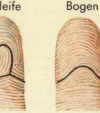
Radiale Schleife — Bogen — Wirbel — Ulnare Schleife

Die Empfindlichkeit der Haut

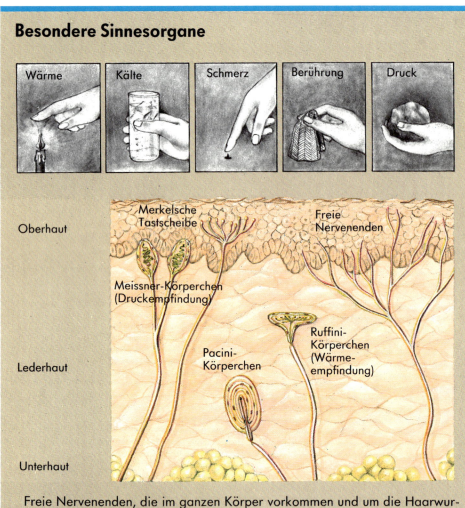

Besondere Sinnesorgane

Freie Nervenenden, die im ganzen Körper vorkommen und um die Haarwurzeln herum gruppiert sind, registrieren und melden Schmerz und Druck. Darüber hinaus gibt es noch weitere Arten von Rezeptoren (siehe Abb.). Diese treten in Bündeln auf, und je zahlreicher sie sind, desto empfindlicher ist der betreffende Bereich. An den Fingerspitzen sitzen viele solcher Rezeptoren, im Bereich der Schultern nur wenige. Sie vermitteln die Empfindungen von Wärme, Kälte, Berührung und ebenfalls Druck.

Wie wichtig ist der Tastsinn?

Wenn Säuglinge nicht liebkost, geherzt und auf dem Arm herumgetragen werden, bleiben sie in ihrer körperlichen wie auch in ihrer seelischen Entwicklung zurück. Manchmal sterben sie sogar.

Vor dem Ersten Weltkrieg konnte man in einem bestimmten Krankenhaus in Deutschland eine alte Frau beobachten, die durch die Abteilungen ging und einen schwächlich aussehenden Säugling mit sich herumtrug. „Wenn wir für einen Säugling medizinisch alles getan haben, was möglich ist, und er trotzdem nicht richtig gedeihen will", erklärte der Leiter der Klinik, „so vertrauen wir ihn der alten Anna an. Sie schafft es immer." Einer amerikanischen Studie ist zu entnehmen, daß Frühgeburten, denen nur die normale Krankenhauspflege zuteil wurde, langsamer zunahmen, öfter schrien und weniger aktiv waren als solche, die von den Säuglingsschwestern regelmäßig aufgenommen und gestreichelt wurden.

Offensichtlich ist also der Tastsinn der Haut von grundsätzlicher Bedeutung. Und zwar nicht nur für Säuglinge. Auch bei Erwachsenen können Berührungen und Berührtwerden viel zum seelischen Wohlbefinden beitragen.

Darüber hinaus sind die Tastnerven äußerst wichtige Quellen für Informationen über die Welt. So warnen sie bei Gefahr. Wenn die Haut nicht auf Schmerz reagieren würde, könnte man sich ernstlich verbrennen, bevor man bemerkt, daß man von einem heißen Ofen Abstand halten muß. Der Mensch kann ohne Sehvermögen, ohne Gehör, ohne Geschmacks- und Geruchssinn leben – nicht aber ohne den Tastsinn, der ihm das Gefühl von Schmerz, Hitze und Kälte vermittelt.

Man kann eine Vorstellung davon bekommen, wie wichtig der Tastsinn ist, wenn man sich die vielen Ausdrücke vergegenwärtigt, die in dieser Hinsicht in der Umgangssprache gebräuchlich sind. Wir sprechen von Leuten, die selber „dickfellig" sind, aber „andere vor den Kopf stoßen" und „ätzende" Bemerkungen machen, welche „feinfühlige" und „empfindliche" Leute verletzen. Wir werden von Gesten oder Äußerungen „angenehm berührt". Wir reden auch viel über unsere „Gefühle". So erscheint es nicht überraschend, daß der Tastsinn wahrscheinlich einer der menschlichen Sinne ist, die sich als erste entwickeln.

Was geschieht, wenn man etwas berührt?

Wenn auf jemandem ein großes Insekt herumkrabbelt, kann der Betreffende auch mit geschlossenen Augen sagen, an welcher Stelle es sich befindet. Das Geheimnis dieser hohen Empfindlichkeit liegt in verschiedenen besonderen Einrichtungen des Körpers begründet. Wenn man etwas berührt oder durch etwas berührt wird, tritt eine ganze Reihe von Sinnesmechanismen in Tätigkeit. Einer davon ist das Haar. Jedes Haar wirkt wie eine kleine Antenne: Wird es berührt, gibt es Signale an ein Bündel von Nerven, die tief im Haarbalg liegen.

Aber auch unbehaarte Körperbereiche haben ihr Alarmsystem. Lippen, Brustwarzen und die äußeren Geschlechtsorgane sind dicht bestückt mit hochempfindlichen Empfangsorganen (Rezeptoren), die vor allem auf Berührung und leichtes Streicheln reagieren. Tief in der Haut befinden sich weitere Rezeptoren, die den Druck registrieren, der auf die Hautoberfläche ausgeübt wird. Andere wiederum reagieren auf Schwingungen. Schließlich gibt es noch besondere Rezeptoren für das Empfinden von Wärme und Kälte.

Was verursacht einen Juckreiz?

Einen Juckreiz auf der Haut kann alles mögliche verursachen: Insekten, Allergien,

Wolle, Stoffe, Infektionen, Medikamente, ja sogar Gefühlsausbrüche und noch vieles andere.

Obwohl das Jucken also eine unübersehbare Zahl von Ursachen haben kann, ist der jeweilige Ablauf immer der gleiche. Bestimmte kleine Nerven in der oberen Hautschicht werden von einem leichten örtlichen Reiz erregt, wodurch das Jucken entsteht. Die Erregung der Nervenenden wird an das Nervensystem weitergeleitet. Durch Kratzen kann der Juckreiz entweder aufgehoben werden, oder aber es entsteht ein Schmerz, der die Juckempfindung im Rückenmark neutralisiert.

Wie feinfühlig sind die Lippen?

Viele Mütter wissen, daß sie die Temperatur ihres Kindes prüfen können, indem sie seine Stirn befühlen, da die innere Körpertemperatur an die Haut weitergegeben wird. Diese Methode ist zwar nicht so genau wie eine Messung mit dem Thermometer, aber mit ihrer Hilfe läßt sich doch feststellen, ob ein Kind Fieber hat oder nicht.

Das Ergebnis ist noch genauer, wenn man die Stirn des Kindes mit den Lippen befühlt und nicht mit der Hand. Zwar befinden sich überall in der Haut Temperaturrezeptoren, aber in der Handfläche gibt es nur verhältnismäßig wenige – und die Haut ist dort dicker als anderswo –, während die Lippen besonders viele Rezeptoren des Wärme-Kälte-Sinnes aufweisen.

Warum werden Lippen rissig?

Wenn die Haut rissig wird, läßt sich das nicht übersehen. Die schmerzhaften Fissuren und Schrunden heilen nur langsam. Aber nicht nur die Lippen, sondern auch das übrige Gesicht, die Hände und manchmal sogar die Fersen und andere Körperteile können davon betroffen sein.

Wenn eine Hautstelle rissig wird, so hat das seinen Grund darin, daß die oberste Hautschicht austrocknet. Begünstigende Faktoren sind Seife und Waschmittel, trockene Zimmerluft und ein Aufenthalt im Freien bei kaltem, windigem Wetter.

Vorbeugung und Heilung erfordern die gleichen Maßnahmen. Bei schlechtem Wetter schützt man im Freien die untere Gesichtspartie am besten mit einem Schal. Die Luft im Zimmer kann feucht gehalten werden. Nach dem Waschen sollte man die Haut trockentupfen – nicht heftig rubbeln. Und es empfiehlt sich, regelmäßig pflegende Cremes und Lotions zu benutzen, um die Haut geschmeidig zu erhalten und mit genügend Feuchtigkeit zu versorgen.

Wie kann man heiß und kalt unterscheiden?

In der Haut befinden sich spezialisierte Rezeptoren des Wärme-Kälte-Sinnes. Einige davon sind empfindlich für Wärme, andere dagegen für Kälte. Je höher die Temperatur ist, desto mehr Impulse geben die Wärmerezeptoren pro Zeiteinheit ab. Und je niedriger die Temperatur, desto mehr Impulse geben die Kälterezeptoren pro Zeiteinheit ab. Auf diese Weise erfährt das Gehirn die Intensität von Wärme und Kälte.

Wärme- und Kälterezeptoren haben die Fähigkeit, sich anzupassen – wie jeder aus eigener Erfahrung weiß. Wenn man in ein heißes Bad oder in einen eiskalten See eintaucht, wird die Temperatur zunächst meist als unangenehm empfunden. Ein Schock kann eintreten. Aber nach kurzer Zeit ist das Unbehagen meist verflogen.

Warum empfindet man extreme Kälte und Hitze oft gleich?

Außer den Temperaturrezeptoren gibt es in der Haut auch Schmerzrezeptoren, die ebenfalls auf Temperatur reagieren, allerdings nur auf extreme Kälte und Hitze. Das Gehirn erlebt deshalb diese beiden Empfindungen – die ja von denselben Rezeptoren mitgeteilt werden – in der gleichen Weise.

Auf alle extremen Temperaturen sprechen also sowohl die Temperaturrezeptoren als auch die Schmerzrezeptoren an, und man empfindet die Hitze bzw. die Kälte als Schmerz.

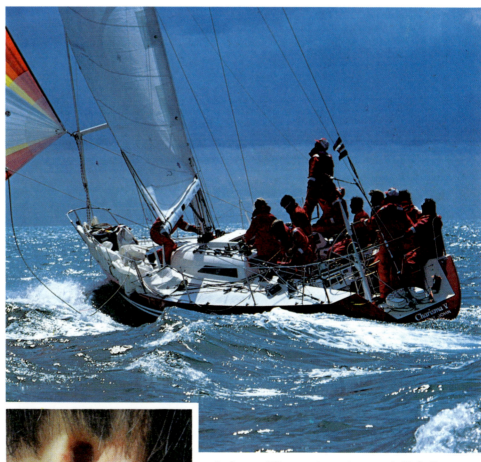

Perkutane Pflaster sehen wie normale Heftpflaster aus, stellen aber eine Revolution in der Verabreichung von Medikamenten dar. Diese werden hier mittels Absorption durch die Haut aufgenommen. Menschen, die wegen einer Reisekrankheit Medikamente nehmen müssen – etwa Segler auf kleineren Schiffen, die leicht seekrank werden –, tragen das Pflaster hinterm Ohr (links). Von größerer Bedeutung ist die Anwendung bei Angina pectoris. Ein Nitroglyzerinpflaster sorgt hier für eine gleichmäßigere Medikamentzufuhr als oral eingenommene Tabletten.

Gefahren für die Haut

Gefahren in der Natur

Eine Hautveränderung, die durch Substanzen in der Umwelt hervorgerufen wird, nennt man in der Fachsprache ein allergisches Kontaktekzem. Oft tritt eine solche Reaktion auf, wenn jemand eine Pflanze berührt hat oder auch nur einen Gegenstand, der pflanzlichen Ursprungs ist. Bekannt in dieser Hinsicht ist die Brennessel. Manche Menschen sind überdies beispielsweise schon gegen Primeln oder Erdbeeren allergisch. Auch der Riesenbärenklau *(Heracleum mantegazzianum)* mit seinen prächtigen, hellen Blütendolden muß von Personen mit empfindlicher Haut gemieden werden. Besonders berüchtigt sind zwei Giftsumacharten, *Rhus toxicodendron* und *Rus radicans*, die vor allem in Nordamerika vorkommen („poison ivy"), aber auch in botanischen Gärten in Europa gehalten werden. Sie sind so giftig, daß schon eine Berührung heftige Hautentzündungen hervorruft. In den meisten Fällen liegt die Ursache in den Blättern oder Blüten der betreffenden Pflanzen. Bei der Eiche ist es jedoch die Rinde, die bei einigen Menschen Hautreizungen verursacht. In andern Fällen ist das Holz der Urheber eines Kontaktekzems, etwa das des Maulbeerbaums, ferner Palisander oder Mahagoni.

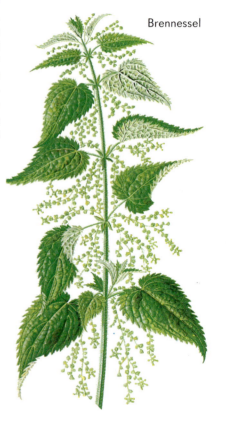
Brennessel

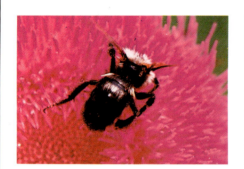
In einer Blüte kann eine Biene sitzen. Also Vorsicht beim Blumenpflücken!

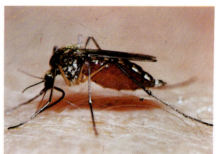
Mückenstiche sollte man mit Salben, kalten Umschlägen oder Eis behandeln.

Kann man sich gegen Insektenstiche schützen?

Das Risiko, von einer Biene oder Wespe gestochen zu werden, ist am geringsten im Frühling, wenn diese Insekten gerade angefangen haben, ihre Stöcke zu bauen, und am größten im Sommer und Herbst, da dann in einem Bienenstock 2000–3000 Bienen leben können. Ihre Hauptnahrungsquelle sind Blüten. Daher muß man in Gärten und auf blühenden Wiesen am ehesten mit Insektenstichen dieser Art rechnen.

Bienen und Wespen werden von leuchtenden Farben angezogen. Deshalb ist Kleidung aus Khaki die sicherste fürs Freie. Dieser Stoff hat nicht nur eine neutrale Farbe, sondern er ist auch dicht gewebt, so daß Insektenstiche nicht ohne weiteres hindurchdringen.

Außerdem sollte man kein Parfüm und keine parfümierten Cremes und Haarsprays benutzen, da die Duftstoffe, die sie enthalten, stechende Insekten anziehen. Wenn man ein Insektenmittel benutzt, sollte man die Gebrauchsanweisung lesen, die über die Dosierung und Häufigkeit der Anwendung Auskunft gibt.

Was tun, wenn man gestochen worden ist?

Wenn man von einer Wespe oder Hornisse gestochen worden ist, sollte man das Insekt wegschnippen und dann einen Eiswürfel auf die betroffene Stelle legen oder sie in kaltes Wasser tauchen. Bleibt bei einem Bienenstich der Stachel in der Haut stecken, entfernt man ihn vorsichtig mit den Fingernägeln und wäscht die Stelle mit Wasser und Seife.

Wenn nach einem Bienenstich das Gesicht anschwillt und Kreislaufstörungen, Kurzatmigkeit oder andere Beschwerden auftreten, muß man sofort ärztliche Hilfe holen. Wer an einer ausgeprägten Allergie leidet, sollte sich vom Arzt Medikamente für den Notfall verschreiben lassen und diese bei sich tragen.

Wie entfernt man eine Zecke?

Diese kleinen, blutsaugenden Insekten kommen besonders zahlreich in Gelände mit Büschen und hohem Gras vor. Wenn sich eine Zecke in der Haut festgebissen hat, saugt sie sich voll Blut, so daß ihr Körper dick anschwillt. Man ist versucht, das Tier schnellstens wegzureißen. Sein Kopf steckt aber fest in der Haut; deshalb muß man die Zecke dazu bringen loszulassen. Zu diesem Zweck betupft man sie mit Öl, so daß sie nicht mehr atmen kann. Innerhalb weniger Minuten lösen sich dann ihre mit Widerhaken versehenen Mundwerkzeuge, und die Zecke läßt sich mit einer Pinzette entfernen.

DIE HAUT

Können Kröten Warzen verursachen?

Bei Warzen handelt es sich um gutartige Hautwucherungen. Seit alter Zeit sind sie von Aberglauben umrankt. So sagte man früher, Warzen könnten durch Kröten verursacht und durch den Saft von Wolfsmilchgewächsen und andere Wundermittel weggezaubert werden. Tatsächlich verschwinden manche Warzen ganz von selbst, und sicherlich ist das auch einmal geschehen, wenn jemand ein „magisches" Mittel benutzt hatte. Das mag eine Erklärung dafür sein, daß es diesen Aberglauben auch heute noch gibt.

Das Schlimmste, was man bei einer Warze machen kann, ist zu versuchen, sie selber herauszuschneiden. Der Gebrauch von nicht sterilisierten Instrumenten birgt immer Gefahren. Darüber hinaus kann man sich auf diese Weise mit dem Virus, das die Warze verursacht hat, auch neu anstecken, so daß weitere Warzen auftreten.

Die Apotheken halten rezeptfreie Warzenmittel bereit. Sitzen Warzen an schwierigen Stellen, z. B. an den Fußsohlen, sollten sie ärztlich behandelt werden.

Warum ist die Haut nach einem heißen Bad runzlig?

Ein ausgiebiges heißes Bad mag entspannend sein, aber es beeinträchtigt vorübergehend eine der Haupteigenschaften der Haut: die normalerweise vorhandene Wasserundurchlässigkeit. Wäre die Haut nicht dicht, so würde sich der Körper beim Schwimmen und Baden jedesmal mit Wasser vollsaugen. Dies wird durch das Keratin verhindert, ein Eiweiß, das von bestimmten Zellen der Oberhaut gebildet wird. Es wirkt aber nicht nur als Schutzbarriere gegen Nässe, sondern auch gegen Bakterien und viele Reizstoffe.

Bei langem Baden nimmt die Hornschicht der Oberhaut Wasser auf und quillt ungleichmäßig, ähnlich wie Wellpappe, so daß sie, wenn man aus der Wanne steigt, voller Runzeln ist. Sobald das Wasser aus den Zellen verdunstet, nimmt die Haut wieder ihre gewohnte Form an, und die Runzeln verschwinden.

Kann Kleidung der Haut schaden?

Viele Menschen sind allergisch gegen bestimmte Stoffe, beispielsweise gegen Wolle und Pelze. Weniger bekannt sind Kontaktallergien, die bei der Berührung mit Leder auftreten. Lederjacken oder Ledersandalen können einen heftigen Ausschlag verursachen.

Solche Reaktionen werden aber nicht immer von Chemikalien, Farbstoffen oder Textilien ausgelöst. Bei zu enger Kleidung können übermäßige Wärme und Feuchtigkeit entstehen und ebenfalls einen Ausschlag hervorrufen oder eine schon vorhandene Allergiebereitschaft verstärken. Auch elastische Kunststoffe, wie sie in Stretchhosen und Unterwäsche verarbeitet werden, können einen Hautausschlag zur Folge haben.

Wann bekommt man eine Hornhaut oder Hühneraugen?

Hornhaut ist eine Verdickung der Hornschicht der Oberhaut. Sie entsteht durch Druck und bei starker Beanspruchung. Wenn man Schuhe trägt, die zu eng sind oder scheuern, so bildet sich an den betroffenen Stellen eine Hornhaut. Auch an den Händen kann sich Hornhaut bilden, wenn man viel manuelle Arbeit leistet.

Hühneraugen bestehen ebenfalls aus Hornhaut. Sie bilden sich meistens an den Zehen und sind kegelförmig. Der Druck, durch den ein Hühnerauge entsteht, hat zur Folge, daß es sich in die empfindlichen tieferliegenden Schichten der Haut einbohrt. Auf diese Weise werden erhebliche Schmerzen verursacht. Es gibt zwei verschiedene Arten von Hühneraugen: harte, die sich an der Oberfläche der Füße entwickeln, und weiche, die zwischen den Zehen entstehen.

Um die Bildung von Hornhaut und Hühneraugen zu verhindern, sollte man nur einwandfrei passende Schuhe tragen. An Stellen mit Hornhaut läßt sich die oberste Schicht nach dem Baden mit Hilfe eines Bimssteins oder einer Feile entfernen. Hühneraugen hingegen müssen von einem Arzt oder einer Fachkraft entfernt werden. Um zu vermeiden, daß Hühneraugen und Hornhaut sich neu bilden, kann man die gefährdeten Stellen (normalerweise an den Zehen) durch ein kleines, weiches Polster schützen.

Wie eine Schürfwunde heilt

Nach einer Verletzung, etwa einer Schürfwunde, lösen die benachbarten Zellen ihre Verbindung mit den darunterliegenden Zellen. Dann vergrößern sie sich und beginnen zu wandern.

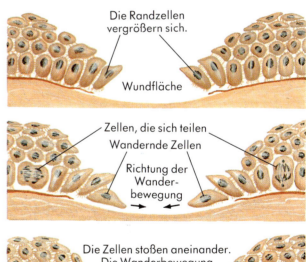

Die Randzellen vergrößern sich.

Wundfläche

Zellen, die sich teilen
Wandernde Zellen
Richtung der Wanderbewegung

Die vergrößerten Zellen bewegen sich über die Wunde hin. Unterdessen vermehren sich andere Basalzellen sehr rasch, um den nötigen Ersatz zu liefern.

Von allen Seiten bedecken die wandernden Zellen die Wunde. Sobald sie völlig überdeckt ist, wenn die Zellen also aneinanderstoßen, hört die Wanderbewegung auf.

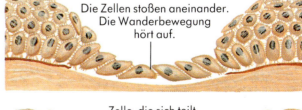

Die Zellen stoßen aneinander. Die Wanderbewegung hört auf.

Die Abschürfung heilt weiter, weil Epithelzellen sich vermehren. Durch ständige Zellteilung wird die normale Dicke der Haut wiederhergestellt.

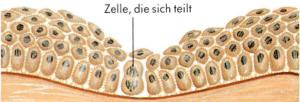

Zelle, die sich teilt

Vom Sonnenbrand bis zur Frostbeule

Wodurch entsteht ein Sonnenbrand?

Eine der vielen verschiedenen Arten von Strahlen, welche die Sonne aussendet, ist das unsichtbare ultraviolette Licht. Es hat eine kürzere Wellenlänge als das sichtbare Licht. Für den menschlichen Körper sind die ultravioletten Strahlen teilweise von Nutzen. Sie helfen ihm beispielsweise bei der Herstellung von Vitamin D. Aber zuviel ultraviolettes Licht läßt die Haut vorzeitig altern; überdies verursacht es Sonnenbrand und erhöht sogar das Risiko, Hautkrebs zu bekommen.

Glücklicherweise kann sich der Körper gegen diese Gefahren schützen, und zwar mit Hilfe von Melanin, dem Pigment, das der Haut Farbe verleiht. Wenn ultraviolette Strahlung auf Melanin trifft, wird sie größtenteils von diesem Stoff absorbiert.

Warum wird sonnenverbrannte Haut rot und schält sich?

Die ultravioletten Strahlen, die Sonnenbrand verursachen, schädigen die Zellen der Oberhaut. Daraufhin setzen diese Zellen Stoffe frei, welche die Blutgefäße erweitern, so daß mehr Blut durch sie hindurchfließt: Die Haut rötet sich. In schweren Fällen sind auch tiefer liegende Zellen betroffen, so daß sich Blasen bilden können.

Die Zerstörung von Zellen ist die Ursache dafür, daß die Haut sich dann schält. Wenn Hautzellen in großer Zahl zerstört werden, geht der Körper nämlich sofort daran, den Schaden zu beheben, indem er beschleunigt neue Zellen herstellt. Er produziert so viele Zellen, daß sie sich an die Oberfläche drängen und dadurch die verbrannten Zellen zwingen, sich abzulösen.

Durch den Schaden werden auch die Melanin produzierenden Zellen dazu angeregt, sich schneller als sonst zu vermehren. Deshalb ist mehr Pigment vorhanden, das die neuen Zellen auf ihrem Weg an die Oberfläche der Haut aufnehmen können. Dieses zusätzliche Melanin verleiht der Haut die braune Färbung.

Zwar gibt es Sonnencremes, welche ultraviolette Strahlen herausfiltern und den Körper so vor Sonnenbrand schützen; dennoch ist es vernünftig, Sonnenbäder nicht zu lange auszudehnen, sondern die Sonne richtig dosiert zu genießen. Am besten legt man sich nicht gerade in den heißen Mittagsstunden in die Sonne, denn dann ist die ultraviolette Strahlung am intensivsten. Dies gilt besonders für hellhäutige Menschen.

Einen Sonnenbrand kann man aber auch

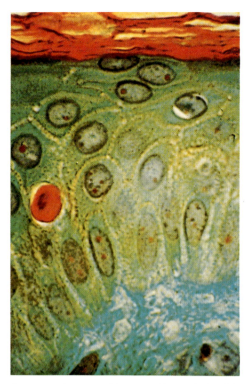

Sonnenverbrannte Haut im Querschnitt. Die oberste Schicht – hier orange gefärbt – ist im Begriff, sich abzuschälen. Die orangefarbene Zelle links in der Mitte weist eine Schädigung durch ultraviolettes Licht auf.

im Schatten bekommen oder wenn die Sonne durch Wolken verdeckt ist. Denn ultraviolette Strahlen können Wolken durchdringen, und sie werden von Wasserflächen und Sand reflektiert. Wie am Meeresstrand ist man auch auf schneebedeckten, hohen Bergen stark der Gefahr eines Sonnenbrands ausgesetzt. Denn nicht die Sonnenhitze „verbrennt" die Haut, sondern das ultraviolette Licht, das in jeder Jahreszeit von der Sonne ausgestrahlt wird. Und Schnee kann genauso wie Sand und Wasser die ultravioletten Strahlen reflektieren und so die damit verbundene Gefahr erhöhen.

Kann kaltes Wetter der Haut schaden?

Die Haut braucht Feuchtigkeit, wenn sie gesund bleiben soll. Bei kaltem Wetter kann es sein, daß die trockene Luft im Freien der Haut ihre schützende Feuchtigkeit entzieht, so daß sie aufspringt und schuppig und rauh wird – manchmal sogar rissig.

Seife und heißes Wasser können der Haut ebenfalls schaden, besonders bei kaltem Wetter. Seife entfernt schützende Fette und Öle von der Haut. Um den Schaden gering zu halten, sollte man dann weniger baden, und bei kaltem Wetter ist lauwarmes Wasser zum Baden besser als heißes. Fetthaltige Cremes und Lotions können mithelfen, die Haut vor Austrocknung zu bewahren. Die Wirkung dieser Mittel besteht darin, daß die aufgetragene Fettschicht das Verdunsten der natürlichen Feuchtigkeit in der Haut verhindert.

Welches ist die beste Erste Hilfe bei Verbrennungen?

Bei einer Verbrennung verzichte man auf Puder, Mehl, Öl, Butter und alle Cremes; sie helfen nicht, sondern schaden eher. Wenn man sich an den Gliedmaßen verbrannt hat, sollte man die verletzte Hautstelle unter fließendes kaltes Wasser halten oder mit kalten, feuchten Tüchern bedecken. Das gilt nicht für den Rumpf und das Gesicht.

Brandwunden bedeckt man keimfrei mit einem Brandwundenpäckchen oder -verbandtuch. Ausgedehntere Verbrennungen müssen sofort ärztlich behandelt werden. Bei Verbrühungen entfernt man möglichst rasch die Kleidung. Schmuck nimmt man von den verletzten Körperteilen ab, wenn das noch möglich ist. Später ist das oft schwieriger, da verbrannte Haut anschwillt.

Bei Verätzungen durch Chemikalien ist es besonders wichtig, diese Stoffe unter fließendem kaltem Wasser abzuwaschen. Man macht das 5–15 Minuten lang. In allen schweren Fällen von Verbrennungen, Verbrühungen und Verätzungen muß sofort ein Arzt verständigt werden.

Kann man Haut im Reagenzglas züchten?

Das beste Hauttransplantat für eine schwere Verbrennung stammt vom Körper des Patienten selbst. Manchmal ist jedoch nicht mehr genügend Haut zum Transplantieren vorhanden. Dann muß der Arzt zu einem Ersatz greifen.

Schweinehaut ist menschlicher Haut ziemlich ähnlich. So kann man sie als Ersatz für menschliche Haut verpflanzen. Auch gibt es Hautbänke, wo lebendes Hautgewebe aufbewahrt wird. Dies sind aber nur vorübergehende Notbehelfe, da der Körper solche Transplantate nach kurzer Zeit als Fremdmaterial wieder abstößt.

In jüngster Zeit haben Forscher ein besseres Verfahren zur Herstellung dauerhafter Transplantate entwickelt. Man entnimmt dabei kleine Hautstücke des Patienten und zermahlt sie. Im Labor werden sie dann in Reagenzgläser gefüllt und mit Stoffen gemischt, die das Zellwachstum fördern. Daraufhin vermehren sie sich stark.

Der Haut, die auf solche Weise entsteht, fehlt die Lederhaut. Die Fachleute sind sich noch nicht darüber im klaren, ob das von Bedeutung ist. Jedenfalls hat man diese Methode bereits mit offensichtlichem Erfolg angewandt. So konnte man zwei Kindern das Leben retten, bei denen 97 Prozent der Körperoberfläche Verbrennungen erlitten hatten. Es gelang den Ärzten, für jeden der beiden Patienten etwa 8400 Quadratzentimeter Haut im Reagenzglas zu züchten.

Warum sind Erfrierungen gefährlich?

Wenn die Haut erfroren ist, sind die Blutgefäße des betroffenen Körperteils – in den meisten Fällen handelt es sich um die Finger, Zehen, Ohrläppchen, die Nasenspitze oder andere exponierte Teile des Gesichts – vollständig verschlossen. Der Stillstand der Blutzirkulation an diesen Stellen bedroht unmittelbar das Leben des jeweiligen Gewebes. Denn wenn der Blutkreislauf nicht rechtzeitig wiederhergestellt wird, stirbt das Gewebe ab und wird brandig.

Diese Gefahr wird noch dadurch verstärkt, daß Erfrierungen manchmal unbemerkt vor sich gehen – bis es zu spät ist. Eine Erfrierung kann heimtückisch sein. Oft kommt sie schleichend und fast ohne Warnung. Man fühlt vielleicht einen kleinen Schmerz und ein Jucken oder Brennen, aber wenn der betroffene Körperteil erst einmal erfroren ist, spürt man nichts mehr; das Gewebe ist wie betäubt.

Wie schwerwiegend eine Erfrierung ist, das hängt davon ab, wie kalt es zu dem betreffenden Zeitpunkt war und wie lange der Körper der Kälte ausgesetzt war. In leichteren Fällen ist nur die Oberhaut betroffen. Bei tieferen Temperaturen und längerem Aufenthalt in dieser Kälte kriecht der Frost bis in die Lederhaut und in die Unterhaut. In schlimmen Fällen kann das Gewebe bis zu den Knochen erfroren sein.

Manchmal bleibt als einzige Hilfe nur noch die Amputation. Wenn die Erfrierungen nicht so stark sind, kann aber auch mit weniger drastischen Mitteln geholfen werden. Feuchte Wärme in Form eines heißen Bades von etwa 40 Grad Celsius läßt das erfrorene Gewebe auftauen. Dabei muß die Wiedererwärmung schnell vor sich gehen. Bevor man sich in die heiße Wanne setzt, sollte man die Wassertemperatur mit einem Körperteil prüfen, der keine Erfrierungen aufweist. Erfrorene Hautstellen einer Volksweisheit entsprechend mit Schnee abzureiben ist schädlich.

Grade der Verbrennung und Behandlungsmethoden

Die drei Verbrennungsgrade entsprechen den drei Hautschichten. Bei einer Verbrennung ersten Grades ist nur die oberste Schicht, die Oberhaut, geschädigt. Eine Verbrennung zweiten Grades dringt tiefer bis in die Lederhaut. Hierdurch können Blutgefäße verletzt worden sein, und es kann Plasma austreten, so daß sich Blasen bilden. Verbrennungen dritten Grades reichen bis in die Unterhaut. Da die Unterhaut nur langsam heilt, kann sie leicht von Bakterien befallen werden.

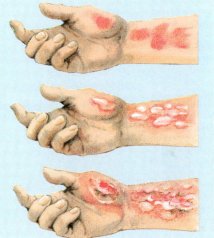

Verbrennungen ersten Grades, z. B. Verbrühungen, schädigen die äußere Haut und heilen von allein. Kaltes Wasser bringt Linderung.

Verbrennungen zweiten Grades schädigen die tiefer liegende Lederhaut. Solange die entstehenden Blasen nicht platzen, schützen sie den verletzten Bereich.

Verbrennungen dritten Grades schädigen auch die Unterhaut. Sie müssen sofort vom Arzt behandelt werden.

Bei einer Verbrennung dritten Grades muß gegebenenfalls eine Hauttransplantation vorgenommen werden, da das freiliegende Unterhautgewebe nicht schnell genug heilt, um den Körper vor Infektionen und Flüssigkeitsverlust zu schützen. Wenn die Verbrennung nicht zu ausgedehnt ist, so ist am Körper wahrscheinlich ein genügend großes Stück gesunder Haut vorhanden, das transplantiert werden kann. Dieses Stück muß nicht so groß sein wie die verbrannte Stelle, da man es mit Hilfe verschiedener Techniken vergrößern kann. Eine dieser Techniken besteht darin, Haut von der Spenderstelle zu nehmen, sie in kleine Stückchen zu zerschneiden und die verbrannte Stelle damit locker abzudecken. Bei einer anderen Methode zermahlt man ein Stück Haut vom Patienten, tut die Stückchen in eine Nährlösung und züchtet daraus größere Hautstücke. Unlängst ist auch eine neue Kunsthaut (unten) entwickelt worden, die der Körper nicht abstößt.

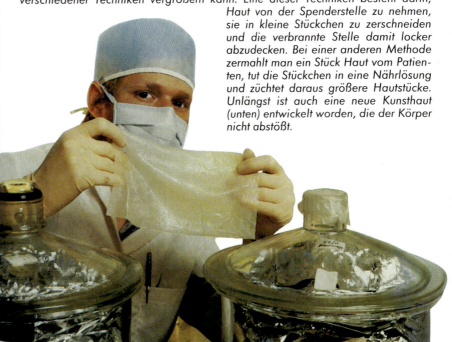

Häufige Hautleiden

Wie sich Akne entwickelt

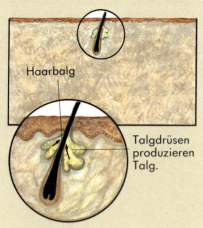

Am Haarbalg befinden sich Talgdrüsen. Während der Pubertät ist die Talgproduktion erhöht.

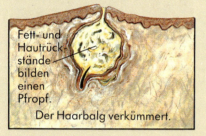

Zuviel Talg sammelt sich an. Der Gang erweitert sich; die Porenöffnung wird verstopft.

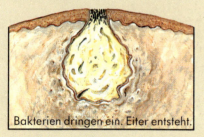

Die dunkle Farbe an der Porenöffnung rührt von Melanin her, das von der Haut produziert wird.

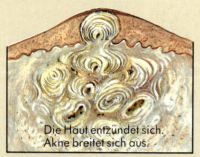

Wenn die Wand des Haarbalgs zerreißt, entstehen Pickel und Akne. Die Pickel sollte man nicht ausdrücken.

Welches ist das häufigste Hautleiden?

Die Natur ist zu jungen Menschen zuweilen nicht nett. Gerade in dem Alter, in dem gutes Aussehen besonders wichtig genommen wird und die Anziehung auf das andere Geschlecht ein Dauerthema ist, besteht eine nicht geringe Wahrscheinlichkeit, daß man von Akne befallen wird. Akne beeinträchtigt den Teint und ist obendrein sehr verbreitet; sie stellt das häufigste Hautleiden dar.

Bei Jungen ist das Leiden meist ausgeprägter als bei Mädchen, denn die Hauptursache der Akne ist ein Anstieg der Produktion von männlichen Hormonen. Männer produzieren diese Hormone natürlich in großen Mengen. Aber auch im weiblichen Körper werden sie ausgeschüttet, allerdings in viel geringerem Maße. Außerdem wird die Entstehung von Akne offenbar durch bestimmte Hautbakterien gefördert, die bei beiden Geschlechtern vorkommen. Diese Bakterien wandeln die Fette der Haut in chemische Reizstoffe um.

Die Talgdrüsen der Haut produzieren einen fettigen Stoff, den Talg. Dieser gelangt durch die Haarfollikel an die Hautoberfläche und fettet die Haut ein – was für sie gut ist. In der Jugend aber regen die männlichen Hormone die Produktion von Talg übermäßig an, so daß oft die Follikel verstopft werden. Auf diese Weise entsteht Akne, nämlich Pickel und Entzündungen, und zwar hauptsächlich im Gesicht, am Hals und an den Schultern. In schlimmen Fällen bilden sich auch schmerzhafte Abszesse.

Kann man Akne heilen?

Manche Jugendliche, die an Akne leiden, glauben irrtümlicherweise, Akne entstehe durch Schmutz. Infolgedessen schrubben sie ihr Gesicht täglich mehrmals heftig mit Wasser und Seife. Auf diese Weise machen sie die Sache aber nur noch schlimmer. Das einzige wirkliche Heilmittel bei Akne ist die Zeit.

Trotzdem kann man einiges tun, um das Leiden unter Kontrolle zu halten, bis es von selbst abklingt. So ist es richtig, das Gesicht mit milder Seife zu waschen, besonders wenn man eine fettige Haut hat. Auch Sonnenbäder, die man nicht übertreibt, sind empfehlenswert. Auf Schokolade und andere Süßigkeiten braucht man – entgegen einer verbreiteten Meinung – nicht zu verzichten.

Vermeiden sollte man aber doch scharfe Seifen sowie Gesichtscremes und Feuchtigkeitscremes, die die Haarfollikel verstopfen, so daß das Hautfett nicht heraus kann. Außerdem verzichtet man besser auf Ponyfrisuren, Stirnbänder, Rollkragenpullover und andere engsitzende Kleidungsstücke, die ebenfalls verhindern, daß das Hautfett austritt. Wenn solche einfachen Maßnahmen nicht ausreichen, muß man zum Hautarzt gehen.

Was sind Furunkel und Karbunkel?

Früher konnte man an einem Karbunkel sterben. Heute bekommt man ein solches Übel mit Penizillin und anderen Antibiotika schnell unter Kontrolle. Schmerzhaft sind Karbunkel aber immer noch.

Ein Karbunkel ist entweder ein sehr großes Furunkel, oder es besteht aus mehreren Furunkeln, die unter der Haut durch Kanäle miteinander verbunden sind und bei denen mehrere Haarbälge betroffen sind.

Die Ursache eines Furunkels ist eine Infektion – meist durch Staphylokokken –, die eine eitrige Entzündung eines Haarbalgs und der dazugehörigen Talgdrüse verursacht. Es entsteht eine Art Abszeß. Furunkel bilden sich bevorzugt in der Achselhöhle, im Gesicht, am Hals, am Rücken und am Gesäß. Die anschwellenden Eiterbeulen drücken auf die Nerven unter der Haut und verursachen Schmerzen.

Die einfachste Behandlung besteht in feuchten, warmen Umschlägen, die man in regelmäßigen Abständen einige Minuten lang auflegt. Dadurch werden die Schmerzen gelindert, und das Furunkel zieht sich schneller zusammen. Schließlich bricht der Eiter durch. Die zurückbleibende Höhle kann dann rasch ausheilen. Ein Karbunkel muß dagegen meistens vom Arzt geöffnet werden, damit der Eiter richtig abfließen kann.

Die beste Vorbeugung gegen Furunkel und Karbunkel sind gute Hygiene und gute Abwehrkräfte des Körpers. Die meisten Menschen bekommen in ihrem Leben ein- oder zweimal ein Furunkel. Häufige Rückfälle beruhen oft auf schlechter Hygiene oder ungeeigneter Ernährung, manchmal auch auf einer Zuckerkrankheit.

Worin besteht das Geheimnis der Schuppenflechte?

Die Schuppenflechte ist eine leidige Sache, wie diejenigen, die davon betroffen sind, nur allzu gut wissen. Einige Tatsachen im Zusammenhang mit dieser Krankheit sind jedoch tröstlich.

DIE HAUT

Die Schuppenflechte beeinträchtigt nicht den allgemeinen Gesundheitszustand, es sei denn, man ist sehr jung oder sehr alt. Sie ist auch nicht ansteckend. Und oft verschwindet sie für lange Zeit ganz. Einer Untersuchung zufolge berichteten von 5600 Patienten 39 Prozent, ihre Krankheit habe für einen Zeitraum zwischen 1 und 54 Jahren nachgelassen. Darüber hinaus sagten 29 Prozent der Patienten aus, daß bei ihnen die Symptome ohne jede Behandlung verschwunden seien.

Die Schuppenflechte ist nicht nur insofern geheimnisvoll, als man ihren Verlauf nicht vorhersagen kann, sondern auch deswegen, weil man die Ursache nicht kennt. Vererbung spielt eine Rolle. Manchmal treten die Symptome zum ersten Mal nach einer Hautverletzung auf, manchmal aber auch dann, wenn der Betroffene besonderen Belastungen ausgesetzt war.

In jedem Fall ist die Krankheit ein Zeichen dafür, daß sich die Hautzellen zu schnell vermehren und deshalb nicht mehr alle auf normale Weise abgestoßen werden können. Es bilden sich erhabene, rote Flecken mit silberweißen Schuppen, zumeist an den Knien, den Ellbogen und unten am Rücken.

Was kann man bei einer Schuppenflechte tun?

Allen Patienten, die an Schuppenflechte leiden, kann mit einer Behandlung zumindest zeitweise geholfen werden. Empfehlenswert sind Sonnenbäder und Höhensonne, dazu eine Salbe aus Kohlenteer. In hartnäckigen Fällen kann der Arzt eine kortisonhaltige Salbe verschreiben. Allerdings können dann Nebenwirkungen auftreten.

Viele Patienten, die an Schuppenflechte leiden, finden durch Selbstbeobachtung heraus, unter welchen Umständen die Symptome bei ihnen schlimmer werden, und richten sich dann darauf ein.

Wie schützt man sich vor Fußpilz?

Fußpilz kann man sich auf dem feuchten Boden von Umkleidekabinen in Schwimmbädern sowie auf den nassen Plattenwegen um Schwimmbecken herum holen. Die Ursache ist ein Pilz, der die Haut zwischen und unter den Zehen befällt. Sie juckt dann und schält sich. Überdies entstehen Risse, manchmal auch Blasen.

Der Pilz gedeiht bei Feuchtigkeit; wer seine Füße trocken hält, bekommt nur selten Fußpilz. Um Fußpilz zu vermeiden, muß man also auf luftdurchlässiges Schuhwerk achten, in dem sich keine Feuchtigkeit stauen kann. Das gleiche gilt, wenn man bereits an Fußpilz leidet. Überdies sollte man immer Strümpfe aus Baumwolle oder einer andern Naturfaser tragen, die den Schweiß aufsaugen. Nach dem Baden muß man die Füße unbedingt gründlich abtrocknen, besonders zwischen den Zehen. Außerdem kann man pilztötende Puder, Cremes oder Lösungen benutzen.

Sind alle Arten von Hautkrebs gleich gefährlich?

Die beiden häufigsten Arten von Hautkrebs entstehen vorwiegend bei hellhäutigen Menschen und an Körperstellen, die am stärksten der Sonne ausgesetzt sind. Es handelt sich um das Basalzellkarzinom, das die untere Schicht der Oberhaut befällt, und das Plattenepithelkarzinom, das aus andern Zellen der Oberhaut entsteht. Bei diesen beiden bösartigen Hautwucherungen sind aber auch die Heilungschancen am größten; denn die meisten Fälle sprechen auf eine Behandlung gut an.

Bei der dritten Art sind die Aussichten dagegen weniger gut. Zum Glück ist dies der seltenste Hautkrebs. Es handelt sich hier um das bösartige Melanom, eine Entartung von Pigmentzellen, die das Melanin herstellen. Die Krankheit muß so früh wie möglich erkannt und behandelt werden, wenn die Heilungschancen gut sein sollen. Melanome sind so gefährlich, weil sie häufig Tochtergeschwülste an andern Stellen des Körpers aussäen.

Alte Volksweisheit: Salben und Tinkturen

Als die medizinische Wissenschaft noch in den Kinderschuhen steckte und nur wenige Menschen wußten, wie der menschliche Körper überhaupt funktioniert, blühte die Quacksalberei. Verabreichte man ein bestimmtes Mittel und der Patient genas, glaubte man an die Wirkung jener Medizin – obwohl der Kranke vielleicht auch von selbst gesund geworden wäre. Solche Mittel waren oft mehr als sonderbar: Asche aus Schlangenhaut bei Wunden, Nesselsamen gegen Hundebisse und eine lebende Spinne in einer Butterhülle gegen Gelbsucht. Derartige Hausmittel stellten eine Mischung aus Not, Versuch und Hoffnung dar. Wenn ein Scharlatan in einer Stadt auftrat, waren die Leute ganz wild auf die angebotenen Allheilmittel. Eine solche Medizin versprach etwa Heilung bei „Skrofulose, Wundrose, Grind, Rheumatismus, Aussatz, Skorbut, Pickeln, Geschwüren und allen Hautkrankheiten, welcher Art und welchen Namens auch immer". Außerdem spielte die Magie in der volkstümlichen Heilkunst eine beträchtliche Rolle. Man glaubte, daß Kobolde und Dämonen die Schmerzen bereiteten, und erfand Rituale und Zaubersprüche, um ihnen zu begegnen. Aber nicht jedes Heilmittel vergangener Zeiten war wirkungslos. Amazonasindianer entdeckten, daß der Chinarindenbaum – aus dem Chinin gewonnen wird – Malariaanfälle verhindern kann. Außerdem kannte man eine Reihe von Betäubungsmitteln.

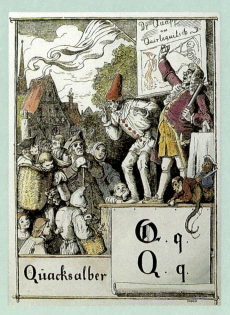

Patentmedizinen blühten noch im 19. Jahrhundert. Diese Darstellung eines Quacksalbers schuf Ludwig Richter (1803–84) für den Buchstaben „Q" in einem ABC-Buch, das um 1860 erschien.

Schäden reparieren, Falten glätten

Die natürlichen Spaltbildungen der Haut

Das Collagen der untersten Schicht der Lederhaut ist in Faserbündeln angeordnet. Diese Bündel bilden natürliche Spalten in der Haut. Sie werden auch Langer-Linien genannt und markieren Hauptspannungslinien (siehe Abb.). Schnitte in der Richtung dieser Linien klaffen nicht, und die Narben, die sie hinterlassen, sieht man weniger. So schneidet ein Chirurg, wenn irgend möglich, entlang einer dieser Linien.

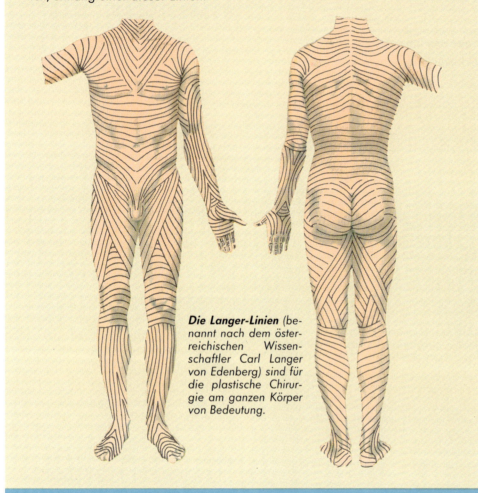

Die Langer-Linien (benannt nach dem österreichischen Wissenschaftler Carl Langer von Edenberg) sind für die plastische Chirurgie am ganzen Körper von Bedeutung.

Warum wird die Haut im Alter unelastisch und faltig?

Daß die Haut altert, hat seinen Grund in der Veränderung eines bestimmten Stoffes, der Collagen heißt und etwa 30 Prozent des Körpereiweißes ausmacht. Collagen ist der Hauptbestandteil der Lederhaut, also der mittleren Hautschicht, und auch des Bindegewebes. Ebenso enthalten Knochen, Knorpel und Bänder beachtliche Mengen an Collagen. Wenn dieser Stoff altert, verliert er durch einen Prozeß, den man als Polymerisation bezeichnet, Wasser. Außerdem verbinden sich bei diesem Vorgang die Moleküle zu langen Ketten, wodurch das Collagen einen großen Teil seiner Biegsamkeit und Elastizität einbüßt.

Der Elastizitätsverlust der alternden Haut begünstigt die Faltenbildung. Zusätzlich spielen dabei andere Faktoren eine Rolle, die noch bedeutsamer sind. Mit zunehmendem Alter vermindert sich das Fett im Unterhautgewebe, das als Polster für die inneren Organe dient. Wenn das Fett in dieser Schicht abgebaut wird, verliert die Haut einen Teil ihrer Stütze und fällt allmählich ein. Falten und scharfe Linien bilden sich. Man kann sich diesen Vorgang veranschaulichen, indem man sich etwa vorstellt, wie knapp sitzende Kleidung sich zunächst um einen dicken Menschen spannt und wie sie um ihn herumschlottert, nachdem er stark abgenommen hat.

Ein weiterer Faktor, der zur Faltenbildung nicht unwesentlich beiträgt, ist der Feuchtigkeitsverlust der Haut. Bei Kindern enthält das Gewebe mehr Wasser als bei Er-

Wie wird das Facelifting durchgeführt?

Beim Facelifting wird die schlaffe Gesichtshaut straff gezogen. Der Chirurg schneidet auf beiden Seiten über dem Gesicht in die Haut ein. Dabei führt er den Schnitt abwärts und vor dem Ohr entlang, schneidet darauf um das Ohr herum und weiter bis in die behaarte Kopfhaut. Anschließend trennt der Arzt die Gesichtshaut vom Unterhautgewebe, und zwar über das ganze Gesicht abwärts bis zum Kinn. Dabei werden Fettablagerungen am Hals und am Kiefer abgenommen. Wenn der Hals sehnig aussieht, kann der Arzt an dem verursachenden kleinen Muskel Änderungen vornehmen. Darauf wird die Haut über das Gesicht zurückgezogen und an das darunterliegende Gewebe angelegt. Als letztes schneidet der Arzt die überschüssige Haut ab und näht beide Hautlappen an der Kopfhaut fest.

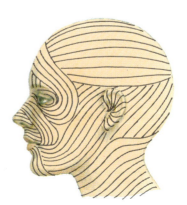

Die Spaltlinien am Kopf bestimmen die Schnittrichtung.

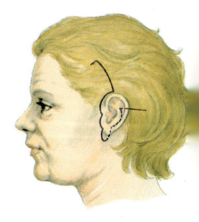

Der erste Schnitt verläuft oberhalb des Haaransatzes.

wachsenen. Überdies verlangsamt sich nach und nach die Tätigkeit der Talgdrüsen und der Schweißdrüsen, die die Haut mit Fett und Wasser versorgen. Mit zunehmendem Alter wird somit die Haut immer trockener. Lach- und Sorgenfalten werden dadurch betont und vertieft.

Kann Massage oder sonst etwas alternde Haut verjüngen?

Die Auswirkungen des Alterns auf die Haut lassen sich hinauszögern, aber jünger machen läßt die Haut sich nicht. Gymnastik und Massage sind gut für die Muskelspannung, den Muskeltonus; aber Falten und Elastizitätsverlust, die Zeichen der alternden Haut, können durch Gymnastik nicht rückgängig gemacht werden.

Abgesehen von der kosmetischen Chirurgie, besteht die wirkungsvollste Methode, eine alternde Haut in ihrem Aussehen zu verbessern, darin, daß man regelmäßig ein gutes Hautpräparat benutzt. Kein Präparat vermag jedoch der Haut die Feuchtigkeit, die durch das Altern verlorengeht, auf Dauer zurückzugeben.

Äußere Einflüsse können den Alterungsprozeß beschleunigen. Je mehr man sich den ultravioletten Strahlen der Sonne aussetzt, desto schneller altert die Haut. Wer das nicht glaubt, möge diejenigen Stellen seines Körpers betrachten, die normalerweise von Kleidung bedeckt sind. Die Haut am Rumpf, die der Badeanzug bedeckt, ist viel weicher und sieht viel jugendlicher aus als die Stellen, die häufig der Sonne ausgesetzt sind.

Wann sind plastische Operationen notwendig?

Die plastische – oder kosmetische – Chirurgie hat in vielen Fällen nichts mit Wünschen zu tun, die von der Eitelkeit eingegeben werden. Menschen können durch einen Unfall, durch Krankheit oder von Geburt an entstellt sein, so daß eine plastische Operation wirklich notwendig ist, wenn die Betroffenen ein normales Leben führen sollen.

Wie wichtig die Wiederherstellungschirurgie ist, wurde im Ersten Weltkrieg deutlich, als viele Soldaten durch Minen und andere Explosivwaffen entsetzlich entstellt wurden. Hier konnten Ärzte wesentliche Hilfe leisten. Aber nicht nur auf dem Schlachtfeld kann es zu solchen Verletzungen kommen. Auch die Opfer von Autounfällen sind oft auf die Wiederherstellungschirurgie angewiesen, ebenso manche Krebskranke, bei denen bestimmte Eingriffe notwendig waren. Und Hauttransplantationen gehören heute zur normalen Behandlung von entstellten Brandopfern. Zu den Geburtsanomalien, die durch fortschrittliche plastische Operationen behoben werden können, zählen zusammengewachsene Finger, Gaumenspalten und Mißbildungen der Geschlechtsteile.

Wann ist von einer Nasenoperation abzuraten?

Jugendliche sind zuweilen mit der Größe oder der Form ihrer Nase unzufrieden. Aber eine Nasenplastik – eine kosmetische Operation, bei der die Nase eine neue Gestalt bekommt – sollte erst vorgenommen werden, wenn die Nasenknochen nicht mehr wachsen und die Nase ihre endgültige Form erreicht hat. Normalerweise bedeutet dies, daß man von einer solchen Operation abraten muß, wenn der Betreffende nicht mindestens 15 oder 16 Jahre alt ist. Es gibt aber auch Fälle, bei denen ein Mensch erst mit 20 ausgewachsen ist.

Sieht eine wiederhergestellte Brust normal aus?

Die jüngsten Fortschritte auf dem Gebiet der plastischen Chirurgie der weiblichen Brust laufen parallel zu einer allgemeinen Änderung der Haltung gegenüber derartigen Operationen. Früher wurden sie generell als nutzlos angesehen; heute dagegen gilt als anerkannt, daß sie aus psychologischer Sicht für manche Brustkrebspatientinnen von elementarer Bedeutung sind. Dementsprechend bezahlen viele Versicherungsgesellschaften nun Wiederherstellungsoperationen bei Brustkrebs.

Natürlich können die Ärzte eine abgenommene Brust nicht voll ersetzen. Doch werden die eigene Haut sowie Muskeln der Patientin bei der Wiederherstellung benutzt. Die Form der Brust wird durch ein Implantat aus einer Silikonmasse geschaffen, die in eine Plastikhülle eingeschlossen ist. Die neue Brust ist meistens runder, flacher und fester als die natürliche. Die meisten Patientinnen sehen damit wieder völlig natürlich aus, wenn sie einen Büstenhalter, einen Badeanzug oder ein ausgeschnittenes Kleid tragen.

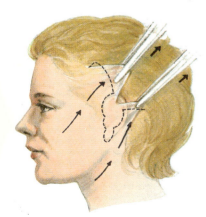

Die abgelöste Haut wird vom Hals an nach oben gezogen.

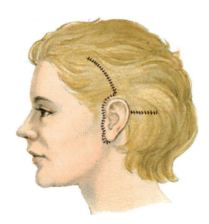

Die Haut wird abgeschnitten, genäht und heilt bald.

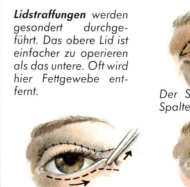

Lidstraffungen werden gesondert durchgeführt. Das obere Lid ist einfacher zu operieren als das untere. Oft wird hier Fettgewebe entfernt.

Der Schnitt folgt den Spalten.

Schnittlinie am unteren Lid

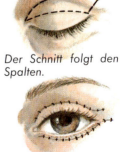

Die Haut wird seitwärts gestrafft.

Heilung und Risiko

Kann der Arzt bei Falten und Narben helfen?

Das Streben nach glatter Haut ist nicht neu. Schon vor 3500 Jahren stellten die Frauen in Ägypten aus Alabasterteilchen sowie Milch und Honig ein Schleifmittel her, um damit ihr Gesicht abzureiben.

Heute verfügt die kosmetische Chirurgie über eine Reihe von Techniken, um beschädigte Hautflächen wiederherzustellen. Bei der Dermabrasion wird die oberste Hautschicht regelrecht abgeschmirgelt. Mit dieser Methode kann man zwar Dellen, die durch Akne entstanden sind, und andere tiefe Narben nicht entfernen; wohl aber kann man sie weniger auffällig machen. Außerdem lassen sich auf diese Weise feine Linien und Fältchen glätten.

Bei der Dermabrasion wird die oberste Hautschicht abgetragen und damit auch ein großer Teil des Pigments. So ist es möglich, daß die Farbe des Teints sich an den betreffenden Stellen ändert – und so bleibt, auch nachdem neue Haut nachgewachsen ist. Das gilt besonders für Neger und andere Menschen mit dunkler Haut.

Eine weitere Technik ist die chemische Hautschälung. Seit vielen Jahren benutzen Ärzte bestimmte Chemikalien, um Warzen und andere harmlose Hautwucherungen wegzuätzen. Diese Methode kann auch zum Wegätzen kleiner Falten angewandt werden, besonders für die Fältchen um Mund und Augen.

Für den Patienten sind die Folgen dieser Behandlung ähnlich wie bei der Dermabrasion: Auch bei der Hautschälung besteht die Möglichkeit, daß die Gesichtsfarbe nachher anders ist als vorher. Daher wird diese Behandlung von manchen Dermatologen nur hellhäutigen Patientinnen empfohlen, da man damit bei ihnen die besten Ergebnisse erzielt.

Warum hinterlassen manche Verletzungen Narben?

Verletzungen, die nur die Oberhaut betreffen, hinterlassen nach der Heilung keine Narben. Nach Verletzungen hingegen, die auch die tiefer liegende Lederhaut in Mitleidenschaft ziehen, bildet sich manchmal narbiges Gewebe.

Die Lederhaut besteht zum großen Teil aus Collagen. Wird sie verletzt, dann beschleunigen die Collagen produzierenden Zellen ihre Tätigkeit, damit das zerstörte Gewebe ersetzt werden kann. Wenn das Ersatzmaterial in großen Mengen hergestellt wird, drängt es über die Lederhaut hinaus in die äußere Hautschicht. Dort erscheint es als Gewebe von anderer Struktur und unterschiedlichem Aussehen. Eine solche Stelle nennt man eine Narbe.

Was sind Keloide, und wie entstehen sie?

Bei den sogenannten Keloiden handelt es sich um wulstige, besonders auffallende Narben. Wie kommen sie zustande?

Wenn der Körper sich bemüht, den Schaden zu reparieren, der durch eine Verletzung entstanden ist, produziert er manchmal mehr neues Gewebe als nötig. Dieses wuchernde Gewebe bildet Narben, die zunächst etwas erhaben aussehen. Die meisten flachen sich später ab, aber einige, die Keloide, bleiben wulstig, erhaben. Außerdem sehen sie im Vergleich zu dem sie umgebenden Gewebe glänzend und glatt aus. Auch bedecken sie meist eine etwas größere Fläche als die der eigentlichen Verletzung. Bei dunkelhäutigen Menschen sind Keloide häufiger anzutreffen. Meistens bilden sie sich nach schweren Verletzungen.

Während des Heilungsprozesses können sie unter Umständen Schmerzen verursachen, aber sie sind harmlos. Manchmal sehen sie auch unschön aus. Sie zu entfernen ist meist nutzlos, da sie wieder nachwachsen. Man kann sie aber in einem frühen Stadium mit Kortison behandeln. Später kann eine Behandlung mit Röntgenstrahlen nützlich sein.

Lassen sich Tätowierungen wieder entfernen?

Da beim Tätowieren die Farbstoffe mit Hilfe einer Nadel sehr tief in die Haut eingebracht werden, ist es schwierig, sie später wieder zu entfernen, ohne daß sichtbare Narben entstehen. Für kleinere Tätowierungen hat man in jüngster Zeit aber chirurgische Techniken entwickelt, die kaum noch Narben hinterlassen.

Die herkömmlichen Methoden, mit denen man größeren Tätowierungen zu Leibe rückt, sind die Oberflächendermabrasion und die Salabrasion. Bei der Oberflächendermabrasion schmirgelt man nur eine ganz dünne Hautschicht ab. Dadurch wird die Haut zunächst gereizt, und dann entzündet sie sich. Die Salabrasion beruht auf dem gleichen Prinzip. Man reibt hier die tätowierten Flächen mit normalem Tafelsalz ein, bis die Haut gereizt ist. Obwohl dieses Verfahren sehr einfach zu sein scheint, sollte es nur von einem qualifizierten Arzt angewandt werden.

Heute geben viele Vertreter der plastischen Chirurgie einer Methode den Vorzug, bei der die Tätowierung vollständig abgetragen und der betroffene Bereich mit verpflanzter Haut neu bedeckt wird. Diese Methode ist besonders dann angebracht, wenn aufwendige Tätowierungen entfernt werden sollen.

Tätowierungen können auch mit Hilfe von Laserstrahlen entfernt werden. Wenn man diese starken, gebündelten Lichtstrahlen auf eine Tätowierung richtet, verdampfen die Farbpartikel einfach. Bis jetzt hat man aber noch keine Methode entdeckt, die mit Sicherheit keine Infektion hervorruft und keine Narben hinterläßt.

Was steckt in den Redensarten?

„Das geht einem unter die Haut", sagt man manchmal und meint damit, daß es einen nicht nur „berührt", sondern im Innern trifft. Jemandem, der eine „dicke Haut hat", geht nur selten etwas „unter die Haut".

Wer nicht aus seiner Haut heraus kann, der bleibt sich selbst treu. „Das ist ja zum Aus-der-Haut-Fahren!" ruft hingegen jemand, der vor Zorn „außer sich gerät". Unter dem inneren Druck des siedenden Gefühls reißt die äußere Hülle des Menschen gleichsam auf.

Haarfein ist die Bezeichnung für etwas besonders Dünnes oder Genaues. Das menschliche Haar ist etwa ein fünfundzwanzigstel bis ein zehntel Millimeter dick. In der heutigen Technik arbeitet man inzwischen mit noch wesentlich feineren Abmessungen.

Haare spalten bedeutet spitzfindig sein. Einem Menschen, der „Haarspalterei betreibt", genügt selbst etwas, das „haargenau" ist, immer noch nicht. Mit einer heutigen Laborausrüstung ist das Haarespalten eine einfache Sache.

Die Haut als Leinwand zum Malen

Menschen färbten oder „bebilderten" ihre Haut, um sie zu verschönern, aber auch zur Abwehr böser Geister (im Iran) oder um den Rang des Betreffenden hervorzuheben (Gesichtsbemalungen in Polynesien), um die Zugehörigkeit zu einer Kaste oder den Familienstand deutlich zu machen, um Trauer auszudrücken, Feinden Angst einzujagen oder um die Geister der Götter darzustellen. Meistens wird die schmückende Zeichnung aufgemalt, und zwar im Rahmen von Ritualen und in überlieferter Weise, wobei man natürliche Pigmente und Farben verwendet. Beim Tätowieren wird das gewünschte Bild zunächst auf dem Körper vorgezeichnet, und dann werden die Farben mit Hilfe von Nadeln oder besonderen Instrumenten in die Haut eingebracht. Eine andere Form des Schmückens ist das Ritzen der Haut: Die Haut wird mehrfach eingeritzt, so daß sich Narben bilden. In Afrika und im pazifischen Raum wurde dies früher häufig gemacht, heute dagegen immer weniger.

Das Augen-Make-up auf diesem ägyptischen Gemälde hat vielleicht seinen Ursprung in praktischen Erwägungen: Schwärze und Malachittupfer schützen vor gleißendem Sonnenlicht. In der Entstehungszeit dieser Zeichnung vor mehr als 3000 Jahren diente das elegante Make-up aber zur Verschönerung.

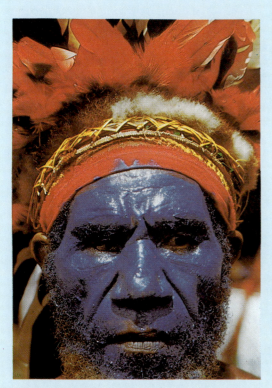

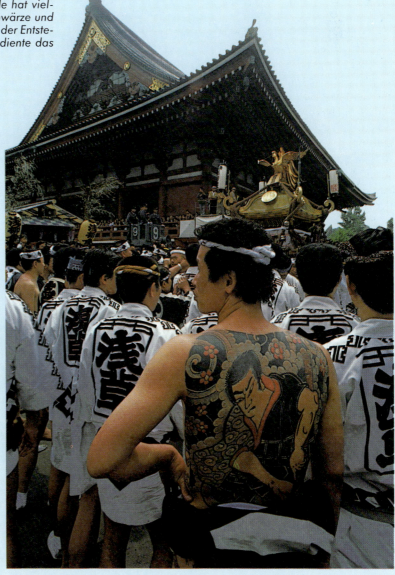

Dieser Häuptling in Neuguinea hat sein Gesicht mit blauer Farbe bemalt. Dadurch unterstreicht er seine besondere Stellung.

In Japan gilt das Tätowieren als eine Kunstform. Es wird als eine Art der Bekleidung angesehen. Die Herstellung eines „Anzugs" für den ganzen Körper dauert länger als ein Jahr.

Wie, wo und warum Haare wachsen

Ist das Haar zu etwas nütze?

Ein Wesen von einem andern Stern, das bei einem Besuch auf der Erde die kunstvollen Frisuren vieler Frauen sähe, könnte zu dem Schluß kommen, daß das Haar im Leben der Menschen eine ganz wesentliche Rolle spiele. Und so ist es ja auch – allerdings nicht so, wie das fremde Wesen annehmen könnte. Zweifellos übt schönes Haar auf das andere Geschlecht eine starke Anziehungskraft aus. Aber auffallende Frisuren verschleiern den wirklichen Nutzen des Haares. Bei einem Schlag auf den Kopf dämpft das Haar seine Wucht. Und wenn die Sonne heiß herniederbrennt, sorgt das Haar für eine gewisse Isolierung des so wichtigen Kopfs. Überdies trägt es dazu bei, daß die schädlichen ultravioletten Strahlen abgehalten werden.

Die Körperhaare stellen empfindliche Antennen dar, welche die leiseste Berührung registrieren. Dies zeigt sich ganz deutlich, wenn ein Insekt im Vorbeifliegen die Wimpern eines Menschen streift: Sofort schließen sich dann automatisch die Lider des Betreffenden. Härchen in den Ohren und der Nase fangen Staubpartikel aus der Luft ab und filtern sie heraus. Auch die Augenbrauen haben eine nützliche Funktion: Sie leiten den Schweiß, der über die Stirn herabrinnt, seitwärts ab, so daß er nicht in die Augen gelangt.

So sind die Haare zwar recht wichtig, doch fällt es Menschen, die nur wenig oder gar keine Körperbehaarung haben, im allgemeinen nicht schwer, geeigneten Ersatz zu finden. Sie benutzen Hüte, Schweißbänder und ähnliche Dinge.

Lebt das Haar, oder ist es tot?

Wenn in der Werbung einmal glänzendes, „lebendiges" Haar versprochen wird, falls man bestimmte Produkte verwende, so darf man das nicht zu wörtlich nehmen. In Wirklichkeit ist das Haar tot und auch mit Hilfe von irgendwelchen Tinkturen nicht zum Leben zu erwecken.

Was wir Haar nennen, ist ein Anhangsgebilde der Haut. Es wächst aus den Haarbälgen oder Follikeln heraus, von denen es am Körper etwa 400000 gibt. Rund 100000 davon befinden sich allein am Kopf. Wenn ein Haar aus der tief in der Haut liegenden Haarwurzel herauswächst, sind die Zellen desjenigen Teils, der an der Hautoberfläche sichtbar wird, längst tot; sie sind also nicht mehr in der Lage, sich zu teilen und dadurch das Haar zu verlängern. Beim Kämmen und Bürsten brechen täglich 50–100 Haare ab.

Obwohl das Haar abgestorben ist, bleibt es aber elastisch und kann deshalb mit geeigneten Maßnahmen fast beliebig geformt werden.

Wenn das Haar tot ist – warum wird es dann immer länger?

Die Friseure leben davon, daß das menschliche Haar im Jahr etwa 9–15 Zentimeter wächst. Das bedeutet jedoch nicht, daß das Haar, das sie abschneiden, noch lebendig wäre. Aber die Haarwurzeln tief in den Haarbälgen leben; sie bilden ständig neue Haarzellen. Diese drücken nach oben und schieben die älteren, bereits abgestorbenen Zellen an die Hautoberfläche.

Das geht so zwei bis sechs Jahre lang. Dann ruht die Haarwurzel und produziert

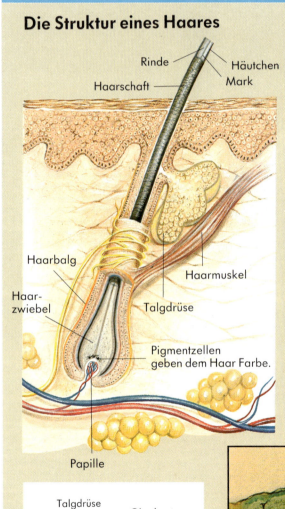

Die Struktur eines Haares

Die einzigen Körperstellen, an denen keine Haare wachsen, sind die Handflächen, die Fußsohlen und die Lippen. Manche Haare sind allerdings so fein, daß man sie kaum bemerkt, etwa die Haare in der Magengegend oder auf der Unterseite der Arme. Alle Haare entstehen aus der gleichen Struktur. Das einzelne Haar wächst aus einem Haarbalg heraus, der an seiner zwiebelförmigen Basis durch die Papille mit Nährstoffen versorgt wird. Das aktive Wachstum findet nur in der Haarzwiebel statt. Am Haarbalg sitzt ein winziger Muskel, der das Haar aufrichten kann. In den Haarbalg entleeren sich zwei oder mehr Talgdrüsen. Der fettige Talg macht das Haar geschmeidig.

Ein Haar lebt mehrere Jahre. Der Balg ruht und produziert dann ein neues Haar.

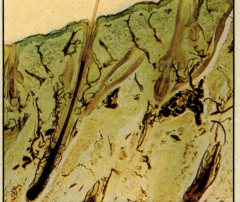

Schnitt durch die Haut Wachsendes Haar (links), ruhender Balg (rechts oben)

demzufolge keine neuen Zellen mehr. (Jeweils 15 Prozent der Haarwurzeln befinden sich in der Ruhephase.) Etwa drei Monate später löst sich die Haarwurzel vom Grund des Haarbalgs ab, und Kamm oder Bürste zieht das Haar schließlich heraus. Nachdem der Haarbalg sich weitere drei Monate lang erholt hat, bringt er ein neues Haar hervor.

Einige Haarwurzeln sind über die normale Zeit hinaus aktiv. In manchen Fällen wird das Haar dadurch bis zu einem Meter lang.

Können einem wirklich die Haare zu Berge stehen?

Eine verängstigte, aufgebrachte Katze mit gesträubtem Fell ist eine besondere Erscheinung. Diesem Zustand am nächsten kommt beim Menschen das Phänomen der Gänsehaut, denn wenn diese sich bildet, stellen sich die Haare auf. Eine Gänsehaut wird an den Armen und Beinen durch plötzliche Kälte oder durch Angst hervorgerufen. Dabei ziehen die Haarmuskeln an den Haarbälgen und richten sie samt den Haaren auf. Die Bälge bilden auf der Haut winzige Erhebungen, die Gänsehaut. Dabei entsteht ein prickelndes Gefühl.

Dafür, daß sich das Kopfhaar jemals auch nur für kurze Zeit aufrichtet, gibt es keinen Beweis.

Wie viele verschiedene Arten von Haar gibt es?

Schon lange vor der Geburt – etwa drei bis vier Monate nach der Empfängnis – erscheint auf dem menschlichen Körper eine erste Behaarung, Wollhaar genannt. Sie bedeckt den ganzen Fetus bis ungefähr einen Monat vor der Geburt. Dann verschwindet sie, und eine zweite Behaarung aus Wollhaar entsteht. Sie bleibt bis zum dritten oder vierten Monat nach der Geburt.

An ihre Stelle tritt dann eine andere Art von Haar: das Flaumhaar, welches das ganze Leben über erhalten bleibt. Es ist fein und weich und oft fast unsichtbar. Das Flaumhaar bedeckt jedoch den ganzen Körper, einige Stellen wie die Fußsohlen und die Handflächen ausgenommen. Bemerkenswerterweise hat auch ein Kahlköpfiger immer noch feines Flaumhaar auf dem Kopf.

Die auffälligsten Haare sind die dicken, starken Endhaare, auch Terminalhaare genannt, die auf dem Kopf wachsen. Außerdem gehören die Augenbrauen und Wimpern, die Haare in der Achselhöhle und die Schamhaare zu den Endhaaren, bei Männern überdies die Barthaare und die Behaarung der Brust.

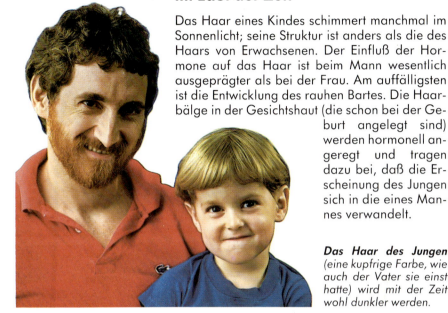

Das Haar verändert sich oft im Lauf der Zeit

Das Haar eines Kindes schimmert manchmal im Sonnenlicht; seine Struktur ist anders als die des Haars von Erwachsenen. Der Einfluß der Hormone auf das Haar ist beim Mann wesentlich ausgeprägter als bei der Frau. Am auffälligsten ist die Entwicklung des rauhen Bartes. Die Haarbälge in der Gesichtshaut (die schon bei der Geburt angelegt sind) werden hormonell angeregt und tragen dazu bei, daß die Erscheinung des Jungen sich in die eines Mannes verwandelt.

Das Haar des Jungen (eine kupfrige Farbe, wie auch der Vater sie einst hatte) wird mit der Zeit wohl dunkler werden.

Warum ist Haar mal dick, mal fest, mal fein?

Die Haarstruktur, also ob Haar fest oder fein ist, hängt von zwei Dingen ab: einmal vom Durchmesser der Haare und von der Form des Haarbalgs und zum andern vom Anteil harter Haarhäutchen im Aufbau des Haares.

Wenn die Haare und Haarbälge einen geringen Durchmesser haben, ist das Haar fein; dann flattert es z. B. leicht im Wind. Ob Haar glatt oder gelockt ist, hängt davon ab, wie die Zellen in der Haarzwiebel wachsen. Wenn sie gleichmäßig wachsen, so entsteht glattes Haar. Bei einem ungleichmäßigen Wachstumsmuster entsteht gelocktes oder welliges Haar.

Der Unterschied zwischen festem und feinem Haar hat auch physikalisch-chemische Gründe. Alle Haare besitzen eine feste, schalenartige Umhüllung, das Haarhäutchen, sowie eine weiche, faserige innere Rinde. Bei festem Haar macht das Haarhäutchen zehn Prozent und die innere Rinde 90 Prozent vom Volumen aus. Bei feinem Haar beträgt das Verhältnis 40 Prozent Häutchen zu 60 Prozent Rinde. Köpfe mit feinem und solche mit dickem Haar weisen beide etwa die gleiche Zahl von Haaren auf. Hingegen haben Blondinen oft mehr Haare als Brünette.

Wenn bei einem Menschen die Haare aus Alters- oder Krankheitsgründen auszufallen beginnen, sagt man, das Haar wird dünner. Diese Feststellung bezieht sich aber auf die Zahl der Haare, nicht auf ihren Durchmesser.

Wie entstehen Kopfschuppen?

Jeder Mensch hat Kopfschuppen, denn normalerweise wird die Kopfhaut ziemlich rasch abgestoßen, abgeschuppt. Bei den meisten Menschen genügt regelmäßiges Kopfwaschen, um eine lästige Ansammlung von Schuppen zu vermeiden. Bei manchen Menschen reicht das aber nicht aus.

Die genaue Ursache von Kopfschuppen ist nicht bekannt. Es gibt jedoch eine Art von Kopfschuppen, die medizinisch behandelt werden kann. Wenn die Haut chronisch entzündet ist, stößt sie mehr abgestorbene Haut ab als normal. Man spricht dann von einem seborrhoischen Ekzem – gegen das sich etwas tun läßt. In den meisten Fällen verschreibt der Arzt ein medizinisches Haarwaschmittel oder Haarwasser, das die Zellteilung verlangsamt.

Zu wenige Haare, zu viele Haare

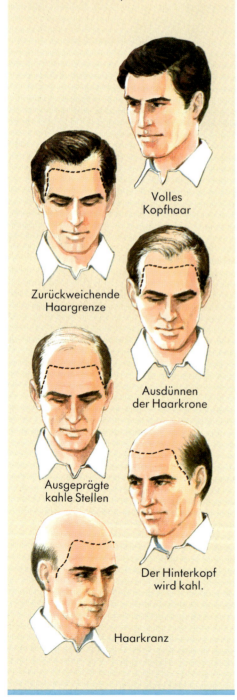

Haarausfall beim Mann

Wenn die Vorfahren eines Mannes kahl waren, ist die Wahrscheinlichkeit groß, daß er diese Eigenschaft geerbt hat. Massagen oder Einreibemittel können den Vorgang nicht umkehren oder auch nur verlangsamen. Bei manchen Männern führt der erste Haarausfall zu Geheimratsecken und verlangsamt sich dann. Bei andern verdünnt sich das Haar auf dem Oberkopf.

Volles Kopfhaar

Zurückweichende Haargrenze

Ausdünnen der Haarkrone

Ausgeprägte kahle Stellen

Der Hinterkopf wird kahl.

Haarkranz

Wie kommt es zu Haarausfall und Kahlheit?

Kahlheit ist zwar kein physisches Gebrechen, doch bedrückt sie so manchen Mann, weil er meint, er sehe nun weniger gut aus. Kahlheit oder Haarausfall steht offenbar mit männlichen Hormonen, den Androgenen, in einem Zusammenhang. Die Androgene scheinen das aktive Zentrum in der Haarwurzel „abzuschalten", so daß dort keine neuen Haarzellen mehr entstehen. Früher oder später geschieht das, zumindest teilweise, bei fast allen Männern: Haarbälge in der Kopfhaut hören auf, dickes Haar hervorzubringen; statt dessen erzeugen sie feines, weiches Flaumhaar. Meistens zeigt sich der Haarausfall zunächst so, daß die Grenze des Stirnhaars langsam zurückweicht, und zwar vor allem seitlich („Geheimratsecken").

Eine andere Art von Haarausfall, die nicht auf die Androgene zurückzuführen ist, hat den Namen *Alopecia areata*. Bei diesem Haarausfall werden plötzlich einzelne Stellen auf dem Kopf kahl. Hier handelt es sich um ein echtes Leiden. Das Haar kann in diesem Fall wieder nachwachsen.

Die Androgene sind nicht die einzige Ursache für Haarausfall. Auch Verbrennungen, Infektionen, Allergien und selbst zu heftiges Bürsten und Kämmen können einen zeitweiligen oder dauernden Haarausfall bewirken.

Warum verlieren mehr Männer als Frauen ihr Kopfhaar?

An Haarausfall leiden wesentlich mehr Männer als Frauen. Der Hauptgrund dafür liegt darin, daß die männlichen Geschlechtshormone (Androgene) den Haarausfall beschleunigen. Im weiblichen Körper werden zwar auch Androgene hergestellt, aber nur in verhältnismäßig geringen Mengen.

Wenn Frauen das Haar ausgeht, ist das weniger sichtbar. Ihre Haare fallen nicht in Büscheln aus, so daß ganze Bezirke am Kopf kahl werden; vielmehr wird das Haar überall dünner, ohne daß normalerweise die Kopfhaut an einer Stelle wirklich bloßgelegt würde.

Dünnt bei einer Frau das Haar aus, bevor sie 40 ist, so ist das nicht normal. Nach dem 40. Lebensjahr hingegen, besonders nach dem Beginn der Wechseljahre, ist dieser Vorgang eine normale Begleiterscheinung des Alterungsprozesses. Insgesamt leiden mehr Frauen an Haarausfall, als man im allgemeinen denkt. Die Betroffenen greifen dann oft zu einem Haarteil.

Starker Streß sowie Schwangerschaften können ebenfalls zu einem vorübergehenden Haarausfall führen. Außerdem können bestimmte Krankheiten, z.B. Schuppenflechte, und manche medizinischen Behandlungen, etwa eine Chemotherapie bei Krebs, sowohl bei Frauen als auch bei Männern zeitweise Haarausfall verursachen.

Kann man Kahlheit heilen?

Wer schnell reich werden möchte, braucht nur ein Mittel gegen Haarausfall zu erfinden. Ganz so einfach ist diese Sache allerdings nicht, denn viele haben es ohne Erfolg versucht. Also muß man sich etwas anderes einfallen lassen. Die einfachste Lösung bei Haarausfall ist eine Perücke. Eine mühsame, aber wirkungsvollere Methode ist die Verpflanzung von Haut samt Haarwurzeln vom Hinterkopf auf die kahlen Partien. Das verpflanzte Haar wächst an der Empfängerstelle an, und es kommt dann zu keinem neuen Haarausfall. Für eine Stirnglatze sind etwa 250 Teilstücke nötig.

Für Männer gäbe es noch eine weitere, allerdings eher theoretische Möglichkeit: die, den haartötenden Eigenschaften der männlichen Hormone (Androgene) entgegenzuwirken, indem man weibliche Hormone (Östrogene) in großen Dosen einnimmt. Ein solches Vorgehen ist aber nicht unbedenklich. Es hat zwar zur Folge, daß die Haare erhalten bleiben, aber der männliche Patient nimmt auch weibliche Züge an.

Kann das Haar sehr rasch ausfallen?

Bei bestimmten Krankheiten – Krebs, Schilddrüsenunterfunktion und manchmal auch Zuckerkrankheit – wird das Haar sehr dünn. In diesen Fällen verliert der Körper täglich zwar nur die normale Zahl von Haaren (30 bis 100), doch kann er sie nicht mehr so schnell ersetzen, daß der Verlust ausgeglichen würde. Normalerweise erneuert sich der gesamte Haarbestand etwa alle sieben Jahre.

Kann man störende Haare entfernen?

Sichtbare Haare auf der Oberlippe oder an andern Stellen im Gesicht einer Frau werden oft als unschön oder unweiblich empfunden. Im allgemeinen ist übermäßige Körper- und Gesichtsbehaarung, Hirsutismus genannt, für Frauen schlimmer als für Männer.

DIE HAUT

Es gibt drei Möglichkeiten, dieses Übel zu behandeln. Man kann die Haare mit Kosmetika überdecken. Man kann sie mit Hilfe einer Pinzette, eines Rasierers oder eines Enthaarungsmittels entfernen; dann wachsen sie allerdings rasch nach. Oder aber man unterzieht sich einer elektrolytischen Behandlung (elektrischen Epilation), bei der die Haarbälge für immer abgetötet werden.

Was ist der Grund für eine übermäßige Behaarung?

Ganz allgemein gilt, daß Menschen aus dem Mittelmeerraum stärker behaart sind als etwa Skandinavier und Afrikaner. Afrikaner wiederum sind stärker behaart als etwa Indianer und Menschen chinesischer Abstammung.

Unterschiedliche Behaartheit ist normal. Übermäßige Behaartheit ist selten so ausgeprägt, daß man sie als anomal ansehen muß. Die wenigen ganz besonderen Fälle von übermäßiger Behaartheit sind wohl auf Erbfaktoren zurückzuführen, manchmal aber auch auf die Einnahme kortisonhaltiger Medikamente, Drüsenkrankheiten oder die Wechseljahre.

Machtvolles Haar – und spärliches

Schon im alten Ägypten gab es Perücken. Der Kopf wurde geschoren – aus Gründen der Sauberkeit, wahrscheinlich auch wegen der Hitze –, und dann trug man eine Perücke, um sich gegen die Sonne zu schützen und seinen Stand zu betonen. In späteren Kulturen trugen hauptsächlich Frauen Perücken. Im Jahr 1624 setzte sich der französische König Ludwig XIII. eine Perücke auf – und eröffnete damit das Zeitalter der Perücken für Männer. Diese würdevolle Mode beherrschte Europa und seine Kolonien, bis die Revolutionen in Frankreich und Amerika Statussymbole dieser Art hinwegfegten.

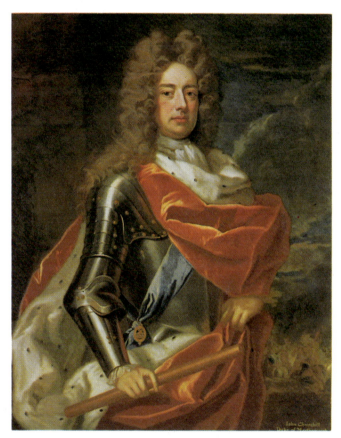

Der Herzog von Marlborough, ein Vorfahr von Winston Churchill, trug als Ausdruck seiner Bedeutung eine Lockenperücke.

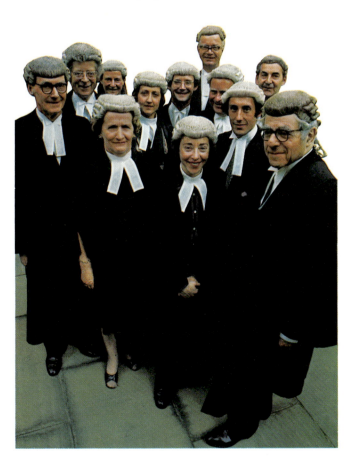

Englische Richter und Anwälte tragen seit Anfang des 18. Jahrhunderts im Gericht Perücken als Zeichen ihres Amtes.

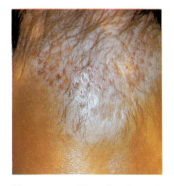 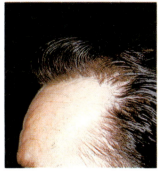

Haare vom Hinterkopf werden vorn an kahlen Stellen eingepflanzt (links). Das neue Haar wächst gut ein (rechts).

Haare, farblich verändert

Kann Haar über Nacht weiß werden?

Die weite Farbskala des menschlichen Haares reicht von Schwarz bis Weißblond. Sie beruht auf einem Farbpigment, dem Melanin. Je mehr Melanin das Haar enthält, desto dunkler ist es.

Die Farbe ist genetisch festgelegt. Sie kann sich im Lauf der Jahre etwas verändern. Kinder haben z.B. oft blondes Haar, das dann mit der Zeit dunkler wird. Wenn der Mensch älter wird, verlangsamt sich die Melaninproduktion im Haarbalg. Schließlich enthalten neue Haare überhaupt kein Melanin mehr; sie wachsen dann weiß aus der Kopfhaut heraus.

In Erzählungen wird von Menschen berichtet, deren Haar nach einem erschütternden Erlebnis über Nacht weiß geworden sei. Solche Geschichten sind jedoch nie bewiesen worden.

Es gibt aber Krankheiten – z. B. die *Alopecia symptomatica diffusa* –, bei denen über Nacht alle pigmenttragenden Haare ausfallen und nur die weißen Haare, die vorher zwischen den dunklen standen, erhalten bleiben. Dies erweckt dann den irrigen Eindruck, das Haar der betroffenen Person sei plötzlich weiß geworden.

Was macht eigentlich die Haare grau?

Das, was man graue Haare nennt, sind in Wirklichkeit Haare, die jeweils unterschiedlich stark verdünnte Farbpigmente enthalten. Die Färbung der einzelnen Haare reicht dann von der normalen Farbe bis zu Weiß. Bei den meisten Menschen treten bereits, wenn sie Mitte 30 sind, die ersten grauen Haare auf. Es ist aber auch nicht ungewöhnlich, daß jemand schon als Jugendlicher ergraut.

Was aber läßt die Haare weiß werden? Mit anderen Worten: Was bringt den Körper dazu, die Herstellung des natürlichen Farbstoffs Melanin in den Haaren einzustellen, wenn man älter wird? Selbst die Fachleute wissen das nicht genau.

Man hat jedoch herausgefunden, daß im Schaft eines weißen Haares Hunderte von mikroskopisch kleinen Luftblasen eingeschlossen sind. (Der Schaft enthält normalerweise das Melanin.) Wenn Licht auf dunkles Haar fällt, wird es zum Teil absorbiert. Bei weißem Haar dagegen wird das Licht durch die Luftblasen gebrochen und reflektiert. Dadurch entsteht der helle Silberglanz in weißem Haar.

Versuche an Tieren lassen vermuten, daß eine Ernährung, bei der bestimmte Vitamine fehlen, eine grau machende Wirkung hat.

Was geschieht beim Färben der Haare?

Es gibt drei unterschiedliche Methoden, die Haare zu färben. Eins dieser Verfahren ist die Farbspülung. Hierbei bedeckt die Farbe lediglich jeweils die Oberfläche des Haares. In die äußere Hülle des Haares, das Häutchen, kann sie nicht eindringen, da die Farbmoleküle zu groß sind und in die Risse nicht hineingehen. Diese Art Farben wird bei der nächsten Haarwäsche wieder herausgewaschen. Die Färbung ist also nicht dauerhaft.

Zwei Arten, das Haar zu betrachten

Wenn man ein Haar durch ein Polarisationsmikroskop (Bilder auf dieser Seite) und durch ein Rasterelektronenmikroskop (Bilder auf der gegenüberliegenden Seite) betrachtet, werden die Folgen der verschiedenen Haarbehandlungen deutlich erkennbar. Von der Mode diktiert, zerstören sie nicht selten die Haarstruktur, schädigen den Aufbau und nehmen den Glanz. Solange jedoch die Follikel gesund bleiben, wächst immer wieder neues Haar nach. Auf der Abbildung unten sind die drei normalen Schichten eines Haares zu sehen. Dabei macht die mittlere Schicht, die sogenannte Rindenschicht, den größten Teil des Haares aus. Obwohl Haar tot ist, ist es doch bemerkenswert elastisch: Ein Haarstrang ist sogar noch stärker als ein Stahlstrang von gleichem Durchmesser.

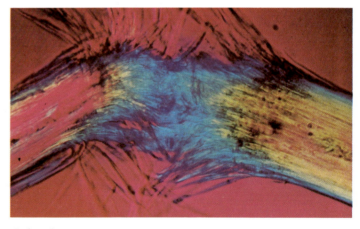

Gebrochenes Haar – die Folge von Gummibändern und Flechtung

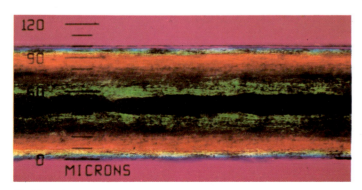

Ein Haar hat ein inneres Mark, eine Rindenschicht und eine Haut.

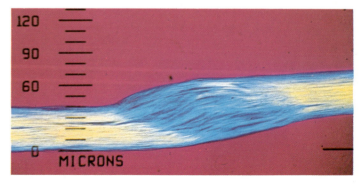

Bleichen, Färben und Dauerwellen schädigen das Haar.

Farben, die man für eine sogenannte Tönung verwendet, bestehen aus kleineren Molekülen, die ein wenig ins Haar eindringen. Deswegen kann man Haar, das auf diese Weise getönt ist, ein paarmal waschen, bevor die Farbe merklich zu verblassen beginnt.

Am wirkungsvollsten und auch am beliebtesten sind die dauerhaften Haarfärbungen auf Oxidationsbasis. Dazu gehören zwei Komponenten: Zur eigentlichen Farbe kommt noch das Wasserstoffsuperoxid hinzu. Die beiden Stoffe bestehen aus extrem kleinen Molekülen, die ohne weiteres bis ins Haarinnere – bis in die Rindenschicht – eindringen. Dort verbinden sie sich zu großen Molekülen, die somit in der Rindenschicht eingeschlossen bleiben und beim Haarwaschen nicht mehr ausgewaschen werden können.

Wenn man die gewählte Farbe auf das Haar aufbringt, wird sie mit dem Wasserstoffsuperoxid vermischt. Da die Farben so haltbar sind, kommen sie für jemanden, der seine Haare gern öfters einmal anders färbt, weniger in Frage.

Wie dauerhaft eine Färbung auch sein mag – schon bald wachsen die Haare in ihrem ursprünglichen Ton nach. Nach vier bis sechs Wochen muß aus diesem Grund die Prozedur im allgemeinen wiederholt werden.

Ist das Haarefärben ungefährlich?

Schon seit mindestens 3000 Jahren färben sich die Menschen die Haare. Heutzutage gehen viele Leute, vor allem Frauen, regelmäßig zum Haarefärben, und die Farben werden weitgehend nach festen Normen hergestellt.

Die Herstellerfirmen weisen darauf hin, wie wichtig es ist, die Gebrauchsanweisung zu befolgen. Da viele Färbemittel gewisse Gefahren bergen – sie enthalten unter andern auch Chemikalien, die allergische Reaktionen hervorrufen oder die Augen reizen können –, empfiehlt es sich, stets den Beipackzettel genau zu lesen.

Wer seine Haare auf besonders schonende Weise färben möchte, kann Pflanzenfarben verwenden, die in einschlägigen Geschäften erhältlich sind. Sie dringen – ebenso wie die Farben für eine Farbspülung – nicht in das Haar ein.

Kann Schwimmen dem Haar schaden?

Reines Wasser schadet dem Haar in keiner Weise. Mit dem gechlorten Wasser in Schwimmbädern ist es allerdings eine andere Sache. Wissenschaftler haben herausgefunden, daß Chlor die äußere, schützende Schicht des Haares, das Haarhäutchen, aufweichen kann.

Wenn man ein solches Haar unter dem Elektronenmikroskop betrachtet, sieht man, daß das Häutchen sich auflöst oder verschlissen ist. Ein solcher Schaden entsteht schon, wenn das Haar dem Chlor nur zehn Stunden lang ausgesetzt wird. Allen Leuten, die häufiger in Bädern mit gechlortem Wasser baden, ist also zu empfehlen, eine wasserdichte Badmütze zu tragen oder die Haare zu waschen, sobald sie aus dem Wasser kommen.

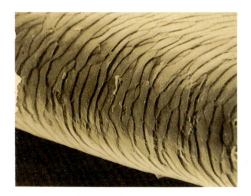
Eine gesunde Haarhaut liegt eng an und wird durch Kämmen nicht aufgerauht.

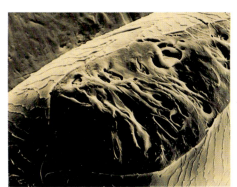
Wenn Lockenstäbe zu heiß oder zu lange benutzt werden, kann das Haar schmelzen.

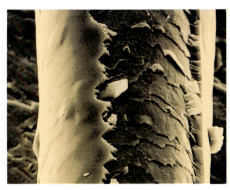
Haarlack umhüllt den Haarschaft. Der getrocknete Lack macht die Haare steifer.

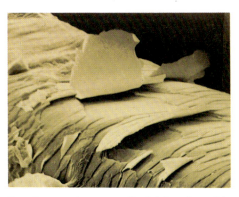
Toupieren geht gegen die Schüppchen. Die Zellen werden abgehoben.

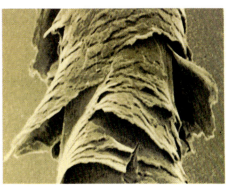
Dies Haar ist durch Bleichen und Toupieren deutlich beschädigt.

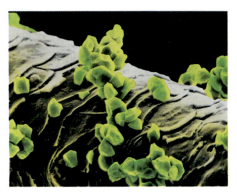
Trockenschampon hinterläßt einen Rückstand aus kleinen Partikeln (grün gefärbt).

Verräterische Nägel

Wie Fingernägel wachsen

Im Durchschnitt dauert es vier bis sechs Monate, bis ein Nagel von der Wurzel bis zur Spitze gewachsen ist. Die Wachstumsgeschwindigkeit beträgt nämlich etwa drei Millimeter pro Monat. Die Wachstumsrichtung wird von der Nagelhaut bestimmt, einem kleinen Hautstückchen, das um die Nagelwurzel herumliegt. Eine Verletzung beschleunigt meist das Wachstum des Nagels, bis dieser wiederhergestellt ist.

Nagelwurzel, aus der die Nagelzellen herauswachsen (siehe Vergrößerung unten)

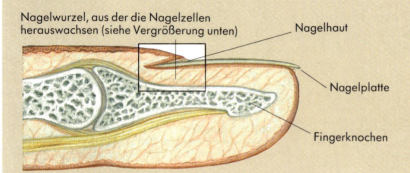

Eine Verletzung der Nagelwurzel kann zu einem harmlosen Höcker auf dem Nagel oder sonst einer kleinen Mißbildung führen. Die Nagelhaut hat die Aufgabe, den Wurzelbereich des Nagels zu schützen. Deswegen sollte man sie immer vorsichtig behandeln. Entweder läßt man sie ganz in Ruhe, oder man schiebt sie mit einem Nagelhautschieber zurück.

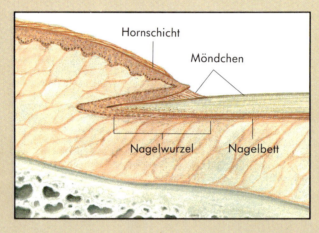

Sind Finger- und Fußnägel tot oder lebendig?

Die Nägel sind hornig und hart; sie dienen den empfindlichen Kuppen der Finger und Zehen als schützende Platten. Was sie zu so robusten, wirkungsvollen Schilden macht, ist das Material, aus dem sie zum Teil bestehen: das Eiweiß Keratin. Es ist kein lebendes Gewebe. Wenn man auf einem Pfad barfuß geht und plötzlich mit dem Zeh gegen eine Wurzel stößt, dann ersparen einem die stoßfesten, nervenlosen Zehennägel zumindest einen Teil der Schmerzen, die man sonst empfunden hätte.

Die Fingernägel haben noch weitere Funktionen. Sie kommen einem bei kniffligen, heiklen Aufgaben zustatten, beispielsweise beim Entwirren eines verknoteten Bindfadens. Die Fingernägel selbst haben zwar keine Nerven, doch stellen sie ausgezeichnete „Antennen" dar, da sie in empfindliches Gewebe eingebettet sind. Dieses nimmt selbst das leiseste Antupfen auf, wenn der Nagel einen Gegenstand berührt.

Der sichtbare Teil des Nagels wird Nagelplatte genannt; er ist nur 0,5 Millimeter dick. Die Platte wächst aus der Nagelwurzel heraus, die tief im Nagelfalz verdeckt liegt. Vor der Nagelwurzel befindet sich eine halbmondförmige, weißliche Stelle, das „Möndchen". Es kann auch vorkommen, daß sie kaum oder gar nicht sichtbar ist. Die empfindliche Unterlage unter dem Nagel heißt Nagelbett.

Was haben Haare, Fingernägel und Fußnägel gemeinsam?

In einer Hinsicht sind Nägel und Haare gleich: Sie bestehen aus umgewandeltem Hautgewebe, das durch Keratin hart geworden ist. Manche Unterschiede zwischen den Haaren und Nägeln sind augenfällig. Ein Unterschied aber ist nicht ohne weiteres sichtbar: Jeder Haarbalg legt alle paar Jahre eine Ruhepause ein, während deren kein Haar nachwächst. Die Nägel dagegen wachsen ununterbrochen.

Allerdings wachsen die Nägel viel langsamer als die Haare. Normalerweise wachsen die Fingernägel etwa 3,6 Zentimeter pro Jahr, die Fußnägel sogar nur halb oder ein Drittel so schnell. Die Haare dagegen wachsen immerhin 9–15 Zentimeter im Jahr – dickere schneller als dünne.

Zwar wachsen die Nägel kontinuierlich, doch gibt es Zeiten beschleunigten Wachstums. Am schnellsten wachsen sie, wenn der Mensch 20–40 Jahre alt ist, am langsamsten während der Kindheit und im fortgeschrittenen Alter. Warmes Wetter und eine Schwangerschaft beschleunigen das Wachstum; Unterernährung verlangsamt es deutlich.

Und schließlich: Bei Rechtshändern wächst der rechte Daumennagel fast immer schneller als der linke. Bei Linkshändern ist es umgekehrt. Dies könnte darauf zurückzuführen sein, daß die größere Aktivität der dominierenden Hand die Blutzirkulation verstärkt.

Wodurch werden Fingernägel brüchig?

Brüchige und rissige Fingernägel sind ein ständiges Ärgernis – besonders für Frauen, die eine Menge Zeit und Geld in Maniküre und Handpflege investieren.

Der Hauptgrund für solche Schäden scheint das normale Leitungswasser zu sein. Die Fingernägel sorgen dafür, daß nur eine begrenzte Menge Wasser in das Gewebe der Fingerspitzen eindringen kann. Wie auch die abgestorbene Hornschicht der Oberhaut erfüllen sie diese Funktion zum Teil dadurch, daß sie, wenn man sie in Wasser taucht, beachtliche Mengen Flüssigkeit aufsaugen. Später geben die vollgesogenen Nägel das Wasser durch Verdunstung wieder ab. Wenn die Nägel über einige Monate hinweg sich täglich mehrmals vollsaugen und wieder austrocknen, werden sie bald brüchig.

Es gibt aber noch einen weiteren Grund für gespaltene Nägel. Viele Frauen tragen Nagellack auf und entfernen ihn regelmäßig wieder mit einem Lösungsmittel. Sowohl Nagellack als auch Nagellackentferner können chemische Reizstoffe enthalten, die von den Nägeln mit dem Lack oder dem Entferner aufgesogen werden – so wie die Nägel auch Wasser aufsaugen. Wird der Lack dann noch benutzt, um die Schäden zu kaschieren, die durch das ständige Hantieren mit Wasser entstanden sind, so kann das zu ständigen Problemen mit den Fingernägeln führen, etwa zu stark erhöhter Brüchigkeit. Dies gilt um so mehr, wenn die Nagelplatte verhältnismäßig dünn oder nicht ausreichend hart ist.

Was verraten die Nägel über die Gesundheit?

Vor chirurgischen Eingriffen werden Frauen oft darum gebeten, den Lack von ihren Fingernägeln zu entfernen. Da die Lippen der Patientin während der Operation von der Narkosemaske bedeckt sind, orientiert sich der Narkosearzt an der Farbe des Nagelbetts darüber, ob die Patientin genügend Sauerstoff bekommt.

Ein guter Diagnostiker kann eine Menge über die Gesundheit eines Menschen erfahren, indem er dessen Nägel betrachtet. Wenn quer über alle Fingernägel feine Rillen verlaufen, kann das ein Zeichen dafür sein, daß der Betreffende einige Monate zuvor eine schwere Krankheit durchgemacht hat. Während einer Krankheit ist das Nagelwachstum oft vermindert, und an der Nagelwurzel entstehen kleine Wülste. Diese wachsen später mit dem Nagel heraus und werden sichtbar. Mißgestaltete, nach hinten gebogene Nägel können auf eine Eisenmangelanämie hinweisen.

Auch die Farbe der Fingernägel kann recht aufschlußreich sein. Mattweiße, glanzlose Fingernägel können in seltenen Fällen auf eine Leberzirrhose hindeuten. Weiße Querstreifen weisen manchmal auf eine schwache Arsenvergiftung hin; oft läßt sich in einem solchen Fall aber auch keine Ursache feststellen. Nur ein Arzt sollte solche Symptome interpretieren; eine selbstgestellte Diagnose könnte völlig unbegründete Ängste auslösen.

Was ist ein Niednagel?

Unter einem Niednagel versteht man ein Streifchen trockener Haut, das sich am Nagelwall abgehoben hat, oder auch kleine Einrisse am Nagelwall. Ungeachtet ihrer Kleinheit können solche Verletzungen recht schmerzhaft sein.

Niednägel können durch übermäßige Trockenheit der Haut entstehen, ferner durch unsachgemäße Maniküre oder sonst eine mechanische Verletzung. Am besten schneidet man sie ab – nicht abreißen! –, und zwar nicht zu tief, um Infektionen zu vermeiden. Anschließend sollten Haut und Nagel nicht austrocknen; deshalb reibt man die Ränder der Nägel mit einer Feuchtigkeitscreme ein.

Wie entstehen eingewachsene Zehennägel?

Eingewachsene Zehennägel können erhebliche Schmerzen bereiten. Sie entstehen meist, wenn man die Nägel zu kurz schneidet, und vor allem dann, wenn man sie an den Seiten abschrägt. Wächst dann der Nagel nach, so dringen die Ecken in das weiche, empfindliche Nagelbett ein, statt darüber hinwegzuwachsen wie der übrige Nagel. Enge Schuhe können ebenfalls eingewachsene Zehennägel verursachen. Wenn es zu einer Infektion kommt, sollte man sie nicht selber zu behandeln versuchen, sondern zum Arzt gehen.

Normalerweise kann man das Einwachsen der Zehennägel dadurch vermeiden, daß man die Nägel ganz gerade abschneidet und nur einwandfrei passende Schuhe trägt.

Wachsen die Nägel wirklich nach dem Tod noch weiter?

Daß die Nägel nach dem Tod noch weiterwachsen, wie viele Menschen meinen, ist ein Ammenmärchen. Wie es entstanden ist, läßt sich leicht erklären. Bei einem Toten schrumpft die Haut an den Fingern ein wenig, so daß sie sich an den Nagelwurzeln etwas zurückzieht. Infolgedessen sehen die Nägel eines Verstorbenen länger aus als unmittelbar vor seinem Tod.

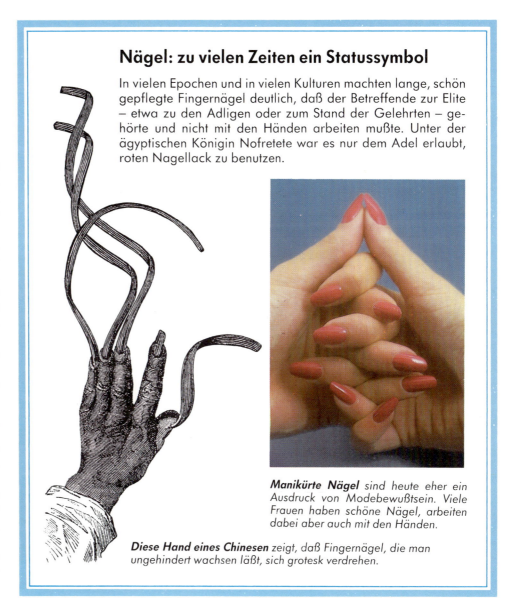

Nägel: zu vielen Zeiten ein Statussymbol

In vielen Epochen und in vielen Kulturen machten lange, schön gepflegte Fingernägel deutlich, daß der Betreffende zur Elite – etwa zu den Adligen oder zum Stand der Gelehrten – gehörte und nicht mit den Händen arbeiten mußte. Unter der ägyptischen Königin Nofretete war es nur dem Adel erlaubt, roten Nagellack zu benutzen.

Manikürte Nägel sind heute eher ein Ausdruck von Modebewußtsein. Viele Frauen haben schöne Nägel, arbeiten dabei aber auch mit den Händen.

Diese Hand eines Chinesen zeigt, daß Fingernägel, die man ungehindert wachsen läßt, sich grotesk verdrehen.

Kapitel 7

Die Knochen und Muskeln

Daß Muskeln bei mangelnder körperlicher Bewegung schwinden, ist weithin bekannt. Weniger bekannt ist die Tatsache, daß die Knochen bei Bewegungsmangel lebenswichtiges Kalzium verlieren.

Das Gerüst des Körpers	160
Die Tätigkeit der Muskeln	162
Beweglichkeitsgrade der Gelenke	164
Das Behältnis des Gehirns	166
Was sich hinter einem Lächeln verbirgt	168
Die verschiedenen Arten der Zähne	170
Das Rückgrat: biegsam oder steif	172
Von starken Schultern getragen	174
Die geschickte Hand	176
Röhrenknochen und Muskeln	178
Auf federnden Füßen	180
Verschleißerscheinungen an den Knochen	182
Verstauchungen, Verrenkungen und Brüche	184
Durch Sport in Form bleiben	186

Wie sieht ein Ingenieur den menschlichen Körper?

Für das geschulte Auge des Ingenieurs ist der menschliche Körper ein Meisterwerk an Kraft, Kompaktheit und Funktionstüchtigkeit. Zum Beispiel sind bei den meisten Menschen die Oberschenkelknochen stärker als Stahlbeton. Wenn man kräftig ausschreitet, halten sie einer Belastung von rund 85 Kilogramm pro Quadratzentimeter stand. Dabei verwerten die Muskeln des Menschen die Energie, die ihnen zugeführt wird, sechsmal so wirksam wie der Motor eines technisch hochentwickelten Autos.

Ein Ingenieur bemerkt vielleicht auch, wie zweckmäßig das tragende Skelett des menschlichen Körpers aufgebaut ist. Es besteht aus 206 Knochen und dient dazu, die Muskeln und Organe aufrecht zu halten. Diese können zusammen bis zu fünfmal so schwer sein wie die Knochen selbst. Das Skelett, dessen ganze Konstruktion eher locker, ja wackelig erscheint, stellt in Wahrheit ein durchaus anmutig gestaltetes Gerüst dar. An den Gelenken wird es durch feste Bänder und Sehnen zusammengehalten, und starke, paarweise vorhandene Muskeln setzen es in Bewegung.

Wann bilden sich die Knochen?

Röntgenaufnahmen, die zwei Monate nach der Empfängnis gemacht wurden, zeigen im Embryo bereits ein skelettähnliches System. Dies erweckt den Eindruck, als entstünden die Knochen etwa zum gleichen Zeitpunkt wie die übrigen Teile des Körpers. In Wirklichkeit bilden sie sich sehr viel später, denn das „Skelett" des zwei Monate alten Embryos besteht noch nicht aus Knochen, sondern ist nur ein Vorläufer künftiger Knochen.

Dieser Vorläufer besteht vorwiegend aus Knorpel, einem zähen, weißlichen, elastischen Gewebe. Dank der Elastizität des Knorpels kann der Kopf des Kindes beim Passieren des Geburtskanals zusammengedrückt werden, und das Baby kann nach der Geburt Stöße vertragen, ohne daß sein Skelett Schaden nimmt.

Zum Teil vollzieht sich der Übergang vom Knorpel zum Knochen schon vor der Geburt, zum Teil findet er erst später statt. Jahr für Jahr werden Kalzium, Phosphor und andere harte Mineralien im Knorpel abgelagert, bis er schließlich in Knochen umgewandelt ist.

In diesem Verknöcherungsprozeß werden große Mengen Kalzium – 99 Prozent des im

Körper vorhandenen Minerals – in den Knochen gespeichert. Wenn später einmal der Kalziumspiegel im Blut fallen sollte, wird den Knochen Kalzium entzogen. Dieser Stoff ist unter anderem lebenswichtig für die Funktion der Nerven, die die Muskelkontraktionen bewirken, mit deren Hilfe wir uns bewegen.

Es dauert viele Jahre, bis der Kalziumgehalt so hoch ist, daß die Knochen wirklich hart sind. Bei Jugendlichen, die im Vollbesitz ihrer körperlichen Kraft sind, bleiben die Knochen noch etwas elastisch und brechen deshalb bei Raufereien und lebhaften Spielen weniger leicht. Im Alter von etwa 18 Jahren bei Frauen und 20 bei Männern haben die Knochen ihre volle Härte erreicht.

Hat ein Säugling ebenso viele Knochen wie ein Erwachsener?

Babys haben bei der Geburt 350 weiche Knochen – fast 150 mehr als ein Erwachsener. Im Lauf der Zeit verschmelzen jedoch viele Knochen des Menschen miteinander. Beispielsweise verbinden sich fünf der ursprünglichen Wirbelknochen am unteren Ende der Wirbelsäule zu einem einzigen Knochen, dem Kreuzbein.

Wenn die Verschmelzung der Knochen abgeschlossen ist – im allgemeinen bis zum Alter von 20–25 Jahren –, haben die meisten erwachsenen Menschen 206 harte, bleibende Knochen. Aber dies gilt nicht für alle; manche Erwachsene gehen mit einem zusätzlichen Wirbelknochen oder einem zusätzlichen Rippenpaar durchs Leben.

Kann starker Alkoholkonsum die Knochen schädigen?

Viele Jahre lang beobachteten die Ärzte, daß Alkoholiker leichte Knochen haben, die schon bei verhältnismäßig geringer Beanspruchung brechen. Damit war aber noch nicht bewiesen, daß Trinken die Knochenschwäche wirklich verursacht. Man konnte nur sagen, daß Knochenbrüche und starker Alkoholkonsum häufig zusammen auftreten.

In jüngster Zeit haben die Ärzte nun endgültig festgestellt, daß starkes Trinken direkt die Knochen schädigt. Alkohol in großen Mengen, so stellten sie fest, blockiert die Funktion bestimmter chemischer Substanzen, die den Stoffwechsel der Knochen anregen. Bisher weiß man noch nicht, warum das so ist.

Wie lernt ein Kind laufen?

Für ein Baby ist das Laufenlernen eine gewaltige Aufgabe, die langsam über viele Monate hinweg bewältigt werden muß. Die ersten Schritte fallen schwer, und das Kind muß manchen unsanften Stoß hinnehmen. Zunächst kriecht das Kleinkind auf dem Bauch, dann beginnt es, auf Händen und Knien zu krabbeln. Bald zieht es sich vorsichtig hoch und stellt sich aufrecht hin; aber beim kleinsten Fehltritt stolpert es und fällt hin. Erst nach vielen mehr oder weniger erfolgreichen Versuchen gelingt es ihm schließlich, seine Bewegungen richtig zu koordinieren.

Ohne daß das Kleinkind sich dessen bewußt ist, erlernt es auf diese Weise eine komplizierte Folge von Muskelkontraktionen, die dazu dienen, den Schwerpunkt des Körpers über dem Bein zu halten, das sein Gewicht trägt. Die Kontraktionen werden von einem Zentrum im Gehirn, dem sogenannten Kleinhirn, koordiniert. Auch die Arme spielen eine wichtige Rolle, wenn es darum geht, den Körper aufrecht und im Gleichgewicht zu halten – vor allem beim Laufen oder beim raschen Gehen.

Welche Folgen hat einseitiges Muskeltraining?

Muskelprotze sind oft gar nicht in der Lage, ihre Muskeln voll zu nutzen; denn die paarweise arbeitenden Muskeln sind nicht richtig trainiert.

Ein Beispiel bietet der Bizeps, der Beugemuskel, der an der Vorderseite des Oberarms sitzt. Sein Gegenpart ist der Trizeps auf der Rückseite des Oberarms. Um beispielsweise einen schweren Hammer zu heben, muß man den Bizeps anspannen und verkürzen, während sich der Trizeps entspannt und lang wird. Will man dann den Hammer auf einen Nagel schlagen, muß man den Trizeps anspannen, während der Bizeps entspannt wird. Dies erscheint vielleicht etwas verwickelt; aber wenn beide Muskeln stark sind, arbeiten sie ohne Schwierigkeiten zusammen.

Probleme treten erst auf, wenn jemand seine Bizepse enorm entwickelt, indem er z.B. unsachgemäß Gewichtheben betreibt oder schwere Gegenstände hebt. In diesem Fall werden die Bizepse stärker entwickelt als die Trizepse. Dies führt dazu, daß die Arme von den Bizepsen leicht nach innen gebeugt werden, selbst wenn der Körper entspannt ist; ein solcher Muskelprotz kann aber nur schwer seinen Arm gerade ausstrecken. Eine einseitige Muskelentwicklung führt zu einer verminderten sportlichen Leistungsfähigkeit und einer meist unbeholfen wirkenden, linkischen Körperhaltung.

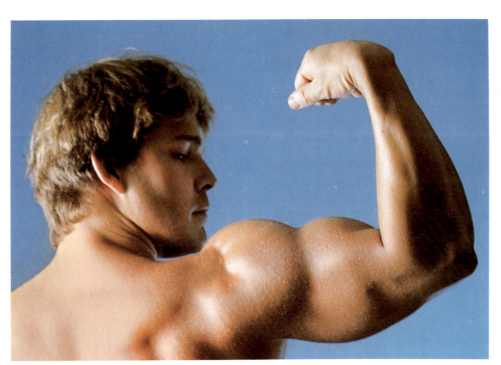

Wer früher Bodybuilding betrieb, kaufte einfach Gewichte und trainierte mit ihnen munter drauflos. Die Muskeln sahen dann oft eindrucksvoll aus, waren aber nicht gleichmäßig durchgebildet, und es fehlte ihnen an Geschmeidigkeit. Heute achten Sportlehrer darauf, daß Gewichtheber ein ausgeglichenes Training betreiben.

Das Gerüst des Körpers

Welche Funktion haben die Knochen?

Das Knochengerüst des Körpers wiegt nur etwa neun Kilogramm. Zumindest in dieser Hinsicht mag es nicht sehr eindrucksvoll erscheinen. Imponierend sind jedoch seine vielseitigen Aufgaben, die keineswegs nur darin bestehen, dem Menschen das Stehen oder Gehen zu ermöglichen. Die Knochen bewahren überdies die inneren Organe vor Verletzungen: Der Schädel schützt das Gehirn, der Brustkorb Herz und Lungen. Das Knochenmark, das sich bei jungen Menschen in allen, bei älteren nur in manchen Knochen befindet, produziert laufend rote und weiße Blutkörperchen. Die roten Blutkörperchen transportieren Sauerstoff zu allen Organen, die weißen sind für die Abwehr von Bakterien zuständig. Im Knochenmark werden auch die Blutplättchen gebildet, die bei der Blutgerinnung eine wichtige Rolle spielen.

Was geschieht im Innern der lebenden Knochen?

Um eine allgemeine Vorstellung davon zu bekommen, wie ein lebender Knochen aussieht, versetzt man sich in die Lage eines Chirurgen, der den Oberschenkelknochen eines Patienten operiert. Zunächst kommt er an eine dünne, weißliche, bindegewebsartige „Haut", die Knochenhaut. Sie ist dicht von Nerven und Blutgefäßen durchzogen und versorgt die Zellen, aus denen der harte Knochen unter der Knochenhaut aufgebaut ist.

Wenn man die Knochenhaut zurückklappt, gelangt man an den eigentlichen, festen Knochen. Er setzt sich aus Zellen und einer dazwischenliegenden Substanz zusammen, die größtenteils aus phosphorsaurem Kalk besteht. Sie ist so hart, daß der Chirurg eine Säge benutzen muß, wenn er den Knochen durchschneiden will.

Die äußere Schicht des eigentlichen Knochens ist kompakt. Darunter aber ist er nicht massiv, sondern besteht im wesentlichen aus einem feingliedrigen Gerüst von bogenförmig verlaufenden Balken. Dank dieser Konstruktion hat der Knochen bei gleicher Stabilität ein verhältnismäßig geringes Gewicht. Die Balken sind innen von Kanälchen durchzogen. Durch die Kanäle verlaufen Nerven und Blutgefäße, die die Knochen mit Sauerstoff und Nährstoffen versorgen.

Wenn man den Oberschenkelknochen aufsägt, sieht man, daß er röhrenförmig ist, innen wie ein Schwamm aussieht und ganz innen eine rote bis gelbliche, gelatineartige Masse enthält. Diese Substanz ist das Knochenmark; es produziert weiße Blutkörperchen (die Infektionen bekämpfen), rote Blutkörperchen (die Sauerstoff befördern) und Blutplättchen (die die Blutgerinnung einleiten).

Alle drei Knochenschichten – die Knochenhaut, der eigentliche Knochen und das Knochenmark – stehen miteinander in einer Wechselwirkung. Nervensignale werden zwischen ihnen ausgetauscht, und Blutströme fließen zwischen ihnen. Der scheinbar tote Knochen ist in Wirklichkeit sehr lebendig.

Kann man in den Knochen Schmerzen empfinden?

Die eigentliche Knochensubstanz besteht hauptsächlich aus Mineralien, anorganischen Salzen. Hier empfindet der Mensch keinen Schmerz. Doch die Knochenhaut, die den kompakten Knochen umgibt, enthält Nerven und ist deshalb schmerzempfindlich. Überdies verlaufen Nervenfasern durch Kanäle im Knochen. Wenn ein Knochen bricht, senden sie Schmerzsignale an die Knochenhaut, die die Warnung an die Schmerzzentren des Gehirns übermittelt. Wenn die gesplitterten Kanten eines gebrochenen Knochens die Knochenhaut durchstoßen, hat der Verletzte heftige Schmerzen.

Sind männliche und weibliche Skelette verschieden?

Es ist nicht schwer, das Geschlecht eines Toten nur anhand des Skeletts zu bestimmen. Man braucht dazu lediglich die Beckenknochen anzusehen. Das Becken einer Frau ist breiter als das eines Mannes und hat in der Mitte eine große, runde Geburtsöffnung. Die Beckenöffnung des Mannes ist kleiner und herzförmig.

Was die andern Knochen betrifft, so sind diejenigen eines Mannes in der Regel größer und schwerer als die einer Frau. Das Brustbein der Frau ist breiter und kürzer als das des Mannes. Der weibliche Schädel hat weichere Umrisse, und die weiblichen Handgelenkknochen sind schmaler. Frauen haben einen kleineren Unterkörper und im allgemeinen keine so kantige Stirn wie viele Männer. Auch ist ihre Stirn im Durchschnitt weniger geneigt.

Sind die harten Knochen auch gefährdet?

Die Knochen gehören zu den vollkommensten Werken der Natur. Jeder Knochen kann viermal soviel tragen wie eine vergleichbare Menge Stahlbeton und etwa das gleiche Ge-

---

Schädelchirurgie in prähistorischer Zeit

Die Trepanation (die Öffnung des Schädels) wurde schon um 10000 v. Chr. in Europa, Südamerika und einigen Teilen Nordafrikas praktiziert. Man öffnete die Schädel durch Bohren, Schaben und Schneiden. Die glatten Kanten an den Knochen, die auf einen Heilungsprozeß hinweisen, deuten darauf hin, daß mehr als die Hälfte der Patienten den Eingriff überlebte. Manche Fachleute vertreten die Ansicht, die Trepanation sei nur ein Ritual gewesen, um den Patienten von Dämonen zu befreien, von denen er scheinbar besessen war. Andere meinen, daß die Trepanation zur Heilung von Kopfschmerzen und epileptischen Anfällen benutzt wurde.

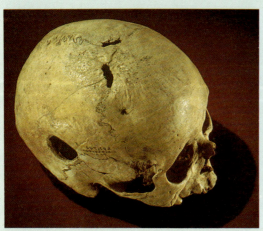

Dieser alte Schädel aus Peru läßt erkennen, daß an ihm mehrere Operationen durchgeführt wurden. Ein anderer Schädel aus dem gleichen Gebiet wies sogar sieben gut verheilte Löcher auf.

Das innere Gerüst des Körpers

Auf den Schädel, die Wirbelsäule und den Brustkorb entfallen 80 der insgesamt 206 Knochen des Körpers; sie bilden das Achsenskelett. Zu den Knochen des Becken- und Schultergürtels und der Extremitäten zählen die Schulterblätter, die beiden Schlüsselbeine, das Becken sowie die Knochen der Arme, Hände, Beine und Füße. Der Schädel besteht aus 28 Knochen, von denen acht das Gehirn umgeben. Diese sind miteinander verschmolzen. An der Unterseite des Schädels befindet sich eine große Öffnung. Die 24 Rippen sind paarweise an der Wirbelsäule verankert; sie schützen gemeinsam mit dem Brustbein Herz und Lunge.

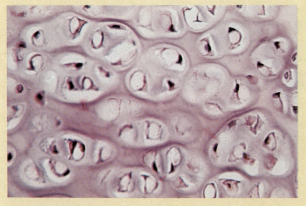

Knorpelquerschnitt Beim Embryo besteht das Skelett aus Knorpel. Kalzium verwandelt ihn in Knochen.

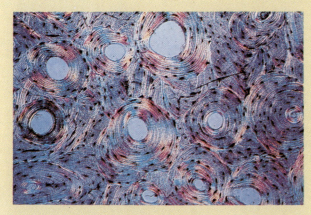

Knochenquerschnitt Die Lage der knochenbildenden Zellen ist jeweils als kreisförmiges Gebilde zu erkennen.

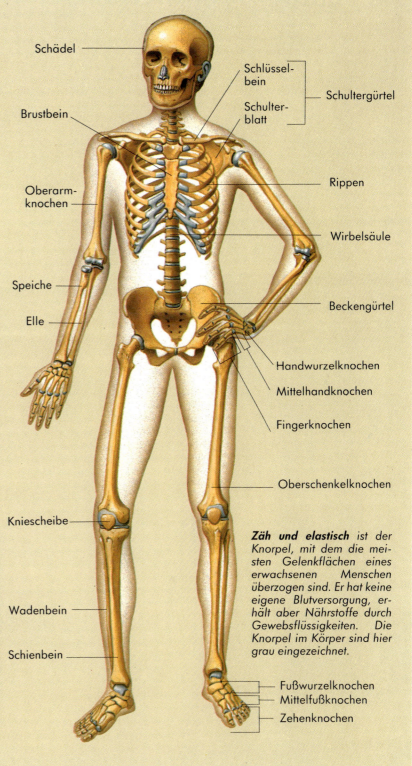

Zäh und elastisch ist der Knorpel, mit dem die meisten Gelenkflächen eines erwachsenen Menschen überzogen sind. Er hat keine eigene Blutversorgung, erhält aber Nährstoffe durch Gewebsflüssigkeiten. Die Knorpel im Körper sind hier grau eingezeichnet.

wicht wie Aluminium oder Leichtmetall. Die Erklärung für dieses außergewöhnliche Verhältnis von Belastbarkeit und geringem Eigengewicht liegt in der Art und Weise, wie die Kalzium- und Phosphoratome im Knochen dicht aneinandergefügt und in regelmäßigen, kristallinen Mustern angeordnet sind.

Leider sind die Kristallstrukturen eines Knochens manchmal nicht ganz einwandfrei; so entstehen in ihnen häufig winzige Risse, ähnlich den Verschiebungen in Kristallgittern, die etwa dazu führen, daß „ermüdetes" Metall bricht. Solche Risse im Knochen sind meist latent vorhanden und heilen letztlich aus. In manchen Fällen aber können sie sich erweitern und den Knochen ernsthaft schwächen. Außerdem kann ein heftiger Stoß gegen einen Knochen eine ähnliche Wirkung haben wie ein Schlag auf einen Diamanten, der dann entlang den inneren Rißlinien bricht.

Eine andere Gefahr besteht darin, daß unter bestimmten Umständen radioaktive Stoffe, etwa Radium, sich im Knochen ansammeln können. Selbst winzige Mengen davon zerstören dann das umgebende Knochenmark und Knochengewebe durch Strahlung. Auf diese Weise können bösartige Tumoren entstehen.

Die Tätigkeit der Muskeln

Welches sind die Hauptaufgaben der Muskeln?

Kein noch so disziplinierter Soldat kann nach dem Kommando „Stillgestanden" längere Zeit völlig ruhig stehen. Er wird vermutlich zu schwanken beginnen – aber trotzdem nicht umfallen. Zahlreiche stützende, tauartige Sehnen und Bänder spannen sich, zusammen mit den Muskeln im Rücken und in den Beinen, rasch an und ziehen den Betreffenden laufend in die aufrechte Haltung zurück.

Außer der Aufrechterhaltung des Körpers haben die Muskeln und Sehnen noch viele weitere Aufgaben. Dank seiner Muskeln kann der Mensch zahllose, zum Teil recht komplizierte Bewegungen ausführen, z. B. beim Hochsprung, bei Liegestützen, beim Stepptanz oder Klavierspielen.

Wie viele Arten von Muskeln gibt es?

Es gibt drei Hauptarten von Muskeln: die quergestreifte, willkürliche Muskulatur, die unter anderm die Knochen bewegt; die glatte, unwillkürliche Muskulatur, die die Blutgefäße, den Magen und die Verdauungswege umschließt; und die Muskulatur des Herzens, die eine Art Kreuzung zwi-

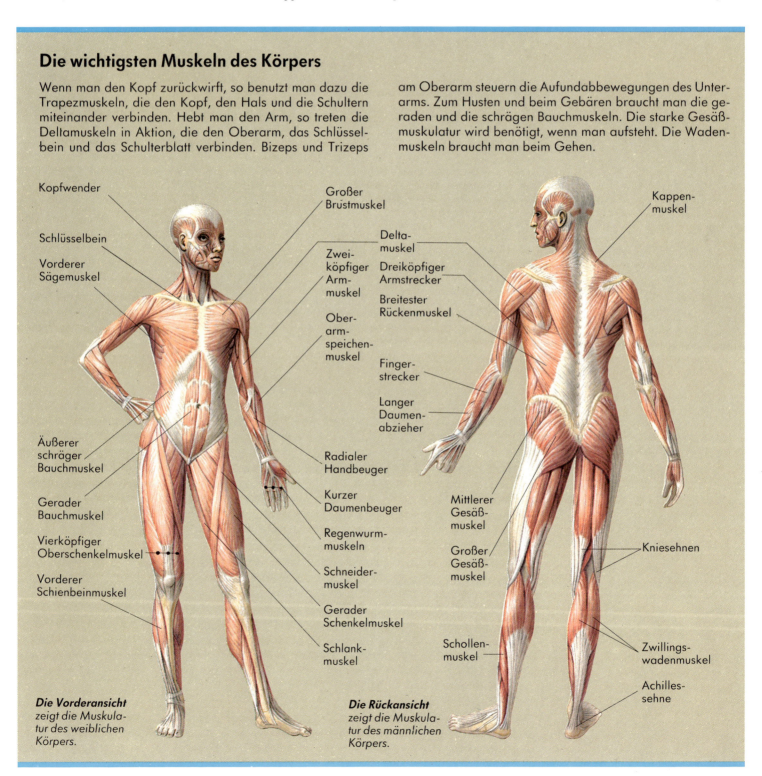

Die wichtigsten Muskeln des Körpers

Wenn man den Kopf zurückwirft, so benutzt man dazu die Trapezmuskeln, die den Kopf, den Hals und die Schultern miteinander verbinden. Hebt man den Arm, so treten die Deltamuskeln in Aktion, die den Oberarm, das Schlüsselbein und das Schulterblatt verbinden. Bizeps und Trizeps am Oberarm steuern die Aufundabbewegungen des Unterarms. Zum Husten und beim Gebären braucht man die geraden und die schrägen Bauchmuskeln. Die starke Gesäßmuskulatur wird benötigt, wenn man aufsteht. Die Wadenmuskeln braucht man beim Gehen.

Die Vorderansicht zeigt die Muskulatur des weiblichen Körpers.

Die Rückansicht zeigt die Muskulatur des männlichen Körpers.

schen glatten und gestreiften Muskeln darstellt.

Die gestreiften Muskeln können sich kräftig und willkürlich, also kontrolliert, zusammenziehen. Die glatten Muskeln haben wichtige Funktionen; sie sind aber nicht für Notfälle zuständig, so daß sie sich zumeist auch nicht so kräftig zusammenziehen. Ihre Bewegungen sind unwillkürlich, d.h., sie werden nicht bewußt gesteuert.

Die Herzmuskeln sind gestreift; doch die Streifen liegen weiter auseinander als bei andern gestreiften Muskeln. Die Tätigkeit der Herzmuskeln ist unwillkürlich: Der Herzschlag hat jeweils eine bestimmte Schnelligkeit und kann vom Menschen nicht beeinflußt werden.

Wie sieht das Innere eines Muskels aus?

Wenn man einen typischen Muskel quer durchschneidet, stellt man fest, daß er einem Telefonkabel gleicht. In seinem Innern befindet sich ein Bündel kleinerer Kabel, und jedes Kabel umfaßt wiederum kleinere Faserbündel.

Das erste und größte Bündel, auf das man stößt, besteht aus Muskelfasern, in denen es Blutgefäße, Nerven und Bindegewebe gibt. Jede Faser ist aus kleineren Strängen, sogenannten Myofibrillen, aufgebaut. Schließlich enthält jede dieser Myofibrillen wiederum ineinander verschlungene Fäden oder Filamente, die aus den Muskelproteinen Myosin und Aktin bestehen.

Mit zunehmendem Alter werden die elastischen Fasern der gestreiften Muskeln, die die Knochen bewegen, allmählich durch Bindegewebe ersetzt – ein Vorgang, den man als Fibrose bezeichnet. Das neue Bindegewebe ist zwar zäh, aber nicht elastisch, so daß die Muskeln sich nicht mehr so stark zusammenziehen können. Dies – und nicht etwa nur mangelndes Training – ist der Grund für die verminderte Körperkraft und langsamere Muskelreaktion, die man bei älteren Menschen beobachtet.

Wie funktionieren Muskeln?

Eine wichtige Errungenschaft der Naturwissenschaft im 20. Jahrhundert ist die Entdeckung, wie Muskeln arbeiten. Bei diesem Vorgang finden chemische Reaktionen und ein Austausch von Nervensignalen statt. Wenn ein Arm schlaff an der Seite des Körpers herunterhängt, ist der Bizepsmuskel (zweiköpfiger Armmuskel) lang und dünn. Wenn man jedoch die Faust ballt und den

Die Muskeltypen

Es gibt zwei Arten von quergestreiften (willkürlichen) Skelettmuskeln: schnell zuckende, die geballte Energiestöße abgeben, und langsam zuckende, die den Sauerstoff besonders gut verwerten. Glatte Muskeln steuern demgegenüber die unbewußten Funktionen des Körpers, etwa die Verdauung. Die Herzmuskeln sind ebenfalls unwillkürliche Muskeln.

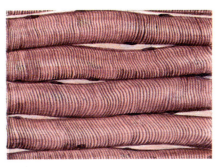

Quergestreifte (willkürliche) Muskulatur

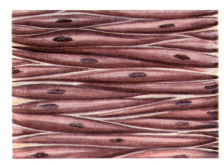

Glatte (unwillkürliche) Muskulatur

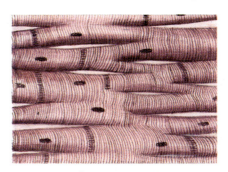

Herzmuskulatur (unwillkürlich)

Arm beugt, wird der Bizepsmuskel angespannt und tritt hervor.

Erst in den letzten Jahrzehnten haben die Wissenschaftler im einzelnen verstanden, was eigentlich vor sich geht, wenn ein Muskel auf solche Art und Weise angespannt wird. Man stelle sich einen kleinen Raum mit beweglichen Wänden vor; er soll ein sogenanntes Sarkomer darstellen. Dies ist ein winziger Abschnitt in einer der Myofibrillen, aus denen die Muskelfasern bestehen – eine kleinste Einheit bei der Muskelkontraktion. Wenn man in der Mitte jenes gedachten Raumes steht, so befindet man sich in der Position eines der Myosinfilamente, die Bestandteile der Myofibrillen sind. Vor sich hat man zwei Seile, von denen eines an der linken Wand, das andere an der rechten Wand befestigt ist. Diese Seile stellen dünne Aktinfilamente dar. Bei einer Muskelkontraktion würde man angeregt werden, die beiden Seile aufzunehmen und an ihnen zu ziehen, so daß die Wände näher zusammenrücken. Soll der Muskel sich hingegen entspannen, würde man die Seile fallen lassen, und die Wände würden wieder auseinandergleiten. Bei diesen Vorgängen spielen Nervensignale eine wichtige Rolle; sie lösen chemische Reaktionen aus und bewirken, daß die Muskelfasern sich zusammenziehen.

Die Stelle, an der die Nervenfaser, welche die Signale übermittelt, mit der Muskelfaser zusammentrifft, ist die sogenannte motorische Endplatte. Wenn ein Nervensignal diese Endplatte erreicht, so scheidet sie die hochwirksame chemische Substanz Azetylcholin ab. Diese tritt in die Muskelfaser ein und ruft Spannungsänderungen (Stromstöße) hervor, welche die Zusammenziehung der Faser bewirken.

Was macht den Herzmuskel so robust?

Robust ist wirklich eine zutreffende Bezeichnung für das Herz. Dieses Organ hat in Tausenden von Fällen einem Menschen mehr als 100 Lebensjahre lang gedient. In einem solchen Fall hat das Herz über vier Milliarden Male geschlagen und über 400 000 Tonnen Blut durch die Adern gepumpt. Fachleute meinen, diese Ausdauer sei darauf zurückzuführen, daß der Herzmuskel die Kraft der gestreiften, willkürlichen Muskulatur und die Beständigkeit und Zuverlässigkeit der glatten, unwillkürlichen Muskulatur in sich vereint. Darüber hinaus sind die Herzmuskelfasern – im Gegensatz zu den Fasern der gestreiften und der glatten Muskulatur – untereinander verbunden und verfügen so über ein Kommunikationsnetz, das es ihnen ermöglicht, sich gegenseitig zu stützen. Die Zellen des Herzens tauschen elektrische Signale aus und funktionieren als Einheit.

Beweglichkeitsgrade der Gelenke

Wie funktionieren Gelenke?

Angesichts der Tatsache, daß Knochen starr sind, ist es bemerkenswert, wie geschmeidig der Körper ist. Seine große Beweglichkeit beruht darauf, daß die Knochen dort, wo sie aufeinandertreffen, durch sehr sinnreich gestaltete Gelenke miteinander verbunden sind. Dadurch sind die Muskeln in der Lage, das Skelett in zahllose verschiedene Stellungen zu bringen.

Es gibt mehrere Arten von Gelenken, die unterschiedliche Beweglichkeitsgrade haben und verschiedenartige Bewegungen ermöglichen. Scharniergelenke, vor allem die in den Ellbogen und Knien, gehen nur in einer einzigen Richtung hin und her wie an Scharnieren befestigte Türen. Kugelgelenke wie die Schulter- und Hüftgelenke hingegen erlauben es einem Knochen, sich in alle möglichen Richtungen zu drehen, wobei er dennoch fest mit einem andern Knochen verbunden bleibt.

Wie können die Gelenke so reibungslos funktionieren?

Gesunde Gelenke sind wahre Wunder an Paßform und Beweglichkeit. Die Enden der Knochen, die in einem Gelenk aneinanderstoßen, sind jeweils mit einer glatten Knorpelschicht überzogen. Außerdem enthält der Zwischenraum zwischen den sich fast berührenden Knochen eine Schmierflüssigkeit, die einen dünnen Film bildet. Bei den Kniegelenken befinden sich in diesem Zwischenraum auch noch flache Knorpelscheiben, sogenannte Menisken, die wie Stoßdämpfer wirken.

Die Teile eines Gelenks werden durch flache oder strangartige Bänder zusammengehalten.

Welches Gelenk ist am empfindlichsten?

Das größte und schwerste Gelenk des menschlichen Körpers, das Kniegelenk, ist gut geschützt. Es befindet sich in einer mit Flüssigkeit gefüllten Kapsel, der Kniegelenkskapsel. Die Teile werden durch besonders stabile Sehnen und Bänder zusammengehalten. Schützend wirkt auch die Kniescheibe, die einen kräftigen Knochenschild darstellt. Der Oberschenkelknochen ist gegen Stöße, die vom Schienbein nach oben weitergegeben werden, durch die Menisken geschützt. Trotz alledem kommen Verletzungen am Kniegelenk häufiger vor als bei andern Gelenken.

Durch eine Zerrung können die Bänder überdehnt werden oder sogar reißen. Bei besonders harten Stößen wird die Kniescheibe manchmal ausgerenkt, oder einer der beiden Menisken im Gelenk kann beschädigt werden. Meist muß man ihn dann operativ entfernen, denn ein Meniskus heilt nicht mehr.

Sind alle Gelenke beweglich?

Bei dem Begriff Gelenk denkt man in der Regel an bewegliche Verbindungen; es gibt aber auch feststehende Gelenke. Sie befinden sich an verschiedenen Stellen im Schädel. Hier sind die Knochen durch zähe, dichte Gewebsschichten, sogenannte Knochennähte, zusammengefügt. Von außergewöhnlichen Situationen abgesehen, bleiben die Schädelknochen so verbunden, als ob sie eine starre Einheit wären.

Eine weitere Art von Gelenken kann geringfügige Gleitbewegungen ausführen. Zu dieser Kategorie gehören die Gelenke, welche die Wirbel des Rückgrats verbinden. Wenn ein Golfspieler den Ball schlägt, ermöglicht die vereinigte Wirkung der winzigen Wirbelsäulenbewegungen, die sich den Rücken hinauf wie in einer Wellenbewegung fortsetzen, eine weite Drehbewegung.

Was ist ein Kugelgelenk?

Ein Kugelgelenk, neben den Scharniergelenken und den feststehenden Gelenken die dritte Art der Gelenkverbindungen im Skelett, erlaubt dem so angeschlossenen Knochen eine freie Bewegung in fast alle Richtungen. Das Kugelgelenk stellt einen Dreh- und Angelpunkt dar, während der Röhrenknochen, der an ihm sitzt, wie ein Hebel wirkt. Die Muskeln, die mit den Knochen verbunden sind, liefern die bewegende Kraft.

Wer sich nicht sehr gut vorstellen kann, was das Hüftgelenk zu leisten vermag, sollte einmal eine Ballettvorstellung anschauen und beobachten, wie vielseitige Bewegungen das Hüftgelenk erlaubt. Diese Beweglichkeit ist möglich, weil der halbkugelförmige Kopf des Oberschenkelknochens genau in die konkave Pfanne des Hüftbeins paßt. Für eine fast reibungslose Bewegung sorgt die Gleitflüssigkeit, die in der Gelenkhöhle enthalten ist.

Warum sind manche Menschen extrem beweglich?

Manche Leute können ihre Finger sehr weit zurückbiegen, die Beine hinter den Nacken legen und andere erstaunliche Verrenkungen vollführen. Wie sind solche Fähigkeiten möglich? Einer verbreiteten Ansicht zufolge haben solche Personen zusätzliche Gelenke, die ihnen solche Kunststücke ermöglichen.

Wußten Sie, daß ...

... *man sich bei isometrischen Übungen scheinbar bemüht,* Gegenstände zu bewegen, die unbeweglich sind – so daß auch die Länge der Muskeln gleichbleibt? Wenn man sich beispielsweise gegen einen Türrahmen stemmt, so ist das eine isometrische Übung. Bei isotonischen Übungen drückt man die Muskeln gegen Gegenstände, die sich bewegen – so daß die Länge der Muskeln sich ändert, während die Muskelspannung gleichbleibt. Wenn man beispielsweise Gewichte hebt, führt man isotonische Übungen durch: Man übt einen gleichbleibenden Druck gegen die Hanteln aus, wenn man sie über den Kopf drückt.

... *aerobes Training* die Sauerstoffaufnahme des Körpers verbessern soll? Am besten führt man es drei- bis fünfmal pro Woche jeweils 20 Minuten lang durch. Um den optimalen Grad der körperlichen Anstrengung zu finden, zieht man sein Alter von der Zahl 220 ab und multipliziert das Ergebnis mit acht Zehnteln; dadurch erhält man den maximalen erwünschten Pulsschlag pro Minute für das jeweilige Alter.

... *viele Eltern versuchen,* ein Kleinkind am Daumenlutschen zu hindern, weil sie befürchten, daß sonst der Kiefer sich verformt? Viele Zahnärzte meinen allerdings, daß das Daumenlutschen nur selten etwas mit einer Bißanomalie zu tun hat.

Wie man die Glieder beugt und dreht

Der Bewegungsspielraum eines Gelenks wird durch die Form der Knochen und die Stärke der Bänder bestimmt, ferner auch durch die Muskulatur, die das Gelenk umgibt. Die Sattelgelenke der Handgelenke und der Daumen erlauben Bewegungen in zwei rechtwinklig zueinanderstehende Richtungen. Der Begriff Sattel weist darauf hin, daß jeder der Knochen in einer Richtung konkav, in der andern konvex ist. Dadurch wird eine Drehbewegung im Gelenk verhindert. Man vergleiche die Bewegung des Daumens mit der Bewegung der Finger; wie auch die Fußknöchelgelenke können die Fingergelenke nur gleiten. Ellbogen und Knie sind Scharniergelenke; aber das Knie ist beweglicher und kann eine gewisse Drehung ausführen. Das Kugelgelenk der Hüfte ist nicht so vielseitig wie das vergleichbare Schultergelenk, aber die tiefere Gelenkpfanne sorgt dafür, daß das Gelenk nicht so schnell auskugeln kann.

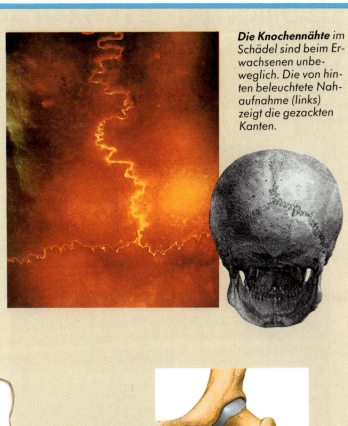

Die Knochennähte im Schädel sind beim Erwachsenen unbeweglich. Die von hinten beleuchtete Nahaufnahme (links) zeigt die gezackten Kanten.

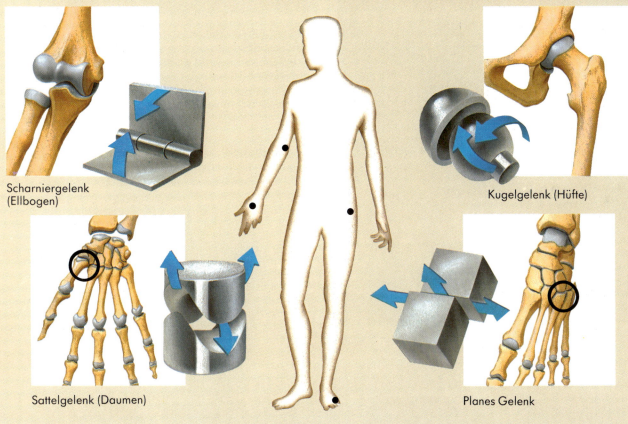

Scharniergelenk (Ellbogen)

Kugelgelenk (Hüfte)

Sattelgelenk (Daumen)

Planes Gelenk

In Wirklichkeit gibt es so etwas aber nicht. Menschen, die so beweglich sind, können vielmehr die Bänder, welche die Gelenke umgeben und deren Bewegungsfähigkeit normalerweise einschränken, besonders stark dehnen. Ein indischer Fakir oder ein Schlangenmensch im Zirkus ist vermutlich schon mit lockeren Bändern geboren worden und hat sie später durch beständiges Dehnen und Verdrehen noch lockerer gemacht.

Warum knacken Gelenke manchmal?

Bei einer tiefen Kniebeuge kann es vorkommen, daß in den Knien ein knackendes Geräusch entsteht. In ähnlicher Weise kann man etwa die Fingergelenke knacken lassen.

Zum Teil sind solche Geräusche darauf zurückzuführen, daß aus der Gelenkflüssigkeit kleine Luftblasen austreten. Eine weitere Ursache ist das kurze Schwirren der strangartigen Bänder, die ähnlich wie die Saiten eines Banjos über die knochigen Oberflächen in den Gelenken gespannt sind, wenn sie von einer Knochenfläche auf eine andere hinübergleiten.

Das Behältnis des Gehirns

Warum ist bei Babys der Schädel noch weich?

Der Schädel eines Babys besteht aus weicher Knochensubstanz und Knorpel; erst im Lauf der ersten 18 Lebensmonate verknöchert er allmählich. Der Grund: Bei der Geburt ist der Schädel des Kindes im Verhältnis zur Beckenöffnung der Mutter recht groß. Da der Schädel weich ist, kann er aber zusammengedrückt werden, wenn er langsam durch die Beckenöffnung gepreßt wird. Unmittelbar nach der Geburt ist der Kopf des Kindes deshalb manchmal etwas abgeplattet, jedoch unverletzt. Innerhalb weniger Tage gewinnt er seine ursprüngliche Form zurück.

Das Gehirn des Säuglings ist bei der Geburt noch nicht voll entwickelt. Es wächst aber recht schnell, und der weiche Schädel dehnt sich entsprechend aus, bis im Alter von etwa 18 Monaten das Gehirn fast seine volle Größe erreicht hat und die Schädelknochen, die es umgeben, weitgehend hart geworden sind.

Welche Funktion hat der Schädel?

Die 28 Knochen des Schädels sind bei der Geburt noch voneinander getrennt – zum Teil durch verschieden große, mit Bindegewebe ausgefüllte Lücken, sogenannte Fontanellen. Bis zum dritten Lebensjahr verknö-

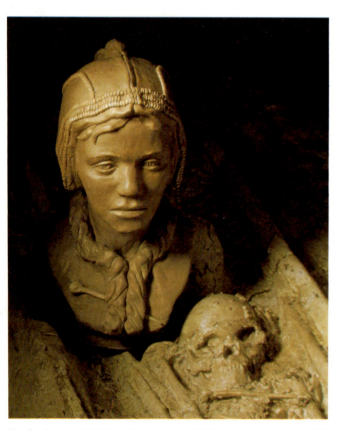

Nach diesem 27 000 Jahre alten Schädel erstand das Gesicht eines jungen Mädchens.

Nachbildung von Köpfen: eine Mischung aus Wissenschaft und Kunst

Es begann in den 30er Jahren des 19. Jahrhunderts, als der junge sowjetische Wissenschaftler Michail Gerassimow sich fragte, in welchem Verhältnis Fleisch und Knochen zueinander stehen, und Beobachtungen auf diesem Gebiet anzustellen begann. Beim Studium von Hunderten von Schädeln und Leichen bemerkte er, daß der Schädel einer Frau in der Regel kleiner ist als der eines Mannes und daß ihr Unterkiefer meist feiner gebildet ist. Gerassimow fand auch heraus, wie man mit Hilfe eines Schädels das Alter eines Menschen bestimmen kann: Abgenutzte Zähne und völlig miteinander verbundene, hart gewordene Knochen deuten auf einen Erwachsenen hin. Aus den Zähnen ergeben sich Hinweise auf die Rassenzugehörigkeit des Betreffenden. (Asiaten haben z. B. normalerweise keine Weisheitszähne.) Außerdem lassen Knochen auf die Breite der Nase und die Tiefe der Wangenmuskulatur schließen. Heute benutzen Wissenschaftler, die das Verhältnis zwischen Muskeln und Knochen untersuchen, Ultraschallwellen bei lebenden Menschen. Bei einer Rekonstruktion formt man die Muskeln aus einem flexiblen Kunststoff. Daß Gerassimows Arbeit brauchbar war, zeigte sich, als er einmal das Gesicht eines Zirkusartisten aus Neuguinea nachbildete, der Ende des 19. Jahrhunderts gestorben war. Dem Kopf wurde schließlich ein altes Foto gegenübergestellt, und es zeigte sich, daß beide zueinander paßten.

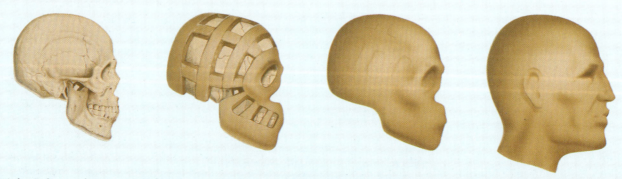

Bei der Rekonstruktion von Köpfen aus Knochen legt man bestimmte Zahlenverhältnisse zwischen Knochen und Fleisch zugrunde.

chern sie, und der Schädel bildet nun eine feste, annähernd kugelförmige Schale, die das Gehirn, die Augen, das Mittel- und Innenohr und die Nase schützt.

Der große, kuppelförmige Teil des Schädels, die sogenannte Schädelkalotte, besteht aus acht eng miteinander verzahnten Knochen, die das Gehirn umschließen. Die Vorderseite des Schädels, der Gesichtsschädel, umfaßt 14 Knochen, zu denen auch der Unterkiefer gehört.

Bei der Geburt macht der Schädel etwa ein Viertel der Skelettgröße aus, beim erwachsenen Menschen jedoch nur noch etwa ein Achtel.

Was passiert bei einem Schlag auf den Kopf?

Der Schädel ist so konstruiert, daß er an den Nähten, also dort, wo die Knochen zusammentreffen, ein wenig nachgibt. Dadurch werden Stöße gedämpft. Außerdem ist das Gehirn von drei großen, sackartigen Häuten umhüllt. Zwischen zweien von ihnen zirkuliert die Gehirnrückenmarksflüssigkeit, die ebenfalls stoßdämpfend wirkt.

Trotz dieser Einrichtungen ist das Gehirn jedoch nicht völlig vor Verletzungen geschützt. Der Schädel reagiert auf einen Schlag etwa so wie eine Kirchenglocke auf den Schlag des Klöppels. Wenn die Glocke geläutet wird, verteilt sich die Wirkung des Schlags über ihre gesamte Oberfläche. Diese gerät in Schwingung, und die Glocke beginnt zu tönen. Auf ähnliche Weise „dröhnt" der ganze Kopf, wenn er einen Schlag erhält, da die Energie des Schlags sich über die gewölbten Schädelknochen verteilt. Jedesmal, wenn eine Stoßwelle über eine der Nähte hinweggeht, an denen die 28 Schädelknochen zusammentreffen, wird sie etwas gedämpft. Bei einem leichteren Schlag verflüchtigt sich die Kraft bald. Wenn der Schlag jedoch die Elastizität des Knochens überfordert, erleidet der Betroffene einen Schädelbruch.

Wie schwerwiegend ist ein Schädelbruch?

Wenn ein heftiger Schlag auf den Kopf glimpflich abgeht, so erleidet der Betroffene lediglich eine schwere Gehirnerschütterung, die mehrere Tage andauert. Dann erholt sich der Patient wieder, nachdem er möglicherweise unter Übelkeit und Schwindel gelitten hat.

Schlimmer ist es, wenn aus einer verletzten Arterie Blut in das Gehirn oder in die Umgebung des Gehirns austritt. In diesem Fall ist ein chirurgischer Eingriff erforderlich, da eine solche Blutung lebenswichtige Körperfunktionen beeinträchtigen kann. Ist das Gehirn selbst an einer Stelle gequetscht, können Krämpfe auftreten.

Wenn Blut und klare Gehirnrückenmarksflüssigkeit aus dem Mund, der Nase oder den Ohren fließen, liegt wahrscheinlich ein Schädelbasisbruch, also ein Bruch des Schädelgrundes, vor. Eine solche Verletzung hat oft schwerwiegende Folgen. Sie kann zu dauerhaften Schäden oder sogar zum Tod führen, wenn lebenswichtige Funktionen des Gehirns und wichtiger Nerven gestört sind.

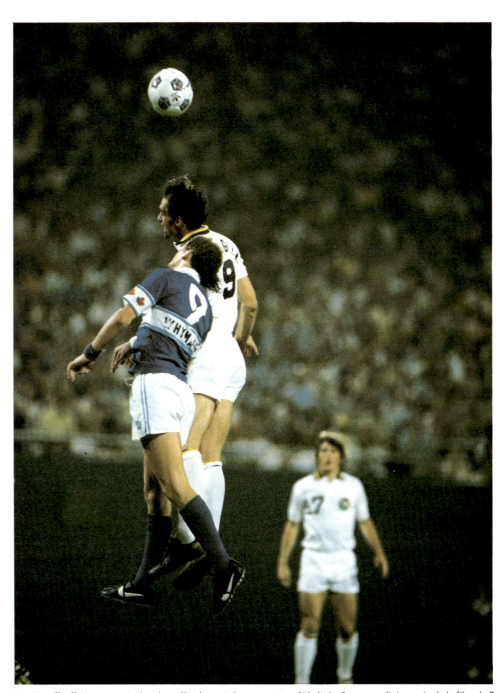

Ein Kopfball ist *zwar eindrucksvoll, aber nicht ganz ungefährlich. Sportmediziner sind dafür, daß die Spieler den Ball nicht zu häufig köpfen, um Gehirnschäden zu vermeiden.*

Können Kopfbälle beim Fußball schädlich sein?

Untersuchungen haben gezeigt, daß beim Fußballspiel ein Kopfball – also das Weiterspielen des Balles mit dem Kopf – manchmal Kopfschmerzen, Schwindel und sogar Gedächtnisverlust oder noch Schlimmeres zur Folge haben kann.

In einer Laufbahn von mehr als 15 Jahren köpft ein Berufsfußballspieler den gut 400 Gramm schweren Ball durchschnittlich mehr als 5000mal. Wenn der Lederball naß ist und mit einer Geschwindigkeit von gut 100 Kilometern pro Stunde ankommt, wird er zu einem machtvollen Geschoß.

Was sich hinter einem Lächeln verbirgt

Wie viele Muskeln hat das Gesicht?

In dem kleinen Bereich des Gesichts gibt es mehrere Dutzend Muskeln; deshalb hat das Gesicht so vielfältige Ausdrucksmöglichkeiten. Wenn man die Stirn in Falten legt, benutzt man einen Muskel, der vom Hinterkopf bis zum oberen Rand der Augenbrauen zieht.

Die meisten Gesichtsmuskeln sind paarweise angelegt – jeweils einer in jeder Gesichtshälfte. Jedes Auge ist von einem Muskel umgeben, der sich zusammenzieht, wenn man die Lider schließt. Ein weiteres Muskelpaar hebt die Lider; wieder andere Muskelpaare ziehen, wenn man etwas mißbilligt, die Augenbrauen zusammen. Und nicht weniger als sechs Muskelpaare steuern die fast ständigen Bewegungen der Augäpfel.

Wenn man wütend ist, können die Nasenflügel sich blähen. So sorgen sie dafür, daß der Betreffende mehr Luft einatmen kann. Diese Erweiterung der Nasenöffnung wird durch ein bestimmtes Muskelpaar ermöglicht. Ein anderes, entgegengesetzt wirkendes Paar zieht die Nasenflügel zusammen. Wenn man die Nase rümpft, kann man feststellen, daß sich sowohl die Nase als auch die Oberlippe nach oben bewegen, gesteuert von einem gemeinsamen Muskelpaar, das an der Nase entlang verläuft.

Der beweglichste Teil des Gesichts ist der Mund. Wenn man die Lippen zum Küssen schürzt oder den Mund fest über den Zähnen verschließt, benutzt man den großen Schließmuskel, der einen wesentlichen Teil der Lippen ausmacht. Außerdem steuern sieben Muskelpaare diejenigen Bewegungen des Mundes, bei denen die Mundwinkel nach oben oder unten, nach innen oder außen gezogen werden. Die Kinnmuskeln wirken mit, wenn man die Unterlippe vorschiebt.

Die starken Kiefermuskeln, die einen Druck von 90 Kilogramm ausüben können, und die Wangenmuskeln, die man zusammen mit den Lippen zum Pfeifen braucht, stellen – abgesehen von der Zunge – die Muskulatur dar, die vor allem beim Essen und Sprechen benötigt wird. Die Bewegungen des Unterkiefers werden von vier Muskelpaaren gesteuert.

Spricht der Gesichtsausdruck eine universelle Sprache?

Die meisten Leute haben eine breite Skala von Gesichtsausdrücken, die ihre Gefühle und Gedanken nach außen hin sichtbar machen. In vielen menschlichen Gesellschaften

Gefühle und ihr Ausdruck

Ein Tibeter, der sich freut, jemanden zu sehen, streckt die Zunge heraus. Ein Bulgare meint ja, wenn er den Kopf schüttelt. Untersuchungen in vielen Ländern haben jedoch erwiesen, daß die Gesichtsausdrücke weltweit jeweils die gleichen sind. Wenn man Menschen bestimmte Bilder vorlegte, zeigten die meisten das gleiche Gefühl. Messungen der elektrischen Ströme in Gesichtsmuskeln enthüllten, was Menschen empfanden, auch wenn sie versuchten, es zu verbergen. Glück und Erstaunen ließen sich dabei genauer bestimmen als Wut und Traurigkeit.

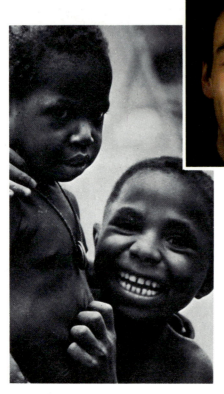

Glück spiegelt sich in einem der sechs grundlegenden Gesichtsausdrücke wider. Beim spontanen wie beim bewußten Lächeln werden dieselben Lippen- und Wangenmuskeln benutzt, doch ist jeweils eine andere Nervenbahn vom Gehirn her beteiligt. Insgesamt gibt es rund 7000 mögliche Gesichtsbewegungen.

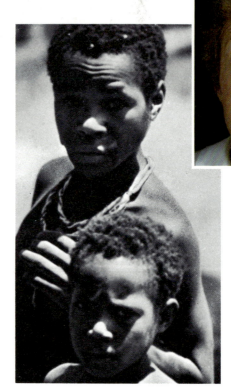

Erstaunen, das sich im Gesicht widerspiegelt, ist manchmal nur schwer von Furcht zu unterscheiden, vor allem in primitiven Kulturen (links). Dies kann daran liegen, daß Erstaunen und Furcht in jenen Kulturen zusammengehören. Auch im Westen ähnelt der Ausdruck des Erstaunens (oben) dem der Furcht.

gibt es Regeln im Hinblick auf Gefühlsäußerungen. Sie legen etwa fest, ob es angemessen ist, in bestimmten Situationen zu lächeln oder in der Öffentlichkeit Kummer zu zeigen. Doch wenn Menschen unbeobachtet sind, hat fast jeder die jeweils gleichen Gesichtsausdrücke, wenn er erstaunt, wütend oder ängstlich ist, wenn er also elementare Gefühle zeigt.

Manche Gesichtsausdrücke sind zweideutig – etwa ein Lächeln, das sowohl Belustigung als auch Spannung, Nervosität und Verlegenheit anzeigen kann. Selbst ganz geringe Gesichtsbewegungen können recht beredt sein: beispielsweise Stirnrunzeln oder ein kaum wahrnehmbares Zucken des Mundes. Wenn der Mensch älter wird, hinterlassen immer wiederkehrende Gesichtsausdrücke Spuren im Gesicht; Falten und Linien zeigen, welche Muskeln am meisten benutzt wurden.

Wie entstehen Beschwerden am Kiefergelenk?

Wenn man die Angewohnheit hat, die Zähne zusammenzubeißen, mit den Zähnen zu knirschen oder unter Streß die Kiefermuskulatur anzuspannen, kann man sich ein Kiefergelenksleiden zuziehen. Neben seelischen Belastungen können auch eine Fehlstellung des Unterkiefers, eine Bißanomalie oder eine schlechtsitzende Zahnprothese die Ursache des Kiefergelenksyndroms sein. Wenn beispielsweise die oberen und unteren Zähne nicht richtig aufeinanderpassen, wenn also eine Bißanomalie vorhanden ist, so kann die daraus entstehende Belastung für das Kiefergelenk und seine Muskulatur heftige Schmerzen hervorrufen. Die Symptome reichen von Schmerzempfindlichkeit im Kiefer, knackenden Geräuschen und Schmerzen beim Öffnen des Mundes bis zu immer wieder auftretenden Kopfschmerzen, Ohrensausen und Druckgefühl in den Augen.

Wenn Streß die Ursache der Beschwerden ist, so können die Symptome gelindert werden, wenn die Patienten lernen, die innere Spannung wirklich zu bewältigen, statt die Zähne zusammenzubeißen. Eine kurzfristige Linderung erzielt man durch Beruhigungs- und Schmerzmittel sowie mit Hilfe von feuchter Wärme oder Eisbeuteln. Der Patient sollte weiche Nahrungsmittel zu sich nehmen, den Kiefer sowenig wie möglich bewegen und auch möglichst wenig sprechen. Zur langfristigen Behandlung verschreibt der Arzt möglicherweise bestimmte Übungen.

Ein altes Leiden

Schmerzen im Gesicht, am Hals und an den Schultern (meist nur auf einer Seite), ferner Ohrenschmerzen, Ohrensausen, vorübergehender Gehörverlust, verschwommenes Sehen, zusammengepreßte Zähne und ein Knacken des Kiefergelenks bei jeder Bewegung – all diese Beschwerden können auf Krämpfe der Muskeln am Kiefergelenk zurückgehen. Ein solcher Anfall kann durch Gähnen, Kauen und sogar durch Lachen ausgelöst werden.

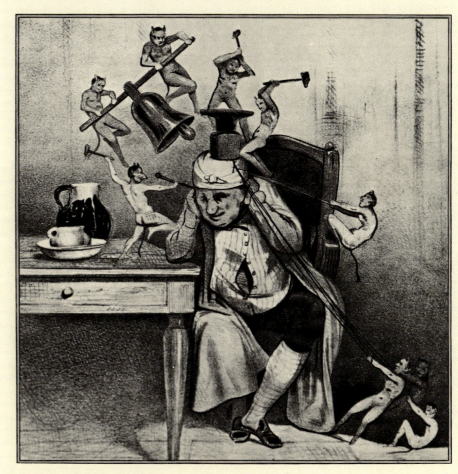

Der französische Künstler Honoré Daumier stellte im 19. Jahrhundert peinigende Kopfschmerzen bildlich dar. Bei der Vielzahl der Beschwerden könnte es sich gut um ein Kiefergelenksyndrom handeln.

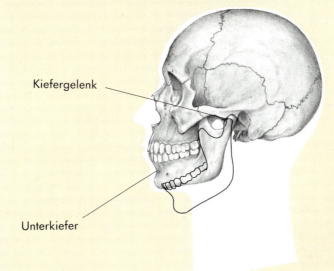

Fünf Muskelpaare, die mit dem Unterkiefer verbunden sind, öffnen und schließen den Mund. Spannt man diese Muskeln länger an, so wird auf das Gelenk, das den Kieferknochen mit dem Schädel verbindet, ein Druck ausgeübt. Das Kiefergelenk knackt, wenn der Knochen über eine Knorpelschicht gleitet.

Die verschiedenen Arten der Zähne

Woraus bestehen die Zähne?

Die härteste Substanz im menschlichen Körper ist einer der vier Stoffe, aus denen die Zähne bestehen: der Zahnschmelz. Er überzieht die Krone des Zahnes, die sich in der Mundhöhle befindet. So hart ist Zahnschmelz, daß der Bohrer des Zahnarztes mit Diamantsplittern belegt sein muß und mehr als 8000 Umdrehungen pro Sekunde macht, um in ihn einzudringen. Die Wurzel des Zahnes ist vom sogenannten Zahnzement umgeben. Sie paßt in ein Zahnfach, eine Höhle im Kiefer, und wird von der Wurzelhaut geschützt.

Unter dem Zahnschmelz und dem Zahnzement befindet sich das Zahnbein (Dentin), eine knochenähnliche Substanz, die den größten Teil des Zahnes ausmacht. Viertens ist da noch das Zahnmark, welches das lebende Zentrum des Zahnes bildet. Es besteht aus Nerven, Bindegewebe sowie Blut- und Lymphgefäßen. Zahnschmerzen machen sich hier bemerkbar.

Warum sind Milchzähne wichtig?

Die Auffassung, Milchzähne seien im Grunde nicht so wichtig, man brauche sie nicht so zu pflegen, weil sie ohnehin ausfallen, ist falsch. Während das Kind heranwächst, lenken die Milchzähne das Wachstum der Kieferknochen und der zweiten, bleibenden Zähne. Gehen die Milchzähne vorzeitig verloren, kann sich der Kieferknochen demzufolge nicht richtig entwickeln, und die neuen Zähne können schief oder zu dicht beieinanderstehen.

Wie erscheinen die Zähne?

Bei seiner Geburt hat der Mensch unter den künftigen Milchzähnen schon die Anlagen der bleibenden Zähne. Die zweiten Zähne entwickeln sich ganz langsam, und wenn sie vollständig ausgebildet sind, schieben sie sich durch das Zahnfleisch empor. Die bleibenden hinteren Backenzähne brechen hinter den Milchbackenzähnen durch, wo das Kind noch keine Vorläufer hatte.

Die insgesamt acht vorderen Backenzähne verdrängen die acht Milchbackenzähne und nehmen ihren Platz ein, während die bleibenden Schneidezähne und Eckzähne die entsprechenden Milchzähne ersetzen. Bevor die Milchzähne ausfallen, werden ihre Wurzeln vom Zahnfleisch absorbiert.

Die Arten der Zähne und ihr Bau

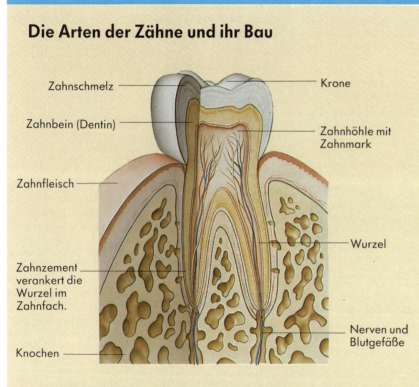

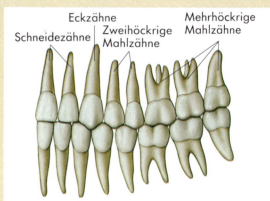

Die ersten bleibenden Zähne erscheinen im Alter von etwa sechs Jahren. Mit 21 hat der Mensch in der Regel 32 Zähne. Jedoch brechen bei manchen Menschen die vier Weisheitszähne nie durch.

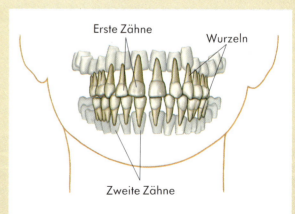

Die zweiten Zähne sind schon angelegt, wenn erst die Milchzähne sichtbar sind. Die Abbildung zeigt das Zahnschema eines vierjährigen Kindes.

Jeder Zahn besteht aus einer Krone und einer Wurzel, die in einem Zahnfach im Kiefer verankert ist. Die äußere Schicht des Zahns ist der Zahnschmelz. Darunter befindet sich das harte Zahnbein (Dentin), welches das Zahnmark umgibt. Das Zahnmark enthält Nerven und Blutgefäße, die es ernähren und ihm Schmerzempfindlichkeit verleihen. Es gibt vier Arten von Zähnen: acht Schneidezähne, vier Eckzähne, acht zweihöckrige und acht mehrhöckrige Mahlzähne. Die Schneidezähne packen die Nahrung und teilen sie in Portionen auf. Die spitzen Eckzähne können zähe Nahrung zerteilen. Die zweihöckrigen Mahlzähne zerkleinern die Nahrung. Die breiten mehrhöckrigen Mahlzähne ganz hinten zermahlen sie.

Die ersten Milchzähne fallen Kindern im Alter von etwa sechs Jahren aus, und zwar die vorderen Schneidezähne zuerst. Dann brechen auch die ersten bleibenden Zähne durch. Die Milchzähne, die zuletzt ausfallen, sind die oberen Eckzähne. Wenn ein Kind etwa 13 Jahre alt ist, befinden sich 28 bleibende Zähne meist an Ort und Stelle. Die vier zusätzlichen Zähne des Erwachsenen, die Weisheitszähne, erscheinen erst einige Jahre später – in manchen Fällen allerdings nie.

Warum machen Weisheitszähne so oft Beschwerden?

Manche Leute haben gar keine Weisheitszähne – und brauchen sich deswegen keine Sorgen zu machen. Der Name dieser Zähne ist dadurch entstanden, daß sie um das 20. Lebensjahr herum erscheinen, wenn die Menschen körperlich reif und vielleicht ein wenig weiser geworden sind.

Bis die Weisheitszähne durchbrechen, haben die andern 28 Zähne oft bereits allen verfügbaren Platz im Kiefer eingenommen. So kann es vorkommen, daß einer oder mehrere der vier Weisheitszähne in den Kiefer eingebettet oder eingekeilt bleiben und Schmerzen oder Schwellungen des Zahnfleisches verursachen.

Wenn die Weisheitszähne durchbrechen, können sie die andern Zähne zusammendrängen und dadurch schädigen. Überdies sind Weisheitszähne besonders anfällig für Karies, da sie mit der Bürste schlecht zu erreichen sind.

Warum ist ein richtiger Biß wichtig?

Wenn der Biß, die Stellung der oberen Zähne zu den unteren, stimmt, dann passen die Höcker und Gruben der Zähne des Unter- und Oberkiefers gut ineinander. In diesem Fall können die Backenzähne auch ganz kleine Nahrungsstücke zermahlen. Bei einer Bißanomalie hingegen passen die Zähne nicht richtig zusammen. Sie stehen möglicherweise zu weit auseinander oder aber zu dicht, so daß sie sich übereinandergeschoben haben; oder einige Zähne sind schief.

Eng stehende Zähne sind schwer zu reinigen; so kann sich Zahnbelag ansammeln, der zu Karies und Zahnfleischentzündungen führt. Ein fehlerhafter Biß bewirkt Druck und einseitige Belastung; dadurch können sich die Zähne lockern. Auch Sprachbehinderungen, Muskelverspannungen, Kauschwierigkeiten und Verdauungsstörungen können die Folge sein.

Der Barbier von Sevilla war auch Zahnarzt

In früheren Zeiten übte die Zahnheilkunde – die öffentlich praktiziert wurde – auf die Zuschauer eine große Faszination aus. Für den Patienten allerdings war sie sehr schmerzhaft, denn die einzige Hilfe für kranke Zähne bestand darin, daß man sie zog – ohne Betäubung. Viele Zahnärzte reisten von Stadt zu Stadt, um den Leuten die Zähne zu ziehen. Auch Barbiere, Ärzte und Apotheker betätigten sich zeitweise als Zahnärzte. Erst der Franzose Pierre Fauchard (1678–1761) forderte, daß die Ausübung der Zahnheilkunde eine unabhängige Disziplin sein solle, und formulierte ihre Grundlagen.

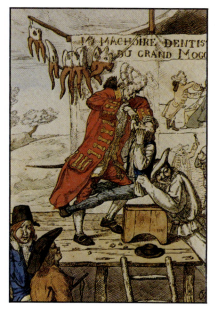

Zahnärzte übten ihr Gewerbe früher oft auf einer improvisierten Bühne aus.

Kann der Kieferorthopäde auch Erwachsenen helfen?

Da bei Kindern die Entwicklung des Kiefers und der Zähne noch nicht abgeschlossen ist, verspricht eine kieferorthopädische Behandlung in der Jugend den größten Erfolg. Fehler in der Zahnstellung sollten möglichst bis zum 14. Lebensjahr behoben sein. Doch auch Erwachsenen kann eine solche Korrektur gegebenenfalls nutzen. Sie kann das Aussehen verbessern und die Zähne haltbarer machen.

Bei Kindern setzt der Kieferorthopäde hauptsächlich Zahnspangen ein, um schief stehende Zähne auszurichten oder an ihren Platz zu bringen. In manchen Fällen benutzt der Fachmann solche Spangen aber auch, um den Biß eines Erwachsenen zu verbessern. Die Spangen werden zumeist auf der Rückseite der Zähne eingesetzt, so daß man sie kaum sieht. Manche müssen ständig getragen werden; andere sind herausnehmbar und werden nur nachts eingesetzt.

Wenn schwerwiegende Fehlbildungen zu korrigieren sind, etwa ein vorstehender oder zurückweichender Unterkiefer, kann eine kieferchirurgische Behandlung nötig sein.

Warum verfärben sich Zähne?

Manche Flecken auf den Zähnen werden durch Rauchen oder den Genuß von Tee oder Kaffee verursacht; sie lassen sich dann durch eine zahnhygienische Behandlung entfernen. Andere Verfärbungen sitzen tiefer, z. B. solche, die auf zuviel Fluor, auf Antibiotika oder eine Eisentherapie zurückgehen. Manchmal dringt bei einem toten Zahn auch Blut in das Zahnbein ein.

Solche Tönungen sind schwieriger zu ändern. Der Zahnarzt kann in diesen Fällen ein Bleichmittel auftragen, den Schmelz mit einem weißen Schutzlack überziehen oder den Zahn mit einer Porzellan- oder Kunststoffkrone versehen.

Was kann man tun, wenn man einen Zahn verliert?

Fehlende Zähne sollten so bald wie möglich ersetzt werden, nicht nur wegen des Aussehens, sondern auch um zu verhindern, daß benachbarte Zähne in die Lücke hineinwachsen und der Biß fehlerhaft wird.

Der verbreitetste Ersatz für natürliche Zähne sind die herkömmlichen Prothesen aus Kunststoff oder Metall. Feste Brücken, die einzementiert werden, können einen bis vier fehlende Zähne ersetzen. Am besten geht das, wenn auf beiden Seiten der Lücke noch ein natürlicher Zahn als Brückenpfeiler vorhanden ist.

Man kann heute einen Zahnersatz auch mit Hilfe eines sogenannten Implantats befestigen. Darunter versteht man eine Art künstlicher Wurzel aus Edelmetall oder einer keramischen Masse, die im Kieferknochen „eingebaut" wird und dem Zahnersatz Halt bietet.

Das Rückgrat: biegsam oder steif

Wie ist die Wirbelsäule aufgebaut?

Von den 33 Knochen der Wirbelsäule werden die oberen 24 gewöhnlich in drei Gruppen eingeteilt. Im Halsbereich befinden sich sieben Halswirbel, im Brustbereich zwölf Brustwirbel, im untern Rückenbereich fünf Lendenwirbel. Das Kreuzbein und das Steißbein, die aus fünf bzw. vier miteinander verwachsenen Wirbeln bestehen, bilden einen Teil des Beckens. Die Wirbelsäule wird durch ein kompliziertes System kräftiger Muskeln, Sehnen und Bänder zusammengehalten.

An jedem Punkt ist die Wirbelsäule erstaunlich kompakt und leistungsfähig. Von jedem Wirbel gehen Querfortsätze sowie – nach hinten – Dornfortsätze aus, an denen die Muskeln ansetzen. Hinter dem Gelenkkörper befindet sich jeweils das Wirbelloch. In ihrer Gesamtheit bilden die Wirbellöcher einen Kanal, durch den vom Gehirn aus das Rückenmark verläuft, das Botschaften in den Körper aussendet und von ihm Botschaften empfängt. Zwischen den Wirbeln liegen die Bandscheiben. Das sind Ringe aus elastischen Knorpelfasern, die als Stoßdämpfer dienen. In ihrer Mitte befindet sich jeweils ein harter, aber elastischer Kern. Die Bandscheiben machen insgesamt etwa 25 Prozent der Länge der Wirbelsäule aus.

Die Wirbelsäule ist S-förmig gebogen. Diese Form trägt wesentlich zu ihrer Stärke und Biegsamkeit bei.

Am unteren Ende der Wirbelsäule sitzt ein spitz zulaufender, nach innen gekrümmter Knochen, das Steißbein. Es besteht aus vier miteinander verwachsenen Knochen. Sein Zweck ist unbekannt.

Wie wichtig ist eine gute Haltung?

Von der Seite betrachtet, hat die normale Wirbelsäule des Erwachsenen eine doppelte S-Form. Von ihrem Ausgangspunkt direkt unter dem Schädel verläuft sie leicht nach innen, auf der Schulterhöhe dann bogenförmig nach außen und hinter dem Magen wieder nach innen. Am unteren Ende der Wirbelsäule verläuft sie erneut nach außen und ganz am Ende, beim Steißbein, nach innen. Diese Bogen und Kurven haben einen Zweck: Sie machen die Wirbelsäule zu einer Art Feder, die in der Lage ist, Stöße zu dämpfen, die sonst geradewegs den Rücken hinauf zum empfindlichen Gehirn übertragen würden.

Vor einigen Jahrzehnten war man darauf bedacht, daß junge Leute sich einer fast militärischen Haltung befleißigten. „Brust raus, Bauch rein!" lautete die oft gehörte Ermahnung. Die heutige Ansicht von einer guten Körperhaltung besagt, man solle darauf achten, daß sich der Körper im Gleichgewicht befindet. Am besten steht man mit erhobenem Kopf da, wirft ihn aber nicht zurück. Die Schultern werden so weit zurückgenommen, daß eine tiefe, ungehinderte Atmung möglich ist. Dabei versucht man sich vorzustellen, daß ein Lot, das neben einem Ohr herabhängt, unmittelbar vor dem Fußknöchel auftrifft. Fußballen und Ferse werden gleich stark belastet.

Da heute viele Menschen oft sitzen und sich weniger bewegen, ist es wichtig, vor allem der Lendenwirbelsäule eine Haltung zu geben, die der natürlichen Krümmung am nächsten kommt. Daher befürworten Orthopäden beim Sitzen statt einer zusammengesunkenen eine gerade Haltung, wobei das Kreuz und der Beckenbereich unterstützt werden sollten.

Warum sind Rückenschmerzen so weit verbreitet?

Mehr als die Hälfte aller Menschen in der westlichen Welt leidet ab und zu an Rückenschmerzen. Manche beruhen auf Alterserscheinungen oder auf angeborenen Schäden, doch sind die meisten durch eine Muskelschwäche bedingt, die wiederum von einer sitzenden Tätigkeit oder von Streß herrührt.

Wenn man sich unter einer Belastung an-

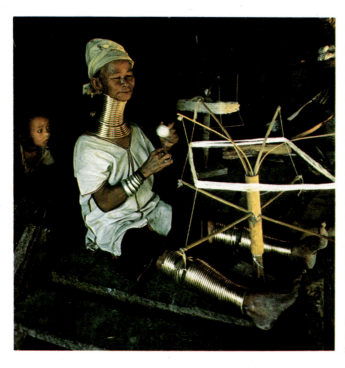

Menschen mit giraffenartigem Hals

Der Drang, den menschlichen Körper zu „verbessern", ist alt. Seine Spielarten reichen von der früheren chinesischen Sitte, jungen Mädchen die Füße einzubinden, bis zur Praxis der Maja, die Form eines Säuglingsschädels mit Hilfe von Brettern flacher zu machen. Die Angehörigen des Paduangstammes in Birma verlängerten die Hälse der Frauen. Der Streckvorgang begann, wenn die Mädchen fünf Jahre alt waren. Dann legte man Metallringe wie einen Kragen um den Hals der Betreffenden. Im Lauf der Jahre, während des Wachstums, kamen immer mehr Ringe hinzu. Dabei wurden zusätzlich die Schultern auf den Rumpf gedrückt, so daß der Hals mehrfach länger wirkte als normal. In den Augen der Stammesmitglieder erhöhte dieses Verfahren nicht nur die Schönheit der Frau, sondern es bot auch eine Gelegenheit, die wertvollen Metallringe der Familie vorzuzeigen.

Die Sitte des Halsdehnens besteht beim Paduangstamm heute nicht mehr. Diese Frau verkörpert als eine der letzten ein vergangenes Schönheitsideal.

spannt, verkrampfen sich die unvorbereiteten, schlaffen Muskeln häufig. Dies gilt besonders für Wochenendsportler. Der Schmerz kann dann so heftig sein, daß der Betreffende meint, er habe einen Bandscheibenvorfall oder in seiner Wirbelsäule sei möglicherweise etwas gebrochen. In Wirklichkeit ist ein Bandscheibenvorfall – bei dem sich der Kern einer Bandscheibe verschiebt und auf Nerven drückt – in nur etwa fünf bis zehn Prozent aller Fälle der Grund für Rückenschmerzen.

Die häufigsten Rückenschmerzen sind Schmerzen in der Kreuzgegend. Oft treten sie zum erstenmal auf, wenn man über 30 ist. Dabei handelt es sich meist um einen Hexenschuß, also einen scharfen Schmerz, der eintritt, wenn man gebeugt dasteht oder etwas hebt.

Die Ursache ist ein akuter Krampf in einem der kräftigen Muskeln, die am unteren Teil der Wirbelsäule entlangziehen. Übergewichtige Leute oder Menschen, die teils ihre Tätigkeit im Sitzen ausüben, teils körperlich hart arbeiten müssen – etwa Lastwagenfahrer oder Krankenschwestern –, sind für solche Krämpfe oft besonders anfällig. Wenn man eine größere Last hebt, sollte man darauf achten, daß nicht der Rücken, sondern die Beine das Hauptgewicht tragen. Deshalb sollte man dabei lieber in die Hocke gehen, statt den Oberkörper vorzubeugen und den Gegenstand aus der Hüfte heraus hochzuheben.

Wie entsteht ein Buckel?

Quasimodo, die Hauptfigur in Victor Hugos Roman *Der Glöckner von Notre Dame*, ist wohl der berühmteste von allen wirklichen Menschen und Romanfiguren, die einen Buckel haben. Der obere Teil der normalen Wirbelsäule ist bei ihnen stark nach außen gewölbt.

Ist hingegen einfach nur der kleine Rundrücken, den jeder Mensch hat, übermäßig stark ausgebildet, spricht man von einer Kyphose. Wer daran leidet, wirkt kleiner, als er eigentlich ist, und seine Haltung ist vornübergebeugt. Das Leiden vermindert häufig die Lungenkapazität und führt zu Kurzatmigkeit und Herzbeschwerden. Die Ärzte bezeichnen diese Buckelbildung als idiopathisch, d.h. als krankhaften Zustand, der ohne erkennbare Ursache entstanden ist. Allerdings muß der Arzt auch die Möglichkeit in Betracht ziehen, daß es sich um eine andere Wirbelsäulenmißbildung handeln könnte, für die es gezielte Behandlungsmethoden gibt.

Worauf kommt es bei einer guten Körperhaltung an?

Man kann sich die Teile des Körpers als Bauteile vorstellen, die aufeinandergesetzt sind und durch die „Spanndrähte" Hunderter von Sehnen, Bändern und Muskeln aufrecht gehalten werden. Wenn die Körperteile ausbalanciert sind und jeder fest auf dem darunterliegenden ruht, kann sich der Körper entspannen und trotzdem seine aufrechte Haltung bewahren. Läßt man hingegen die Schultern rund und zu weit nach vorn hängen, so richten sich andere Teile des Körpers entsprechend aus. Das Becken und der Bauch treten vor, die Knie werden gebeugt, die Rückenmuskeln verspannen sich. Eine schlechte Haltung führt also zu chronischer Belastung.

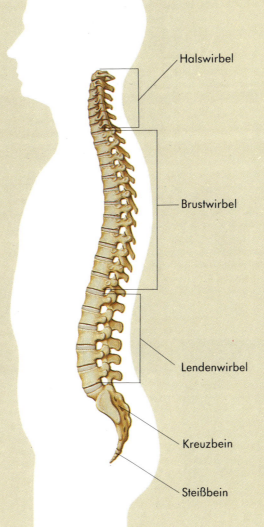

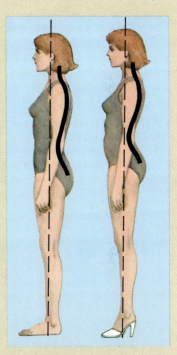

Wer hochhackige Schuhe trägt, neigt den Körper nach vorn. Um dem entgegenzuwirken, beugt die Frau die Knie und verstärkt die Einwärtsbiegung der Wirbelsäule.

Knorpelscheiben bilden Polster zwischen den Wirbelkörpern. Mit zunehmendem Alter wird der Knorpel dünner. Infolge einer Verletzung kann der Kern einer Bandscheibe sich dann verschieben und auf das Rückenmark oder einen Nerv drücken.

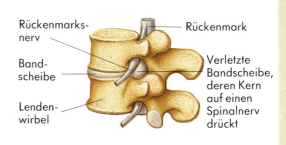

Von starken Schultern getragen

Wie funktionieren Arme und Schultern?

Wenn man das Skelett betrachtet, kann man feststellen, daß Arme und Schultern für sich eine Einheit bilden, die am Hauptteil des Skeletts befestigt ist. Die großen, schaufelförmigen, flügelartigen Schulterblätter treten oben am Rücken hervor. Über die beiden langen, geschwungenen Schlüsselbeine sind sie mit dem Brustbein verbunden. An den Schulterblättern sitzen, jeweils an einem Kugelgelenk, die Arme. Der Oberarmknochen ist lang und kräftig. Der Unterarm besteht jeweils aus zwei schlankeren Knochen, der Speiche und der Elle. An sie schließen sich die Handwurzel und die Knochen der Hand an.

Die Trapezmuskeln, die es einem ermöglichen, den Kopf und Hals zurückzuwerfen, sind mit den Schultern im Nacken verbunden. Die Deltamuskeln, die beim Gewichtheben eine wesentliche Rolle spielen, verbinden das Schlüsselbein mit dem Oberarmknochen.

Wenn man den Unterarm hochreißt, um einen Schlag von oben abzuwehren, benutzt man einen der beiden Deltamuskeln. Die Brustmuskulatur, die auf dem oberen Teil des Brustkastens liegt, macht eine kräftige Umarmung möglich. Der Bizeps oder zweiköpfige Armmuskel und sein weniger bekannter Gegenspieler, der Trizeps (dreiköpfiger Armstrecker), steuern die Auf- und abbewegung des Unterarmes, beispielsweise dann, wenn man die Muskeln des Oberarms spielen läßt.

Was passiert, wenn man sich den Arm auskugelt?

Den Arm kann man sich erstaunlich leicht auskugeln. Dabei tritt der Gelenkkopf aus der Gelenkpfanne heraus. Bei manchen Leuten geschieht das sogar schon dann einmal, wenn sie einen schweren Mantel tragen und dann mit den Achseln zucken. Denn die Pfanne, in der der Kopf des Oberarmknochens liegt, ist recht flach, so daß nicht viel Kraft aufgewandt werden muß, um den Knochen aus dem Gelenk zu ziehen. Wenn jemand sich die Schulter schon einmal ausgekugelt hat, tritt eine solche Verletzung leicht erneut auf. Denn bei diesem Vorgang werden die Haltebänder gedehnt und bleiben von da an locker. Man spricht dann von einem Schlottergelenk.

Hat man sich eine Schulter ausgekugelt, so stellen sich Schmerzen ein, sobald man versucht, den Arm zu bewegen. An der betroffenen Stelle sieht man statt des normalen, glatten Verlaufs der Schulterlinie eine unförmige Verdickung. Überdies wirkt der verletzte Arm länger als der gesunde.

Einen ausgekugelten Arm sollte man sich nicht etwa von einem Freund wieder einrenken lassen. Das Manöver ist nicht so leicht, wie man vielleicht denkt. Die Verrenkung eines Gelenks ist ebenso ernst zu nehmen wie ein Bruch und gehört in ärztliche Behandlung.

Der Arzt bringt den Knochen wieder vorsichtig in die Pfanne zurück und stellt das Gelenk dann mit Hilfe von Schienen ruhig. Im allgemeinen muß der Patient den Arm eine Weile in der Schlinge tragen, damit die gezerrten Bänder heilen und wieder ihre normale Länge erreichen können. Insgesamt dauert die Heilung etwa einen Monat.

Wie entsteht eine Schulterversteifung?

Bei einer Schulterversteifung *(Periarthropathia humero-scapularis)* ist meist die Sehne eines Muskels zwischen Schulterblatt und Oberarmknochen entzündet. Dies führt zu

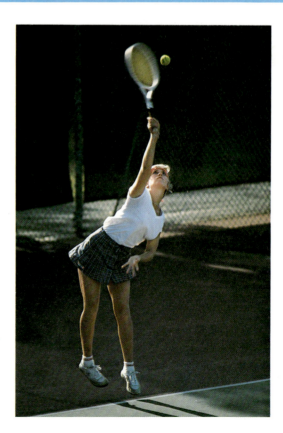

Tennisellbogen: ein verbreitetes Leiden

Bei einem Tennisellbogen handelt es sich um eine Entzündung der Sehnen auf der Außenseite des Ellbogengelenks. Sie tritt häufig bei Menschen über 30 und keineswegs nur bei Tennisspielern auf. Charakteristisch für dieses Leiden ist ein anhaltender Schmerz an der Außenseite des Ellbogens, der häufig über den Unterarm bis in das Handgelenk ausstrahlt. Der betroffene Bereich ist auch äußerst berührungsempfindlich. Sowohl unerfahrene Tennisspieler als auch Profis können sich dieses Leiden zuziehen. Der Anfänger spielt oft zu verkrampft, schlägt den Ball zu kraftvoll und hält den Schläger zu fest. Bei Profis liegt die Ursache in der Überbeanspruchung des Ellbogens. Zwischen der Zahl der Spielstunden und der Häufigkeit jenes Schadens besteht ein Zusammenhang.

Beim Aufschlag *bewegt sich der Arm des Spielers oft mit einer Geschwindigkeit von fast 500 Kilometern pro Stunde.*

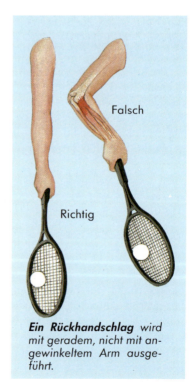

Ein Rückhandschlag *wird mit geradem, nicht mit angewinkeltem Arm ausgeführt.*

einer schmerzhaften Bewegungseinschränkung der Schulter.

Hauptsächlich sind davon Personen mittleren Alters oder ältere Menschen betroffen. Die Erkrankung kann Monate oder Jahre dauern, aber meist wird sie nach einer entsprechenden medikamentösen Behandlung und krankengymnastischen Übungen vollständig geheilt.

Was versteht man unter einem Tennisellbogen?

Weit mehr Leute bekommen einen Tennisellbogen (*Epikondylitis*) beispielsweise davon, daß sie einen Schraubenzieher drehen oder Schreibmaschine schreiben, als vom Tennisspielen. Das schmerzhafte Leiden ist auf eine Besonderheit der beiden Knochen des Unterarms, der Speiche und der Elle, zurückzuführen. Sie liegen nebeneinander, wenn man den Unterarm gerade und mit der Handfläche nach oben hält. Läßt man nun den Ellbogen, wie er ist, dreht aber die Handfläche nach unten, so liegt die Speiche in einem spitzen Winkel über der Elle und bildet mit ihr ein langes, schmales X.

Diese Rotationsfähigkeit des Armes ist oft sehr nützlich. Macht man aber zu oft davon Gebrauch, so entzünden sich die Sehnen und die Knochenhaut am Ellbogen. Dadurch können sich heftige Schmerzen einstellen, die vom Ellbogen über die Rückseite des Unterarms bis in die Hand ausstrahlen. In der Regel verschwindet dieser Schmerz, sobald man den Arm ruhigstellt. In manchen Fällen muß der Arzt aber zur Linderung Medikamente verschreiben.

Warum ist der Musikantenknochen so empfindlich?

Der sogenannte Musikantenknochen ist ein Vorsprung am unteren Ende des Oberarmknochens. In Wirklichkeit handelt es sich aber gar nicht um den Knochen, sondern um den Ellennerv, der an jenem Vorsprung entlangzieht und dort ziemlich ungeschützt ist.

Wenn man die Stelle finden will, legt man die Spitze des rechten Ellbogens auf den Tisch. Links und oberhalb vom Ellbogen kann man einen großen Höcker fühlen. Gegen diesen wird der Nerv bei einem Schlag oder Stoß gedrückt. Das ist ziemlich schmerzhaft; man fühlt sich einen Augenblick wie gelähmt, als ob ein kleiner Blitz in den Ellbogen eingeschlagen wäre.

Worin besteht der Unterschied zwischen Sehnen und Bändern?

Sehnen und Bänder haben eines gemeinsam: Sie bestehen aus nicht sehr dehnbarem Bindegewebe. Dabei sind Bänder im allgemeinen aber elastischer als Sehnen, und die beiden strangartigen Gebilde haben unterschiedliche Funktionen.

Eine Sehne ist ein starker Strang, der an einem Muskel befestigt ist: Er überträgt den Muskelzug auf einen Knochen, so daß dieser bewegt wird. Die Bänder hingegen – von denen manche strangförmig ausgebildet, andere breit und bandartig flach sind – umgeben die Gelenke und verstärken sie bei Belastungen, durch die sie sonst auseinandergezerrt würden, so daß eine Verstauchung oder eine Zerreißung einträte. Verletzungen an Sehnen und Bändern können schmerzhaft und für den Betroffenen sehr hinderlich sein.

Bänder gibt es überall im Körper, vor allem an den Handgelenken, Fußknöcheln, Knien, Schultern und Ellbogengelenken. Andere Bänder, die so flach wie Binden oder strangartig wie Schnürsenkel sind, geben den Knochen der Hand und der Wirbelsäule Halt.

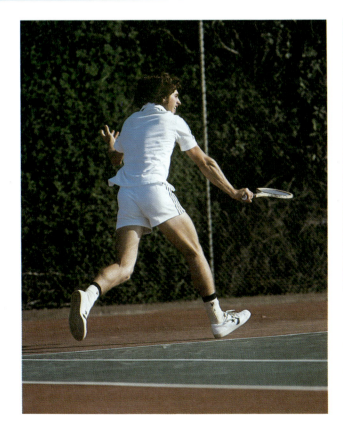

Ein Grund für eine Schädigung ist hier erkennbar: Bei diesem einhändig gespielten Rückhandball wird die Unterarmmuskulatur stark belastet.

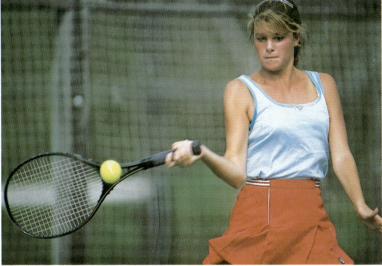

Ein ungeübter Spieler ist an einem verkrampften Vorhandschlag wie diesem hier zu erkennen. Die Spielerin steht zu nah am Ball. Der Schlag sieht nicht nur ungeschickt aus, sondern strapaziert auch die Arm- und Ellbogenmuskulatur.

Die geschickte Hand

Was macht die Hand eigentlich so beweglich?

Die menschliche Hand ist so feinfühlig, daß sie eine Gehirnoperation durchführen kann, und so stark, daß sie in der Lage ist, eine Schraube tief in ein Stück Holz hineinzudrehen.

Unter der Handfläche liegen die fünf walzenförmigen Mittelhandknochen, die vom Handgelenk bis zur Wurzel der Finger reichen. Jede Hand hat 14 gelenkig miteinander verbundene Fingerknochen. Die Verbindung zwischen Hand und Unterarm stellt das Handgelenk dar. Es besteht aus acht kleinen Handwurzelknochen, die wie Kieselsteine aneinandergefügt und von kräftigen Bändern umschlossen sind. Die Vielzahl der Knochen – insgesamt 27 – macht die Hand gelenkig und zum Greifen geeignet.

Die Finger werden durch starke Muskeln bewegt, von denen die meisten an den Knochen des Unterarms ansetzen. Diese Muskeln laufen in Sehnen aus, die auf der Handflächenseite an jedem Finger in Scheiden eingebettet sind. Wenn sich einer der Unterarmmuskeln zusammenzieht, übt er auf die Sehne und ihre Scheide einen Zug aus, und der betreffende Finger beugt sich.

Der Daumen ist den übrigen Fingern entgegengesetzt; auf diese Weise vergrößert er die Möglichkeiten der Hand erheblich: Leicht kann man einen Gegenstand zwischen Daumen und Finger ergreifen.

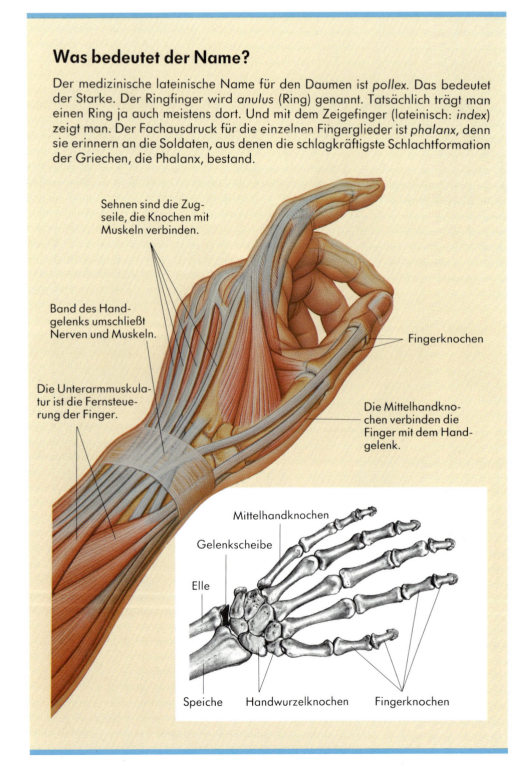

Was bedeutet der Name?

Der medizinische lateinische Name für den Daumen ist *pollex*. Das bedeutet der Starke. Der Ringfinger wird *anulus* (Ring) genannt. Tatsächlich trägt man einen Ring ja auch meistens dort. Und mit dem Zeigefinger (lateinisch: *index*) zeigt man. Der Fachausdruck für die einzelnen Fingerglieder ist *phalanx*, denn sie erinnern an die Soldaten, aus denen die schlagkräftigste Schlachtformation der Griechen, die Phalanx, bestand.

Was tut man beim Abriß einer Fingerstrecksehne?

Hin und wieder geschieht es beim Sport, daß eine Fingersehne überdehnt wird oder gar abreißt. Da trifft etwa ein Ball auf die Fingerspitze eines Spielers auf und biegt das letzte Gelenk um, während die Strecksehne gleichzeitig versucht, den Finger zu strecken. Dadurch kann der Finger des Spielers weit nach hinten umgebogen und die Sehne verletzt werden.

Wenn der verletzte Finger dann geschient und etwa sechs Wochen lang ruhiggestellt wird, kann sein ursprünglicher Zustand wiederhergestellt werden. Wird er nicht behandelt, heilt die Sehne wahrscheinlich wieder, bleibt aber vielleicht etwas länger als zuvor. In diesem Fall wird das oberste Gelenk des verletzten Fingers krumm bleiben, es sei denn, ein Chirurg bringt die Sache wieder in Ordnung.

Warum muß man Schmerzen im Handgelenk ernst nehmen?

Wenn ein Sportler ein schmerzendes Handgelenk nur bandagiert und ihm weiter keine Aufmerksamkeit schenkt, muß er auf beträchtliche Komplikationen gefaßt sein. Wie viele Trainer wissen, verbirgt sich hinter dem, was ein Sportler zuweilen bloß für ein verstauchtes Handgelenk hält, oft etwas Ernsteres, beispielsweise ein Bruch, eine Verrenkung oder ein frühes Anzeichen für eine Gelenkentzündung.

Das Handgelenk besteht aus einem empfindlichen Mosaik feiner Knochen, die der Hand eine große Beweglichkeit verleihen und zu ihrer Geschicklichkeit beitragen. Bei verschiedenen Sportarten sind schwere Stürze, die vom Handballen abgefangen werden, nicht selten. In solchen Fällen wirkt das Handgelenk wie ein Stoßdämpfer. Manchmal werden die Handwurzelknochen

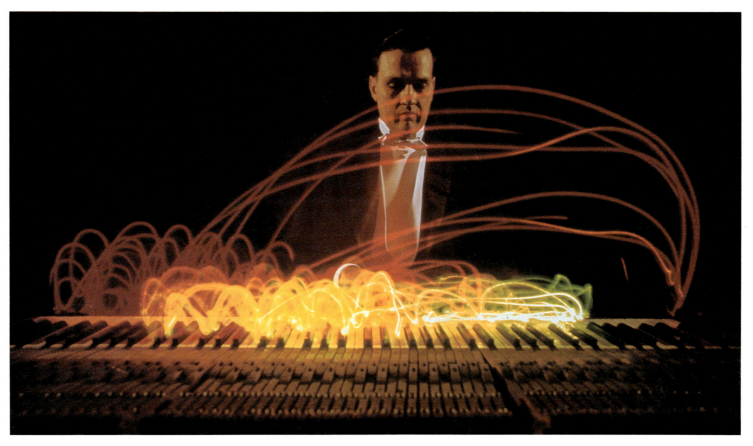

Die farbigen Lichtmuster dieser stroboskopischen Aufnahme zeigen, daß Hände schneller sind als das Auge. Die schnellen Passagen werden vom Pianisten so lange geübt, bis sie „automatisch" ablaufen, ohne daß das Gehirn für jede Bewegung einen neuen Befehl geben müßte.

dabei allerdings stark in Mitleidenschaft gezogen.

Wenn der Schmerz nach einem Unfall nicht bald nachläßt, sollte das Handgelenk vom Arzt behandelt und, wenn nötig, geröntgt werden.

Wie entsteht ein Speichenbruch?

Der Bruch der Speiche, also des dickeren von den beiden Unterarmknochen, zählt zu den häufigsten Knochenbrüchen. Er entsteht meist dadurch, daß der Betreffende vornüber auf die vorgestreckten Hände stürzt, die den Sturz auffangen sollen. Da sie das Körpergewicht nicht tragen können, bricht die Speiche knapp über dem Handgelenk.

Ein Speichenbruch ist recht schmerzhaft, so daß die gebrochenen Knochenteile meist unter Narkose wiedereingerichtet und eingegipst werden müssen. Es dauert etwa drei Monate, bis der Bruch vollständig geheilt ist und man die Hand wieder richtig gebrauchen kann.

Was ist ein schnellender Finger?

Wenn man eine beschädigte Fingersehne anspannt und damit den betreffenden Finger beugt, kann es passieren, daß der Finger in dieser Stellung verharrt, als ob man gerade den Abzug eines Gewehrs betätigt habe. Wenn der Finger sich dann wieder löst und streckt, entsteht meist ein deutlich wahrnehmbares knackendes Geräusch.

Diese Erscheinung nennt man schnellender oder schnappender Finger. Sie wird meist durch Überbeanspruchung, eine Verletzung oder eine Infektion hervorgerufen. Ursache ist die Verdickung einer Beugesehne, welche die Sehne daran hindert, glatt durch ihre Scheide zu gleiten.

Der Arzt wird den Finger zunächst ruhigstellen und eine medikamentöse Behandlung verordnen. Häufig ist jedoch ein kleiner chirurgischer Eingriff nötig, um das Hindernis zu beseitigen.

Ist es schädlich, mit den Fingergelenken zu knacken?

Wie viele Eltern wissen, lassen Kinder oft vor allem deshalb die Fingergelenke knakken, weil sie sehen, wie die Erwachsenen bei diesem Geräusch zusammenzucken. Vermutlich entsteht das knackende Geräusch dadurch, daß in den Gelenken Luftblasen platzen. Der Raum zwischen den Knochen, die an den Fingergelenken aneinanderstoßen, ist nämlich mit einer dicken Schmierflüssigkeit, der sogenannten Gelenkflüssigkeit, ausgefüllt, damit die Knochen sich nicht zu hart aneinander reiben. Diese Flüssigkeit wird von der bindegewebigen Gelenkkapsel abgegeben. In ihr befinden sich Blasen, die so klein sind, daß man sie mit dem bloßen Auge nicht erkennen kann.

Solange die Knochen nahe beieinander sind, steht die Flüssigkeit unter Druck, und die Blasen bleiben winzig. Zieht man jedoch an einem Finger, werden die Knochen auseinandergezogen, und der Druck nimmt ab. Wenn dies geschieht, fließen die Blasen ineinander und vereinigen sich zu einer großen Blase, die mit einem lauten Knall platzt.

Die Ärzte können nicht genau sagen, ob es schädlich ist, die Finger knacken zu lassen, oder nicht. Manche meinen allerdings, daß häufiges Knackenlassen sie vergrößern und unansehnlich machen kann.

Was versteht man unter einem Karpaltunnelsyndrom?

Auf der Innenseite der Hand verläuft in einem Tunnel aus Sehnen und Bändern ein Nerv, der den Daumenballen versorgt. Wird auf ihn ein Druck ausgeübt, z.B. durch überschüssiges Gewebe im Tunnel, so kommt es zu Gefühlsstörungen auf der Daumenseite der Hand, und die Daumenballenmuskulatur nimmt ab.

Röhrenknochen und Muskeln

Wie sind Hüfte, Oberschenkel und Knie miteinander verbunden?

Die Knochen der Hüften, der Oberschenkel und Knie sind viel kräftiger und schwerer als die Schulter- und Armknochen; und die dazugehörigen Muskeln, von denen sie bewegt werden, sind viel größer.

An den Hüften bilden zwei auffallende, geschwungene Knochen das Becken, das lebenswichtige Eingeweide umgibt und schützt. Am unteren Ende des Beckens befinden sich zwei große Kugelgelenke, in die die kugelförmigen Köpfe der Oberschenkelknochen hineinpassen.

Die Oberschenkelknochen sind die längsten und stärksten Knochen des menschlichen Körpers; beim Erwachsenen sind sie etwa 45 Zentimeter lang. Ihre unteren Gelenkfortsätze passen wiederum zu denen des Schienbeins, mit denen zusammen sie die Kniegelenke bilden.

Wie entsteht eine Schleimbeutelentzündung?

An manchen wichtigen Gelenken, beispielsweise in den Knien, befinden sich Schleimbeutel, kleine, mit einer schleimigen Flüssigkeit gefüllte Säcke. Sie dienen als Stoßdämpfer und vermindern die Reibung zwischen den Muskeln oder Sehnen und den Knochen.

Wenn jemand etwa wiederholt und lange auf hartem Boden herumrutscht – wie das früher Hausfrauen und Dienstmädchen taten, die die Fußböden auf Händen und Knien schrubbten –, so können die Schleimbeutel in den Knien gereizt werden und anschwellen. Sie drücken dann gegen das umliegende Gewebe und verursachen heftige Schmerzen.

Moderne Reinigungsgeräte haben die Hausarbeit erleichtert, so daß das „Dienstmädchenknie" seltener geworden ist. Aber auch jede andere Tätigkeit, bei der über längere Zeit ein Druck auf die Knie ausgeübt wird, beispielsweise Gartenarbeit, kann diese Erkrankung hervorrufen.

Wie wirkt sich eine Meniskusverletzung aus?

Für den Betroffenen ist es eine vertraute Erfahrung: Er geht ganz gemächlich dahin; plötzlich blockiert ein Kniegelenk, und er kann es nicht mehr bewegen. Oder das Knie knickt unter ihm ein, so daß er fast hinfällt. Sein Schnackelknie hat ihm wieder mal einen Streich gespielt.

Eine solche Erscheinung ist die Folge einer Knieverletzung, die auftreten kann, wenn die Knochen des Oberschenkels und des Unterschenkels sich etwas gegeneinander verdrehen oder durch einen heftigen Stoß ein wenig aus ihrer normalen Stellung gebracht werden und dabei einer der Menisken – der Knorpelscheiben zwischen diesen Knochen – einreißt. Diese Verletzung ist nicht nur schmerzhaft, sondern kann auch zu einer erheblichen Behinderung führen, wenn ein abgerissenes Knorpelstück im Gelenk wandert und die Scharnierbewegung des Knies blockiert.

Viele Patienten versuchen, mit einem solchen Knie zu leben, wenn es sie nicht zu stark beeinträchtigt. Vor allem Sportler stützen das Knie mit einer festen elastischen Binde, damit es nicht „aussetzt". Eine Gelenkentzündung kann der Arzt möglicherweise mit Kortikosteroiden (Hormonen aus der Nebennierenrinde) lindern. In manchen Fällen ist eine Operation notwendig.

Die jeweilige Art des Schadens läßt sich durch eine Röntgenuntersuchung des Gelenks feststellen. Dabei spritzt man ein Kontrastmittel in das Gelenk ein, damit der beschädigte Knorpel besser zu sehen ist.

Kann man die Größe eines Toten an einem Knochen feststellen?

Da Skelette nach geraumer Zeit zerfallen und meist nur wenige Knochenteile übrigbleiben, versuchen Paläanthropologen seit langem, Formeln zur Berechnung der Körpergröße anhand einzelner Knochen aus der Frühzeit des Menschen aufzustellen. Schon der römische Architekt Vitruvius stellte Kriterien für die Bestimmung der Körpergröße aus Knochen zusammen. Die Länge der Hand, so sagte er, beträgt ein Zehntel der Gesamtgröße, und der Abstand zwischen den Fingerspitzen der seitwärts ausgestreckten Arme entspricht etwa der Körperhöhe.

Diese Näherungswerte waren schon erstaunlich gut, aber die modernen Wissenschaftler gaben sich damit nicht zufrieden. Um 1900 fand ein schottischer Forscher ein ausgeklügelteres und genaueres System der Knochen-Körpergröße-Beziehungen. So meinte er, daß bei einem Mittelfinger, der z.B. 11,5 Zentimeter lang ist, die Körpergröße etwa 1,70 Meter betrage.

Mit Hilfe algebraischer Formeln können Fachleute heute die Körpergröße eines Menschen anhand von Überresten der Röhrenknochen, vor allem des Oberschenkelknochens – der der längste, schwerste und stärkste Knochen des Körpers ist – und des kräftigen Schienbeins, recht genau ableiten.

Woher kommen die Begriffe?

Muskel ist ein Wort, das eine ungewöhnliche Wurzel hat. Es stammt von dem lateinischen Wort *musculus*, d.h. kleine Maus. Niemand kennt den Grund dafür, daß man diese Bezeichnung gewählt hat. Aber vielleicht erinnerte das Spiel der Muskeln die Menschen früherer Zeiten einmal an kleine Mäuse, die sich scheinbar unter der Haut bewegten.

Wer die Ohren steifhält, der spannt auch noch Muskeln an, die gar nicht mehr aktiv sind. Tatsächlich hat der Mensch, so ähnlich wie Hunde, selbst an den Ohren Muskeln; aber sie sind rudimentär, also praktisch nicht mehr zu gebrauchen. Bei einigen wenigen Menschen funktionieren sie noch ein bißchen. Diese Leute können dann mit den Ohren wackeln.

Wer naß bis auf die Knochen ist, der ist nasser als naß. Man hat das Gefühl, daß der Regen nicht nur durch die Kleidung, sondern auch noch durch die Haut hindurchgegangen ist.

Mit dem falschen Fuß aufgestanden sein – diese Redensart meint, daß man den Tag offenbar nicht gut angefangen habe und schlecht gelaunt sei. Sie geht auf einen Aberglauben im alten Rom zurück. Dort waren viele Menschen davon überzeugt, es bringe Unglück, wenn man mit dem linken Fuß zuerst ein Zimmer betrete. Dieser Aberglaube war manchmal so stark, daß Diener an der Tür darauf achten mußten, daß niemand den Raum mit dem falschen Fuß zuerst betrat.

Füße im Blickpunkt der Mode

Schon früh suchten die Menschen ihre Füße zu schützen. Die Hethiter, die auf steinigem Boden lebten, trugen stiefelähnliche Schuhe mit schnabelförmigen Spitzen. Ägypter, Griechen und Babylonier bevorzugten bequeme offene Sandalen. Den römischen Legionären wurden robuste genagelte Stiefel verpaßt. Die reichen Römer jedoch besaßen vorn offene Pantoffeln, die mit hohen Absätzen versehen waren. Die alten Germanen trugen den Bundschuh, eine einfache Fußbekleidung aus einem Stück Leder, das mit einem Lederriemen um die Knöchel festgebunden wurde. Um die Mitte des 14. Jahrhunderts waren bei wohlhabenden Europäern lange Schuhe beliebt, die vorn spitz zuliefen. Nach 1400 kamen 30 Zentimeter breite Schuhe in Mode. Später trugen die Frauen Schuhe mit 50 Zentimeter hohen, hölzernen Sohlen. So sahen sie zwar stattlich aus, konnten aber nicht ohne fremde Hilfe gehen. Die Bauern umwickelten ihre Füße oft mit Materialien, die sie gerade zur Hand hatten, oder sie schlüpften in Holzpantoffeln. Die Amerikaner haben zur bunten Reihe der Fußbekleidungen Mokassins und Cowboystiefel beigetragen.

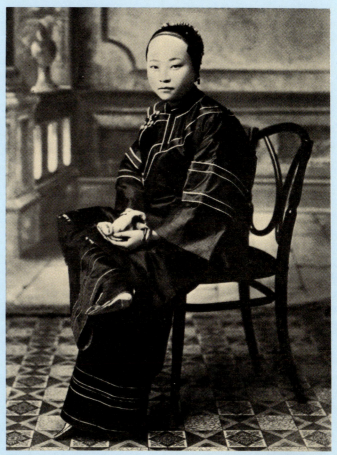

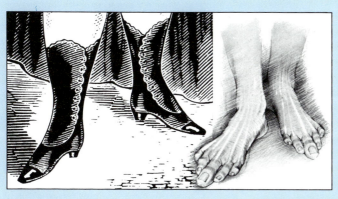

Kleine Füße haben seit jeher als ein Zeichen von Weiblichkeit gegolten. Man denke nur an Aschenputtel, deren winziger Fuß einen Prinzen begeisterte. Die rechte Abbildung zeigt, wie sich ein Künstler die idealen Füße für modische Schuhe vorstellt.

Die zierlichen Füße dieser chinesischen Schönheit entstanden durch die einst hochgeschätzte, heute verbotene Mode des Einbindens. Eine Röntgenaufnahme des „Lotosfußes" zeigt die nach vorn gedrückte Ferse, vier nach unten gekrümmte Zehen und den hochgewölbten Spann.

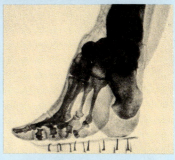

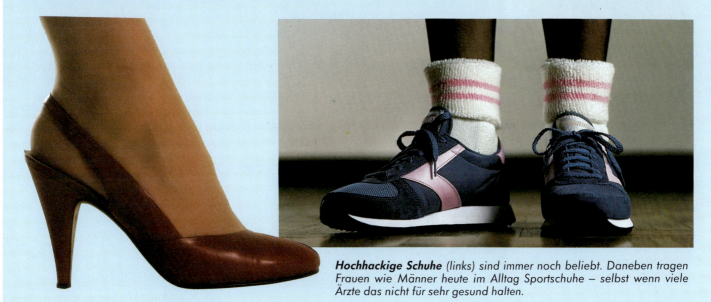

Hochhackige Schuhe (links) sind immer noch beliebt. Daneben tragen Frauen wie Männer heute im Alltag Sportschuhe – selbst wenn viele Ärzte das nicht für sehr gesund halten.

Auf federnden Füßen

Welche Aufgabe haben der Fuß, die Knöchel und die Wade?

Wenn man tüchtig ausschreitet oder zu laufen beginnt, lastet auf den Beinen und Füßen das Fünf- oder Sechsfache des gesamten Körpergewichts – ein Druck, der manchmal fast eine Tonne betragen kann. Die Wadenmuskeln, die zu den kräftigsten des Körpers gehören, können einen erheblichen Teil der auftretenden Erschütterungen auffangen. Sie ziehen sich an der Rückseite der beiden Knochen des Unterschenkels – des Schienbeins und des Wadenbeins – hin. Am unteren Ende sind sie durch die Achillessehne mit dem Fersenbein verbunden.

Der Fuß hat eine bemerkenswerte Stärke. Sein Bau läßt sich mit dem Rutenbündel der Liktoren im alten Rom vergleichen, den sogenannten Faszes. Jede einzelne dieser Ruten ließ sich leicht biegen oder brechen, aber zusammengebunden waren sie sehr stark. In ähnlicher Weise sind die Fußknochen nicht sehr fest. Da sie aber durch zähe, seilähnliche Sehnen und Bänder miteinander verbunden sind, können sie sehr kräftig sein.

Die Elastizität und Sprungkraft des Fußes werden noch durch die Tatsache verstärkt, daß der Fuß gewölbt ist.

Was ist eigentlich die Achillesferse?

Als der griechische Krieger Achilles noch ein Kind war, wollte ihm seine Mutter zur Unsterblichkeit verhelfen, indem sie ihn in den Fluß Styx tauchte. Auf diese Weise sollte er unverwundbar werden. Aber die Mutter hielt den Knaben an der Ferse fest; so wurde diese vom Wasser des Flusses nicht berührt und blieb als einzige Stelle verletzbar. Jahre später starb Achilles im Kampf, weil sein Gegner ihm einen Pfeil in die Ferse schoß.

Von diesem Mythos hat die Achillessehne, welche die Wadenmuskeln mit dem Fersenbein verbindet, ihren Namen erhalten. Sie verleiht dem Fuß beim Gehen Elastizität und ermöglicht es, daß man auf den Zehenspitzen stehen kann.

Im Gegensatz zu den andern Sehnen des Körpers hat die Achillessehne keine schützende Hülle; deshalb ist sie für Entzündungen und Verletzungen besonders anfällig. Wenn sie sich aufgrund schlechtsitzender Schuhe entzündet, hat man an der Ferse und am Fußknöchel heftige Schmerzen. Wird die Achillessehne übermäßig belastet, kann sie abreißen. Der Betroffene muß dann sechs bis acht Wochen lang einen Gips tragen. In manchen Fällen kann die gerissene Sehne nicht von allein heilen, sondern muß operiert werden.

Was ist ein Klumpfuß?

Die Bezeichnung Klumpfuß ist ein Sammelbegriff für eine Vielzahl zumeist angeborener Mißbildungen, bei denen der Fuß eingeknickt, verformt oder nach unten gebogen, aber auch nach oben und hinten gekrümmt sein kann. Eine solche Mißbildung tritt beim männlichen Geschlecht häufiger auf als bei Frauen.

Heute läßt sich ein Klumpfuß auf verschiedene Arten korrigieren. In manchen Fällen wird der Fuß bald nach der Geburt eingegipst. Die Gipsverbände werden immer wieder verändert, so daß der Fuß allmählich in die normale Stellung gebracht wird. Manchmal werden an den Fuß des Kindes auch Schienen angelegt. Sie werden in bestimmten Zeitabständen entfernt, und der Fuß wird bearbeitet. Diese Behandlung kann über ein Jahr dauern, bringt aber meist gute Ergebnisse.

In schweren Fällen ist ein chirurgischer Eingriff notwendig. Der Arzt lockert dann den Zug der Bänder und Sehnen, der zur Verformung des Fußes geführt hat.

Auf welche Weise entstehen Plattfüße?

Jedes Kleinkind hat von Natur aus Plattfüße. Erst wenn das Kind laufen lernt und die Bänder und Muskeln des Fußes kräftiger

---

Der lange und berühmte Marathonlauf

Im Jahr 490 v.Chr. brachte, so erzählt es Plutarch, der Grieche Pheidippes nach einem Lauf von gut 40 Kilometern die wichtige Nachricht nach Athen, daß die Athener bei Marathon die Perser besiegt hatten. Dann brach der Bote tot zusammen. Der olympische Marathonlauf, der zum erstenmal im Jahr 1896 in Athen stattfand, soll an diese legendäre Tat erinnern. Auch Marathonläufe in vielen Großstädten sind seitdem sehr beliebt. Die Streckenlänge beträgt 42,195 Kilometer.

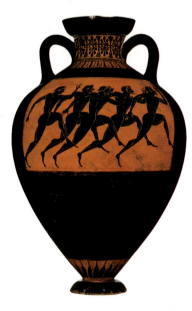

Die Läufer auf dieser griechischen Vase sind gut in Form.

Marathonläufer in New York überqueren nach dem Start die Verrazano-Narrows-Brücke.

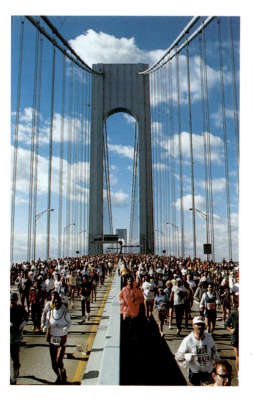

werden, beginnen sich die Mittelfußknochen zu wölben. Wenn man etwa 16 Jahre alt ist, hört diese Entwicklung auf. Manche Menschen – unter ihnen sogar Spitzensportler – behalten aber ihr Leben lang Plattfüße. Trotzdem sind ihre Füße durchaus funktionstüchtig.

Manchmal senkt sich das Fußgewölbe, das beim jungen Erwachsenen noch normal war, im Lauf der Zeit: Der Betreffende bekommt Plattfüße. Dadurch wird der Gang plump, und im Fußgewölbe stellen sich erhebliche Schmerzen ein. Anfangs tun die geschwächten, gedehnten Bänder und Muskeln weh; im fortgeschrittenen Stadium der Senkung rührt der Schmerz von den Knochen selbst her. Er tritt bei jedem Schritt auf und kann in die Waden, die Oberschenkel und sogar in die Kreuzbeingegend ausstrahlen. Manches deutet darauf hin, daß die Anlage zu Plattfüßen erblich ist.

Am besten kann man Plattfüßen vorbeugen, indem man viel zu Fuß geht und oft barfuß läuft.

Was für Leiden an den Zehen gibt es?

Bei manchen Menschen sind die großen Zehen im Grundgelenk zu den andern Zehen hin abgeknickt. Am Grundgelenk bildet sich dann oft ein unschöner Ballen. Er ist von horniger Haut überzogen und kann sich leicht entzünden. Diese Erscheinung tritt besonders bei Personen im mittleren Lebensalter auf, und zwar dreimal so häufig bei Frauen wie bei Männern. Begünstigt wird das Leiden durch zu enge und spitze, schlechtsitzende Schuhe. Es gibt überdies Anzeichen dafür, daß die Veranlagung zu einer solchen Ballenbildung erblich ist.

Selbst an einem normalen Fuß tritt das Gelenk am Ansatz des großen Zehs häufig hervor. Wird darauf ständig ein Druck ausgeübt, entsteht im Gelenk eine Schleimbeutelentzündung, und es bildet sich ein kalkhaltiger Knochensporn. Auch Hühneraugen können an dieser Stelle entstehen, und die Schleimbeutel können sich infizieren. Wenn dann noch der große Zeh gegen die andern Zehen drückt, kann er sich verformen. Schließlich begünstigt enges Schuhwerk noch die Entstehung aufwärts gekrümmter Zehen, sogenannter Hammerzehen.

Am besten beugt man solchen Erscheinungen dadurch vor, daß man bequeme Schuhe trägt. Wenn einmal ein sehr großer, entzündeter und schmerzhafter Ballen entstanden ist, kann ein chirurgischer Eingriff erforderlich werden.

Wie funktioniert der Fuß?

Das Skelett des Fußes besteht aus eher zierlichen, gelenkig aneinandergereihten Knochen. Trotz seiner Feingliedrigkeit kann der Fuß ohne weiteres das gesamte Körpergewicht tragen; denn kräftige Muskeln und zähe Sehnen und Bänder halten all diese Knochen fest zusammen. Das ganze System ist recht elastisch. Die breiten, flachen, bandageartigen Bänder, die das Fußgelenk überziehen, wirken wie die Gelenkstützen, die ein Eisläufer trägt. Wenn das Gewicht des Körpers schlagartig auf die Fußwurzelknochen gelegt wird, fängt das Fußgewölbe den Stoß elastisch ab und dämpft ihn.

Breite Bänder halten die Sehnen zusammen. Ihre Wirkung ähnelt derjenigen einer festen Bandage, wie sie einem verstauchten Knöchel oder Handgelenk Halt gibt.

Die Skelettmuskeln halten den Fuß in seiner Form; sie sorgen dafür, daß die Knochen an ihrem Platz bleiben. Außerdem ziehen sie an den Sehnen und bewegen so die Zehen und den ganzen Fuß.

Seilartige Sehnen verbinden die Muskeln mit den Knochen. Sie ziehen an den Knochen wie die Fäden an einer Marionette.

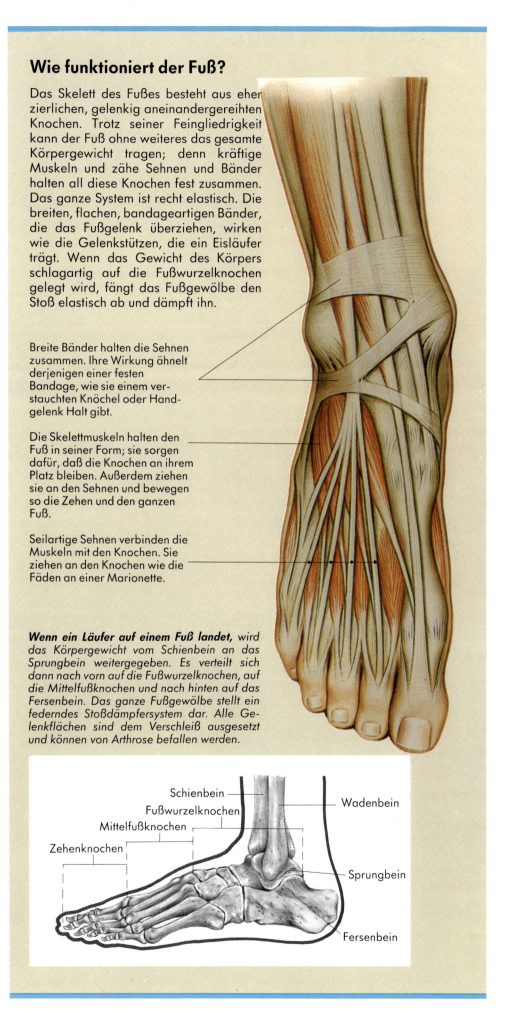

Wenn ein Läufer auf einem Fuß landet, wird das Körpergewicht vom Schienbein an das Sprungbein weitergegeben. Es verteilt sich dann nach vorn auf die Fußwurzelknochen, auf die Mittelfußknochen und nach hinten auf das Fersenbein. Das ganze Fußgewölbe stellt ein federndes Stoßdämpfersystem dar. Alle Gelenkflächen sind dem Verschleiß ausgesetzt und können von Arthrose befallen werden.

Verschleißerscheinungen an den Knochen

Kann Bettruhe Nachteile haben?

Eine längere Bettruhe während der Genesungszeit kann die Knochen schwächen. Wenn der Patient einige Wochen lang keine Bewegung hat, verlieren die Beinknochen einen beträchtlichen Teil ihrer Substanz und ihres Kalziumgehalts. Etwas Ähnliches geschah zu Beginn der Raumfahrtprogramme. Während langer Flüge in der Schwerelosigkeit des Weltraums hatten die Astronauten wenig Möglichkeiten, sich zu bewegen. Die Folge war bei ihnen ein Verlust an Knochensubstanz. Heute müssen die Astronauten deshalb bei ihren Flügen Bewegungsübungen machen.

Andererseits kräftigt körperliche Bewegung die Knochen und steigert ihre Fähigkeit, Mineralien zu speichern und Blutzellen zu produzieren. Knochen passen sich also unterschiedlichen Belastungen an.

Wann verlieren Knochen Kalzium?

Kalzium ist ein Mineral, das nicht nur für die Festigkeit des Skeletts, sondern auch für die Blutgerinnung, das Funktionieren der Nerven und für die Tätigkeit der Muskeln von Bedeutung ist. Wenn der Kalziumgehalt im Blut unter den normalen Bereich absinkt, beginnt der Körper, sich aus den Knochen mit Kalzium zu versorgen.

Wenn man älter wird, nehmen die Kalziumvorräte des Körpers allmählich ab. Schließlich greift der Körper auf den Kalziumvorrat in den Knochen zurück. Es kommt zu einer Verminderung des Knochengewebes, einer sogenannten Osteoporose.

Die Abnahme des Kalziums im Körper scheint von mehreren Faktoren abzuhängen. Erstens achten ältere Menschen oft nicht so sehr auf eine gesunde Ernährung und essen vielfach nicht genug kalziumreiche Nahrungsmittel. Zweitens bewegen sie sich zumeist viel weniger als in jüngeren Jahren, und Untersuchungen haben gezeigt, daß durch regelmäßige körperliche Bewegung die Knochen kräftiger und dichter werden. Drittens wird die Kalziumaufnahme durch Vitamin D erhöht; wenn die Menschen älter werden, verbringen sie aber mehr Zeit in ihrer Wohnung und setzen sich somit nicht den ultravioletten Strahlen der Sonne aus, die der Körper braucht, um selbst Vitamin D herzustellen. Wenn dann noch ein Defizit an Vitamin D in der Ernährung hinzukommt, können die Knochen brüchig werden. Schließlich verlieren Frauen nach den Wechseljahren teilweise die schützende Wirkung des Hormons Östrogen. Daraufhin kann sich das Kalzium in den Knochen rasch vermindern.

Fachleute meinen, daß kalziumreiche Nahrungsmittel und Zusätze zur Nahrung, die Kalzium in organisch gebundener Form enthalten, sowie körperliche Bewegung vorbeugend gegen schweren Kalziumverlust, Knochenabbau und andere knochenschwächende Erkrankungen im Kindesalter wirken können.

Wodurch sind die Gelenke am meisten gefährdet?

Nicht Verletzungen sind die Hauptursache von Gelenkschäden; die stärkste Bedrohung geht vielmehr von einer degenerativen Erkrankung, der Arthrose, aus. Dieses schmerzhafte und beeinträchtigende Leiden befällt vor allem die Hüften, die Wirbelsäule und die Kniegelenke, weil diese Partien den größten Teil des Körpergewichts tragen, ferner auch die Fingergelenke, weil die Hände stark beansprucht werden.

Das Knorpelregenerationssystem des Körpers kann mit den Verschleißerscheinungen an den Gelenken nicht Schritt halten; denn wenn ein Gewebe spezialisierter ist und eine schlechte Blutversorgung hat wie der Knorpel, heilt es langsamer. Verkrümmte Hände mit Knochendeformationen sind bei alten Menschen, die ihr Leben lang schwere manuelle Arbeit verrichtet haben, nicht selten. Die meisten älteren Menschen leiden bis zu einem gewissen Grad an Arthrose; allerdings sind bei manchen die Symptome so gering, daß der Betroffene sie gar nicht bemerkt.

Welches sind die Symptome der Arthrose?

Eine Arthrose verläuft in mehreren Stadien. Zunächst nutzt sich der Knorpel in einem Gelenk und darum herum ab, und der Körper kann ihn nicht ersetzen. Später reiben sich die Knochen, die im Gelenk zusammentreffen, aneinander, weil der Knorpel kein ausreichendes Schutzpolster mehr bietet. Drittens wird durch die Reibung die dünne, empfindliche Knochenhaut gereizt, die den Knochen schützend umschließt. Schließlich reagiert die Knochenhaut auf die Reizung, indem sie ein krankhaftes Knochenwachstum anregt.

Verschiedene andere Erkrankungen rufen ähnliche Symptome hervor und sind mit der Arthrose verwandt. Hierzu zählt die Gicht. Sie tritt auf, wenn der Körper zuviel Harnsäure produziert. In diesem Fall können sich Harnsäurekristalle in den Gelenken, vor allem im großen Zeh, ablagern und heftige Schmerzen hervorrufen.

Ein weiterer Zusammenhang besteht zwischen der Arthrose und der rheumatoiden

Brüchige Knochen – nicht nur bei älteren Menschen

An der spitzenartig durchbrochenen Struktur kann man erkennen, daß der obere Knochen den Kalk verloren hat, der notwendig ist, um ihn bei Belastung vor Brüchen zu schützen. Eine solche Osteoporose tritt gehäuft bei Frauen nach den Wechseljahren auf, und zwar nicht etwa deshalb, weil ihre Knochen feiner sind, sondern weil ihr Körper dann nicht mehr soviel Östrogen produziert. Dieses weibliche Hormon spielt eine wichtige Rolle bei der Bildung neuer und der Erhaltung alter Knochensubstanz. Erste Hinweise auf eine Osteoporose treten oft dann auf, wenn ein Knochen unter Bedingungen bricht, denen ein normaler Knochen standgehalten hätte.

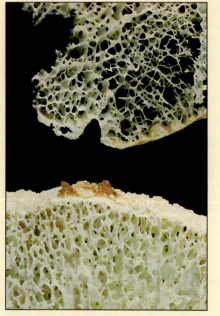

Gesunder Knochen und darüber Osteoporose

DIE KNOCHEN UND MUSKELN

Arthritis. Diese beginnt damit, daß die innere Schicht der Gelenkkapsel – des Gewebes, das die Schmierflüssigkeit der Gelenke abgibt – gereizt wird und sich entzündet. In diesem Zustand sondert sie Enzyme ab, die zu einer Zerstörung des Gelenkknorpels führen: Das Knorpelgewebe wird erweicht und fasert aus. Dann kommt es zu Kalkablagerungen und krankhaften Knochenwucherungen, die das Gelenk verändern und seine Bewegungsfähigkeit einschränken. Die Ursache der rheumatoiden Arthritis ist noch weitgehend ungeklärt, doch glaubt man, daß sogenannte Starter – Bakterien, Viren u. a. – eine Entzündung auslösen, die, eventuell durch Zusammenbrüche im Immunsystem, chronisch werden kann. Dabei können freigesetzte Enzyme die Entzündung unterhalten und körpereigenes Gewebe angreifen.

Wie ersetzt man ein Hüft- oder Kniegelenk?

Wenn ein Knie- oder Hüftgelenk durch einen Unfall oder durch Arthrose zerstört worden ist, kann man es durch ein Gelenk aus Metall und Kunststoff ersetzen. Dieses ist so konstruiert, daß es die Bewegungen eines natürlichen Gelenks ausführen kann.

Der Weg zum erfolgreichen Einsatz von künstlichen Gelenken war voller Hindernisse. Gelenke herzustellen, die im Labor gut funktionierten, erwies sich als nicht schwer. Sobald man sie aber in den menschlichen Körper einpflanzte, traten zahlreiche Probleme auf. Der Körper stieß die künstlichen Materialien ab. Die Stifte, mit denen man die eingesetzten Teile an den benachbarten Knochen befestigte, lockerten sich manchmal und machten eine weitere Operation erforderlich. Außerdem funktionierten manche Gelenkprothesen nicht sehr gut, vor allem die in den Knien. Die Konstrukteure hatten zunächst Gelenke hergestellt, die wie ein einfaches Scharnier vorwärts und rückwärts schwangen. Später erkannte man, daß das Knie während der Bewegung auch rotiert und ein wenig wackelt. Ein künstliches Gelenk muß diese Bewegungen ebenfalls nachahmen können.

Schließlich schafften die Fachleute den Durchbruch. Vor allem gelang es ihnen, das Problem der Abstoßung körperfremden Materials dadurch zu meistern, daß sie neutrale, gut verträgliche Materialien wie Vitallium, Teflon, Dacron, Titan und Silikonkautschuk verwandten. Inzwischen wurden künstliche Hüft- und Kniegelenke in hohem Maße vervollkommnet.

Schmerzfrei durch Gelenke aus Kunststoff

Entzündete und zerstörte Gelenke führen schließlich dazu, daß schon das Anziehen eines Pullovers für Millionen Menschen, die an Arthritis oder Arthrose leiden, zur Qual wird. Rose Iacona (unten) kann wieder lachen – und sogar Schnee schippen. Ohne ihre künstlichen Gelenke aus Kunststoff und Metall in den Schultern, Ellbogen, Hüften und Knien hätte sie höchstens durch Kortison und andere Mittel eine Linderung erwarten können. In so schweren Fällen wie ihrem halten die Schmerzen aber in der Regel weiter an, und bei der medikamentösen Behandlung können überdies unerwünschte Nebenwirkungen auftreten. Für chirurgische Eingriffe der genannten Art ist allerdings nicht jeder Patient geeignet.

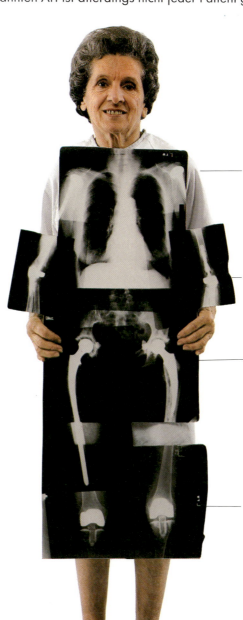

Die rechte Schulter dieser Frau namens Rose Iacona wurde im Oktober 1978 durch eine künstliche Platte ersetzt. Eine neue linke Schulter wurde kurz darauf, im November 1978, eingesetzt.

Der rechte Ellbogen wurde im Oktober 1979 gegen einen künstlichen ausgetauscht, der linke im Mai 1982. Mit Hilfe von Computern können die Ärzte heute ein Gelenk dem Patienten individuell anpassen.

Die linke Hüfte, die von Arthrose befallen war, wurde im Juni 1976 ersetzt. Eine neue rechte Hüfte wurde 1976 mitsamt einem sehr langen Schaft eingesetzt, um das rechte Bein zu stärken und zu stabilisieren.

Knieprothesen wurden zwischen den Operationen am rechten und linken Ellbogen eingesetzt – die rechte im Februar 1981, die linke im September 1981.

183

Verstauchungen, Verrenkungen und Brüche

Knochenbrüche sind nicht immer ernst

Knochenbrüche lassen sich in zwei Hauptgruppen einteilen: einfache, geschlossene und komplizierte oder offene Brüche. Beim offenen Bruch wird die Haut durchstoßen, und Muskeln und Knochen sind durch Infektionen gefährdet. Eine weitere Art ist der Grünholzbruch, bei dem der noch halbweiche Knochen eines Jugendlichen anbricht, ohne ganz durchzubrechen. Dementsprechend heilen bei Jugendlichen Knochenbrüche meist leichter.

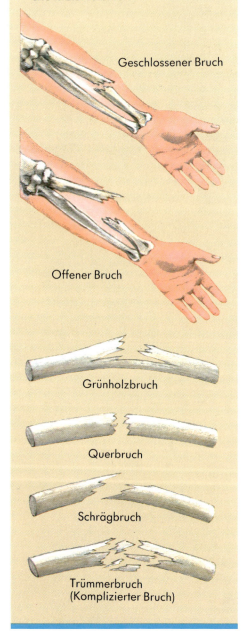

Geschlossener Bruch

Offener Bruch

Grünholzbruch

Querbruch

Schrägbruch

Trümmerbruch (Komplizierter Bruch)

Welche Knochen- und Gelenkverletzungen gibt es?

So widerstandsfähig der menschliche Bewegungsapparat auch sein mag, gegen schmerzhafte und beeinträchtigende Verletzungen wie Zerrungen, Verstauchungen, Verrenkungen und Brüche ist er nicht gefeit. Die leichteste dieser Verletzungen ist die Zerrung; sie entsteht, wenn Muskeln oder Sehnen übermäßig verdreht oder gedehnt werden. Besonders häufig sind Zerrungen der Muskeln in der Kreuzgegend.

Eine Verstauchung tritt auf, wenn die starken, seilartigen Bänder, die die Gelenke zusammenhalten, über ihre normale Dehnbarkeit hinaus gezerrt oder verdreht werden. Zu einer solchen Verletzung kommt es häufig im Sport; aber auch im Alltag, etwa bei einem Sturz auf der Treppe, sind Verstauchungen am Knöchel, am Handgelenk und an der Schulter nicht selten.

Wenn durch eine plötzliche Krafteinwirkung ein Knochen aus der Gelenkpfanne gehoben wird, ist dies eine Verrenkung. Wenn ein Knochen bricht, spricht der Arzt von einer Fraktur.

Wie heilt ein Knochenbruch?

Wenn einmal ein Knochen gebrochen ist, setzt der Heilungsprozeß sogleich danach ein. Schon deshalb ist es nötig, daß ein Bruch sofort eingerichtet wird. Auf der Stelle beginnt dann der Knochen damit, zwischen den Bruchstücken eine Verbindung herzustellen. Dazu produziert er eine dichte, zunächst bindegewebige, dann knorpelige Masse, die den Spalt zwischen den gebrochenen Enden überbrückt und sie zusammenfügt. Dieses Material, der sogenannte Kallus, besteht unter anderm aus Kollagen, einem Eiweiß, das man auch in der Haut, den Sehnen, Bändern und im Knorpel findet. Es ersetzt zunächst das dicke Blutgerinnsel, das an der verletzten Stelle entsteht. Der Kallus wird aus bindegewebigen Zellen, den sogenannten Fibroblasten, gebildet und schließlich seinerseits durch echten Knochen ersetzt.

Heilen alle Knochen gleich schnell?

Je älter der Mensch wird, desto länger brauchen seine Knochen zum Heilen. Bei einem Kind kann die Heilung schon nach vier bis sechs Wochen beendet sein; bei einem älteren Menschen kann sie drei bis vier Monate dauern. In jedem Lebensalter heilen jedoch einige Knochen schneller als andere. Ein gebrochener Arm braucht zur Wiederherstellung vielleicht einen Monat; bei einem Beinbruch kann dieser Prozeß bis zu sechs Monate dauern. Nach der Heilung ist der gebrochene Knochen entlang der Bruchlinie meist stärker als zuvor.

Was leistet ein Streckverband?

Streckvorrichtungen, mit denen auf einen Knochen ein Zug ausgeübt wird, haben eine lange Geschichte. Einen solchen Mechanismus gab es bereits in der Antike; er wurde als hippokratische Bank oder *scamnum* bezeichnet. Dabei handelte es sich um einen komplizierten Apparat aus Zahnrädern, Hebeln und Kurbelwellen. Im 18. Jahrhundert kamen Streckgeräte, die eine einwandfreie Knochenheilung gewährleisten sollten, weithin in Gebrauch.

Wenn der Arzt einen gebrochenen Knochen eingerichtet hat, ist es noch immer nicht ganz einfach, die Bruchenden in der richtigen Lage zu halten. Durch das Körpergewicht können sie sich manchmal verschieben. Auch der Zug von Muskeln, die in der Nähe der Bruchstelle dazu neigen, sich zusammenzuziehen und zu verdicken, kann eine solche Verschiebung bewirken. Aus diesem Grund legt man manchmal einen Streckverband an. Dabei wird das verletzte Glied hochgelegt, auf einer Schiene gelagert und durch ein System von Rollen, Drähten und Gewichten – manchmal auch auf andere Weise – behutsam in der richtigen Lage gehalten.

Kann Sport für Kinder auch schädlich sein?

Wenn ein Knochen nicht in der Lage ist, sich wiederholter stärkerer Beanspruchung anzupassen, kann ein sogenannter Ermüdungsbruch entstehen. Darunter versteht man keine eigentliche Verletzung, sondern winzige Risse in den Knochen und Gelenken.

Bei jungen Sportlern tritt ein solcher „schleichender Dauerbruch" nicht selten auf, wird aber oft kaum beachtet. Er kann zu weiteren Schäden führen und die Karriere des Sportlers frühzeitig beenden.

Warum tut ein verstauchter Knöchel so weh?

Ein schwer verstauchter Knöchel kann ebenso weh tun wie ein Bruch. In der Regel röntgen die Ärzte den betroffenen Bereich, da so manche vermeintliche Verstauchung

Gefahren beim Sport

Bei harter körperlicher Arbeit und beim Sport sind Muskelschmerzen oft etwas Natürliches. Bei der Muskeltätigkeit entsteht, während Zucker abgebaut wird, Milchsäure. Viel Milchsäure erzeugt einen Muskelkater. Je besser ein Sportler trainiert ist, desto schneller wird die Milchsäure aus dem Gewebe entfernt und desto seltener bekommt er einen Muskelkater. Muskelschmerzen können aber auch ein Anzeichen für eine schwere Gewebsverletzung sein. Bei sportlicher Betätigung kann nämlich das Bindegewebe, das die Muskeln umgibt, geschädigt werden. Möglicherweise hat auch ein mechanischer Verschleiß stattgefunden, oder eine Entzündung liegt vor.

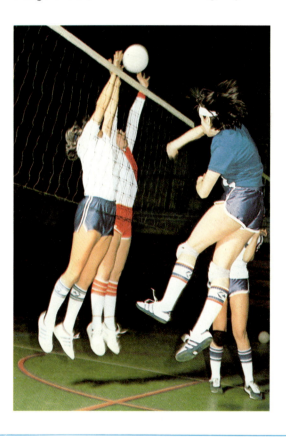

Vor entsetzten Zuschauern schleppte sich Gabriella Andersen-Schiess beim Frauenmarathon der Olympischen Spiele 1984 mühsam durchs Ziel. Sie war extrem ausgetrocknet.

Im Wachstum begriffene Knochen können geschädigt werden, wenn Kinder übermäßig Sport treiben. Beim Volleyball (rechts) sind die Ellbogen gefährdet.

sich dabei als Bruch erweist. Aber auch eine gewöhnliche Verstauchung kann sehr unangenehm sein. Sie tritt auf, wenn beispielsweise das System der zähen, starken Bänder, die den Fuß, den Knöchel und den unteren Teil der Wade in ihrer normalen Stellung halten, plötzlich auseinandergezerrt wird. Dann dringt Blut in die verletzten Teile ein, und aus der Gelenkkapsel, die das Gelenk umschließt, kann Gelenkschmiere entweichen. Infolgedessen schwillt der Fußknöchel schnell an; es entsteht ein Bluterguß. Betroffene Nerven schmerzen stark.

Seltsamerweise ruft eine geringe Verstauchung, bei der Bänder zwar überdehnt werden, aber nicht reißen, oft stärkere Schmerzen und eine größere Schwellung hervor als eine schwere Verstauchung.

Was geschieht bei einem Schleudertrauma?

Bei einem plötzlichen, kräftigen Ruck oder Stoß kann der Kopf zuerst heftig nach vorn und dann nach hinten geschleudert werden. Dieser peitschenhiebartige Effekt kann Muskeln, Rückenwirbel und Nerven schädigen und zu schweren Nacken- und Kopfschmerzen, in seltenen Fällen zu einer Lähmung führen. Ein derartiges Schleudertrauma tritt vor allem bei den Insassen von Autos auf, die an einem Auffahrunfall beteiligt sind.

Nachdem durch eine Röntgenuntersuchung ein Verdacht auf Knochenbrüche und andere schwerwiegende Verletzungen ausgeschaltet wurde, sollte sich der Betroffene ruhig hinlegen. Der Arzt wird möglicherweise eine gepolsterte, steife Halsbinde anlegen, um Kopfbewegungen einzuschränken, bei denen Muskeln gedehnt werden.

Durch Sport in Form bleiben

Warum ist körperliche Betätigung gesund?

Sportarten, bei denen man tief durchatmen muß und große Muskelgruppen rhythmisch betätigt, etwa Dauerlauf, Radfahren und Schwimmen, stärken die Atmungsorgane und beugen einem Herzinfarkt vor. Dabei sollte man darauf achten, daß man sich nicht bis zur völligen Erschöpfung verausgabt, sondern nur den Puls erheblich steigert. Solches „aerobe Training" sollte dreimal wöchentlich mindestens 20 Minuten lang durchgeführt werden. Wer schlecht in Form oder älter als 35 Jahre ist oder ein körperliches Leiden hat, etwa kurzatmig ist, der sollte vor Beginn eines sportlichen Übungsprogramms den Arzt zu Rate ziehen.

Langfristig wirkt sich eine sportliche Betätigung so auf das Herz aus, daß die Pulsfrequenz abnimmt. Dabei führt das Herz dann mit jedem Schlag dem Körper mehr Blut und Sauerstoff zu als vorher. Ein Berufssportler kann etwa eine Pulsfrequenz von 40 Schlägen pro Minute haben, während beim Durchschnittsmenschen die Zahl der Herzschläge pro Minute zwischen 60 und 100 liegt. Durch körperliche Betätigung entstehen im Körper auch neue Kapillaren (Haargefäße), und die Muskeln werden größer. Dies ist gut, weil ein großer Muskel mehr Energie erzeugt und leistungsfähiger und beweglicher ist als ein kleiner. Und die vermehrten Kapillaren bringen mehr Nährstoffe heran und transportieren die Schlacken besser ab.

Manche Fachleute sind der Ansicht, daß die vermehrte Durchblutung während einer sportlichen Betätigung Kalkablagerungen in den Arterien verhindere – Ablagerungen, die zu einem Herzinfarkt führen können. Es ist auch möglich, daß ein aerobes Training wie Dauerlauf das Knochenmark veranlaßt, mehr weiße Blutkörperchen zu produzieren, die im Körper Krankheiten bekämpfen. Es gibt viele Hinweise darauf, daß Bewegung den Körper widerstandsfähiger und leistungsfähiger macht.

Welches ist der stärkste Muskel im Körper?

Der Anblick eines Gewichthebers, der sich aus der Hocke aufrichtet und über 200 Kilogramm über dem Kopf zur Hochstrecke bringt, ist beeindruckend. Eine ganz andere, aber ebenfalls bemerkenswerte Leistung ist ein Lauf zur Aussichtsplattform im 86. Stock des Empire State Building in New York. Manche Läufer schaffen die 86 Treppen mit insgesamt 1575 Stufen in weniger als zwölf Minuten. Keine dieser Leistungen wäre möglich ohne den großen Gesäßmuskel, den größten und kräftigsten Muskel des Körpers. Aus ihm besteht zum größten Teil das „Sitzfleisch".

Aber nicht nur bei sportlichen Spitzenleistungen kommt der große Gesäßmuskel zum Zug; er wird auch gebraucht, wenn man sich aus einer gebückten Haltung wieder aufrichtet, wenn man einen steilen Berg besteigt oder aufsteht, nachdem man gesessen hat. Wenn sich der große Gesäßmuskel

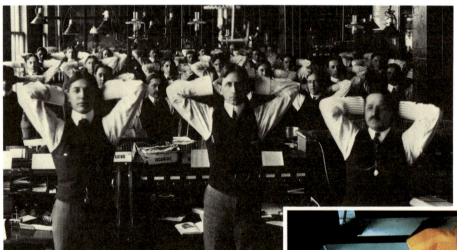

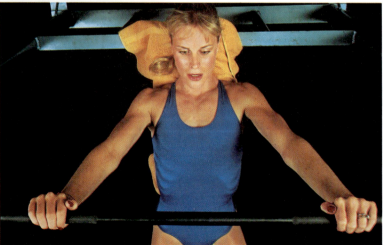

Training: einst und heute

Ein Fitneßprogramm wurde erstmals vom Turnvater Jahn durchgeführt, der 1811 bei Berlin den ersten Turnplatz einrichtete. Mit Hilfe von gymnastischen Gruppenübungen wollte er gegen Napoleon die Kraft des deutschen Volkes stärken. Feministinnen benutzten später diesen Sport, um zu beweisen, daß Frauen keine zerbrechlichen Geschöpfe sind.

Zu Anfang des 20. Jahrhunderts machten Büroangestellte gymnastische Übungen, ohne ihre Kragen, Krawatten und Westen abzulegen.

Heute gilt es als gut, wenn man bei einer sportlichen Betätigung ordentlich schwitzt.

zusammenzieht, bringt er den Oberschenkel und den Rumpf in eine gerade Linie.

Warum haben Gewichtheber oft einen Trommelbauch?

Bäuche, die so weit hervortreten, daß ihr Besitzer auf der Waage kaum sein Gewicht ablesen kann, sind für viele erfolgreiche Gewichtheber und Muskelmänner charakteristisch. Bei einem Gewichtheber wird die natürliche Neigung zum Bauchansatz noch dadurch verstärkt, daß der Körper die zusätzliche Stabilisierung durch einen solchen Leibesumfang einfach braucht, um sehr schwere Gewichte heben zu können.

Es wäre falsch anzunehmen, daß diese Muskelmänner fettsüchtig und aus der Form geraten seien. Im Jahr 1957 hob der amerikanische Gewichtheber Paul Anderson, Olympiasieger im Schwergewicht von 1956, 2844 Kilogramm mit seinem Rücken. Ohne den Schutz sehr fester Muskeln und eines Fettgewebes hätten seine lebenswichtigen Organe unter dem Druck dieses Gewichts zerreißen können. Aus den gleichen Gründen legen sich auch die dickbäuchigen japanischen Sumoringer eine beträchtliche Masse zu. Einige wiegen über 150 Kilogramm – und können sich trotzdem schnell bewegen.

Was hat der Schwerpunkt mit guter Haltung zu tun?

Der Trick beim Seiltanzen besteht darin, daß man den Schwerpunkt über dem Seil hält. Ein Hochseilartist fasziniert seine Zuschauer, indem er scheinbar taumelt, stolpert und auf alle mögliche Weise so tut, als ob er gleich fallen werde. Wer genauer hinblickt, merkt aber, daß der Seiltänzer, wenn er sich nach einer Seite lehnt, diese Bewegung ausbalanciert, indem er etwa ein Bein nach der andern Seite ausstreckt. Bei all seinen atemraubenden und scheinbar zufälligen Bewegungen achtet er sorgfältig darauf, daß sein Schwerpunkt direkt über dem Seil bleibt.

Ein Akrobat ist keine Ausnahme von den Regeln für eine gute Körperhaltung, die für jeden gelten, sondern im Gegenteil ein gutes Beispiel dafür. Wie beim Akrobaten ist der Schwerpunkt bei jedem Menschen der wichtige Punkt, an dem das Körpergewicht gewissermaßen zusammengefaßt ist. Das Geheimnis eines guten Gleichgewichts, einer ausgewogenen Haltung besteht darin, daß man jederzeit spürt, wo der Schwerpunkt sich befindet, und ihn richtig über der jeweiligen Unterstützungsfläche hält. Dies gilt, ob man nun einfach spazierengeht oder sich einer besonders anspruchsvollen körperlichen Betätigung hingibt.

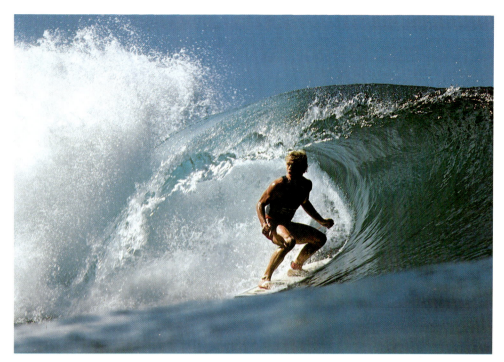

Wellenreiter steuern ihr Brett, indem sie ihr Körpergewicht verlagern. Wer in der Hocke geschmeidig über die Wellen gleiten will, braucht einen guten Gleichgewichtssinn.

Wenn man beispielsweise Eiskunstlaufen lernt, wird man feststellen, daß man sich durchaus weit nach vorn beugen kann, so daß der Oberkörper sich beim Gleiten parallel zum Eis befindet – aber nur wenn man das Gleichgewicht dadurch bewahrt, daß man ein Bein nach hinten ausstreckt, so daß der Schwerpunkt über dem Schlittschuh und damit über dem unterstützten Punkt liegt. Wer einem Turmspringer zusieht, der in der Luft einen dreifachen Salto dreht, kann erkennen, daß der Sportler immer genau fühlt, wo sein Schwerpunkt sich befindet. Deshalb gelingt es ihm auch, in der richtigen Haltung ins Wasser einzutauchen.

Sollte man sich vor dem Sport immer aufwärmen?

Der Vorteil des Aufwärmens besteht darin, daß die Temperatur der Muskeln um einige Grad erhöht wird, so daß sie die vorhandene Energie besser verwerten können. Wenn man die Muskeln plötzlich bis zu ihrer Höchstgrenze beansprucht, können sich die Bänder um die Gelenke verspannen, und die Muskeln können sich schmerzhaft zusammenziehen. Im Extremfall kann ein Muskelriß auftreten.

Zu den üblichen Aufwärmübungen gehört es, daß man mit dem Oberkörper kreist, die Kniemuskulatur dehnt und die Achillessehne streckt. Untersuchungen in einem großen sportmedizinischen Zentrum haben gezeigt, daß etwa 60 Prozent aller Sportverletzungen auf fehlerhafte Trainingsmethoden und ungeeignete Aufwärmtechniken zurückzuführen sind – nicht auf die Belastungen durch den Sport selbst.

Muß man bei gestreckten Knien die Zehen berühren können?

Für manche Leute ist die Fähigkeit, bei durchgedrückten Knien die Zehen mit den Fingerspitzen zu berühren, ein Beweis für Gelenkigkeit. Für andere wiederum beweist dies gar nichts – außer daß man eben die Zehen berühren kann.

Die Befürworter dieser Übung meinen, daß man dadurch locker und beweglich werde. Die Gegner dieser Übung sagen, wenn man die Zehen mit den Fingerspitzen berühre, würden die Achillessehne, die Kniesehne und die dazugehörigen Muskeln sowie die Rückenwirbel übermäßig beansprucht.

Da die Beweglichkeit der Muskeln mit zunehmendem Alter abnimmt, ist diese Übung sicherlich für ältere Menschen nicht empfehlenswert. Auch können die Kniegelenke dabei in ihrer überdehnten Stellung blockieren. Man sollte nichts tun, was bewirkt, daß die Knochen des Ober- und Unterschenkels allzu fest gegeneinander reiben. Daß man seine Zehen berühren kann, ist alles in allem weniger wichtig als ein Gymnastikprogramm, das einen elastisch erhält.

Kapitel 8

Die Augen

Die Augen sind Fenster zur Welt; sie vermitteln uns Informationen und sind eine Quelle der Freude. Ständig liefern die Augen Bilder von der Umwelt. Dank des wunderbaren Zusammenwirkens von Auge und Gehirn können wir die Welt um uns herum erkennen und deuten. So schätzen wir etwa Entfernungen, wir lesen, vergleichen, interpretieren – und genießen.

Wie das Auge funktioniert	190
Wenn Tränen fließen	192
Mit scharfem Blick angeschaut	194
Das Gehirn gestaltet die Bilder mit	196
Optische Täuschungen	198
Die wunderbare Welt der Farben	200
Beschränkungen des Sehvermögens	202
Augenkrankheiten und ihre Heilung	204

Sind Sie rechtsäugig oder linksäugig?

So wie jeder Mensch normalerweise eine bestimmte Hand mehr benutzt als die andere, bevorzugt er auch beim Sehen unbewußt das eine Auge vor dem andern. Das dominierende Auge ist gewöhnlich dasjenige, mit dem man in die Kamera blickt oder das man benutzt, wenn man einen Faden in eine Nähnadel einfädelt.

Es gibt eine einfache Methode, um festzustellen, welches Auge das dominierende ist. Man macht mit Daumen und Zeigefinger ein Guckloch. Durch dieses blickt man mit beiden Augen auf einen kleineren Gegenstand irgendwo im Raum, zum Beispiel auf einen Türgriff. Zuerst schließt man das eine Auge, dann das andere. Dasjenige Auge, mit dem man den Türgriff innerhalb des Gucklochs sieht, ist das dominierende.

Warum haben die Menschen unterschiedliche Augenfarben?

Ein Kind von braunäugigen Eltern hat normalerweise ebenfalls braune Augen, und blauäugige Eltern haben fast immer Kinder mit blauen Augen. Wenn aber der eine Elternteil blaue Augen hat und der andere braune, dann sind die Kinder meistens braunäugig. Dies ist darauf zurückzuführen, daß braune Augen bei der Vererbung dominant sind. Daher gibt es auf der Welt auch wesentlich mehr Menschen mit braunen Augen als mit blauen.

Die Regenbogenhaut oder Iris gibt dem Auge seine Farbe. Das Pigment, das die Farbe festlegt, ist das Melanin, also der gleiche Stoff, der auch der Haut ihre Farbe verleiht. Große Mengen Melanin ergeben braune Augen; kleinere Mengen lassen die Augen blau oder grün erscheinen.

Die rosafarbenen Augen von Albinos sind darauf zurückzuführen, daß überhaupt kein Melanin vorhanden ist. In diesem Fall ist die Iris durchsichtig, und durch sie hindurch sieht man die rosigen Blutgefäße der Augen.

Was versteht man unter Mückensehen?

Wenn man gegen eine gleichmäßige, helle Fläche blickt, etwa gegen den Himmel oder eine weiße Wand, kann es sein, daß man blasse Punkte und Fäden erblickt, die durch das Gesichtsfeld zu schwimmen scheinen. Man spricht hier von Mückensehen oder *Mouches volantes.* Versucht man, den Blick auf eine solche Erscheinung zu richten, huscht sie davon.

Solche Störungen können zwar unangenehm sein, doch sind sie fast immer harmlos. Verursacht werden sie durch Zelltrümmer, die sich in dem durchsichtigen Glaskörper des Auges angesammelt haben und deren Schatten auf die Netzhaut fallen.

Mouches volantes treten meist erst im Erwachsenenalter auf; sie hängen mit dem Alterungsprozeß zusammen. Nur selten müssen sie vom Arzt behandelt werden. Wenn man jedoch zum erstenmal dunkle Flecken sieht, ist es ratsam, zum Arzt zu gehen, damit man sicher ist, daß es sich wirklich nur um „fliegende Mücken" handelt und nicht um die Symptome einer Augenkrankheit.

Kann vieles Lesen die Sehkraft schwächen?

Was das Auge selbst betrifft, gibt es so etwas wie Überbeanspruchung nicht. Trotzdem kann stundenlanges Lesen, übermäßiges Fernsehen oder auch Arbeiten bei schlechtem Licht zu einer Überanstrengung führen; doch handelt es sich dabei um eine Ermüdung der Augenmuskeln.

Wenn sich etwa beim Lesen häufig ein Gefühl von Müdigkeit und Anspannung einstellt, muß das nicht auf eine Überbeanspruchung der Augen hindeuten; vielmehr kann ein Augenfehler die Ursache sein, der die Muskeln zu erhöhter Anstrengung zwingt – und der sich durch eine Brille beheben läßt.

Gute Beleuchtung trägt dazu bei, daß die Augenmuskeln nicht ermüden. Zum Lesen und Arbeiten sollte man sich immer so hinsetzen, daß das Licht von hinten oder von der Seite kommt – schon damit nicht der eigene Schatten auf das Buch oder die Arbeit fällt. Allerdings braucht sich eine Mutter, deren Kind bei schlechtem Licht liest, keine Sorgen zu machen; die Augen des Kindes erleiden dadurch keinen Schaden.

Ist absichtliches Schielen für die Augen schädlich?

Sobald ein Kind drei Jahre alt ist, sind seine Augenmuskeln stark genug, um die Augen in jeder Stellung zu halten. Wenn ein Kind aus Spaß absichtlich schielt, kann das nie dazu führen, daß die Augen die Schielstellung beibehalten.

Wie entstehen blutunterlaufene Augen?

Die Ursache für rote, blutunterlaufene Augen sind zumeist Staub, Rauch und kleine Fremdkörperchen, manchmal auch eine Erkältung oder Heuschnupfen. Blutunterlaufene Augen können ferner ein Zeichen von Müdigkeit oder die Folge von übermäßigem Alkoholkonsum sein. Zuweilen machen sie Beschwerden, aber im allgemeinen sind sie harmlos.

Es gibt jedoch auch Fälle, in denen blutunterlaufene Augen eine Infektion anzeigen, z.B. eine Bindehautentzündung, eine hochansteckende Entzündung der Haut, welche die Innenflächen der Lider und einen Teil der Lederhaut der Augen überzieht. Zu den Symptomen gehören normalerweise gereizte, rote und verklebte Augen und schleimige, krustige Absonderungen. Bei Verdacht auf eine Bindehautentzündung sollte man den Arzt aufsuchen.

Kann ein Augen-Make-up eine Entzündung verursachen?

Bestimmte Stoffe in Kosmetikartikeln können bei manchen Menschen eine allergische Reaktion auslösen. Für Leute mit überempfindlicher Haut gibt es besondere Produkte; aber einige Menschen können überhaupt kein Make-up benutzen.

Viele Artikel für Augenkosmetik enthalten Konservierungsmittel. Trotzdem können sich im Lauf der Zeit in den Präparaten Hautbakterien ansammeln, die durch die Bürstchen und sonstige Geräte übertragen werden. Die Bakterien vermehren sich dann in den Töpfchen und Fläschchen. Darum ist es ratsam, Augen-Make-up nach einiger Zeit fortzuwerfen.

Wenn die Augen tatsächlich infiziert sind, muß man auf jedes Make-up verzichten und alle Augenkosmetika, die man benutzt hat, samt Zubehör wegwerfen. Dadurch vermeidet man das Risiko, sich wieder neu anzustecken. Auch Handtücher und Waschlappen können infiziert sein. Deswegen sollten die übrigen Familienmitglieder sie nicht berühren.

Im Auge befindet sich ein blinder Fleck. Das ist jene Stelle, von der aus der Sehnerv ins Gehirn führt. Wenn Sie diese Tatsache bei sich selbst überprüfen wollen, halten Sie dieses Buch mit ausgestrecktem Arm vor Ihr Gesicht, bedecken das linke Auge und blicken mit dem rechten Auge auf die rote Pfefferschote. Nun bewegen Sie das Buch langsam an Ihr Gesicht heran, bis die gelbe Schote verschwindet. Wollen Sie den Fleck in Ihrem linken Auge überprüfen, halten Sie Ihr rechtes Auge zu und blicken auf die gelbe Schote.

Wie das Auge funktioniert

Inwiefern ähnelt das Auge einer Kamera?

Die verstellbare Blende eines Fotoapparats arbeitet nach dem gleichen Prinzip wie die Iris des Auges: Sie verändert die Öffnung, um die einfallende Lichtmenge zu regulieren. Beim Fotoapparat wie beim Auge bewirkt ferner eine Linse – bzw. ein Linsensystem –, daß Bilder auf einer lichtempfindlichen Fläche scharf abgebildet werden. Der fotografische Film wie auch die Netzhaut des Auges nehmen die Bilder auf. Linse und Iris des Auges produzieren gemeinsam mit der Unterstützung von Muskeln scharfe und genaue Bilder ähnlich denen, die Linse und Blende der Kamera mit Hilfe eines Einstellmechanismus hervorrufen.

Im Gegensatz zur Kamera nimmt das Auge jedoch ununterbrochen Bilder auf, solange man wach ist, und übermittelt sie über den Sehnerv an das Gehirn. Sowohl die Augenlinse als auch die Fotolinse produzieren Bilder, die auf dem Kopf stehen. Dabei unterscheiden sich die Bilder, die von den beiden Augen geliefert werden, ein wenig. Im Gehirn werden die Bilder aufgerichtet und dreidimensional dargestellt. Außerdem werden sie im Gedächtnis sortiert und aufbewahrt, so daß sie später vom Gehirn wieder abgerufen werden können.

Was geschieht, wenn in das Auge Licht einfällt?

Das Licht durchläuft zunächst die durchsichtige Hornhaut und gelangt dann in die vordere Augenkammer, die mit einer wäßrigen Flüssigkeit, dem Kammerwasser, gefüllt ist. Danach fällt es durch die Pupille, eine Öffnung in der Regenbogenhaut, und durchdringt darauf die Linse sowie den Glaskörper, eine gallertartige Masse, die das Innere des Auges ausfüllt.

Schließlich erzeugt das Licht auf der Netzhaut ein Bild der Außenwelt. Dazu erregt es zahlreiche Rezeptoren, die Stäbchen und die Zapfen. Die Zapfen sind farbempfindlich, die Stäbchen nicht. Nervenzellen in der Netzhaut geben die Impulse der Rezeptoren über den Sehnerv an das Gehirn weiter, wo die Impulsmuster entschlüsselt werden. Mit Hilfe dieser Informationen nimmt das Gehirn die Umwelt wahr.

Was kann der Augenarzt alles feststellen?

Zuerst prüft der Arzt die Augen mit Hilfe von Sehtafeln. Dann untersucht er das äußere Auge und die angrenzenden Bereiche auf krankhafte Erscheinungen. Er zieht die Augenlider nach unten, um die Innenfläche zu betrachten. Als nächstes prüft er, ob die Pupillen normal auf Licht und auf einen nahen Gegenstand reagieren. Und dann stellt er fest, ob die Augen richtig zusammenarbeiten.

Weiterhin deckt der Arzt abwechselnd das eine und das andere Auge des Patienten ab, während dieser den Blick auf ein Licht gerichtet hält, und vergewissert sich dabei, daß der Patient nicht schielt. Sobald nämlich ein Auge „springt", wenn es aufgedeckt wird, ist das ein Beweis für Schielen.

Dann untersucht der Arzt das äußere und innere Augengewebe mit einer sogenannten Spaltlampe. Schließlich blickt er mit einem Augenspiegel ins Innere des Augapfels. Der Augenspiegel umfaßt einen Satz Speziallinsen und eine Lampe. Mit seiner Hilfe kann man die Netzhaut, die Blutgefäße und die Eintrittsstelle des Sehnervs betrachten. Zum Schluß prüft der Arzt auch noch den Innendruck der Augen, um festzustellen, ob etwa ein Glaukom (grüner Star) vorliegt.

Welche Augenspezialisten gibt es?

Ein Arzt, der die Qualifikation besitzt, Augenkrankheiten zu diagnostizieren und medikamentöse und chirurgische Behandlungen durchzuführen, ist Facharzt für Augenheilkunde. Er verschreibt auch Brillen.

Auch der Augenoptiker kann die Sehstärke der Augen messen, eine Fehlsichtigkeit bestimmen und die Stärke der korrigierenden Brillengläser feststellen. Eine Untersuchung auf Augenkrankheiten darf er aber nicht vornehmen. In jedem Fall läßt er die Brillengläser anfertigen, auch die vom Arzt verordneten.

Was enthüllen die Pupillen?

Die Pupillen haben die Aufgabe, die Lichtmenge zu regeln, die auf die Netzhaut fällt. Sie können aber auch Gefühle ausdrücken. Der Ausdruck „große Augen machen" bedeutet ja staunen, überrascht sein. Wenn sich die Pupillen erweitern, drückt dies intensives Interesse aus. Kaufleute in aller Welt, die ihre Waren durch Feilschen verkaufen, beobachten die Augen der interessierten Kunden, um zu erkennen, ob diese darauf erpicht sind, die Ware zu kaufen, oder nicht. Offenbar enthüllen Kunden also unwillkürlich durch eine Erweiterung ihrer Pupillen, was sie wollen. Mehrere Untersuchungen haben ergeben, daß ganz allgemein die Pupillen offenbar größer werden, wenn jemand etwas betrachtet, was ihm gefällt, und daß die Pupillen kleiner werden, wenn jemand etwas anschaut, was ihm zuwider ist.

Erweiterte Pupillen wirken anziehend auf denjenigen, der sie sieht – unabhängig davon, ob er sich dessen bewußt ist oder nicht. In einer Versuchsreihe hat man Männern zwei Bilder von einer attraktiven Frau vorgelegt. Das eine war so retuschiert, daß die Pupillen größer waren; bei dem andern hatte man die Pupillen kleiner gemacht. Kei-

---

Wußten Sie, daß ...

... das menschliche Sehvermögen sehr leistungsfähig ist? Astronauten haben berichtet, daß sie in einem Satelliten, der um die Erde kreiste, noch das Kielwasser von Schiffen auf dem Meer sehen konnten.

... Babys weitsichtig auf die Welt kommen? Erst wenn sie drei bis sechs Monate alt sind, können sich ihre Augen auf die Nähe einstellen. Und es kann ein Jahr dauern, bis ihre Augen gemeinsam funktionieren, so daß nicht mehr eines von ihnen gelegentlich „wegrutscht".

... man vom Niesen blutunterlaufene Augen bekommen kann? Wenn man niest, können Äderchen platzen, und das Blut kann sich unter der Bindehaut ausbreiten. Innerhalb einer Woche wird das Blut wieder absorbiert. Es gibt keine Möglichkeit, diesen Vorgang zu beschleunigen.

... das „blaue Auge", das nach einem Schlag erblüht, keineswegs blau ist? So ein „Veilchen" ist in Wirklichkeit eine Mischung aus roten und gelben Farbtönen. Sie entstehen dadurch, daß Hunderte von kleinsten Blutgefäßen beschädigt wurden und Blut ausgetreten ist.

DIE AUGEN

ner der Befragten äußerte, er habe bemerkt, worin sich die beiden Aufnahmen unterschieden; doch fanden manche, die Frau mit den großen Pupillen sehe „weicher" und weiblicher aus.

Die Anziehungskraft von vergrößerten Pupillen war schon im Mittelalter bekannt. So träufelten die Frauen sich damals Belladonna in ihre Augen, um so ihre Attraktivität zu erhöhen. Tatsächlich erweitert dieses Mittel, dessen Wirkstoff sich z. B. in der Tollkirsche findet, die Pupillen. Der Name des Mittels kommt aus dem Italienischen und bedeutet schöne Frau.

Warum verwendet der Augenarzt bei der Untersuchung Tropfen?

Je nach der Stärke des vorhandenen Lichtes erweitern sich die Pupillen der Augen, oder sie ziehen sich zusammen. Bei Dämmerlicht erweitert sich die Pupille vollständig, um soviel Licht wie möglich einzulassen. Je heller die Umgebung ist, desto kleiner kann die Pupillenöffnung sein.

Wenn der Arzt nun die Augen in ihrem natürlichen Zustand untersuchen sollte, so würden sich die Pupillen, gereizt durch das Licht des Augenspiegels, zusammenziehen, und der Arzt könnte nicht mehr viel sehen. Deshalb träufelt er in die Augen zumeist einige Tropfen eines Spezialmittels, das die Pupille eine Zeitlang gewissermaßen lähmt, so daß sie sich nicht mehr zusammenziehen kann. Sie bleibt erweitert. Nun ist der Arzt in der Lage, das Innere des Auges in Ruhe zu untersuchen.

Die Pupillenerweiterung verliert sich in wenigen Stunden. Aber manchen Patienten macht, wenn sie die Arztpraxis verlassen, das Sonnenlicht zu schaffen, das in ihre weitgeöffneten Pupillen ungehindert eindringt.

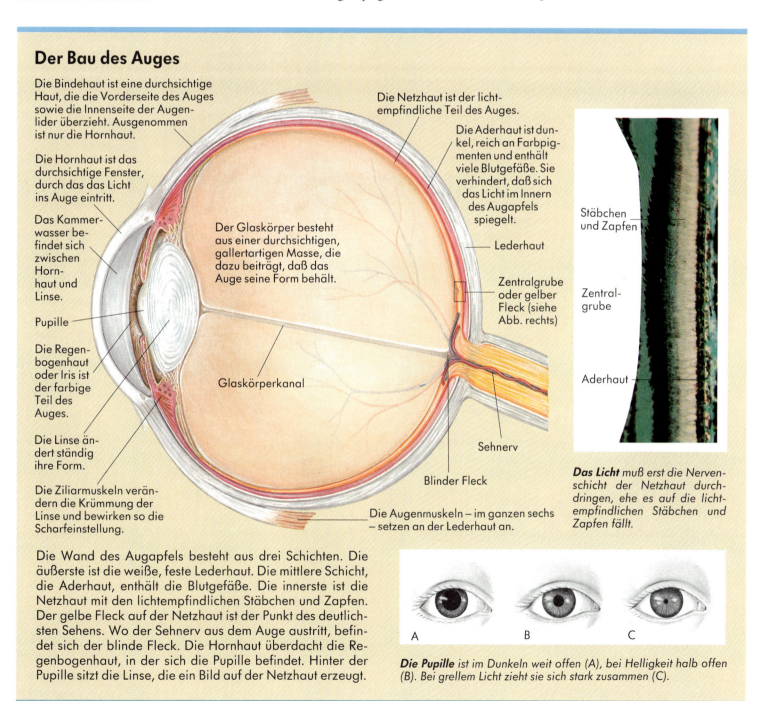

Der Bau des Auges

Die Bindehaut ist eine durchsichtige Haut, die die Vorderseite des Auges sowie die Innenseite der Augenlider überzieht. Ausgenommen ist nur die Hornhaut.

Die Hornhaut ist das durchsichtige Fenster, durch das das Licht ins Auge eintritt.

Das Kammerwasser befindet sich zwischen Hornhaut und Linse.

Pupille

Die Regenbogenhaut oder Iris ist der farbige Teil des Auges.

Die Linse ändert ständig ihre Form.

Die Ziliarmuskeln verändern die Krümmung der Linse und bewirken so die Scharfeinstellung.

Der Glaskörper besteht aus einer durchsichtigen, gallertartigen Masse, die dazu beiträgt, daß das Auge seine Form behält.

Glaskörperkanal

Die Netzhaut ist der lichtempfindliche Teil des Auges.

Die Aderhaut ist dunkel, reich an Farbpigmenten und enthält viele Blutgefäße. Sie verhindert, daß sich das Licht im Innern des Augapfels spiegelt.

Lederhaut

Zentralgrube oder gelber Fleck (siehe Abb. rechts)

Sehnerv

Blinder Fleck

Die Augenmuskeln – im ganzen sechs – setzen an der Lederhaut an.

Stäbchen und Zapfen

Zentralgrube

Aderhaut

Das Licht muß erst die Nervenschicht der Netzhaut durchdringen, ehe es auf die lichtempfindlichen Stäbchen und Zapfen fällt.

Die Wand des Augapfels besteht aus drei Schichten. Die äußerste ist die weiße, feste Lederhaut. Die mittlere Schicht, die Aderhaut, enthält die Blutgefäße. Die innerste ist die Netzhaut mit den lichtempfindlichen Stäbchen und Zapfen. Der gelbe Fleck auf der Netzhaut ist der Punkt des deutlichsten Sehens. Wo der Sehnerv aus dem Auge austritt, befindet sich der blinde Fleck. Die Hornhaut überdacht die Regenbogenhaut, in der sich die Pupille befindet. Hinter der Pupille sitzt die Linse, die ein Bild auf der Netzhaut erzeugt.

A   B   C

Die Pupille ist im Dunkeln weit offen (A), bei Helligkeit halb offen (B). Bei grellem Licht zieht sie sich stark zusammen (C).

Wenn Tränen fließen

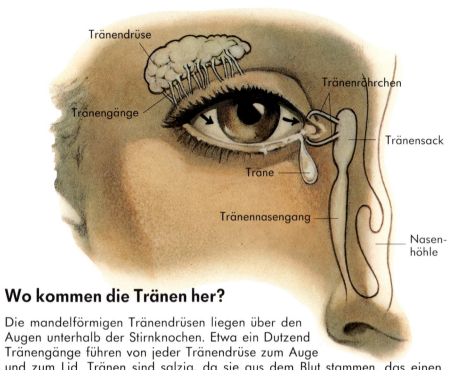

Wo kommen die Tränen her?

Die mandelförmigen Tränendrüsen liegen über den Augen unterhalb der Stirnknochen. Etwa ein Dutzend Tränengänge führen von jeder Tränendrüse zum Auge und zum Lid. Tränen sind salzig, da sie aus dem Blut stammen, das einen Salzgehalt von rund 0,9 Prozent aufweist. Überdies sind Tränen steril, denn sie enthalten Enzyme, die Bakterien zerstören – eine Schutzvorrichtung gegen Infektionen. Bei jedem Lidschlag werden die Augen mit Tränenflüssigkeit benetzt; dadurch bleibt die Hornhaut feucht. Die Flüssigkeit fließt in den inneren Augenwinkel, von dort in den Tränensack und dann weiter in den Tränennasengang, der zur Nasenhöhle führt. Normalerweise merkt man von diesem Tränenfluß nichts. Wenn aber viele Tränen produziert werden, weil man Kummer hat oder erkältet ist, dann fließen sie auf die Wangen über, und die Nase läuft.

Wozu dient der Lidschlag?

Die Lider schützen die Augen vor Verletzungen. Die Innenseiten der oberen und unteren Lider sind, wie auch die Augen selbst, mit einer durchsichtigen Haut überzogen, der Bindehaut. Diese trägt dazu bei, daß die Augenoberfläche feucht bleibt, so daß sich das Auge möglichst reibungslos bewegen kann. Das schlagende Augenlid verteilt, so ähnlich wie ein Scheibenwischer, immer wieder Tränenflüssigkeit über die vordere Augenfläche und verhindert damit, daß das Auge trocken wird.

Im Durchschnitt macht man automatisch ungefähr alle zwei bis zehn Sekunden einen Lidschlag. Diese reflexartige Bewegung sorgt für die Befeuchtung und wischt gleichzeitig die Tränenflüssigkeit zum inneren Augenwinkel, von wo aus sie durch den Tränennasengang zur Nase abfließt. Manche Menschen, besonders ältere Frauen, haben einen Mangel an Tränenflüssigkeit. Dieses schmerzhafte Leiden läßt sich durch Augentropfen lindern, welche die Augen befeuchten.

Man kann bewußt mit den Augen – oder nur mit einem – zwinkern. Es ist aber schwierig, den reflexartigen Lidschlag länger als eine Minute zu unterdrücken.

Wie viele Arten von Tränen gibt es?

Der Tränenfilm im Auge besteht aus drei Schichten: einer äußeren, öligen Flüssigkeit, die von Drüsen im Augenlid ausgeschieden wird und eine Verdunstung der Tränenflüssigkeit (zweite Schicht) verhütet, die von den Tränendrüsen produziert wird; und schließlich aus einer Schleimschicht als Film zwischen der Tränenflüssigkeit und der Hornhaut. Jede Krankheit, die eine dieser Schichten des Tränenfilms angreift, kann das Sehvermögen beeinträchtigen.

Wenn ein Staubkörnchen ins Auge gerät oder wenn jemand weint, so ändert sich die Zusammensetzung der Tränen, und zwar nimmt dann der Anteil der eigentlichen Tränenflüssigkeit zu. In einer Untersuchung hat man überdies festgestellt, daß Tränen, die man aus Kummer weint, sich chemisch ein bißchen anders zusammensetzen als andere Tränen. Den Grund dafür kennt man noch nicht.

Ist Weinen gut für den Menschen?

Weinen erleichtert offensichtlich; es kann Gefühlsspannungen lösen. In einer Untersuchung berichteten sowohl Männer als auch Frauen, daß sie sich in Zeiten emotionaler Belastung wesentlich besser fühlten, nachdem sie geweint hatten. Frauen weinten fünfmal häufiger als Männer, und viel mehr Männer als Frauen hielten die Tränen gänzlich zurück.

Zur physischen Ursache für das Weinen vorzudringen ist schwierig, da die Reaktionen auf Tränen stark von dem jeweiligen Kulturkreis beeinflußt sind. Bei manchen Völkern können Männer offen weinen; bei andern gelten Tränen als ein Zeichen von Schwäche.

Warum lacht man manchmal Tränen?

Psychologisch gesehen, können Lachtränen eine Reaktion auf ein starkes Gefühl sein, etwa auf große Heiterkeit oder Erleichterung. Physiologisch betrachtet, können beim Lachen Tränen aus den Augen gedrückt werden. Krampfhaftes Lachen kann tatsächlich sehr heftig sein und zu Muskelkrämpfen im Bauch, im Zwerchfell und im Gesicht führen. Überdies kann die Folge sein, daß man nach Atem ringt und unfähig ist zu sprechen, daß der Herzschlag sich beschleunigt und die endokrinen Drüsen angeregt werden. Man hat ein plötzliches Gelächter mit dem Entkorken einer Sektflasche verglichen: Angestauter Druck wird freigesetzt.

Kann ein Staubkorn im Auge eine Gefahr darstellen?

Wenn ein kleiner Fremdkörper sich in den Augapfel einbettet oder die Hornhaut reizt, kann er erheblichen Schaden anrichten. Deshalb sollte man dann sofort einen Arzt aufsuchen. Hat ein Fremdkörper sich auf der Innenseite eines Lids festgesetzt, sollte man ihn ebenfalls sogleich entfernen lassen, da auch er die Hornhaut kratzen kann.

Die Entwicklung der Brille

Die eigentliche Brille, bei der zwei Linsen nebeneinander befestigt sind, wurde wohl gegen Ende des 13. Jahrhunderts in Oberitalien erfunden. Ihr Name leitet sich von dem Schmuckstein Beryll her, aus dem man damals Augengläser zurechtschliff. Später wurden Linsen in unterschiedlichen Stärken hergestellt und in Läden oder von Straßenhändlern verkauft. Der Kunde probierte alle möglichen Gläser durch, bis er diejenigen gefunden hatte, mit denen er am besten sehen konnte. Benjamin Franklin, der zugleich kurzsichtig und weitsichtig war, schätzte es nicht, daß er ständig die Brille wechseln mußte. So schnitt er die Gläser von zwei Brillen waagerecht mitten durch, verband die Hälften miteinander und erfand auf diese Weise die Bifokalgläser.

Die frühen Brillen wurden hauptsächlich von Geistlichen und Kaufleuten getragen. Sie hatten noch keine Bügel. Der Mann mit Zwicker, den dieses flämische Gemälde aus dem 16. Jahrhundert zeigt, ist ein Geldverleiher.

Brillen mit Lederfassung waren im 16. Jahrhundert in Italien verbreitet. In dem Wrack eines venezianischen Schiffes, das in der Adria gesunken war, hat man eine ganze Kiste mit solchen Brillen gefunden.

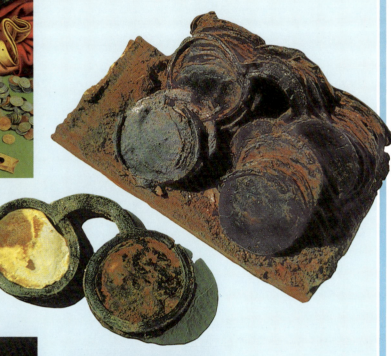

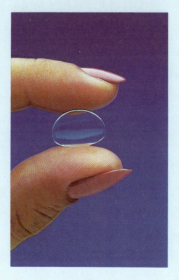

Eine weiche Kontaktlinse Die biegsamen Kontaktlinsen werden direkt am Auge getragen. Sie sind wesentlich angenehmer als die ersten harten Linsen, die zu Beginn des 20. Jahrhunderts in der Schweiz entwickelt worden waren.

Alte Brillen Im Uhrzeigersinn, von Mitte unten: Holzgestell aus China (1700), französische Gläser (1900), Sonnenbrillengestell mit starren Bügeln (1850), Schildpattrahmen (1800), Lorgnette (1900), Zwicker (Mitte)

Mit scharfem Blick angeschaut

Welches sind die häufigsten Augenfehler?

Fehler im Bau des Augapfels oder der Linse führen zu falscher Lichtbrechung, so daß ein Gegenstand auf der Netzhaut nicht scharf abgebildet wird. Die häufigsten Brechungsfehler beim Sehen sind Kurzsichtigkeit, Weitsichtigkeit und Astigmatismus (Stabsichtigkeit).

Was ist normales Sehen?

Wenn man auf einer genormten Sehtafel Buchstaben von bestimmter Größe in der Standardentfernung von 4,5 oder sechs Metern lesen kann, so bedeutet das im allgemeinen, daß man die normale Sehschärfe von 100 Prozent oder 1,0 besitzt. Bei diesem Augentest wird aber nur die Fähigkeit gemessen, so kleine Dinge wie feinere Buchstaben noch in einigem Abstand scharf zu sehen. Ein gutes Sehvermögen hängt jedoch auch noch von verschiedenen anderen Faktoren ab.

Ein wichtiger Teil des Sehvermögens ist die Akkomodation. Darunter versteht man die Fähigkeit des Auges, seine elastische Linse auf Gegenstände in verschiedener Entfernung einzustellen. Ein anderer unwillkürlicher Vorgang ist die Konvergenz, also die Ausrichtung der beiden Augen auf einen ganz nahen Gegenstand. Ferner spielt noch die Empfindlichkeit des Auges für die Stärke und die Farbe des Lichtes eine Rolle. Die Nervenverbindungen zwischen den Augen und dem Gehirn und das Gehirn selber sind ebenfalls am Sehvorgang wesentlich beteiligt. Erst wenn alle diese Faktoren richtig zusammenwirken, ist ein gutes Sehvermögen gesichert.

Es kann vorkommen, daß jemand eine Sehschärfe von 1,0 hat und trotzdem eine Brille braucht. So können z. B. junge Leute, die weitsichtig sind, bei einem Augentest trotzdem ein einwandfreies Ergebnis erzielen, weil ihre starken, für die Naheinstellung zuständigen Muskeln den Fehler korrigieren. Da diese Muskeln aber ständig beansprucht werden, können sie überanstrengt werden. Deshalb müssen die Betreffenden schließlich doch eine Brille tragen. Andererseits kann es sein, daß bei einem Menschen die Augen voll auskorrigiert sind, aber trotz-

Wie werden Sehfehler durch eine Brille korrigiert?

Bei angeborener Kurzsichtigkeit ist der Augapfel zu lang. Nahe Gegenstände werden scharf abgebildet; aber die Strahlen von entfernten Gegenständen vereinen sich schon vor der Netzhaut; deshalb erscheinen diese Objekte verschwommen. Eine Brille mit konkaven Linsen korrigiert den Fehler, so daß auch weit entfernte Gegenstände nun genau auf der Netzhaut scharf abgebildet werden.

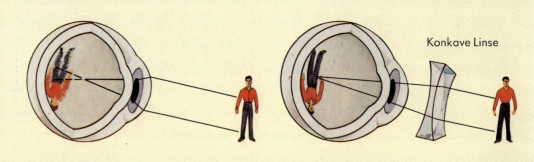

Bei Weitsichtigkeit ist der Augapfel zu kurz. Entfernte Gegenstände werden scharf abgebildet; aber die Strahlen von nahen Gegenständen vereinen sich erst hinter der Netzhaut, so daß der Weitsichtige diese Objekte nicht mehr scharf sieht. Um den Fehler zu beheben und die Lichtstrahlen in der richtigen Ebene zu vereinen, muß der Betreffende eine Brille mit konvexen Linsen tragen.

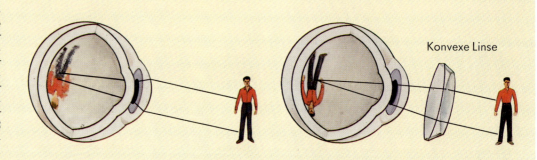

Bei Astigmatismus (Stabsichtigkeit) sind die Hornhaut und die Linse nicht regelmäßig gekrümmt. Deshalb vereinigen sich die Lichtstrahlen nicht alle an den richtigen Punkten auf der Netzhaut. Infolgedessen werden Objekte in allen Entfernungen unscharf abgebildet. Diesen Fehler im Bau des Auges gleicht man durch sogenannte Zylindergläser aus, die nur in einer Richtung gekrümmt sind.

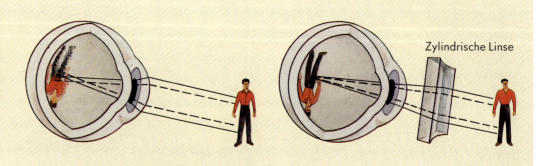

dem nicht die volle Sehleistung erbringen, weil sie keine hundertprozentige Sehkraft haben. Überdies verschlechtert sich das Sehen im Alter, weil dann das Gewebe der Linsen trockener und dichter wird. Es läßt deshalb weniger Licht durch und erzeugt ein unschärferes Bild.

Warum brauchen ältere Leute eine Brille für nahes Sehen?

Mit zunehmendem Alter verlieren die Linsen der Augen mehr und mehr ihre Elastizität und damit die Fähigkeit, sich sowohl auf nahe als auch auf entfernte Gegenstände scharf einzustellen. Schon so um die 40 herum beginnt bei vielen Menschen die sogenannte Alterssichtigkeit; d.h., für ihre Linsen wird es schwierig, sich von schwach gewölbt auf stark gewölbt umzustellen, um nahe Gegenstände scharf abzubilden. Nach und nach stellen die Augen sich deshalb auf eine mehr oder weniger gleichbleibende Entfernung ein. Die Folge davon ist, daß man allmählich die Zeitung oder ein Buch immer weiter von sich abhält, um das Geschriebene lesen zu können.

Ein Mensch, der alterssichtig ist, muß eine korrigierende Brille tragen, wenn es bei einer Arbeit auf nahes Sehen ankommt. Oft stellen Zweistärkengläser, die sowohl für die Nähe als auch für die Ferne geeignet sind, eine gute Hilfe dar. Es gibt auch Brillen mit verlaufend geschliffenen Panfokalgläsern. Bei ihnen ist die untere Hälfte für nahes Sehen stärker gekrümmt als die obere – wie bei einer Zweistärkenbrille, nur daß bei dieser die unterschiedlichen Linsenflächen unvermittelt aneinanderstoßen, während bei dem verlaufend geschliffenen Typ der Übergang zur stärkeren Krümmung allmählich erfolgt.

Was für Arten von Kontaktlinsen gibt es?

Es gibt harte, weiche, gasdurchlässige und bifokale Kontaktlinsen.

Harte Linsen ermöglichen eine hervorragende Korrektur von Sehfehlern, besonders in Fällen von Astigmatismus. Sie halten jahrelang, sind billiger und überdies einfacher zu pflegen als andere Kontaktlinsen. Das Anpassen der harten Linsen dauert jedoch eine Woche bis zu einem Monat, und man muß sie regelmäßig tragen. Wenn harte Linsen ein paar Tage nicht getragen werden, muß man normalerweise mit einer neuen Eingewöhnungsphase rechnen.

Schutz gegen Blendung in der Arktis

Schnee reflektiert das Sonnenlicht. Wenn in der Arktis die Sommersonne scheint, kann das Licht so stark blenden, daß die Menschen schneeblind werden. Eine natürliche Reaktion auf zu helles Licht besteht darin, daß man die Augen zusammenkneift und so die Lichtmenge, die auf die Netzhaut fällt, verringert. Die Eskimo haben das Problem in entsprechender Weise gelöst: Sie fertigen sich Schutzbrillen aus Knochen oder Holz an, in denen sich ein Sehschlitz zum Durchschauen befindet.

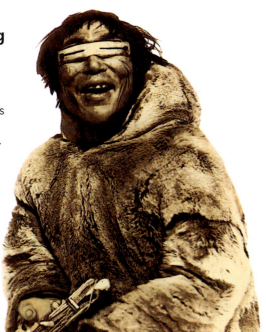

Weiche Kontaktlinsen werden aus wasserabsorbierenden Kunststoffpolymeren hergestellt und sind oft angenehmer als harte Linsen. Die Eingewöhnungszeit ist bei ihnen kürzer. Weiche Linsen bringen allerdings nicht die volle Sehschärfe. Sie verschleißen außerdem schnell und müssen jeden Tag sorgfältig desinfiziert werden. Die Reinigungsmittel rufen häufig Allergien hervor.

Gasdurchlässige Kontaktlinsen lassen Sauerstoff und Kohlendioxid durch; so kann die Hornhaut durch sie hindurch „atmen". Diese Art von Linsen wird oft dann empfohlen, wenn jemand harte Linsen nicht verträgt.

Sind Kontaktlinsen besser als eine Brille?

Für Menschen, die sich mit einer Brille nicht schön finden, sind Kontaktlinsen eine seelische Wohltat. Sie liefern ein randscharfes Bild, und nach einer Staroperation kann man mit ihnen fast wieder normal sehen. Sehr nützlich sind Kontaktlinsen auch bei hoher Dioptrienzahl sowie bei Sportarten, bei deren Ausübung eine Brille zerbrechen könnte.

Allerdings haben solche Linsen auch einige Nachteile. Man muß sich an sie erst gewöhnen. Auch entfallen sie einem leicht, und dann ist es oft schwierig, sie wiederzufinden. Und schließlich sind sie unter Umständen nicht für Menschen geeignet, die zu Allergien neigen. Das gleiche gilt für Personen, deren Arbeitsplatz staubig ist oder die Zweistärkengläser brauchen.

Können Kontaktlinsen den Augen schaden?

Wenn Kontaktlinsen richtig angepaßt sind und richtig behandelt werden, können sie von fast jedem bedenkenlos getragen werden. Die größte Gefahr ist eine Infektion, die zu einem Hornhautgeschwür und sogar zum Erblinden führen könnte. Diese Gefahr kann man jedoch vermeiden, indem man die Linsen täglich reinigt und eine sterile Benetzungslösung verwendet, wenn man harte Linsen einsetzt.

Um die Augen nicht zu reizen, sollte man die Linsen immer vorsichtig einsetzen und wieder herausnehmen. Wenn einmal ein Staubkörnchen unter eine Linse gerät, muß sie herausgenommen werden.

Nur Linsen, die eigens dafür gemacht sind, daß sie mehrere Wochen ununterbrochen im Auge bleiben können, darf man auch nachts tragen. Wenn man harte Kontaktlinsen zu lange trägt, erhält das Auge zu wenig Sauerstoff, und die Zirkulation der Augenflüssigkeit wird beeinträchtigt. Manche Spezialisten meinen, daß auch weiche Kontaktlinsen schädlich sein können, wenn man sie allzu lange oder ohne fachliche Beratung trägt. Deshalb sagen Fachleute: „Je länger man die Linsen trägt, desto mehr muß man auch aufpassen."

Das Gehirn gestaltet die Bilder mit

Sehen wir alles verkehrt herum?

Wir sehen alle Dinge immer richtig herum; nie haben wir den Eindruck, daß die Leute etwa mit dem Kopf nach unten an der Decke laufen. Dabei entwerfen die Linsen der Augen auf der Netzhaut eigentlich ein umgekehrtes Bild. Dieses wird durch den Sehnerv zum Sehzentrum im Gehirn übermittelt. Und das Gehirn dreht das Bild wieder um.

Bei einer Reihe von wissenschaftlichen Experimenten hat man Versuchspersonen Brillen mit besonderen Linsen aufgesetzt, die das Bild von der Außenwelt umdrehten, so daß es auf der Netzhaut aufrecht stand. Für das Gehirn schien die Welt daraufhin auf dem Kopf zu stehen. Aber nach einigen Tagen sahen die Versuchspersonen, obwohl sie weiterhin die Umkehrbrille trugen, die Dinge wieder richtig herum. Als sie schließlich die Brillen abnahmen, stand nun für sie die Welt erneut auf dem Kopf. Aber nur kurze Zeit – dann paßte sich das Gehirn wiederum an die neue Lage an, und die Welt bot den vertrauten Anblick.

Die Zusammenarbeit von Auge und Gehirn wird im täglichen Leben auf vielfältige Weise offenbar. Wenn man z.B. einen Gegenstand sieht, der halb im hellen Sonnenlicht und halb im dunklen Schatten steht – etwa ein Auto –, dann hat man keinerlei Schwierigkeiten, diejenigen Linien dieses Objekts, die kaum sichtbar sind, zu vervollständigen. Schon kleinste Anhaltspunkte genügen den Augen und dem Gehirn, um die Verhältnisse richtig zu beurteilen. So sagt einem ein kurzer Blick auf den sonnenbeschienenen Boden eines Zimmers sogleich, welche Tageszeit gerade ist.

Wie ist räumliches Sehen möglich?

Die Welt ist dreidimensional, aber das Bild von ihr, das auf der Netzhaut entsteht, ist zweidimensional. Wenn wir nur dieses hätten, dann erschiene die Welt uns flach. Das räumliche Sehen ist eine Leistung des Gehirns; es interpretiert die empfangenen Bilder dreidimensional. Wie macht es das?

Der Mensch besitzt zwei durch die Nase voneinander getrennte Augen. Diese Tatsache trägt dazu bei, daß er ein großes Gesichtsfeld hat. Die beiden Bilder, welche die Augen übermitteln, unterscheiden sich geringfügig voneinander. Das Gehirn mischt diese sich überschneidenden Bilder zu einem einzigen, wobei es gespeicherte Erfahrungen benutzt. Hierdurch entsteht der Eindruck von Plastik und Tiefe; man sieht räumlich.

Ist mit nur einem Auge noch eine räumliche Wahrnehmung möglich?

Es gibt mehrere Möglichkeiten, selbst mit nur einem Auge Entfernungen richtig einzuschätzen. Wenn man sich ein Auge zuhält

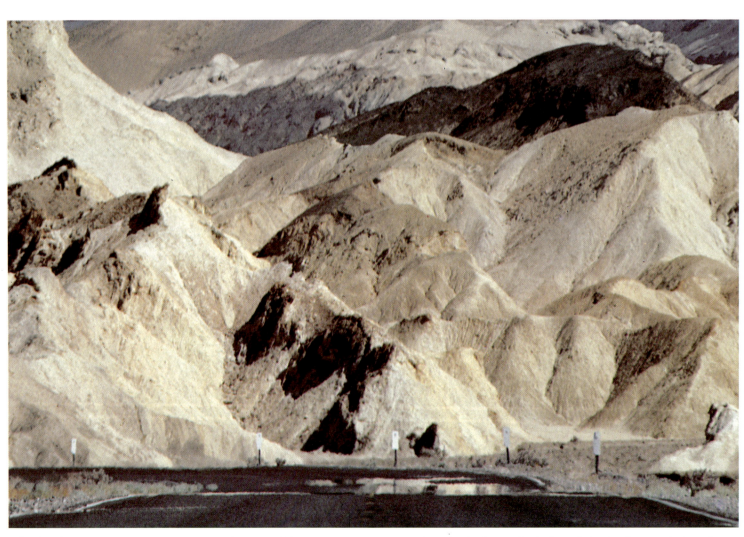

Luftspiegelung Wenn man im Sommer mit dem Auto fährt, meint man oft fälschlicherweise, vor sich auf der Straße Wasserflächen zu sehen. Wenn über der heißen Luftschicht auf der Straße eine kältere lagert, kommt es zu Spiegelungen. Hier spiegelt sich der Himmel.

und dann ein Auto betrachtet, das in der Nähe eines Gebäudes parkt, und wenn dabei das Gebäude kleiner aussieht als das Auto, dann schließt man daraus sofort, daß das Gebäude viel weiter entfernt ist als das Auto.

Eine weitere Hilfe bieten die Schatten von Gegenständen. An ihnen läßt sich oft abschätzen, wie weit die Dinge voneinander entfernt sind. Unterschiede in der Helligkeit und Schärfe der Gegenstände sind ebenfalls hilfreich, um die Tiefenstaffelung zu erkennen: Ein naher Gegenstand erscheint heller und schärfer als ein entfernter.

Wie sehen schielende Menschen die Welt?

Will man eine Szene genau betrachten, so müssen die Augen sich im Gleichklang bewegen. Wenn man geradeaus auf einen Gegenstand blickt, müssen die Augen parallel bleiben und sich nach vorn scharf einstellen. Blickt man auf einen Gegenstand weiter rechts, müssen sich beide Augen nach rechts bewegen. Wenn nun die Bewegung der Augen nicht richtig koordiniert ist, erblickt der Betreffende zwei unterschiedliche Bilder; er sieht doppelt.

Manchmal unterdrückt das Gehirn in solchen Fällen das eine Bild und vermeidet so das Doppeltsehen. Dadurch wird aber die räumliche Wahrnehmung beeinträchtigt. Bei Kindern kann das eine Auge, wenn das von ihm erzeugte Bild ständig unterdrückt wird, schwachsichtig werden. Wird das Schielen rechtzeitig erkannt, läßt es sich mit Erfolg behandeln.

Wie erzeugt man mit einem Film den Eindruck von Bewegung?

Wenn man einen Film anschaut, erblickt man während der halben Zeit, ohne daß man es merkt, nur die leere Leinwand. Was man auf der Leinwand sieht, ist nämlich eine rasche, ständig unterbrochene Folge von Einzelfotografien, von denen jede immer ein bißchen anders aussieht als die vorangegangene. Die Reihe wird mit einer Geschwindigkeit von 24 Einzelbildern pro Sekunde – manchmal auch mehr – auf die Leinwand projiziert. Daß man dann eine bewegte Szene erblickt, beruht auf einem besonderen Phänomen: Der Eindruck eines empfangenen Bildes erlischt nicht sofort wieder, sondern bleibt eine kurze Zeit bestehen. Dadurch gehen die Einzelbilder ineinander über, und es entsteht der Eindruck einer fortlaufenden Bewegung.

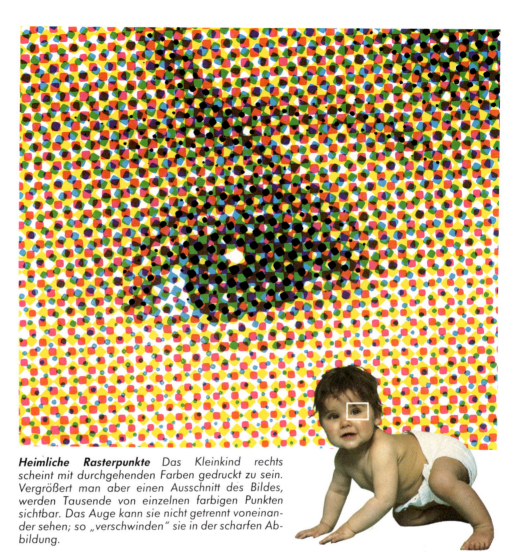

Heimliche Rasterpunkte *Das Kleinkind rechts scheint mit durchgehenden Farben gedruckt zu sein. Vergrößert man aber einen Ausschnitt des Bildes, werden Tausende von einzelnen farbigen Punkten sichtbar. Das Auge kann sie nicht getrennt voneinander sehen; so „verschwinden" sie in der scharfen Abbildung.*

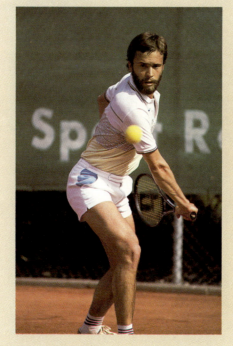

Verfolgt ein Spieler wirklich den Ball?

Ein kleiner, scharf geschlagener Ball, beispielsweise ein Schlagball oder ein Golfball, kann eine Geschwindigkeit von 150 Kilometern pro Stunde und mehr haben. Mit Hilfe einer Spezialbrille zum Messen der Augenbewegung hat man herausgefunden, daß etwa ein Tennisspieler seine Augen eine Weile auf einen herankommenden Ball richtet und dabei seine Geschwindigkeit abschätzt. Dann springt der Blick nach vorn auf die Stelle, wo der Spieler den Ball schließlich erwartet. Sobald der Ball an diesem Punkt auftaucht, schlägt der Spieler ihn zurück. Was halten professionelle Sportler von dieser Theorie? Sie sind skeptisch und glauben, daß sie ständig ihren Blick auf den Ball gerichtet halten.

Optische Täuschungen

Das Auge sieht es anders

Optische Täuschungen beruhen auf Mustern und Figuren, deren Aussagen widersprüchlich erscheinen. Einzelheiten, z. B. Perspektiven, können so dargestellt sein, daß sie keinen Sinn ergeben. Oder das Auge kann durch die Art, wie Dinge zueinander gestellt sind, verwirrt werden und daraus dann falsche Schlüsse ziehen, etwa hinsichtlich der Größe und Gestalt.

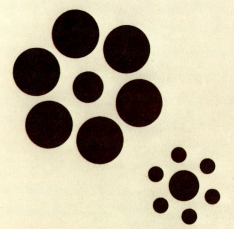

Welcher der beiden mittleren Punkte ist größer? Überraschenderweise sind sie genau gleich groß.

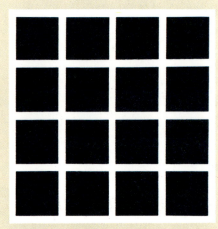

Die grauen Flecken, die man an den Schnittpunkten der weißen Linie sieht, existieren nur in unserm Gehirn.

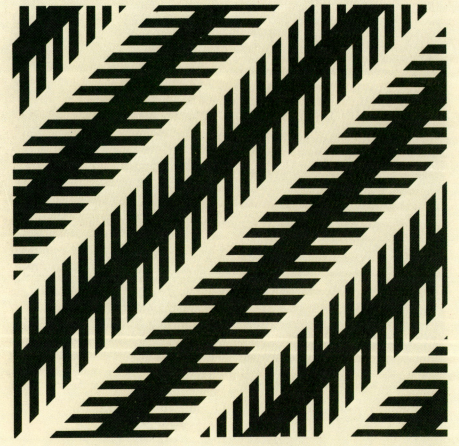

Bei diesem Fischgrätenmuster scheinen die Linien schief zu verlaufen. Dabei sind die Diagonalen parallel und die andern Linien genau vertikal und horizontal.

Zieht das Gehirn manchmal falsche Schlüsse?

Optische Täuschungen beruhen auf unbewußten Erwartungen des Gehirns. Wenn bestimmte Lichtmuster auf die Netzhaut fallen, weiß das Gehirn manchmal nicht genau, was es daraus machen soll. Sobald wir z. B. ein Bild betrachten, wollen wir bestimmte Perspektiven sehen, ohne daß wir uns dessen bewußt sind. Das Gehirn versucht das, was es sieht, im Rahmen seiner schon gesammelten Erfahrungen zu deuten. Manchmal verführen die damit verbundenen Erwartungen das Gehirn dazu, falsche Schlüsse zu ziehen.

Man gibt etwa jemandem zwei mit Deckeln versehene Eimer. Der eine ist klein und bis an den Rand mit Sand gefüllt. Der andere Eimer ist wesentlich größer, enthält aber nur ebensoviel Sand wie der kleine. Wenn die Versuchsperson die beiden Eimer anhebt und abwägt, hält sie den kleinen Eimer für schwerer. Die Erklärung für den Irrtum: Man erwartet, daß der kleine Eimer wegen seiner geringen Größe weniger wiegt. Dann ist man so überrascht, wie schwer er ist, daß man sein Gewicht sogleich überschätzt.

Warum scheinen manche Bilder umzuspringen?

Wenn ein Bild zweideutige Informationen oder sich widersprechende Anhaltspunkte übermittelt, entscheidet sich das Gehirn nicht für eine bestimmte Interpretation dessen, was es sieht. Tatsächlich kann es sich auch gar nicht entscheiden. Betrachtet man beispielsweise den auf Seite 199 rechts unten abgebildeten Kelch genauer, kann man gleichzeitig oder wechselweise zwei einander zugewandte Profile sehen. Sobald die Doppeldeutigkeit des Bildes offenbar geworden ist, überprüft das Gehirn diese Information immer wieder und sieht dabei einmal das eine Bild und dann das andere.

Haben optische Täuschungen eine praktische Bedeutung?

Wissenschaftler des frühen 19. Jahrhunderts haben nicht nur aus geistiger Neugier, aus Interesse am Wissen um seiner selbst willen, optische Täuschungen untersucht. Damals vermehrten Astronomen und Physiker ihre Kenntnis des Universums vor allem dadurch, daß sie durch starke Fernrohre blickten. Dabei stellten sie fest, daß die Wahrnehmungen jedes Menschen fehlerhaft sind.

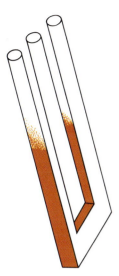

Diese Gabel hat am oberen Ende drei Zinken. Auf dem Weg nach unten verschwindet einer davon. Legt man einen Finger quer über die Zeichnung, kann man erkennen, wo die Täuschung beginnt.

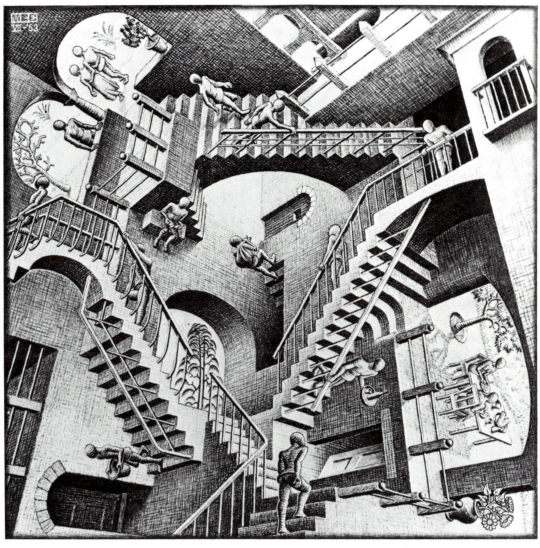

Das Bild Relativität von Maurits Escher spielt surrealistisch mit der Perspektive. Das menschliche Gehirn kann alle Teile für sich genommen akzeptieren, nicht aber unmögliche Situationen – etwa wenn auf einer Treppe ein Mensch auf den Stufen geht, ein anderer auf den Flächen, die senkrecht dazu stehen.

So wuchs ihre Befürchtung, daß ihre Hypothesen teilweise auf Irrtümern beruhen könnten. Diese praktische Sorge war einer der Gründe für das wachsende Interesse von Wissenschaftlern an optischen Täuschungen.

Heutzutage stehen Astronomen und Physikern erstklassige Fotografien zur Verfügung, anhand deren sie ihre direkten Beobachtungen überprüfen können. Im Verkehr aber spielen optische Täuschungen auch heute noch eine Rolle, da sie die Ursache von Unfällen auf Straßen und Flugplätzen sein können.

Wie kann man mehr erkennen, als tatsächlich sichtbar ist?

Die Antwort auf diese Frage ist überraschend und birgt ein Geheimnis. Das Sehen ist nicht nur einfach eine Sache der kameraähnlichen Augen, in denen auf der Netzhaut ein Bild der Außenwelt entsteht. Zum Sehvorgang gehört vielmehr entscheidend auch die Arbeit des Gehirns, welches die Signale, die ihm über den Sehnerv zugeleitet werden, interpretiert. Insgesamt benutzt das Gehirn das optische Bild wie ein Gerüst, um das herum es ein anderes, vollständigeres und nützlicheres geistiges Abbild der Wirklichkeit aufbaut.

In seinem Gedächtnis speichert das Gehirn einen großen Vorrat an visuellen Daten über die Welt ringsum – Informationsteile, die sich als nützlich erweisen, wenn das Bild auf der Netzhaut unvollständig oder unklar erscheint und erklärt werden muß.

So könnte beispielsweise ein Infanterist im Krieg einen raschen Blick auf das Gelände vor sich werfen. Das einzige, was auf der Netzhaut abgebildet wird, ist viel Laubwerk sowie ein runder und ein eckiger Gegenstand, die daraus hervorragen. Nun befragt das Gehirn seinen Datenspeicher. Und innerhalb von Sekunden steht vor dem inneren Auge des Soldaten das anschauliche Bild eines feindlichen Panzers, der gut versteckt dort im Buschwerk steht. Nur die Mündung seiner Kanone und ein kleiner Teil des Fahrgestells sind zu sehen. Der Soldat sieht – wie jeder Mensch – nicht nur mit seinen Augen, sondern auch mit seinem Gehirn.

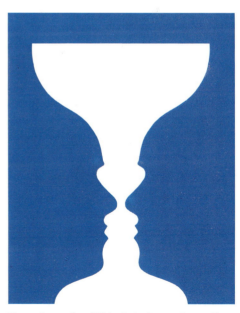

Umspringendes Bild Bei dieser Darstellung springt das Bild immer wieder um. Nimmt man die dunkle Fläche als Hintergrund, erscheint die weiße als heller Kelch. Man kann im inneren Rand der dunklen Fläche aber auch die Profile von zwei silhouettenartigen Gesichtern sehen, die vor einem hellen Hintergrund stehen.

Die wunderbare Welt der Farben

Wie sieht das Auge farbig?

In der Netzhaut befinden sich zwei Arten von Lichtrezeptoren: Stäbchen und Zapfen. Die Zapfen enthalten farbempfindliches Pigment und sind auf die Wahrnehmung von Farben spezialisiert. Dabei gibt es drei Arten von Zapfen: Eine reagiert auf Rot, eine andere auf Blau und eine dritte auf Grün. Die kombinierten Reize und Signale dieser Zapfen erzeugen all die Farben, die wir unterscheiden können. Man schätzt, daß die meisten Menschen etwa 120–150 Farbtöne wahrnehmen. Wenn man darüber hinaus noch die Helligkeitsstufen und den jeweiligen Grad der Farbsättigung berücksichtigt, ist diese Zahl noch wesentlich größer.

Ist dein Himmel so blau wie meiner?

Es ist ziemlich wahrscheinlich, daß alle Menschen mit gesunden Augen bestimmte Farben gleich sehen. Mit völliger Sicherheit kann man das aber nie sagen, weil Farben etwas Subjektives sind. Sie sind Deutungen von Lichtsignalen durch ein individuelles Gehirn. Überdies gibt es keine Möglichkeit, genau festzustellen, ob die Farben, die ein bestimmter Mensch sieht, genauso leuchtend sind wie die gleichen Farben, die ein anderer wahrnimmt.

Welche Farben bevorzugen Babys?

Da Babys noch keine Fragen beantworten können, muß man ihre Vorlieben an ihrem Verhalten ablesen. Das Interesse an diesem Thema geht auf die Jahrhundertwende zurück. Damals beobachtete ein Psychologe seine neun Monate alte Tochter und stellte fest, daß sie viel lieber mit einem roten Spielzeug spielte als mit einem grünen.

In einer jüngeren Untersuchung zeigte man vier Monate alten Säuglingen nacheinander verschiedene Farben, jede etwa 15 Sekunden lang. Am längsten hielten die Säuglinge den Blick auf Rot und Blau gerichtet. Und wenn man ihnen eine reine Farbe zusammen mit einer Mischfarbe zeigte, betrachteten die meisten Säuglinge die reine Farbe länger.

Haben Farben Einfluß auf die Stimmung?

Experimente haben gezeigt, daß ein rosa gestrichener Raum auf wilde, lärmende Kinder beruhigend wirkt. Sie hören auf herumzutoben und schlafen schneller ein. Manche Psychologen stehen allerdings der Behauptung, diese Farbe habe einen beruhigenden Einfluß, skeptisch gegenüber. Dennoch verfügen etwa 1500 Krankenhäuser und Besserungsanstalten in den USA über mindestens einen „rosa Raum", in dem unsoziales Verhalten abgebaut werden soll. Einige Wissenschaftler äußern sich spöttisch über Dinge

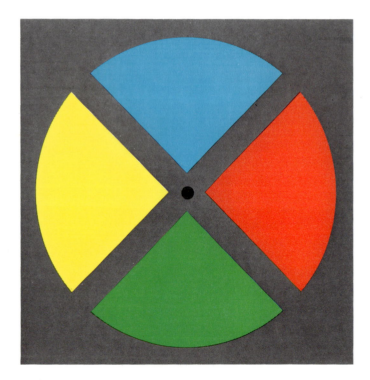 

Ein Nachbild in den Komplementärfarben

Wenn man eine Zeitlang unverwandt auf den Mittelpunkt des Farbkreises links schaut und dann den Blick auf die graue Fläche rechts richtet, sieht man dort die Komplementärfarben der ursprünglichen Farbtöne: Das Blau wird zu Orange, das Rot zu Türkis, das Grün zu Purpur und das Gelb zu Violett. Diese Farbenpaarungen hängen damit zusammen, daß die Farbrezeptoren im Auge offenbar zusammenarbeiten. Während die eine Farbe „abgeschaltet" wird, sobald man den Blick von dem linken Bild abwendet, bleiben die anderen Farbrezeptoren „eingeschaltet".

wie Photobiologie oder Farbentherapie, aber Werbeleute nehmen Farben ernst. Verpackungen und Werbeschriften werden auch farblich sorgfältig abgestimmt, damit sie Aufmerksamkeit erregen und die richtige Stimmung erzeugen.

Auch Innenarchitekten sind es gewohnt, über Farben als Erzeuger von Stimmungen nachzudenken. Blaue bis weiße Farben gelten als kühl, während Braun, Orange und Gelb von den meisten als Farben mit warmer Wirkung eingestuft werden.

Die Reaktion auf Farben hängt weitgehend von dem jeweiligen Kulturkreis ab. Die Farben, die Menschen bei wichtigen Anlässen tragen, sind in der ganzen Welt verschieden. So gilt Weiß in einigen Kulturen als die Farbe der Hochzeit, in andern dagegen als Farbe der Trauer.

Warum sieht man manchmal bei geschlossenen Augen Licht?

Wenn man einige Sekunden lang durch ein Fenster auf einen hellen Himmel schaut, den Blick dabei genau auf das Fensterkreuz richtet und dann die Augen schließt, sieht man sekundenlang ein Nachbild. Es ist ein „negatives" Bild, hat also die entgegengesetzten Helligkeitswerte wie das Original.

Blickt man zehn Sekunden lang konzentriert auf einen kleinen, farbigen Gegenstand, der auf einer neutralen Fläche liegt – beispielsweise auf einen Knopf –, und richtet anschließend den Blick auf eine andere, nicht zu dunkle neutrale Fläche, so sieht man ein ebenfalls negatives Nachbild: Man erblickt den Gegenstand eine Weile in abgeschwächten Komplementärfarben; d.h., rote Töne erscheinen nun grünlich, gelbe violett usw.

Ein Nachbild ist wie ein fotografischer Abzug auf der Netzhaut. Wenn man die Augen bewegt, bewegt sich auch das Nachbild. Wie kommt diese Erscheinung zustande? Sie ist nicht ganz einfach zu erklären. Einer Theorie zufolge ermüden die Lichtrezeptoren, also die Stäbchen und die Zapfen, wenn längere Zeit ein gleichbleibender Reiz auf sie trifft. Blickt man danach auf eine neutrale Fläche, so „ruhen sie sich aus", und die Stäbchen signalisieren dann dem Gehirn „Dunkelheit" statt „Helligkeit". Entsprechendes gilt für die farbempfindlichen Zapfen. Durch eine rote Fläche werden z.B. die rotempfindlichen Zapfen gereizt. Anschließend ruhen sie sich aus; sie schalten ab. So bleiben nur die Signale der andern Zapfen übrig, wodurch die Komplementärfarbe hervorgerufen wird.

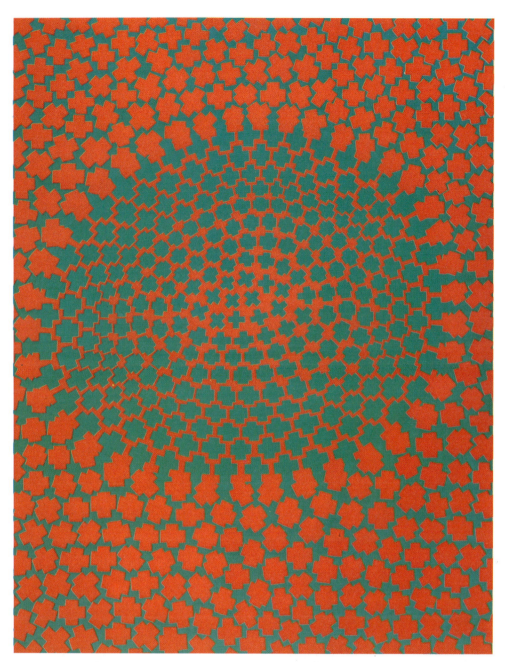

Warum scheint dies Bild zu pulsieren? Die rote und die türkisgrüne Farbe sind Komplementärfarben. Wo die beiden aufeinandertreffen, sieht das Auge sich verschiebende Nachbilder.

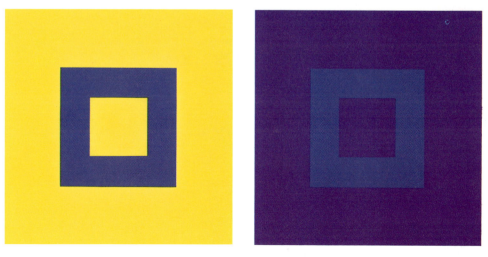

Die Macht des Gegensatzes Das helle, gelbe Umfeld (links) läßt das Blau des Rahmens kräftiger, dunkler erscheinen. Der gleiche blaue Rahmen in einem dunkleren, violetten Feld wirkt heller, pastellfarben.

Beschränkungen des Sehvermögens

Ein Test zum Nachweis von Farbenblindheit

Mit dem Ishihara-Test (rechts), der heute in aller Welt angewandt wird, kann man die am häufigsten auftretende Form von gestörtem Farbensehen feststellen: die Rotgrünblindheit. Auf dem linken Bild können Normalsichtige meist gar keine Zahl erkennen; Rotgrünblinde dagegen sehen die Zahl 2. Auf dem rechten Bild sehen Normalsichtige die Zahl 74, Rotgrünblinde die Zahl 21. Es gibt noch weitere Tafeln dieser Art.

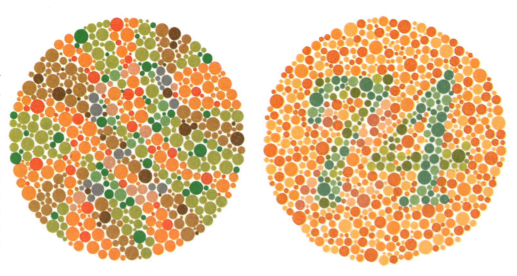

Warum ist die Bezeichnung Farbenblindheit oft falsch?

Für das normale Farbensehen sind drei verschiedene Zapfenarten in der Netzhaut notwendig. Fehlt eine von ihnen, ist der Betreffende für die entsprechende Farbe farbenblind. Vollständige Farbenblindheit, bei der die betroffene Person alles nur in unterschiedlichen Grautönen sieht, ist äußerst selten. Bei einer Rotgrünblindheit kann man Rot und Grün nicht wahrnehmen. Dieses Leiden kommt bei acht Prozent der männlichen Bevölkerung vor, bei Frauen dagegen so gut wie nie.

Schäden im Farbensehen können als Folge von Krankheiten oder Verletzungen des Sehnervs und der Netzhaut auftreten. In den meisten Fällen sind sie aber ererbt: Das zuständige Gen ist geschädigt. Die Tochter eines farbenblinden Mannes kann, obwohl sie selber nicht farbenblind ist, diesen Fehler an ihren Sohn weitergeben, der dann wiederum farbenblind auf die Welt kommt.

Ererbte Farbenblindheit ist in den meisten Fällen nicht heilbar; sie hat aber keinen Einfluß auf die Sehschärfe und wird als geringfügige Behinderung eingestuft. Ein Autofahrer mit einer Rotgrünblindheit kann die Ampelsignale ohne Schwierigkeit unterscheiden, da das rote Licht auch Gelb enthält und das grüne Licht Blau.

Kann man Farbenblindheit korrigieren?

Da angeborene Farbenblindheit eine Erbkrankheit ist, kann man sie nicht durch eine medizinische Behandlung heilen. Jedoch ist in jüngster Zeit ein neuer Kontaktlinsentyp entwickelt worden, der Menschen mit Rotgrünblindheit helfen soll, diese beiden Farben zu unterscheiden. In das eine Auge wird eine rotgefärbte Linse (X-Chron) eingesetzt. Sie steigert die Helligkeitsgegensätze zwischen Rot und Grün, so daß Grün als dunklere Farbe wahrgenommen wird. Eine solche Linse kann allerdings nicht das normale Farbensehen wiederherstellen.

Wie passen sich die Augen den Lichtverhältnissen an?

Wenn man von einer erleuchteten Eingangshalle in einen dunklen Kinosaal kommt, hat man Schwierigkeiten, deutlich zu sehen – bis sich schließlich die Augen an die Dunkelheit gewöhnt haben. Hat man sich lange Zeit in strahlender Helligkeit befunden, kann es eine Stunde oder länger dauern, bis sich die Augen vollständig an die Dunkelheit angepaßt haben. Dagegen bewältigen sie den Übergang von Dunkelheit zum Licht bereits in kurzer Zeit.

Die Anpassung der Augen an Hell oder Dunkel findet in den Stäbchen und Zapfen in der Netzhaut statt. Sowohl die Stäbchen als auch die Zapfen enthalten lichtempfindliche Stoffe, die sich chemisch verändern, wenn sie von Licht getroffen werden. Sie lösen dann Signale aus, die über Nerven ins Gehirn gelangen. Die Zapfen verstärken das Sehen bei Tage, so daß der Mensch die Farben der Dinge und viele Einzelheiten wahrnimmt. Die Stäbchen sind für das Sehen bei Nacht zuständig. Sie sind viel lichtempfindlicher und ermöglichen es den Augen, auch in der Dämmerung oder selbst bei Dunkelheit die Umrisse der Gegenstände wahrzunehmen. Doch erkennt man dann keine Einzelheiten und keine Farben mehr. Beim Übergang vom Tageslicht zur Dunkelheit nimmt die Empfindlichkeit der Stäbchen zu, und sie nimmt wieder ab, wenn das Tageslicht zurückkehrt.

Was verursacht Nachtblindheit?

Manche Menschen können in der Dämmerung nicht gut sehen und vermögen unterschiedliche Grautöne nicht voneinander zu unterscheiden; sie sind nachtblind. Dieses Leiden ist meist angeboren. Es beruht darauf, daß die lichtempfindlichen Stäbchen in der Netzhaut gar nicht oder nicht richtig funktionieren. Manchmal ist der Funktionsausfall auch auf einen Mangel an Vitamin A zurückzuführen, das die Stäbchen für ihre Arbeit unbedingt brauchen. In einigen Fällen kann man Nachtblindheit dadurch bessern, daß man Vitamin-A-Tabletten nimmt und zusätzlich auf eine Vitamin-A-reiche Ernährung achtet.

Im Alter wird die Fähigkeit des Nachtsehens bei fast jedem Menschen geringer. Dies kommt daher, daß sich bei älteren Leuten die Pupille verengt und somit weniger Licht einläßt. Überdies trübt sich zumeist die Linse.

Kann man Blindheit vermeiden?

Unter Blindheit versteht man eine starke Minderung oder den völligen Verlust des

Sehvermögens. Vollständige Blindheit ist selten; in den meisten Fällen können Blinde zumindest noch etwas Licht wahrnehmen. Im allgemeinen wird ein Mensch dann als blind eingestuft, wenn selbst das Sehvermögen seines besseren Auges nicht mehr so weit korrigiert werden kann, daß er in der Lage ist, auf einer Sehtafel in einer Entfernung von sechs Metern die Buchstaben zu lesen, die ein Mensch mit normalsichtigen Augen noch in einem Abstand von 60 Metern lesen kann.

Blindheit kann auf angeborenen Fehlern am Auge, am Sehnerv oder im Gehirn beruhen. Sie kann aber auch die Folge von Verletzungen oder Erkrankungen in diesen Bereichen sein. Häufig ist eine unerkannte Zuckerkrankheit die Ursache. Wenn Diabetes und seine Folgen frühzeitig erkannt werden, läßt sich das Augenlicht des Betroffenen erhalten. Auch grüner Star bedroht die Sehkraft. Normalerweise kann man hier vorbeugen, wenn man regelmäßig zum Augenarzt geht und den Innendruck des Auges messen läßt. Sobald sich nämlich der Druck erhöht, kann dies den Sehnerv schädigen. Die Krankheit muß also ebenfalls frühzeitig erkannt werden. Durch eine Behandlung läßt sie sich beherrschen.

Um der Gefahr des Erblindens vorzubeugen, sollte man Kindern schon früh beibringen, daß sie Scheren oder Messer immer mit der Spitze nach unten halten, damit sie sich nicht etwa die Augen verletzen, wenn sie einmal hinfallen.

Sind bei einem Blinden andere Sinne besonders ausgeprägt?

Es gibt keine Beweise dafür, daß bei einem Blinden das Gehör feiner oder der Tastsinn anders ist als bei einem Sehenden. Allerdings hat man festgestellt, daß viele Blinde ihre Sinne – und ihr Gedächtnis – besser nutzen als Sehende. Der Blinde, der alle Tage mit öffentlichen Verkehrsmitteln zur Arbeit fährt, konzentriert sich bewußt auf seinen Weg – den ein Sehender ganz automatisch zurücklegt. Er merkt sich viele Einzelheiten und braucht nur selten Hilfe.

Beeinträchtigt Alkohol das Sehen?

Verschwommenes Sehen ist eines der typischen Zeichen von übermäßigem Alkoholkonsum. Oft sieht der Betreffende dann tatsächlich auch doppelt, da Alkohol die Augenreflexe beeinträchtigen kann. In manchen Fällen schädigt übermäßiges Trinken und Rauchen auch den Sehnerv.

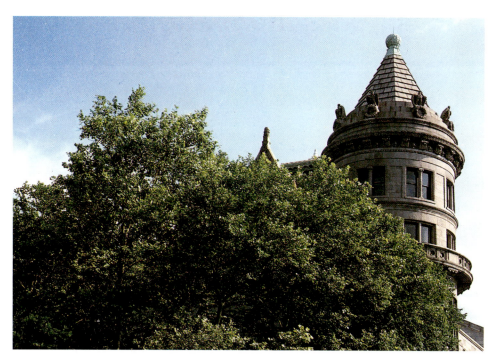

Bei Tag *arbeiten die farbempfindlichen Zapfen in der Netzhaut des Auges. Normalsichtige können dann alles deutlich sehen, auch alle Farbnuancen.*

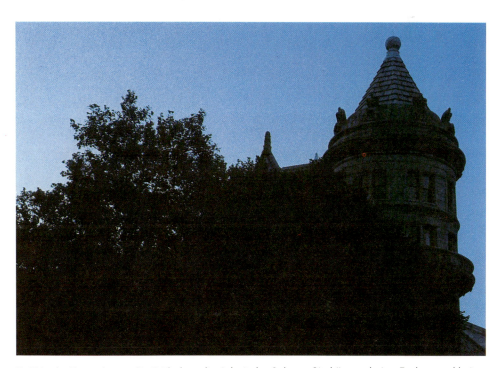

Bei Nacht *übernehmen die Stäbchen die Arbeit des Sehens. Sie können keine Farben und keine Einzelheiten wahrnehmen; so erscheint die gleiche Szene grau und undeutlich.*

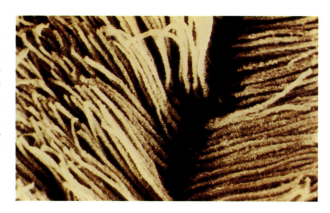

Im Auge *befinden sich Millionen der hier gezeigten feinen, lichtempfindlichen Stäbchen. Sie sind zwar nur schwarzweißempfindlich, werden aber auch von schwachem Licht noch erregt. Bei völliger Dunkelheit allerdings kann niemand wirklich sehen; zumindest ein Schimmer von Licht muß dazu immer vorhanden sein.*

Augenkrankheiten und ihre Heilung

Was verursacht grauen Star?

Beim grauen Star trübt sich allmählich die normalerweise klare Linse des Auges. Infolgedessen erreichen die einfallenden Lichtstrahlen großenteils die Netzhaut nicht mehr, und das Sehvermögen vermindert sich. Grauer Star kann schon früh und aus verschiedenen Gründen auftreten; die häufigste Ursache ist jedoch der Alterungsprozeß. Wenn alte Menschen blind werden, dann fast immer infolge eines Altersstars. Das Leiden ist darauf zurückzuführen, daß die Linse nach und nach degeneriert.

Ein Altersstar entwickelt sich schmerzlos und langsam über mehrere Jahre hinweg und befällt meistens beide Augen. In manchen Fällen ist das Sehvermögen nur leicht beeinträchtigt, und eine Behandlung ist überhaupt nicht nötig. In fortgeschrittenem Stadium aber wird die Pupille schließlich „weiß"; man spricht dann von einem „reifen" Star.

Eine heutige Staroperation ist schmerzlos und in etwa 90 Prozent aller Fälle erfolgreich. Dabei wird die trüb gewordene Linse vom Arzt entfernt und das Sehvermögen mit Hilfe einer Brille oder durch Kontaktlinsen wiederhergestellt. Es besteht aber auch die Möglichkeit, Linsen auf Dauer zu implantieren.

Kann man das Ergebnis einer Staroperation voraussagen?

Die Entfernung der getrübten Linse beim grauen Star ist die häufigste Augenoperation. In ungefähr zehn Prozent aller Fälle bringt sie allerdings keine Verbesserung im Sehen, weil eine zusätzliche Krankheit vorhanden ist. Die Entscheidung, ob eine Operation erfolgreich sein werde oder nicht, war für die Augenärzte lange ein schwieriges Problem.

Inzwischen gibt es ein neues Untersuchungsgerät, einen Sehschärfemesser, der dem Chirurgen bei der Frage, ob eine Entfernung der Linse tatsächlich zu einer Verbesserung der Sehfähigkeit führen wird, als Entscheidungshilfe dient. Das Gerät wirft einen dünnen Lichtstrahl durch eine verhältnismäßig klare Stelle der Linse und projiziert das Bild einer Sehtafel auf die Netzhaut. Der Patient liest die Buchstaben auf der Tafel fast genauso, wie wenn er nicht am grauen Star litte. Aus der Genauigkeit, mit der der Patient die Buchstaben liest, kann der Arzt schließen, ob die Sehstörungen allein auf den grauen Star zurückzuführen sind oder auch auf eine zusätzliche Erkrankung der Netzhaut. Außerdem kann sich der Patient mit Hilfe des Geräts eine Vorstellung davon machen, wie er nach der Staroperation sehen wird. Auf diese Weise beugt man Enttäuschungen vor.

Auskunft über die Funktionsfähigkeit der Netzhaut gibt auch ein sogenanntes Elektroretinogramm, bei dem Schwankungen elektrischer Spannungen im Auge als Kurve aufgezeichnet werden.

Wie behandelt man heute den grünen Star?

Der grüne Star, auch Glaukom genannt, ist eine ernste Augenkrankheit. Die Ursache für die beiden Hauptarten besteht darin, daß das Kammerwasser im Augapfel nicht richtig abfließt, weil die Abflußwege im Kammerwinkel am Innenrand der Iris verengt oder blockiert sind. So sammelt sich im Auge immer mehr Kammerwasser an, und der Augeninnendruck steigt. Das Kammerwasser drückt auf die Netzhaut und den Sehnerv. Wird der grüne Star nicht behandelt, kann der Patient erblinden.

Ein grüner Star kann auch chronisch sein – eine langsam fortschreitende Erkrankung, die meistens erst im fünften Lebensjahrzehnt auftritt, oft aufgrund einer erblichen Anlage als Familienkrankheit. Zunächst zeigen sich keine eindeutigen Symptome. Im Lauf der Zeit merkt der Betroffene aber, daß sein Gesichtsfeld sich verengt. In 90 Prozent aller Fälle von grünem Star handelt es sich um die chronische Form dieser Krankheit. Normalerweise wird sie mit Augentropfen und andern Medikamenten behandelt, die den Druck im Auge senken.

Der akute grüne Star tritt als plötzlicher Anfall auf. Der Betroffene hat im Auge starke Schmerzen und sieht alles verschwommen. Manchmal erblickt er auch regenbogenfarbige Höfe um Lichtquellen. Diese Form des grünen Stars ist nicht so häufig. Wird sie nicht sofort behandelt – eventuell durch eine Operation –, kann der Patient innerhalb von wenigen Tagen erblinden.

Wie wird eine abgelöste Netzhaut wieder befestigt?

Wenn man sich das Auge als einen Raum vorstellt und die Netzhaut als Tapete an der hinteren Wand, kann man sich leichter klarmachen, wie es zu einer Netzhautablösung kommt. Wie eine Tapete sich löst, wenn zwischen ihr und der Wand Wasser eindringt, so löst sich auch die Netzhaut ab. Die Erkrankung beginnt mit einem Riß in der Netzhaut, durch den dann verflüssigter Glaskörper eindringen kann. Diese Flüssig-

---

Alter Aberglaube: die Macht des bösen Blicks

Einst war in aller Welt der Glaube verbreitet, das Auge eines Menschen habe die Macht, einen Feind zu verletzen oder zu töten. Diese Angst ist vielleicht in Urzeiten entstanden, als der Mensch den bedrohlichen Blick feindlicher Krieger spürte oder sich von bösen Geistern beobachtet glaubte. Zum Schutz gegen den bösen Blick setzte man die unterschiedlichsten Mittel ein. So wurde im Kongo ein Mann mit dem bösen Blick durch Bier und Tabak beschwichtigt, während man in Schottland dem Vieh rote Bänder an den Schwanz band. Im 16. und 17. Jahrhundert glaubte man, Hexen brächten Menschen durch die Macht des bösen Blicks um. Hunderte von Frauen wurden hingerichtet, weil jemand gestorben war, nachdem sie ihn verärgert angeblickt hatten. Die Richter, die bei diesen Prozessen das Urteil sprachen, hatten solche Angst, von den „Hexen" mit den Augen verwünscht zu werden, daß sie die Angeklagten manchmal rückwärts in den Gerichtssaal führen ließen.

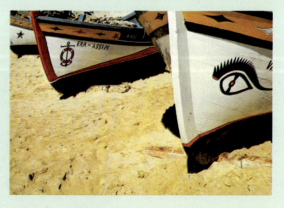

Das kleine Boot in Portugal (rechts) trägt am Bug ein aufgemaltes Auge, das die Wirkung eines bösen Blicks aufheben soll.

Wie sieht die Welt aus, wenn das Sehvermögen beeinträchtigt ist?

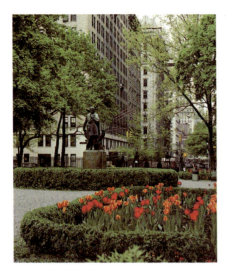

Mit gesunden Augen überblickt der Mensch einen weiten Raum. Das Auge läßt sich mit einer Weitwinkelkamera vergleichen, die ein randunscharfes Bild hervorruft.

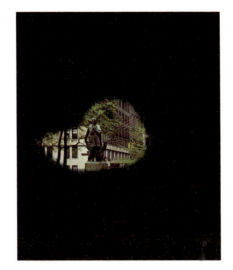

Beim grünen Star werden durch einen erhöhten Druck des Kammerwassers im Auge die Netzhaut und der Sehnerv geschädigt. Die Randteile des Gesichtsfelds fallen aus.

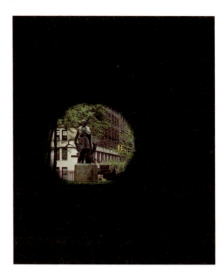

Eine Retinitis pigmentosa führt ebenfalls zum Verlust des Randsehens (Tunneleffekt). Bei dieser Krankheit gehen die Nerven in der Netzhaut zugrunde, und es lagern sich Pigmente ab.

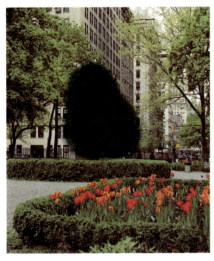

Eine Makuladegeneration kommt besonders bei älteren Menschen vor. Dabei ist die Makula, ein Teil der Netzhaut, schlecht durchblutet. In der Mitte des Gesichtsfelds entsteht ein blinder Fleck.

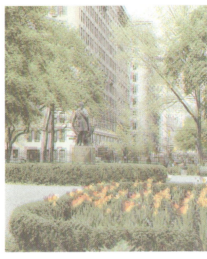

Beim grauen Star wird die Augenlinse trüb, so daß die Lichtstrahlen teilweise herausgefiltert werden. Die Welt sieht dann etwa so aus, als blicke man durch eine leicht getönte Milchglasscheibe.

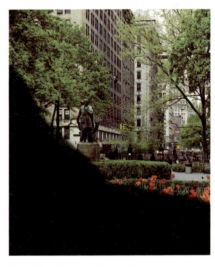

Eine Netzhautablösung beginnt mit einem Loch in der Netzhaut. Diese löst sich dann von der darunterliegenden Aderhaut ab. Ein dunkler Schatten scheint das Gesichtsfeld zu beeinträchtigen.

---

keit hebt die Netzhaut von der Aderhaut ab, die sie mit Nährstoffen versorgt. Wenn nicht rechtzeitig ein Arzt eingreift, kann der Patient schließlich erblinden.

Ein Chirurg kann die Netzhaut wieder befestigen, indem er sie mit Hilfe winziger Stücke Narbengewebe anklebt. Dabei benutzt er Kälte, Hitze oder Laserstrahlen, mit denen er die Schichten in Sekundenbruchteilen zusammenschweißt.

Je früher der Patient zum Arzt geht, desto besser. Wenn rechtzeitig operiert wird, kann in 85 Prozent aller Fälle von Netzhautablösung das Sehvermögen wiederhergestellt werden.

Was versteht man unter einer Hornhauttransplantation?

Die gesunde Hornhaut eines Verstorbenen kann herausgenommen und einem andern Menschen eingepflanzt werden, dessen Hornhaut verletzt oder durch eine Krankheit geschädigt ist.

An sich muß die Hornhaut innerhalb kurzer Zeit nach dem Tod des Spenders verpflanzt werden – im Idealfall innerhalb von 48 Stunden. Doch gibt es heute Hornhautbanken, in denen man Hornhäute tiefgekühlt auf Vorrat halten kann. Die Operation verspricht dauerhaften Erfolg.

Allerdings kann nicht jedem Patienten, der an einer Hornhautkrankheit leidet, durch eine Transplantation geholfen werden. Dies ist hauptsächlich darauf zurückzuführen, daß es nur wenige Spenderaugen gibt.

Kapitel 9

Die Ohren, die Nase und der Rachen

Dieses empfindungsstarke, ausdrucksvolle Körpersystem ist eine Art von Sinneszentrum, mit dem der Mensch Töne, Geräusche und Gerüche sowie lebenswichtige Stoffe aufnimmt und andererseits Sprache und Gesang aussendet.

Das Ohr: ein Wunderwerk in Kleinstbauweise	208
Geräusche aus der Umwelt	210
Unterschiedliche Grade der Schwerhörigkeit	212
Ohrenleiden und Hilfsmittel	214
Der Gleichgewichtssinn	216
Die Klimaanlage des Körpers	218
Der Zusammenhang zwischen Geruch und Geschmack	220
Die Nebenhöhlen der Nase	222
Atmen und Schlucken im Wechsel	224
Krankheiten des Nasen-Rachen-Raums	226
Das Wunder der menschlichen Stimme	228
Überwindung von Sprach- und Gehörproblemen	230

Wie hängen Ohren, Nase und Rachen zusammen?

Eines Morgens wacht man mit Halsschmerzen auf. Gegen Abend läuft dann die Nase, und am nächsten Tag hat man eine ausgewachsene Erkältung. Die Nase ist verstopft; die Speisen scheinen keinen Geschmack mehr zu haben. Man hört schlechter und hat gelegentlich sogar Ohrenschmerzen.

Diese bekannte Reihenfolge von Symptomen ist nur einer von mehreren Beweisen dafür, daß die Ohren, die Nase und der Rachenraum anatomisch, funktionell und nervlich zusammenhängen. Deshalb treten bei ihnen auch oft die gleichen Reizzustände und Krankheiten auf. Beschwerden, die sich in einem Teil dieses dreifachen Organsystems einstellen, können von einem der beiden andern ausgehen, und Infektionen eines der Organe können sich auf das ganze System ausbreiten. Aus diesem Grund bilden Hals, Nase und Ohren gemeinsam ein Spezialgebiet der Medizin.

Kann man sein Gehör selbst prüfen?

Es gibt keinen Selbstversuch, mit dem man die eigene Hörfähigkeit genau prüfen könnte; doch kann man einige grundsätzliche Proben machen. Wenn man beispielsweise einen Partner am Telefon besser versteht als in einem direkten Gespräch oder wenn man das Fernsehgerät lauter stellen muß, obwohl die Lautstärke für andere ausreicht, sollte man einen Facharzt aufsuchen. Das gleiche gilt, wenn man einen tropfenden Wasserhahn nicht mehr wahrnimmt oder die Worte eines Menschen nicht mehr versteht, sofern man nicht gleichzeitig sein Gesicht sehen kann.

Hört man seine eigene Stimme ebenso, wie andere sie hören?

Wer seine eigene Stimme zum erstenmal vom Tonband hört, erkennt sie oft gar nicht. Er könnte schwören, sie wäre angenehmer im Klang, und man nimmt zunächst an, mit dem Tonbandgerät sei etwas nicht in Ordnung. In den meisten Fällen hört man vom Tonband jedoch eben das, was die andern hören, wenn man selbst spricht.

Ohne Tonband hat die eigene Stimme aber für den Sprechenden einen ganz anderen Klang als für die Zuhörer. Denn sie erreicht das innere Ohr des Sprechers auf zweierlei Wegen: erstens durch die Luft, deren Schwingungen das Trommelfell er-

DIE OHREN, DIE NASE UND DER RACHEN

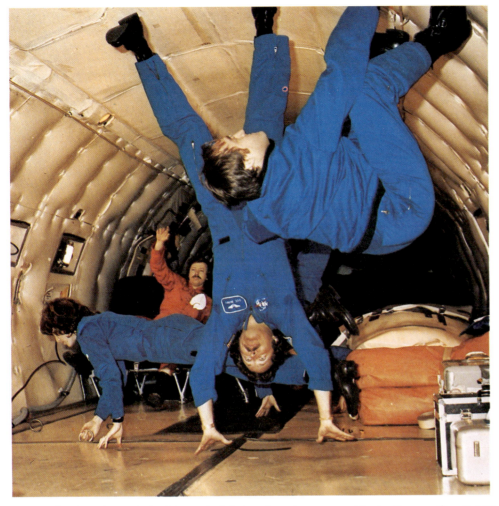

Wo ist oben? Im Zustand der Schwerelosigkeit treiben Astronauten hier im Raum umher. Bei 40 Prozent von ihnen treten dadurch Symptome der Reisekrankheit auf. Das Innenohr und Muskeln, die sich normalerweise mit Hilfe der Schwerkraft orientieren, erhalten in solchen Ausnahmezuständen Signale, die miteinander nicht zu vereinbaren sind.

regen; und zweitens wird die Stimme gleichzeitig aus der Mundhöhle durch die Knochen übertragen (Knochenleitung). Im Gegensatz dazu nimmt ein Zuhörer nur denjenigen Teil der Stimme wahr, der allein durch die Luft übertragen wird. Deshalb ist es auch nicht erstaunlich, daß man ohne Tonbandgerät seine eigene Stimme niemals genau so hören kann wie andere Menschen.

Kann der Geruchssinn mit der Zeit nachlassen?

Wer gern Süßigkeiten ißt, wird es vielleicht nicht für möglich halten, aber Arbeiter in Schokoladefabriken sagen, sie nähmen das Aroma der süßen Dinge kaum mehr wahr, weil sie Tag für Tag stundenlang damit zu tun hätten. Tatsächlich gewöhnt sich der Mensch an Gerüche rasch, und seien sie selbst so intensiv wie die von Rosen, Veilchen oder Parfüms, und riecht sie dann nicht mehr. So tritt etwa bei Arbeitern in Fabriken, die alte Fettrückstände verwerten, gegenüber dem Geruch von ranzigem Fett, der von den meisten Menschen als äußerst unangenehm empfunden wird, bald eine gewisse Unempfindlichkeit ein. Doch wird dabei die Fähigkeit des Geruchssinns hier nicht etwa für immer vermindert. Ein Arbeiter in einer Fettverwertung berichtete: „Der Geruch ist nicht so lästig, solange ich laufend dort tätig bin. Kehre ich aber nach einem Urlaub zurück, muß ich mich wieder von neuem daran gewöhnen."

Übrigens beruhen unterschiedliche Meinungen darüber, was gut und was schlecht riecht, nicht auf angeborenen Empfindungen, sondern vielmehr auf Erfahrungen und gefühlsmäßigen Zusammenhängen. In Afrika ist es bei einigen Stämmen Sitte, sich das Haar mit ranzigem Fett zu parfümieren. In vielen Ländern gibt es Leute, die den scharfen Geruch eines bestimmten Käses, etwa des Limburgers, lieben, während andere Menschen darauf mit einem Naserümpfen reagieren.

Ist der Geruchssinn von Männern und Frauen gleich gut?

Durch Versuche hat man festgestellt, daß Frauen im allgemeinen Gerüche besser wahrnehmen können als Männer. Das besagt aber nicht, daß Frauen hier von Natur aus im Vorteil wären. Vielmehr schenken Frauen den Gerüchen in ihrer Umgebung offenbar einfach mehr Aufmerksamkeit.

Wie entsteht eine Reisekrankheit?

Heutzutage sind viele Schiffe mit Stabilisatoren ausgerüstet, damit sie im Seegang nicht so rollen und schlingern. Und Flugzeuge fliegen meist so hoch, daß sie von Luftturbulenzen nicht mehr erreicht werden. Eine See- oder Luftkrankheit kommt deshalb seltener vor als früher. Immer noch stellen sich aber bei manchen Menschen Symptome einer Reisekrankheit ein, wenn sie mit einem Schiff oder Flugzeug unterwegs sind – oder auch dann, wenn sie einen schnellen Walzer tanzen, Rollschuh laufen oder in einem Auto oder Zug fahren.

Die Ursache einer Reisekrankheit ist eine übermäßige Reizung des Gleichgewichtsorgans, das im Innenohr liegt. Dabei schwappt Flüssigkeit in drei halbkreisförmigen, senkrecht aufeinanderstehenden Bogengängen dieses Organs herum. Die feinen Nerven, die sich dort befinden, senden daraufhin unterschiedliche Impulse zum Gehirn, und dieses weiß nicht recht, was es daraus machen soll. Bei manchen Menschen wird offenbar die Auslöseschwelle der Reisekrankheit durch Angst herabgesetzt. Wenn sie älter werden und eine größere Erfahrung im Reisen besitzen, läßt ihre Anfälligkeit meist nach.

Die Symptome der typischen Reisekrankheit sind Mattigkeit, Schweißausbruch, Schwindelgefühl, Übelkeit und Erbrechen. Als Gegenmittel haben sich bestimmte Medikamente bewährt. Sie beeinträchtigen allerdings die Reaktionsfähigkeit; deshalb sollte man sie nur dann einnehmen, wenn man sich nicht selbst ans Steuer eines Autos setzt. Jeder kann überdies seine Anfälligkeit gegen Reisekrankheit dadurch verringern, daß er die Fahrt ausgeruht antritt und unterwegs nur leichte Kost zu sich nimmt, für möglichst viel Frischluft sorgt und nichts Alkoholisches trinkt.

Das Ohr: ein Wunderwerk in Kleinstbauweise

Der Bau des Ohres

Das Ohr hat eine doppelte Funktion: Es dient als Hörorgan und als Gleichgewichtsorgan. Obwohl das Innenohr nicht größer als eine Haselnuß ist, enthält es ebenso viele „Anschlußleitungen" wie das Telefonnetz einer mittelgroßen Stadt. Die Ohrtrompete führt vom Nasen-Rachen-Raum zum Mittelohr und läßt dort Luft eintreten. Dadurch wird der Druck beiderseits des Trommelfells auf gleicher Höhe gehalten. Das Schnittbild zeigt das Ohr eines Erwachsenen. Beim Kind liegt die Ohrtrompete eher auf der Höhe des Rachenraums.

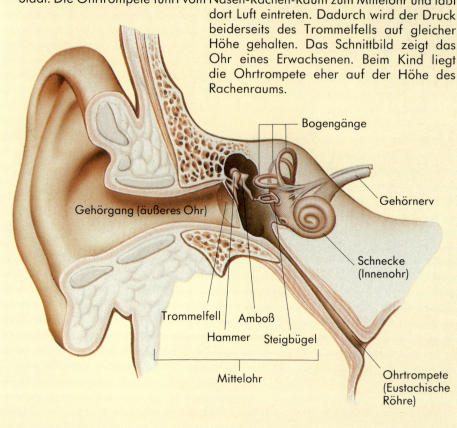

Was leistet das äußere Ohr?

Das menschliche Ohr ist äußerst wirksam gebaut; es besitzt aber einen Teil, der nicht besonders wichtig ist: Wenn man das Pech hat, durch einen Unfall eine Ohrmuschel zu verlieren – was ab und zu tatsächlich vorkommt –, ist dies in erster Linie nur ein Schönheitsfehler. Man hört dennoch fast ebenso gut wie zuvor, und auch der Gleichgewichtssinn ist nicht beeinträchtigt. Die Ohrmuschel dient nämlich nur als Schalltrichter; sie fängt also die Schallwellen auf und leitet sie demjenigen Teil des Ohres zu, der den eigentlichen Hörapparat darstellt. Allerdings tut sie dies keineswegs so gut wie das Ohr eines Pferdes oder Hasen, das sich in unterschiedliche Richtungen drehen kann.

Das äußere Ohr besteht aus einer Hautausstülpung mit Knorpeleinlage. Es rahmt die Öffnung eines etwa 2,5 Zentimeter langen, unregelmäßig geformten Ganges ein. Dieser Gehörgang verläuft etwas schräg aufwärts und führt zum Trommelfell, einer Membran, die das äußere Ohr zum Mittelohr hin abschließt. Im äußeren Gehörgang befinden sich Haare und etwa 4000 Drüsen, die das Ohrenschmalz absondern. Damit werden Insekten, Staub und andere Fremdkörper abgefangen, bevor sie zum eigentlichen Hörapparat gelangen. Der Gehörgang sorgt auch für ein „gemäßigtes Klima" im Ohr: Die Luft, die an das empfindliche

Die Schnecke übermittelt Schalleindrücke zum Gehirn

Diese Mikroaufnahmen zeigen die Gehörschnecke eines Meerschweinchens, die der eines Menschen weitgehend gleicht. Man sieht die Reihen der haarartigen Sinneszellen, mit denen die Schneckenwindungen besetzt sind. Diese Zellen bewegen sich zur Seite, wenn die Labyrinthflüssigkeit Schallwellen von außen überträgt. Ist das Ohr längere Zeit sehr lauten Geräuschen ausgesetzt, können diese empfindlichen Zellen Schaden erleiden. Die Bilder links und in der Mitte zeigen die Bauweise der Schnecke in immer größerem Maßstab. Auf den beiden Abbildungen ganz rechts sieht man den Unterschied zwischen gesunden und geschädigten Haarzellen.

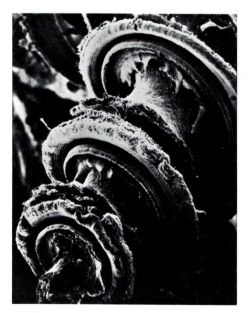

Die Schnecke hat eine spiralige Form.

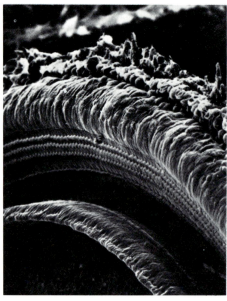

An der Spirale sind Haarzellen aufgereiht.

Trommelfell herankommt, wird unabhängig von den Außenbedingungen auf verhältnismäßig gleicher Temperatur und gleichmäßig feucht gehalten.

Was geschieht im Mittelohr?

Beim Ohr gilt – ebenso wie bei elektronischen Geräten – die Miniaturbauweise als ein wichtiges Prinzip. Der Hohlraum des Mittelohrs ist so klein, daß ihn bereits fünf bis sechs Tropfen Wasser ausfüllen würden. Er ist mit Luft gefüllt und enthält einen Verstärkermechanismus, der aus drei winzigen, gelenkig miteinander verbundenen Knochen besteht. Diese Gehörknöchelchen dienen der mechanischen Übertragung von Schallwellen. Nach ihrer äußeren Form heißen sie Hammer, Amboß und Steigbügel. Der Steigbügel ist der kleinste Knochen im menschlichen Körper.

Der Hörvorgang beginnt, wenn Schallwellen in der Luft an das straff gespannte, elastische Trommelfell gelangen und es in Schwingungen versetzen. Jede der winzigen Bewegungen überträgt sich auf den Hammer, der innen an der Membran befestigt ist. Er übermittelt seinerseits die Schwingungen durch Hebelwirkung dem benachbarten Amboß, der sie wiederum an den Steigbügel weiterleitet. Ein Teil dieses Knöchelchens, das Steigbügelplatte genannt wird, sitzt am sogenannten ovalen Fenster an, einer Membran in der Innenwand des Mittelohrs. Die Membran schwingt nun im gleichen Rhythmus und überträgt die Schallwellen zum Innenohr. Während sich die Schwingungen auf diese Weise vom verhältnismäßig großen Trommelfell zum kleinen ovalen Fenster fortpflanzen, werden sie durch die Hebelwirkungen der Mittelohrknöchelchen 22fach verstärkt.

Für den Druckausgleich zwischen der Luft im Raum des Mittelohrs, der Paukenhöhle, und der Außenluft sorgt die Ohrtrompete oder Eustachische Röhre, die vom Mittelohr abwärts in den oberen Teil des Nasen-Rachen-Raums führt.

Welche Funktion hat das Innenohr?

Es mag erstaunlich klingen, aber in seinem Innenohr besitzt der Mensch eine Art Klavier, das dem Hören dient. Dies ist aber nicht das einzige sonderbare Gebilde im Innenohr; außerdem befindet sich hier noch der Apparat zur Aufrechterhaltung des Gleichgewichts. Angesichts dieser feinen und komplizierten Gebilde und der wichtigen Doppelfunktion des Innenohrs begreift man, warum es zu den am besten geschützten Teilen des Körpers gehört. Das Organ liegt nicht nur innerhalb des harten Schädelknochens, sondern wird noch zusätzlich durch ein Flüssigkeitspolster gesichert.

Das Zentrum des Innenohrs ist die Schnecke. Hier werden die Schallwellen in elektrische Impulse umgewandelt. Die Schnecke ist ein kleines, knöchernes Gebilde. Es sieht wie ein Schneckengehäuse aus und funktioniert so ähnlich wie ein Klavier. Während aber ein Klavier 88 Tasten mit den dazugehörigen Saiten besitzt, befinden sich in der Schnecke etwa 35 000 Saiten in Form von faserigen Sinneszellen, den Haarzellen. Diese sind nicht flach ausgebreitet, sondern sie sitzen auf einer Membran – der Basilarmembran –, die mit zweieinhalb Umdrehungen aufgerollt ist.

Die Schallwellen, die der Steigbügel im Mittelohr auf das ovale Fenster überträgt, versetzen eine lympheartige Flüssigkeit im Labyrinth in Bewegung. Ihr Wellenschlag pflanzt sich durch die Windungen der Schnecke fort. Die Vibrationen unterschiedlich hoher Töne werden jeweils nur von ganz bestimmten Haarzellen registriert. Die höchsten Frequenzen üben den stärksten Reiz auf die schmalen, steifen Sinneszellen in unmittelbarer Nähe des ovalen Fensters aus. Töne der tiefsten Frequenzen hingegen reizen vor allem die breiteren, biegsamen Sinneszellen tief innen in der Schnecke.

Werden die Haarzellen auf diese Weise in Schwingung versetzt, senden sie elektrische Impulse aus, die von den Fasern des Gehörnervs an das Gehirn weitergeleitet werden. Diese Signale nimmt man dann als Schallereignis wahr, beispielsweise als menschliche Stimme, als Vogelruf oder einfach als Geräusch.

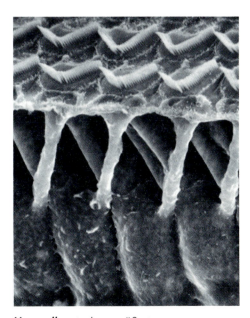
Haarzellen stark vergrößert

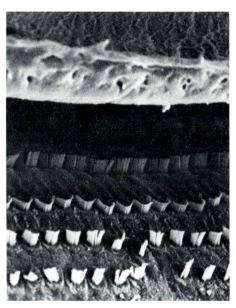
Intakte Haarzellen in gesunder Schnecke

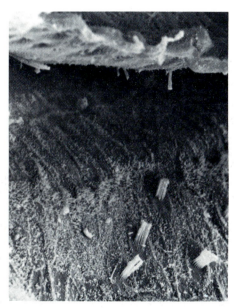
Bei Verlust von Haarzellen droht Taubheit.

Geräusche aus der Umwelt

Was ist eigentlich Schall?

Wenn die Saiten einer Geige, die Stimmbänder eines Menschen, eine Stimmgabel oder andere Dinge schwingen, also eine schnelle Hinundherbewegung ausführen, so entstehen um den schwingenden Körper herum Störungen in der Luft. Diese Störungen bezeichnet der Physiker als Schallwellen. Sie kommen dadurch zustande, daß die Moleküle, aus denen die Luft besteht, abwechselnd durch verstärkten Druck zusammengedrängt und durch verminderten Druck wieder auseinandergezogen werden. Es handelt sich also um Verdichtungen und Verdünnungen der Luft. Der Fachmann spricht hierbei von Längswellen, weil die Verdichtungen und Verdünnungen einander in der Ausbreitungsrichtung des Schalles, also in der Längsrichtung, folgen. Im Gegensatz dazu stehen etwa die Lichtwellen. Bei ihnen handelt es sich um Querwellen, da ihre Schwingungsebene quer zur Ausbreitungsrichtung des Lichtes liegt.

Schallwellen unterscheiden sich voneinander durch ihre Frequenz, also durch die unterschiedliche Anzahl der Schwingungen pro Sekunde. Der tiefste Ton des Klaviers beispielsweise hat eine Frequenz von 33 Schwingungen pro Sekunde; der höchste Ton des Klaviers besitzt eine Frequenz von 4186 Schwingungen pro Sekunde. Man empfindet die Druckwellen der Luft nur dann als Schall, wenn das Trommelfell mitschwingt und die Schwingungen zur Analyse an das Gehirn weitergeleitet werden.

Welches sind die wichtigsten Merkmale des Schalls?

Ein einzelner Ton wirkt in mehrfacher Weise auf das Ohr ein. Wenn man einen Ton hört, kann man seine Höhe, Lautstärke und Klangfarbe erkennen. Die Tonhöhe wird durch die Anzahl der Schallwellen pro Sekunde bestimmt. Bei tiefen Tönen folgen die Druckwellen einander langsam, so daß pro Sekunde beispielsweise nur 100 in das

Lautstärken – vom Flüstern zum startenden Flugzeug

Die Maßeinheit der Lautstärke ist das Phon. Üblich sind aber auch Angaben in Dezibel. Beim Normalton (1000 Hz) entspricht ein Phon einem Dezibel. Normales Atmen erzeugt 10 Dezibel, ein Gespräch 60, ein Wasserfall 90. Jede Steigerung um 10 Dezibel bedeutet einen Anstieg der Schallintensität auf das Zehnfache. So sind beispielsweise Töne von 40 Dezibel zehnmal lauter als solche von 30. Geräusche von 80 Dezibel und mehr, denen man längere Zeit ausgesetzt ist, können zu einer dauernden Schädigung des Gehörs führen. Die Haarzellen im Innenohr sind dem Lärm der modernen Zivilisation kaum gewachsen.

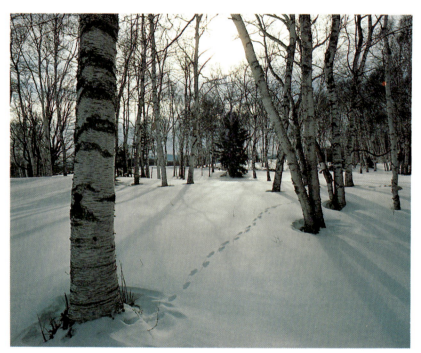

Auf dem Land ist es ruhig, und der Schall trägt deshalb weit.

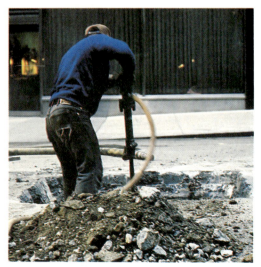

Nicht die Lautstärke eines Preßluftbohrers schädigt das Gehör, sondern die Dauerwirkung.

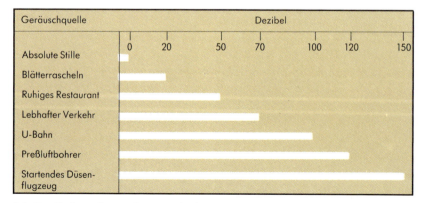

Die Dezibelangaben stellen Durchschnittswerte dar.

Ohr eindringen. Hohe Töne hingegen bestehen aus Druckwellen, die einander schnell folgen.

Jeder Ton in der Tonleiter hat eine bestimmte Höhe. Menschen mit absolutem Gehör können bei jedem Ton angeben, um welchen es sich handelt – wo er auf der Tonleiter liegt. Die meisten Leute vermögen jedoch lediglich zu unterscheiden, ob ein bestimmter Ton höher oder tiefer ist als ein zuvor gehörter.

Die Lautstärke wird in Phon gemessen. Man findet hier aber auch Angaben in Dezibel (dB), eine Einheit, die den Schalldruck bezeichnet. Das Ohr kann sich sehr unterschiedlichen Lautstärken anpassen, wobei es noch Töne wahrnimmt, die einemilliardemal leiser sind als die lautesten.

Mit dem Begriff der Klangfarbe bezeichnet man den besonderen Charakter einer bestimmten Stimme, eines Musikinstruments oder einer anderen Tonquelle. Wenn man beispielsweise auf einem Klavier, mit einer Trompete und mit einem Cello den gleichen Ton in gleicher Lautstärke hervorbringt, klingen dennoch alle Instrumente so unterschiedlich, daß man jedes von ihnen erkennen kann, ohne es zu sehen.

Dies ist darauf zurückzuführen, daß jedes Instrument nicht nur den vom Musiker gespielten reinen Grundton hervorbringt, sondern gleichzeitig auch bestimmte Obertöne in jeweils verschiedener Kombination. Bei den Obertönen handelt es sich um höhere Töne. Im Zusammenklang mit dem Grundton ergeben sie die charakteristische Klangfarbe.

Wie groß ist der Hörbereich des Menschen?

Die sogenannten lautlosen Pfeifen, die man bei der Dressur von Hunden verwendet, sind nur für den Trainer nicht zu vernehmen; der Hund hingegen kann sie hören. Der Hörbereich eines erwachsenen Menschen reicht in der Regel etwa von 16 bis 20 000 Hertz (Schwingungen pro Sekunde); er umfaßt somit knapp zehn Oktaven. Höhere Frequenzen sind vom Menschen nicht mehr zu vernehmen, doch werden sie von Tieren noch wahrgenommen. So können beispielsweise Katzen besonders gut hochfrequente Töne hören. Das ist für sie wichtig, wenn sie auf die Suche nach Mäusen gehen. Diese geben nämlich sehr hohe Quietschtöne von sich, die eine Katze noch hört – nicht aber der Mensch.

Man mag es bedauern oder darüber froh sein, daß man das schrille Quietschen einer Maus nicht hört; auf jeden Fall ist es jedoch gut, daß der Mensch Frequenzen unterhalb von 16 Hertz nicht mehr wahrnimmt. Sonst hätte er niemals Ruhe; er müßte ununterbrochen die Geräusche anhören, welche die Luftmoleküle erzeugen, wenn sie miteinander zusammenstoßen.

Sind zwei Ohren zum Hören wichtig?

Sofern eine Tonquelle nicht von beiden Ohren gleich weit entfernt ist, kommt der ausgesandte Ton bei einem Ohr früher an als bei dem andern, und auch die Lautstärke ist etwas unterschiedlich. Man könnte meinen, dies sei verwirrend; doch das ist nicht der Fall. Das Hören mit beiden Ohren bietet vielmehr dem Betreffenden die Möglichkeit, Tonquellen in der Umgebung besser zu orten.

Das Gehirn kann die geringfügigen Zeitunterschiede registrieren, mit denen Töne die beiden Ohren erreichen. Anhand dieser Wahrnehmung stellt es fest, woher der Ton kommt. Bei Menschen, die auf einem Ohr taub sind, fehlt diese Vergleichsbasis. Sie können daher eine Tonquelle nur schwer orten.

Können Blinde mit den Ohren „sehen"?

Blinde sind oft wesentlich geräuschempfindlicher als andere Menschen; dies ist jedoch nicht auf eine Veränderung der Ohren, sondern allein darauf zurückzuführen, daß sie sich mehr auf ihr Gehör und die Deutung des Gehörten verlassen als die meisten andern Leute. Das empfindlichere Gehör wurde schon immer von Blinden genutzt, um Gegenstände zu orten, die Geräusche aussenden. Auf diese Weise können sie sogar an bestimmten Ballspielen teilnehmen.

In der letzten Zeit haben Fachleute sich systematisch bemüht, Hilfsmittel für Blinde zu schaffen, die auf deren gesteigertem Hörvermögen beruhen. So arbeiten Wissenschaftler an einem Gerät, das dem Echolot ähnelt, mit dem z.B. die Marine Unterseeboote und andere Objekte unter Wasser ausfindig macht. Die Vorrichtung wird in ein Brillengestell eingebaut und tastet die ganze Umgebung mit Ultraschallwellen ab. Die reflektierten Wellen werden dann in Töne von unterschiedlicher Höhe umgewandelt. Der Blinde hört sie aus Kopfhörern in den Bügeln der Brille und beurteilt danach seine Umgebung.

Töne orten

Der Zeitunterschied, mit dem Töne bei den beiden Ohren ankommen, zeigt die Richtung der Tonquelle an. Das Hören mit zwei Ohren gibt dem Ton eine räumliche Wirkung.

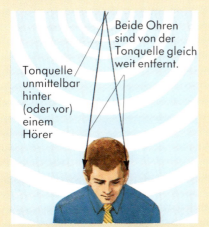

Beide Ohren sind von der Tonquelle gleich weit entfernt.
Tonquelle unmittelbar hinter (oder vor) einem Hörer

Der Schall trifft hier bei beiden Ohren gleichzeitig ein.

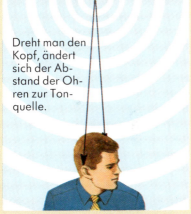

Dreht man den Kopf, ändert sich der Abstand der Ohren zur Tonquelle.

Der Ton erreicht nun ein Ohr eher. Man erkennt die Richtung der Quelle.

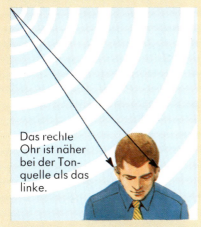

Das rechte Ohr ist näher bei der Tonquelle als das linke.

Wenn die Töne von der Seite kommen, ist ein Ohr im „Schallschatten".

Unterschiedliche Grade der Schwerhörigkeit

Was sind die Ursachen einer Schwerhörigkeit?

Manche Menschen sind von Geburt an taub oder schwerhörig; bei andern vermindert sich das Hörvermögen im Lauf ihres Lebens. Die Physiologen unterscheiden zwei Hauptarten der Schwerhörigkeit: die Mittelohrschwerhörigkeit und die Innenohrschwerhörigkeit. Bei einer Mittelohrschwerhörigkeit ist die mechanische Übertragung von Schallwellen zum Innenohr gestört. Zu den einfachen Ursachen gehören Pfropfen von Ohrenschmalz und Schwellungen im Gehörgang infolge einer Infektion. Weitere Gründe sind Beschädigungen des Trommelfells, Flüssigkeit, die ins Mittelohr eingedrungen ist, oder eine Otosklerose, eine Verknöcherung von Ohrgewebe.

Eine Innenohrschwerhörigkeit ist vorhanden, wenn der Hörnerv oder die Haarzellen in der Schnecke geschädigt sind. Diese Art der Schwerhörigkeit kann schon bei der Geburt vorhanden sein, beispielsweise wenn die Mutter in den ersten drei Monaten der Schwangerschaft an Röteln erkrankt war oder das Kind bei einer schweren Geburt am Kopf verletzt wurde. Die Innenohrschwerhörigkeit kann aber auch die Folge einer Gehirnentzündung, der Menière-Krankheit oder eines Tumors sein. Zu den weiteren Ursachen gehören bestimmte Arzneimittel sowie eine anhaltende Einwirkung von lauten Geräuschen.

Bei den meisten Menschen stellt sich in fortgeschrittenem Alter eine mehr oder weniger ausgeprägte Schallempfindungsschwerhörigkeit ein, weil der Hörnerv allmählich degeneriert. In solchen Fällen verringert sich meist das Hörvermögen für hohe Töne, während der Betroffene tiefe weiterhin gut hört.

Sind die Augen wichtiger als die Ohren?

Auf der ganzen Erde ist durchschnittlich jeder 2000. Mensch schwerhörig. Für den Betroffenen stellt dieser Zustand zweifellos eine starke Belastung dar, weil er ihn isoliert.

Die amerikanische Schriftstellerin Helen Keller, die bereits im zweiten Lebensjahr blind und taub wurde, nannte die Taubheit ein wesentlich schlimmeres Unglück als die Blindheit. Vielleicht kann man sagen, daß das Sehen für das praktische Alltagsleben des Menschen wichtiger ist, das Gehör aber besonders wesentlich für das soziale Zusammenleben mit andern.

Wer bereits taub geboren wurde, ist wesentlich stärker benachteiligt als einer, der erst später im Leben taub wurde. Denn gewöhnlich lernen Kinder sprechen, indem sie die Worte anderer nachsagen. Ein taub geborenes Kind muß besonders unterrichtet werden, um mit andern Kontakt aufnehmen und sich geistig normal entwickeln zu können.

Wie wird das Hörvermögen geprüft?

Ein Facharzt kann bereits wichtige Rückschlüsse auf das Hörvermögen eines Patienten ziehen, wenn er mit ihm im Flüsterton spricht. Genauere Werte liefert das Audiometer, ein Gerät, das reine, obertonarme Töne erzeugt. Jeder Ton wird mit einer bestimmten Frequenz erzeugt; er hat also eine genau festgelegte Höhe.

Die Prüfung geht so vor sich, daß man den Patienten in einen schalldichten Raum setzt und ihm über einen Kopfhörer in ein Ohr eine Reihe von Tönen zuspielt. Jeder Ton beginnt unterhalb der Hörschwelle, und seine Lautstärke wird so lange gesteigert, bis der Betreffende zu verstehen gibt, daß er ihn hört. Auf diese Weise prüft man zunächst, ob eine Mittelohrschwerhörigkeit

Ein Komponist, der seine Werke nicht hören konnte

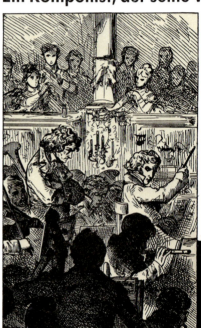

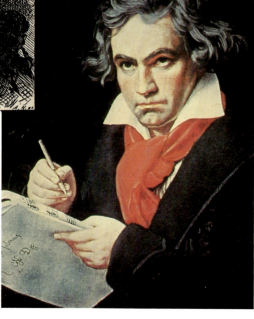

Der berühmte Komponist Ludwig van Beethoven bemerkte die ersten Anzeichen seiner zunehmenden Schwerhörigkeit schon um 1800, als er 30 Jahre alt war. Die meisten seiner Sinfonien dürfte er geschrieben haben, nachdem er sein Gehör schon teilweise eingebüßt hatte. Als Beethoven seine Neunte Sinfonie vollendete, war er bereits fast völlig taub. Im Jahr 1827 starb er zurückgezogen, durch seine – damals unheilbare – Taubheit weitgehend isoliert.

Stürmischer Beifall setzte 1823 nach der Uraufführung von Beethovens Neunter Sinfonie ein. Der taube Komponist (oben, links) aber verbeugte sich erst, als man ihn umdrehte.

Mediziner meinen, daß Beethoven an Otosklerose gelitten habe. Heute kann man in solchen Fällen das Hörvermögen durch ein Hörgerät oder einen chirurgischen Eingriff verbessern.

vorliegt, also ein Mangel in der Fähigkeit, Töne zu hören, die durch die Luft übertragen werden.

Anschließend wird untersucht, ob eine Innenohrschwerhörigkeit vorliegt, ob also das Gehör durch einen Nervenschaden beeinträchtigt ist. Diese Art von Schwerhörigkeit läßt sich daran erkennen, daß der Patient Töne schlecht hört, die durch Knochenleitung übertragen werden. Für die Prüfung benutzt man einen Schallgeber, der Tonschwingungen auf die Schädelknochen überträgt.

Kann Musik möglicherweise den Ohren schaden?

„Dreh die Musik leiser!" Diese Aufforderung richten viele Eltern an ihre heranwachsenden Kinder, aus deren Zimmer überlaute rhythmische Musik dröhnt. Vermutlich würden die Eltern den Kindern gern auch vorhalten, daß sie bei dieser Lautstärke früher oder später schwerhörig werden. Für dieses Argument gibt es jedoch, sofern jemand nicht zu lange und oft laute Musik hört, keinen eindeutigen Beweis.

Im allgemeinen spielt eine Rockgruppe wesentlich lauter als beispielsweise ein Sinfonieorchester. Messungen, die vor einiger Zeit in Norwegen durchgeführt wurden, haben gezeigt, daß Rockmusik für einen Zuhörer, der einen Meter vom Lautsprecher entfernt ist, eine Lautstärke von 120–130 Dezibel erzeugt. In vielen Fällen wurde festgestellt, daß bei einigen Zuhörern das Hörvermögen durch Rockmusik zumindest vorübergehend beeinträchtigt wird. Andererseits scheinen sich die Ohren in den Pausen zwischen den einzelnen Stücken aber auch wieder erholen zu können.

Verständlicherweise sind Diskjockeys und Mitglieder einer lauten Band einem größeren Risiko ausgesetzt als normale Zuhörer. In einer Untersuchung von 70 Diskjockeys in Diskotheken stellte man bei einem Drittel von ihnen ausgeprägte Gehörschäden fest. Diese Testpersonen waren 20–30 Jahre alt; sie gehörten also zu einer Altersgruppe, in der nur bei einem Prozent des Bevölkerungsdurchschnitts Schädigungen des Gehörs zu erwarten sind.

Sind manche Menschen besonders geräuschempfindlich?

Wer häufiger lauten Geräuschen ausgesetzt ist, die zu Gehörschäden führen können, der ist oft wenig empfindlich gegenüber Geräuschpegeln, die von anderen Menschen

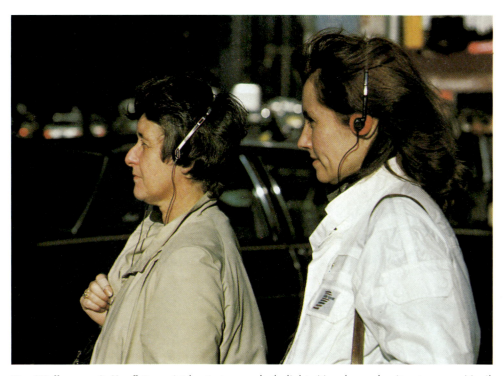

Der Walkman mit Kopfhörern ist heutzutage sehr beliebt. Man kann damit unterwegs Musik hören oder etwa eine Sprache von der Cassette lernen. Das Vergnügen birgt aber zwei Risiken: Man wird vom Straßenverkehr abgelenkt, und bei ständiger Berieselung mit übermäßiger Lautstärke sind Gehörschäden möglich.

mit intakter Hörfähigkeit als störend empfunden werden. Dieser Gleichmut kann die Folge einer Gehörschädigung sein. Bei Menschen, die oft Musik lautstark – vor allem über Kopfhörer – abspielen, besteht eine erhöhte Gefahr für einen akustischen Schaden.

Auch Angehörige von Berufsgruppen mit starker Lärmbelastung – beispielsweise in Werkshallen, am Bau oder in Bergwerken – unterliegen einem erhöhten Risiko, daß sich nach einiger Zeit eine gewisse Schwerhörigkeit einstellt.

Im Alter von 40 Jahren ist bei den meisten Menschen der westlichen Welt eine Einbuße des Hörvermögens, vor allem bei den höheren Frequenzen, festzustellen. Bemerkenswert erscheint, daß die altersbedingte Schwerhörigkeit nur in der industrialisierten Welt auftritt. Untersuchungen in Eingeborenendörfern haben gezeigt, daß Menschen, die nicht dauernd starken Geräuschen ausgesetzt sind, keinen Gehörverlust erleiden.

Können Geräusche die Gesundheit beeinträchtigen?

Es gibt immer mehr Hinweise darauf, daß starke Geräusche die verschiedensten biologischen Reaktionen auslösen können, etwa erhöhten Blutdruck, anomale Drüsenfunktion, erhöhten Pulsschlag, flache Atmung und bei schwangeren Frauen eine verringerte Blutzufuhr zum Embryo. Überdies können in einer geräuschvollen Umgebung gefühlsmäßiger Streß, Lernprobleme, Schlafstörungen und Unfallrisiken merklich zunehmen.

Untersuchungen haben ferner gezeigt, daß unter dem Einfluß von Geräuschen die Leistung bei der Arbeit nachläßt. So hat beispielsweise ein Test in einem lauten Großraumbüro ergeben, daß Maschinenschreiberinnen 20 Prozent ihrer Energie aufwenden mußten, um die negativen Wirkungen der Geräusche zu überwinden. Bei einem ähnlichen Versuch mit leitenden Angestellten stieg dieser Energieaufwand sogar auf 30 Prozent.

Warum sind manche Leute unmusikalisch?

Die Fähigkeit, feine Unterschiede in der Tonhöhe wahrzunehmen und einen gehörten Ton genau nachzusingen, ferner auch ein empfindliches Gehör für verschiedene Arten von Musik – das alles hat so gut wie nichts mit den physikalischen Eigenschaften des Ohres zu tun. Ein fehlendes „musikalisches Gehör" kann ererbt sein, aber auch auf einer mangelnden Ausbildung beruhen. Wer nicht in jungen Jahren gelernt hat, feine Ton- und Klangunterschiede wahrzunehmen, wird auch später Schwierigkeiten haben, ein umfassendes und empfindsames Gehör zu erlangen.

Ohrenleiden und Hilfsmittel

Was ist die häufigste Ursache für Ohrenschmerzen?

Ohrenschmerzen können unter anderm auf einen Fremdkörper im Gehörgang, ein geplatztes Trommelfell oder auch den erschwerten Durchbruch eines Weisheitszahns zurückzuführen sein. Die häufigste Ursache für Schmerzen im Ohr ist jedoch eine Mittelohrentzündung, die einer Entzündung des Nasen- und Rachenraums folgt.

Oft sind Ohrenschmerzen auch eine Begleiterscheinung einer andern Krankheit, etwa einer Erkältung oder Grippe, einer Mandelentzündung oder auch von Scharlach, Mumps oder Masern. Die Viren und Bakterien, die solche Krankheiten verursachen, wandern durch die Ohrtrompete (oder Eustachische Röhre) in die Höhle des Mittelohrs, wo sie sich festsetzen und vermehren. Durch die Infektion wird die Schleimhaut, mit der das Mittelohr ausgekleidet ist, gereizt, so daß sie eine Abwehrflüssigkeit absondert. Diese kann jedoch nicht abfließen, weil die Eustachische Röhre entzündet und angeschwollen ist. Die Folge sind dann erhebliche Schmerzen, die vom Überdruck in diesem empfindlichen Bereich stammen.

Etwa 80–90 Prozent aller Mittelohrentzündungen treten bei Kindern bis zum zwölften Lebensjahr auf. Solche Infektionen sind stets gefährlich, denn sie können sich ausbreiten und zu einer Entzündung des Warzenfortsatzes, der Hirnhaut und sogar zu einem Gehirnabszeß führen. Dank moderner Medikamente lassen sich diese Komplikationen jedoch zumeist verhindern. Bei hohem Fieber sollte man unverzüglich einen Arzt zu Rate ziehen.

Geben Ohrgeräusche Anlaß zur Sorge?

Fast jeder Mensch nimmt einmal für kürzere oder längere Zeit unerklärliche Geräusche in einem Ohr oder beiden wahr – ein Klingen, Summen, Pfeifen, Knacken, Rauschen, Dröhnen oder Zischen. Die Ursache liegt oft in besonders lauten Geräuschen, denen man ausgesetzt war, oder auch darin, daß man Koffein oder Alkohol, Chinin oder ein anderes Medikament in hoher Dosis eingenommen hat. In solchen Fällen gehen die Symptome meist zurück, sobald die Ursache behoben ist.

Stärker geplagt sind Millionen von Menschen, die ständig solche „entotischen Geräusche" hören, welche im Innern des Ohres zu entstehen scheinen. Viele Betroffene sind dadurch so stark beeinträchtigt, daß sie kein normales Leben mehr führen können. Einer von ihnen beschrieb das Ohrgeräusch als „so ähnlich wie das Zirpen von 5000 Grillen".

Dieses Leiden wird wissenschaftlich als *Tinnitus aurium* (Ohrenklingen) bezeichnet. Eine Ursache läßt sich meist nicht finden. Ältere Menschen, deren Hörfähigkeit langsam nachläßt, sind häufiger betroffen. In denjenigen Fällen, in denen eine Ursache erkennbar wird, gehen die Ohrgeräusche auf berufsbedingten Lärm zurück. Manchmal ist das Leiden auch durch eine Otosklerose (eine Verknöcherung im Mittelohr), eine Allergie, Blutarmut, Zuckerkrankheit, eine Kopf- oder Halsverletzung, durch Bluthochdruck oder seelische Belastung ausgelöst worden.

Welche Hilfsmittel gibt es für Schwerhörige?

Wenn Beethoven heute leben würde, könnte sein beeinträchtigtes Hörvermögen wahrscheinlich durch einen chirurgischen Eingriff gebessert werden. Man geht seit einiger Zeit davon aus, daß der Komponist an Otosklerose gelitten hat, einer Erkrankung des Mittelohrs, bei der der Steigbügel – eines der winzigen Gehörknöchelchen zur Übertragung von Schallwellen – unbeweglich wird.

Viele Fälle von Schwerhörigkeit sind jedoch operativ nicht zu behandeln. Andererseits kann aber zahlreichen Menschen, die schlecht hören, durch ein modernes Hörgerät geholfen werden. Frühere Apparate, die alle Laute und Töne unterschiedslos verstärkten, waren für den Benutzer oft mehr eine Last als eine Erleichterung. Auf solche Weise hört man nur lauter, nicht jedoch deutlicher. Heute kann der Ohrenarzt hingegen feststellen, welche Laute der jeweilige Patient schlecht hört, und dann kann er ihm ein elektronisches Hörgerät verordnen, das nur diese Laute verstärkt.

Eine zusätzliche Hilfe zum Hörgerät ist das Ablesen von den Lippen oder vielmehr das Lesen der Sprechbewegungen; denn man muß dabei das ganze Gesicht beobachten. Auch Menschen mit gutem Hörvermögen bedienen sich in einer lauten Umgebung unbewußt dieses Hilfsmittels. Für ein solches Lesen der Sprechbewegungen gibt es besonderen Unterricht. Man kann sich aber auch selbst eine gewisse Fertigkeit aneignen, indem man Fernsehprogramme anschaut und dabei den Ton ganz leise einstellt.

Das Ohr im Volksglauben

Von alters her hat sich der Aberglaube auch mit den Ohren beschäftigt. Die Griechen und andere antike Völker meinten, die Ohren seien der Sitz der menschlichen Intelligenz. Kleine Ohren wurden häufig als Zeichen für Geiz angesehen; andererseits sollten sie ein vornehmes Wesen erkennen lassen. Entsprechendes galt für große Ohren: In manchen Fällen deuteten sie auf Großzügigkeit hin, in andern auf grobe Manieren. Jedes Klingen, Rauschen, Jucken oder Brennen in den Ohren galt als Anzeichen dafür, daß jemand über den Betreffenden sprach. In manchen Fällen stand eine Empfindung im linken Ohr, in andern Fällen eine im rechten dafür, daß Gutes von einem gesagt wurde. Für das andere Ohr galt dann jeweils das Gegenteil. Jeder Mensch besitzt eine unverwechselbare Ohrform. Sie könnte zur Identifizierung herangezogen werden, weil die Ohren das ganze Leben hindurch ihre Form behalten.

In einer Muschel könne man, so heißt es, das Rauschen des Meeres hören, das darin eingefangen sei. Tatsächlich hört man aber nur ein Echo alltäglicher Geräusche. Durch die Spiralform und die glatten Innenwände einer Schneckenmuschel werden auch die leisesten Schwingungen aufgefangen und verstärkt.

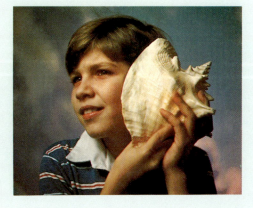

Hörgeräte – Auffangvorrichtungen für Schallwellen

Die älteste Hörhilfe ist die hohle Hand, die man hinter das Ohr legt, um so mehr Schallwellen aufzufangen. Dabei kann man die Hand in eine bestimmte Richtung drehen, um beispielsweise seinen Tischpartner in einem lauten Restaurant besser zu hören. Bei einer stärkeren Schwerhörigkeit versagt dieses Mittel allerdings. Im 17. Jahrhundert kamen die ersten Hörrohre auf. Sie hatten die verschiedensten Formen und sollten die Schallwellen einfangen und zum Ohr weiterleiten. Diese rein mechanischen Hörapparate waren jedoch nicht allzu hilfreich. Erst im 20. Jahrhundert wurden elektronische Hörgeräte entwickelt, die Schwerhörigen wirklich nützen können. Im Unterschied zum Hörrohr verstärken sie den Schall gezielt. Ein Mikrofon fängt die Schallwellen auf, wandelt sie in Stromimpulse um, verstärkt die wichtigen und leitet sie an einen Ohrhörer weiter. Spezialisten befassen sich bereits mit Hörgeräten, die man in das Innenohr einsetzen will.

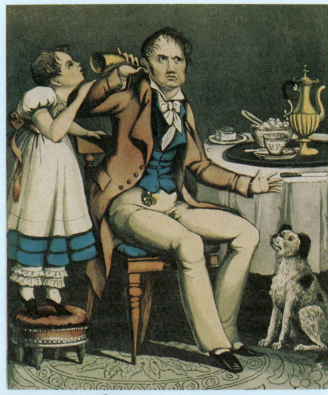

Dieses „Sprechrohr" erfand 1650 der vielseitige deutsche Gelehrte Athanasius Kircher. Es verstärkte zwar die Stimme, war aber äußerst unhandlich.

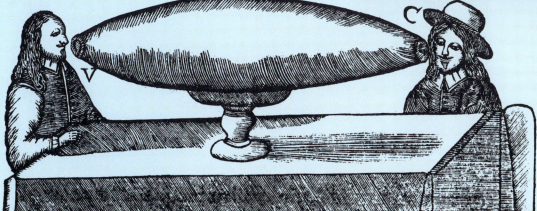

Anstrengung und äußerste Konzentration beim Sprecher wie beim Benutzer des Hörrohrs sind auf dieser Lithographie aus dem 19. Jahrhundert zu erkennen. Der Nutzen dieser primitiven Hörhilfen war zumindest fraglich. Je nach Art der Schwerhörigkeit halfen sie überhaupt nicht, oder ihre Wirksamkeit war begrenzt.

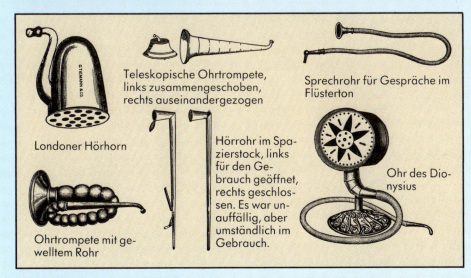

Die Hörhilfen des späten 18. Jahrhunderts hatten alle möglichen Formen.

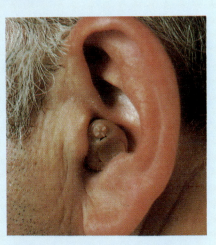

Moderne elektronische Hörgeräte sind hoch entwickelt. Einige werden direkt in den Gehörgang eingesetzt und sind praktisch unsichtbar.

Der Gleichgewichtssinn

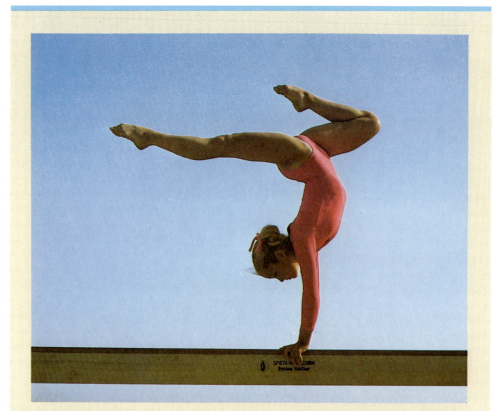

Eine Turnerin muß das Gleichgewicht halten und schnell wiedergewinnen können.

Das Innenohr als Gleichgewichtsorgan

Ein Kleinkind watschelt zunächst herum und fällt immer wieder hin. Mit Hilfe des Innenohrs lernt es schließlich Laufen. Im Innenohr, dem sogenannten Labyrinth, befinden sich Kammern, die mit Flüssigkeit gefüllt und mit haarartigen Sinneszellen ausgestattet sind. Wenn der Kopf bewegt wird, verlagert sich die Flüssigkeit und drückt die Haare zur Seite. Diese senden daraufhin Nervenimpulse aus. Die drei halbkreisförmigen Bogengänge im Innenohr, die rechtwinklig aufeinander stehen, halten das Gleichgewicht aufrecht, wenn sich der Körper in Bewegung befindet. Der untere Teil des Gleichgewichtsorgans, die Schnecke, sorgt für das statische Gleichgewicht. Zu den Sinneszellen gehören hier winzige Steinchen (Otolithen), die auf die Haare einen Druck ausüben, wenn sich die Flüssigkeit in der Kammer verlagert. Alle Informationen über Lageveränderungen der Steinchen und der Haare werden dem Gehirn zugeleitet, das nun dem Körper Anweisungen gibt, wie er seine Lage verändern soll.

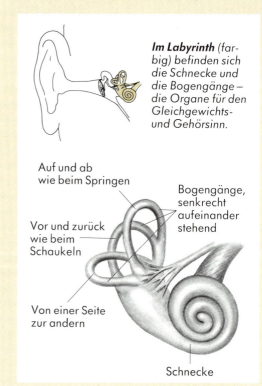

Im Labyrinth (farbig) befinden sich die Schnecke und die Bogengänge – die Organe für den Gleichgewichts- und Gehörsinn.

Auf und ab wie beim Springen

Bogengänge, senkrecht aufeinander stehend

Vor und zurück wie beim Schaukeln

Von einer Seite zur andern

Schnecke

Wie hält der Mensch seinen Körper im Gleichgewicht?

Auf einem Bein zu stehen ist nicht schwer. Aber mit geschlossenen Augen auf einem Bein stehen ist eine schwierige Übung; denn sobald man die Position anderer Dinge im Verhältnis zum eigenen Körper nicht sehen kann, ist es nicht leicht, das Gleichgewicht zu bewahren. Der Gesichtssinn spielt jedoch bei der Aufrechterhaltung des Gleichgewichts nur eine geringere Rolle. Wesentlich wichtiger ist das Labyrinth, ein Organ im Innenohr. Es besteht im wesentlichen aus drei halbkreisförmigen, mit Flüssigkeit gefüllten Bogengängen, die in drei verschiedene Richtungen weisen und so angeordnet sind, daß jeder von ihnen auf den beiden andern senkrecht steht. Die Bogengänge sind mit empfindlichen Haaren ausgekleidet. Diese stehen mit demjenigen Teil des Gehirns in Verbindung, der die Skelettmuskulatur steuert.

Wenn man den Kopf bewegt, strömt die Flüssigkeit in einem der Bogengänge oder in mehreren über die Sinneshaare und reizt sie. Daraufhin senden sie entsprechende Nervenimpulse zum Gehirn. Sobald das Gehirn bemerkt, daß der Körper aus dem Gleichgewicht gerät, gehen automatisch Befehle an einige Muskeln, die sich dann zusammenziehen oder entspannen und so das Gleichgewicht wiederherstellen.

Was sind die Symptome der Menière-Krankheit?

Ein Schwindelgefühl, also der Eindruck, man stehe mit den Füßen nicht mehr fest auf dem Boden, tritt gelegentlich als Nebenerscheinung bei Bluthochdruck, niedrigem Blutdruck, Blutarmut, Angst, Alkoholmißbrauch, einer Depression und andern Leiden auf, bei denen das Gehirn unzureichend mit Sauerstoff versorgt wird. Bei extremen Schwindelgefühlen – vor allem wenn der Patient den Eindruck hat, er selbst oder seine Umgebung drehte sich im Kreis, also bei einem sogenannten Drehschwindel – könnte eine Menière-Krankheit vorliegen. Zu deren Symptomen gehören überdies Ohrensausen, wechselndes Hörvermögen und ein Druckgefühl im betroffenen Ohr. Es handelt sich dabei um eine Erkrankung des Innenohrs, bei der sich im Labyrinth zuviel Flüssigkeit befindet.

Die Menière-Krankheit tritt vorwiegend bei Männern über 40 auf; sie ist nicht vorhersehbar und verläuft sehr unterschiedlich. So kann sie allmählich oder plötzlich einsetzen, nur schwach ausgeprägt oder sehr schlimm sein, nur ein Ohr oder beide befallen und bloß wenige Minuten oder – mit gelegentlichen Unterbrechungen – Monate oder Jahre dauern. In manchen Fällen ist der Drehschwindel so stark, daß der Betroffene seiner gewohnten Tätigkeit nicht mehr nachgehen kann. Er taumelt, fällt zu Boden oder verliert das Bewußtsein.

Die eigentliche Ursache für den Flüssigkeitsstau im Labyrinth ist noch nicht klar; deshalb gibt es auch noch keine spezifische Behandlungsmethode. Viele Patienten nehmen sogenannte Diuretika ein, die den Körper allgemein entwässern. In besonders schweren Fällen bleibt nur die Möglichkeit eines chirurgischen Eingriffs. Dieser ist sehr schwierig, denn der Arzt muß nur wenige Millimeter vom Gehirn entfernt operieren.

Warum hat man beim Fliegen manchmal Ohrenbeschwerden?

Das Mittelohr ist mit dem Nasen-Rachen-Raum durch die Ohrtrompete (Eustachische Röhre) verbunden. Diese hat unter anderm die Aufgabe, für einen Druckausgleich beiderseits des Trommelfells zu sorgen. Wenn man nun in einem Flugzeug sitzt, das rasch Höhe gewinnt, nimmt der Außendruck ab, und Luft strömt aus der Ohrtrompete heraus. Geht ein Flugzeug hingegen nieder, so erhöht sich der Druck, und Luft strömt in die Ohrtrompete ein. Unabhängig von der Richtung der bewegten Luft nimmt der Passagier diesen Vorgang als knackendes Geräusch wahr.

Manchmal können die Ohrtrompeten jedoch die raschen Druckänderungen nicht ausgleichen, besonders dann, wenn die Röhren infolge einer Erkältung, einer Allergie oder Entzündung der Nebenhöhlen verstopft sind. In diesem Fall hat die Luft keinen freien Durchgang, und der Druck im Mittelohr entspricht deshalb nicht mehr dem Außendruck. Das empfindliche Trommelfell wölbt sich nach außen oder nach innen. Man hat dann ein Druckgefühl und Schmerzen in den Ohren und kann schlecht hören. Die Symptome können mehrere Stunden anhalten. Manchmal hilft es, wenn man schluckt, gähnt oder Kaugummi kaut, weil auf diese Weise das träge Ventil an der Einmündung der Röhre in den Nasen-Rachen-Raum geöffnet wird und je nach Bedarf Luft heraus- oder hineinströmen kann. Deshalb ist es ratsam, bei Erkältungen oder ähnlichen Beschwerden nicht zu fliegen oder vor dem Start nach ärztlicher Verordnung Medikamente einzunehmen.

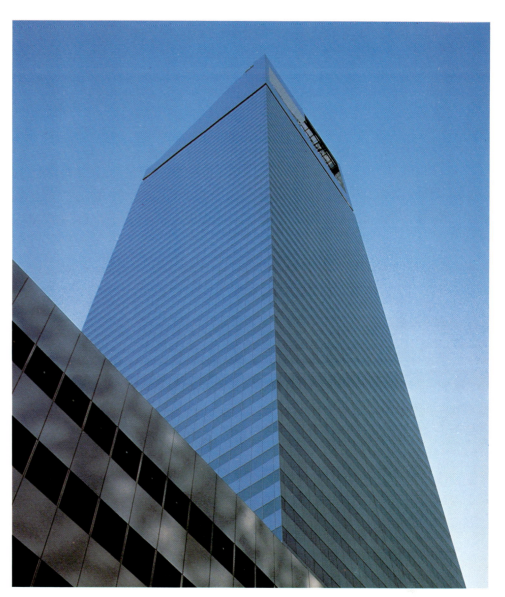

Bei einer Fahrt im Aufzug eines Wolkenkratzers stellt sich in den Ohren oft ein Taubheitsgefühl ein. Dies rührt daher, daß der Druckausgleich über die Ohrtrompete gestört ist.

Die genannten Beschwerden können gelegentlich auch dann auftreten, wenn man auf andere Weise einen größeren Höhenunterschied durchmißt, etwa im alpinen Skilauf einen steilen Hang hinabfährt oder im Meer in größere Tiefen taucht.

Ist Schwerhörigkeit auf einem Ohr ein Gefahrenzeichen?

Eine plötzlich auftretende oder allmählich zunehmende Schwerhörigkeit auf einem Ohr kann sich in jedem Alter einstellen, und zwar oft aus unerklärlichen Gründen. Zu den bekannten Ursachen gehören Gefäßerkrankungen, beispielsweise ein Blutgerinnsel in einem kleinen Blutgefäß. Infektionen oder eine Verletzung können ebenfalls Schwerhörigkeit zur Folge haben. Gelegentlich liegt auch ein sogenanntes Akustikusneurinom vor; das ist eine Geschwulst in dem Kanal, durch den der Gehörnerv zum Gehirn führt. Derartige Wucherungen sind zwar an sich nicht bösartig, doch müssen sie rechtzeitig entfernt werden, weil sie sonst nicht nur zu dauernder Taubheit führen, sondern auch so groß werden können, daß wichtige Teile des Gehirns unwiderruflich geschädigt werden. Daß ein Patient an einem Akustikusneurinom stirbt, läßt sich meistens verhindern. Bei einer Operation sind die Aussichten sehr gut.

Tumoren dieser Art sind daran zu erkennen, daß sie gewöhnlich nur in einem Ohr auftreten. Deshalb ist eine einseitige Schwerhörigkeit auch stets ernst zu nehmen. In den meisten Fällen macht sich ein Akustikusneurinom noch durch weitere Symptome bemerkbar. Dazu gehören Ohrensausen, anfallartige Schmerzen, ein Gefühlsverlust in einer Gesichtshälfte oder im Gehörgang eines Ohres, ein Brennen auf der Zunge, wiederkehrende Kopfschmerzen und Schwindelgefühl.

Die Klimaanlage des Körpers

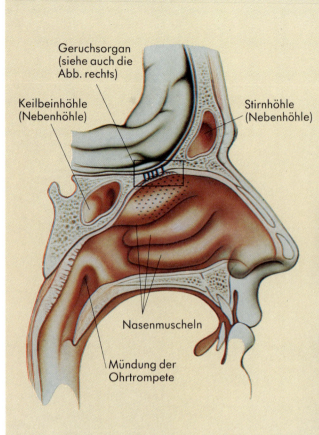

Welche Funktionen hat die Nase?

Zunächst dient die Nase als Geruchsorgan. Diese Aufgabe ist biologisch durchaus wichtig. So signalisiert Brandgeruch eine drohende Gefahr, und Essensdüfte regen den Appetit an. Darüber hinaus wirkt die Nase aber auch als Klimakammer und Filter im Atmungssystem; jeden Tag werden von ihr ungefähr 14 Kubikmeter Luft „aufbereitet". Im Nasenraum werden Staubteilchen aus der Luft aufgefangen und Bakterien zurückgehalten. Außerdem wird die Luft hier erwärmt und befeuchtet. Daneben dient die Nase noch als Resonanzraum für die Stimme; sie verleiht ihr eine größere Klangfülle.

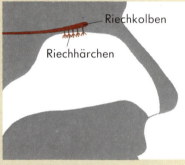

Geruchsrezeptoren oben im Nasenraum führen durch die Siebplatte zu den Riechkolben, die unmittelbar mit dem sogenannten Riechhirn verbunden sind.

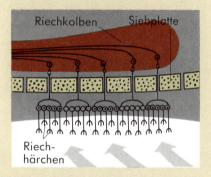

Die Riechhärchen leiten die Geruchseindrücke nach oben weiter. Es gibt zwei solche Stellen; zusammen sind sie nicht größer als eine Briefmarke.

Wie sieht das Innere der Nase aus?

Die Nase ist ein bewundernswert eingerichtetes Organ. Schon die äußere Form ist sehr zweckmäßig. Daß die Nase vorspringt, entspricht ihrer Hauptfunktion, der Aufnahme und Abgabe von Atemluft, aufs beste. Außerdem befindet sie sich unmittelbar oberhalb des Mundes und hat damit den günstigsten Platz, um beim Essen die Geschmacksempfindungen der Papillen auf der Zunge durch den Geruchssinn zu unterstützen.

Auch der innere Aufbau der Nase ist durchaus funktionsgerecht. Die beiden Nasenlöcher gewähren der Luft Einlaß zum Nasenraum. Dieser besteht aus zwei Höhlen, die durch eine dünne, knorpelige Scheidewand voneinander getrennt sind. Andere Teile aus dickerem, festerem Knorpel- und Knochenmaterial bilden den tragenden Nasenrücken.

Der Nasenraum ist mit einer Schleimhaut ausgekleidet. Sie enthält zahlreiche Blutgefäße, die an die eingeatmete Luft Wärme abgeben. Dieser Erwärmung dienen auch die Nasenmuscheln, drei wulstige Knochen, die von den Seitenwänden waagerecht in die Nasenlichtung vorspringen. Sie haben die gleiche Funktion wie die Rippen eines Heizkörpers: Die Muscheln vergrößern die Oberfläche, an der die kühle Außenluft vorbeistreichen muß.

Eine Reihe von Öffnungen verbindet die Nase (über die Tränennasenkanäle) mit den Augen, (über die Eustachischen Röhren) mit den Ohren sowie mit den sogenannten Nasennebenhöhlen – luftgefüllten Hohlräumen, die sich vorn und seitlich im Schädel befinden.

Wie wird die Atemluft von der Nase gefiltert?

Die Nase dient als Filter für die Atemluft. Die Reinigung der Luft geht in zwei Stufen vor sich. Unmittelbar hinter den Nasenlöchern befinden sich im Nasenraum kurze, steife Haare, welche Pollen, Fasern, Körnchen und andere Partikel zurückhalten. Staub und Schmutzteilchen, die an dieser ersten Sperre vorbeikommen, werden dann mit wirkungsvolleren Waffen bekämpft. Sie können durch einen Luftstrom ausgestoßen werden, wenn sie die Nase so reizen, daß man niesen muß.

Die nächste Abwehrfront bildet die Nasenschleimhaut, mit der die Atemwege ausgekleidet sind. Sie sondert einen zähen Schleim ab, der Bakterien zunächst mechanisch festhält und sie überdies zum Teil auch durch ein Enzym, das Lysozym, chemisch zerstört.

Etwa alle 20 Minuten produziert die Nase eine neue Schleimschicht – durchschnittlich insgesamt einen knappen Liter pro Tag. Um den alten, mit Fremdkörpern beladenen Schleim loszuwerden, besitzt die Nase Milliarden winziger Flimmerhärchen, die durch die Schleimschicht hindurchragen. Mit etwa 15 peitschenartigen Bewegungen in der Sekunde treiben die Härchen das Sekret in Richtung Speiseröhre und Magen. Dort werden die meisten der eingefangenen Bakterien, soweit sie noch intakt sind, durch die Magensäfte zerstört.

Bei einem gesunden Erwachsenen wandert die Schleimschicht etwa sechs Zentimeter pro Minute. Bei Menschen, die rauchen, übermäßig viel Alkohol trinken, ausgetrocknet sind oder sich allgemein in einem schlechten Gesundheitszustand befinden, fließt der Strom jedoch wesentlich langsamer. Damit ist natürlich auch der Abwehrmechanismus der Nase gegen Bakterien und andere Schadstoffe weniger wirksam.

Warum ist es gesünder, durch die Nase zu atmen?

Der Mund dient in erster Linie der Aufnahme von Nahrung und Flüssigkeit. Er besitzt nur geringe Abwehrmittel gegen Bakterien und ist auch kaum geeignet, die Atemluft zu erwärmen und anzufeuchten. Wenn man also durch den Mund atmet, verzichtet man auf wichtige „Dienstleistungen", die zu den Aufgaben der Nase gehören.

In manchen Fällen – beispielsweise bei einer Verstopfung der Nasenwege infolge einer Erkältung oder Allergie – ist man jedoch darauf angewiesen, den Lungen die lebenswichtige Atemluft durch den Mund zuzuführen. Dann muß man dafür dankbar sein, daß die Natur noch für einen weiteren Atemweg gesorgt hat – auch wenn er nicht ideal ist.

Warum werden Medikamente zuweilen durch die Nase verabreicht?

Da sich in der Nase sehr viele kleine Blutgefäße befinden, kann die Nasenschleimhaut chemische Stoffe besonders rasch aufnehmen. Einige Medikamente, die in Form eines Sprays oder als Nasentropfen verkauft werden, gelangen bereits nach drei bis fünf Minuten in den Blutkreislauf. Manche Ärzte sind deshalb dazu übergegangen, ihren Patienten auch Insulin und Grippeimpfstoffe auf diesem Weg zu verabreichen.

Die pharmazeutische Forschung geht davon aus, daß in Zukunft wahrscheinlich noch mehr Medikamente durch die Nase verabreicht werden, und zwar aus folgenden Gründen: Eine Behandlung mit Zäpfchen kann unbequem sein, und Injektionen können Schmerzen bereiten. Bei Medikamenten, die man durch den Mund einnimmt, dauert es verhältnismäßig lange, bis sie in den Blutkreislauf gelangen. Überdies verlieren sie, während sie das Verdauungssystem durchlaufen, einen großen Teil ihrer Wirkungskraft.

Gibt es eine richtige Methode, sich die Nase zu putzen?

Das Schneuzen scheint mehr eine natürliche Reflexhandlung zu sein als eine Fähigkeit, die man erst erlernen muß. Wenn man jedoch beim Naseputzen einen zu starken Druck ausübt, kann es passieren, daß ein Trommelfell einen Riß bekommt oder Krankheitserreger in das Ohr oder die Nasenhöhlen gelangen.

Zum gefahrlosen Schneuzen empfiehlt sich folgende Methode: Man bläst jeweils nur ein Nasenloch frei, während man das andere durch einen leichten Druck gegen den betreffenden Nasenflügel verschließt. Dabei verwendet man am besten ein weiches Papiertaschentuch und wirft es dann so weg, daß andere Personen nicht damit in Berührung kommen.

Wenn die Nasenflügel innen aufgesprungen und entzündet sind, reibt man sie mit etwas Vaseline ein.

Wer eine verstopfte Nase hat, kann sich Erleichterung verschaffen, indem er im Zimmer einen Luftbefeuchter oder Verdampfer zur Erhöhung der Luftfeuchtigkeit aufstellt. Auf diese Weise löst sich der Schleim leichter.

Das ist vor allem bei trockenem Winterwetter wichtig. Man beachte aber genau die Betriebsanleitung des Geräts. Wenn ein Luftbefeuchter nicht regelmäßig gereinigt wird, können sich darin Mikroorganismen ansiedeln, die Infektionskrankheiten verbreiten.

Welche Auswirkungen hat eine Verbiegung der Nasenscheidewand?

Wenn die knorpelige Scheidewand zwischen den Nasenlöchern und in der Nase nach einer Seite hin verbogen ist, haben die beiden Luftwege rechts und links eine unterschiedliche Größe und Form. Solange die Differenz nur gering ist, macht sie sich kaum bemerkbar. Allenfalls stellt man bei einer Erkältung fest, daß der engere Nasenweg ständig mehr verstopft ist als der andere. Diese Beeinträchtigung ist jedoch geringfügig, und am besten unternimmt man dagegen gar nichts. Wenn jedoch eine verbogene Nasenscheidewand die normale Atmung beeinträchtigt, kann man sie durch einen chirurgischen Eingriff geraderichten lassen.

Wie kann ein Chirurg die Nasenform verändern?

Eine plastische Operation der Nase oder des Nasenraumes kann zwei Zwecken dienen. In manchen Fällen sollen durch die Umformung Mißbildungen korrigiert werden, die Beschwerden verursachen. So ist bei Kindern mit angeborener Gaumenspalte eine solche Korrektur erforderlich. Zumeist dienen derartige Eingriffe aber einem kosmetischen Zweck: Die äußere Form der Nase wird so verändert, daß sie dem Schönheitsempfinden des Besitzers besser entspricht. Einen Nasenhöcker beispielsweise oder einen zu breiten Nasenrücken kann man korrigieren, indem man Knochen- oder Knorpelgewebe abträgt oder hinzufügt.

Solche Operationen an der Nase erfordern viel Fingerspitzengefühl; mit einem medizinischen Risiko sind sie aber kaum verbunden. Die Nase des Patienten sieht lediglich zwei bis drei Wochen lang leicht zerschunden und geschwollen aus. Im Lauf einiger Monate heilt sie dann jedoch völlig aus und nimmt ihre endgültige neue Form an.

Wußten Sie, daß ...

... eine Knollennase keine bekannte Ursache hat? Bei diesem Leiden rötet sich die Nase; sie bekommt knollenförmige Auswüchse und ist von verdickten Adern durchzogen. Die Erscheinung wird offenbar durch stark gewürzte Speisen, heißen Kaffee oder Tee und durch den Einfluß von Kälte, Wind und Hitze sowie auch durch Alkohol verschlimmert.

... ein Blumenkohlohr die Folge einer Quetschung, Erfrierung oder einer schlimmen Infektion der Ohrmuschel ist? Dabei platzen die winzigen Blutgefäße im Ohr, und unter der Haut entsteht ein Bluterguß. Danach bildet sich faseriges Gewebe aus, das sich allmählich verdickt und eine klumpige Verformung des Ohres hervorruft. Früher war das Blumenkohlohr ein typisches Merkmal von Boxern. Heute kann man diese Mißbildung verhindern, indem man mit einer Injektionsnadel das angesammelte Blut abzieht, bevor es gerinnt.

... der Geruchssinn eine Rolle in der Medizin spielen kann? Jungen Ärzten wird geraten, nahe an ihre Patienten heranzugehen, weil sie auf diese Weise eine Krankheit oft regelrecht riechen können. Wenn ein Patient beispielsweise nach frischem Toastbrot riecht, dürfte er Typhus haben. Ein Geruch nach fauligen Äpfeln läßt auf Brand schließen.

Der Zusammenhang zwischen Geruch und Geschmack

Wie man Gerüche wahrnimmt

Wenn man einen Geruch prüfen will, muß man tief einatmen. Dabei entstehen Luftwirbel, die nach oben strömen und über die Geruchssensoren, die Riechhärchen oben im Nasenraum, streichen. Im schleimigen Nasensekret kommen die Moleküle, die sich in der Luft befinden, zur Wirkung. Einen Geruch kann man nämlich nur dann wahrnehmen, wenn seine Träger in flüssiger Form vorhanden sind. Sobald die chemischen Geruchsstoffe auf die winzigen Sinneshärchen treffen, wird eine Kette von Reizen ausgelöst, die schließlich von Nervenfasern weitergeleitet werden. Erstaunlicherweise konnte man feststellen, daß bereits ein einziges Molekül diese Kettenreaktion in Gang bringen kann. Die Nervenfasern treten durch winzige Löcher in der Siebplatte unterhalb des Gehirns in den Schädel ein und führen zu den beiden Riechkolben. (Siehe Abb. S. 218, rechts.)

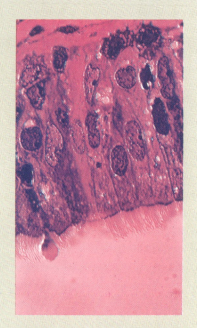

Unten an der Riechschleimhaut sitzen die Riechhärchen.

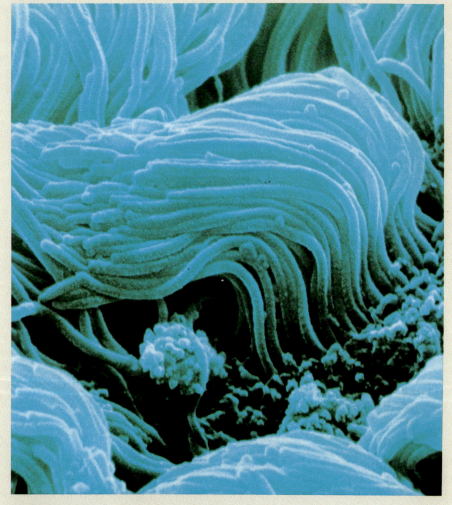

Großaufnahme: Die wogenden Riechhärchen stehen dicht an dicht.

Was ist eigentlich ein Geruch?

Insekten und Säugetiere können Gerüche besser wahrnehmen als der Mensch. So ist beispielsweise das Männchen des Maulbeerspinners in der Lage, Duftstoffe, die ein Weibchen abgibt, noch in einer Entfernung von nahezu 3,5 Kilometern zu riechen. Der Mensch hingegen muß sich nicht auf seinen Geruchssinn verlassen, um Nahrung oder einen Partner zu finden – also um seine Existenz zu sichern.

Riechen und Schmecken sind zwei chemische Sinneswahrnehmungen: Sie werden durch Moleküle von Stoffen angeregt. Demgegenüber sind Sehen und Hören physikalische Sinneswahrnehmungen, denn sie sprechen auf physikalische Reize an: auf Lichtbzw. Schallwellen.

Der Geruchssinn ist annähernd 10000mal empfindlicher als der Geschmackssinn. Zwischen beiden Wahrnehmungsarten besteht jedoch ein enger Zusammenhang, und man kann sagen, daß man bestimmte Aromen und Geschmacksarten mehr riecht als schmeckt. Wenn die Nase außer Funktion ist, beispielsweise bei einer schweren Erkältung, büßt man damit auch rund 80 Prozent seines Geschmackssinns ein. Wenn man nicht riechen kann, schmecken Äpfel und rohe Kartoffeln nahezu gleich, und selbst Schokoladeneis ist dann kein besonderer Genuß.

Wo sitzt der Geruchssinn?

Jeder der fünf Sinne beruht auf einem komplizierten Zusammenspiel mehrerer spezialisierter Organe. Um etwas zu riechen, braucht man Nervenzellen, die durch Geruchsstoffe angeregt werden, Geruchsnerven, die diese Reize an das Gehirn weiterleiten, sowie Nervenzellen in den Schläfenlappen des Gehirns, welche diese Reize auswerten.

Oben im Nasenraum befinden sich zwei Stellen mit Geruchsrezeptoren. Jede ist kleiner als eine Briefmarke. Es handelt sich um gelbbraune, schleimbedeckte Membranen, die sogenannten Riechschleimhäute. Darauf befinden sich jeweils Millionen von haarförmigen Antennen, die aus dem Schleim herausragen. (Siehe die Abb. S. 218.) Die Atemluft streicht auf ihrem Weg in den Rachen und die Lungen über sie hinweg.

Normalerweise kommt jedoch nur ein geringer Teil der eingeatmeten Luft mit den Riechhärchen in Berührung. Will man einen interessanten oder einen gefährlichen Geruch – beispielsweise das Bukett eines guten

Weines oder Brandgeruch – besser wahrnehmen, so muß man tief oder ruckartig durch die Nase einatmen. Dadurch wird der Luftstrom verstärkt, und an den Riechhärchen streicht eine größere Menge mit Geruchsmolekülen beladener Luft vorbei. Bekanntlich besitzen Hunde einen wesentlich besseren Geruchssinn als der Mensch. Ein Grund hierfür ist der Umstand, daß sich die Geruchsrezeptoren beim Hund direkt in der Bahn des Hauptluftstroms befinden. Außerdem sind diese Rezeptoren etwa 100mal größer als die des Menschen.

Warum ist der Geschmackssinn bei einer Erkältung beeinträchtigt?

Erkältete Leute beklagen häufig, daß sie nicht mehr richtig schmecken können. Untersuchungen haben aber ergeben, daß die Geschmacksknospen der Zunge bei einer Erkältung in ihrer Funktion nicht beeinträchtigt sind. Wie kann es also sein, daß die Patienten dennoch fälschlicherweise den Eindruck haben, daß ihr Essen fast nach nichts schmeckt?

Zwischen Schmecken und Riechen besteht ein so enger Zusammenhang, daß man oft als Geschmack empfindet, was tatsächlich ein Geruch ist. Wenn eine Speise sich im Mund befindet, dringt ihr Geruch durch den Rachen zu den Riechhärchen in der Nase. Der Geruchssinn ist nun aber für Gerüche ungleich empfindlicher als der Geschmackssinn für Geschmäcke. Daher kommt es, daß man den Eindruck hat, man habe seinen Geschmackssinn verloren, wenn infolge einer Erkältung die Nasenwege verstopft sind. Was einem in solchen Fällen tatsächlich fehlt, ist jedoch nicht der Geschmack, sondern der so wichtige Geruch der Speisen.

Gibt es „Primärgerüche", wie es Primärfarben gibt?

Die Wissenschaftler – und zahlreiche andere Menschen – suchen Ordnung in die Vielfalt der Erscheinungen zu bringen, indem sie die Dinge möglichst auf ihre Grundelemente zurückführen. Durch Versuche hat man gezeigt, daß sich alle Farben von den Primärfarben Rot, Gelb und Blau ableiten lassen. Ebenso haben Fachleute nachgewiesen, daß man alle Geschmacksempfindungen auf vier „Primärgeschmäcke" zurückführen kann: süß, sauer, bitter und salzig. Im Bereich der Geruchsempfindungen ist etwas Entsprechendes bislang nicht geglückt.

Böse Winde und tödliche Ausdünstungen

Früher glaubten viele Menschen, Krankheiten würden durch Miasmen, giftige Ausdünstungen verrottender Sumpfpflanzen, ausgelöst. So wurde auch der Begriff Malaria von den italienischen Wörtern *mal* und *aria* abgeleitet, die schlechte Luft bedeuten. Natürlich ist die Malaria auf Mückenstiche und nicht auf eine Luftverpestung zurückzuführen; doch kann eine solche Seuche tatsächlich durch atmosphärische Bedingungen ausgelöst werden. Bei Hitze und hoher Luftfeuchtigkeit steigen in den Sumpfgebieten Dämpfe auf, und die Mücken, Träger der Krankheitserreger, vermehren sich besonders stark. Der Verlauf anderer Epidemien führte zu der Ansicht, Krankheiten würden durch die Atemluft verbreitet. Diese Ansicht war keineswegs unberechtigt; denn neben der Beulenpest, die durch Flohstiche verbreitet wird, gibt es die durch Tröpfcheninfektion von Mensch zu Mensch übertragene Lungenpest.

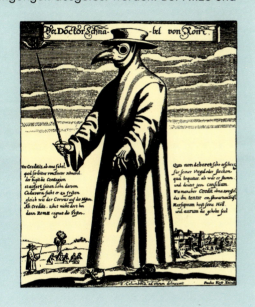

Dicht verhüllt *macht sich dieser deutsche Arzt des 17. Jahrhunderts auf den Weg, um Pestkranke zu besuchen. In der schnabelförmigen Gesichtsmaske befinden sich wohlriechende Stoffe.*

Manche Forscher vertreten ein Extrem und behaupten, es gebe nur sieben „Primärgerüche": blumig, Pfefferminz, ätherisch (wie Äther), Moschus, Kampfer (wie Mottenkugeln), ätzend (stechend) und faulig. Das entgegengesetzte Extrem vertreten andere Wissenschaftler mit der Meinung, jeder Geruch sei ein „Primärgeruch". Dazwischen befinden sich Forscher, die von 50 oder mehr elementaren Geruchsempfindungen ausgehen. Allerdings müssen Fachleute, die den Geruchsempfindungen auf den Grund kommen wollen, zunächst einmal nachweisen, daß sich Gerüche in einer bestimmten Kategorie von anderen grundsätzlich unterscheiden – und das ist nicht einfach.

Wie viele verschiedene Gerüche kann man wahrnehmen?

Die Wahrnehmungsfähigkeit ist von einer Person zur andern sehr unterschiedlich. Das gilt vor allem für Gerüche. Man nimmt an, daß Menschen mit einem durchschnittlichen Geruchssinn etwa 4000 Gerüche unterscheiden können, während besonders empfindliche bis zu 10000 verschiedene Gerüche wahrnehmen.

Auch mit verbundenen Augen dürfte es nicht schwierig sein, bei zwei Proben festzustellen, ob sie einen unterschiedlichen Geruch oder den gleichen haben. Wesentlich schwieriger ist es – von Ausnahmen abgesehen –, einzelne Stoffe allein an ihrem Geruch genau zu erkennen und zu bezeichnen. Untersuchungen haben jedoch gezeigt, daß man eine beachtliche Zahl von Gerüchen identifizieren kann, sofern man in der Lage ist, diese mit Worten zu beschreiben. Das ist allerdings nicht so einfach. Im Gegensatz zu Farben und Geräuschen gibt es für Gerüche kaum Kennzeichnungen. Wie riecht beispielsweise ein Veilchen? Nun, eben wie ein Veilchen. Allenfalls süß.

Bei Untersuchungen an der Yale University in den USA fanden Versuchspersonen häufig, ein Geruch sei ihnen vertraut, doch konnten sie sich nicht an den Namen des betreffenden Stoffes erinnern. Gab man ihnen 80 allgemein bekannte Geruchsträger vor, darunter Sardinen, Leberwurst, Schuhcreme und Fettkreiden, so konnten die Personen nur 36 Dinge allein aufgrund des Geruchs auf Anhieb richtig bezeichnen. Nach Übungen, bei denen die Gerüche genau bezeichnet waren, fiel das Testergebnis besser aus: Die Prüflinge konnten durchschnittlich 75 Substanzen erkennen.

Die Nebenhöhlen der Nase

Wo liegen die Nebenhöhlen, und was ist ihre Aufgabe?

Die acht Nasennebenhöhlen sind luftgefüllte Hohlräume in bestimmten Schädelknochen. Sie haben die Aufgabe, das Gewicht dieser Knochen zu verringern und der Stimme einen volleren Klang zu verleihen. Für eine schöne Singstimme können die Nasennebenhöhlen sogar wichtiger sein als die Stimmbänder.

Zwei dieser Nebenhöhlen, die Stirnhöhlen, liegen unmittelbar oberhalb der Augenbrauen. Weitere Höhlen befinden sich beiderseits des Nasenrückens. Ein drittes Paar liegt tief im Kopf hinter der Nase eingebettet: die Keilbeinhöhlen. Das letzte und zugleich größte Paar – die Kieferhöhlen – befindet sich in den Knochen des Oberkiefers. Alle Nebenhöhlen sind mit einer Schleimhaut ausgekleidet, die mit der Schleimhaut des Nasen-Rachen-Raums zusammenhängt. Wenn die Nase nicht genügend Schleim absondert, gleichen die Nebenhöhlen dieses Manko aus.

Im Normalfall läuft der Schleim aus den Nebenhöhlen durch dünne Kanäle in die Nasenhöhle ab. Wenn jedoch die Schleimhaut in den Nebenhöhlen anschwillt und der Schleim nicht mehr ungehindert abfließen kann, staut er sich und drückt auf empfindliche Nerven. Heftige Kopfschmerzen sind die Folge. Noch schmerzhafter ist eine Nebenhöhlenentzündung, eine sekundäre bakterielle Infektion, die gelegentlich in einer Nebenhöhle oder mehreren auftritt.

Was kann man gegen eine Nebenhöhlenentzündung tun?

Eine akute Nebenhöhlenentzündung ist fast immer die Folge einer Erkältung, einer Grippe, eines Heuschnupfens oder einer Wucherung, die den Abfluß des Schleimes blockiert. Die Symptome ähneln denen einer Erkältung, sind jedoch stärker ausgeprägt. Neben einem allgemeinen Unwohlsein können sich Fieber, Halsschmerzen und eine gewisse Empfindlichkeit der Gesichtspartien und Augen einstellen. Häufig läuft auch ein zäher, grünlichgelber Ausfluß aus der Nase. Er besteht aus Schleim und Zellen, die bei der Abwehr der Infektion abgestorben sind.

Leichtere Entzündungen klingen ohne Behandlung wieder ab; sie können sich aber über Wochen und Monate hinziehen. In schwereren Fällen ist eine Behandlung erforderlich, weil der Patient stark in seinem Wohlbefinden beeinträchtigt ist und die Infektion sich ausbreiten kann. Bei einer chronischen Nebenhöhlenentzündung bestehen die besten Erfolgsaussichten dann, wenn man den Ursachen nachgeht. Ergibt sich ein Verdacht auf eine Allergie, sollte ein entsprechender Test durchgeführt werden.

Nasentropfen lassen die Schleimhaut abschwellen und lösen den Schleim; Inhalationen können Erleichterung bringen. Mit Antibiotika kann man die Infektion bekämpfen. Gelegentlich wird der Arzt auch eine Spülung der Nebenhöhlen vornehmen.

Was ist ein Heuschnupfen?

Die landläufige Bezeichnung Heuschnupfen trifft im Grunde nicht zu. Es handelt sich hier nicht um einen Schnupfen, sondern um eine allergische Reaktion; und das Leiden, dessen Symptome allerdings denen einer Erkältung gleichen, wird auch nicht von Heu verursacht, sondern vor allem durch Blütenstaub von Bäumen, Gräsern und andern Pflanzen. Aber auch Hausstaub, Tierhaare und viele andere Stoffe rufen ähnliche allergische Reaktionen hervor. Solche in der Luft befindlichen Substanzen, auf die der Betroffene überempfindlich reagiert, nennt man Allergene. Sie bewirken, daß die Nasenschleimhaut einen chemischen Stoff absondert, der Histamin heißt. Er reizt die Schleimhäute der Nase, der Nebenhöhlen und der Augen. Sie alle schwellen dann an, jucken und scheiden vermehrt Flüssigkeit aus.

Ein Heuschnupfen bzw. eine solche Aller-

Hohlräume im Schädel

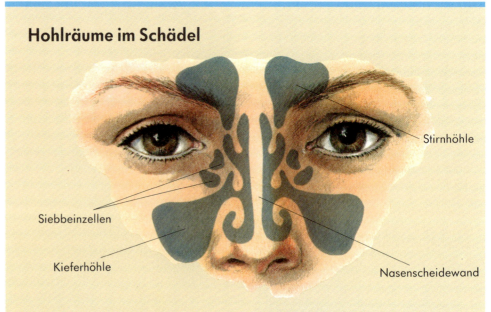

Die Nasennebenhöhlen können bei jedem Menschen unterschiedlich groß und anders geformt sein. Die Abbildungen zeigen ihre übliche Lage. Im Siebbein befinden sich viele kleine, zellenartige Höhlen. Die Keilbeinhöhlen liegen mitten im Kopf. Am größten sind die Kieferhöhlen. In ihnen sowie in den Stirnhöhlen treten am häufigsten Krankheiten auf. Schleim aus den Nebenhöhlen läuft durch Kanäle ab. Der Ausfluß aus den Nebenhöhlen beeinflußt auch den Schlaf: Liegt man auf einer Seite, wird das Nasenloch auf dieser Seite verstopft. Die Nase signalisiert diesen Zustand dem Gehirn, das dem Körper daraufhin oft den Auftrag erteilt, seine Lage zu verändern.

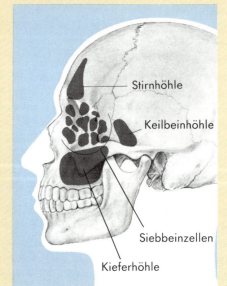

gie ist zwar unangenehm, jedoch nicht gefährlich. Die eigentliche Ursache des Leidens ist ein angeborener Fehler im Immunsystem. Die Allergie tritt deshalb häufig bei mehreren Mitgliedern einer Familie auf – jedoch nicht immer als Reaktion auf die gleichen Allergene. Auch Streß spielt bei allergischen Reaktionen häufig eine gewisse Rolle.

Gibt es ein Mittel gegen Heuschnupfen?

Einem Heuschnupfen oder einer entsprechenden allergischen Reaktion begegnet man am besten dadurch, daß man sich von den auslösenden Allergenen möglichst fernhält – was meist leichter gesagt als getan ist.

Zunächst stellt der Arzt fest, mit welchen Stoffen man nicht in Berührung kommen sollte. Dazu ritzt er die Haut mehrfach leicht an und trägt dann jeweils eine der verdächtigen Substanzen (Allergene) auf. Reagiert die Haut an einer dieser Stellen mit einer Rötung, so ist gegenüber der betreffenden Substanz eine Überempfindlichkeit vorhanden. Nach einer modernen Methode wird die allergische Reaktion des Patienten mit Hilfe einer Blutprobe überprüft. Ist als Ursache etwa der Blütenstaub einer bestimmten Pflanzenart identifiziert worden, könnte der Betreffende im Frühling Urlaub in einer Gegend machen, wo diese Pflanze nicht vorkommt. Wenn dies nicht möglich ist, kann er sich wenigstens damit trösten, daß die Blütezeit nicht sehr lange dauert. Nach wenigen Wochen verschwindet demzufolge sein Leiden – bis zur Blüte im nächsten Jahr. Hat der Arzt als Auslöser jedoch Hausstaub oder andere Stoffe festgestellt, die sich das ganze Jahr über in der Luft befinden können, ist das Problem nicht so einfach zu lösen. Den Histaminen, die der Körper in einer Reaktion auf die Allergene produziert und die den allergischen Reiz auslösen, kann man zwar mit Antihistaminen entgegenwirken; diese machen jedoch müde und haben nachteilige Nebenwirkungen bei Bluthochdruck, grünem Star und vergrößerter Prostata.

Eine weitere Möglichkeit bietet eine Immuntherapie, bei der dem Patienten das verdächtige Allergen mehrfach eingespritzt wird. Dabei wird die Dosis allmählich gesteigert, bis der Körper immer größere Mengen des betreffenden Stoffes verträgt. Diese Behandlung hat sich als erfolgreich gegen Pollen und Hausstaub erwiesen; gegen andere Allergene ist sie jedoch nicht so wirksam. Überdies sind dazu regelmäßige Injektionen über einen Zeitraum von drei bis fünf Jahren nötig.

Was versteht man unter einer vergrößerten Rachenmandel?

Unter einer vergrößerten Rachenmandel versteht man eine Wucherung des Lymphgewebes, das sich am Rachendach am Übergang zum Rachen befindet. Bei diesem Gewebe handelt es sich um Drüsen, die eine ähnliche Funktion haben wie die Lymphknoten und Gaumenmandeln: Sie vernichten Bakterien – insbesondere solche, die Infektionen der Atemwege hervorrufen.

Eine Vergrößerung der Rachenmandel tritt bei Kindern im Alter von drei bis acht Jahren auf. In der Pubertät bildet sie sich wieder vollständig zurück. Im allgemeinen bereitet sie keine Beschwerden. Eine vergrößerte Rachenmandel kann aber auch die Nasenatmung behindern oder die Ohrtrompete blockieren und dadurch eine Schwerhörigkeit oder eine Fehlstellung der Zähne beim Zahnwechsel hervorrufen. Ferner kann sie bei der Abwehr von Bakterien selbst infiziert werden, sich entzünden und weiter anschwellen, manchmal auch den Geruchssinn beeinträchtigen.

So entscheidet man sich möglicherweise dafür, die Wucherungen der Rachenmandel chirurgisch zu entfernen. Doch tut man das nur dann, wenn wiederholte Versuche mit anderen Behandlungsmethoden erfolglos waren; denn die Rachenmandel gehört zum Verteidigungssystem des Körpers gegen Bakterien.

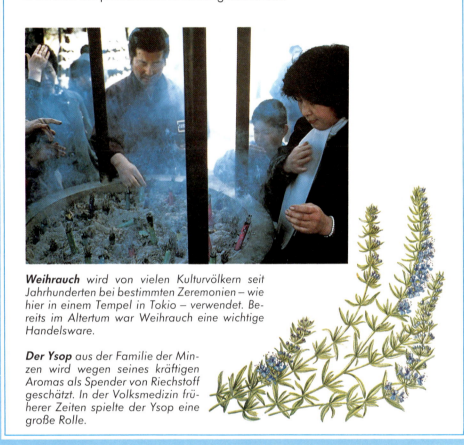

Gerüche: Stützen der Erinnerung

Insekten beeinflussen ihr Verhalten zueinander dadurch, daß sie Geruchssubstanzen – sogenannte Pheromone – absondern, die ein geschlechtliches Interesse, eine Gefahr oder anderes signalisieren. Beim Menschen konnten noch keine Pheromone nachgewiesen werden. Dennoch spielen Gerüche auch bei ihm eine wichtige Rolle. Ein bestimmter Essensgeruch kann die Erinnerung an vergangene Tage wachrufen, ein Hauch von Kölnisch Wasser die Anwesenheit einer geliebten Person andeuten. Eigenartigerweise läßt sich kaum verallgemeinernd sagen, was gut oder schlecht riecht. Die Ansichten darüber werden stark durch den jeweiligen Kulturkreis und die persönliche Erfahrung beeinflußt.

Weihrauch wird von vielen Kulturvölkern seit Jahrhunderten bei bestimmten Zeremonien – wie hier in einem Tempel in Tokio – verwendet. Bereits im Altertum war Weihrauch eine wichtige Handelsware.

Der Ysop aus der Familie der Minzen wird wegen seines kräftigen Aromas als Spender von Riechstoff geschätzt. In der Volksmedizin früherer Zeiten spielte der Ysop eine große Rolle.

Atmen und Schlucken im Wechsel

Was ist der Rachen, und wie ist er eingerichtet?

Der Rachen ist ein rund 13 Zentimeter langer, muskulöser, mit Schleimhaut ausgekleideter Schlauch, der hinten am Nasenraum beginnt und bis zum Anfang der Speiseröhre reicht. Sein unterer Teil gehört zu zwei verschiedenen Organen: zum Atmungs- und zum Verdauungssystem. Luft und Nahrung haben hier den gleichen Weg, und es ist erstaunlich, daß dieser gemischte Verkehr so reibungslos vonstatten geht und sich nicht wechselseitig stört.

Der Rachen gliedert sich in drei Stockwerke. Das oberste ist derjenige Teil des Schlauches, der an der Nasenhöhle ansetzt. Hier beginnt der Abwärtsweg der Atemluft sowie des Schleimes aus der Nase und ihren Nebenhöhlen.

Das mittlere Stockwerk stellt den breitesten Teil des Rachens dar. In diesem Abschnitt, der teilweise hinter dem weichen Gaumen liegt, vereinigen sich die Wege der Atemluft und der Speisen.

Im untersten Stockwerk schlagen Luft und Speisen wieder getrennte Wege ein. Da diese Wege sich hierbei jedoch kreuzen, könnte man erwarten, daß feste Speisen sowie Flüssigkeiten öfter „in die falsche Kehle" geraten. Das ist aber nur höchst selten einmal der Fall. Der Luftweg, der hinten im Rachen beginnt, biegt im unteren Stockwerk nach vorn und geht in den Kehlkopf über, wo die Stimmbänder sitzen. Der Kehlkopf mündet in die Luftröhre, die zu den Lungenflügeln weiterführt. Unmittelbar hinter der Luftröhre und parallel zu ihr verläuft die Speiseröhre, die in den Magen einmündet.

Warum gelangen nicht ständig Speisen in die Luftröhre?

Im Hals befinden sich zwei Transportwege, die Luftröhre und die Speiseröhre. Wären beim Schlucken diese beiden Röhren gleichzeitig offen, könnte Luft in den Magen und ein Speisebrocken in die Lunge geraten. Um dies zu verhindern, wird beim Schluckvorgang die Luftröhre dicht verschlossen.

Ein Teil der Sicherheitsvorrichtung zum Verschließen der Luftröhre ist der knorpelige Kehldeckel. Er tritt bei jedem Schluckvorgang in Funktion. Im entscheidenden Augenblick bewegt sich der Kehlkopf nach oben und vorn, so daß sich der Kehldeckel auf ihn legen kann. Damit verhindert er, daß Flüssigkeit und feste Speisenteile in die Luftröhre eintreten. Am Ende des Schluckvorgangs bewegt sich der Kehldeckel wieder nach oben, und der Kehlkopf kehrt in seine ursprüngliche Lage zurück. Nun kann die Atemluft wieder durch den Kehlkopf in die Luftröhre strömen.

Trotz dieser Sicherung kann es gelegentlich vorkommen, daß man sich verschluckt – daß ein fester Körper in die Luftröhre gelangt und sie blockiert. Meist reagiert man darauf mit einem Hustenanfall, der den Fremdkörper löst und die Luftröhre wieder frei macht. Wenn Husten aber nichts hilft, kann der Betroffene oft nur durch sofortige Hilfsmaßnahmen vor dem Erstickungstod gerettet werden. (Siehe dazu auch den Kasten auf Seite 125.)

Kann man Erstickungsanfällen vorbeugen?

Essen und starkes Trinken sind nicht gut miteinander zu vereinen. Große Mengen Alkohol können den Schluckmechanismus lähmen und dazu führen, daß die Nahrung nicht in die Speiseröhre, sondern in die Luftröhre gelangt.

In den meisten Fällen sind Erstickungsanfälle jedoch darauf zurückzuführen, daß jemand etwas „in die falsche Kehle bekommt" und sich verschluckt. Man sollte deshalb mit vollem Mund nicht sprechen oder lachen und auch keine allzu großen Stücke abbeißen.

In seltenen Fällen ist eine Erstickungsgefahr auf Schluckbeschwerden zurückzuführen, die schon lange Zeit bestehen, dem Betroffenen aber erst dann offenbar werden, wenn er verzweifelt nach Atem ringt. Die Ursache kann eine angeborene Mißbildung im Halsbereich sein. Das Leiden kann aber auch erst in späteren Jahren infolge eines Tumors sowie einer Muskel- oder Nervenerkrankung auftreten. Wer häufig unter Schluckbeschwerden leidet, sollte vorsorglich einen Arzt aufsuchen und seine Kehle gründlich untersuchen lassen.

Warum verursacht ein Zungenspatel einen Würgereiz?

Würgen kann äußerst unangenehm sein, aber auch lebensrettend, denn es verhindert, daß man versehentlich etwas schluckt, woran man ersticken könnte.

Gegen das Würgen kann man nichts tun, denn der Würgreflex ist eine automatische Reaktion des Körpers. Er wird durch Fremdkörper ausgelöst, sobald sie einen Reiz auf die Enden bestimmter Nerven ausüben, die im weichen Gaumen sitzen. (Dieser trennt die Mundhöhle vom mittleren Teil des Rachens.)

Woher kommen die Begriffe?

Das Wort Nase ist uralt. Es soll letztlich von dem Sanskritbegriff *nasa* abgeleitet sein und ursprünglich doppelt bedeutet haben.

„Er ist naseweis" – das sagte man ursprünglich von einem Jagdhund. Damit meinte man, der Hund sei mit Spürsinn begabt und habe eine feine Nase. Heute wendet man den Ausdruck auf ein Kind an, das vorlaut ist.

Wer immer der Nase nach geht, schlägt einen geraden, deutlichen Weg ein, wie es die Nase anzeigt. Wer sich im Gegensatz dazu vom Instinkt leiten läßt, geht planlos umher.

Sich räuspern, bevor man spricht, macht die Kehle frei von Schleim. Beim Räuspern gewinnt man auch Zeit, um sich eine Antwort zu überlegen. Außerdem kann ein Räuspern bedeuten, daß man unsicher ist, daß man sich nicht entscheiden kann oder etwas mißbilligt.

Die Ohren offenhalten bedeutet, neuere Entwicklungen aufmerksam verfolgen. Im Westen der Vereinigten Staaten lernten die Pioniere von den Indianern, ein Ohr auf den Boden zu legen, um entfernten Hufschlag von Pferden zu hören.

Wer etwas in die falsche Kehle bekommt, der hat im Gespräch etwas mißverstanden und ist darüber gekränkt. Er kann sich aber auch einfach verschlucken.

Ein solcher Fremdkörper ist auch der Zungenspatel des Arztes. Wenn er die erwähnten Nerven berührt, löst er den Reflex aus, der in der Regel Material, das gerade verschluckt werden soll, in den Mundraum zurückbefördert.

Bei einer Rachenuntersuchung durch den Arzt ist dieses Würgen natürlich unerwünscht. Andererseits ist es aber eine Bestätigung dafür, daß dieser lebensnotwendige Körperreflex richtig funktioniert. Man kann ihm ein wenig entgegenwirken, indem man sich nicht angstvoll verkrampft, sondern möglichst entspannt.

Wozu dient das Zäpfchen hinten am Gaumen?

Das Zäpfchen ist ein fleischiger Anhang aus Muskelfasern, Bindegewebe und Schleimhaut am freien Ende des weichen Gaumens. Dieses Zäpfchen bewegt sich üblicherweise nach oben, wenn man „Aah" sagt. (Sobald es sich zur Seite bewegt, weiß der Arzt, daß etwas nicht in Ordnung ist.)

Beim Schlucken klappt das Zäpfchen nach oben und verschließt den Nasenweg. Diese Funktion ist aber offenbar nicht besonders wichtig; denn Menschen ohne Zäpfchen beklagen sich kaum einmal darüber, daß ihnen Speisen in die Nase geraten seien.

Was ist los, wenn man einen „Kloß im Hals" hat?

Das unangenehme Gefühl, man habe einen „Kloß im Hals", ist kaum jemals durch eine wirkliche Geschwulst oder ein anderes Hindernis bedingt. In den meisten Fällen handelt es sich um das Symptom einer nervösen Angst.

Zurückzuführen ist dieses Gefühl, zu dem meist auch noch ein Schluckzwang und ein Trockenheitsgefühl kommen, auf eine störende Reizung des neunten Hirnnervs sowie der Muskulatur der Speiseröhre, die sich bisweilen verkrampft, wenn man erregt ist.

Das Globussymptom, wie dieser Zustand medizinisch heißt, tritt meist im Gefolge einer außergewöhnlichen Streßsituation auf und verschwindet nach einiger Zeit von selbst. In seltenen Fällen hält der Zustand jedoch an; dann sollte der Patient einen Arzt aufsuchen.

Manchmal wird das Symptom auch durch eine ständig verstopfte Nase, zu niedrigen Blutdruck oder ein anderes Leiden verursacht.

Die vielfältigen Funktionen des Rachens

Wenn einem beim Essen etwas „in die falsche Kehle" gerät, sind vier Körperfunktionen gestört: die Einatmung, die Ausatmung, die Nahrungsaufnahme und das Sprechen. Ein Hustenanfall weist auf die Bedeutung des Rachens als Transportweg hin. Beim Einatmen strömt die Luft aus der Nase durch den Rachen in den Kehlkopf und schließlich in die Luftröhre, die sich vorn am Hals befindet. Beim Essen gelangen die Speisen durch den Rachen in die Speiseröhre.

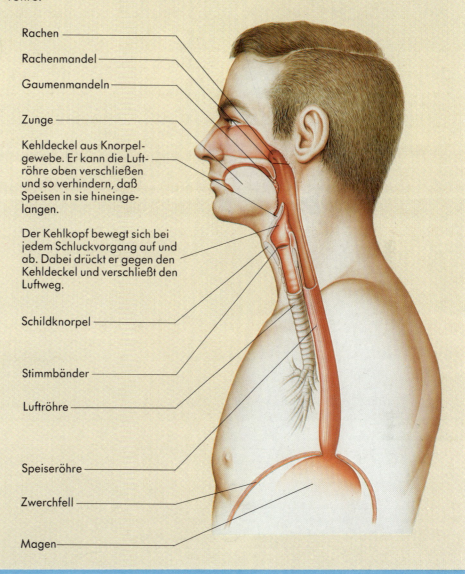

Rachen
Rachenmandel
Gaumenmandeln
Zunge
Kehldeckel aus Knorpelgewebe. Er kann die Luftröhre oben verschließen und so verhindern, daß Speisen in sie hineingelangen.
Der Kehlkopf bewegt sich bei jedem Schluckvorgang auf und ab. Dabei drückt er gegen den Kehldeckel und verschließt den Luftweg.
Schildknorpel
Stimmbänder
Luftröhre
Speiseröhre
Zwerchfell
Magen

Was bedeutet es, wenn jemand eine „schwere Zunge" hat?

„Mit schwerer Zunge" sprechen in der Regel Betrunkene. Aber die Zunge kann auch ohne Alkohol in ihrer Bewegungsfreiheit beeinträchtigt sein. Bei einem Säugling ist sie unten nämlich wesentlich stärker angewachsen als bei einem Erwachsenen. Der Grund hierfür liegt darin, daß eine Schleimhautfalte, das sogenannte Zungenbändchen, das die Unterseite der Zunge mit dem Mundboden verbindet, sich anfangs fast über die ganze Länge der Zunge erstreckt, so daß nur die Spitze frei beweglich ist.

Im ersten Lebensjahr wächst die Zungenspitze beträchtlich, so daß ein immer kürzeres Stück der Zunge vom Zungenbändchen festgehalten wird. In einigen seltenen Fällen jedoch bleibt die Zunge weiterhin durch das Bändchen in ihrer Bewegungsfreiheit eingeschränkt, und das Kind hat Schwierigkeiten beim Essen und Sprechen. Ein Arzt kann dann einfach das Zungenbändchen so weit einschneiden, daß sich die Zunge normal zu bewegen vermag.

Krankheiten des Nasen-Rachen-Raums

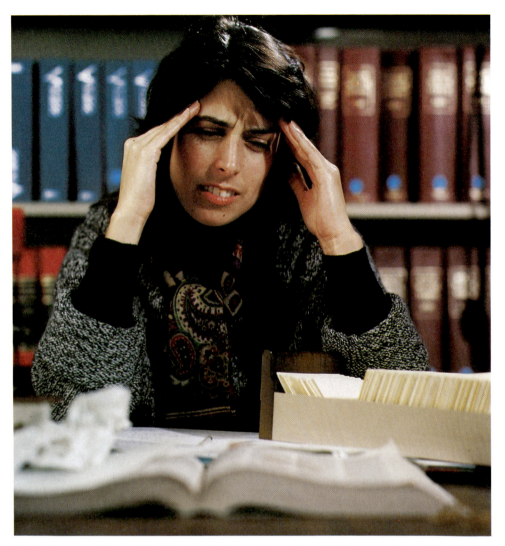

Kopfschmerzen können viele Ursachen haben, unter anderem Erkältungen, die zu einer Verstopfung der Nasennebenhöhlen führen. Manche Menschen bekommen Kopfschmerzen, wenn sie an einer bakteriellen Infektion der Nasennebenhöhlen leiden oder die Belüftung der Ohrtrompeten gestört ist.

Woher kommt ein ständiger Schleimfluß im Rachen?

Sekrete aus den Nasenwegen können nicht nur nach vorn aus der Nase, sondern auch nach hinten in den Rachenraum abfließen. Dies ist eine normale Erscheinung, die bei allen Menschen auftritt (siehe dazu auch S. 218) und meist keine Beschwerden verursacht.

Manchmal wird jedoch diese Sekretion stärker. In diesem Fall muß man dann husten oder sich wiederholt räuspern. Ein derartiger verstärkter Schleimfluß ist häufig das Symptom einer Nebenhöhlenentzündung, einer chronischen Infektion der oberen Atemwege, einer Allergie oder einer Überfunktion der Schleimdrüsen in der Nase und im Rachen. In solchen Fällen muß der Arzt der Ursache nachgehen und diese beheben.

Können Nasentropfen gefährlich sein?

Die meisten Mittel gegen eine verstopfte Nase bei Schnupfen enthalten als wirksamen Bestandteil eine Chemikalie aus der Gruppe der sogenannten Sympathomimetika. Diese Mittel verengen die vergrößerten Kapillaren in der Nasenschleimhaut, so daß die Schwellung zurückgeht und die Nasenwege sich wieder öffnen. Der Schleim kann dann besser abfließen, und die Schmerzen lassen nach.

Manchmal hält diese Erleichterung jedoch nur kurze Zeit an. Der Betroffene wendet dann das Mittel verhältnismäßig rasch hintereinander ein zweites oder ein drittes Mal an – und erreicht damit möglicherweise das Gegenteil von dem, was er möchte. Er leidet dann an einem Schnupfen, der durch ein Medikament ausgelöst worden ist. Bei übermäßigem Gebrauch von Mitteln gegen eine verstopfte Nase wird nämlich die Nasenschleimhaut gereizt, und dieser Reiz wiederum verursacht eine neuerliche Verstopfung der Nase. Dabei kann die Schleimhaut des Nasenraums auch einen dauernden Schaden erleiden.

Mittel gegen eine verstopfte Nase sind besonders bedenklich bei Personen, die an Bluthochdruck, grauem Star, Zuckerkrankheit, einer Überfunktion der Schilddrüse oder an einer Gemüts- bzw. Verhaltensstörung leiden, oder bei Patienten, die herzkrank sind.

Was sind Nasenpolypen?

Wenn die Nase infolge ständig wiederkehrender Infektionen oder Allergien häufig entzündet ist, können sich an der Schleimhaut der Nase und der Nebenhöhlen weiche, feuchte Wucherungen, sogenannte Nasenpolypen, ausbilden. Sie sind grundsätzlich harmlos; doch können sie so groß werden, daß sie die Atmung behindern, einen Druck auf empfindliche Nervenenden ausüben und Kopfschmerzen und andere Beschwerden verursachen oder den natürlichen Weg von Geruchsstoffen zu den Riechzellen blockieren und dadurch den Geruchssinn beeinträchtigen. Durch einen verhältnismäßig einfachen chirurgischen Eingriff lassen sich Nasenpolypen entfernen.

Wie kommt es zu Nasenbluten?

Die häufigste Ursache für Nasenbluten ist eine Gewalteinwirkung auf die Nase, wobei ein Blutgefäß platzt. Manchmal ist Nasenbluten aber auch darauf zurückzuführen, daß die Luft übermäßig trocken ist und dadurch die Blutgefäße brüchig werden. Dies kommt besonders bei kaltem Wetter vor, wenn die Innenräume geheizt sind. Auch Nasenbohren und häufiges Naseputzen können eine Blutung zur Folge haben. Bluthochdruck führt jedoch nur selten zu Nasenbluten.

Um Nasenbluten zu stillen, drückt man die Nasenflügel nach oben gegen den knöchernen Teil der Nase und beugt den Kopf nach vorn über ein Waschbecken oder eine Schüssel. In dieser Stellung verharrt man zehn Minuten, bis das Blut geronnen ist. Dann läßt man die Nasenflügel wieder los und vergewissert sich, daß die Blutung aufgehört hat. Ist das nicht der Fall, wiederholt man die Maßnahme. Danach vermeidet man es nach Möglichkeit ein bis zwei Tage lang, sich die Nase zu putzen.

Nasenbluten sollte man nicht dadurch zu stillen versuchen, daß man den Kopf nach hinten beugt, denn dann fließt das Blut in den Rachen und muß vom Patienten hintergeschluckt werden. Einen kalten Gegenstand auf das Genick oder einen andern Körperteil zu legen hat keinen Sinn; die Wirkung ist gleich Null.

Wenn sich eine Blutung aus der Nase nicht innerhalb von 20 Minuten stillen läßt oder wenn die Nase sehr häufig blutet, sollte man sich in ärztliche Behandlung begeben. Der Arzt wird dann einen Gazetampon in das blutende Nasenloch einführen oder durch Kauterisieren die beschädigte Ader verschließen. Dann geht er gegebenenfalls der eigentlichen Ursache nach. Es kann sich um ein Kreislaufleiden oder eine Blutkrankheit handeln. Auch bei einem Schädelbruch tritt häufig Blut aus der Nase aus und gleichzeitig auch aus den Ohren oder an andern Stellen.

Sind Halsschmerzen eine Krankheit?

Eine Halsentzündung tritt nur selten für sich allein auf; sie ist meist ein Symptom, keine selbständige Krankheit. Die zugrundeliegende Ursache kann harmlos, aber auch ernsterer Natur sein; deshalb sollte man Halsschmerzen niemals unbeachtet lassen. Wenn die Schmerzen länger als fünf Tage anhalten oder sehr stark sind, sollte man einen Arzt aufsuchen.

Die häufigste Ursache für Halsschmerzen ist eine Erkältung. Wenn neben den Halsschmerzen noch andere Symptome wie Fieber, Kopf- und Gliederschmerzen, Mattigkeit und trockener Husten auftreten, handelt es sich meist um eine Virusgrippe. Halsschmerzen in Verbindung mit Husten und Schleimauswurf, mäßigem Fieber und Atembeschwerden lassen auf eine Bronchitis schließen. In jedem dieser Fälle ist die Halsentzündung nicht durch Bakterien oder Viren verursacht worden, sondern durch Schleim, der in den Rachen fließt. Weitere Ursachen für leichtere Halsschmerzen können Allergien, eine Überempfindlichkeit gegen Arzneimittel, Rauchen, Mundatmung über eine längere Zeit hinweg, eine starke Beanspruchung der Stimme, zu kräftig gewürzte Speisen und Luftverschmutzung sein.

Zur Linderung von Halsschmerzen kann man Halspastillen oder Malzbonbons lutschen. Auch Gurgeln mit warmem Salzwasser, die Einnahme von leichten Schmerzmitteln und die Befeuchtung der Luft in trockenen Räumen können Erleichterung bringen. Überdies ist es ratsam, nur wenig und leise zu sprechen.

Warum ist eine Angina gefährlich?

Der Haupterreger der Angina oder Mandelentzündung, der *Streptococcus bacterium*, ist überall vorhanden, wird aber in der Regel vom Immunsystem des Körpers unter Kontrolle gehalten. Wenn jedoch durch eine Erkältung oder eine andere Krankheit die natürlichen Abwehrkräfte des Körpers geschwächt sind, können die Streptokokken die Oberhand gewinnen, und die Krankheit bricht aus.

Zu den Symptomen einer Angina gehören starke Halsschmerzen. Oft sind auch gelblichweiße Eiterflecken an der hinteren Rachenwand zu erkennen, und es treten Fieber, Kopfschmerzen, Bauchschmerzen und Übelkeit auf. Eindeutig läßt sich eine Streptokokkeninfektion nur durch einen Rachenabstrich feststellen.

Eine Angina kann zu einer Ohren- oder Mandelinfektion führen und auch Scharlach oder rheumatisches Fieber zur Folge haben. Mit Antibiotika kann man späteren Komplikationen gut vorbeugen.

Besitzen alle Menschen einen Adamsapfel?

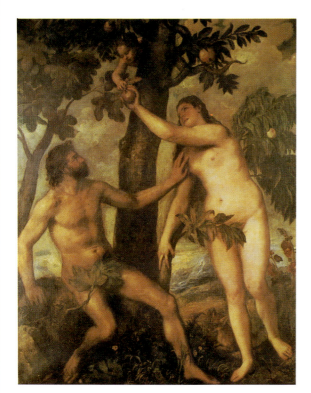

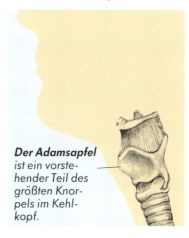

Sowohl Männer als auch Frauen besitzen einen Adamsapfel oder Schildknorpel, wie der Fachausdruck lautet. Der Schildknorpel ist der größte der insgesamt neun Knorpel, aus denen der Kehlkopf besteht. Er tritt aus zwei Gründen bei Männern stärker hervor: Erstens ist der Knorpel selbst größer, weil bei Männern der Kehlkopf größer ist. Zweitens haben Männer am Hals meist weniger Fett, das den Adamsapfel einhüllen und verbergen würde. Seinen Namen verdankt der Adamsapfel der biblischen Geschichte von der verbotenen Frucht, die Adam von Eva im Paradies gereicht wurde. Der Adamsapfel soll ein im Hals steckengebliebener Apfelbissen und damit ein Mal sein, das alle männlichen Nachfahren Adams als Zeichen des Sündenfalls mitbekommen haben.

Der Adamsapfel ist ein vorstehender Teil des größten Knorpels im Kehlkopf.

Eva pflückt die Frucht vom Baum der Erkenntnis (Tizian, um 1570).

Das Wunder der menschlichen Stimme

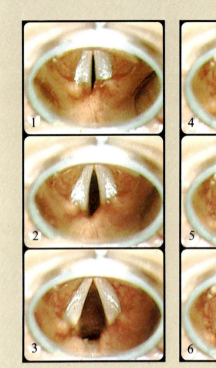
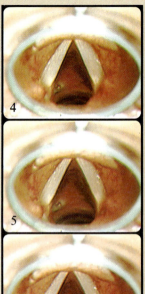
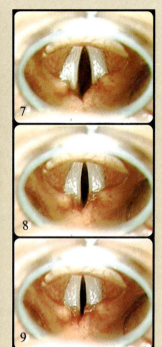

Die Bewegungen der Stimmbänder

Diese Abbildungen zeigen die Stimmbänder in Tätigkeit. Die Öffnung zwischen den Stimmbändern ist die Stimmritze. Beim Sprechen oder Singen rücken die Stimmbänder näher zusammen. Wenn die Luft durch die verengte Stimmritze strömt, versetzt sie die Stimmbänder in Schwingung, und es entstehen Schallwellen. Die Spannung der Stimmbänder beeinflußt die Höhe der hervorgebrachten Töne.

Von oben nach unten und von links nach rechts kann man verfolgen, wie die Stimmbänder im Verlauf von einer Sekunde ihre Stellung verändern. In den Abbildungen 1–6 wird das Sprechen eingestellt; die Stimmbänder öffnen sich. In den Abbildungen 7–9 wird das Sprechen wiederaufgenommen.

Wie lernen wir, uns mit Hilfe der Sprache zu verständigen?

Im Lauf der Menschheitsgeschichte haben sich verschiedene Sprachen unabhängig voneinander, jedoch in ähnlicher Weise entwickelt. Die Sprechorgane können unzählige Laute hervorbringen. Jede Sprache enthält jedoch nur einige davon.

Der Klang einer Sprache hängt wesentlich von den verwendeten Lauten ab: Einige Sprachen haben einen melodischen, fließenden Charakter, andere sind durch häufige Kehllaute gekennzeichnet und wirken dadurch rauher, aber auch kräftig; wiederum andere klingen nasal oder enthalten viele Lippenlaute.

In gewissem Sinn lernt der Mensch bereits vom Zeitpunkt der Geburt an sprechen. Das neugeborene Kind hört die Laute und Worte der Erwachsenen in seiner Umgebung und beginnt, seinen Körper im Einklang damit zu bewegen. Dann stellt das Kind geistige Beziehungen zwischen einigen gehörten Lauten und bestimmten alltäglichen Gegenständen und Ereignissen her.

Anfangs gibt das Baby willkürliche gurrende und lallende Laute von sich. Schon in einem sehr frühen Alter aber beginnt es, einzelne häufig gehörte Lautäußerungen nachzuahmen. Sobald das Kleinkind dann die Muskeln, die für die Lautbildung zuständig sind, in gewissem Maße beherrscht, bringt es zunächst die einfacheren Laute, die Vokale, hervor. Als nächstes lernt es eine Reihe von Konsonanten, die als härtere Laute eine bessere Beherrschung des Sprechapparats erfordern. Allmählich nehmen dann die Lautäußerungen des Kindes den Charakter der Sprache, also eines Instruments der Verständigung, an. Wenn die Erwachsenen auf die zunächst noch tastenden Versuche mit Interesse und Ermutigung reagieren, wird das Kind veranlaßt, mehr zu sprechen und seine sprachliche Entwicklung weiter voranzutreiben.

Was geschieht eigentlich beim Sprechen?

Zur menschlichen Sprache gehören lautliches Rohmaterial und fertige Konsonanten und Vokale, die zu Wörtern zusammengesetzt werden. Das Rohmaterial für die Laute – die Töne – wird im Stimmorgan, dem Kehlkopf, mit Hilfe von Luft aus der Lunge und einem Paar elastischer Stimmbänder gebildet. Die Rohlaute werden dann im Mund durch die Zähne, die Zunge, den Gaumen und die Gesichtsmuskulatur zur Sprache geformt.

Der Kehlkopf gehört zu den oberen Luftwegen. Er ist etwa vier Zentimeter lang, hat die Form eines dreieckigen Kastens und besteht aus vier Knorpeln, von denen der Adamsapfel oder Schildknorpel als größter am weitesten hervorragt. Die Knorpel sind durch Muskeln und Bänder miteinander verbunden.

Beiderseits der Stimmritze – der Öffnung des Kehlkopfs hinter und unterhalb der Zunge – befinden sich die beiden Stimmbänder. Sie sind vorn am Schildknorpel und hinten an einem Paar kleinerer Knorpel befestigt. Beim Sprechen oder Singen strömt Luft zwischen ihnen hindurch und versetzt sie in Schwingung.

Mit Hilfe von Muskeln, die am kleinen Knorpelpaar ansetzen, kann die Spannung der Stimmbänder und damit die Tonhöhe verändert werden. Spannt man die Stimmbänder an und verkürzt sie, so entstehen hohe Töne. Entspannt man hingegen die Stimmbänder und verlängert sie somit, bringt man tiefe Töne hervor. Außerdem wird die Stimme um so lauter, je schneller und kräftiger die ausgeatmete Luft an den Stimmbändern vorbeiströmt.

Die meisten Menschen sprechen oder singen, ohne sich viel zu überlegen, wie sie bestimmte Töne oder Laute hervorbringen. Berufsmäßige Sänger und manche Schauspieler wissen jedoch, wie man durch Anspannen oder Entspannen von Muskeln in bestimmter Weise der Stimme eine besondere Wirkung verleihen kann.

Wie flüstert man?

Beim Flüstern spricht man ohne den Einsatz der Stimmbänder; man verwendet nur die leisen Hauch- und Zischtöne der ausgeatmeten Luft. Diese werden wie bei der normalen Sprache durch die Zähne, die Zunge, die Lippen und den Gaumen zu Worten geformt. Beim Sprechen im Flüsterton hält man die Stimmbänder steif, damit sie nicht in Schwingung geraten. Entsprechendes geschieht, wenn man infolge einer Kehlkopfentzündung die Stimme verliert: Die entzündeten Stimmbänder können nicht mehr normal schwingen.

Warum ändert sich die Stimme in der Pubertät?

Wenn man während einer Pause an einem Schulhof vorbeikommt oder eine Gruppe Jugendlicher beim Spiel beobachtet, fallen einem oft die sehr hohen, hellen Stimmen der jüngeren Kinder auf. Die kreischenden Rufe und das schrille Gelächter sind zum Teil auf jugendlichen Überschwang, zum Teil aber auch auf bestimmte anatomische Merkmale zurückzuführen: Kurze Stimmbänder, wie sie Kinder haben, bringen hohe Töne hervor.

In der Pubertät vergrößert sich der Kehlkopf bei beiden Geschlechtern, und die Stimmbänder werden länger, dicker und treten weiter auseinander, so daß sie tiefere Töne erzeugen. Bei Jungen ist diese Veränderung stärker ausgeprägt als bei Mädchen. Sie bekommen deshalb eine merklich tiefere Stimme und verlieren mit der Zeit die Fähigkeit, hohe Töne hervorzubringen. Eine Weile kann die Knabenstimme unversehens von Tief auf Hoch umschlagen, was den Jugendlichen oft in Verlegenheit bringt. Der Grund hierfür liegt darin, daß der Heranwachsende sich erst nach einiger Zeit an seinen neuen, größeren Kehlkopf gewöhnt. Er muß noch lernen, die Muskeln, welche die Spannung der Stimmbänder regeln, in anderer Weise zu gebrauchen.

Was sind die Ursachen einer Kehlkopfentzündung?

Eine Entzündung des Kehlkopfes macht sich deutlich bemerkbar, denn die Stimme wird heiser; man kann nur noch im Flüsterton sprechen oder bringt überhaupt keinen Ton mehr heraus. Meist kennt man auch die Ursache: Man hat sich erkältet oder auch zuviel geraucht; man hat bei der Party am Abend vorher ununterbrochen geredet oder beim Fußballspiel zu begeistert geschrien. Es gibt jedoch noch weitere Ursachen für eine Kehlkopfentzündung. Chronische Entzündungen können auf verunreinigte Luft, eine Reizung durch Alkoholmißbrauch oder auf Tuberkulose zurückgehen. Es kann sich aber auch um einen gutartigen Polypen oder eine bösartige Geschwulst an den Stimmbändern handeln. Ein Beispiel für eine gutartige Geschwulst sind die sogenannten Sängerknötchen, harmlose Knoten als Folge einer ständigen Überbeanspruchung der Stimmbänder.

Eine akute Kehlkopfentzündung klingt meist ab, wenn man eine Zeitlang die Stimme schont. Sofern die Entzündung länger als zehn Tage anhält oder mit Husten und einem blutigen oder eitrigen Auswurf einhergeht, muß man einen Arzt zu Rate ziehen.

Gutartige Polypen sollten sich zurückbilden, wenn man der Stimme eine längere Ruhepause gönnt. Eine Krebsgeschwulst kann manchmal durch Strahlenbehandlung zerstört werden. Wenn sie größer ist, wird aber ein chirurgischer Eingriff erforderlich. Dabei entfernt der Arzt den Kehlkopf mitsamt den Stimmbändern. Überdies verlegt er die Luftröhre zum Hals und bringt dort eine Atemöffnung an.

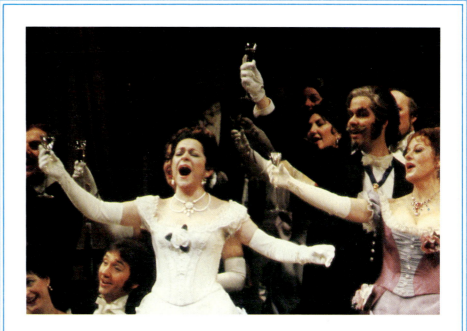

Was haben Sänger und Kleinkinder gemeinsam?

Wenn eine Stimme richtig klingen soll, braucht sie eine „Luftsäule". Ein Opernsänger holt tief Luft, indem er die unteren Rippen ausdehnt und das Zwerchfell (die muskulöse Trennwand zwischen Brustraum und Bauchhöhle) absenkt. Dank diesem Luftvorrat und dem „stützenden" Zwerchfell klingt der Gesang raumfüllend, kräftig und mühelos. Singt man jedoch nur mit dem geringen Luftvorrat der normalen Atemluft aus dem Kehlkopf heraus, ist die Stimme steuerlos und ohne Resonanz. Beim Schreien setzen Kleinkinder ihr Zwerchfell in gleicher Weise wie Opernsänger ein. Dieses natürliche Talent geht noch im Kindesalter verloren. Ein Sänger muß es neu erwerben.

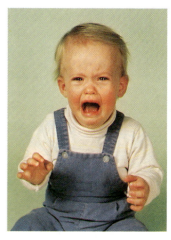

Ehe ein Baby kräftig schreit, ist es einen Augenblick still und holt tief Luft. Seine Stimmgewalt verdankt es – wie auch Opernsänger – der Zwerchfellatmung.

Überwindung von Sprach- und Gehörproblemen

Worauf sind Sprachstörungen zurückzuführen?

Unter den Sprachfehlern nimmt das Lispeln eine Sonderstellung ein: Es wird zumindest bei kleinen Kindern als reizend empfunden. Tatsächlich ist ein Lispeln im frühen Kindesalter nicht selten. Erwachsene können es unabsichtlich dadurch begünstigen, daß sie sich darüber freuen und die gelispelten Worte wiederholen. In 90 Prozent aller Fälle verschwindet der Sprachfehler jedoch von selbst, bis das Kind acht Jahre alt ist.

Zumeist wird das S gelispelt. Manchmal wird aber auch ein Laut durch einen andern ersetzt, etwa ein Sch durch ein S. Häufigste Ursache des Lispelns ist eine mangelhafte Steuerung der Zungen- und Lippenmuskulatur. Wenn der Sprachfehler auch nach dem achten Lebensjahr noch vorhanden ist, sollte man einen Logopäden zu Rate ziehen. Das Lispeln könnte sonst zu einer Gewohnheit werden, die nur noch schwer zu korrigieren ist.

Eine schlechte Muskelbeherrschung kann auch zum „Poltern" führen – einer Sprachstörung, bei der überstürzt gesprochen wird und Buchstaben, Silben oder auch ganze Wörter „verschluckt" oder verstümmelt werden. Ebenso wie das Lispeln ist auch das Poltern nur schwer abzustellen, weil hierbei viele körperliche und geistige Gewohnheiten mit im Spiel sind.

Warum stottern manche Menschen?

Die meisten Stotterer wiederholen ungewollt die ersten Laute oder Silben von Wörtern. Manchmal leiden sie auch an einer Verkrampfung von Muskeln im Kehlkopf- und Mundbereich, die es ihnen nahezu unmöglich macht, überhaupt ein Wort herauszubringen. In ihrem angestrengten Bemühen, die Sprechhemmung zu überwinden, schneiden Stotterer oft Grimassen oder lassen auf andere Weise erkennen, wie verzweifelt sie sich anstrengen.

Sprachexperten sind sich über die Ursachen des Stotterns nicht ganz einig. Manche glauben, Stotterer hätten sich lediglich schlechte Sprechgewohnheiten angeeignet. Andere suchen nach körperlichen Ursachen. Wieder andere sehen im Stottern eine neurotische Störung infolge von Konfliktsituationen oder Streß.

Die Behandlungsmethoden gegen das Stottern reichen von der Psychotherapie bis zur Einnahme von Medikamenten. Der Erfolg ist unterschiedlich, aber fast alle Methoden haben einigen Stotterern geholfen, ihre Sprache zu verbessern oder ihr Leiden vollständig zu überwinden.

Welche Hilfen für Taubstumme gibt es?

Kinder, die taub geboren werden oder kurz nach der Geburt ertauben, lernen auch nicht sprechen – zumindest nicht auf die übliche Weise. In der Regel lernen Kinder ja dadurch sprechen, daß sie andere Menschen nachahmen; aber taube Kinder können andere nicht hören. Dabei sind ihre Sprechorgane ebenso wie die Nervenwege normal ausgebildet.

In früheren Zeiten waren Taubstumme dazu verurteilt, ihr Leben in Isolation zu verbringen. Im 17. Jahrhundert ist dann eine Zeichensprache entwickelt worden. Heute

---

Wie ein Bauchredner Puppen sprechen läßt

Die Bezeichnung Bauchredner ist nicht zutreffend, denn die andere Stimme wird ebenfalls mit dem Kehlkopf und der Zunge erzeugt. Dabei zieht der Bauchredner seine Zunge zurück und bewegt nur ihre Spitze. Hierdurch wird der Kehlkopf angehoben und zusammengedrückt; ferner wird die Stimmritze verengt und ein Druck auf die Stimmbänder ausgeübt. So entstehen gedämpfte Laute, die scheinbar von anderswoher kommen. Beim Sprechen läßt der Bauchredner die Atemluft langsam aus seinem leicht geöffneten und nahezu unbewegten Mund ausströmen. Außerdem lenkt er das Publikum ab, indem er seiner Puppe Leben verleiht und ihren Mund synchron zu seiner Stimme bewegt. Bauchredner gab es schon im alten Ägypten, wo die Hohenpriester Statuen mit Geisterstimme sprechen ließen.

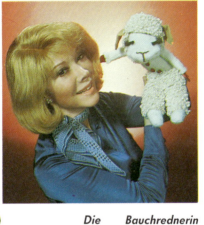

Die Bauchrednerin Shari Lewis mit ihrem kleinen zottigen Freund Lamb Chop, der eine eigene Persönlichkeit zu besitzen scheint.

Der spanische Bauchredner Luis Moreno läßt mit lächelndem, unbewegtem Mund seinen Raben sprechen.

Diagramm einer Stimme – bildliche Darstellung der Sprache

Auf diesem Spektrogramm erscheinen Laute der Sprache als grafisches Muster. Solche Diagramme sind für Fachleute eine wichtige Hilfe. Man benutzt sie, um Sprachfehler zu analysieren, regionale Dialekte aufzuzeichnen, um zu untersuchen, wie Kleinkinder sprechen lernen, und um Geräte für die Nachrichtentechnik zu entwickeln. Der Charakter einer Sprache hängt von zahlreichen Dingen ab, von den Stimmbändern, der Form des Rachens und der Mundhöhle sowie davon, ob der Sprechende etwa erkältet ist oder unter Streß steht.

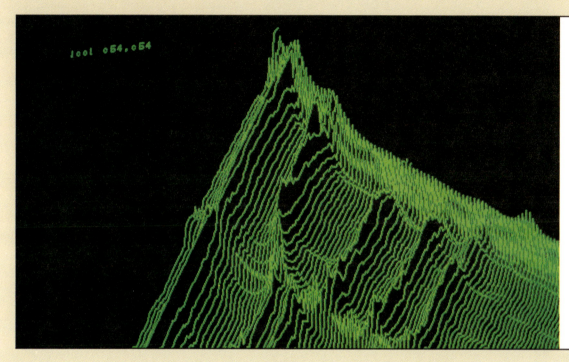

Die menschliche Sprache kann von modernen Geräten nicht nur einfach bildlich dargestellt, sondern darüber hinaus so anschaulich gemacht werden, daß sie fast dreidimensionalen Charakter hat (links). Solche Stimmendiagramme machen auch Unterschiede im Sprechrhythmus und in der Aussprache deutlich.

können Taubstumme in besonderen Schulen auch lernen, mit dem Mund zu sprechen. Zunächst werden sie mit den Schwingungen der Sprache vertraut gemacht, indem sie ihre Finger auf den vibrierenden Kehlkopf des Lehrers legen, während dieser normal spricht. Dann müssen sie versuchen, diese Schwingungen selbst zu erzeugen. Außerdem beobachten sie den Mund und die Lippenstellungen des Lehrers und versuchen mit Hilfe eines Spiegels, diese Stellungen und Bewegungen nachzuahmen. Die Methode führt in größerem oder geringerem Maße zum Erfolg. Die Sprache der Taubstummen klingt allerdings recht eintönig, weil die Sprechmelodie fehlt; doch ist sie im großen und ganzen verständlich.

Wie stellt man fest, ob ein Kind taub ist?

Wenn ein Baby besonders brav ist, sich also die meiste Zeit ganz ruhig verhält, so kann der Grund dafür möglicherweise darin liegen, daß es nicht die Geräusche hört, auf die andere Kinder mit fröhlichem Plappern oder Protestgeschrei reagieren. Ein Kind, das nicht erschrickt, wenn man hinter seinem Rücken in die Hände klatscht, könnte ebenfalls an einem Gehörschaden leiden.

Wie läßt sich eine solche Vermutung überprüfen? Man kann ja einem Baby nicht sagen, es solle die Hand heben, sobald es einen Testton hört. Trotzdem haben Wissenschaftler auch für so kleine Kinder einen Hörtest entwickelt, der einigermaßen gut funktioniert. Dabei wird festgestellt, ob das Baby seinen Kopf in die Richtung wendet, aus der ein Ton kommt. Wenn der Ton allein nicht interessant genug ist, um beim Kind eine Reaktion auszulösen, kann ein begehrtes Spielzeug als Belohnung für die Kopfwendung gezeigt werden.

Bei einem andern Test baut man in die Matratze des Kinderbetts Tonsensoren ein, die alle Bewegungen des Kindes registrieren. Sobald man das Bewegungsschema des Säuglings kennt, läßt man eine Reihe von Pieplauten ertönen. Wenn sich trotz dieser Töne das Bewegungsschema des Kindes nicht ändert, ist das Baby vermutlich schwerhörig oder taub.

Eine weitere Testmethode arbeitet mit Elektroden, die am Kopf des Kindes befestigt werden und besondere Gehirnströme messen, die nur dann auftreten, wenn das Kind den Prüfton hört.

Kann man ohne Kehlkopf noch sprechen?

Wenn bei einem Patienten der Kehlkopf operativ entfernt werden muß, braucht der Betreffende danach nicht auf eine sprachliche Verständigung zu verzichten. Er kann eine neue Sprechmethode erlernen: die Ösophagussprache. Dabei schluckt der Betreffende Luft in den Magen, läßt sie dann von dort wieder ausströmen und verwendet sie zum Sprechen. Oder er kann in einem Rehabilitationszentrum Spezialunterricht nehmen.

In jüngster Zeit ist überdies eine Kehlkopfprothese in Form eines besonderen Ventils entwickelt worden, die operativ eingesetzt wird. Sie hat schon vielen Patienten das Sprechen ermöglicht, bei denen der Kehlkopf entfernt werden mußte.

Kapitel 10

Das Verdauungssystem

Besonders bemerkenswert am Verdauungssystem ist die Art und Weise, wie dieses kompakte, sich selbst reparierende und erneuernde Förderband aus den unterschiedlichsten Rohstoffen – vom Reis bis zum Grünkohl – Körpergewebe und Energie produziert.

Die Stationen des Verdauungswegs	234
Wie man Speisen schmeckt	236
Die Pflege der Zähne und des Zahnfleischs	238
Der Magen wird gefüllt	240
Was im Magen geschieht	242
Die Leber: eine chemische Fabrik	244
Die Gallenblase und die Bauchspeicheldrüse	246
Wo die Nahrung in den Körper übergeht	248
Das letzte Wegstück	250
Die Versorgung des Körpers mit Brennstoff	252
Vor- und Nachteile bestimmter Nahrungsmittel	254
Menschen, die zuviel oder zuwenig essen	256

Woher kommt der Hunger?

Um Hunger zu bekommen, braucht man keinen Magen. Auch Menschen, denen der Magen vollständig entfernt wurde, verspüren immer wieder ein Verlangen nach Nahrung. Das Gehirn überwacht nämlich ständig die Menge des Fruchtzuckers, der Aminosäuren, Fette und anderer Stoffe, die im Blut vorhanden sind. Sobald die Vorräte an Nährstoffen erschöpft sind, sendet es Signale aus, um daran zu erinnern, daß es Zeit zum Essen ist. Erste Anzeichen des Hungers können eine leichte innere Unruhe, dann Reizbarkeit oder ein Spannungsgefühl sein. Schließlich entsteht eine spürbare Leere im Magen – nagender Hunger.

Der Hunger wird durch die Temperatur beeinflußt. An heißen Tagen, wo zum Betrieb des Körpers weniger Brennstoff nötig ist, kommt weniger Hungergefühl auf. Kälte wiederum macht eher hungrig, weil der Körper mehr Brennstoff braucht, um in einer kalten Umgebung den Wärmeverlust auszugleichen.

Im allgemeinen reagiert der Körper immer dann mit einem Hungergefühl, wenn er Nahrung benötigt – jedoch nicht in allen Fällen. Kranke Menschen, denen ein kräftiges Essen guttun würde, sind oft appetitlos. Andererseits gibt es Menschen, die an sich im Augenblick gar keine Nahrung brauchen, aber trotzdem essen, um ihre Nerven zu beruhigen, oder die einfach ständig hungrig sind. Die meisten Menschen sind jedoch auf bestimmte Essenszeiten programmiert, und ihr Körper richtet sich mit seinen Gefühlen nach diesem Zeitplan.

Wie entsteht der Durst?

Manche Tätigkeiten oder Zustände haben zur Folge, daß man ein trockenes Gefühl im Mund hat. Dazu gehören körperliche Anstrengung, die mit Schweißabsonderung verbunden ist, längeres Sprechen, Fieber, die Einnahme bestimmter Medikamente, eine unbehandelte Zuckerkrankheit oder das Essen von süßen oder salzigen Speisen. Der Durst selbst hat jedoch keine spezifische Ursache; er beruht einfach darauf, daß der Körper durch die Haut, über die Lunge und durch die Funktion der Nieren ständig Wasser verliert.

Ein gesunder Mensch stellt seine Flüssigkeitsaufnahme automatisch ziemlich genau auf den Flüssigkeitsverlust ab. Das Gehirn empfängt durstauslösende Signale vom Blut her. Wenn das Wasser im Körper knapp wird, verringert sich das Blutvolumen, und gleichzeitig sinkt der Blutdruck. Andere Stoffe im Blutkreislauf erreichen damit höhere Konzentrationen. Auf solche Änderungen sprechen bestimmte Gehirnzentren an und erzeugen das Durstgefühl.

Warum knurrt manchmal der Magen?

Zuweilen treten – oft in einem besonders ungeeigneten Augenblick – im Bauch knurrende und kullernde Geräusche auf. Viele Menschen meinen, der Magen melde sich auf diese Weise, weil er Nahrung brauche. Zumeist entstehen die Geräusche jedoch durch Gase und Flüssigkeiten, die sich im Verdauungstrakt bewegen, und zwar gewöhnlich im Darm, nicht im Magen.

Ist es egal, wann man seine Hauptmahlzeit einnimmt?

Wenn man abnehmen möchte, sollte das Frühstück die Hauptmahlzeit und das Abendessen die leichteste Mahlzeit sein. Dafür sprechen einige Erfahrungen; wirklich stichhaltige Beweise gibt es jedoch nicht.

Ähnliches gilt für die Behauptung, daß man mit fünf kleinen Mahlzeiten pro Tag schneller abnehme als mit drei großen. Für mehrere kleine Mahlzeiten sprechen Forschungsergebnisse, die gezeigt haben, daß bei einer größeren Essensmenge die Bauchspeicheldrüse mehr Insulin abgibt, und dieses Hormon veranlaßt den Körper, Fett zu speichern. Auf diesem Gebiet gibt es jedoch noch viele ungeklärte Fragen.

Kann man durch Mundspülungen auch Mundgeruch beseitigen?

Mundwasser ist nicht in der Lage, Mundgeruch zu beseitigen; es kann ihn lediglich überdecken. Zu den Ursachen von schlechtem Mundgeruch *(Halitose)* gehören schlechte Zähne, alte Speisereste zwischen den Zähnen, Infektionen der Nasenhöhle und Lunge und eine nicht behandelte Zuckerkrankheit. Es können auch gasförmige Stoffe aus dem Darm in die Lunge gelangen und von dort ausgeatmet werden. In solchen Fällen ist meist der Abbau der Nahrung durch Bakterien gestört. Die häufigste Ursache für stark riechenden Atem ist aber der Verzehr von Knoblauch oder Zwiebeln. Ölige Rückstände aus diesen Speisen gelangen in den Blutkreislauf und damit in die Lunge, und die Geruchspartikel werden wiederum mit dem Atem sowie durch die Haut ausgestoßen.

Kann Zahnpflege den Geschmackssinn beeinträchtigen?

Wenn der Apfelsinensaft beim Frühstück etwas sauer oder bitter schmeckt, kann dies daher kommen, daß man sich vorher die Zähne geputzt hat. Ein Reinigungsstoff, der in manchen Zahnpasten enthalten ist, bewirkt im Mund, daß die Säure des Saftes sauer oder bitter schmeckt und der Fruchtzucker nicht so süß erscheint wie gewöhnlich.

Die Wissenschaft kennt eine ganze Reihe von solchen Stoffen, die den Geschmackssinn beeinflussen. Ein anderer Hemmstoff für süßen Geschmack ist in der Pflanze *Gymnema sylvestra* enthalten, die in Indien und Westafrika wächst. Im Jahr 1847 berichtete ein in Indien lebender Engländer, er habe Blätter dieser Pflanze gekaut und anschließend nicht mehr feststellen können, daß er bereits Zucker in seinem Tee hatte. Fast ein Jahrhundert später entdeckte ein amerikanischer Forscher in Westafrika Beeren, die das Gegenteil bewirken. Die Eingeborenen nannten sie Wunderbeeren. Es handelte sich um die Früchte des Strauches *Synsepalum dulcificum*. Wenn man sie zerkaut hat, schmecken sogar Zitronen und Rhabarber süß. Die Wirkung hält ein bis zwei Stunden an.

Braucht man mehr Eiweiß, wenn man Sport treibt?

Ein kräftiges Steak oder Eiweißpräparate stellen nicht die beste Möglichkeit dar, einem Sportler Kraft und Ausdauer zu geben. Eine anstrengende körperliche Tätigkeit erfordert keine zusätzliche Eiweißkost. Im Gegenteil, beim Eiweißstoffwechsel entstehen große Mengen Abfallprodukte, die dann mit dem Urin ausgeschieden werden müssen. Wenn man also übermäßig viel Protein zu sich nimmt, verliert der Körper auch übermäßig viel Flüssigkeit. Deshalb beeinflußt eine eiweißreiche Nahrung letztlich die körperliche Leistung negativ. Die beste Ernährung bei der Ausübung der meisten Sportarten ist grundsätzlich die gleiche ausgewogene Kost, wie sie auch für Nichtsportler empfohlen wird.

Kann Zucker schädlich sein?

Wenn man täglich eine Drittelliterflasche Brauselimonade trinkt, nimmt man jeweils acht Teelöffel raffinierten Zucker zu sich. Im Lauf eines Jahres kann dies eine Gewichtszunahme von 5,5 Kilogramm bewirken. Wenn man Süßigkeiten und bestimmte alkoholfreie Getränke zu sich nimmt, steigt der Zuckerspiegel im Blut sprunghaft an. Dadurch wird die Bauchspeicheldrüse zur Produktion von Insulin angeregt, was wiederum zur Folge hat, daß der Körper überschüssige Kalorien in Form von Fett speichert.

Abgesehen von dem hohen Kaloriengehalt, sind der Rohrzucker und der Rübenzucker auch eine Hauptursache für Karies (Zahnfäule). Man sollte deshalb sein Verlangen nach Süßem lieber durch Früchte stillen, die neben Fruchtzucker noch wertvolle Nährstoffe enthalten.

Gesünder als Zucker sind auch die zusammengesetzten Kohlenhydrate, die in pflanzlichen Nahrungsmitteln wie Getreideprodukten, Kartoffeln, Gemüse und auch in Teigwaren vorkommen. Bei der Verdauung werden sie zu Glukose abgebaut, einer Form des Zuckers, die das Gehirn, die Nerven und die Muskulatur brauchen.

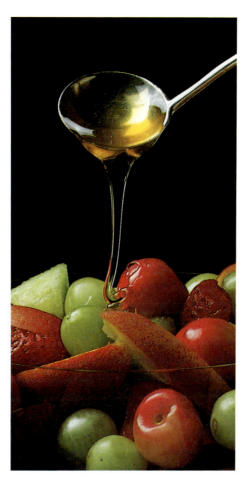

Weil Honig von Bienen stammt und seit langem zum Süßen verwendet wird – schon die Bibel erwähnt ihn –, halten manche Menschen ihn für gesünder als andere Zuckerarten. Er unterscheidet sich jedoch kaum von diesen. Ein Vorteil ist aber sein Geschmack nach Blüten.

Die Stationen des Verdauungswegs

Was geschieht beim Essen und danach?

Das Verdauungssystem arbeitet wie ein Fließband in umgekehrter Richtung: Es nimmt fertige Speisen auf und zerlegt sie in ihre chemischen Bestandteile. Durch die Verdauungssäfte wird die aufgenommene Nahrung in absorbierbare Nährstoffe aufgespalten. Diese dienen dem Körper dann als Baumaterial, aus dem er neue Zellen herstellt, um die ständig absterbenden Zellen zu ersetzen. Außerdem liefern die Nährstoffe dem Körper die Energie, die er braucht, um am Leben zu bleiben und zu funktionieren.

Was geschieht im Mund?

Der Mund ist der Durchgangsweg für die Atemluft und die Sprachlaute. Bereits im Mund beginnt aber auch die Aufbereitung der Speisen; er ist ihre erste Station auf einem über neun Meter langen Weg durch den Verdauungstrakt. Die Nahrung wird zunächst durch die Zähne zerkleinert und mit Speichel durchsetzt, wobei die Zunge mithilft. Der Speichel löst die erste von mehreren chemischen Reaktionen aus, durch die Speisen im Körper in verwertbare Nährstoffe umgewandelt werden. Außerdem wird das Essen beim Kauen auf eine für die Verdauung günstige Temperatur gebracht.

Die Mundhöhle wird seitlich durch die Wangen, oben durch den harten und den weichen Gaumen und unten durch die Zunge begrenzt. Der harte Gaumen im vorderen Teil der Mundhöhle besteht hauptsächlich aus Knochen; die übrigen Teile bestehen aus Muskeln und Bindegewebe. Derjenige Teil des Mundes, der sich zwischen den Zähnen und den Lippen oder Wangen befindet, heißt Vorhof.

Warum ist der Speichel wichtig?

Wer selbst erfahren möchte, was der Speichel bewirkt, kaut am besten ein Stück trockenes Brot und achtet dabei auf den Geschmack. Wenn der Brotbrei süß zu schmecken beginnt, hat der Speichel angefangen, die vielfach zusammengesetzten Stärkemoleküle des Brotes in die einfacheren Zucker Glukose und Maltose aufzuspalten. Dies geschieht durch ein Verdauungsenzym, das Speichelamylase oder Ptyalin genannt wird.

Der Speichel hat aber nicht nur die Aufgabe, Stärke in Zucker umzuwandeln. Ohne Speichel könnte man nur unter großen Schwierigkeiten schlucken. Der Schleim im Speichel bleibt an den Speisen haften und durchfeuchtet sie, so daß man den gekauten Nahrungsbrei zu kleinen, gleitfähigen Kugeln formen kann, die leicht die Speiseröhre hinunterrutschen.

Eine dritte Funktion des Speichels ist die Gesunderhaltung des Mundraumes. Der Speichel stellt ein mildes Abwehrmittel gegen Erreger dar. Er tötet vor allem jene Bakterien ab, die Karies (Zahnfäule) verursachen. Ferner reinigt er den Mund, indem er Bakterien und Nahrungsreste fortspült. Und schließlich dient er noch als Lösungsmittel für die Geschmacksstoffe in der Nahrung, die die Geschmacksrezeptoren in der Zunge und im Nasenraum erregen.

Wo entsteht der Speichel?

Der Mensch besitzt drei Paare großer Speicheldrüsen und zahlreiche kleine. Sie produzieren täglich ein bis zwei Liter Speichel und sondern ihn über ein System von Kanälen in die Mundhöhle ab. Als Kind hat man vielleicht schon Bekanntschaft mit den Ohrspeicheldrüsen gemacht: Sie schwellen an, wenn man Mumps bekommt. Auch im Normalzustand sind sie die größten Speicheldrüsen. Die Unterkieferdrüsen sind kleiner – etwa so groß wie eine Walnuß. Die kleinsten von den Hauptspeicheldrüsen sind die Unterzungendrüsen.

Was regt den Speichelfluß an?

Das Aroma von frischgebackenem Brot – ja schon der Gedanke daran – kann einem bereits das Wasser im Munde zusammenlaufen lassen. Durch Sinneswahrnehmungen oder durch psychische Reize wird das Gehirn angeregt; es befiehlt dann den Speicheldrüsen, ihre Sekretion zu erhöhen. Je nach Art der Reize kann das Sekret dünn und wäßrig oder ein dickerer Schleim sein. Es ist natürlich, daß der Speichelfluß stärker angeregt wird, wenn man Speisen sieht oder riecht, die man sehr gern mag.

Wenn man zu essen beginnt, werden die Speicheldrüsen in höherem Maße aktiv. Glatte, weiche Speisen oder ein saurer Geschmack führen zu einer besonders starken Speichelabsonderung, während rauhe Bissen weniger Speichel erfordern. Eine vermehrte Sekretion tritt auch dann auf, wenn der Magen oder der Zwölffingerdarm gereizt ist. Der hinuntergeschluckte Speichel trägt dazu bei, den Reizstoff zu verdünnen oder zu neutralisieren.

Wie lange bleiben Speisen im Verdauungstrakt?

Es kann 24 Stunden oder länger dauern, bis eine Mahlzeit verdaut ist und die Reste größtenteils ausgeschieden sind. Im Magen

---

Wußten Sie, daß ...

... Milchtrinken vor dem Zubettgehen schon seit sehr langer Zeit als Einschlafmittel gilt? Für diese Wirkung konnte erst in jüngerer Zeit eine wissenschaftliche Erklärung gefunden werden. Offenbar gehen von den Aminosäuren in der Milch Signale an das Gehirn aus, das daraufhin eine leicht beruhigend wirkende Substanz freisetzt.

... ein Mensch in der westlichen Welt im Lauf seines Lebens etwa 40 Tonnen Lebensmittel zu sich nimmt? Dabei handelt es sich natürlich nur um einen groben Mittelwert. Im Einzelfall spielen die Körpergröße, die Art der Betätigung und die Ernährungsweise eine wesentliche Rolle.

... Schwimmen unmittelbar nach dem Essen ungesund ist? Man sollte mindestens eine Stunde lang warten, ehe man ins Wasser geht, weil die Verdauung der aufgenommenen Speisen den Kreislauf stark beansprucht. Vor allem im kalten Meer- oder Seewasser wird der Kreislauf zusätzlich belastet. Blut wird dann aus der Magenmuskulatur abgezogen, was einen Krampf auslösen kann.

... Vorlieben für und Abneigungen gegen bestimmte Speisen Gewohnheitssache sind? Die Ablehnung bestimmter Speisen wird oft bereits im Kindesalter von den Eltern oder Geschwistern übernommen. Wenn man einmal etwas nicht mag, ändert man seine Meinung kaum noch – weil man die abgelehnte Speise später zumeist nicht mehr probiert.

Wie gelangen die Speisen in den Magen?

Beim Schlucken wird Druck auf einen Schließmuskel am Eingang der Speiseröhre ausgeübt; dadurch erschlafft er und läßt die Speise durch. Die Muskulatur der Speiseröhre vor und hinter der Portion erschlafft und kontrahiert sich in schnellem Wechsel und transportiert auf diese Weise die Speise nach unten. Sobald sie am unteren Ende der Speiseröhre, an dem „Magenmund", angelangt ist, öffnet sich ein weiterer Ringmuskel und gibt den Weg in den Magen frei.

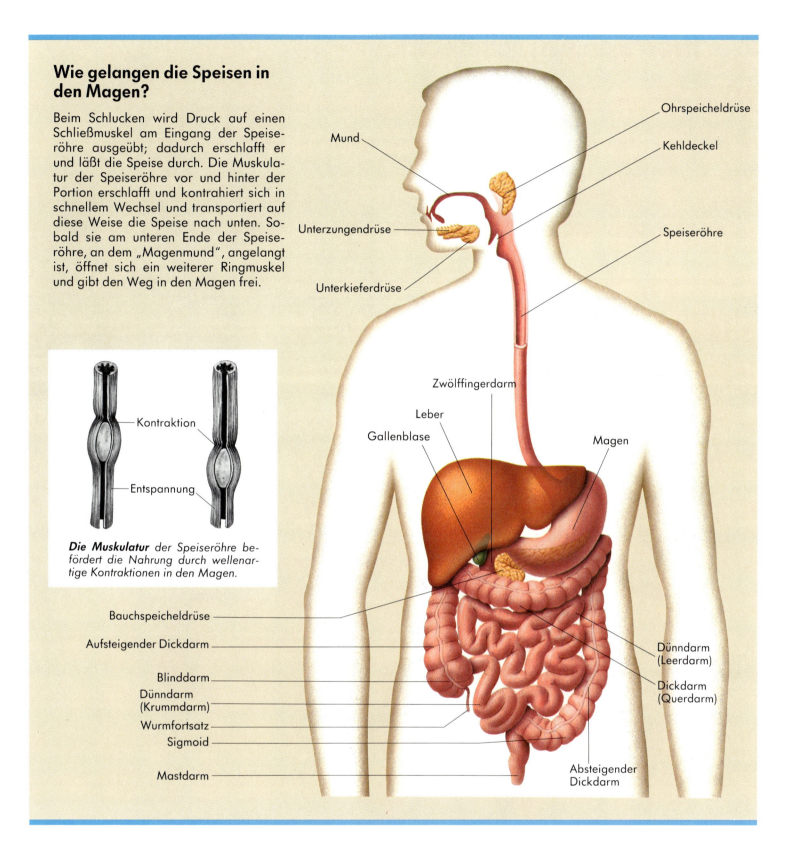

Die Muskulatur der Speiseröhre befördert die Nahrung durch wellenartige Kontraktionen in den Magen.

verweilen die verschiedenen Nährstoffe unterschiedlich lange. Eiweißreiche Nahrungsmittel werden schneller verdaut als fette, aber langsamer als Kohlenhydrate. Auch nach 24 Stunden befinden sich noch einige Rückstände im Dickdarm und vermischen sich mit den Resten späterer Mahlzeiten.

Die meiste Zeit sind die Muskeln des Dickdarms nicht in Tätigkeit; es finden dort aber von Zeit zu Zeit Kontraktionen statt. In seinem Hauptteil führt der Dickdarm wühlende und knetende Bewegungen aus. Diese gehen zwar langsam vor sich, wälzen aber innerhalb von 12–14 Stunden den Darminhalt so um, daß alle Teile mit der Darmwand in Berührung kommen. Die Zotten der Darmwand entziehen ihnen Flüssigkeit. Drei- oder viermal am Tag kommt der ganze Darminhalt in Bewegung: Eine fortschreitende Wellenbewegung transportiert die Abfallstoffe weiter bis in den Mastdarm. Dieser ist zumeist leer. Wenn der eintretende Kot ihn ausweitet, öffnet sich der innere Schließmuskel des Afters, und man fühlt einen Drang zur Stuhlentleerung. Da der Mensch jedoch gelernt hat, den äußeren Schließmuskel seines Afters zu beherrschen, kann man die Entleerung normalerweise bis auf einen geeigneten Zeitpunkt hinauszögern.

Wie man Speisen schmeckt

Welche Funktionen hat die Zunge?

Die Zunge ist eines der vielseitigsten Organe des Körpers. Sie ist aus sechs Muskeln aufgebaut und spielt eine wichtige Rolle beim Sprechen und Essen – nicht nur durch ihre Beweglichkeit, sondern auch als ein Sitz des Geschmacks- und des Tastsinns. Sie läßt uns das Essen genießen, warnt aber auch vor möglichen Verletzungen und Schäden, denn sie reagiert bei allzu heißen Speisen mit Schmerzen und bei verdorbenem Essen, indem sie Ekel hervorruft.

Als muskulöses Werkzeug zieht die Zunge die Speisen in den Mund, schiebt sie zwischen die Zähne und formt danach den Speisebrei zu einem Klumpen, der hinuntergeschluckt werden kann. Indem sich die Zunge nach oben und nach hinten bewegt und gegen den harten Gaumen drückt, transportiert sie den Klumpen zum Schlund und in die Speiseröhre.

Wie sieht eine gesunde Zunge aus?

Zum größten Teil besteht die Zunge aus Muskelgewebe. Auf der Oberseite ist sie mit einer dicken Schleimhaut überzogen, auf der Tausende von winzigen Warzen, sogenannten Papillen, sitzen. Im Innern dieser Papillen befinden sich die Sinnesorgane und Nerven für den Geschmackssinn und das Tastgefühl.

Bei einer gesunden Zunge sind die Papillen meist weißlich-rosarot und samtig glatt. Zwischen ihnen ziehen sich Furchen und Risse hin, die den roten Zungengrund erkennen lassen.

Wie schmeckt man Speisen?

Eine wichtige Voraussetzung für den Geschmack ist Feuchtigkeit. Die Geschmacksorgane können die chemischen Aromastoffe im Essen nur dann wahrnehmen, wenn sie im Speichel gelöst sind. Wäre der Mund völlig trocken, könnte man auch nichts schmecken. Empfänger für die Geschmacksstoffe des Essens sind die sogenannten Geschmacksknospen, die sich hauptsächlich auf der Zunge – in den Papillen – befinden, aber auch an anderen Stellen der Mundhöhle sowie im Rachen anzutreffen sind.

Jede Knospe besteht aus Rezeptorzellen, aus denen haarartige Geschmacksfortsätze, sogenannte *Mikrovilli*, hervorragen. Die Zellen sind mit einem Netz von Sinnesnerven verbunden, welche die im Mund wahrgenommenen Geschmacksempfindungen an das Gehirn weiterleiten. Dessen Geschmackszentren befinden sich vor allem im Thalamus im Zwischenhirn sowie in der Hirnrinde.

Gleichzeitig melden andere Nerven dem Gehirn weitere Wahrnehmungen der Zunge, etwa die Temperatur und die Struktur der aufgenommenen Nahrung, sowie den Geruch der Speisen. Das Gehirn verarbeitet alle diese Informationen und ordnet sie einem bestimmten Geschmack oder Aroma zu.

Was sind die grundlegenden Geschmacksrichtungen?

Obwohl unzählige Geschmackskombinationen möglich sind, meinen manche Forscher, daß es nur vier grundlegende Arten des Geschmacks gibt: salzig, süß, sauer und bitter. Diese stammen von den chemischen Verbindungen der Speisen – oder anderer Dinge, die man in den Mund nimmt. Die Geschmacksknospen, die für eine dieser Geschmacksrichtungen besonders empfänglich sind, befinden sich in unterschiedlichen Be-

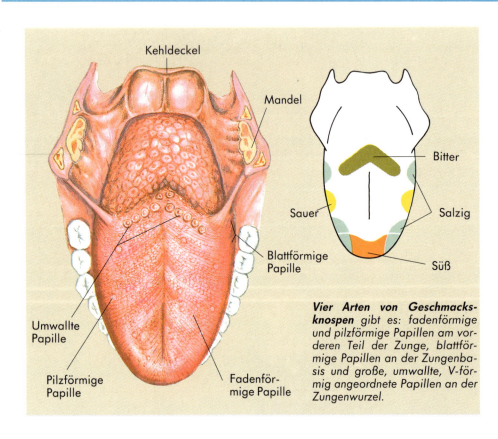

Vier Arten von Geschmacksknospen gibt es: fadenförmige und pilzförmige Papillen am vorderen Teil der Zunge, blattförmige Papillen an der Zungenbasis und große, umwallte, V-förmig angeordnete Papillen an der Zungenwurzel.

So schmeckt man

Am besten schmeckt Speiseeis, wenn man es schleckt; denn die Sinneszellen (Geschmacksknospen), die einen süßen Geschmack zum Gehirn melden, sitzen an der Zungenspitze. Die Empfindung wird noch von drei andern Faktoren beeinflußt: vom Geruch, vom Nahrungsbedarf und von der Erfahrung. Ein wesentlicher Teil der Geschmacksempfindung beruht auf dem Geruch. Die Geruchssensoren im Nasenraum sind tausendmal empfindlicher als die Geschmacksknospen auf der Zunge. Sie lösen einen vermehrten Speichelfluß aus – eine Voraussetzung für das Schmecken von Speisen. Auch der Nahrungsbedarf spielt eine wichtige Rolle. Tiere, denen man Insulin eingespritzt hatte, das den Blutzuckerspiegel senkt, wählten aus dem Angebot stets das süßeste Futter, um ihren Zuckerhaushalt wieder auszugleichen. Außerdem richten wir uns nach Erfahrungswerten. Wenn sich jemand etwa unmittelbar nach einem bestimmten Essen schlecht fühlt, wird er in Zukunft dieses Essen meist ablehnen.

reichen der Zunge – und an anderen Stellen der Mundhöhle. Süß schmeckt man vor allem an der Zungenspitze, salzig an der Spitze und den Seiten, sauer ebenfalls an den Zungenseiten und bitter an der Zungenbasis. In der Mitte der Zunge kann man nahezu keinen Geschmack wahrnehmen.

Eigenartigerweise empfinden manche Menschen bei bestimmten Stoffen im vorderen Teil des Mundraums einen süßen Geschmack, aber einen bitteren Geschmack, wenn der gleiche Stoff hinten im Mund angekommen ist. Zu diesen Stoffen gehört beispielsweise das Saccharin.

Jede Geschmacksknospe im Mund ist vorwiegend nur für einen einzigen Grundgeschmack empfänglich. Versuche haben jedoch gezeigt, daß einige der Geschmacksknospen – zumindest bis zu einem gewissen Grad – von einer oder mehreren weiteren Geschmacksarten erregt werden können.

Von den vier grundlegenden Geschmacksarten läßt sich Bitteres am leichtesten erkennen. Dieser unmißverständliche Geschmack dient als Schutz. Viele tödliche Gifte schmecken bitter und unangenehm, so daß der Mensch veranlaßt wird, sie auszuspucken, bevor sie dem Organismus schaden.

Haben bestimmte Speisen für jeden den gleichen Geschmack?

Der Geschmack ist eine äußerst subjektive Wahrnehmung. Das hat nicht nur zur Folge, daß die Menschen unterschiedliche Speisen bevorzugen, sondern auch, daß ihnen gleiche Speisen unterschiedlich gut oder schlecht schmecken. Einer der Gründe hierfür sind Erbanlagen. So können Gene beispielsweise bewirken, daß bei jemandem die Rezeptoren für den bitteren Geschmack besonders empfindlich sind.

Außerdem hat der Speichel eines jeden Menschen einen typischen Eigengeschmack und beeinflußt seinerseits den Geschmack der Speisen. Wenn beispielsweise im Speichel eines Menschen nur wenig Natrium enthalten ist, wird dem Betreffenden eine Speise mit einem bestimmten Salzgehalt salziger schmecken als einer andern Person, deren Speichel natriumreicher ist. Darüber hinaus können noch sehr unterschiedliche Faktoren, wie körperliche Betätigung, Wasserverlust und Krankheit, die Zusammensetzung des Speichels beeinflussen.

Daß manche Leute bestimmte Speisen bevorzugen, ist durch Traditionen und eigene Erfahrungen bedingt. Der Mensch ißt zumeist mit Vorliebe Speisen, die ihm bekannt sind, insbesondere wenn damit freundliche Erinnerungen verbunden sind. Manches deutet aber auch darauf hin, daß man zu bestimmten Zeiten Speisen bevorzugt oder verlangt, die vom Körper dringend benötigte Nährstoffe enthalten.

Ist der Geschmackssinn bei Kindern besonders ausgeprägt?

Kleinkinder besitzen mehr Geschmacksknospen als ein durchschnittlicher Erwachsener. Diese Rezeptoren sind bei ihnen fast über den ganzen Mund und auch über die Wangen verteilt.

Demnach müßte die Geschmacksempfindung mit zunehmendem Alter geringer werden. Es gibt aber einen erworbenen Geschmack, der auf Erfahrung beruht. Erwachsene kennen viel mehr Geschmacksempfindungen als kleine Kinder, die alles ablehnen, was bitter schmeckt, und milde Speisen bevorzugen. Im allgemeinen werden die Vorurteile von Kindern gegen bestimmte Speisen später dann langsam abgebaut. Viele Erwachsene können sich noch gut an die Zeit erinnern, als ihnen Kaffee oder Artischocken nicht schmeckten.

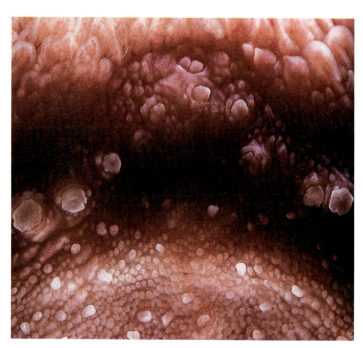

Wenn etwas sehr bitter schmeckt, verursachen Geschmacksknospen an der Zungenwurzel einen Brechreiz.

Die dicken oder dünnen Geschmackspapillen (hier vergrößert) enthalten bis zu fünf Geschmacksknospen.

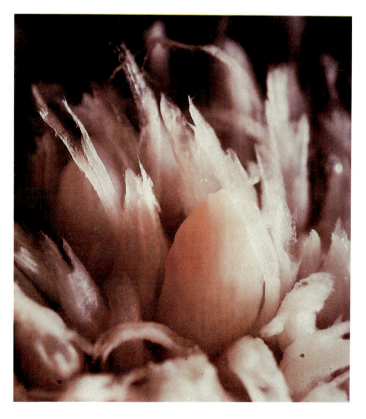

Die Pflege der Zähne und des Zahnfleischs

Wie kommt es zu Karies?

Wenn man viel Zucker und andere Kohlenhydrate ißt, besteht die Gefahr, daß die Zähne von Karies (Zahnfäule) befallen werden. Beim Essen bildet sich an der Oberfläche der Zähne zunächst ein dünner, zäher, durchsichtiger Belag, die sogenannte Plaque, die aus Schleim, Speiseteilchen und Bakterien besteht. Die Bakterien verwandeln die Speiseteilchen – vor allem Kohlenhydrate – teilweise in Säure, die den Zahnschmelz angreift. Als härteste Substanz des menschlichen Körpers ist der Zahnschmelz ziemlich widerstandsfähig. Allmählich aber frißt sich die Säure durch ihn hindurch, und die Bakterien können in das weichere Zahnbein (Dentin) eindringen. Wenn man nicht rechtzeitig einen Zahnarzt aufsucht, schreitet die Zahnfäule fort, und schließlich wird auch das Zahnmark angegriffen.

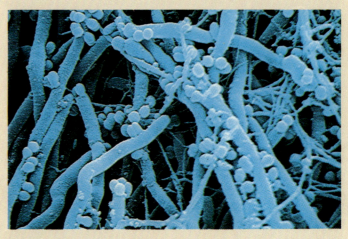

Der Zahnbelag (oben stark vergrößert wiedergegeben) enthält ein dichtes Gewirr von Bakterien und Kokken.

Die Oberfläche eines Zahnes (links, vergrößert). In den Vertiefungen setzen sich leicht Speisereste fest.

Was ist die Ursache für Zahnschmerzen?

Die alten Ägypter waren davon überzeugt, die Ursache für Zahnschmerzen zu kennen: Diese galten als Zeichen für den Zorn der Götter. Heute hat die Wissenschaft hierfür eine prosaischere Erklärung: Zahnschmerzen werden durch Druck auf die Nerven im Zahnmark ausgelöst. Wenn ein Zahn stark von Karies (Zahnfäule) befallen ist, wandern weiße Blutkörperchen in das Zahnmark, um die Infektion zu bekämpfen. Durch ihre Anwesenheit werden die Blutgefäße erweitert und üben einen Druck auf den Nerv aus.

Kann man der Zahnfäule vorbeugen?

In manchen Ländern, z.B. stellenweise in der Schweiz, setzt man dem Trinkwasser und auch Zahnpflegemitteln Fluoride zu, die den Zahnschmelz härten und die Zähne gegen Säuren widerstandsfähiger machen. Allerdings gibt es noch kein Mittel, das jegliche Zahnfäule (Karies) mit Sicherheit verhindert. Man kann aber weitere Maßnahmen ergreifen, um seine Zähne zu schützen.

Als erstes sollte man den Genuß von Speisen vermeiden oder einschränken, die raffinierten Zucker enthalten. Bereits geringe Zuckermengen leiten die Bildung eines klebrigen Zahnbelags, der sogenannten Plaque, ein. Bakterien wandeln den Zucker innerhalb kürzester Zeit in Säure um, die dann die Zähne angreift.

Zweitens sollte man sich nach jeder Mahlzeit die Zähne putzen, um den zähen Zahnbelag zu beseitigen, bevor er hart wird. Falls dies nicht möglich ist, spült man den Mund zunächst mit Wasser aus und putzt sich die Zähne, sobald es geht. Der Zahnarzt gibt darüber Auskunft, wie man die Zähne am besten bürstet und Zahnseide zur Reinigung der Zwischenräume verwendet.

Drittens sollte man seine Zähne möglichst alle sechs Monate vom Zahnarzt kontrollieren lassen. Er kann dann Löcher feststellen und füllen, solange sie noch klein sind, ferner Zahnstein entfernen und eventuelle Zahnfleischerkrankungen behandeln.

Was bewirken Fluoride?

Die wirksamste und billigste Einzelmaßnahme zur Vorbeugung gegen Zahnfäule (Karies) besteht darin, daß man dem Trinkwasser bereits im Wasserwerk Fluorid zusetzt. Kinder, die Wasser mit Fluoridzusatz trinken, während ihre Zähne sich ausbilden, sind ihr ganzes Leben lang im Vorteil. Denn die Fluoride verbinden sich mit Kalzium; sie werden deshalb in das Zahnbein eingebaut. Und dadurch wird der Zahnschmelz dreimal so widerstandsfähig gegen den Angriff von Säuren, der zu Zahnfäule führt.

Fluoride können aber auch die bereits voll ausgebildeten Zähne schützen. Die aggressiven Säuren schwächen als erstes den Zahnschmelz, indem sie ihm Kalzium und Phosphat entziehen. Durch Fluoride wird der Wiederaufbau dieser Mineralien in den Zähnen beschleunigt, so daß sich der Zahnschmelz selbst regenerieren kann. Darüber hinaus hemmen die Fluoride die Fähigkeit der Bakterien, Säure zu bilden. Diese günstigen Auswirkungen sind bei Menschen in jedem Alter zu beobachten, also auch bei

Erwachsenen, die in jungen Jahren keine zusätzlichen Fluoride bekommen haben. Außerdem schützen die Fluoride nicht nur den Zahnschmelz, sondern auch den Zement an den Zahnwurzeln. Eine Behandlung mit Fluoriden – die der Arzt verordnen kann – ist deshalb auch bei Erwachsenen wichtig, deren Zahnwurzeln infolge von Parodontose (Zahnfleischschwund) freigelegt sind.

Können Fluoride auch schädlich sein?

Untersuchungen haben ergeben, daß bei einem Zusatz von Fluorid zum Trinkwasser in einer amtlich empfohlenen, verhältnismäßig geringen Menge (ein Teil Fluorid auf 1 000 000 Teile Wasser, was etwa einem Tropfen auf 50 Liter entspricht) die Fälle von Zahnkaries drastisch zurückgehen.

Wo dem Trinkwasser Fluorid zugesetzt wird wie in Teilen der Schweiz, empfiehlt es sich, den Kindern keine weiteren Fluorpräparate zu geben. Denn wenn sich die Zähne noch ausbilden, kann überschüssiges Fluor dazu führen, daß sich am Zahnschmelz Flecken bilden oder an den Zähnen und sogar den Knochen sonstige Schäden entstehen. In der Bundesrepublik Deutschland wird dem Trinkwasser noch kein Fluorid zugesetzt. Hier kann ein Arzt den Kindern fluoridhaltige Mittel verordnen, bis alle bleibenden Zähne außer den Weisheitszähnen durchgebrochen sind.

Wieso können Zahnschmerzen von allein wieder vergehen?

Wenn heftige Zahnschmerzen von selbst wieder verschwinden, ist das ein Zeichen dafür, daß die Nerven im Zahnmark abgestorben sind. Die Infektion, die ursprünglich den Schmerz ausgelöst hat, besteht aber trotzdem weiter. Sie kann zu einem Abszeß (Granulom) an der Wurzelspitze führen und mit der Zeit auf den Kieferknochen übergreifen. Auch wenn die Schmerzen vergangen sind, muß man also in solchen Fällen trotzdem zum Zahnarzt gehen.

Kann ein toter Zahn noch gerettet werden?

Ein toter Zahn muß nicht nutzlos sein. Durch eine Behandlung des Wurzelkanals kann er noch jahrelang funktionsfähig erhalten werden. Bei dieser Behandlung wird das tote Zahnmark aus dem Zahn entfernt und der Hohlraum mit einer Füllung versehen.

Wodurch verlieren Erwachsene die meisten Zähne?

Wenn ein Zahn von Karies befallen ist, kann der Zahnarzt die betroffene Stelle meist ausbohren und das entstandene Loch füllen. Ist jedoch durch eine Entzündung des Zahnfleischs das Gewebe zerstört, mit dem der Zahn im Kiefer verankert ist, so bietet eine Behandlung auf die Dauer keine Erfolgsaussichten; man wird den Zahn höchstwahrscheinlich verlieren, auch wenn er kein einziges Loch hat.

Erkrankungen des Zahnbetts sind bei Erwachsenen die Hauptursache für den Verlust von Zähnen. Im Anfangsstadium verursacht eine Zahnfleischentzündung meist keine Schmerzen. Man stellt jedoch manchmal fest, daß das Zahnfleisch nicht mehr so fest und rosarot ist wie zuvor, sondern schwammig und dunkelrot. Überdies umschließt das Zahnfleisch die Zähne nicht mehr dicht, und es blutet leicht. Darauf kann es zu einer Entzündung des Zahnhalteapparats (*Parodontitis*) kommen, in deren Verlauf sich zwischen den Zähnen und dem Zahnfleisch sogenannte Taschen ausbilden. Bakterien greifen dann den Knochen und die Wurzelhaut an, die den Zähnen Halt gibt.

Ein solcher Prozeß kann durch unzureichende Zahnpflege, durch Rauchen, schlechtsitzenden Zahnersatz, Gebißanomalien und gewohnheitsmäßiges Zähneknirschen verursacht oder verschlimmert werden.

Was kann man gegen Zahnfleischerkrankungen tun?

Wenn man an einer Entzündung des Zahnhalteapparats (*Parodontitis*) leidet, muß man sich regelmäßig und intensiv die Zähne putzen und die Zahnzwischenräume mit Zahnseide reinigen. Außerdem kann in Abständen von einigen Monaten eine tiefgreifende Zahnsteinentfernung notwendig sein. Diese unterscheidet sich von einer üblichen Zahnsteinentfernung dadurch, daß der Zahnarzt ein feineres Werkzeug benutzt, das er tief unter das Zahnfleisch einführen kann, um am Zahnhals Zahnstein und krankes Gewebe auszukratzen.

Meist bringt diese Behandlung Erfolg; andernfalls empfiehlt es sich, das Zahnfleisch abzutragen, um das infizierte Material zu erreichen und zu entfernen, an das sonst nicht heranzukommen ist. Danach formt der Arzt das Zahnfleisch so, daß es dichter an den Zähnen anliegt.

Zahnreinigung mit dem Seidenfaden

Wenn man mindestens einmal am Tag mit Zahnseide die Speisereste zwischen den Zähnen entfernt, so bekämpft man dadurch den Zahnbelag (Plaque), der die Hauptursache für Zahnfleischerkrankungen ist. Dazu nimmt man ein etwa 45 Zentimeter langes Stück Zahnseide, wickelt die Enden um den Mittelfinger jeder Hand und führt den Faden mit dem Daumen und Zeigefinger. Dann zieht man die Zahnseide zwischen die beiden oberen mittleren Vorderzähne und bewegt sie dort hin und her, während man sie von unten nach oben über die beiden Zahnkanten gleiten läßt. Dabei gibt man acht, daß man das Zahnfleisch nicht verletzt. In gleicher Weise werden die Zwischenräume der übrigen Zähne gereinigt. Nach dem Reinigen mit der Zahnseide wird der Mund gründlich ausgespült und das Wasser durch die Zähne gedrückt.

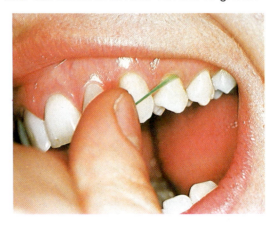

Die richtige Zahnpflege erfordert anfangs Zeit; sie wird aber bald zu einer einfachen Routine.

Der Magen wird gefüllt

Wie die Nahrung verarbeitet wird

Die Öffnungen an den beiden Enden des Magens werden von ringförmigen Muskeln verschlossen. Die obere Öffnung ist die zur Speiseröhre, die untere führt zum Zwölffingerdarm. Jeder neue zerkleinerte Bissen gelangt zunächst in den oberen Teil des Magens, den Magengrund, und drückt die zuvor aufgenommenen Speisen nach unten und außen gegen die Magenwand. Der Magengrund und der Magenkörper nehmen die Speisen so lange auf, bis sie genügend verdaut sind, um zum Magenausgang, dem Pförtner, und dann in den Zwölffingerdarm weiterbefördert zu werden. Der Verdauungstrakt ist aus mehreren Schichten aufgebaut. Die innerste, eine Schleimhaut, bildet eine Gleitfläche. Die nächste Schicht enthält Blutgefäße und Nerven. Die dritte besteht aus Muskeln, und die letzte Schicht dient als schützende Hülle.

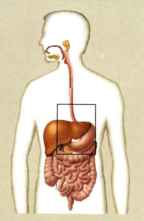

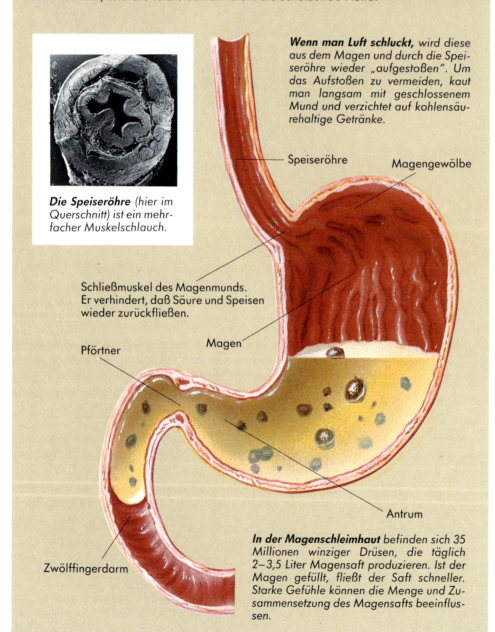

Die Speiseröhre (hier im Querschnitt) ist ein mehrfacher Muskelschlauch.

Wenn man Luft schluckt, wird diese aus dem Magen und durch die Speiseröhre wieder „aufgestoßen". Um das Aufstoßen zu vermeiden, kaut man langsam mit geschlossenem Mund und verzichtet auf kohlensäurehaltige Getränke.

- Speiseröhre
- Magengewölbe
- Schließmuskel des Magenmunds. Er verhindert, daß Säure und Speisen wieder zurückfließen.
- Magen
- Pförtner
- Antrum
- Zwölffingerdarm

In der Magenschleimhaut befinden sich 35 Millionen winziger Drüsen, die täglich 2–3,5 Liter Magensaft produzieren. Ist der Magen gefüllt, fließt der Saft schneller. Starke Gefühle können die Menge und Zusammensetzung des Magensafts beeinflussen.

Warum ist es wichtig, gründlich zu kauen?

Beim Kauen werden die einzelnen Bissen nicht nur so zerkleinert, daß sie sich leicht schlucken lassen, sondern sie werden auch mit Speichel vermengt. Durch die Zerkleinerung und Befeuchtung wird der Transport der Speisen durch den Verdauungstrakt erleichtert, und der Magen hat weniger Mühe, den Speisebrei aufzuschließen und zu verflüssigen.

Auch der Verdauungsprozeß beginnt bereits im Mund, doch ist er dort noch nicht sehr wirkungsvoll: Der Speichel setzt die Verdauung der zusammengesetzten Kohlenhydrate lediglich in Gang. Außerdem werden beim Kauen der Geschmacks-, Tast- und Geruchssinn angeregt; je länger man kaut, um so größeres Vergnügen bereitet deshalb das Essen.

Was geschieht beim Schlucken?

In der kurzen Zeit, die ein Schluckakt dauert, kann man weder atmen noch sprechen. In der ersten Phase der Schluckbewegung, die als einzige willkürlich gesteuert werden kann, schiebt die Zunge die Speise in den Schlund. Wenn der Bissen einmal dort ist, kann man seine Absicht nicht mehr ändern: Nun muß man ihn hinunterschlucken. Von jetzt an ist der Schluckakt ein reiner Reflexvorgang.

Damit die feste Speise oder Flüssigkeit nicht in die Nase eindringt – was geschehen kann, wenn man beim Schlucken lacht oder spricht –, bewegt sich der weiche Gaumen nach hinten, um den Nasenraum abzuschließen. Gleichzeitig bewegt sich der Schlund oder Rachen nach oben und erweitert sich, um die Speise aufzunehmen. Die Öffnung der Luftröhre wird durch den Kehldeckel verschlossen, der auf den Kehlkopf mit der geschlossenen Stimmritze hinunterklappt; so kann die Speise nicht in die Lunge geraten. Der Ringmuskel am Eingang der Speiseröhre, der meist geschlossen ist und Luft fernhält, öffnet sich nun, und die Schlundmuskulatur transportiert die Speise nach unten.

Hängt der Schluckvorgang mit der Schwerkraft zusammen?

Beim Essen sitzt man meist aufrecht da. In diesem Fall leuchtet es ein, daß die Schwerkraft das Schlucken erleichtert. Erstaunlich scheint jedoch, daß die Schwerkraft nicht unbedingt nötig ist, um das Essen aus dem

Mund in den Magen zu transportieren. Die Speiseröhre kann dies notfalls auch ganz allein tun. So können beispielsweise die Astronauten im Zustand der Schwerelosigkeit essen – selbst wenn sie in ihrem Raumschiff auf dem Kopf stehen.

Was ist Sodbrennen?

Beim Sodbrennen hat man eine brennende oder kratzende Empfindung hinter dem Brustbein, also dort, wo die Speiseröhre in den Magen mündet. Die Ursache liegt darin, daß der stark saure Mageninhalt in die Speiseröhre zurückfließt, wenn der Magen überdehnt ist und den Schließmuskel am Magenmund aufdrückt.

Meist verspürt man Sodbrennen, wenn man sich vornüberbeugt oder hinlegt. Häufige Auslöser sind übermäßiges Essen, Gemütserregung, enge Kleidung, Rauchen oder der Genuß von Kaffee, Schokolade, Knoblauch, Zwiebeln oder Alkohol.

Wo befindet sich der Magen?

Manche Menschen glauben, der Magen liege etwa in der Höhe des Nabels; in Wirklichkeit befindet er sich jedoch viel weiter oben. Mit seinem oberen Ende kommt er dicht an das Herz heran. Der größte Teil des Magens befindet sich auf der linken Körperseite hinter dem unteren Teil des Brustkorbs, unterhalb des Zwerchfells.

Was macht der Magen mit den Speisen?

Speisen sind in der Form, wie wir sie essen, noch nicht nahrhaft. Die Kohlenhydrate, Fette und Eiweißstoffe haben in ihnen chemisch die Form großer Moleküle. Sie können dem menschlichen Körper nur dann nützlich sein, wenn sie verdaut und in ihre Bestandteile aufgespalten werden. Ein wesentlicher Teil dieses Prozesses findet im Magen statt. Dort werden die Speisen in einen teilweise verdauten, halbflüssigen Brei umgewandelt. Um diesen Brei herzustellen, knetet und wendet der Magen die Speisen und vermengt sie dabei mit Verdauungssäften, durch die sie zum Teil chemisch aufgespalten werden.

Die Magenwand besteht unter anderm aus drei Muskelschichten. Wenn Speisen im Magen sind, ziehen die Muskeln sich rhythmisch zusammen. Sie sind im oberen Bereich des Magens schwach, werden aber im unteren Teil immer kräftiger. Die Kontraktionen – mindestens etwa drei pro Minute –

Ein lebendes Laboratorium

Im Jahr 1822 wurde der kanadische Fallensteller Alexis Saint-Martin versehentlich aus nächster Nähe angeschossen. An seinem Leib klaffte eine große Wunde. Er überlebte, hatte im Magen aber nun ein etwa acht Zentimeter großes Loch. Der Militärarzt William Beaumont, der ihn behandelte, nahm diese Gelegenheit wahr, um die Funktionsweise des Magens zu untersuchen. Acht Jahre lang diente Saint-Martin ihm als Versuchsperson. Der Arzt entnahm seinem Patienten Magensäfte und führte in bestimmten Abständen Speiseproben in den Magen ein, um den Verdauungsprozeß zu verfolgen.

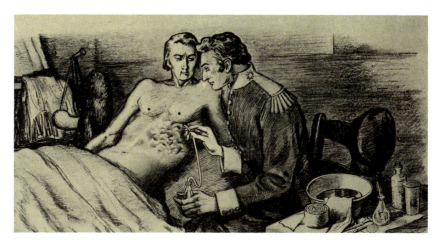

Durch das Loch im Magen *von Alexis Saint-Martin stellte man fest, daß der Magensaft Salzsäure enthält. Der Patient bedeckte seine Wunde mit Gaze.*

vermengen die Speisen mit den Magensäften, walken sie zu einem feinen Brei und befördern sie nach und nach in den ersten Darmabschnitt, den Zwölffingerdarm, weiter.

Was führt zu einer Magenverstimmung?

Verdauungsbeschwerden sind ein häufiges, jedoch harmloses Leiden, das verschiedene Symptome hervorrufen kann: Übelkeit, saures Aufstoßen, Blähungen, Sodbrennen, Bauchkrämpfe und gelegentlich Erbrechen, Durchfall oder Verstopfung. Häufige Ursachen sind allzu reichliche Mahlzeiten, schwere oder fette Gerichte, hastiges Essen, Anspannung oder Angst.

Wie entsteht ein Magengeschwür oder Zwölffingerdarmgeschwür?

Ein Magen- oder ein Zwölffingerdarmgeschwür entsteht, wenn im Magen oder im Zwölffingerdarm zuviel Säure vorhanden ist. Die Säureproduktion wird durch das Hormon Gastrin angeregt; die eigentliche Ursache aber sind Streß, Aufregung, Kummer oder unregelmäßige Mahlzeiten. Es gibt Medikamente, die ein solches Geschwür abheilen lassen; zusätzlich muß sich jedoch die Lebensführung des Patienten ändern.

Ein Magen- oder Zwölffingerdarmgeschwür kann zu einer Magenblutung oder sogar zu einem Magendurchbruch führen. Besteht vor allem ein Magengeschwür länger, kann auch Magenkrebs auftreten.

Warum wird ein Zwerchfellbruch oft nicht erkannt?

Selbst Ärzte halten einen Zwerchfellbruch gelegentlich für eine Herzerkrankung oder ein Magengeschwür, weil die Symptome recht ähnlich sind. Meist klagt der Patient über ein brennendes Gefühl hauptsächlich in der Herzgegend. In manchen Fällen strahlt der Schmerz in den Arm aus.

Das Zwerchfell ist die muskulöse Scheidewand, die den Brustraum vom Bauchraum trennt. Es hat einen Durchlaß für die Speiseröhre, die zum Magen führt. Gelegentlich tritt ein Teil des Magens durch diese Öffnung; es entsteht dann ein Bruch *(Hernie)*, bei dem Säure aus dem Magen in die Speiseröhre fließen kann. Die Folge sind dann oft Schmerzen, die man als Sodbrennen bezeichnet.

Was im Magen geschieht

Wie lange bleiben die Speisen im Magen?

Es dauert drei bis sechs Stunden, bis eine Mahlzeit im Magen von der festen in eine halbflüssige Form übergegangen ist. Wie schnell die Speisen im Magen weiterbewegt werden, hängt unter anderm vom Zwölffingerdarm ab. Der Schließmuskel am Magenausgang, der Pförtner, gibt Hormone ab, welche die Muskelbewegungen des Magens steuern und somit auch die Geschwindigkeit der Verdauung regeln. Auf diese Weise erhält der Zwölffingerdarm den Speisebrei portionsweise und genau in der für die Verdauung richtigen Menge. Allerdings übt auch der Magen eine gewisse Kontrolle darüber aus, wie schnell die Nahrung ihn durchwandert. Wenn er z.B. besonders voll ist, setzt sein unterer Teil *(Antrum)* das Hormon Gastrin frei, das die Salzsäuresekretion des Magens regelt und somit die Verdauung beschleunigen kann.

Flüssigkeiten passieren den Magen schnell; bei festen Speisen hingegen dauert es eine Weile, bis sie sich aufgelöst haben. Große Brocken benötigen dafür mehr Zeit als sorgfältig gekaute. Weitere Faktoren, die den Durchgang der Nahrung durch den Magen verlangsamen, sind niedrige Temperaturen – etwa bei Speiseeis – und körperliche Anstrengung unmittelbar nach dem Essen, denn dabei wird Blut aus der Bauchhöhle zum Herzen und zu den Muskeln hin abgeleitet. Auch Erregungszustände üben einen Einfluß aus; sie können den Ablauf der Verdauung entweder verlangsamen oder beschleunigen.

Welche Nahrungsmengen kann der Magen aufnehmen?

Der Magen ist dehnbar wie ein weicher Beutel. Im leeren Zustand hat er etwa die Form eines großen J. Gefüllt nimmt er die Form eines Boxhandschuhs an. Das Fassungsvermögen eines normalen Magens beträgt knapp 1,5 Liter.

Warum verdaut sich der Magen nicht selbst?

Im Magensaft befindet sich Salzsäure. Sie ist so aggressiv, daß sie Rasierklingen auflöst und lebende Zellen vernichtet. Manchmal greift sie auch den Magen selbst an, und es entsteht ein Magengeschwür. Normalerweise ist der Magen jedoch gegen solche Angriffe gewappnet.

Zunächst ist seine Auskleidung, die Magenschleimhaut, mit Schleim überzogen, und dieser bildet eine Sperrschicht zwischen der Säure und der Magenwand. Er ist leicht alkalisch und neutralisiert die Säure; dadurch verhindert er, daß sich der Magen selbst verdaut. Überdies verdünnt die Nahrung im Magen die Säure, so daß sie weniger aggressiv ist. Hinzu kommt noch, daß die Magenschleimhaut pro Minute etwa eine halbe Million Zellen abstößt und ebenso schnell wieder ersetzt, so daß der Magen ungefähr alle drei Tage eine neue Auskleidung erhält. Selbst wenn also Zellen durch Salzsäure zerstört werden, sorgt der Magen automatisch für Ersatz.

Was bewirken die Magensäfte?

Für manchen mag es überraschend klingen, aber man kann auch ohne Magen Speisen verdauen. Der Verdauungsprozeß findet nämlich größtenteils erst dann statt, wenn die Nahrung den Magen bereits verlassen hat.

Trotzdem spielt der Magen durchaus eine Rolle, und seine Verdauungssäfte haben eine wichtige Funktion. Außer Salzsäure enthält der Magensaft vor allem Pepsin, Schleim, das Hormon Gastrin und Glykoprotein. Die Salzsäure vernichtet die Bakterien in den Speisen und macht den Magen nahezu keimfrei. Sie weicht außerdem eiweißhaltige Speisen auf und fördert die Sekretion und Wirkung des Pepsins, eines Enzyms, das Eiweißstoffe in einfachere chemische Bestandteile zerlegt. Der Schleim puffert die Säure ab und macht die Nahrung gleitfähig, während das Hormon Gastrin die Produktion von Salzsäure regelt. Das Glykoprotein versetzt den Körper in die Lage, Vitamin B_{12} zu absorbieren, das für die Produktion von Blutkörperchen und die Funktion des Nervensystems erforderlich ist.

Was passiert beim Erbrechen?

Durch Erbrechen sucht der Körper Material loszuwerden, das er nicht verdauen kann. Ursache für einen Brechreiz können verdorbene Speisen, eine Reisekrankheit oder eine seelische Notlage sein. Meist ist der Grund jedoch viel einfacher: Man hat zuviel gegessen oder getrunken.

Beim Erbrechen entspannt sich die Muskulatur des Magens und der Speiseröhre, und der Schließmuskel am Magenmund öffnet sich. Gleichzeitig ziehen sich die Muskeln des Zwerchfells und der Bauchdecke krampfartig zusammen und drücken so kräftig auf den Magen, daß sich sein Inhalt nach oben entleert. Gelegentlich öffnet sich auch der Schließmuskel am Magenpförtner, so daß der Inhalt des Zwölffingerdarms sowie Galle mit erbrochen werden.

Woher kommen die Begriffe?

„Laßt uns essen und trinken; wir sterben doch morgen", steht in der Bibel (Jesaja 22,13) als Warnung, daß das Leben nur kurz ist. Die Ägypter kannten einen ähnlichen Ausspruch bei festlichen Mahlzeiten; sie zeigten dann auch ein Skelett, um ihren Worten Nachdruck zu verleihen. Essen und Trinken, so sagt man, hält Leib und Seele zusammen.

Das Sandwich ist eine Erfindung des Earl of Sandwich (1718–1792). Dieser war ein so leidenschaftlicher Spieler, daß er zu den Mahlzeiten seinen Platz am Spieltisch nicht verlassen wollte. So ließ er sich von einem Diener ein Stück Schinken zwischen zwei Brotscheiben bringen.

Wenn jemandem eine Laus über die Leber gelaufen ist, so hat sie ein sehr wichtiges Organ belästigt. In früherer Zeit galt die Leber sogar als Sitz des Lebens. In Mesopotamien untersuchten die Priester die Leber der Opfertiere, um die Zukunft vorauszusagen. Bevor die Griechen und Römer in die Schlacht zogen, brachten sie den Göttern Tieropfer dar. Auch sie untersuchten dabei jeweils die Leber und erwarteten einen Sieg, wenn das Organ gesund war.

Gourmet und Gourmand – die beiden Wörter klingen ähnlich. Sie stammen aus dem Französischen und werden oft verwechselt. Ihre Bedeutung ist aber verschieden. Ein Gourmet war ursprünglich ein Weinschmecker; er hatte nichts mit dem Essen zu tun. Heute ist ein Gourmet ein Feinschmecker, der Gourmand hingegen ein Vielfraß.

Doppelgesichtiges Salz

Zu den meisten Zeiten der Menschheitsgeschichte war Salz ein rarer Artikel. Im alten Abessinien benutzte man Barren aus Steinsalz sogar als Währung. Karawanen brachten Salz in ferne Länder und tauschten es oft Gramm für Gramm gegen Gold ein. Römische Legionäre bekamen ihren Sold zum Teil in Salz ausbezahlt. Das Fremdwort Salär für Lohn oder Gehalt erinnert noch daran; denn darin steckt das lateinische Wort *sal* (Salz). Salz ist lebensnotwendig; die Impulse der Nervenstränge werden von Natriumionen weitergeleitet, die im Kochsalz (Natriumchlorid) enthalten sind. Salzmangel kann zu Gewichtsverlust, Schwäche, Muskelkrämpfen und sogar zum Tod führen. Überdies eignet sich Salz als Konservierungsstoff für Lebensmittel, und es besitzt eine antiseptische Wirkung. Heute werden nicht nur die großen Vorräte in den Salzbergwerken abgebaut, sondern man gewinnt Salz auch durch Verdunstung aus dem Meerwasser. Nun ist die Gewohnheit, das Essen zu stark zu salzen, ein Gesundheitsrisiko geworden.

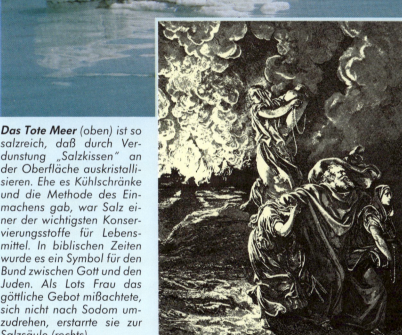

Das Tote Meer (oben) ist so salzreich, daß durch Verdunstung „Salzkissen" an der Oberfläche auskristallisieren. Ehe es Kühlschränke und die Methode des Einmachens gab, war Salz einer der wichtigsten Konservierungsstoffe für Lebensmittel. In biblischen Zeiten wurde es ein Symbol für den Bund zwischen Gott und den Juden. Als Lots Frau das göttliche Gebot mißachtete, sich nicht nach Sodom umzudrehen, erstarrte sie zur Salzsäule (rechts).

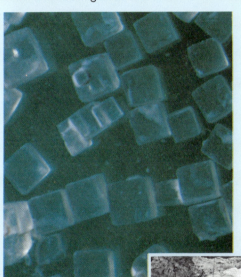

Der Salzverbrauch in den Industrieländern beträgt täglich zehn Gramm pro Person. Damit übersteigt er den natürlichen Bedarf um das Dreifache. In einer Gegend in Japan liegt er sogar bei 30 Gramm pro Person und Tag.

Diese Salzmine in Cleveland (USA) liegt mehr als 600 Meter tief in der Erde.

Die Leber: eine chemische Fabrik

Wie viele Aufgaben hat die Leber zu erfüllen?

So wichtig Vitamine auch sind, man könnte ein Jahr lang kein Vitamin A zu sich nehmen und dennoch nicht krank werden. Ebenso könnte man vier Monate lang ohne Vitamin B_{12} oder D auskommen und sich trotzdem noch wohl fühlen – sofern man gut ernährt und die Leber voll funktionsfähig wäre.

Diese und andere Vitamine werden nämlich von der Leber gespeichert, wenn der Körper mehr als seinen augenblicklichen Bedarf aufnimmt, und sie werden von ihr wieder an den Blutkreislauf abgegeben, wenn der Bestand abgenommen hat.

Dies ist jedoch nur eine der 500 oder mehr Aufgaben, die von der Leber zu bewältigen sind. Zu den weiteren Funktionen gehören die Produktion von Glykogen – das ist die „tierische" Stärke, im Gegensatz zur pflanzlichen –, die Stabilisierung des Blutzuckerspiegels, die Entgiftung des Körpers und der Abbau von Wirkstoffen in Medikamenten.

Überdies baut die Leber Enzyme auf, verarbeitet die verdauten Fette und Eiweißstoffe, scheidet Abfallprodukte aus, produziert Galle und Cholesterol und stellt eine wichtige Wärmequelle dar. Es ist deshalb

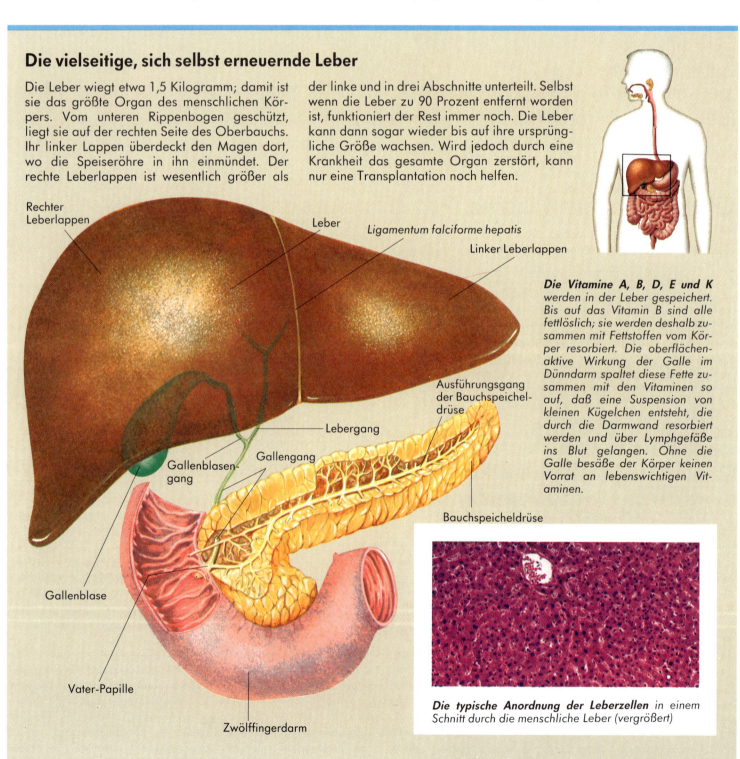

Die vielseitige, sich selbst erneuernde Leber

Die Leber wiegt etwa 1,5 Kilogramm; damit ist sie das größte Organ des menschlichen Körpers. Vom unteren Rippenbogen geschützt, liegt sie auf der rechten Seite des Oberbauchs. Ihr linker Lappen überdeckt den Magen dort, wo die Speiseröhre in ihn einmündet. Der rechte Leberlappen ist wesentlich größer als der linke und in drei Abschnitte unterteilt. Selbst wenn die Leber zu 90 Prozent entfernt worden ist, funktioniert der Rest immer noch. Die Leber kann dann sogar wieder bis auf ihre ursprüngliche Größe wachsen. Wird jedoch durch eine Krankheit das gesamte Organ zerstört, kann nur eine Transplantation noch helfen.

Die Vitamine A, B, D, E und K werden in der Leber gespeichert. Bis auf das Vitamin B sind alle fettlöslich; sie werden deshalb zusammen mit Fettstoffen vom Körper resorbiert. Die oberflächenaktive Wirkung der Galle im Dünndarm spaltet diese Fette zusammen mit den Vitaminen so auf, daß eine Suspension von kleinen Kügelchen entsteht, die durch die Darmwand resorbiert werden und über Lymphgefäße ins Blut gelangen. Ohne die Galle besäße der Körper keinen Vorrat an lebenswichtigen Vitaminen.

Die typische Anordnung der Leberzellen in einem Schnitt durch die menschliche Leber (vergrößert)

durchaus berechtigt, die vielseitige Leber mit einer chemischen Fabrik zu vergleichen.

Welche Rolle spielt die Leber bei der Verdauung?

Die Leber produziert täglich etwa 0,5–1 Liter Galle. Dieser bittere, zähflüssige, alkalische, grünlichgelbe Saft spielt eine wichtige Rolle bei der Verdauung von Fetten. Er wird in der Gallenblase, die mit der Leber verbunden ist, auf Vorrat gehalten.

Galle besteht zu mehr als 97 Prozent aus Wasser. Wichtigste Bestandteile sind die Gallensäuren. Sie gelangen durch den Gallenblasengang in den Dünndarm und emulgieren dort die Fette des Speisebreis; d.h., sie spalten größere Fettkügelchen in feinste Tröpfchen auf und vergrößern dadurch ihre Oberfläche, so daß Enzyme hier besser angreifen und chemische Umwandlungen bewirken können. Die Fette werden so aufbereitet, daß der Körper sie absorbieren kann. Da die Galle alkalisch ist, neutralisiert sie überdies den sauren Nahrungsbrei, der aus dem Magen kommt.

Was ist an den Leberzellen so erstaunlich?

Ein einziger Bausteintyp, die Leberzelle, ist für nahezu alle lebenswichtigen Funktionen der Leber zuständig, von der Versorgung des Körpers mit Nährstoffen über die Ausscheidung von Abfallprodukten bis zur Neubildung von Leberzellen, wenn die alten absterben. Die Leber besteht aus etwa 300 Milliarden solcher leistungsfähiger Zellen.

Von außen betrachtet, sieht die Oberfläche der Leber glatt und gummiartig aus. In Wirklichkeit setzt sich dieses Organ aber aus 50000–100000 kleinen Läppchen zusammen, die jeweils in ihrer Mitte eine Zentralvene besitzen. Von jeder Vene gehen Hunderte von Leberzellen aus, zwischen denen sich ein Netzwerk mikroskopisch kleiner Gallenkanälchen und Kapillaren befindet. Bei den Kapillaren handelt es sich um winzige Blutkanäle, die sogenannten Sinusoide. Sie wirken wie die Poren eines Schwammes und leiten Blut, das mit Sauerstoff und Nährstoffen angereichert ist, zu den Leberzellen.

Welche Blutmenge filtert die Leber in einem Jahr?

Wenn der Körper Blut braucht, greift er auf die Reserven in der Leber zurück. Die zur Leber strömende Blutmenge ist erstaunlich groß; sie beläuft sich auf ein Viertel des gesamten Blutvorrats im Körper. Wenn der Körper in Ruhe ist, filtert die Leber pro Minute 1,3 Liter Blut. Auf ein Jahr umgerechnet, ergibt dies eine riesige Menge, nämlich fast 700 000 Liter.

Die Leber ist das einzige Organ, das von zwei Seiten her reichlich mit Blut versorgt wird. Einerseits wird ihr von der Leberarterie aus der Aorta frisches Blut zugeführt, damit sie ihre Zellen mit Sauerstoff anreichern kann. Andererseits liefert ihr eine große Vene, die Pfortader, das mit Nährstoffen angereicherte Blut aus dem Magen und dem Dünndarm. Aus diesem Blut zieht die Leber die Nährstoffe heraus, bereitet sie chemisch auf und speichert sie oder führt sie über die untere Hohlvene wieder dem Blutkreislauf zu.

Gleichzeitig regelt die Leber die Zusammensetzung des Blutes. Wie auch die Milz entfernt sie alte rote Blutkörperchen aus dem Kreislauf. Einen Teil des Hämoglobins der verbrauchten Blutkörperchen baut sie chemisch ab und wandelt ihn in eine wasserlösliche Form des Gallenfarbstoffes Bilirubin um, die dann als Abfallprodukt ausgeschieden werden kann. Die weiten Kapillaren in der Leber (Sinusoide) sind mit besonderen Fangzellen ausgekleidet, den sogenannten Kupffer-Sternzellen. Diese fangen die Bakterien ab, die gelegentlich aus dem Darm in das Blut gelangen.

Wie hält die Leber den Blutzuckerspiegel stabil?

Die Leber ist ein chemischer Zauberkünstler. Sie kann Zucker und Fette in Eiweiß umwandeln. Umgekehrt kann sie aber auch Zucker aus Eiweiß (vor allem aus Aminosäuren) und aus Fett (dem in Fettgewebszellen gespeicherten Glyzerin) herstellen. Obendrein arbeitet sie nicht nur als Zuckerfabrik, sondern auch als Auffang- und Vorratsstelle für einen Großteil des Zuckers, den der Dünndarm in Form von Glukose aus dem Nahrungsbrei absorbiert. Nach einer Mahlzeit, wenn der Blutzuckerspiegel hoch ist, wird die Leber durch das Insulin veranlaßt, Glukose (Zucker) in Glykogen (Stärke) umzuwandeln und in dieser Form zu speichern. Einige Stunden später, wenn der Blutzuckerspiegel absinkt, verwandelt die Leber das Glykogen wieder in Glukose und führt diese über den Blutkreislauf den Körperteilen zu, die sie benötigen. So hat beispielsweise das Gehirn ständig Bedarf an Glukose, und die Leber sorgt dafür, daß er stets ausreichend gedeckt wird.

Wie entsteht eine Leberzirrhose?

Bei einer Leberzirrhose sterben die Zellen ab und werden durch Narbengewebe ersetzt. Im Anfangsstadium des Leidens vergrößert sich die Leber. Im weiteren Verlauf kann die Hautfarbe des Patienten ähnlich wie bei einer Gelbsucht aussehen. In den Beinen und häufig auch im Bauch tritt ein Ödem (Wassersucht) auf. Im Endstadium dieser chronischen Entzündung schrumpft die Leber und kann ihre Funktionen nicht mehr richtig ausüben. Der Patient ist für Infektionen und andere Komplikationen besonders anfällig. Übermäßiger Alkoholgenuß gilt als Hauptursache einer Leberzirrhose, doch ist der Einfluß des Alkohols noch nicht völlig geklärt. Auch Unterernährung – vor allem Eiweißmangel in der Nahrung – kann eine Rolle spielen. Selbst bei Menschen, die nie getrunken haben, ist schon eine Zirrhose aufgetreten, etwa als Folge einer infektiösen Leberentzündung, einer Gifteinwirkung, einer Herzschwäche oder einer Entzündung des Gallentrakts. Die Krankheit tritt am häufigsten bei Männern im Alter zwischen 40 und 60 Jahren auf.

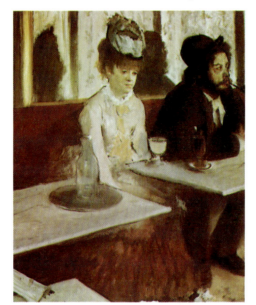

Degas nannte dieses Bild Absinthe, nach einem Getränk mit sehr schädlichen Nebenwirkungen.

Die Gallenblase und die Bauchspeicheldrüse

Gibt es mehr als eine Art von Virushepatitis?

Eine Hepatitis (Leberentzündung) kann gelegentlich durch Alkohol sowie durch bestimmte Medikamente oder Chemikalien verursacht werden; in den meisten Fällen handelt es sich jedoch um eine Infektion. Als Erreger kommen mehrere Virusarten in Frage: das A-Virus, das B-Virus und das Non-A-non-B-Virus. Die eigenartige Bezeichnung für den dritten Typ (Nicht-A-nicht-B-Virus) erklärt sich aus der Tatsache, daß man den Erreger bislang noch nicht eindeutig identifiziert hat. Man weiß lediglich, daß es weder ein A- noch ein B-Virus ist. Möglicherweise handelt es sich auch um mehrere verschiedene Erreger.

Die Virus-A-Hepatitis tritt vor allem bei Kindern und jungen Erwachsenen auf; sie wird zumeist durch Nahrungsmittel, Wasser oder Gegenstände übertragen, die mit Fäkalien verunreinigt sind. Die Krankheit hat kaum bleibende Folgen.

Die Virus-B-Hepatitis hingegen verläuft in etwa zehn Prozent aller Fälle chronisch; sie kann vor allem für ältere Menschen und Personen mit schlechtem Gesundheitszustand gefährlich werden. Diese Art der Leberentzündung wird durch Bluttransfusionen, Injektionen mit nicht sterilen Nadeln oder Intimkontakte übertragen.

Unabhängig vom Virustyp sind bei einer Hepatitis die Symptome gleich. Zu ihnen gehören Fieber, Kopfschmerzen, Halsschmerzen, Übelkeit, Gelenk- und Muskelschmer-

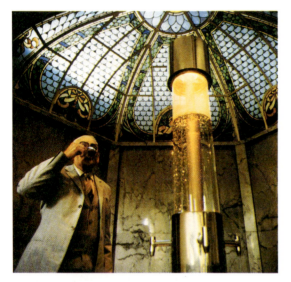

Diese Glaskuppel einer Trinkhalle ist ein Beispiel für die schmuckreiche Architektur alter Kurbäder.

Wasserkuren für innen und außen

Natürliche Mineralquellen haben mindestens seit 2500 Jahren Besucher angezogen. Schon Hippokrates (um 460–375 v. Chr.), der Vater der Medizin, setzte auf Kos, einer der griechischen Inseln, Wasser zu Heilzwecken ein. Später begannen die Römer mit Badekuren und führten sie schließlich auch in den entlegensten Provinzen ihres großen Reiches ein. Nach dem Fall von Rom siechten die Mineralquellen dahin, doch die Renaissance brachte sie zu neuem Ansehen. Hochgestellte Herrscher – von Zar Peter dem Großen in Rußland bis zu Kaiser Wilhelm II. in Deutschland – förderten Kurbäder. Eine Wasserkur wurde und wird innerlich und äußerlich angewandt: Man trinkt also nicht nur das mineralhaltige Wasser, sondern badet auch darin. Einige Quellen sind besonders für die Behandlung von Magen- und Darmbeschwerden geeignet; Wasser mit hohem Magnesiumgehalt wird bei Leberleiden empfohlen. Unter anderem sollen Mineralwässer abführen, die Harnausscheidung steigern und die Nerven beruhigen. Mineralbäder, Wellenbäder, Dampfbäder, feuchte Packungen, warme und kalte Wechselbäder, Wassertreten, Umschläge, Abreibungen, Inhalationen und Spülungen sollen dabei gleichermaßen eine Heilwirkung haben.

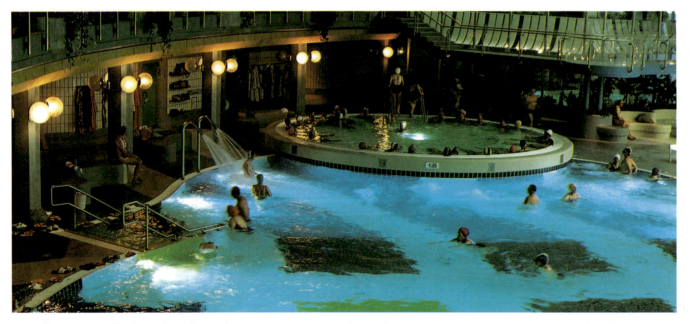

In modernen Mineralbädern – hier das Bad Leuze in Stuttgart – werden traditionelle Kuren sowie Fitneßprogramme angeboten.

zen, Appetitlosigkeit, Schwäche, Schmerzen im rechten Oberbauch und Gelbsucht. Gegen eine Hepatitis gibt es keine direkt wirkenden Medikamente; doch verordnet der Arzt meist Bettruhe, eine nicht zu fette Kost, Alkoholverzicht und eventuell leberschützende Vitamin-B_{12}-Präparate.

Warum färbt sich bei einer Lebererkrankung die Haut gelb?

Eine gesunde Leber entzieht dem Blut einen gelben Farbstoff, das sogenannte Bilirubin, wandelt ihn um und gibt ihn mit der Galle weiter, damit er ausgeschieden wird. Eine kranke Leber ist hierzu jedoch nicht in der Lage. Der Farbstoff verbleibt dann im Blutkreislauf und bewirkt, daß die Haut und das Weiße der Augen gelb aussehen: Der Patient hat „Gelbsucht". Dieser Ausdruck bezeichnet nur das Symptom, keine eigenständige Krankheit.

Das Bilirubin ist ein Abfallprodukt, das beim Abbau von verbrauchten roten Blutkörperchen aus dem roten Blutfarbstoff, dem Hämoglobin, entsteht. Normalerweise ist die charakteristische Farbe des Stuhls durch diesen Farbstoff bedingt. Wenn jemand an Gelbsucht leidet, werden der Urin und die Tränenflüssigkeit dunkler, während der Stuhl eine hellere Farbe bekommt.

Wo liegt die Gallenblase, und was ist ihre Aufgabe?

Die Gallenblase hat etwa die Größe und Form einer kleinen Birne und liegt an der Unterseite der Leber. Sie dient als Vorratsbehälter für die Galle, eine Flüssigkeit, die der Körper zur vollständigen Verdauung der Fette benötigt.

In der Leber scheiden die Zellen beständig Galle ab. Sie wird in einem System kleiner Kanälchen gesammelt und fließt dann in den größeren Lebergang. Dieser Kanal wiederum mündet in den Gallenblasengang, der die Galle in die Gallenblase befördert. Dort wird die Galle konzentriert; deshalb kann die Gallenblase so viel davon aufnehmen, wie die Leber in einem halben Tag produziert.

Wenn in den Zwölffingerdarm Fett und Eiweiß eintreten, wird im Dünndarm das Hormon Cholezystokinin freigesetzt und mit dem Blutstrom der Gallenblase zugeführt. Unter dem Einfluß dieses Hormons zieht sich die Muskulatur der Gallenblase zusammen und entleert die Galle in den Zwölffingerdarm, damit sie dort die Fettverdauung unterstützt.

Kann man auch ohne Gallenblase leben?

Wenn die Gallenblase operativ entfernt worden ist, fließt die Galle direkt aus der Leber in den Zwölffingerdarm und beteiligt sich dort an der Verdauung von Fetten in gleicher Weise wie vorher, als die Gallenblase noch vorhanden war. Man braucht also die Gallenblase nicht unbedingt. Allerdings rieselt nun die Galle ständig in den Darm; sie kann nicht mehr gesammelt und bei Bedarf stoßweise in einer größeren Menge abgegeben werden.

Welche Aufgaben hat die Bauchspeicheldrüse?

Die längliche Bauchspeicheldrüse erstreckt sich auf der linken Seite des Oberbauchs hinter dem Magen quer durch den Körper. Das größere, abgeknickte Kopfende liegt am Zwölffingerdarm an.

Die Bauchspeicheldrüse hat die Aufgabe, bestimmte Enzyme und Hormone, unter anderm auch Insulin, abzusondern, die zur Verdauung und Absorption der Speisen benötigt werden. Die Produktion von Insulin erfolgt in besonderen Zellgruppen, den sogenannten Langerhans-Inseln, die wie kleine Inseln in der Bauchspeicheldrüse verteilt sind. Manchmal wird die Bauchspeicheldrüse als Doppelorgan bezeichnet. Die exokrinen Zellen (mit äußerer Sekretion) geben Verdauungsenzyme in den Zwölffingerdarm ab; die endokrinen Zellen (mit innerer Sekretion) führen dem Blut zwei Hormone, das Glukagon und das Insulin, zu. Das Insulin reguliert den Zuckerhaushalt des Körpers. Mit Ausnahme der Zellen des Gehirns benötigen alle Körperzellen Insulin, um Glukose (Zucker) aufnehmen zu können. Wenn die Bauchspeicheldrüse Insulin überhaupt nicht oder in zu geringen Mengen produziert, wird der Betreffende zuckerkrank.

Was tut die Bauchspeicheldrüse für die Verdauung?

Vergleichbar einem Stengel, an dem viele „Trauben" hängen, durchzieht ein Ausführungsgang die Bauchspeicheldrüse in ihrer ganzen Länge. Die Trauben sind Anhäufungen von exokrinen Zellen. Sie scheiden Enzyme ab, die dann durch Kanäle in den großen Ausführungsgang und schließlich in den Zwölffingerdarm fließen, wo sie sich an der Verdauung von Eiweiß, Kohlenhydraten und Fetten beteiligen. Außerdem produziert

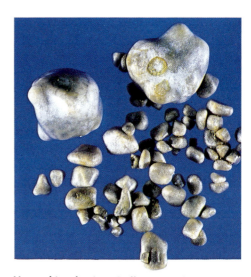

Harte, kieselartige Gallensteine können heftige Schmerzen verursachen. Bei Frauen treten Gallensteine häufiger auf als bei Männern.

die Bauchspeicheldrüse einen alkalischen Verdauungssaft, der die Säure des Speisebreis im Zwölffingerdarm neutralisiert, überdies den Dünndarm schützt und Bedingungen schafft, unter denen die Enzyme am besten wirken.

Die Bauchspeicheldrüse erfüllt ihre Aufgabe, die richtigen Enzyme zur richtigen Zeit und genau in der erforderlichen Menge zu produzieren, erstaunlich präzise. Sobald die Nahrung in den Zwölffingerdarm eintritt, wird die Bauchspeicheldrüse aufgefordert, mit der Lieferung von Verdauungssaft und Enzymen zu beginnen. Der Speisebrei regt nämlich die Wandung des Zwölffingerdarms dazu an, bestimmte Hormone abzusondern. Diese werden vom Blut weitergeleitet und geben der Bauchspeicheldrüse das Startsignal.

Kann die Bauchspeicheldrüse sich selbst verdauen?

Die Bauchspeicheldrüse besteht aus Eiweiß. Wenn nun die Enzyme, die der Verdauung von Eiweiß dienen, aktiviert werden, während sie sich noch in der Bauchspeicheldrüse befinden, reicht ihre Wirkung aus, die Bauchspeicheldrüse selbst zu verdauen. Dies geschieht bei einer akuten Bauchspeicheldrüsenentzündung, wenn der Ausführungsgang verstopft ist und die Verdauungsenzyme sich in der Bauchspeicheldrüse stauen. In diesem Fall sind die Stoffe, die normalerweise die Aktivierung der Enzyme verhindern, in der Minderheit, und die Bauchspeicheldrüse kann Schaden erleiden oder sogar durch ihre eigenen Säfte zerstört werden.

Wo die Nahrung in den Körper übergeht

Wie groß ist der Dünndarm?

Damit der Dünndarm in der Bauchhöhle Platz hat, ist er in vielen Windungen dicht zusammengelegt. Bei einem Erwachsenen ist er durchschnittlich 5,5–7 Meter lang – also etwa drei- bis viermal so lang wie der ganze Körper. Der Dünndarm hat die Form eines 2,5–4 Zentimeter dicken Schlauches. Er läßt sich in drei Abschnitte unterteilen. Der erste ist der Zwölffingerdarm, der chemische Stoffe und teilweise verdaute Nahrung aus dem Magen aufnimmt. Im nächsten Abschnitt, in dem Leerdarm, werden die meisten Nährstoffe resorbiert. Der letzte Teil, der Krummdarm, nimmt die restlichen Nährstoffe auf.

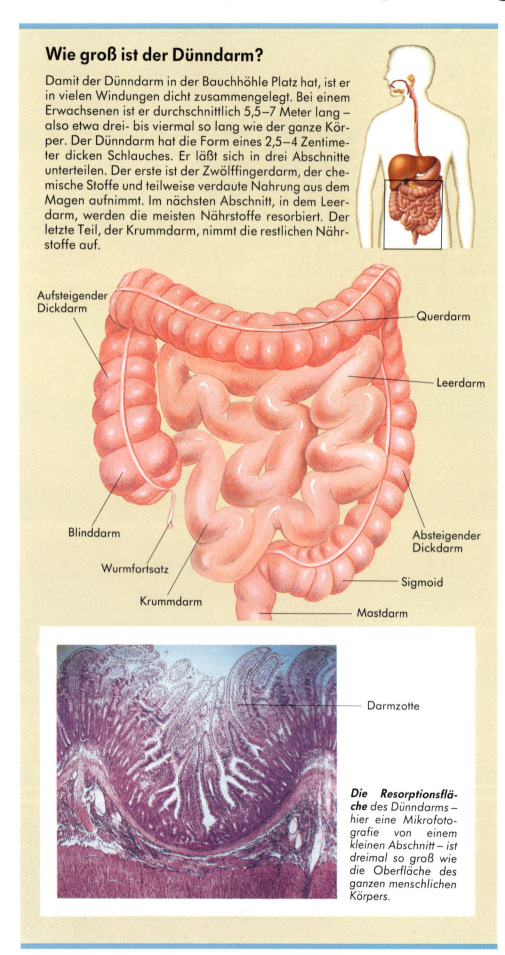

Die Resorptionsfläche des Dünndarms – hier eine Mikrofotografie von einem kleinen Abschnitt – ist dreimal so groß wie die Oberfläche des ganzen menschlichen Körpers.

Was geschieht mit der Nahrung im Dünndarm?

Die Aufbereitung der Speisen, die bereits im Mund beginnt, wird im Dünndarm vollendet. Wenn der Speisebrei aus dem Magen in den Zwölffingerdarm eintritt, bekommen vier verschiedene Organe den Befehl, die Chemikalien freizusetzen, die zur abschließenden Verdauung benötigt werden. Der Zwölffingerdarm selbst erzeugt Schleim, der ihn gegen die Magensäure schützt, die mit dem Nahrungsbrei in ihn eindringt. Überdies produziert er Hormone, die bewirken, daß von der Leber, der Bauchspeicheldrüse und der Gallenblase Verdauungssäfte abgegeben werden. Flüssigkeit aus der Gallenblase und alkalische Säfte aus der Bauchspeicheldrüse neutralisieren die Magensäure. Verdauungsenzyme, die von der Bauchspeicheldrüse und dem Dünndarm abgegeben werden, spalten die Speisen in einfachere Bestandteile auf, die der Körper verwerten kann. Dabei werden Kohlenhydrate in Glukose und Eiweißstoffe in Aminosäuren umgewandelt. Auch Fette werden teilweise verändert.

Alle diese Stoffe nimmt der Körper auf. Am Ende des Dünndarms sind nur noch unverdauliche Zellulose und eine geringe Menge Wasser übrig.

Wie werden die Nährstoffe vom Körper aufgenommen?

Der Darm verarbeitet täglich ungefähr 11 Liter Nahrung, Flüssigkeiten und Körpersekrete. Damit der Körper genügend Nährstoffe aufnimmt, muß der Speisebrei mit sehr vielen Darmzellen in Berührung kommen. Deshalb ist der Darm wie ein geraffter Rock in Querfalten gelegt und mit Millionen von winzigen zapfenförmigen Erhebungen, den Zotten, besetzt. Auf jeder Zotte wiederum sitzen unzählige mikroskopisch kleine Mikrozotten. Auf nur einem Quadratzentimeter der Dünndarmwand befinden sich rund 3000 Zotten und 1,5 Milliarden Mikrozotten.

Jede Zotte besitzt in der Mitte einen Lymphkanal und an ihrer Basis Drüsen, die Verdauungssäfte abgeben. Durch ein Netz von Kapillaren und anderen Blutgefäßen wird frisches, mit Sauerstoff beladenes Blut herangeführt und mit Nährstoffen angereichertes Blut abtransportiert. Die Zotten sind ständig in schwingender Bewegung. Dadurch wirbeln sie die verflüssigte Nahrung auf und kommen in besseren Kontakt mit ihr. Die Nährstoffe werden von den Zotten aufgesogen. Sie wandern durch die Membranen der Zotten ein und gelangen in die Blut- und Lymphgefäße. Die fetthaltigen Nährstoffe setzen ihren Weg durch das Lymphgefäßsystem fort, während die Glukose (Zucker) und die Aminosäuren (Eiweißbestandteile) mit dem Blut zur Pfortader und weiter in die Leber wandern.

Sind die Darmbewegungen immer gleich?

Wenn sich Nahrung im Dünndarm befindet, ziehen sich die Muskeln, die den Darmschlauch ringförmig umgeben, etwa sieben- bis zwölfmal in der Minute zusammen. Dadurch wird der Darm eingeschnürt, so daß er einer zusammenhängenden Kette von Würsten gleicht. Die schnellen Kontraktionen bewegen den Speisebrei vor und zurück, kneten ihn dabei und vermengen ihn mit Verdauungssäften.

Außer dieser Mischbewegung führt der Dünndarm auch eine fortschreitende Bewegung, die Peristaltik, aus, die den Speisebrei in Wellen weiterbefördert. In diesem Teil des Magen-Darm-Trakts sind die peristaltischen Bewegungen meist schwach und weniger häufig. Dadurch ist gewährleistet, daß die Nahrung lange genug an einer Stelle bleibt, um resorbiert zu werden. Nur wenn giftige Stoffe in den Dünndarm gelangen, werden die weiterführenden Bewegungen kräftiger und häufiger, damit das Gift schnell ausgeschieden wird.

Warum werden manche Speisen schneller verdaut als andere?

Kohlenhydrate (Zucker, Stärke und Zellulose) passieren den Darm verhältnismäßig schnell. Ihre Verdauung beginnt bereits im Mund und wird im Dünndarm abgeschlossen. Dort befinden sich die Kohlenhydrate meist weniger als eine Stunde.

Nach einer fettreichen Mahlzeit fühlt man sich längere Zeit voll und satt, denn bei Fetten dauert es länger als bei andern Nahrungsmitteln, bis sie verdaut sind. Deshalb verbleiben sie einige Stunden lang im Magen-Darm-Trakt. Die Verdauung von Fetten beginnt erst im Dünndarm, und bis zu zehn Stunden können vergehen, bevor eine fettreiche Mahlzeit vollständig verdaut und resorbiert ist.

Im Dünndarm wird das Fett zunächst durch Gallensalze emulgiert, also in feinste Kügelchen aufgespalten, und dann durch ein Enzym der Bauchspeicheldrüse, die Lipase, verdaut.

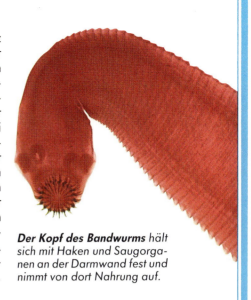

Eindringlinge im Darm

Wenn man rohes oder nicht ganz durchgegartes Rindfleisch oder Schweinefleisch oder auch Fisch ißt, besteht die Gefahr, daß Bandwurmlarven in den Körper gelangen und sich dort ansiedeln. Der geschlechtsreife Wurm wird zwei bis neun Meter lang. Aus den Endgliedern scheidet er Eier ab, oder er wirft diese Glieder mitsamt den Eiern ab. Ein Bandwurm kann sich zehn Jahre oder länger im Körper aufhalten. Der Fischbandwurm kann eine schwere Blutarmut (perniziöse Anämie) hervorrufen. Durch Medikamente werden Bandwürmer aus dem Körper vertrieben.

Der Kopf des Bandwurms hält sich mit Haken und Saugorganen an der Darmwand fest und nimmt von dort Nahrung auf.

Was bedeutet das – „verdaut"? Die meisten Fette bestehen aus Triglyceriden. Die Lipase spaltet sie in einfachere Bestandteile, nämlich Diglyceride, freie Fettsäuren und Glyzerin, auf. Die Galle befördert diese Produkte zu den Darmzotten, wo sie resorbiert werden. Innen in den Darmzellen verbinden sich die einfachen Fettbestandteile mit Proteinen; sie bilden also wieder zusammengesetzte Stoffe. Diese werden den Lymphkanälen der Zotten zugeführt und gelangen in den Blutkreislauf.

Eiweißreiche Nahrungsmittel, etwa Fleisch, sind ebenfalls verhältnismäßig schwer verdaulich und bleiben aus diesem Grund längere Zeit im Magen-Darm-Trakt. Im sauren Milieu des Magens werden diese Stoffe zunächst teilweise verdaut. Im Dünndarm zerlegen die Enzyme der Bauchspeicheldrüse sie dann in noch kleinere Bestandteile, die nun die Darmwandung passieren können.

Können die Darmbakterien Beschwerden verursachen?

Normalerweise sind sowohl der Dünndarm als auch der Dickdarm von Bakterien besiedelt. Im Dünndarm begünstigen bestimmte Bakterien den Abbau von Nahrungsmolekülen zu chemischen Stoffen, die vom Körper aufgenommen werden können. Überdies verhindern diese Bakterien, daß schädliche Organismen aus dem Dickdarm in den Krummdarm, den letzten Abschnitt des Dünndarms, gelangen. Im Dickdarm wiederum ergänzen bestimmte Bakterien die Nahrungsstoffe, indem sie Vitamine produzieren.

In manchen Fällen, vor allem auf Reisen, können fremde Bakterien in den Darm eindringen und einen „Reisedurchfall" verursachen. Sie sind an sich harmlos und rufen bei Einheimischen keine Beschwerden hervor. Einen Fremden aber, dessen Körper an sie nicht gewöhnt ist, machen sie krank.

Hat der Wurmfortsatz am Blinddarm eine Funktion?

Der Wurmfortsatz ist ein 7,5 Zentimeter langer Anhang am Blinddarm. Er befindet sich nahe bei der Einmündung des Dünndarms in den Dickdarm auf der rechten Seite des Unterbauchs.

Es gibt verschiedene Theorien, die zu erklären versuchen, warum der Mensch diesen Wurmfortsatz besitzt; bis jetzt weiß man jedoch nicht, wozu er eigentlich da ist. Bei Kindern und Erwachsenen macht er sich nur bemerkbar, wenn er entzündet ist. (Der Volksmund spricht von einer „Blinddarmentzündung".) Dann verursacht er starke Schmerzen, und es besteht die Gefahr, daß die Wand des Wurmfortsatzes zerstört wird und Eiter in die Bauchhöhle gelangt und sie infiziert: Es entsteht eine Bauchfellentzündung. Deshalb sollte bei Bauchschmerzen ein Arzt unverzüglich die Ursache feststellen. Bis dahin darf man weder Abführ- oder Schmerzmittel einnehmen noch etwas essen oder trinken, damit man nicht einen Durchbruch und eine lebensgefährliche Infektion riskiert. Wird eine „Blinddarmentzündung" festgestellt, muß meist der Wurmfortsatz operativ entfernt werden. Der Eingriff ist verhältnismäßig einfach und risikolos – sofern keine Komplikation aufgetreten ist.

Das letzte Wegstück

Ist der Dickdarm wirklich dick?

Nur ein geringer Prozentsatz der Nahrung, die der Körper aufnimmt, wird ausgeschieden. Mehr als 95 Prozent werden vom Körper absorbiert und liefern den zum Leben notwendigen Brennstoff. Den Rest nimmt der Dickdarm auf.

Dieser muß nicht mehr besonders groß sein. Seine Länge beträgt nur etwa 1,80 Meter, während der Dünndarm über sechs Meter lang ist. Hingegen hat der Dickdarm einen Durchmesser von 6,5 Zentimetern, während der Dünndarm lediglich 2,5 Zentimeter dick ist. Der Dickdarm hat seinen Namen also zu Recht erhalten.

Wie verläuft der Dickdarm im Bauch?

In die Bauchhöhle fügt sich der Dickdarm ungefähr in der Form eines großen, nach unten offenen Hufeisens ein; er umschließt so die Windungen des Dünndarms. Da der Muskel, der am Dickdarm entlang verläuft, kürzer ist als der Dickdarm selbst, wird dieser zu bauchigen, sackartigen Segmenten zusammengezogen.

Auf dem Weg durch den Dickdarm werden die Nahrungsreste zunächst nach oben, dann quer, abwärts und schließlich nach hinten transportiert. Im Bereich des rechten Unterbauches befindet sich der Übergang vom Dünndarm zum Dickdarm. Er wird durch eine Klappe verschlossen, die verhindert, daß der Inhalt des Dickdarms in den Dünndarm zurückfließt.

Die beiden Hauptteile des Dickdarms sind der Blinddarm und der Grimmdarm. Der Blinddarm ist ein sackartiger Abschnitt am Beginn des Dickdarms. Der Weg der Abfallprodukte führt zunächst im aufsteigenden Dickdarm an der rechten Bauchseite nach oben, danach im Querdarm, unterhalb des Rippenbogens, auf die andere Körperseite hinüber und dann im absteigenden Dickdarm an der linken Bauchseite nach unten. Der nächste Darmabschnitt, das Sigmoid, führt in einer S-förmigen Biegung zum Mastdarm. Dieser ist etwa 20 Zentimeter lang und mündet in den After.

Die Hauptaufgabe der ersten Hälfte des Grimmdarms ist es, Flüssigkeiten aufzusaugen; die zweite Hälfte dient vor allem als Vorratsbehälter.

Woraus besteht der Stuhl?

Man könnte den Dickdarm auch als Müllbehälter des Körpers bezeichnen, denn die Verdauungsreste, die bei ihm eintreffen, sind für den Menschen praktisch wertlos. Der Dickdarm hat die Aufgabe, diesen Resten eine feste Konsistenz zu geben. Der Brei, der in diesen Abschnitt des Verdauungstrakts eintritt, ist weitgehend flüssig. Auf dem weiteren Weg durch den Darm wird das Flüssige aber allmählich durch die Darmwandung aufgesogen und über den Blutkreislauf in den Körper zurückgeführt. Der Rest wird zu halbfestem Stuhl eingedickt. Der Dickdarm scheidet einen Schleim aus, der das Material bindet, gleitfähig macht, den Darm schützt und die Ausscheidung des Stuhls erleichtert.

Die Menge und die Zusammensetzung des Stuhls hängen davon ab, was der Mensch gegessen hat. Ballaststoffe erhöhen die Menge der Ausscheidungen; bei sehr nahrhafter Kost vermindert sie sich. Der Durchschnittsmensch der westlichen Welt nimmt täglich eine Speisenmenge von neun bis elf Litern zu sich, aber nur ein drittel Liter erreicht als „Abfall" den Dickdarm. Dazu gehören Nahrungsreste, Verdauungssäfte und Wasser. Das ausgeschiedene Material – der Stuhl oder Kot – besteht etwa zu drei Vierteln aus Wasser. Das restliche Viertel setzt sich aus Eiweiß, Fett, anorganischen Stoffen, unverdaulicher Nahrung, eingetrockneten Resten von Verdauungssäften und abgestoßenen Darmzellen sowie toten Bakterien zusammen.

Wie kann man Blähungen vermeiden?

Eine Gasbildung oder Blähung kann man niemals ganz vermeiden. Selbst im gesunden Darm entsteht täglich eine beachtliche Menge Gas. Man hat auch noch keine sichere Methode gefunden, mit der man jenen Menschen helfen könnte, die an einer übermäßig starken Gasbildung leiden und sie nicht zu beherrschen vermögen.

Ein Großteil des Gases im Dickdarm ist darauf zurückzuführen, daß Bakterien, die dort normalerweise vorhanden sind, die Nahrungsreste zum Gären bringen. Zumeist wird das Gas größtenteils durch die Darmwandung resorbiert; in manchen Fällen entweicht es aber durch den After. Ein Grund hierfür kann auch eine zu schnelle Darmbewegung (Peristaltik) sein, die für die Resorption des Gases nicht genügend Zeit läßt. Eine weitere Ursache ist der Genuß von blähenden Speisen. So enthalten beispielsweise Bohnen bestimmte Zuckerarten, die der Körper nicht verdauen kann. Diese gelangen deshalb unabgebaut in den Dickdarm und sind ein idealer Nährboden für die gasbildenden Bakterien. Bei manchen Men-

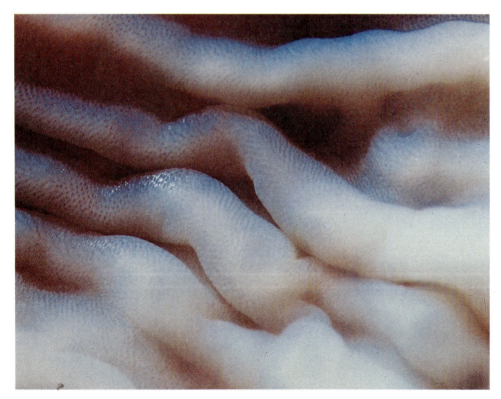

Dieser vergrößerte Teil des Dickdarms läßt die gefaltete, poröse Oberfläche erkennen. Wenn der Nahrungsbrei hier angekommen ist, sind ihm bereits alle Nährstoffe entzogen. Der Rest wird nun entwässert und wandert als halbfeste Masse in den Mastdarm.

Die innere Reinigung

Zur Reinigung des Darms wurden schon im Altertum sowohl Abführmittel als auch Klistiere verwendet. Die Indianer im alten Amerika verabreichten eine Kombination von Kräutern und „Zaubermitteln". Ihre Spritzen lassen erkennen, daß sie nicht nur für Klistiere, sondern auch für primitive intravenöse Einführungen eingesetzt wurden. In Ägypten gab es bereits 2500 v. Chr. besondere Darmspezialisten, und aus der Zeit um 500 v. Chr. liegen Berichte vor, daß die Ägypter monatlich an drei hintereinanderfolgenden Tagen Darmspülungen mit verschiedenen Flüssigkeiten durchführten, um Krankheiten vorzubeugen, die offenbar mit der Kost zusammenhingen. Im Jahr 196 n. Chr. bezeugte Tschang Tschung Tschin, der Vater der chinesischen Medizin, seine Vorliebe für das Klistier – offenbar weil es rascher wirkte und bekömmlicher war als Abführmittel. Auch die Griechen bevorzugten Klistiere, verwendeten aber einfachere und medizinisch bessere Flüssigkeiten wie Wasser oder Salzlösungen. Heute werden Einläufe oft vor einer Operation gemacht, damit der Darm leer ist, wenn sich in der Narkose der Schließmuskel entspannt.

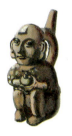
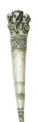
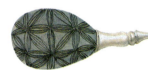

Die Indianer verwendeten Klistierspritzen aus einem geschnitzten Knochen und einem Gummiball. Die Tonfigur hält eine solche Spritze.

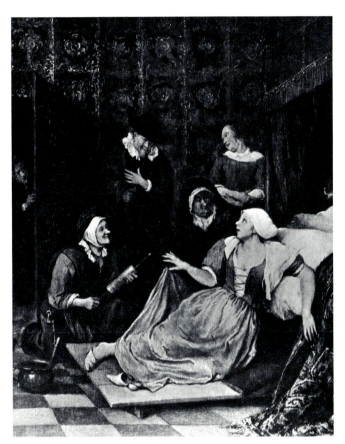

Im 17. Jahrhundert spielten Klistiere eine so große Rolle, daß selbst die Maler – die in westeuropäischen Ländern oft das Alltagsleben darstellten – sie immer wieder zum Gegenstand ihrer Kunst machten.

---

schen fehlt auch das Enzym für die Verdauung von Milchzucker, so daß Molkereiprodukte bei ihnen Blähungen hervorrufen.

Woher kommt der Geruch von Blähungen und Ausscheidungen?

Die Bakterien der Darmflora sind nicht nur zumeist unschädlich, sondern in gewisser Hinsicht sogar nützlich: Sie produzieren Vitamin K und einige der B-Vitamine. Andererseits ernähren sie sich von Eiweißrückständen und erzeugen dabei chemische Stoffe, die zwar mengenmäßig gering, aber mit einem starken Geruch behaftet sind und als Darmgas oder mit dem Stuhl ausgeschieden werden. Die Art des Geruchs hängt von der aufgenommenen Nahrung und den Mikroorganismen ab, die im Dickdarm des betreffenden Menschen vorherrschen.

Wie entsteht Durchfall?

Ein schwacher und rasch vorübergehender Durchfall kann verschiedene Ursachen haben: allzu reichliches Essen und Alkoholgenuß, überreife oder unreife Früchte, leicht verdorbene Speisen, eine allergische Reaktion auf bestimmte Nahrungsmittel, nervöse Spannungszustände und Streß sowie eine Infektion durch Bakterien oder Viren.

Unabhängig von der jeweiligen Ursache ist ein Durchfall darauf zurückzuführen, daß durch einen Reiz die Peristaltik des Darms wesentlich gesteigert wird. Diese Wellenbewegung treibt dann die Verdauungsrückstände schnell durch den Darm, so daß nicht genügend Zeit für die Resorption von Nährstoffen und Flüssigkeiten bleibt. Die eigentliche Gefahr eines Durchfalls – der bei Kleinkindern rasch lebensbedrohend werden kann – liegt im starken Wasserverlust des Körpers.

Gibt eine Verstopfung Anlaß zur Sorge?

Nur selten ist eine Stuhlverstopfung ein Symptom einer Krankheit. Es gibt keine feste Regel, wie oft ein gesunder Mensch seinen Darm entleeren sollte. Zwei- oder dreimal in der Woche bis zu zwei- oder dreimal täglich gilt noch als normal. Für bettlägerige und ältere Menschen kann jedoch eine Stuhlverstopfung zum Problem werden, denn körperliche Aktivität ist eine wichtige Voraussetzung für die Bewegungen des Dickdarms.

Eine Verstopfung – die in Form von hartem und schwergängigem Stuhl auftritt – ist oft darauf zurückzuführen, daß der Betreffende es längere Zeit versäumt hat, seinen Darm immer dann zu entleeren, wenn Stuhldrang auftrat. Sofern der Kot allzulange im Mastdarm oder Dickdarm bleibt, wird er fest und trocken. Deshalb ist es ratsam, für die Darmentleerung eine feste Zeit einzuhalten. Zur täglichen Kost sollten ferner ausreichend Ballaststoffe und Flüssigkeiten sowie etwas Fett gehören; Ballaststoffe regen die Darmtätigkeit an. Auch regelmäßige körperliche Bewegung ist wichtig, um die Muskelspannung im Bauchbereich zu stärken. Von einer regelmäßigen Einnahme von Abführmitteln ist jedoch abzuraten. Diese hemmen die Entleerungsreflexe und können sogar ihrerseits eine Verstopfung bewirken.

Die Versorgung des Körpers mit Brennstoff

Was sind eine Kalorie und ein Joule?

Die Energie, die in einer bestimmten Nahrungsmenge enthalten ist, ihr Nährwert, wird noch heute in Kilokalorien (1000 Kalorien) angegeben. In der Umgangssprache läßt man jedoch die Vorsilben „Kilo" weg. Die internationale Energiemaßeinheit ist aber das Joule. Eine Kalorie entspricht rund 4,2 Joule.

Unterschiedliche Nahrungsmittel liefern unterschiedlich große Energiemengen oder Kalorien. So enthalten beispielsweise Fette etwa acht Kalorien pro Gramm und Kohlenhydrate und Eiweißstoffe etwa vier, während Wasser und Zellulose (Faserstoffe) gar keine Kalorien haben. Deshalb hat fettreiche Kost den höchsten Nährwert, Nahrung mit hohem Zellulose- oder Wassergehalt – beispielsweise Frischgemüse – hingegen den niedrigsten.

Im Alltag ist es nicht möglich, den genauen Kalorienwert der Mahlzeiten zu bestimmen oder den genauen Kalorienbedarf zu berechnen. Es gibt aber Tabellen mit den durchschnittlichen Kalorienwerten von bestimmten Lebensmitteln und dem annähernden Kalorienverbrauch bei körperlichen Betätigungen, etwa Spazierengehen, Laufen, Hausarbeit und Schreibmaschineschreiben.

Kalorienberechnungen können nützlich sein, wenn man abnehmen will. Dabei entspricht ein Kilogramm Körpergewicht 7700 Kalorien. Wenn man also eine Woche lang jeden Tag 550 Kalorien weniger ißt, als man verbraucht, nimmt man ein halbes Kilogramm ab. Nimmt man andererseits ein Jahr lang täglich auch nur 100 Kalorien mehr zu sich, als der Körper verbrennt, beträgt die Gewichtszunahme in dieser Zeit fast fünf Kilogramm.

Wie ernährt man sich richtig?

Energie braucht man nicht nur, um Holz zu hacken oder einen Langlauf zu machen, sondern auch zum Fernsehen und sogar zum Schlafen. Ohne Energie würde das Herz seine Pumptätigkeit einstellen; alle Körperfunktionen kämen zum Erliegen, und die Zellen würden absterben. Während Pflanzen ihre Energie aus dem Sonnenlicht beziehen, ist für den Menschen das Essen die Energiequelle.

Die Nahrung setzt sich aus drei Grundnährstoffen zusammen: Eiweiß, Kohlenhydraten und Fett. Außerdem enthält sie noch Vitamine und Mineralien, die bei allen che-

Welches Körpergewicht ist normal?

Darüber, welches Körpergewicht im Einzelfall normal ist und wann ein Mensch Übergewicht hat, gibt es unter Medizinern unterschiedliche Auffassungen. In jüngster Zeit haben sich Wissenschaftler aber auf Normwerte geeinigt, wie sie die untenstehende Tabelle angibt. Sie gelten für Personen im Alter von 25 bis 60 Jahren. So kann z.B. ein Mann, der 175 Zentimeter groß ist, 77 Kilogramm wiegen. Aber auch 65,5 und 88,5 Kilo sind noch normal. Neuere Untersuchungen haben ergeben, daß Menschen mit einem nicht zu niedrigen Gewicht gesundheitlich am besten dran sind. Bei Kreislauferkrankungen sollte man kein Übergewicht haben.

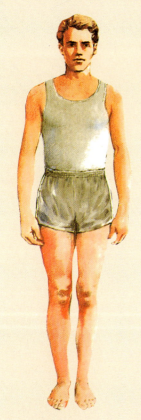
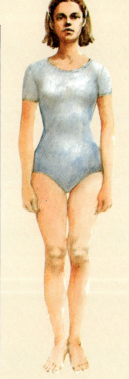

	Männer				Frauen		
	Normalgewicht in kg				Normalgewicht in kg		
Größe in cm	Unterer Wert	Mittelwert	Oberer Wert	Größe in cm	Unterer Wert	Mittelwert	Oberer Wert
155	48,5	57	65,5	145	36,5	43	49,5
157,5	51	59,5	68,5	147,5	39	45,5	52,5
160	53	62	71,5	150	41	48	55,5
162,5	55	64,5	74,5	152,5	43	50,5	58
165	57	67	77	155	45	53	61
167,5	59	69,5	80	157,5	47,5	55,5	64
170	61,5	72	83	160	49,5	58	67
172,5	63,5	74,5	86	162,5	51,5	60,5	70
175	65,5	77	88,5	165	53,5	63	72,5
177,5	67,5	79,5	91,5	167,5	56	65,5	75,5
180	70	82	94,5	170	58	68	78,5
182,5	72	84,5	97,7	172,5	60	70,5	81
185	74	87	100	175	62	73	84
187,5	76	89,5	103	177,5	64	75,5	87
190	78,5	92	106	180	66,5	78	90
192,5	80,5	94,5	109	182,5	68,5	80,5	92,5
195	82,5	97	111,5	185	70,5	83	95,5
197,5	84,5	99,5	114,5	187,5	73	85,5	98,5
200	87	102	117,5	190	75	88	102

Diese Übersicht gibt die Gewichtsbereiche an, die für Männer und Frauen jeweils bei einer bestimmten Größe normal sind. Wo der Mittelwert um 20 Prozent überschritten wird, beginnt das Übergewicht.

mischen Prozessen in den Zellen eine wichtige Rolle spielen. Die meisten Lebensmittel enthalten ein Gemisch aus den drei Grundnährstoffen, wobei mageres Fleisch vor allem Eiweiß, Reis und Gemüse hauptsächlich Kohlenhydrate und Öle reines Fett liefern.

Eiweißstoffe (Proteine) sind wichtige Bausteine der Körperzellen. Sie werden für das Wachstum und die Erneuerung von Zellen, aber auch für die Produktion von Hormonen und Enzymen benötigt. Kohlenhydrate und Fette sind die wichtigsten Energiequellen. Fette spielen überdies eine wesentliche Rolle bei der Energiespeicherung und Wärmeisolierung.

Wenn der Speiseplan abwechslungsreich ist, wird die Kost meist auch ausgewogen sein, und der Körper erhält die von ihm benötigten Nährstoffe.

Wieviel Eiweiß benötigt der Körper?

Das feste Körpergewebe besteht zu drei Vierteln aus Eiweiß. Der Mensch braucht täglich 20–30 Gramm Eiweiß, um andere lebenswichtige chemische Stoffe zu erzeugen. Dies stellt also die Mindestmenge dar, die man täglich zu sich nehmen muß. Offizielle Stellen haben Empfehlungen für die Nährstoffzufuhr herausgegeben; denen zufolge sollte eine Frau täglich etwa 45 Gramm und ein Mann täglich etwa 55 Gramm Eiweiß zu sich nehmen. (Eine Tasse Milch enthält acht Gramm, ein Ei sechs Gramm, eine Hühnerbrust 50 Gramm.)

Was sind hochwertige Eiweißlieferanten?

Eiweißstoffe oder Proteine bestehen aus Aminosäuren. Die meisten der vom Körper benötigten 22 Aminosäuren können in der Leber aufgebaut werden; acht davon muß der Mensch aber mit der täglichen Nahrung aufnehmen. Fleisch, Eier, Milch und andere tierische Nahrungsmittel enthalten alle 22 Aminosäuren; sie sind deshalb hochwertige Eiweißlieferanten.

In pflanzlichen Lebensmitteln fehlen eine oder mehrere der Aminosäuren. Wenn eine Mahlzeit aber die richtige Kombination von pflanzlichen Produkten enthält, können diese sich ergänzen und ebenfalls vollwertige Proteinlieferanten sein. In solcher Weise ergänzen sich beispielsweise Reis und weiße Bohnen. Die Proteinmengen sind aber in Pflanzen geringer als in tierischen Nahrungsmitteln.

Skorbut und andere Vitaminmangelkrankheiten

Früher hatten die Seeleute nicht nur unter der stürmischen See und strengen Kapitänen zu leiden. Durch Skorbut wurde oft die halbe Mannschaft dahingerafft; denn auf langen Schiffsreisen gab es nur getrocknete Lebensmittel, die kein Vitamin C enthielten. Zu den Symptomen jener Mangelkrankheit gehören Erschöpfung, Ausfall der Zähne und Blutungen im Bereich der Gelenke. Erst als der britische Schiffsarzt James Lind im Jahr 1753 ein Buch zu diesem Thema veröffentlicht hatte, bekamen die Schiffsbesatzungen allmählich vitaminhaltige Säfte wie die von Zitrusfrüchten oder Sauerkraut. Eine andere Vitaminmangelkrankheit ist Beriberi. Unter ihr litten japanische Seeleute, weil sie vor allem polierten Reis aßen, in dem das Vitamin B_1 des Naturreises nicht mehr enthalten ist. Auf einem Mangel an Vitamin D bzw. an Ultraviolettstrahlung beruht die Rachitis.

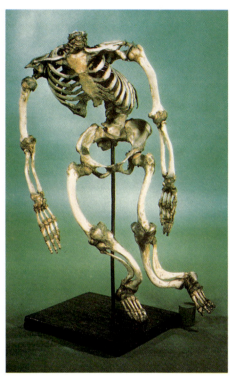

Die Folgen eines Vitamin-D-Mangels im Kindesalter sind an diesem deformierten Skelett eines Erwachsenen zu erkennen.

Wieviel Fett braucht der Mensch?

Die meisten Menschen in den Industrieländern essen zuviel Fett. Ernährungsfachleute empfehlen eine Kost, die 10–15 Prozent Eiweiß, gut 50 Prozent Kohlenhydrate und 35 Prozent Fett enthält. Meist wird insbesondere eine Verringerung des Anteils an gesättigten Fetten empfohlen. Diese Fette sind tierischen Ursprungs, und man nimmt an, daß sie den Cholesterinspiegel im Blut erhöhen, was offensichtlich auch die Gefahr einer Herzkrankheit vergrößert. Hingegen können die mehrfach ungesättigten Fette, die in Geflügel, Fisch und Gemüse enthalten sind, den Cholesterinspiegel im Blut senken. Das Cholesterin ist jedoch ein sehr komplexer Stoff, und seine Rolle bei der Ernährung ist noch nicht vollständig geklärt.

Genügt es, wenn ein Kind das ißt, was ihm behagt?

Man hat ein köstliches, abgerundetes Mahl zubereitet: Ente, Kartoffeln und einen Salat. Der Sprößling will jedoch unbedingt ein Brot mit Erdnußbutter. Oder er ißt nur das Fleisch, rührt aber sonst nichts an. Manche Eltern machen sich in solchen Fällen wegen der Ernährung Sorgen; doch hierzu besteht kein Grund.

Wenn ein Kind beim Essen heikel und wählerisch ist, kann man sich mit dem Gedanken beruhigen, daß eine falsche Ernährung bei Kindern nur selten, wenn überhaupt jemals, auf Lieblingsspeisen und sonstige Eigenheiten zurückzuführen ist. Als man im Rahmen von wissenschaftlichen Untersuchungen Kindern die Möglichkeit gab, aus einer Vielzahl von Angeboten das ihnen Zusagende herauszusuchen, wählten sie im Lauf von mehreren Wochen stets die Nährstoffe, die ihr Körper benötigte, auch wenn ihre Nahrung bei bestimmten Mahlzeiten oder an bestimmten Tagen einmal einseitig ausfiel. Die richtige Ernährung ist für das Wachstum eines Kindes durchaus wichtig. Eine ausgeglichene Kost muß aber nicht unbedingt bei jeder einzelnen Mahlzeit gegeben sein; sie kann auch innerhalb eines Zeitraums von mehreren Tagen erreicht werden.

Vor- und Nachteile bestimmter Nahrungsmittel

Was sind Ballaststoffe, und warum sind sie nützlich?

Ballaststoffe, auch als Füllstoffe oder Quellstoffe bezeichnet, sind das unverdauliche Fasermaterial von Pflanzen. In den Fasern von Gemüse, Obst und Getreideprodukten befinden sich Zellulose, Hemizellulose, Pektin, Lignin, Pflanzenschleim und Gummiharze. Diese Stoffe wandern unverändert durch den Verdauungstrakt in den Dickdarm. Sie besitzen zwar keinen Nährwert, sind aber dennoch nützlich.

Eine Diät zur Gewichtsabnahme, die reich an Ballaststoffen ist, kann dem Körper vortäuschen, er nehme mehr Nahrung zu sich, als das wirklich der Fall ist. Denn solche Speisen müssen gut gekaut werden; sie füllen den Magen und machen satt. Überdies nehmen Ballaststoffe Flüssigkeit auf und quellen im Körper; damit wird der Abfall im Darmtrakt umfangreicher und regt demzufolge die peristaltische Darmbewegung an, die den Stuhl aus dem Körper hinausbefördert. Auf diese Weise beugen Faserstoffe auch einer Verstopfung vor. Ferner verringern sie, zusätzlich, die Anstrengung beim Stuhlgang, die zu Hämorrhoiden führen kann.

Kann man auch zuviel Ballaststoffe essen?

Zuviel des Guten kann ungesund sein. So können auch Ballaststoffe unter Umständen mehr schaden als nützen. Wenn man der Nahrung unvermittelt große Mengen an Faserstoffen beigibt, kann das Blähungen und ein Völlegefühl zur Folge haben. Manchmal führt es auch dazu, daß der Körper wichtige Vitamine und Mineralien nicht mehr zu resorbieren vermag.

Wer also seinem Körper mehr Ballaststoffe zuführen will, sollte die Menge allmählich steigern und dabei bedenken, daß man bei einer ballaststoffreichen Kost nicht mehr als sechs Gramm Faserstoffe täglich zu sich nehmen muß. Diese Menge ist beispielsweise bereits in zwei Scheiben Vollkornbrot und einem großen, ungeschälten Apfel enthalten. Rohe, ungeschälte Früchte, Salate und Produkte aus Vollkornmehl liefern neben Ballaststoffen auch Vitamine und Mineralien; sie sind der häufig benutzten reinen Kleie vorzuziehen, weil diese überhaupt keinen Nährwert hat.

Braucht man zusätzliche Vitamine?

Vitamine sind komplexe organische Verbindungen, die den Körper bei der Auswertung der aufgenommenen Nährstoffe unterstützen. Einige dieser Vitamine erzeugt der Körper selbst, meist jedoch nicht in ausreichender Menge; deshalb müssen sie ihm durch die Nahrung zugeführt werden.

Die tägliche Kost sollte die Vitamine B_1, B_2 und C enthalten, weil diese rasch ausgeschieden werden. Die Vitamine A, D, E und K kann der Körper hingegen wochenlang speichern. Mit einer abwechslungsreichen und ausgeglichenen Kost führt man dem Körper meist alle benötigten Vitamine und Mineralien zu.

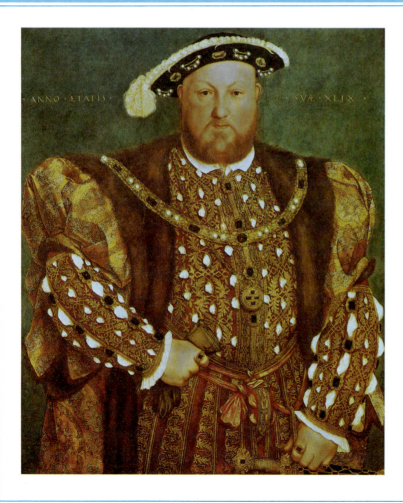

Ein Fall von Freßsucht

Zu Beginn seiner Regierungszeit war Heinrich VIII. von England (1491–1547) „ein athletischer König von solcher Kraft, daß er beim Rennen die Pferde und beim Tennis seine Gegner bis zur Erschöpfung strapazierte". Überdies war er ein unermüdlicher Tänzer und konnte seine Höflinge unter den Tisch trinken. Trotz dieser fabelhaften Konstitution war er den täglichen Festgelagen am Hof auf die Dauer nicht gewachsen. Die Speisekarte eines bestimmten Tages verzeichnet als ersten Gang mehrere Salate und kalte Speisen, wie „gedämpfte Sperlinge, Karpfen, Kapaun in Zitrone, gespickten Fasan, Ente, Möwen, Suppen, Wildkaninchen, Pasteten von jungem Rotwild und von Birnen". Zum zweiten Gang mit warmen Speisen gehörten „Storch, Tölpel, Reiher, frische Störe, Wildpasteten und Hühnchen, in Bier und Teig gebacken". Dann folgte noch eine reiche Auswahl an Nachspeisen. Kein Wunder, daß der Körperumfang des Königs gewaltig zunahm. Als Heinrich VIII. starb, hatte er ein Nierenleiden, Gicht und Kreislaufbeschwerden. Ein Grund für seine Probleme dürfte das viele Essen gewesen sein.

König Heinrich VIII., der 1509–1547 in England herrschte, war ein Opfer seiner Freßsucht.

Sind hohe Dosen von Vitaminen nützlich?

Immer wieder ist die Meinung zu hören, durch hohe Vitamingaben könne man sich gesund erhalten oder sogar alle möglichen Krankheiten heilen. Tatsächlich verordnen sich viele Menschen selbst Vitamine – und schaden dadurch ihrem Körper. Dies kommt so häufig vor, daß für Erkrankungen durch übermäßige Einnahme von Vitaminen ein eigener Begriff eingeführt wurde: Hypervitaminose.

Vor allem für Kinder ist eine Überdosierung von Vitaminen gefährlich. Sie kann zu Funktionsstörungen des Gehirns und sogar zum Tod führen.

Sind Zusätze in Lebensmitteln gefährlich?

Bestandteile von Lebensmitteln, die von Natur aus nicht in ihnen enthalten sind, nennt man Zusatzstoffe. Viele dieser Substanzen sollen die Farbe, die Struktur, den Geschmack oder die Konsistenz der Lebensmittel verbessern. Andere dienen als Treibmittel der Lockerung von Backwaren. Wieder andere sind Nährstoffe zur Anreicherung von Lebensmitteln. In erster Linie versetzt man Lebensmittel jedoch mit Konservierungsstoffen, um ihre Frische und ihr Aroma zu bewahren und sie längere Zeit vor Verderb zu schützen.

Die Zusätze können natürlichen Ursprungs oder synthetische Stoffe sein. Sie alle unterliegen den Bestimmungen des Lebensmittelgesetzes. Zu den genehmigten Zutaten gehören allgemein übliche Zusatzstoffe wie Salz und Gewürze, andererseits aber auch Substanzen, denen manche Menschen skeptisch gegenüberstehen, wie künstliche Farbstoffe, Koffein und Süßstoffe.

Die chemischen Verbindungen Natriumnitrit und Natriumnitrat, die man verarbeitetem Fleisch zusetzt, um es haltbar zu machen, dürfen heute nur noch in geringen Mengen verwendet werden. Nitrate und Nitrite sind an der Bildung von krebserregenden Nitrosaminen beteiligt. Um dem entgegenzuwirken, setzt man dem Räucherspeck weitere Stoffe zu.

Ist Koffein harmlos?

Wer morgens eine Tasse Kaffee braucht, um richtig wach zu werden, der kennt die Wirkung von Koffein. Dieser chemische Stoff ist ein wichtiger Bestandteil des Kaffees; er regt das zentrale Nervensystem an, setzt die Müdigkeit herab und erhöht die Aufmerksamkeit. So mancher hat aber auch schon festgestellt, daß Koffein zu Schlaflosigkeit, Nervosität und leichter Reizbarkeit führen kann. Nicht allgemein bekannt ist, daß dieser Stoff gelegentlich auch den Herzschlag unregelmäßig beschleunigt und die Blutgefäße im Gehirn verengt.

Nach Meinung der Ärzte können gesunde Erwachsene unbesorgt ein bis zwei Tassen Kaffee am Tag trinken. Schwangere Frauen, stillende Mütter, Diabetiker und Personen, die an einer Krankheit der Herzkranzgefäße oder an Bluthochdruck leiden, sollten jedoch Koffein meiden.

Starker Kaffeekonsum kann zur Abhängigkeit führen. Wer ihn sich abgewöhnen will, tut das am besten allmählich. Entzugserscheinungen verschwinden, sobald sich der Körper daran gewöhnt hat, ohne Kaffee auszukommen.

Kann man sich durch Lebensmittel vergiften?

Krämpfe im Unterleib, Durchfall, Erbrechen, manchmal auch Fieber und Kraftlosigkeit sind die Zeichen einer Lebensmittelvergiftung. Diese kann ohne besondere Folgen bleiben, gelegentlich aber auch tödlich sein. Eine solche Vergiftung wird nicht durch die verdorbenen Lebensmittel selbst, sondern durch Bakterien in ihnen hervorgerufen. Meist handelt es sich dabei um Staphylokokken oder Salmonellen. Sie werden von Menschen durch unsauberes Gerät beim Umgang mit Lebensmitteln oder durch deren unsachgemäße Lagerung und Zubereitung verbreitet.

Besondere Vorsicht ist bei Lebensmitteln geboten, die einen Nährboden für Staphylokokken darstellen. Dazu gehören Sahne- und Eiersoßen, Mayonnaise, Geflügel-, Thunfisch- und Kartoffelsalat sowie Backwaren, die mit Sahne gefüllt sind. Solche Speisen eignen sich nicht für ein Picknick an einem heißen Sommertag, sofern man sie auf dem Weg zum Rastplatz nicht kühl halten kann.

Die gefährlichste Form der Lebensmittelvergiftung ist der Botulismus; er kann zu Muskellähmungen und zum Tod führen. Betroffene müssen sofort ins Krankenhaus. Verursacher dieser Krankheit sind Bakterien, die ein Gift absondern. Sie können sich nur an Stellen entwickeln, wo keine Luft herankommen kann. Meist sind sie in eingemachten Lebensmitteln oder in Konservendosen anzutreffen, deren Inhalt bei der Verarbeitung nicht ausreichend erhitzt wurde. Wenn man selbst Lebensmittel in Dosen konserviert, sollte man der Gebrauchsanweisung genau folgen.

Wahres und Falsches über die Nahrung

Ist Fisch Gehirnnahrung? Im 19. Jahrhundert entdeckte ein Wissenschaftler, daß das Gehirn Phosphor enthält, und ein anderer stellte fest, daß Fische sehr phosphorreich sind. Daraus schloß der Schweizer Naturwissenschaftler Jean Louis Agassiz, Fisch müsse eine gute Gehirnnahrung sein. Diese These fand weite Verbreitung – doch stimmt sie nicht. Oft wird auch die Meinung vertreten, verschluckte Obstkerne führten zu einer Blinddarmentzündung. Tatsächlich hat man bei Blinddarmoperationen oft kleine Gebilde gefunden, die einem Kirschkern glichen; in Wahrheit handelte es sich aber um eingetrockneten Kot.

Falsch ist auch die Meinung, Pilze wären eßbar, wenn sie weiß sind oder am Fuß des Stieles einen Ring besitzen. Weder die Farbe noch der Geruch ist in dieser Beziehung ein zuverlässiger Anhaltspunkt.

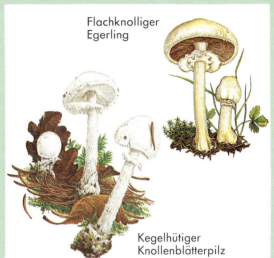

Ein Vergleich zweier Pilzarten, des Flachknolligen Egerlings und des Kegelhütigen Knollenblätterpilzes, zeigt, wie ähnlich Pilze oft aussehen und wie leicht sie zu verwechseln sind.

Menschen, die zuviel oder zuwenig essen

Kann man mit einer Diät tatsächlich abnehmen?

Jedes Jahr entschließen sich Tausende von Menschen zu einer Schlankheitskur mit Hilfe einer Diät. Tatsächlich nehmen sie Tausende von Kilogramm ab – und nehmen sie dann meist schnell wieder auf. Untersuchungen haben ergeben, daß nur fünf Prozent jener Diätpatienten rund zehn Kilogramm abgenommen und ihr neues Gewicht gehalten haben.

Warum aber ist eine Gewichtsverminderung so schwierig? Manche Ernährungsfachleute sind der Meinung, daß jeder Mensch eine Art innere Normalmarke für sein natürliches Körpergewicht besitzt – einen Gewichtsregler, über den man sich nur schwer oder gar nicht hinwegsetzen kann. Nach dieser Theorie „bestimmt" der Körper selbst, wie dick er sein will, und man bleibt auf diesem Gewichtsstand oder kehrt wieder auf ihn zurück, was auch immer man essen mag. Andere Fachleute meinen hingegen, Übergewicht sei auf einen biochemischen Fehler in dem Körpermechanismus zurückzuführen, der den Appetit und den Stoffwechsel steuert.

Der Hauptgrund, warum eine Schlankheitskost so oft nicht wirkt, ist einfach: Die Diät steht im Gegensatz zu ernährungstechnischen und psychologischen Bedürfnissen. Moderne Spezialdiäten sind manchmal so abwechslungsarm, daß kaum jemand sie länger durchhält. Andere Diäten wiederum führen dem Körper so wenig Kalorien zu, daß man aus purem Hunger aussteigt. Mit Radikalkuren erzielt man zwar einen schnellen Anfangserfolg; die Gewichtsabnahme ist jedoch trügerisch: Man verliert Wasser, nicht Körperfett.

Gibt es eine vernünftige Methode, abzunehmen?

Eine Schlankheitsdiät hat meistens dann Erfolg, wenn die Nahrung ausgeglichen ist, keine besonders fetthaltigen Speisen enthält und der Körper dennoch so viele Kalorien bekommt, daß kein starkes Hungergefühl entsteht. Statt eine unrealistisch schlanke Linie anzustreben, sollten rundliche Menschen sich für die Gewichtsabnahme ein maßvolles Ziel setzen. Auch sollten sie sich keine starke Gewichtsverminderung innerhalb kurzer Zeit, sondern eine stetige Verminderung über einen längeren Zeitraum hinweg vornehmen.

Manche Menschen suchen dabei seelische Unterstützung in einer Gruppe von Gleichgesinnten, die sich oft als vorteilhaft erweist. Andere finden es hilfreich, auch ihre Verhaltensweise zu ändern: Sie achten bewußt auf Gelegenheiten, die zu übermäßigem Essen verleiten, und versuchen, solchen Situationen aus dem Weg zu gehen. So kaufen sie beispielsweise Lebensmittel nicht gerade ein, wenn sie hungrig sind, weil sie dann meist zuviel in ihren Einkaufskorb packen.

Ernährungswissenschaftler haben noch zwei weitere gute Ratschläge bereit. Erstens: Man sollte nicht versuchen, sich etwa nur von Obst, Salaten und kalorienfreien Getränken zu ernähren. Die meisten halten eine solche Diät auf die Dauer nicht durch. Zweitens: Einer Gewichtszunahme vorzubeugen ist letztlich die beste Methode gegen starkes Übergewicht. Hauptziel sollte es also nicht sein, Gewicht zu verlieren, sondern gar nicht erst stark zuzunehmen.

Kann man durch körperliche Betätigung Fett abbauen?

Wer sich körperlich stärker betätigt, wird sicherlich Gewicht verlieren – auch wenn er nicht weniger ißt. Bei körperlicher Arbeit

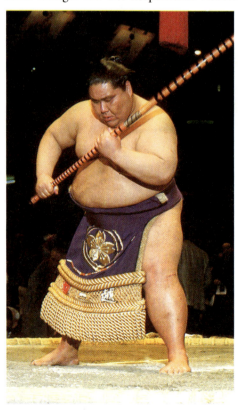

Die Sumo-Ringer in Japan führen eine 2000 Jahre alte Tradition fort. Manche von ihnen wiegen bis zu 200 Kilogramm. Gleichgewichtsbeherrschung, Reaktionsfähigkeit und ein niedriger Schwerpunkt des Körpers sind Voraussetzungen für den Erfolg. Die meisten Wettkämpfer ziehen sich schon mit 35 Jahren zurück.

werden nicht nur Kalorien verbrannt, so daß weniger übrigbleiben, die als Fett abgelagert werden können, sondern auch der ganze Stoffwechsel verstärkt sich, so daß der Körper zusätzlich Kalorien verbraucht. Außerdem unterdrückt die Tätigkeit den Appetit, und sie verringert Depressionen und Ängste, die manche Menschen zum Essen verleiten. Und schließlich wird mageres Muskelgewebe ausgebildet, das mehr Kalorien verbraucht als Fettgewebe.

Fachleute empfehlen, daß man sich alle zwei Tage oder öfter mindestens 30 Minuten lang ununterbrochen körperlich betätigt. Die Tätigkeit sollte so anstrengend sein, daß der Herzschlag und die Atemfrequenz gesteigert werden und man ins Schwitzen kommt. Geeignete Übungen sind schnelles Gehen, Laufen, Schwimmen, Radfahren, Schlittschuhlaufen, Skilanglauf und Treppensteigen.

Wann kann Appetitlosigkeit gefährlich werden?

Der Umstand, daß häufig die schlanke Linie als Ideal propagiert wird, hat wohl viele junge Frauen dazu verleitet, so wenig zu essen, daß sie an Unterernährung leiden. In extremen Fällen kann dies Verhalten zur Sucht werden und sogar zum Tod führen. Dieser krankhafte Zustand, eine seelisch bedingte Magersucht, wird als *Anorexia nervosa* bezeichnet. Früher trat er sehr selten auf; heute aber kommt er bei Mädchen der Altersgruppe zwischen 14 und 18 Jahren häufiger vor. Jungen und Erwachsene hingegen leiden kaum an Magersucht.

Bei der *Anorexia nervosa* handelt es sich um eine psychosomatische Störung. Die Betroffene weigert sich zu essen. Manchmal überanstrengt sie sich auch, führt bewußt Erbrechen herbei und nimmt Abführ- und Entwässerungsmittel ein, um ihr Gewicht weiter zu vermindern. Der Gewichtsverlust kann dabei bis zu 25 Prozent des Normalgewichts betragen. Oft ist auch das Selbstbewußtsein gestört. Obwohl die Patientin spindeldürr ist, findet sie sich abstoßend dick. Schließlich ist sie völlig entkräftet. Die Regelblutung bleibt aus, der Herzschlag verlangsamt sich, und die Betroffene friert ständig. In besonders schweren Fällen treten Halluzinationen auf.

Die Ursache einer Magersucht kann in gestörten Familienverhältnissen liegen, ferner in seelischen Konflikten während der körperlichen Umstellung in der Pubertät, in Spannungen beim Prozeß des Erwachsenwerdens und Sorgen über die künftige Selbständigkeit. Neuere Forschungen lassen aber auch die Möglichkeit physiologischer Zusammenhänge erkennen, etwa hormonelle Störungen und eine anomale Funktion des Hypothalamus. Eine rechtzeitige ärztliche Behandlung ist notwendig, um Magersüchtige vor dem Hungertod zu bewahren, und meist wird es die Aufgabe eines Psychotherapeuten sein, zugrundeliegende seelische Probleme zu lösen.

Was ist Bulimie oder Freßsucht?

Der Durchschnittsmensch verbraucht täglich etwa 2000–3000 Kalorien. Wer an Freßsucht leidet, nimmt hingegen 10000–20000 Kalorien auf einmal und gelegentlich bis zu 50000 Kalorien an einem Tag zu sich. Dieses Leiden, auch Bulimie oder *Bulimia nervosa* genannt, tritt am häufigsten bei heranwachsenden Mädchen und jungen Frauen auf, bei manchen nur zeitweise. Die Freßsucht ist jedoch nicht einfach ein abnormes Verlangen nach Essen. Vielmehr handelt es sich offenbar um einen Zyklus von Aufnahme und Ausscheidung, bei dem die Betroffene zunächst große Mengen an Nahrung zu sich nimmt und anschließend ein Erbrechen hervorruft oder Abführ- und Entwässerungsmittel einnimmt und ihren Körper bis zur Erschöpfung anstrengt.

Man hat die Bulimie als zwanghaftes Verhalten, als Sucht oder seelische Störung bezeichnet. In jedem Fall stellt sie für die Betroffenen eine Behinderung und starke seelische Belastung dar. Die Patientinnen fühlen sich willenlos und sehr beschämt und versuchen, ihr – meist recht teures – Leiden streng geheimzuhalten.

Oft geht der Freßsucht eine ausgesprochene Hungerperiode voraus, die zuweilen durch einen seelischen Verlust ausgelöst wurde. Einsam und hungrig stopft die Betroffene dann übermäßig viel in sich hinein und versucht anschließend, die zusätzlichen Kalorien wieder loszuwerden und sich einigermaßen zu beherrschen.

Bei den Bulimie-Patientinnen handelt es sich meist um attraktive und intelligente junge Frauen, die alles möglichst gut machen möchten und perfekt dastehen wollen. Hinter dieser Fassade verbergen sich jedoch Minderwertigkeitskomplexe. In manchen Fällen bietet eine Gruppentherapie die beste Aussicht auf Erfolg. Hauptziel der Behandlung ist es, der Patientin beizubringen, daß sie Trost und Hilfe nicht im Essen, sondern bei andern Menschen sucht.

Magersucht: eine krankhafte Selbstverachtung?

Eltern und Freunde der meist jungen Mädchen, die an Magersucht (*Anorexia nervosa*) leiden, stellen sich immer wieder die gleichen Fragen: Warum hungert sie sich zu Tode? Wie kann sie sich für übermäßig dick halten, wenn an ihr doch alle Knochen zu sehen sind? In einigen Fällen ist die Betreffende früher tatsächlich mollig gewesen. Durch eine Diät hat sie dann abgenommen, und danach hat sie immer weiter gehungert bis zu extremer Magerkeit. Einer Theorie zufolge drückt sich in der Magersucht ein Bestreben der Kranken aus, ihr Leben selbst zu bestimmen. Eine andere Theorie spricht von krankhafter Selbstverachtung. Eine weitere besagt, die Betreffende wolle nicht erwachsen werden; denn eine Magersüchtige hat eine kindliche Figur, und ihre Regelblutungen hören auf.

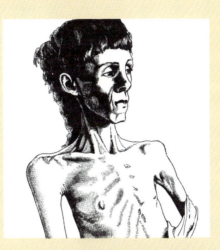
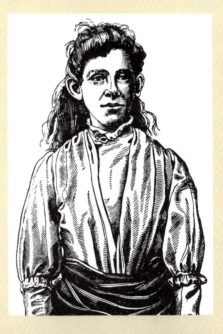

Dieses klassische Beispiel einer Anorexia nervosa wurde 1888 in dem englischen Ärzteblatt The Lancet vorgestellt. Die Krankheit wurde damals erfolgreich behandelt: Sechs Monate später war das Mädchen wieder völlig normal (rechts).

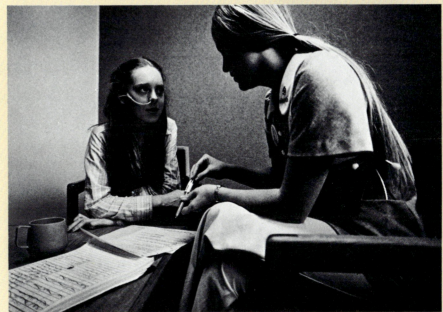

Eine Anorexia-nervosa-Patientin wird behandelt. Der Schlauch in der Nase dient der künstlichen Ernährung. Doch muß die Betroffene auch psychisch ansprechbar sein.

Kapitel 11

Die Harnwege und die Geschlechtsorgane

Diese beiden Körpersysteme sind räumlich teilweise eng verbunden, doch haben sie ganz unterschiedliche Funktionen. Das eine System reguliert den Wasserhaushalt, während das andere das Überleben der Gattung Mensch sichert.

Die Arbeit der Nieren	260
Die flüssigen Ausscheidungen	262
Erkrankungen der Harnwege	264
Die männlichen Geschlechtsorgane	266
Die Entstehung der Samenzellen	268
Ursachen der Impotenz	270
Die weiblichen Geschlechtsorgane	272
Krankheiten der Gebärmutter	274
Der weibliche Körper	276
Sexuell übertragbare Krankheiten	278
Krankheiten der Geschlechtsorgane	280
Die Zeiten der Fruchtbarkeit	282
Was tun bei Unfruchtbarkeit?	284
Methoden der Empfängnisverhütung	286

Was ist die erstaunlichste Eigenschaft des Urins?

Nachdem der Urin ausgeschieden worden ist, wird er rasch durch Bakterien besiedelt; aber in dem Augenblick, in dem er einen gesunden Körper verläßt, ist er völlig keimfrei. Ja, man hat in Notfällen, in denen kein Desinfektionsmittel zur Verfügung stand, Urin sogar schon als keimtötendes Mittel verwandt.

Auch haben Menschen, die in einer Wüste zu verdursten drohten, schon ihren eigenen Urin getrunken, um zu überleben. Denn selbst dann, wenn der Körper stark austrocknet, entziehen die Nieren dem Gewebe weiterhin Wasser, um Urin zu bilden.

Können Getränke den Harndrang beeinflussen?

Wenn man viel Wasser trinkt oder andere Getränke aufnimmt, sorgen die Nieren dafür, daß der Flüssigkeitsgehalt des Körpers konstant bleibt: Die überschüssige Flüssigkeit wird kurze Zeit später ausgeschieden.

Nimmt man Kaffee, Tee oder irgendein anderes koffeinhaltiges Getränk zu sich, wird der Harndrang stärker, da Koffein harntreibend wirkt: Es regt die Nieren zu vermehrter Urinproduktion an.

Wann ist es besonders wichtig, viel zu trinken?

Wenn man Fieber hat und dabei stark schwitzt oder wenn man unter anhaltendem Erbrechen oder Durchfall leidet, wird dem Körper viel Wasser entzogen. Deshalb wird einem Kranken oft empfohlen, reichlich zu trinken; denn Wasser ist für die Nierenfunktion von entscheidender Bedeutung. Genauso wichtig ist es, den Flüssigkeitsverlust auszugleichen, wenn man sich körperlich stark anstrengt oder schwere Arbeit verrichtet, vor allem bei warmem Wetter.

Warum kann Nervosität zu verstärktem Harndrang führen?

Bei psychischem Streß verspüren manche Menschen einen starken Harndrang, selbst wenn die Blase nur wenig Flüssigkeit enthält. Dafür gibt es eine einfache Erklärung: Wenn man nervös oder aufgeregt ist, kann auch die Blase „nervös" werden. Die Blasenmuskeln können sich dann nicht mehr entspannen. Und die verspannte Muskulatur ist es, die den vermehrten Harndrang hervorruft.

Warum ändert sich die Farbe des Urins?

Der Urin erhält seine gelbe Farbe durch ein Pigment, den Harnfarbstoff. Da der Urin aber nicht immer gleich zusammengesetzt ist, verändert sich auch seine Farbe in Nuancen. Wenn die Nieren große Mengen Wasser ausscheiden, wird der Urin verdünnt und sieht deshalb blaß aus. Muß hingegen der Körper Flüssigkeit festhalten, bilden die Nieren einen konzentrierteren und damit dunkleren Urin, der weniger Wasser enthält. Dies geschieht beispielsweise während des Schlafes, wenn der Körper keine Nahrung und Flüssigkeit aufnimmt und die Körperfunktionen langsamer ablaufen. Deshalb ist der erste Urin des Tages meist dunkler.

Was haben die Nieren mit einem Kater zu tun?

Wenn man zu Alkohol viel Wasser trinkt, beugt man manchen Katererscheinungen vor. Alkohol erweitert die Blutgefäße und wirkt harntreibend; er erhöht die Durchblutung der Nieren und regt sie an, mehr Harn als normal zu produzieren. Dabei kann es geschehen, daß der Körper mehr Wasser ausscheidet, als er aufnimmt. Der Flüssigkeitsmangel, der sich daraus ergibt, führt zu typischen Katererscheinungen, etwa trockenem Mund und Kopfschmerzen. Auch erklärt sich so der „Nachdurst", den man oft am Morgen nach einem feuchtfröhlichen Abend verspürt.

Können rezeptfreie Medikamente die Nieren schädigen?

Aspirin und andere Schmerzmittel sollten nicht in beliebigen Mengen geschluckt werden, denn wenn man sie in zu großen Mengen einnimmt, können sie die Nieren schädigen. Das gleiche gilt auch für magensäurebindende Mittel oder doppeltkohlensaures Natron. Wenn diese Medikamente aber wirklich medizinisch angezeigt sind und mit Bedacht in mäßigen Mengen genommen werden, sind sie unschädlich.

Wann lernen Kinder, ihre Blase zu beherrschen?

Bei Babys und Kleinkindern ist das Wasserlassen eine Reflexhandlung. Wenn sich die Blase füllt, dehnen sich ihre Wände aus; der Blasenmuskel zieht sich zusammen, der Schließmuskel öffnet sich, und der Harn fließt automatisch ab. Mit etwa zweieinhalb

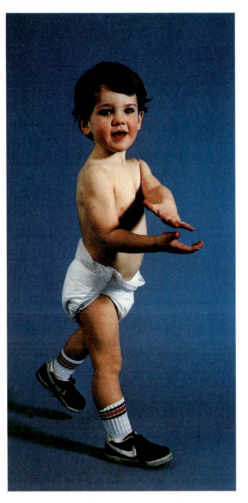

In manchen Zivilisationen wird schon mit der Sauberkeitserziehung begonnen, bevor das Kind sitzen kann. Anderswo warten die Eltern damit lieber, bis das Kind verständig genug ist – was meist zwischen dem zweiten und dritten Lebensjahr der Fall ist.

Jahren beginnt das Kind jedoch, das Wasserlassen zu beherrschen, und mit drei Jahren können die meisten Kinder die Entleerung der Blase willkürlich einleiten oder verhindern.

Selbst wenn die Eltern in dieser Hinsicht auf ihr Kind eifrig einzuwirken versuchen, kann es nicht wesentlich früher „sauber" werden, weil die höheren Gehirnzentren nicht eher in der Lage sind, die Entleerung der Blase zu steuern.

Hängen Ernährung und Fortpflanzung irgendwie zusammen?

Eine gesunde Ernährung ist für die Fruchtbarkeit beider Ehepartner durchaus wichtig. Auch das Körperfett beeinflußt die Fruchtbarkeit erheblich. Die Eierstöcke stellen das weibliche Hormon Östrogen aus der Fettsubstanz Cholesterin her. Wenn eine Frau starkes Untergewicht hat, bildet sich in ihrem Körper weniger Östrogen, und dadurch können die Eireifung und die Periodenblutung eingeschränkt werden. Hier liegt auch der Grund dafür, daß viele gewichtsbewußte Ballettänzerinnen ihre Monatsregel unregelmäßig oder überhaupt nicht bekommen.

Wenn eine Frau stark übergewichtig ist, tritt eine ähnliche Wirkung ein. Ihr Hormonspiegel verändert sich dann zuweilen so, daß der Eisprung ausbleibt. Beim Mann kann Fettleibigkeit die Zeugungsfähigkeit vermindern. Übermäßiges Fett führt manchmal zu einer verstärkten Erwärmung der Hoden, woraufhin die Samenbildung unzureichend wird.

Was versteht man unter den Wechseljahren?

Bis eine Frau etwa 45 Jahre alt ist, werden in ihr nach und nach rund 450 reife Eier jeweils aus erbsengroßen Bläschen, sogenannten Graaf-Follikeln, ausgestoßen; diese liefern auch die Hormone Östrogen und Gestagen. Nur wenige von den Bläschen reifen danach noch heran. Im Lauf der folgenden Monate oder Jahre werden auch sie aufgebraucht. Die Bildung von weiblichen Hormonen hört dann nahezu auf. Die beiden Eierstöcke funktionieren jetzt nicht mehr als Drüsen. Damit endet nicht nur der Monatszyklus, sondern die Anpassung des weiblichen Körpers an jene drastische Hormonumstellung kann auch unangenehme Begleiterscheinungen zur Folge haben. Es kommt zu Hitzewallungen, Schweißausbrüchen, Reizbarkeit, Müdigkeit, Angstzuständen und Depressionen, die monatelang, ja manchmal sogar jahrelang andauern können. Diesen Zeitabschnitt nennt man die Wechseljahre. Im allgemeinen tritt die letzte Regelblutung um das 50. Lebensjahr auf. Die Beschwerden lassen sich oft durch Medikamente lindern.

Gibt es auch Wechseljahre des Mannes?

Beim Mann läßt zwar die Samenproduktion im Lauf der Zeit nach, aber normalerweise produzieren die Hoden bis zum Lebensende Samenzellen, und sie stellen die Produktion des männlichen Hormons Testosteron niemals ganz ein. Das Nachlassen der Hodenfunktion, das sogenannte männliche Klimakterium, vollzieht sich überdies nur selten so rasch, daß bei Männern ähnliche Symptome auftreten, wie sie bei Frauen in den Wechseljahren vorkommen.

Die Arbeit der Nieren

Wie reagiert der Körper auf Wassermangel?

Wenn die Salzkonzentration im Blut zu hoch ist oder wenn der Körper ausgetrocknet ist, nehmen spezialisierte Zellen im Hypothalamus im Zwischenhirn, die sogenannten Osmorezeptoren, diese Veränderungen wahr. Sie veranlassen daraufhin den Hypophysenhinterlappen, Vasopressin (Adiuretin) auszuschütten. Dieses Hormon erhöht die Wassermenge, die von den Nieren an den Kreislauf zurückgegeben wird. Darüber hinaus signalisiert das im Blut gebildete Hormon Angiotensin dem Hypothalamus, er solle den Speicheldrüsen den Befehl geben, die Speichelabsonderung zu drosseln und dadurch eine Durstempfindung zu erzeugen. Das trockene Gefühl in Mund und Rachen bewirkt, daß man so lange trinkt, bis die Wasservorräte des Körpers wieder aufgefüllt sind. Erstaunlicherweise verschwindet das Durstgefühl, sobald man genug Flüssigkeit aufgenommen hat – obwohl der Körper eine Stunde braucht, um das Wasser zu resorbieren.

Welche Funktion haben die Nieren?

Die wichtigste Aufgabe der Nieren ist es, Giftstoffe und Abfallprodukte des Stoffwechsels aus dem Blut herauszufiltern. Sie tun aber weit mehr, als nur das Blut zu reinigen: Überdies regeln sie sein Volumen; sie leiten überschüssiges Wasser ab, führen Mineralien und Nährstoffe in den Kreislauf zurück und sorgen überhaupt dafür, daß das Blut die richtige chemische Zusammensetzung hat.

Die Nieren sehen rotbraun aus und haben die Form einer Bohne. Jedes der beiden Organe ist nicht größer als eine Männerfaust. In jeder Minute fließt gut ein Liter Blut durch sie hindurch, das von der Aorta her in sie hineingepumpt wird. Ohne Nieren – oder einen geeigneten Ersatz dafür – muß der Mensch sterben. Er geht dann an einer Vergiftung durch die körpereigenen Abfallstoffe zugrunde, ferner auch an einem Mangel an lebenswichtigen Nährstoffen, und er ertrinkt in überschüssiger, nicht ausgeschiedener Körperflüssigkeit.

Wie funktionieren die Nieren?

Jede Niere enthält etwa eine Million mikroskopisch kleiner Einheiten, sogenannter Nephronen, die das Blut filtern, Abfallstoffe aus ihm herausholen und Wasser und Nährstoffe an den Kreislauf zurückgeben. In winzigen, vielfach gewundenen Kanälchen verarbeiten die Nephronen täglich etwa 170 Liter Flüssigkeit. Von dieser Menge werden nur etwa 0,9 Liter als Urin ausgeschieden, der alle überflüssigen und giftigen („harnpflichtigen") Stoffwechselprodukte des Körpers enthält.

Das Blut strömt durch die Nierenarterie in die Niere ein und wird dort zunächst in zahllose Nierenkörperchen *(Glomeruli)* gepreßt. Diese Gebilde sind jeweils Teil eines Nephrons und bestehen im wesentlichen aus einem kleinen Kapillargefäßknäuel und einer Kapsel, die es umgibt. Sie halten Blutzellen, Blutplättchen (Thrombozyten) und Eiweiß im Kreislauf zurück, lassen aber einen Teil des Plasmas, des flüssigen Blutbestandteils, in die Kapsel einfließen. Dieser Teil der Blutflüssigkeit wird im folgenden zum Urin. Er verläßt die Kapsel durch ein winziges Röhrchen: das vielfach gewundene Kanälchen des Nephrons und die dazwischen eingebaute, haarnadelförmige Henle-Schleife. Beide sind von Kapillaren umgeben, welche vom Körper benötigte Stoffe aufsaugen und schädliche Substanzen in den Tubulus weiterfließen lassen. Danach fließt die Flüssigkeit als Urin in ein Sammelrohr und weiter in das Nierenbecken. Von dort gelangt sie in den Harnleiter. Das gereinigte Blut aber verläßt die Niere durch die Nierenvene und strömt in den Körper zurück.

Wie arbeitet eine künstliche Niere?

Wenn die Nieren versagen, wird der Betroffene innerhalb weniger Tage durch die körpereigenen Abfallstoffe vergiftet, sofern das Blut nicht auf andere Weise gereinigt wird. Dies ist mit Hilfe eines technischen Geräts, der sogenannten künstlichen Niere, möglich. Sie wird von Ärzten bei Nierenversagen eingesetzt und gibt den Nieren des Patienten oftmals die Möglichkeit zu heilen. Auch Patienten, deren Nieren zerstört oder entfernt worden sind, werden jahrelang durch eine künstliche Niere am Leben gehalten.

Die Blutwäsche mit Hilfe einer künstlichen Niere bezeichnet man als Hämodialyse. Dazu wird der Patient zwei- oder dreimal pro Woche jeweils sechs bis zwölf Stunden lang an das Gerät angeschlossen. Das mit Giftstoffen beladene Blut fließt in ein Rohr, das aus einer halbdurchlässigen Membran besteht und in eine körperwarme chemische Lösung eingetaucht ist. Durch die

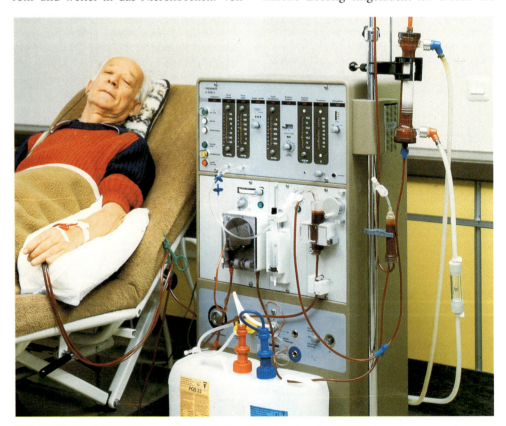

Bei der Hämodialyse setzt man dem Blut des nierenkranken Patienten einen Gerinnungshemmer wie Heparin zu. Ehe das gereinigte Blut in den Körper zurückgeleitet wird, gibt man einen Antiheparinstoff zu, um die Gerinnungsfähigkeit des Blutes wiederherzustellen.

Membran treten mikroskopisch kleine Schlackenstoffe in die Lösung ein, und das gereinigte Blut wird wieder in den Körper des Patienten zurückgeführt.

Einige Dialysegeräte sind so klein und so leicht zu bedienen, daß man sie zu Hause benutzen kann. Doch besteht bei einer Blutwäsche immer ein gewisses Risiko; deshalb muß bei diesem Vorgang stets eine ausgebildete Person – das kann der Ehepartner oder ein anderes Familienmitglied sein – in der Nähe bleiben.

Wenn kein Dialysegerät verfügbar ist oder wenn die zu- und abführenden Nierengefäße nicht mehr offen sind, also kein Anschluß möglich ist, kann man eine sogenannte Peritonealdialyse vornehmen. Dabei findet die Blutwäsche im Körper des Patienten statt: Die Dialyselösung wird in die Bauchhöhle eingeleitet und von dort wieder abgelassen. Als Membran dient in diesem Fall das gut durchblutete Bauchfell (Peritoneum), mit dem die Bauchhöhle ausgekleidet ist. Durch das Bauchfell hindurch wandern die Giftstoffe in die Dialyselösung. Das Verfahren dauert 24–48 Stunden und erfordert eine gründliche ärztliche Überwachung.

Sind Nierentransplantationen sinnvoll?

Organtransplantationen sind nur dann möglich, wenn das Gewebe und die Blutgruppe des Spenders sowie des Empfängers sehr gut zusammenpassen. Deshalb sind die Erfolgsaussichten am größten, wenn der Spender ein eineiiger Zwilling des Patienten ist. Als nächstes kommen Geschwister oder andere nahe Verwandte in Betracht.

Da der Körper fremdes Gewebe abstößt, ist das größte Hindernis für eine Organtransplantation das Immunsystem des Patienten. Nach einer Transplantation muß der Patient monate- oder jahrelang Medikamente einnehmen, die das körpereigene Immunsystem blockieren. Leider wird der Betreffende dadurch auch anfällig für Infektionen. Jedoch kann durch jüngste Fortschritte in der Operationstechnik, verbesserte Kreuzprobeverfahren sowie die Anwendung eines bestimmten Mittels (des Immunosuppressivums Cyclosporin) die Überlebensdauer transplantierter Nieren verlängert werden. Eine von einem Verwandten gespendete Niere hat eine 90prozentige Chance, zwei Jahre am Leben zu bleiben. Eine Niere von einem Toten hingegen hat nur eine 75prozentige Chance, noch zwei Jahre zu arbeiten.

Wo sitzen die Nieren, und wozu sind sie da?

Die bohnenförmigen Nieren befinden sich hinten im Körper auf beiden Seiten der Wirbelsäule oberhalb der Taille. Der äußere Teil der Niere ist die Nierenrinde, der innere Teil das Nierenmark. Auf der konkaven Innenseite ist die Niere mit dem übrigen Körper verbunden: Hier wird Blut in das Organ hinein- und aus ihm wieder herausbefördert, und von hier wird auch der Urin abgeleitet, den die Niere produziert. Das Nierenmark besteht aus 12–18 konischen Gebilden, den Nierenpyramiden. Von ihnen aus fließt der Urin in das Nierenbecken und dann durch die Harnleiter in die Blase.

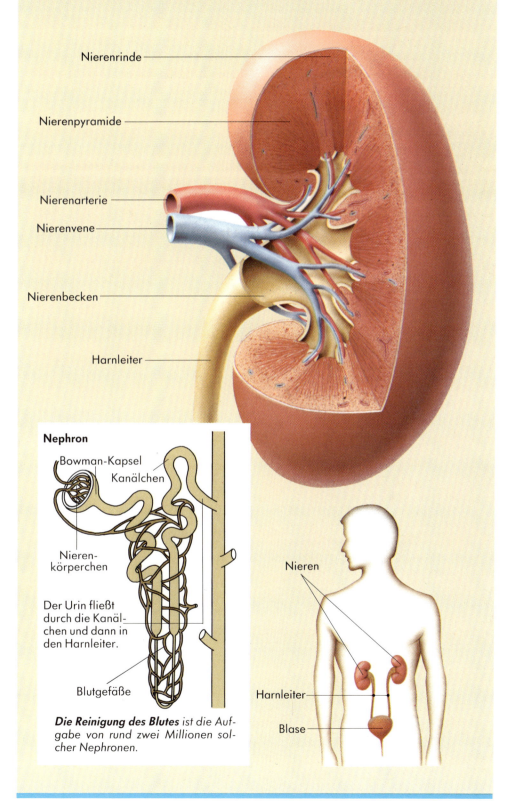

Die Reinigung des Blutes ist die Aufgabe von rund zwei Millionen solcher Nephronen.

Die flüssigen Ausscheidungen

Woraus besteht Urin?

Die Zellen des Körpers verbrennen Nährstoffe, um Energie zu erzeugen. Dabei entstehen giftige Stoffwechselendprodukte, die für den Menschen tödlich wären, wenn sie sich im Gewebe ansammeln würden. Deshalb werden die Abfallstoffe ins Blut abgegeben und von ihm zu den Nieren transportiert. Diese Organe geben die wertvollen Bestandteile des Blutes an den Kreislauf zurück und bilden gleichzeitig Urin, mit dem schädliche und überflüssige Stoffe abgeleitet werden.

Der Urin wird ständig produziert; er ist das wichtigste Mittel zur Ausscheidung von stickstoffhaltigen Abfallprodukten. Zu diesen zählen Harnstoff, Harnsäure und Kreatinin, das beim Abbau von Eiweiß, Nukleinsäure und Kreatin in den Körperzellen entsteht. Ferner werden überschüssiges Natrium, Kalium, Chloride, Kalzium, Magnesium, Eisen, Sulfate, Phosphor und doppeltkohlensaures Salz mit dem Urin ausgeschieden.

Zum größten Teil besteht Urin aus Wasser. Der Prozentsatz schwankt je nach dem Gesundheitszustand des Betreffenden, der Art der aufgenommenen Nahrung, der vorhandenen Flüssigkeitsmenge und der körperlichen Betätigung. Im allgemeinen beträgt der Wasseranteil 95–96 Prozent.

Wie wird der Urin ausgeschieden?

Der Urin, der unablässig von den Nieren gebildet wird, rinnt täglich 24 Stunden lang durch die beiden 25–30 Zentimeter langen Harnleiter in die Blase. Der Innendurchmesser der Harnleiter beträgt etwa sechs Millimeter. Die Wände sind muskulös und ziehen sich häufig wellenförmig zusammen; dadurch wird der Urin in die Blase geleitet. Dieses Speicherorgan sammelt die Flüssig-

Wie entleert sich die Blase?

Wenn sich in der Blase Urin ansammelt, dehnen sich ihre Wände aus. In ihnen befinden sich Sensoren, die den Harndrang auslösen, sobald die Blase etwa einen halben Liter Urin enthält. Die Entleerung der Blase erfolgt willkürlich; wenn sie begonnen hat, sind aber auch Reflexvorgänge daran beteiligt: Die Blasenmuskeln ziehen sich zusammen, und der Schließmuskel der Harnröhre öffnet sich.

Epithelzellen der zusammengezogenen Blase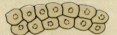

Epithelzellen der gedehnten Blase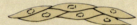

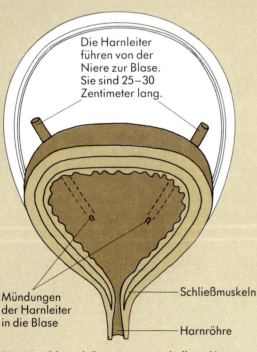

Die Harnblase faßt etwa einen halben Liter Flüssigkeit.

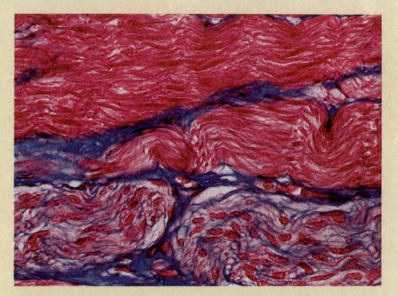

Die zusammengezogene Blasenwand ist dick und muskulös.

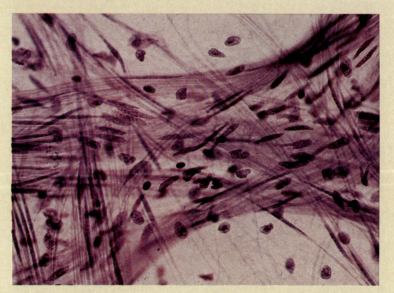

Bei voller Ausdehnung ist das gleiche Gewebe nur einige Zellen dick.

keit. Um die Entleerung einzuleiten, zieht es sich ebenfalls zusammen. Dabei werden gleichzeitig die Harnleiter geschlossen, damit kein Urin in die Nieren zurückfließt. Durch die Harnröhre wird der Urin aus dem Körper ausgeschieden.

Wie groß ist die ausgeschiedene Flüssigkeitsmenge?

Die gesamte Wassermenge im Körper bleibt konstant, gleichgültig, wieviel Flüssigkeit man aufnimmt. Dafür sorgen die Nieren, indem sie den Wassergehalt des Urins entsprechend regeln: Sie erhöhen oder senken ihn und halten so die Körperflüssigkeiten auf einem ausgeglichenen Niveau. Wenn man stark schwitzt, geben die Nieren entsprechend weniger Wasser ab. Somit entspricht der gesamte tägliche Wasserausstoß im Durchschnitt der Wasseraufnahme.

Wie wird das Volumen des Urins verändert?

Die Menge des ausgeschiedenen Urins wird weitgehend von der Notwendigkeit bestimmt, den Wasserhaushalt des Körpers im Gleichgewicht zu halten. Wasser ist der wichtigste Bestandteil des menschlichen Körpers; es macht fast 60 Prozent des Gewichts eines schlanken Erwachsenen aus. Bei dicken Menschen ist der Prozentsatz geringer.

Der Körper scheidet die überschüssige Flüssigkeit auf verschiedenen Wegen aus – nicht bloß mit dem Urin. Wasser entweicht auch in Form von Wasserdampf mit dem Atem; es verdunstet durch die Haut, wird durch die Schweißdrüsen abgesondert und im Stuhl ausgeschieden. Manchmal verliert der Körper größere Wassermengen infolge hoher Außentemperaturen, körperlicher Betätigung oder durch eine Erkrankung, die von Schweißausbrüchen, Erbrechen oder Durchfall begleitet ist. In solchen Zeiten müssen die Nieren die Flüssigkeitsvorräte des Körpers möglichst erhalten.

Wie der Leiter der städtischen Wasserwerke bei geringen Niederschlagsmengen vor einer Dürreperiode warnt, wacht der Hypothalamus – ein Teil des Zwischenhirns – über die Flüssigkeitsmengen im Körper, und wenn er feststellt, daß das Wasservolumen sinkt, teilt er der Hypophyse mit, sie müsse das Hormon Vasopressin in den Blutkreislauf abgeben. Dieses Hormon ermöglicht es den Nieren, mehr Wasser aufzunehmen und erneut in Umlauf zu bringen. Nimmt andererseits der Körper mehr Flüssigkeit auf, als er braucht, so vermindert die Hirnanhangdrüse die Ausschüttung von Vasopressin, und das überschüssige Wasser wird ausgeschieden.

Ein weiterer Mechanismus regelt den Salz-Wasser-Haushalt. Er beginnt und endet bei den Nieren. Wenn der Natriumgehalt des Blutes abnimmt, sinkt der Blutdruck. Sobald ein solcher Natriummangel auftritt, schütten die Nieren das Enzym Renin aus. Dieses löst eine Kette von chemischen Vorgängen in den Nieren und im Blutstrom aus. Dadurch bildet sich das Hormon Angiotensin. Es regt die Nebennieren dazu an, das Hormon Aldosteron abzugeben, das die Wiederaufnahme von Natrium durch die Nieren fördert. Angiotensin bewirkt auch, daß sich die Blutgefäße zusammenziehen; auf diese Weise werden der Blutdruck und die Geschwindigkeit erhöht, mit der das Blut von den Nieren gefiltert wird. Überdies veranlaßt das Hormon den Hypothalamus, die Ausschüttung von Vasopressin durch die Hypophyse auszulösen und ein Durstgefühl zu erzeugen.

Unterscheiden sich die weiblichen und männlichen Harnwege?

Zwischen den Harnwegen der Frau und des Mannes bestehen mehrere wesentliche Unterschiede.

Bei der Frau dient die Harnröhre allein dem Zweck, den Urin aus der Blase und damit aus dem Körper auszuleiten. Sie ist nur etwa vier Zentimeter lang. Die Blase liegt bei der Frau vor der Scheide und der Gebärmutter.

Beim Mann hingegen ist die Harnröhre etwa 20 Zentimeter lang, also rund fünfmal so lang wie die der Frau. Sie verläuft durch die Prostata (Vorsteherdrüse) und liegt größtenteils innerhalb des Penis. Sie hat eine doppelte Funktion, da durch sie sowohl Urin als auch Samenflüssigkeit aus dem Körper hinausbefördert werden. Beim Wasserlassen schließt sich automatisch die Öffnung für die Samenflüssigkeit, so daß nur Urin die Harnröhre passieren kann. Die Blase des Mannes liegt unmittelbar vor dem Mastdarm.

Alter Volksglaube: Gicht infolge üppiger Lebensweise

Von Gichtpatienten heißt es oft, sie seien wohl an ihrem Leiden selbst schuld, weil sie gerne gut und viel äßen und dem Alkohol im Übermaß zusprächen. Diese Ansicht beruht auf einem Irrtum, denn die Anlage zur Gicht ist erblich. Zwar kann die Krankheit durch bestimmte Nahrungsmittel und Alkohol verschlimmert werden, doch ist sie im Grunde eine Form der Arthritis, die auf einer Stoffwechselstörung beruht. Die Störung besteht darin, daß Purine schlecht abgebaut werden – harnsäurebildende Stoffe, die in der Nahrung enthalten sind, aber auch vom Körper hergestellt werden. Bei Gichtpatienten findet sich deshalb viel Harnsäure im Blut, die sich dann in den Gelenken ablagert. Gichtanfälle verursachen heftige Schmerzen und Gelenkschwellungen. Sie können durch eine Verletzung, eine Infektion, kalorienarme Kost, Streß oder Überanstrengung ausgelöst werden. Die Krankheit befällt vor allem Männer im mittleren Lebensalter.

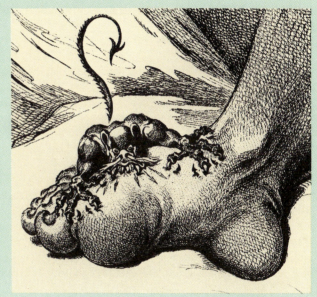

Gicht tritt vor allem in der großen Zehe auf. Dort verursacht sie quälende Schmerzen.

Erkrankungen der Harnwege

Warum muß man eine Blasenentzündung ernst nehmen?

Eine Blasenentzündung ist eine bakterielle Infektion, die sehr häufig vorkommt. Im allgemeinen wird sie durch Keime verursacht, die sich vom Verdauungstrakt über die Harnröhre in die Blase ausbreiten. Bei Frauen tritt sie häufiger auf als bei Männern, weil die Harnröhre der Frau viel kürzer ist und ihr Ausgang so nahe beim After und bei der Scheide liegt.

Zu den Symptomen der Blasenentzündung zählen ein häufiges, dringendes Bedürfnis, die Blase zu entleeren, selbst wenn sie nur wenig Flüssigkeit enthält, sowie ein Brennen beim Wasserlassen. Manche Patienten bekommen Fieber, und es kann Blut im Urin auftreten.

Eine Blasenentzündung ist an sich nicht gefährlich, und sie kann erfolgreich mit Antibiotika behandelt werden. Meist verschwinden die Symptome sehr rasch, so daß der Patient oft glaubt, die Infektion sei bereits überstanden und deshalb die verordneten Medikamente zu früh absetzt. Dann können die Erreger über die Harnleiter in die Nieren wandern und eine Nieren- und Nierenbeckenentzündung hervorrufen, die gefährlicher sein kann als eine Blasenentzündung. Deswegen sollten Patienten eine Behandlung mit Antibiotika unbedingt bis zum Ende fortsetzen.

Warum sind manche Kinder Bettnässer?

Etwa zehn Prozent aller Kinder über drei Jahre nässen gelegentlich ein. Bei Jungen kommt dies häufiger vor als bei Mädchen. Nach Ansicht vieler Ärzte ist Bettnässen oft darauf zurückzuführen, daß das Kind noch kein vollständig entwickeltes Nervensystem oder eine sehr kleine Blase hat. Die meisten dieser Kinder lernen bis zum zehnten Lebensjahr, ihre Blase zu beherrschen.

In 20–30 Prozent der Fälle ist Bettnässen vor allem psychisch bedingt. Es kann auf einem Konflikt zwischen den Eltern und dem Kind oder einem andern seelischen Problem beruhen. Durch Psychotherapie läßt die Störung sich eventuell beseitigen.

In 20 Prozent der Fälle können Infektionen oder Mißbildungen der unteren Harnwege die Ursache des Bettnässens sein. Hier kann es hilfreich sein, wenn der Betreffende vor dem Zubettgehen wenig trinkt und ein besonderes Summgerät benutzt, das durch Feuchtigkeit in Tätigkeit gesetzt wird und ihn gegebenenfalls weckt.

Woher kommen die Begriffe?

Das Wort Mann stammt aus dem Altindischen. *Manu* heiß dort Mensch. In vielen Sprachen sind die Begriffe Mann und Mensch identisch. So bedeuten beispielsweise das englische Wort *man*, das französische *homme* und das italienische *uomo* zugleich Mann und Mensch. Das gleiche gilt auch etwa für verschiedene Negersprachen.

Das Wort Frau leitet sich vom althochdeutschen Begriff *frouwa* her, das Herrin bedeutete. Dem heutigen allgemeinen Begriff Frau entsprach damals das Wort *wib*, das zu unserm heutigen Weib wurde. Noch Walther von der Vogelweide (etwa 1170–1230) dichtete: „Wîp muoz iemer sîn der wîbe hoehste name" (Weib möge immer der höchste Name der Frauen sein).

Mit dem Ausdruck viril kennzeichnet man einen sehr männlich wirkenden Mann. Der Begriff leitet sich von dem lateinischen Wort *virilis* (männlich, mannhaft) her. Manche Leute meinen, er bedeute auch, daß der Betreffende besonders fruchtbar sei, aber das ist nicht richtig. Ein Mann kann männlich wirken und potent sein – also eine Erektion und einen Samenerguß bekommen –, dabei aber trotzdem unfruchtbar sein, etwa weil seine Spermien mißgebildet, nicht beweglich und lebhaft genug sind oder nicht in ausreichender Zahl gebildet werden.

Das Wort androgyn bedeutet zwitterhaft, also: die Eigenschaften von Mann und Frau zugleich besitzend. Der Begriff stammt von zwei griechischen Wörtern ab, nämlich *andros* (Mann) und *gyne* (Frau). So ist die Gynäkologie derjenige Zweig der Medizin, der sich mit den Funktionen und Erkrankungen der weiblichen Geschlechtsorgane befaßt.

Was sind Nierensteine?

Die meisten Nierensteine bilden sich aus Kalzium, das im Urin enthalten ist und dort auskristallisiert. Bei Gichtpatienten treten manchmal Steine aus Harnsäure auf. Ursache sind oft Störungen des Kalkstoffwechsels oder des Harnsäurestoffwechsels.

Das Risiko, Nierensteine zu bekommen, ist bei bestimmten Personen besonders hoch. Zu ihnen gehören Menschen, die öfter unter Flüssigkeitsmangel leiden, weil sie in einem tropischen Klima leben oder anstrengende körperliche Arbeit verrichten; ferner Personen, die eine angeborene Anlage zur Steinbildung haben, und Leute, die eine vorwiegend sitzende Tätigkeit ausüben und bei denen sich übermäßig viel Kalzium im Blut ansammelt.

Nierensteine können grießartig, also winzig klein, sein oder einen Durchmesser von 2,5 Zentimetern und mehr haben. 85 Prozent aller Nierensteine sind so klein, daß sie durch die Harnwege aus dem Körper ausgeschieden werden können. Der Arzt kann die Passage des Steines dadurch erleichtern, daß er dem Patienten schmerzstillende Mittel und reichlich Flüssigkeit verordnet. Ein großer Stein, der sich im Nierenbecken, im Harnleiter oder in der Blase festsetzt, ruft heftige Schmerzen (Koliken) hervor und kann den Abfluß des Urins blockieren. Oft bleibt dann als rettende Maßnahme nur noch der chirurgische Eingriff.

Wie kann man Nierensteine vermeiden?

Es gibt eine Reihe von Möglichkeiten, der Bildung von Nierensteinen vorzubeugen. Eine billige und sehr wirksame Methode besteht darin, daß man täglich reichlich Flüssigkeit zu sich nimmt, also die Nieren immer gut durchspült. Überdies sind Medikamente auf dem Markt, die gegen die Bildung der meisten Arten von Nierensteinen vorbeugend wirken.

Wann müssen Nierensteine operativ entfernt werden?

Die meisten Nierensteine lassen sich heute ohne chirurgischen Eingriff auflösen oder beseitigen.

Mit Hilfe eines Gerätes, das Stoßwellen erzeugt, kann der Arzt Steine in der Niere und im oberen Harnleiter in sandkorngroße Teilchen zerkleinern, die dann leicht mit dem Urin ausgeschieden werden. Außerdem vermag er einen Nierenstein zu entfernen,

Diagnosen mit Hilfe des Urins

Die Ärzte der Antike gingen bei ihren Diagnosen von sechs grundlegenden Feststellungen aus. Dazu gehörte auch eine Urinuntersuchung. Anhand der Farbe des Urins, seines Geruchs, seiner Beschaffenheit sowie seines Sedimentgehalts und Geschmacks bestimmten sie die Krankheit. Auch heute noch gibt eine Urinuntersuchung dem Arzt wichtige Hinweise. Am besten wird dazu der Morgenurin verwendet. Bei einer solchen Analyse kann man aufgrund des Säurespiegels oder eines abnormen Gehalts an Eiweißstoffen, Blutzellen, Kristallen oder Bakterien ermitteln, ob die Nierenfunktion gestört ist. Übermäßiger Zuckergehalt ist ein Anzeichen für Diabetes. Ein hoher Gehalt an weißen Blutkörperchen kann auf eine Infektion der Harnwege hindeuten. Überdies lassen sich Gifte und Drogen im Urin feststellen.

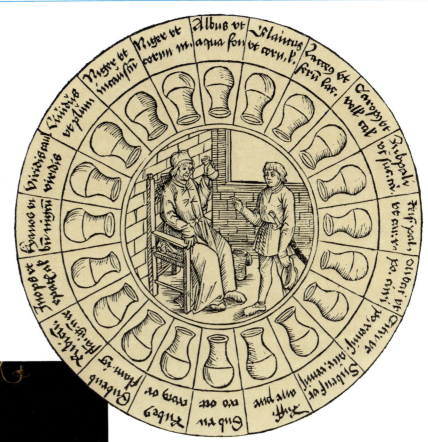

Diese mittelalterliche Darstellung weist auf verschiedene Färbungen und Sedimentgehalte des Urins sowie ihnen entsprechende Erkrankungen hin.

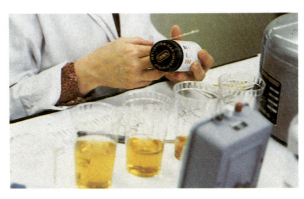

Gallenfarbstoffe im Urin können auf eine Lebererkrankung hindeuten.

Der Niederländer Gerard Dou (17. Jh.) stellte auf seinem Bild Die wassersüchtige Frau eine Urinuntersuchung dar.

indem er ein Instrument – das als Nierenendoskop bezeichnet wird – durch einen kleinen Einschnitt in die Niere einführt. Dann kann er den Nierenstein sehen, mit Hilfe von Ultraschallwellen zerkleinern und die Partikel aus der Niere herausholen. Steine, die sich im Harnleiter nahe der Blase befinden, lassen sich mit einem Ureterzystoskop entfernen, das durch die Harnröhre und die Blase in den Harnleiter eingeführt wird.

Manche Arten von Nierensteinen kann man auch auflösen. Harnsäuresteine lösen sich gut in einer Lösung aus doppeltkohlensaurem Natrium auf, wenn sie mehrere Tage damit umspült werden. Kalziumhaltige Steine hingegen lassen sich nicht immer auflösen.

Wenn ein Stein die Niere blockiert und nicht von selbst abgeht oder entfernt wird, kann die Niere geschädigt werden. Ist der Stein sehr groß und nimmt er einen beträchtlichen Teil des Nierenbeckens ein, kann man ihn höchstwahrscheinlich nur noch operativ entfernen. Wenn ein Stein die Harnwege blockiert und diese außerdem auch noch infiziert sind, entsteht eine lebensbedrohliche Situation. Dann ist eine Behandlung mit Antibiotika erforderlich, und die Blockade muß sofort beseitigt werden.

Die männlichen Geschlechtsorgane

Wie sind die Hoden aufgebaut?

Die beiden eiförmigen Hoden sehen weiß aus. Sie bestehen jeweils aus 250–400 Läppchen, die durch Bindegewebe voneinander getrennt sind. Jedes dieser Läppchen enthält ein bis vier Kanälchen, in denen die Samenzellen (Spermien) gebildet werden. Die Kanälchen haben eine Gesamtlänge von rund 230 Metern; doch sind sie so stark gewunden und ineinander verknäult, daß sie in die Hoden passen, die jeweils nur vier bis fünf Zentimeter lang sind. Zwischen den Samenkanälchen befinden sich die Leydig-Zwischenzellen, die das Hormon Testosteron produzieren. Eine andere Zellart, die Sertoli-Zellen, ist reich an Glykogen; sie liefert den heranwachsenden Samenzellen Nährstoffe für ihre Entwicklung.

Warum liegen die Hoden außerhalb des Körpers?

Es scheint verwunderlich, daß gerade die Hoden, die doch die Samenzellen für die Fortpflanzung produzieren, an einer so verwundbaren Stelle außerhalb des männlichen Körpers liegen. Dafür gibt es jedoch eine einfache Erklärung: Innerhalb des Körpers ist es für sie zu warm. Die Bildung von Spermien geht am besten bei einer Temperatur vor sich, die drei bis fünf Grad Celsius unter der Körpertemperatur liegt.

Die Muskeln des Hodensackes sind normalerweise entspannt. Die Hoden befinden sich dann in einem gewissen Abstand zum Bauch und den Schenkeln; sie werden also kühl gehalten. Wenn es dort jedoch zu kalt wird, ziehen sich die Muskeln des Hodensacks zusammen und bringen die Hoden näher an den warmen Körper heran. Die richtige Temperatur für die Bildung der Samenzellen ist so wichtig, daß sogar enge Kleidung die Fruchtbarkeit des Mannes beeinträchtigen kann.

Die wichtigsten Teile der männlichen Geschlechtsorgane

Die beiden Hoden, die sich außerhalb der Bauchhöhle im Hodensack befinden, produzieren die Samenzellen, mit denen die weiblichen Eizellen befruchtet werden. Überdies stellen sie auch das Hormon Testosteron her, das die Entwicklung zum Mann steuert. Durch den Penis werden die Samenzellen in die weibliche Scheide gebracht. Wenig bekannt, aber ebenfalls wichtig sind die Nebenhoden. In den dünnen, gewundenen Kanälchen dieser Organe, die auf den beiden Hoden liegen, reifen die Samenzellen aus. Der Samen wird in den Ampullen des Samenleiters gespeichert und gelangt von dort aus zur Harnröhre. Die Cowper-Drüsen, die Samenblasen und die Prostata (Vorsteherdrüse) sondern Stoffe ab, die zusammen die Samenflüssigkeit ergeben.

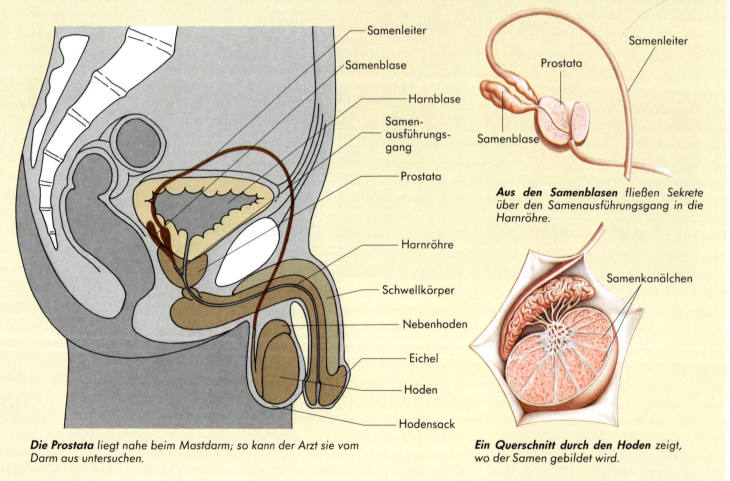

Die Prostata liegt nahe beim Mastdarm; so kann der Arzt sie vom Darm aus untersuchen.

Aus den Samenblasen fließen Sekrete über den Samenausführungsgang in die Harnröhre.

Ein Querschnitt durch den Hoden zeigt, wo der Samen gebildet wird.

Wodurch wird eine Erektion des Penis bewirkt?

Der männliche Samen wird durch die Harnröhre im Penis aus dem Körper herausbefördert und vom Mann zur Frau übertragen.

Der Penis befindet sich unmittelbar vor dem Hodensack. Er hat Röhrenform und enthält drei schwammige, säulenähnliche Schwellkörper, die ihn der Länge nach durchziehen. In den Schwellkörpern befinden sich Hohlräume, die sich mit arteriellem Blut füllen, wenn der Mann sexuell erregt wird. Dadurch wird der normalerweise schlaff herabhängende Penis groß und fest und kann so in die Scheide der Frau eindringen.

Was geschieht beim Samenerguß?

Der Höhepunkt des Geschlechtsaktes ist der Orgasmus. Dabei findet beim Mann ein Samenerguß (Ejakulation) statt. Während dieses Vorgangs beschleunigt sich der Puls; der Blutdruck steigt, und die körperliche und gefühlsmäßige Erregung erreicht ihren Höhepunkt.

Beim Mann beginnt der Orgasmus damit, daß die Samenzellen mit Hilfe rhythmischer Zusammenziehungen der Muskeln in den Hoden, den Nebenhoden und den Samenleitern in die Harnröhre gedrückt werden. Gleichzeitig ziehen sich die Muskeln der Vorsteherdrüse (Prostata) und der Samenblasen an den Samenleitern zusammen und befördern Samen und Samenflüssigkeit in die Harnröhre. Wenn der Penis mit den Samenzellen und der Samenflüssigkeit gefüllt ist, ziehen sich die Muskeln, welche den unteren Teil der Harnröhre umgeben, mehrfach zusammen und bewirken so den Samenerguß. Danach erschlafft der Penis wieder.

Was ist der Sinn einer Beschneidung?

Unter einer Beschneidung versteht man die chirurgische Entfernung der Vorhaut, die normalerweise die Eichel des Penis bedeckt. In vielen Teilen der Welt, beispielsweise in den USA, werden die meisten Jungen kurz nach der Geburt beschnitten. Für Juden und Moslems ist die Beschneidung ein religiöser Ritus.

Manche Ärzte empfehlen die Beschneidung als eine hygienische Maßnahme für alle männlichen Säuglinge, zum Teil deshalb, weil sie das Risiko einer Infektion min-

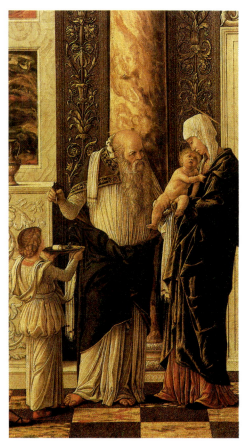

Die Beschneidung, d.h. die Entfernung der Vorhaut am männlichen Glied, ist ein religiöses Gebot, das bereits im 1. Buch Mose (17, 10–14) erwähnt wird. Im 2. Buch Mose (4,25) wird mitgeteilt, daß man dazu einen scharfen Stein verwandte, was auf das hohe Alter dieser Sitte hinweist. Hier ist die Beschneidung Jesu von Andrea Mantegna, einem italienischen Maler des 15. Jahrhunderts, dargestellt worden.

dere. Denn dadurch werde verhindert, daß sich Smegma ansammle, ein Sekret, das von Drüsen unter der Vorhaut abgesondert wird und einen idealen Nährboden für Bakterien bildet. Diese Ärzte meinen, daß die Beschneidung Krebs am Penis sowie Muttermundkrebs bei der Sexualpartnerin verhindere – was aber wissenschaftlich nicht gesichert ist. Das gleiche läßt sich im übrigen auch dadurch erreichen, daß man die betreffende Stelle richtig sauber hält.

Beeinflußt die Prostata die sexuelle Leistungsfähigkeit?

Die Prostata (Vorsteherdrüse) liegt direkt unter dem Hals (dem unteren Teil) der männlichen Harnblase. Die Harnröhre verläuft als enger Kanal durch diese Drüse hindurch.

Erkrankt die Prostata und vergrößert sie sich, so kann die Harnröhre eingeschnürt und teilweise blockiert werden. Da durch die Harnröhre sowohl Urin als auch Spermien befördert werden, können Prostatabeschwerden, die sich auf die Harnröhre auswirken, zu Schwierigkeiten beim Wasserlassen wie auch beim Geschlechtsverkehr führen.

Warum verursacht die Prostata häufig Beschwerden?

Nach dem 50. bis 60. Lebensjahr neigt die Prostata (Vorsteherdrüse) dazu, größer zu werden. Dabei kann sie auf die Harnröhre drücken, den Harnabfluß behindern, einen häufigeren, verstärkten Harndrang hervorrufen und Beschwerden beim Wasserlassen verursachen. Außerdem kann eine solche Harnstauung zu einer Blasenentzündung und unter Umständen sogar zu einer Schädigung der Nieren führen. Manchmal ist dann ein chirurgischer Eingriff notwendig, bei dem der vergrößerte Teil der Prostata entfernt wird.

Beeinflußt ein Eingriff an der Prostata die Potenz?

Die Prostata produziert eine Flüssigkeit, welche die nötige alkalische Umgebung für die Samenfäden bildet. Wenn eine beginnende Vergrößerung der Prostata chirurgisch korrigiert wird, bleibt der größte Teil der Drüse erhalten, und die Potenz des Mannes wird nur selten beeinträchtigt. In wenigen Fällen jedoch kann eine solche Operation zur Folge haben, daß beim Orgasmus Samen in die Harnblase eintreten, statt durch die Harnröhre ausgestoßen zu werden.

Wann sollten Männer sich regelmäßig untersuchen lassen?

Wenn bei einem Mann die Prostata vergrößert ist, braucht er nicht zu befürchten, daß daraus Krebs entstehen könnte; zwischen diesen Erkrankungen besteht kein Zusammenhang.

Trotzdem kommt Prostatakrebs häufig vor. Die Ärzte empfehlen deshalb, daß sich Männer ab dem 45. Lebensjahr regelmäßig einer Mastdarmuntersuchung unterziehen. Die Prostata liegt unmittelbar vor dem Mastdarm; deshalb lassen sich Veränderungen an dieser Drüse leicht durch eine einfache rektale Untersuchung feststellen. Wenn ein Prostatakrebs frühzeitig erkannt und behandelt wird, sind die Heilungsaussichten recht gut.

Die Entstehung der Samenzellen

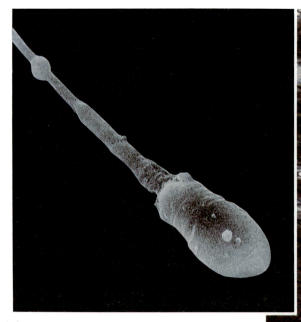

Die männliche Samenzelle gehört zu den kleinsten menschlichen Zellen; sie enthält aber das ganze väterliche Erbgut.

Schwärme von Spermien, die durch lange Schwänze angetrieben werden, schwimmen auf das Ei zu. Solche Formationen sind nur bei Anwesenheit einer Eizelle zu beobachten.

Wie entstehen Samenfäden?

Die Bildung des männlichen Samens beginnt mit den Ursamenzellen (Spermatogonien), die bereits im Fetus entstehen und von da an in den Hodenkanälchen gespeichert werden. Jede dieser Zellen enthält 46 Chromosomen, die einen vollständigen Satz Gene umfassen. Unter der Einwirkung von Hormonen werden diese Zellen zunächst zu Samenmutterzellen oder auch zu sogenannten Sertoli-Zellen, welche die reifenden Samenzellen ernähren. Nach weiteren Umwandlungen entstehen schließlich die reifen Samenzellen oder Spermatozoen. Jede von ihnen enthält 23 Chromosomen, also die Hälfte des genetischen Codes des Mannes. Wenn ein Samenfaden mit einer weiblichen Eizelle verschmilzt – die ebenfalls 23 Chromosomen besitzt –, entsteht ein befruchtetes Ei mit 46 Chromosomen. Damit enthält die befruchtete Eizelle wieder einen vollständigen Satz der Erbinformationen, die für die Entstehung eines neuen Menschen erforderlich sind.

Wie viele Samenzellen werden bei einem Erguß ausgestoßen?

Bei jedem Samenerguß werden etwa 400 Millionen Samenzellen ausgestoßen. Die tatsächliche Zahl kann von dieser Durchschnittsangabe erheblich abweichen. Dennoch ist die Befruchtung einer Eizelle eine unsichere Angelegenheit; zahlreiche Faktoren können sie verhindern. Je mehr Samenfäden vorhanden sind, desto größer ist die Chance einer Befruchtung.

Wozu dient die Samenflüssigkeit?

Die Fruchtbarkeit des Mannes hängt nicht nur von den Samenzellen selbst ab, sondern es muß auch eine Samenflüssigkeit dasein, die den Samen trägt. Dieses Sekret wird von mehreren Drüsen erzeugt. Es liefert Nährstoffe für die Samenfäden, neutralisiert die Säure der Scheidensekrete und regt Muskeln in der Gebärmutter und den Eileitern dazu an, sich wellenartig zusammenzuziehen und so das Vordringen der Samenfäden zur Eizelle zu beschleunigen.

Etwa 60 Prozent der Samenflüssigkeit werden durch die Samenblasen gebildet, die hinter der Harnblase liegen und deren Ausführungsgänge zusammen mit den Samenleitern in die Harnröhre münden. Die Blasen sondern eine klebrige, alkalische Flüssigkeit ab, die Fruchtzucker, Vitamine und Aminosäuren als Nährstoffe für die Spermien enthält, ferner auch Schleim, der als Gleitmittel dient, sowie Prostaglandine, die vermutlich die Gebärmutterkontraktionen auslösen.

Unmittelbar unterhalb der Blase sitzt die Prostata (Vorsteherdrüse). Sie gleicht in Form und Größe etwa einer Kastanie und umgibt die Harnröhre. Diese Drüse sondert ein dünnes, alkalisches Sekret ab, das die Säure in den Samenleitern wie auch in der Scheide neutralisiert.

Unterhalb der Prostata befinden sich beiderseits der Harnröhre die zwei gelben, erbsengroßen Cowper-Drüsen. Vor dem Samenerguß sondern sie eine schleimige alkalische Flüssigkeit ab, die die Harnröhre gleitfähiger macht und sie von saurem Urin reinigt, der dort etwa noch vorhanden ist und die Samenfäden schädigen könnte. Die Littré-Drüsen, die entlang der Harnröhre angeordnet sind, sondern ebenfalls einen Schleim ab, der als Gleitmittel dient.

Können sich Samen und Urin vermischen?

Da die Säure, die im Urin enthalten ist, die Samenzellen des Mannes abtöten würde, ist bei den männlichen Geschlechtsorganen dafür gesorgt, daß die beiden nicht zusammenkommen. Obwohl Urin und Samen gemeinsam die Harnröhre als Ausführungsgang haben, kann beides nicht gleichzeitig aus dem

Körper befördert werden. Während des Geschlechtsverkehrs verhindern Nervenreflexe, daß die Blase sich entleert; und bevor der Samenerguß eintritt, spült eine alkalische Flüssigkeit, die von den Cowper-Drüsen abgegeben wird, alle Urinspuren aus der Harnröhre.

Sind nächtliche Samenergüsse normal?

Eine Erektion des Penis beruht auf einem Reflex, der infolge des Drucks von zu enger Kleidung oder einer vollen Harnblase, als Reaktion auf eine erregende Berührung, aufgrund von Veränderungen im Hormonhaushalt des Körpers oder auch infolge von erregenden Bildern, Gedanken oder Träumen ausgelöst werden kann. Daß Männer im Schlaf eine Erektion bekommen, ist normal. Und ein spontaner Samenerguß im Schlaf kommt bei gesunden Jugendlichen häufig und bei Erwachsenen zuweilen vor.

Sollte man seine Hoden selbst untersuchen?

Von 100 000 Männern erkranken jährlich zwei bis drei an Hodenkrebs. Bei weißen, erwachsenen Männern im Alter von 20 bis 40 Jahren ist dabei das Risiko am größten. Glücklicherweise kann man heute die Mehrzahl der Hodentumoren mit den Mitteln der Chemotherapie heilen, selbst wenn in andern Körperteilen bereits Metastasen aufgetreten sind.

Natürlich ist die Heilungschance am größten, wenn ein Tumor frühzeitig entdeckt wird. Deshalb ist es für alle Männer wichtig, daß sie sich mit der richtigen Methode vertraut machen, ihre Hoden selbst abzutasten, und daß sie dies regelmäßig tun. Bei jeder Veränderung in der Größe oder Beschaffenheit an einem der beiden Hoden sollte man sofort einen Arzt zu Rate ziehen. Falls dieser einen Hodenkrebs entdeckt und behandelt, sind später regelmäßige Nachuntersuchungen geboten.

Sind alle Geschwülste Tumoren?

Eine Schwellung an einem Hoden sollte sofort vom Arzt untersucht werden, damit dieser feststellen kann, worum es sich handelt. Außer Tumoren gibt es noch andere Ursachen für eine Verdickung der Hoden.

Bei einem Wasserbruch sammelt sich zwischen den Gewebsschichten, die die Hoden umhüllen, eine wäßrige Flüssigkeit an. Ein solcher Bruch ist in der Regel gutartig; er kann aber auch durch einen Hodentumor verursacht sein.

Ein Krampfaderbruch entsteht durch die Erweiterung der Venen, die die Hoden umgeben. Als Blutbruch oder Blutgeschwulst bezeichnet man die Blutansammlung, die in der Regel durch eine Verletzung oder einen Tumor verursacht worden ist.

Eine Infektion der Nebenhoden kann zu einer schmerzhaften Verhärtung des Hodens führen. Im Gegensatz dazu ruft ein Tumor normalerweise keine Schmerzen hervor.

Sehr schmerzhaft ist auch eine Hodentorsion. Sie entsteht, wenn der Gefäßstiel eines Hodens sich so verdreht, daß die Blutzufuhr unterbrochen wird. Auch dabei tritt eine Schwellung und Verhärtung des betroffenen Hodens und Nebenhodens auf. Eine Hodentorsion muß sofort chirurgisch behandelt werden, damit der Hoden gerettet werden kann.

Bei wem ist das Risiko eines Hodentumors am größten?

Die beiden Hoden entwickeln sich beim Fetus in der Nähe der Nieren. Meistens steigen sie bis zur Geburt oder zumindest im ersten Lebensjahr in den Hodensack hinab. Wenn bei einem Mann dieser Vorgang nicht stattgefunden hat, spricht man von einem Hodenhochstand.

Sofern die Hoden nicht hinabgestiegen sind, sollten sie im ersten oder zweiten Lebensjahr des Betreffenden operativ in den Hodensack gebracht werden; denn die zu hohe Körpertemperatur verhindert nicht nur die Bildung des Samens, sondern begünstigt auch die Entstehung eines Tumors. Der Eingriff verhindert nicht ohne weiteres die Bildung eines Tumors, aber er erleichtert die Diagnose. Vor allem Männer, deren Hoden im Kindesalter nicht hinabgestiegen sind, sollten ihre Hoden regelmäßig selbst untersuchen.

Warum ist Mumps für Männer gefährlich?

Vor Einführung der Mumpsimpfung trat die Krankheit in etwa 85 Prozent aller Fälle vor dem 15. Lebensjahr auf. Die schmerzhafte Schwellung der Speicheldrüsen, die für diese Virusinfektion kennzeichnend ist, dauert nur etwa eine Woche, so daß Mumps oft für eine leichte Krankheit gehalten wird. Bei männlichen Patienten kann in ihrem Gefolge aber eine ein- oder doppelseitige Hodenentzündung auftreten und zu einer Atrophie der betroffenen Hoden und damit zur Unfruchtbarkeit führen.

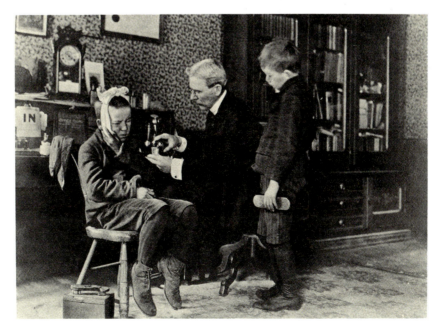

Ein Verband sollte einst bei Mumps die Schmerzen lindern.

Ursachen der Impotenz

Sind viele Männer einmal impotent?

Wahrscheinlich leidet jeder Mann irgendwann im Leben einmal an Impotenz oder ist vorübergehend unfähig, eine Erektion zu bekommen, die für einen vollständigen Geschlechtsakt ausreicht. Die Ursache ist in solchen an sich normalen Fällen zumeist einfach: etwa Müdigkeit, Krankheit oder Streß.

Welches sind die häufigsten Ursachen chronischer Impotenz?

Vor noch nicht allzu langer Zeit waren die physiologischen Ursachen der Impotenz weitgehend unbekannt. Seit einer Reihe von Jahren haben die Ärzte diesem Problem aber mehr Aufmerksamkeit gewidmet. Die Potenz des Mannes hängt von der Gesundheit und Funktionstüchtigkeit vieler Körperteile ab – nicht nur von derjenigen der Geschlechtsorgane, sondern auch vom Gehirn, von der Wirbelsäule, den Nerven, der Hypophyse, der Schilddrüse, den Nebennieren und dem Gefäßsystem. Medikamente können die Potenz dadurch beeinträchtigen, daß sie ein hormonelles Ungleichgewicht herbeiführen oder die Gefäße erweitern.

Auch manche Krankheiten schwächen zuweilen die Fähigkeit des Körpers, eine Erektion aufrechtzuerhalten. Hierzu zählen Erkrankungen des Nervensystems, Zuckerkrankheit, Arteriosklerose, Krebs, eine Radikaloperation der Prostata sowie Verletzungen und Infektionen im Bereich der Geschlechtsorgane und Harnwege. Psychische Faktoren – die einst als fast einzige Ursache von Potenzproblemen galten – sind der häufigste Grund für eine Impotenz. Dazu gehören Streß, Depressionen, Eheprobleme und Angst, insbesondere Angst vor sexuellem Versagen.

Ob nun aber die Ursache physiologischer Art oder psychisch ist – viele Fälle von ständiger Impotenz können geheilt werden. Die Behandlung muß jeweils auf die Ursache der Störung abgestimmt sein. Als hilfreich haben sich Psychotherapie, Eheberatung, Sexualtherapie, medikamentöse Behandlungen, chirurgische Eingriffe und anderes mehr erwiesen.

Wie stellt der Arzt die Ursache einer Impotenz fest?

Zunehmend versuchen Ärzte, zunächst einmal körperliche Ursachen einer Impotenz auszuschließen, bevor sie annehmen, daß die Potenzprobleme eines Mannes psychisch bedingt sind. Dazu kann der Arzt den Hormongehalt des Blutes untersuchen, um festzustellen, ob die zuständigen Drüsen ordnungsgemäß funktionieren. Ferner kann er prüfen, ob etwa die Blutzufuhr zum männlichen Geschlechtsorgan irgendwie behindert ist.

Es gibt auch einen wissenschaftlichen Test, bei dem ein spezielles Gerät am Penis befestigt wird. Es zeichnet auf, ob bei dem Patienten das Glied nachts anschwillt. Männer haben in der Regel während des Schlafes in der Nacht drei bis vier Erektionen, die insgesamt etwa 90 Minuten dauern. Wenn bei einem Mann, der unter Potenzschwierigkeiten leidet, dies ebenso ist oder wenn er morgendliche Erektionen hat, ist die Störung wahrscheinlich (aber nicht ganz sicher) nicht organisch bedingt. In solchen Fällen wird der Arzt ihn an einen Sexualtherapeuten, Psychologen oder Psychotherapeuten überweisen.

Können Medikamente impotent machen?

Impotenz tritt als unangenehme Nebenwirkung zahlreicher Medikamente auf. Zu diesen zählen bestimmte Mittel gegen Depressionen, Beruhigungs- und Betäubungsmittel, harntreibende und gefäßerweiternde Mittel sowie bestimmte Medikamente zur Behandlung von Bluthochdruck und Geschwüren. Auch suchterzeugende Medikamente können Impotenz verursachen.

Alkoholismus – der den Östrogenspiegel des Körpers erhöht, indem er auf die Leber einwirkt, und den Testosteronspiegel senkt, indem er die Funktion der Hoden mindert und das zentrale Nervensystem dämpft – kann ebenfalls zu chronischer Impotenz führen.

Übermäßiger Alkoholgenuß zu irgendeinem Zeitpunkt schränkt oft die Erektionsfähigkeit vorübergehend stark ein.

Darf man nach einem Herzanfall Geschlechtsverkehr ausüben?

Nach einem Herzanfall müssen manche Menschen sexuelle Aktivitäten vermeiden oder einschränken. Eine allgemeingültige Regel läßt sich hier aber nicht aufstellen. Der Patient muß von Fall zu Fall den Rat des Arztes einholen. Viele Leute können nach einem Herzanfall aber die meisten üblichen Tätigkeiten wiederaufnehmen – einschließlich eines normalen Geschlechtslebens.

Kann eine Sterilisation zur Impotenz führen?

Eine Sterilisation wird beim Mann so vorgenommen, daß man die Samenleiter durchtrennt, also jene Kanäle, durch die die Samenzellen aus den Nebenhoden zur Harnröhre geleitet werden. Dieser Eingriff ist einfach und dauert nur etwa 20 Minuten. Danach enthält die Samenflüssigkeit keine Samenzellen mehr.

Die Operation hat aber keine Auswirkung

Wußten Sie, daß...?

... das Symbol der Biologen für das weibliche Geschlecht (♀) vom Handspiegel der Venus abgeleitet ist, während das Symbol für das männliche Geschlecht (♂) vom Schild und Speer des Mars stammt?

... ein Urologe Erkrankungen der Nieren und Harnwege sowie Störungen der männlichen Geschlechtsorgane behandelt?

... der Rekord in der Zahl der Kinder, die eine Mutter zur Welt gebracht hat, von einer Russin gehalten wird? 1725–1765 brachte die Frau des Bauern Fjodor Wassiljew 69 Kinder zur Welt. 16mal gebar sie Zwillinge, siebenmal Drillinge und viermal Vierlinge. Die moderne Rekordhalterin ist Leontina Albina aus Chile, die bis 1980 44 Kinder gebar, unter anderm fünfmal Drillinge.

... weniger als eine halbe Niere genügt, um alle Aufgaben zu erfüllen, für die gewöhnlich zwei Nieren zuständig sind? Die Natur hat hier also für reichlich Reservekapazität gesorgt.

... bei Kälte Flüssigkeitsmangel ein Problem sein kann? Einer Untersuchung zufolge waren Arbeiter in der Arktis stark ausgetrocknet und schwach; sie hatten aber nicht erkannt, daß sie Wasser trinken mußten.

Die Suche nach einem Liebesmittel

Gibt es Aphrodisiaka – also Mittel, die den Geschlechtstrieb wecken oder die Leidenschaft eines Partners steigern? Diese Frage wird zwar seit Jahrhunderten immer wieder bejaht, doch die wahre Antwort lautet nein. Das Wort Aphrodisiakum ist vom Namen der griechischen Liebesgöttin Aphrodite abgeleitet. Die alten Griechen glaubten, Honig habe eine erotisierende Wirkung, ebenso Schlangenknochen und das Schwanzhaar des Wolfes. Die Franzosen schrieben diese Wirkung der Tomate zu, die sie deshalb auch *pomme d'amour* (Liebesapfel) nannten. Heute wird der Auster nachgesagt, sie steigere die männliche Potenz. Manches deutet darauf hin, daß Alkohol und bestimmte Drogen den Sexualtrieb insofern vorübergehend erhöhen, als sie enthemmend wirken. Allerdings haben diese Stoffe später häufig die entgegengesetzte Wirkung.

Die Alraune, ein legendäres Aphrodisiakum, reizt die Harnröhre und vermindert dadurch das sexuelle Verlangen.

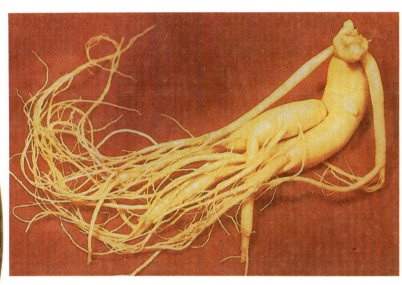

Ginseng (rechts) bekam wahrscheinlich seinen Ruf als erotisches Reizmittel aufgrund seiner Wurzelform, die eine gewisse Ähnlichkeit mit dem menschlichen Körper aufweist.

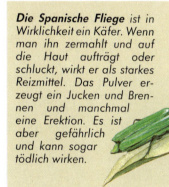

Die Spanische Fliege ist in Wirklichkeit ein Käfer. Wenn man ihn zermahlt und auf die Haut aufträgt oder schluckt, wirkt er als starkes Reizmittel. Das Pulver erzeugt ein Jucken und Brennen und manchmal eine Erektion. Es ist aber gefährlich und kann sogar tödlich wirken.

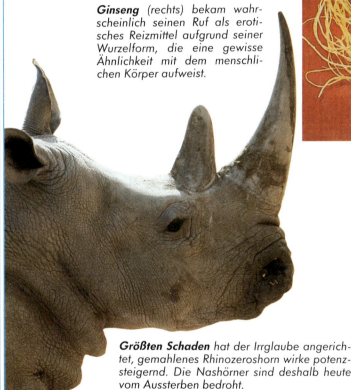

Größten Schaden hat der Irrglaube angerichtet, gemahlenes Rhinozeroshorn wirke potenzsteigernd. Die Nashörner sind deshalb heute vom Aussterben bedroht.

auf die Samen- oder Hormonproduktion des Körpers. Auch wirkt sie sich nicht auf die Fähigkeit des Betreffenden aus, eine Erektion und einen Orgasmus zu erreichen. Manche Männer leiden nach dem Eingriff jedoch aus psychischen Gründen unter Impotenz. Sie gewinnen ihre Potenz aber in der Regel wieder, wenn sie verstanden haben, daß eine Sterilisation auf keinen Fall zu körperlicher Impotenz führen kann.

Die Sterilisation ist die sicherste Verhütungsmethode. Ein Mann sollte sich jedoch nur dann einem solchen Eingriff unterziehen, wenn er ganz sicher ist, daß er keine Kinder mehr haben möchte. Sollte er später seine Meinung ändern und sich doch Kinder wünschen, besteht bestenfalls eine 70prozentige Chance, daß die Operation durch einen mikrochirurgischen Eingriff rückgängig gemacht werden kann.

Läßt sich ein vorzeitiger Samenerguß vermeiden?

Sexualtherapeuten haben eine einfache Verhaltenstechnik gefunden, mit der man eine Ejakulation hinauszögern kann. Die meisten Männer können dieses Verfahren erlernen. Im allgemeinen kann ein Spezialist für sexuelle Probleme den Betroffenen die Technik erläutern.

Die weiblichen Geschlechtsorgane

Welches sind die wichtigsten Funktionen der Eierstöcke?

Die ersten Fortpflanzungsorgane der Frau sind die Eierstöcke. Sie haben eine ovale Form und sind 2,5–4 Zentimeter lang. Ihre Funktion entspricht derjenigen der Hoden des Mannes.

In den Eierstöcken werden die Hormone gebildet, welche die Entwicklung der weiblichen Organe bewirken. Außerdem produzieren sie die Eizellen, die das Erbgut der Frau enthalten und aus denen neues Leben entsteht, sobald sie durch eine männliche Samenzelle befruchtet werden.

Die Eierstöcke befinden sich im Becken zu beiden Seiten der Gebärmutter. Mit dieser sind sie durch das Eierstockband verbunden.

Wie viele Eizellen enthalten die Eierstöcke?

Um das Überleben der Menschheit zu sichern, hat die Natur eine sehr große Zahl von Fortpflanzungszellen vorgesehen. Wenn ein Mädchen geboren wird, enthalten seine Eierstöcke etwa zehn Millionen – zunächst noch unreife – Eizellen. Rund drei Viertel davon degenerieren vor der Pubertät, und von den übrigen entwickeln sich nur 400–500 zu reifen Eizellen. Von der Pubertät bis zu den Wechseljahren stoßen die Eierstöcke in jedem Monat abwechselnd jeweils eine einzelne Eizelle ab, die zur Befruchtung bereit ist.

Was ist eigentlich ein Eisprung?

In der Pubertät besitzt jedes Mädchen zahllose Eizellen, die sich in der äußeren Schicht der Eierstöcke befinden. Jeden Monat beginnen mehrere dieser Zellen zu reifen; aber von seltenen Ausnahmen abgesehen, entwickelt sich nur eine von ihnen zu einem befruchtungsfähigen Ei. Dieses ist von einem erbsengroßen, kugeligen Bläschen, dem Graaf-Follikel, umgeben.

Das Bläschen kommt an die Oberfläche des Eierstocks, und um die Mitte des Monatszyklus ereignet sich der sogenannte Eisprung: Das Graaf-Follikel, das prall mit Flüssigkeit gefüllt ist, platzt auf, und die reife Eizelle wird aus dem Eierstock ausgestoßen. Durch den Eileiter wandert sie dann in die Gebärmutter.

Wie ist die Gebärmutter gebaut?

Die Gebärmutter (Uterus) ist das zweite Fortpflanzungsorgan der Frau. In ihr nistet sich das befruchtete Ei ein, von ihr erhält es Nahrung, und in ihr entwickelt es sich innerhalb von neun Monaten zu einem menschlichen Wesen.

Die Gebärmutter liegt hinter der Blase. Gewöhnlich hat sie, wenn die Frau nicht schwanger ist, die Form und Größe einer umgekehrten Birne. Sie ist etwa 7,5 Zentimeter lang und an ihrer breitesten Stelle fünf Zentimeter breit. Der obere, dickere Teil der Gebärmutter wird als Gebärmutterkörper bezeichnet. Der untere, schmale Teil, der Gebärmutterhals, leitet in die Scheide über.

Normalerweise ist der Innenraum der Ge-

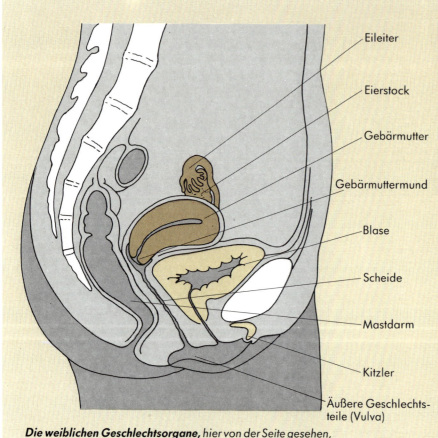

Die weiblichen Geschlechtsorgane, hier von der Seite gesehen, liegen in der Nähe der Blase. Während der Schwangerschaft dehnt sich die Gebärmutter nach vorn und nach oben aus.

Die wichtigsten Teile der weiblichen Geschlechtsorgane

Während die männlichen Geschlechtsorgane nur bei der Zeugung eine Rolle spielen, umfaßt das weibliche Fortpflanzungssystem zusätzlich alle Organe, die für die Entwicklung des Fetus, die Geburt und die Ernährung des Kindes nach der Geburt notwendig sind. Im Körper der Frau wächst neues Leben heran, und ihre wichtigsten Geschlechtsorgane – Scheide, Gebärmutter, Eileiter und Eierstöcke – liegen, im Gegensatz zu den Geschlechtsorganen des Mannes, innerhalb des Körpers. Zusätzliche Geschlechtsorgane wie die Brustdrüsen und die Vulva (äußere Geschlechtsteile) befinden sich hingegen auf der Außenseite des Körpers.

Scheidensekrete, die bei sexueller Erregung vermehrt auftreten, erhöhen die Gleitfähigkeit und erleichtern damit den Geschlechtsverkehr. Diese Sekrete sind während der Schwangerschaft sowie kurz vor und nach der Menstruation auffälliger. Darüber hinaus wird die Vulva durch die kleinen Vorhofdrüsen und durch die Skene-Gänge, die die Harnröhrenöffnung umgeben, feucht gehalten. In der Scheide wird durch Bakterien, die hier normalerweise angesiedelt sind, eine hygienisch einwandfreie Umgebung geschaffen. Diese Bakterien machen den Schleim in der Scheide sauer; dadurch wird das Wachstum schädlicher Mikroorganismen verhindert.

DIE HARNWEGE UND DIE GESCHLECHTSORGANE

bärmutter klein und eng. Die Wandung dieses Organs besteht aus glatter Muskulatur; sie ist außen mit Bauchfell überzogen und innen mit einer gefäßreichen, gut durchbluteten Schleimhaut ausgekleidet. Jeden Monat verdickt sich die Schleimhaut. Auf diese Weise bereitet sie sich darauf vor, daß sich eine befruchtete Eizelle in ihr einnistet. Tritt keine Schwangerschaft ein, degenerieren die nicht gebrauchten Zellen der Schleimhaut, und die Gebärmutter stößt sie ab: Die Monatsblutung findet statt.

Welche Aufgabe hat die Scheide?

Die Scheide ist ein 10–15 Zentimeter langer, zusammengefalteter, sehr dehnbarer Schlauch, der von der Gebärmutter nach außen führt. Sie nimmt den männlichen Penis und den Samen auf und dient überdies als Geburtskanal, durch den das Kind aus der Gebärmutter ans Licht der Welt befördert wird.

Die Scheidenwände bestehen aus Muskeln, die mit einer Schleimhaut ausgekleidet sind. In der Schwangerschaft werden sie saftreich und so elastisch, daß das Baby sie bei der Geburt bis zu zwölf Zentimeter ausdehnen kann.

Die Scheide liegt hinter der Harnröhre und der Blase und vor dem Mastdarm. Ihre untere Öffnung ist zunächst durch eine dünne Schleimhaut, das sogenannte Jungfernhäutchen, ganz oder teilweise verschlossen. Dieses Häutchen zerreißt jedoch schließlich – manchmal beim Sport oder einer andern körperlichen Betätigung, meist aber beim ersten Geschlechtsverkehr.

Die Scheide und ihr Vorhof werden von den beiden Bartholin-Drüsen, die zu beiden Seiten der Scheidenöffnung liegen, sowie durch Schleim, den der Gebärmutterhals absondert, feucht gehalten. Zum Zeitpunkt des Eisprungs werden diese Absonderungen wäßrig-dünn, und sie fließen reichlicher. Dadurch kann der männliche Samen leichter durch die Scheide und die Gebärmutter zur Eizelle wandern. Während der restlichen Zeit des Monatszyklus ist der Schleim dick und läßt sich dementsprechend schwerer durchdringen.

Welches sind die äußeren Geschlechtsorgane der Frau?

Zu den auffälligsten äußeren Geschlechtsorganen der Frau – die auch als *Vulva* bezeichnet werden – gehört der Schamberg oder Venusberg, nämlich das behaarte, rundliche Fettpolster, welches das Schambein bedeckt.

Unterhalb des Venusbergs erstrecken sich die großen Schamlippen, zwei Falten aus Binde- und Fettgewebe, die sich fast bis zum After hinziehen und die dazwischenliegenden Geschlechtsteile schützen. Innerhalb der großen Schamlippen befinden sich die kleinen Schamlippen. Sie umgeben den Scheidenvorhof mit der kleinen Harnröhrenöffnung und der wesentlich größeren Scheidenöffnung.

An ihrem oberen Ende bilden die kleinen Schamlippen die Klitorisfalte, welche den Kitzler *(Klitoris)* schützt. Dies ist ein sehr empfindliches Organ mit spezialisierten Nervenenden. Wie der Penis enthält es zwei Schwellkörper, die sich bei sexueller Erregung mit Blut füllen.

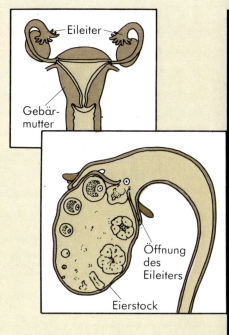

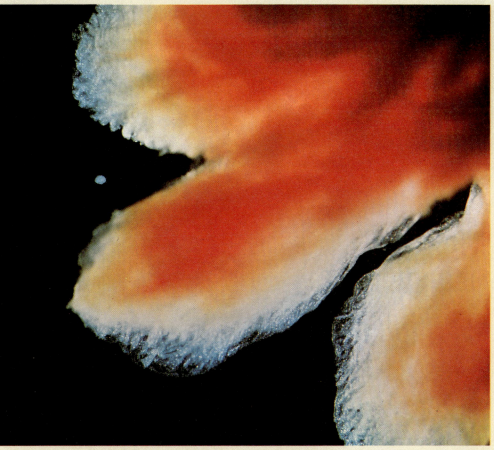

Erstaunlicherweise ist der Eierstock nicht mit dem Eileiter verbunden. Die Eizelle muß erst einen kleinen Zwischenraum überwinden, um in den Eileiter zu gelangen. Der weiße Fleck auf der Mikroaufnahme (rechts) ist eine Eizelle, die sich dem fächerartigen Rand des Eileiters nähert.

Krankheiten der Gebärmutter

Warum ist ein regelmäßiger Gebärmutterhalsabstrich ratsam?

Bei Frauen ist der Gebärmutterhalskrebs – nach dem Brustkrebs – der häufigste Krebs der Geschlechtsorgane. Da der Gebärmutterhals keine schmerzempfindlichen Nervenenden enthält, kann die Krankheit schon weit fortgeschritten sein, wenn die ersten Symptome auftreten. Glücklicherweise gibt es einen schnellen, schmerzlosen und zuverlässigen Test, mit dem man einen Gebärmutterhalskrebs im Frühstadium erkennen kann, in dem er fast immer heilbar ist: Der sogenannte Papanicolaou-Abstrich hat, seit er in den 40er Jahren des 20. Jahrhunderts von Dr. George Papanicolaou entwickelt wurde, schon vielen Frauen das Leben gerettet.

Dieser Abstrich gehört zur routinemäßigen gynäkologischen Untersuchung. Dabei wird ein besonderer Spiegel *(Speculum)* in die Scheide eingeführt, um sie zu öffnen und den Gebärmutterhals sichtbar zu machen. Mit Hilfe eines kleinen hölzernen Spatels oder eines ähnlichen Geräts entnimmt der Arzt Gewebsproben von drei Stellen des Gebärmutterhalses und der Scheide. Diese Proben werden an ein Labor geschickt und dort mikroskopisch untersucht.

Man teilt die Zellen solcher Proben in fünf Kategorien ein: „Pap I": negativ; dies bedeutet, daß die Zellen normal sind. „Pap II": negativ; d.h. normales Zellbild mit leichten Veränderungen, etwa wegen einer Infektion. „Pap III": suspekt; d.h. unklares Zellbild durch entzündliche oder andere Veränderungen. „Pap IV": positiv; d.h. krankhafte Zellen vorhanden; Verdacht auf Krebs. „Pap V": positiv; d.h. hochgradiger Verdacht auf Krebs.

Was versteht man unter einer Ausschabung?

Eine Ausschabung ist ein häufig vorgenommener chirurgischer Eingriff. Dabei führt der Arzt der Patientin in Narkose zunächst eine Reihe immer dickerer Stifte durch die Scheide in den Muttermund ein, um ihn zu dehnen und so einen Zugang in die Gebärmutter zu erlangen. Dann schabt er mit einem löffelartigen Instrument, einer Kürette, die Gebärmutterschleimhaut aus.

Für eine solche Maßnahme gibt es verschiedene Gründe. Sie kann sowohl der Diagnose wie auch der Behandlung dienen. Eine Untersuchung der Zellen, die von der Gebärmutter abgeschabt werden, kann Aufschluß über die Ursache einer Unfruchtbarkeit oder einer übermäßig starken Monatsblutung geben und die Feststellung ermöglichen, ob etwa ein Gebärmutterkrebs oder eine Unterleibstuberkulose vorliegt. Bei der Ausschabung kann man auch Polypen und andere gutartige Wucherungen entfernen, einen Abbruch im Frühstadium einer Schwangerschaft vornehmen oder nach einer Geburt oder Fehlgeburt Reste des Mutterkuchens entfernen.

Wann werden Myome entfernt?

Myome sind gutartige Geschwülste, die sich vor allem bei Frauen im Alter von 30–50 Jahren in der Gebärmutterwand bilden. Sie sind oft so klein, daß sie keine Beschwerden verursachen; zudem bilden sie sich nach den Wechseljahren häufig zurück. Manchmal wird jedoch ein Myom so groß wie eine Pampelmuse, und ein oder mehrere Myome können die ganze Gebärmutter ausfüllen, auf die benachbarten Organe drücken oder starke Blutungen hervorrufen.

Wenn nur ein Myom vorhanden ist, kann man es ausschälen, wobei die Gebärmutter erhalten bleibt. Ist das Myom allerdings sehr groß oder handelt es sich um mehrere solcher Geschwülste, muß man die Gebärmutter entfernen.

Welche Folgen hat eine Entfernung der Gebärmutter?

Wenn bei einer Frau die Gebärmutter entfernt wird, hört damit die Menstruation auf, und die Gebärfähigkeit der Frau ist zu Ende.

Manchmal werden bei diesem Eingriff auch die Eierstöcke und die Eileiter entfernt. Geschieht das bei einer noch fruchtbaren Frau, so tritt die hormonelle Umstellung ein, die normalerweise erst für die Wechseljahre typisch ist. Die Beschwerden können jedoch oft durch eine geeignete Hormontherapie gelindert werden.

In vielen Fällen, vor allem bei Krebs, ist eine Entfernung der Gebärmutter lebensrettend. Sie kann auch angezeigt sein, wenn das Organ durch eine Fehlgeburt, Geburt, Infektion oder ein anderes Leiden stark geschädigt ist oder wenn Myome in der Gebärmutterwand zu Blutungen führen oder auf andere Organe drücken.

Wie wirkt sich eine Entfernung der Gebärmutter psychisch aus?

Wie eine Frau auf eine Entfernung der Gebärmutter reagiert, das hängt von ihrer körperlichen und seelischen Verfassung ab. Manche Frauen sind sehr unglücklich, wenn sie keine Monatsblutungen mehr haben und keine Kinder mehr bekommen können. Andere nehmen diese Veränderungen mit Erleichterung auf. Frauen, die wegen ihres Lei-

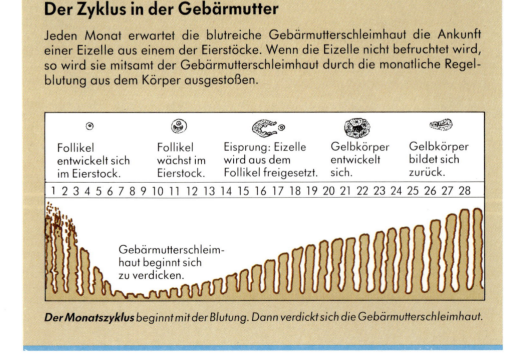

Der Zyklus in der Gebärmutter

Jeden Monat erwartet die blutreiche Gebärmutterschleimhaut die Ankunft einer Eizelle aus einem der Eierstöcke. Wenn die Eizelle nicht befruchtet wird, so wird sie mitsamt der Gebärmutterschleimhaut durch die monatliche Regelblutung aus dem Körper ausgestoßen.

Der Monatszyklus beginnt mit der Blutung. Dann verdickt sich die Gebärmutterschleimhaut.

Die Menstruation – von Mythen umrankt

Die Monatsblutung wurde seit alters von Aberglauben, Mythen und Unwissen begleitet. Aus einer primitiven Angst vor Blut ist sie in fast allen Gesellschaften tabuisiert worden. Der Ausdruck tabu stammt möglicherweise von dem polynesischen Wort für Menstruation ab. Bei den Afrikanern nahm man an, daß das Essen, das von einer menstruierenden Frau gekocht wird, krank mache. Aber nicht alle Ansichten sind negativ. Die erste Blutung eines jungen Mädchens wird mancherorts mit einer Feier begrüßt; denn sie bedeutet, daß die Betreffende von jetzt ab Kinder gebären kann. Dem Menstruationsblut hat man magische Eigenschaften zugeschrieben. Vor allem galt es als Gegenmittel gegen Unfruchtbarkeit. Die moderne Forschung und auch die Frauenbewegung haben dazu beigetragen, daß viele der irrigen Vorstellungen und Tabus widerlegt wurden.

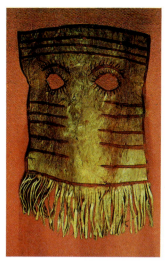

Ein Schleier aus der Haut eines Karibus wurde von Mädchen des kanadischen Stammes der Naskapi während ihrer ersten Menstruation getragen.

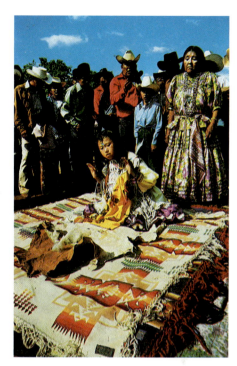

Das Apachenmädchen kniet bei der anstrengenden, vier Tage dauernden Menstruationszeremonie auf einer heiligen Tierhaut nieder, um sich etwas auszuruhen.

Das Hebräische hat für eine menstruierende Frau ein eigenes Wort: niddah. Eine niddah galt bei den Juden als unrein und unterlag strengen Gesetzen. Wenn ihre Periode vorüber war, mußte sie sieben Tage warten und sich dann in einem rituellen Bad reinigen, wie es hier auf einer deutschen Darstellung aus dem 18. Jahrhundert gezeigt wird. Manche jüdischen Frauen befolgen dieses Gebot noch heute.

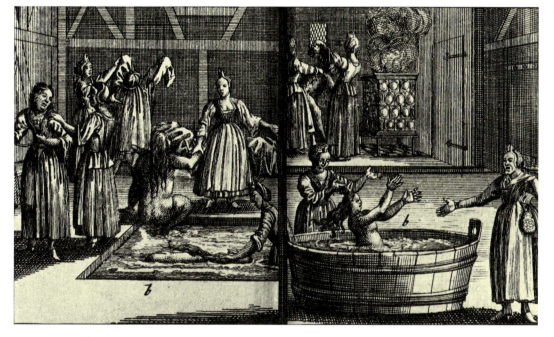

dens Schmerzen gehabt und überdies gemerkt haben, daß ihre Kräfte nachließen, fühlen sich nach der Operation oft wieder gesund und lebensfroh.

Das Geschlechtsleben der Frau braucht sich nach einer Entfernung der Gebärmutter nicht wesentlich zu verändern. Manche Frau erlebt aber vielleicht den Orgasmus etwas anders als eine Frau, deren Höhepunkt durch die Bewegungen des Gebärmutterhalses und der Gebärmutter noch verstärkt wird. Der chirurgische Eingriff verändert jedoch weder die Scheide noch die sexuelle Anziehungskraft der Frau.

Sind Beschwerden vor der Regel nur psychisch bedingt?

Etwa 40 Prozent aller Frauen leiden vor dem Eintritt der Menstruation unter leichten Spannungsgefühlen: unter seelischer Unausgeglichenheit, Niedergeschlagenheit, einer Gewichtszunahme infolge von Flüssigkeitsansammlungen und einer Empfindlichkeit der Brüste. Bei etwa fünf Prozent der Frauen sind diese Beschwerden sehr ausgeprägt. Dabei kann es zu Zornesausbrüchen oder Weinkrämpfen kommen, oder es treten Migräne oder schwere Depressionen auf.

Manche Ärzte meinen, diese Symptome deuteten auf eine labile Persönlichkeit oder auf Streß hin. Andere führen das Syndrom vor allem auf hormonelle Veränderungen zurück, die vor der Monatsblutung stattfinden und bei manchen Frauen besonders ausgeprägt sein können.

Der weibliche Körper

Die weibliche Brust

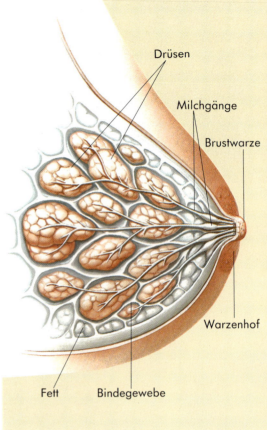

Drüsen
Milchgänge
Brustwarze
Warzenhof
Fett
Bindegewebe

Die weibliche Brust besteht vor allem aus dem Drüsenkörper und Fett. Der Drüsenkörper ist in 15–20 Läppchen unterteilt, die kreisförmig um die Brustwarze angeordnet sind und Gruppen von Milchdrüsen enthalten. Jede Gruppe hat ihren eigenen Milchgang, der zunächst in einen kleinen Speicher in der Nähe der Brustwarze selbst und von dort in die Brustwarze führt. An der Spitze der Brustwarze befinden sich 15–20 winzige Öffnungen der Milchgänge. Der dunkelbraune Kreis um die Brustwarze ist der Warzenhof. Die Brustwarze kann sich bei Kälte aufrichten, ebenso infolge sexueller Aktivitäten sowie beim Stillen. Die weibliche Brust enthält auch Fasergewebe, das stützend wirkt.

Die Brüste *lassen sich durch Gymnastik nicht vergrößern, weil sie keine Muskeln enthalten, die man entwickeln könnte.*

Was hat es mit einem Knoten in der Brust auf sich?

Wenn eine Frau bei sich einen Knoten in der Brust entdeckt, wird er sich wahrscheinlich als gutartig erweisen, denn die meisten dieser Knoten sind keine Krebsgeschwülste. Um dies zu klären, sollte man jedoch sofort einen Arzt aufsuchen. Dieser wird dann eine Gewebsprobe entnehmen und untersuchen lassen, damit die Möglichkeit einer Krebsgeschwulst ausgeschlossen werden kann. Rasches Handeln ist geboten, weil eine bösartige Geschwulst auf das benachbarte Gewebe übergreifen kann. Über das Lymphsystem und die Blutbahn können Krebszellen sich im Körper ausbreiten und weit entfernte Teile erreichen.

Es gibt verschiedene Typen gutartiger Brusttumoren. Zu den häufigsten zählt die Bindegewebsgeschwulst *(Fibroadenom)* der Brustdrüse, ein fester Knoten, der sich mit dem Finger frei bewegen läßt. Die nächsthäufige Knotenart sind Zysten, die mit Flüssigkeit gefüllt und von dickem Bindegewebe umgeben sind. Ein anderer gutartiger Knoten, das Milchgangspapillom, kann unter der Brustwarze auftreten. Diese kleine Wu-

Wie man die Brüste selbst untersucht

Zwei bis drei Tage nach jeder Monatsblutung bzw. nach den Wechseljahren alle vier Wochen an einem bestimmten Tag sollte eine Frau ihre Brüste nach außergewöhnlichen Verhärtungen absuchen. Man legt dabei den Arm hinter den Kopf, Frauen mit großen Brüsten legen sich dabei am besten hin.

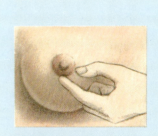 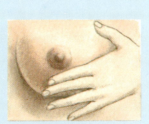

Auf Asymmetrie, *Abschuppungen oder Ausfluß aus den zusammengedrückten Brustwarzen achten.*

Es dauert einige Zeit, *bis man seine eigene Brust kennt. Im Zweifelsfall den Arzt fragen.*

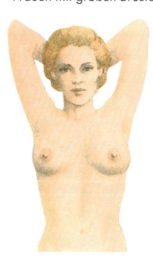 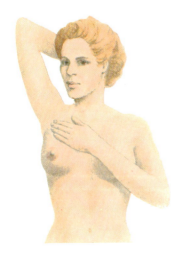 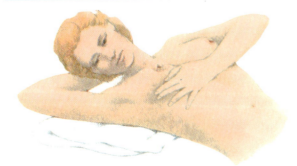

Im Spiegel *achtet man auf Schwellungen, runzlige oder eingedellte Haut sowie auf eine veränderte Größe der Brüste.*

Man beginnt oben *und drückt leicht rings um den Brustansatz herum. Eine härtere Stelle unten ist normales Drüsengewebe.*

Nach der Mitte zu *in einem etwa drei Finger breiten Abstand mit einem neuen Kreis beginnen. So fortfahren, bis man die Brustwarze erreicht hat.*

cherung in den Milchgängen sondert oft eine trübe oder blutige Flüssigkeit durch die Brustwarze ab.

Was versteht man unter einer Zystenbrust?

Nach dem Eisprung regen Hormone die Drüsen und Gewebe der Brust an, sich auf eine mögliche Schwangerschaft vorzubereiten. Bei manchen Frauen reagiert die Brust auf solche Veränderungen besonders empfindlich: Jeden Monat treten dann vor der Menstruation Schwellungen und Schmerzen in der Brust auf. Wenn nach der hormonellen Anregung zu Beginn der Monatsblutung die Schwellungen sich nicht normal zurückbilden, können Knötchen entstehen (Schrotkugelbrust). Mit der Zeit entwickeln sich daraus häufig mit Flüssigkeit gefüllte Bindegewebszysten, die sich allmonatlich vergrößern und wieder zurückbilden. Solche Knoten sind zwar gutartig, sollten aber beobachtet und behandelt werden. Oft wird der Arzt die Flüssigkeit in einer Bindegewebszyste mit einer Nadel abziehen und sie dann untersuchen lassen, um eine Krebsgeschwulst auszuschließen.

Hängt die Stillfähigkeit von der Größe der Brust ab?

Die Größe der weiblichen Brust wird durch das Fettgewebe bestimmt, das in der Pubertät dort gebildet wird. Aber es ist nicht das Fett, sondern das Drüsengewebe, das die Milch produziert. Die Milchmenge, die die Brustdrüsen absondern, hängt also nicht von der äußeren Größe der Brust ab. Diese ist vor allem durch Erbanlagen festgelegt. Allerdings macht sich eine allgemeine Gewichtszunahme naturgemäß auch an der Brust bemerkbar.

Während der Schwangerschaft vergrößern sich die Brüste stark. Vor der Menstruation nimmt ihr Umfang leicht zu, da dann zusätzliches Blut in sie einfließt und ihr Gewebe mehr Wasser aufnimmt als sonst.

Was geschieht, wenn eine Frau sexuell erregt ist?

Ob eine Frau erotisch in Stimmung ist, das hängt von verschiedenen psychischen und körperlichen Faktoren ab: davon, was sie für ihren Partner fühlt, wie sie auf körperliche Reize reagiert, ferner vom Hormonspiegel des Blutes und auch von ihren erotischen Phantasien.

Sexualhormone wie Östrogen und Progesteron beeinflussen den Sexualtrieb der Frau offenbar nicht in erster Linie; aber die Androgene – die männlichen Geschlechtshormone, die auch vom Körper der Frau in kleinen Mengen erzeugt werden – wecken in ihr auf besonders wirksame Weise das sexuelle Verlangen. Die Ausschüttung von Hormonen kann durch Gefühlsregungen, durch Gedanken an Liebe und Sex und durch den Austausch von Zärtlichkeiten ausgelöst werden.

Während der sexuellen Erregung, sei sie nun durch psychische Reize oder die Berührung der erogenen Zonen der Frau herbeigeführt worden, bewirken Impulse aus dem vegetativen Nervensystem psychische Veränderungen im Unterleib: Die Blutzufuhr zu den Geschlechtsorganen wird verstärkt; der Kitzler richtet sich auf; die Scheidenwände dehnen sich, und die Drüsen am Gebärmutterhals sowie die Bartholin-Drüsen am Eingang der Scheide sondern mehr Schleim ab.

Warum ist der weibliche Orgasmus wichtig?

Der sexuelle Höhepunkt oder Orgasmus der Frau ähnelt dem des Mannes; er kann aber öfter hintereinander stattfinden. Auch ein Erguß ist möglich, nämlich dann, wenn die sogenannte Gräfenberg-Zone gereizt wird, die – nicht ganz leicht erreichbar – in der Vorderwand der Scheide liegt.

Wenn die sexuelle Erregung ihren Höhepunkt erreicht, erhöht sich die Muskelspannung. Beim Orgasmus ziehen sich Muskeln in der Gebärmutter und der Scheide unwillkürlich zusammen, und die Durchblutung der Genitalien nimmt ab, so daß sich die Frau dann entspannt und erfüllt fühlt. Der weibliche Orgasmus ist physiologisch wichtig, weil er die Blutfülle im Unterleib abbaut; und er ist psychisch wichtig, weil er die Frau gefühlsmäßig befriedigt. Überdies meinen manche Fachleute, daß die Fruchtbarkeit der Frau durch den Orgasmus erhöht wird, weil dadurch im Bereich der Gebärmutter eine verstärkte Bewegung eintritt und somit die männlichen Samenzellen leichter zur Eizelle befördert werden.

Ist Frigidität heilbar?

Unter Frigidität versteht man das Unvermögen einer Frau, den gesamten Bereich normaler sexueller Empfindungen von der Erregung bis zum Orgasmus zu empfinden. Hierfür gibt es verschiedene Ursachen. Eine

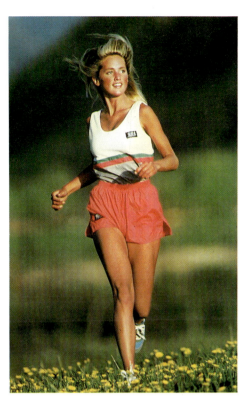

Gereizte „Joggerbrustwarzen" lassen sich durch einen gut sitzenden BH vermeiden. Dadurch beugt man auch einer Erschlaffung des Bindegewebes der Brust vor.

Frau, die beim ehelichen Beisammensein oft unerfüllt bleibt, kann ihr sexuelles Verlangen verlieren. Auch bei einer ehelichen Entfremdung kann die Frau gleichgültig werden. Manche Frauen sind gehemmt, weil der sexuelle Bereich in ihrer Kindheit von den Eltern tabuisiert wurde. Außerdem können Belastungen aller Art, Müdigkeit, Depressionen oder die Angst vor einer unerwünschten Schwangerschaft eine Frau daran hindern, ihr Sexualleben zu genießen.

Auch Krankheiten spielen manchmal bei Frigidität eine Rolle, vor allem Zuckerkrankheit und Anämie. Ein verminderter Sexualtrieb kann mit den hormonellen Veränderungen durch eine Schwangerschaft, durch eine Geburt und in den Wechseljahren zusammenhängen. Die meisten Frauen haben im Verlauf ihres monatlichen Hormonzyklus ein unterschiedlich starkes sexuelles Verlangen.

Jeder gesunde Mensch hat zumindest potentiell die Fähigkeit, sexuelle Beziehungen zu genießen, und man kann ihm helfen, Probleme zu überwinden, die der sexuellen Befriedigung im Wege stehen. Sexualerziehung sowie Beratungen durch Sexualtherapeuten oder andere Fachleute haben sich dabei als nützlich erwiesen.

Sexuell übertragbare Krankheiten

Welche Krankheiten werden sexuell übertragen?

Auf der ganzen Welt stellen Krankheiten, die durch Geschlechtsverkehr oder durch sexuellen Kontakt übertragen werden, ein großes Gesundheitsproblem dar. Fünf solcher Krankheiten sind besonders unangenehm.

Am weitesten verbreitet und am wenigsten bekannt sind die Chlamydienkrankheiten (siehe den nächsten Abschnitt). Die Gonorrhö, die am zweithäufigsten vorkommt, ist in ihren Anfangsstadien leicht heilbar; doch kann sie schwer zu erkennen sein. Der *Herpes simplex* an den Geschlechtsteilen ist bislang nicht heilbar, und es kommt bei dieser Krankheit immer wieder zu Rückfällen. Die Syphilis ist seltener, aber auch gefährlicher als die drei genannten Leiden. In jüngster Zeit ist noch Aids *(Acquired immune deficiency syndrome)* dazukommen, eine Krankheit, gegen die es noch kein Mittel gibt und die tödlich verläuft.

Zu den weniger gefährlichen, aber schmerzhaften Infektionen zählen: der weiche Schanker; Feigwarzen, die von einem Virus verursacht werden; eine Scheidenentzündung, die durch Trichomonaden hervorgerufen wird. Diese Krankheit verursacht einen heftigen Juckreiz an den äußeren Geschlechtsteilen der Frau.

Kann eine Geschlechtskrankheit zur Sterilität führen?

Die Erkrankung an Chlamydien wird durch bakterienähnliche Mikroben verursacht. Diese können verschiedene Organe befallen. Wie alle Geschlechtskrankheiten verbreitet sich eine Chlamydieninfektion durch den Kontakt mit infiziertem Gewebe. Die Erreger dringen durch die Scheide, die Harnröhre, den Mastdarm, die Augen oder den Mund in den Körper ein. Bei Männern infizieren sie gewöhnlich die Harnwege. Die Infektion erreicht die Hoden und kann dadurch zur Unfruchtbarkeit führen. Bei Frauen befallen die Mikroben den Gebär-

Alarmierender Anstieg der geschlechtlich übertragenen Krankheiten

Es gab einmal eine Zeit, da waren die Syphilis und der Tripper die einzigen Geschlechtskrankheiten, über die man sich Sorgen machen mußte. Beide können heute mit Antibiotika geheilt werden. Heute gibt es jedoch 25 oder mehr Krankheiten, die durch sexuellen Kontakt verbreitet werden, und manche von ihnen sind noch nicht heilbar. Zu diesen zählen Chlamydieninfektionen, Herpes und Aids. Abgesehen von Aids, das hauptsächlich bei homosexuellen Männern auftritt, sind von diesen neuen Krankheiten langfristig vor allem Frauen und ihre Babys betroffen.

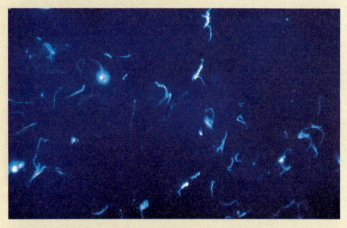
Die Syphilis ahmt viele andere Krankheiten nach.

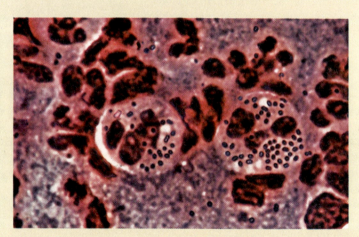
Der Tripper (Gonorrhö) kann zu Unfruchtbarkeit führen.

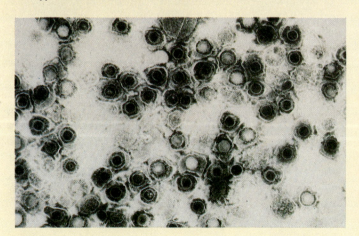
Herpes, eine neuere Krankheit, wird durch ein Virus übertragen.

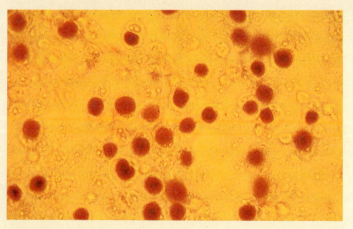
Chlamydienkrankheiten können unterschiedliche Organe befallen.

mutterhals und können eine Eileiterentzündung hervorrufen, die möglicherweise ebenfalls mit Unfruchtbarkeit endet.

Darüber hinaus verursachen die Chlamydien Bindehautentzündungen, und zwar nicht nur bei Erwachsenen, sondern auch bei Neugeborenen. Der Erreger befällt das Kind, wenn es den infizierten Geburtskanal der Mutter passiert. Bei Säuglingen kann die Infektion auch eine Lungenentzündung hervorrufen.

Ist eine Chlamydienerkrankung leicht zu erkennen?

In vielen Fällen einer Chlamydieninfektion ist es offensichtlich, daß eine Krankheit vorliegt. Beim Mann äußert sie sich durch häufigen Harndrang, Schmerzen beim Wasserlassen und Ausfluß aus dem Penis. Bei der Frau treten ein Scheidenausfluß und Schmerzen beim Wasserlassen auf. Diese Symptome sind für eine Chlamydieninfektion, aber auch für eine Gonorrhö typisch, was die Diagnose erschwert. Manchmal verläuft eine Chlamydieninfektion auch völlig ohne Symptome. Dennoch kann sie sich dann in den Geschlechtsorganen ausbreiten und auf andere Menschen übertragen werden. Zur Behandlung benutzt man Antibiotika.

Werden Herpesviren durch sexuellen Kontakt übertragen?

Die Familie der Herpesviren ist groß, und die meisten Formen werden nicht durch sexuellen Kontakt übertragen. Das Herpesvirus, das bei Kindern Windpocken hervorruft (Varicella-Zoster-Virus), verursacht bei Erwachsenen Gürtelrose. Ein anderes Herpesvirus, das Epstein-Barr-Virus, ist die Ursache des Pfeiffer-Drüsenfiebers. Ein dritter Typ, das sogenannte Zytomegalievirus, hängt offenbar mit Erkrankungen des Nervensystems zusammen und kann zu vorgeburtlichen Erkrankungen bei Kindern führen.

Vom Herpes-simplex-Virus gibt es zwei Formen: den HVH Subtyp 1, der den bekannten Bläschenausschlag an den Lippen verursacht, aber auch die Augen, das Gehirn und die Geschlechtsteile befallen kann; und den HVH Subtyp 2, der die sexuell übertragbare Form der Herpeskrankheit hervorruft. Diese ist durch Gruppen von kleinen roten Schwellungen an den Geschlechtsorganen, am Gesäß, am Unterleib und an den Oberschenkeln gekennzeichnet, die sich dann in schmerzhafte Blasen ver-

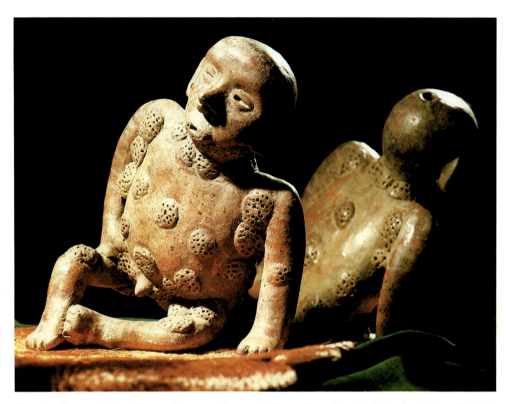

Eine Tonfigur mit Syphilispusteln zeugt davon, daß es diese Krankheit in der Neuen Welt in vorkolumbischer Zeit gab. Viele Historiker bezweifeln heute aber, daß die Seeleute des Kolumbus die Syphilis aus Amerika nach Europa eingeschleppt haben. Sie glauben vielmehr, daß es die Krankheit damals in Europa bereits gab.

wandeln. An dieser zweiten Krankheitsform leiden Millionen Menschen.

Wenn eine Frau damit infiziert ist und währenddessen ein Kind bekommt, kann dieses sich beim Durchgang durch den Geburtskanal anstecken.

Ist eine Vorbeugung gegen Herpes möglich?

Bislang ist Herpes der Geschlechtsorgane nicht heilbar; doch können Medikamente immerhin Linderung schaffen. Die Infektion kann auch zeitweise ruhen; mit großer Wahrscheinlichkeit flackert sie aber immer wieder auf. Deshalb können die Patienten selbst nicht viel dazu beitragen, daß ein Rückfall verhindert wird. Doch vermögen sie zumindest andere vor Ansteckung zu schützen.

Zu diesem Zweck sollten sie auf eine sehr sorgfältige Hygiene achten, solange Symptome vorhanden sind. Das Herpes-simplex-Virus vom Subtyp 2, das die Infektion hervorruft, kann an den Händen haften und dadurch auf andere übertragen werden. Überdies schützen die Patienten andere am besten dadurch, daß sie auf sexuellen Kontakt verzichten, wenn ihre Infektion aktiv ist. Denn diese Form des Herpes wird vor allem durch Geschlechtsverkehr übertragen, allerdings nur selten, wenn der Betreffende symptomfrei ist.

Kann man sich in öffentlichen Bädern anstecken?

Die Fachleute sind sich heute fast sicher, daß Geschlechtskrankheiten bei Erwachsenen nur direkt von Mensch zu Mensch, und zwar fast ausschließlich durch intimen Körperkontakt, übertragen werden. (Nur ganz selten wird Syphilis einmal durch infiziertes Blut übertragen.) Die Mikroorganismen, welche die Chlamydienkrankheit, Gonorrhö und Syphilis übertragen, sterben außerhalb der warmen, feuchten Umgebung des menschlichen Körpers rasch ab. Deshalb ist es fast unmöglich, sich diese Infektionen durch Berührung von Gegenständen in öffentlichen Bädern, Toiletten oder anderswo zuzuziehen. Das gleiche gilt für Aids.

Das Herpes-simplex-Virus aber, welches den Herpes der Geschlechtsorgane hervorruft, kann außerhalb des Körpers einige Stunden auf Dingen wie Handtüchern, Toilettensitzen und medizinischen Instrumenten überleben. Ob man sich eine Infektion zuziehen kann, wenn man diese Gegenstände berührt, ist nicht bekannt.

Krankheiten der Geschlechtsorgane

Das Leben eines genialen Künstlers – von der Syphilis zerstört

Der große französische Maler Édouard Manet (1832–1883) war Mitte 40, als er Schmerzen im linken Fuß bekam. Es handelte sich um eine Störung des Nervensystems, die manchmal im fortgeschrittenen Stadium der Syphilis auftritt. Manet, der ein sinnenfreudiger Mensch gewesen war, mußte sich plötzlich mit Depressionen und heftigen Schmerzen in die Abgeschiedenheit zurückziehen. Gelegentlich kam er wieder zu Kräften, und 1881 begann er ein Ölgemälde, auf dem er das Pariser Nachtleben darstellte, das er so lange genossen hatte. 1882 wurde dieses Bild, *Bar in den Folies-Bergère*, enthüllt; viele halten es für sein bestes Werk. 1883 trat in dem kranken Bein Brand auf. Man amputierte es, aber es war zu spät. Zehn Tage später starb Manet.

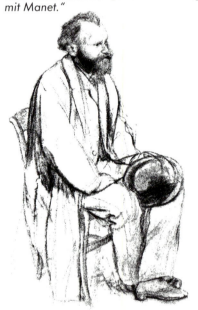

Édouard Manet *(hier von Degas gezeichnet) gab der modernen Kunst bedeutende Impulse; doch seine künstlerische Laufbahn nahm ein frühes Ende. Paul Gauguin sagte über seinen Einfluß: „Die Malerei beginnt mit Manet."*

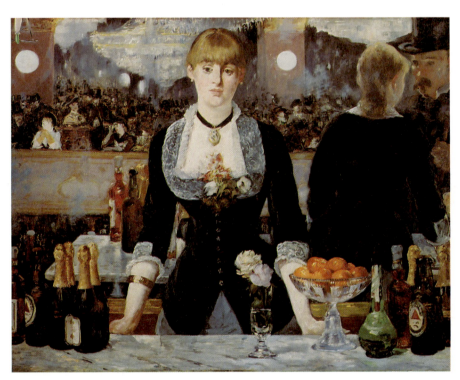

Das wehmütig dreinblickende Barmädchen *war die letzte Gestalt, die Manet malte.*

Wie entsteht eine Eileiterentzündung?

Eine der wesentlichsten und immer häufiger auftretenden Erkrankungen der Geschlechtsorgane ist die Eileiterentzündung. Die Eileiter verbinden die Eierstöcke mit der Gebärmutter. Eine Entzündung dieses Körperteils kann durch verschiedene Bakterienarten verursacht werden. Im allgemeinen beginnt sie aber mit einer Krankheit, die durch sexuellen Kontakt übertragen wird und sich durch den Gebärmutterhals nach oben ausbreiten kann: mit einer Gonorrhö oder einer Chlamydieninfektion. Ein Intrauterinpessar (Spirale) zur Empfängnisverhütung vergrößert das Risiko einer solchen Entzündung. Eine Eileiterentzündung ist heilbar; sie sollte jedoch sofort behandelt werden, da sonst Narben oder andere Schäden an den Eileitern auftreten können. Zu den möglichen Folgen gehören Unfruchtbarkeit, eine Bauchhöhlenschwangerschaft oder Blutvergiftung.

Welches sind die Kennzeichen und Gefahren der Syphilis?

Die Syphilis ist eine sehr ansteckende und äußerst gefährliche Infektionskrankheit. Wenn sie im Frühstadium mit Antibiotika behandelt wird, kann sie fast immer geheilt werden. Unbehandelt kann sie zu Erblindung, Herzkrankheiten, Geisteskrankheiten und sogar zum Tode führen.

Das sogenannte Primärstadium der Syphilis beginnt 10–90 Tage nach dem Kontakt mit einem infizierten Geschlechtspartner. An der infizierten Stelle, meist an einem Geschlechtsorgan, bildet sich auf der Haut ein kleiner, harter und in der Regel schmerzloser Knoten, der als harter Schanker bezeichnet wird. Überdies können die Lymphknoten in der Leistenbeuge anschwellen und schmerzempfindlich werden. Der Schanker verwandelt sich in ein Geschwür und heilt dann von selbst.

Damit ist aber die Krankheit nicht überstanden. Es folgt, in der Regel vier bis acht Wochen nach dem Beginn der Schankerbildung, das Sekundärstadium. An verschiedenen Stellen des Körpers erscheint dann ein Hautausschlag. Der Betroffene fühlt sich krank und kann unter Hals-, Muskel- und Gliederschmerzen und anderen Symptomen leiden. In diesem Stadium ist die Krankheit noch immer in starkem Maße ansteckend – aber immer noch heilbar.

Das dritte Stadium kann innerhalb eines Zeitraums von einem Jahr bis zu 30 Jahren nach dem zweiten einsetzen. Nun ist die

Krankheit nicht mehr ansteckend; doch hat sie sich wahrscheinlich ausgebreitet und dem Körper einen nicht wiedergutzumachenden Schaden zugefügt. Die Syphilis kann jedes Gewebe oder Organ befallen, von der Haut bis zur Leber und zu den Augen. Die größte Gefahr besteht für das Herz und das zentrale Nervensystem.

Wird eine Syphilis weitervererbt?

Eine Syphilis kann zwar von einer infizierten Mutter auf den Fetus übertragen werden, doch geschieht dies nicht durch die Gene; die Krankheit wird also nicht weitervererbt.

Angeborene Syphilis ist vermeidbar. Aus diesem Grund wird bei schwangeren Frauen routinemäßig ein Syphilistest durchgeführt. Wenn man die Krankheit vor dem vierten Schwangerschaftsmonat feststellt und behandelt, wird der Fetus wahrscheinlich nicht geschädigt. Leidet eine Frau jedoch noch nach diesem Zeitpunkt an einer unbehandelten Syphilis, kann das Kind schon im Mutterleib oder aber kurz nach der Geburt sterben. Überlebt das Kind, so wird es wahrscheinlich an Hautabschuppungen, Verformungen der Knochen, vor allem derjenigen der Nase und der Schienbeine, sowie an Veränderungen der Zähne leiden. Mit der Zeit können auch andere Organe geschädigt werden, vorwiegend Leber und Lunge, und das Kind kann taub oder blind werden.

Warum ist eine Gonorrhö manchmal schwer festzustellen?

Zu den frühen Anzeichen einer Gonorrhö zählen häufiger und starker Harndrang, Schmerzen beim Wasserlassen und starker Ausfluß.

Leider treten bei den meisten infizierten Frauen und einigen infizierten Männern nie Frühsymptome auf. Daß sie infiziert sind, merken diese Menschen deshalb möglicherweise erst dann, wenn sich die Krankheit durch den Blutkreislauf auf die Knochen, Gelenke, Sehnen, die Haut oder andere Körperteile ausgebreitet hat.

Warum ist eine frühe Behandlung der Gonorrhö wichtig?

Eine Gonorrhö wird fast immer durch den Kontakt mit den Geschlechtsorganen eines infizierten Partners übertragen. Die Bakterien können durch die Harnröhre oder den Gebärmutterhals, aber auch durch den Mastdarm oder den Mund in den Körper eindringen.

Die ersten Symptome treten normalerweise innerhalb von zwei bis sieben Tagen auf, manchmal auch erst nach einem Monat. In den Frühstadien läßt sich eine Gonorrhö leicht mit Penizillin oder anderen Antibiotika heilen. Unbehandelt kann die Infektion jedoch zu schweren Schäden führen. Bei Männern können die Bakterien in die Harnröhre eindringen und zu Beschwerden beim Wasserlassen führen oder in die Prostata und andere für die Samenbildung wichtige Organe gelangen und dort Unfruchtbarkeit hervorrufen.

Bei Frauen kann sich die Krankheit auf die Eileiter und Eierstöcke ausdehnen und zu einer Eileiterentzündung und Unfruchtbarkeit führen. Im fortgeschrittenen Stadium kann die Gonorrhö nicht nur die Harnwege und Geschlechtsorgane, sondern auch Haut, Knochen, Gelenke, Sehnen und andere Organe des menschlichen Körpers befallen.

Welche Personengruppen sind am meisten von Aids betroffen?

Aids *(Acquired immune deficiency syndrome)* ist eine Krankheit mit tödlichem Ausgang. Sie befällt das Immunsystem, so daß der Körper sich nicht mehr gegen Infektionen wehren kann. Patienten, die unter Aids leiden, haben keine Abwehrkräfte mehr und fallen deshalb meist einer Lungenentzündung oder andern Krankheiten zum Opfer. Behandlungsversuche bleiben meistens erfolglos.

Aids kann durch sexuellen Kontakt oder verunreinigte Spritzen von Drogensüchtigen übertragen werden. Die Gefahr beim Küssen ist an sich gering; doch erhöhen Verletzungen der Mundschleimhäute oder Zahnfleischbluten das Risiko. Bluttransfusionen sind nicht gefährlich, da alle Blutspender auf Aids hin geprüft werden. Die meisten Opfer von Aids sind männliche Homosexuelle, Heroinsüchtige und Bluter. Heterosexuelle mit häufigem Partnerwechsel erscheinen zunehmend gefährdet.

Gibt es eine Immunität gegen Krankheiten der Geschlechtsorgane?

Wer einmal an Syphilis gelitten hat und geheilt wurde, kann sich nicht mehr anstecken, denn nach der Krankheit ist der Körper dagegen immun. Gegen Gonorrhö und eine Herpesinfektion der Geschlechtsorgane aber entwickelt der Körper keine natürliche Immunität, so daß man sich jederzeit wieder anstecken kann.

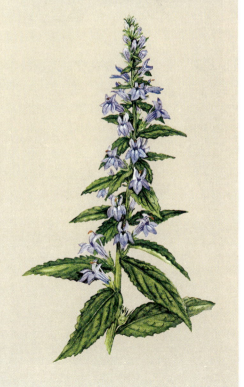

Lange Suche nach einem Mittel

Gegen die Syphilis hat der Mensch viele Mittel ausprobiert. Lange Zeit verabreichte man Quecksilber in verschiedener Form, etwa als Salbe oder in Gestalt von Dampf. Die Wirksamkeit des Quecksilbers wurde gepriesen, doch waren die Nebenwirkungen dieses giftigen Elements oft noch quälender als die Krankheit selbst. Auf Anraten eines Irokesen schickte der Engländer Sir William Johnson eine blaue Lobelie als Medizin nach Europa. Leider bewährte sie sich nicht. Erst im 20. Jahrhundert konnte der alte Feind, die Syphilis, durch das Penizillin besiegt werden.

Große Hoffnungen setzte man einst auf die Blaue Lobelie. So erhielt sie ihren wissenschaftlichen Namen: Lobelia syphilitica.

Die Zeiten der Fruchtbarkeit

Wie viele Tage im Monat ist eine Frau fruchtbar?

Die fruchtbaren Tage einer Frau können nur selten genau im voraus bestimmt werden, weil der Monatszyklus der Frau nur in den wenigsten Fällen völlig regelmäßig verläuft. Der sogenannte Eisprung – bei dem ein Ei aus dem Eierstock ausgestoßen wird – findet 13–15 Tage vor Eintritt der Menstruation statt. Das Ei kann nur innerhalb von 24 Stunden nach dem Eisprung befruchtet werden – und nur während es sich durch den Eileiter bewegt. Die Chancen einer Empfängnis sind am größten, wenn der Geschlechtsverkehr einige Stunden vor dem Eisprung stattfindet, so daß Samenzellen im Eileiter sind, wenn die Eizelle dort eintrifft. Nach dem Samenerguß bleiben die Samenzellen etwa 24–72 Stunden lang fruchtbar. Deshalb gibt es in jedem Monat nur zwei oder drei Tage, in denen ein Geschlechtsverkehr zu einer Schwangerschaft führen kann.

Welche Rolle spielen weibliche Hormone bei der Befruchtung?

Wenn der Eisprung stattfindet, bereiten Hormone, die von den Eierstöcken produziert werden (Östrogene und Progesteron), die Organe der Frau auf die Empfängnis vor. Zum einen machen die Hormone die Scheide bereit, die Samenzellen aufzunehmen; diese werden nämlich normalerweise durch die Säure der Scheide zerstört. Überdies ist in der Regel der Schleim, der vom Gebärmutterhals abgesondert wird, so zäh, daß er den Zugang zur Gebärmutter verschließt. Die Hormone bewirken deshalb zusätzlich, daß der Schleim dünner und reichlicher wird, so daß der Samen den Gebärmutterhals rasch passieren kann. Darüber hinaus bereiten die Hormone die Gebärmutterschleimhaut auf die Aufnahme und Ernährung der Eizelle vor.

Bei manchen Frauen führt ein Hormonmangel oder hormonelles Ungleichgewicht dazu, daß diese Veränderungen nicht stattfinden. Meistens kann diese Schwierigkeit durch eine Hormontherapie behoben werden.

Wie wirkt sich das Alter auf die Fruchtbarkeit aus?

Frauen sind von der Menarche bis zur Menopause, d.h. etwa vom 13. bis zum 45. oder 50. Lebensjahr gebärfähig, aber die Wahrscheinlichkeit einer Empfängnis ist in manchen Lebensjahren höher als in andern. Im Alter von etwa 17–30 Jahren erreichen die Frauen den Höhepunkt ihrer Fruchtbarkeit. Nach dem 30. Lebensjahr nimmt die Fruchtbarkeit ab, und das Risiko einer Fehlgeburt oder eines Schadens beim Kind erhöht sich. Der Grund ist folgender: Die Ureizellen in den Eierstöcken der Frau, die sogenannten Primärfollikel, sind bereits vor ihrer Geburt entstanden. Je älter diese Eizellen werden, desto mehr verschlechtert sich ihre Qualität, und desto weniger leicht werden sie befruchtet.

Wie lange reifen Samenzellen?

Ein Mann kann von der Pubertät an während seines ganzen Lebens fortpflanzungsfähig bleiben und täglich 100–200 Millionen Samenzellen produzieren. Die Umwandlung von Ursamenzellen (Spermatogonien) in reife Samenzellen (Spermatozoen) dauert ungefähr 74 Tage. Aber auch die Spermatozoen können keine Eizellen befruchten, ehe sie eine zusätzliche Entwicklung durchlaufen haben. Dieser Prozeß dauert zehn Tage und findet in den Nebenhoden statt, gewundenen Schläuchen, die auf den Hoden liegen. Hier werden die Samenzellen dann auch gespeichert.

Von jedem Nebenhoden gelangen gereifte Samenzellen in die Samenleiter, wo sie bis zu sechs Wochen lang fruchtbar bleiben können. Die Samenleiter sind lange, dünne Kanäle, die durch den Leistenkanal in die Bauchhöhle ziehen, wo sie hinter der Harnblase verlaufen. Kurz vor ihrem Eintritt in die Prostata erweitern sie sich zu den beiden Ampullen. In diesen wird der Samen gespeichert, und von dort aus wird er in die beiden Samenführungsgänge entleert, die wiederum in die Harnröhre münden. Werden die Samenzellen nicht ausgestoßen, so degenerieren sie und werden absorbiert.

Kann eine Frau schwanger werden, wenn sie stillt?

Wenn eine Frau ihren Säugling stillt, verhindern die Hormone, die ihr Körper dann produziert, meist den Eisprung und damit eine Empfängnis. Dieser Vorgang stellt aber keine zuverlässige Form der Empfängnisverhütung dar.

Unfruchtbarkeit ist dann am wahrscheinlichsten, wenn die Mutter ihr Kind voll stillt. Aber auch darauf kann man sich nicht verlassen. Etwa 15–40 Prozent der stillenden Mütter können innerhalb eines Jahres wieder schwanger werden.

Fruchtbarkeitsidole aus prähistorischer Zeit

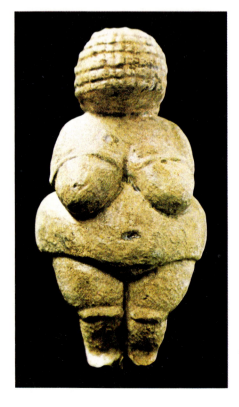

Zu den frühesten Kunstwerken der Welt gehören Venusdarstellungen aus dem Europa der Steinzeit. Kennzeichnend für diese Figuren, von denen man zwischen Südwestfrankreich und dem Süden der Sowjetunion etwa 130 entdeckt hat, sind schwere Brüste, enorme Bäuche, ausgeprägte Gesäßbacken und sehr kurze Gliedmaßen. Wahrscheinlich handelt es sich dabei um Glücksbringer oder Talismane, die man den Geistern als Opfer darbrachte, wenn man sie um Fruchtbarkeit bat. Die Menschen in der Steinzeit kannten keine Heilmittel. Ihre Lebenserwartung war kurz, und um Nachwuchs wurde inbrünstig gebetet.

Die Venus von Willendorf, die in Österreich entdeckt wurde, mißt etwa zehn Zentimeter und ist rund 20000 Jahre alt.

Hochzeit: unterschiedliche Riten, gleiche Bedeutung

Die Hochzeit ist ein universelles Ritual, das „erste Band der Gesellschaft", wie der römische Staatsmann und Redner Cicero (106–43 v.Chr.) sagte. Ob die Trauung nun in einer aufwendigen hinduistischen Zeremonie oder vor einem Standesbeamten stattfindet – eine jede hat ihre Grundlage in alten Stammesgesetzen: Die Gemeinschaft gibt ihre Zustimmung zu einem Paar, das zusammenleben und Kinder zeugen will. Viele wesentliche Hochzeitsbräuche beruhen auf alten Überlieferungen. Der Ehering ist einer Theorie zufolge ein Überbleibsel aus einer Zeit, als die Bräute noch gefesselt wurden.

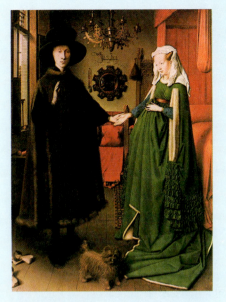

Auf diesem Bild von Jan van Eyk aus dem Jahr 1434 gibt sich ein flämisches Paar das Eheversprechen. Erst 1563 wurde für die Trauung eine kirchliche Zeremonie erforderlich.

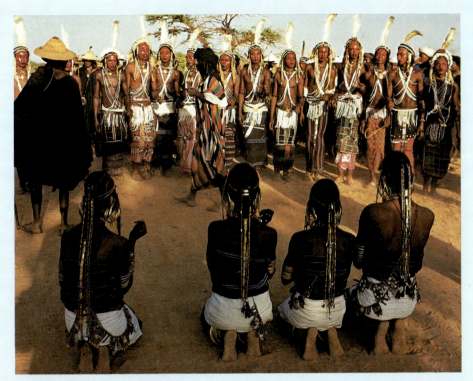

Die jungen Frauen des nomadischen Bororostammes in Westafrika wählen in einem ungewöhnlichen Rollentausch ihre Ehemänner (links). Das Ereignis findet im September statt. Die jungen Männer tanzen vor den Frauen, um ihre Schönheit zu demonstrieren. Wenn die Wahl getroffen ist, wird nicht gleich geheiratet, sondern die Paare leben erst einmal zusammen.

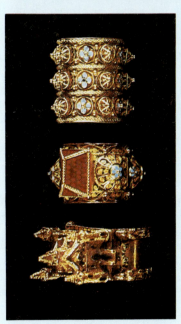

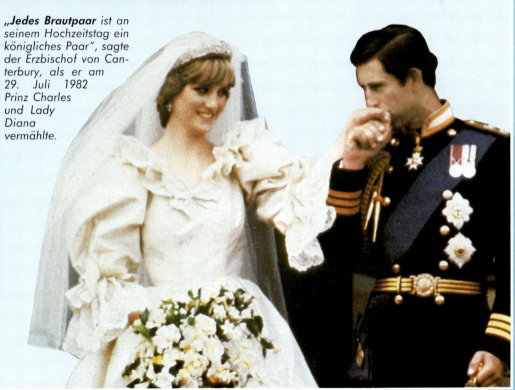

„Jedes Brautpaar ist an seinem Hochzeitstag ein königliches Paar", sagte der Erzbischof von Canterbury, als er am 29. Juli 1982 Prinz Charles und Lady Diana vermählte.

Reichverzierte Ringe für jüdische Bräute symbolisierten, daß sie ihren Gatten gehörten.

Was tun bei Unfruchtbarkeit?

Was sind die Hauptursachen der Unfruchtbarkeit bei Frauen?

Wenn der sogenannte Eisprung stattfindet, gibt der Eierstock eine Eizelle ab. Diese gelangt dann in den Eileiter und wandert in ihm in die Gebärmutter hinab. Sofern sich einige hundert gesunde Samenzellen im Eileiter befinden, wenn die Eizelle dort eintrifft, ist eine Befruchtung wahrscheinlich. Die wartenden Samenfäden sondern ein Enzym ab, das die Schutzschicht um die Eizelle entfernt, so daß eine Samenzelle in sie eindringen und mit ihr verschmelzen kann. Wenn aber kein Eisprung stattfindet oder wenn der Eileiter blockiert ist, so ist eine Befruchtung unmöglich. Dies sind die beiden häufigsten Ursachen der Unfruchtbarkeit bei der Frau. Beide können behandelt werden.

Wie verhindert eine Eileiterinfektion eine Schwangerschaft?

Kontraktionen der Gebärmutter und der Eileiter tragen dazu bei, daß der Samen zur Eizelle befördert wird. Diese beiden können jedoch nicht zusammentreffen, wenn vernarbtes Gewebe oder ein anderes Hindernis im engen Eileiter den Durchgang der Samen- oder Eizellen blockiert oder wenn sich die Flimmerhärchen im Eileiter nicht frei bewegen können, um die Eizelle nach dem Austritt aus einem Eierstock weiterzubefördern.

Manchmal beruht ein Eileiterverschluß auf einer angeborenen Fehlbildung; häufiger jedoch ist er die Folge einer früheren Eileiterentzündung, die durch eine bakterielle Infektion hervorgerufen wurde. In manchen Fällen kann dieser Verschluß durch einen chirurgischen Eingriff behoben werden oder auch dadurch, daß der Arzt die Eileiter (Tuben) durchbläst.

Wann ist eine Hormonbehandlung erfolgversprechend?

Eine Frau kann ihre Regel haben und dennoch keine befruchtungsfähigen Eizellen produzieren. Wenn ein solcher Mangel an reifen Eizellen auf einer hormonellen Störung beruht – was häufig der Fall ist –, kann eine Hormontherapie den Eisprung herbeiführen. (In seltenen Fällen wirken diese Medikamente so stark, daß mehrere Eizellen gleichzeitig ausgestoßen werden, so daß es dann zu Zwillings- oder Mehrlingsgeburten kommen kann.)

Bei manchen Frauen findet aufgrund einer Geschwulst im Eierstock kein Eisprung statt. In solchen Fällen kann die Fortpflanzungsfunktion des Eierstocks durch einen chirurgischen Eingriff wiederhergestellt werden.

Was sind die Hauptursachen der Unfruchtbarkeit beim Mann?

Die Fruchtbarkeit des Mannes hängt von drei Bedingungen ab. Die Hoden müssen genügend Samenzellen produzieren – mindestens 10 Millionen für jeden Samenerguß. Ferner muß die Mehrzahl der Samenzellen eine normale Form und Beschaffenheit haben. Und schließlich müssen die Samenzellen in der Lage sein, sich selbst fortzubewegen, d. h., sie müssen die Geschlechtsorgane der Frau „durchschwimmen", um zur weiblichen Eizelle zu gelangen. Wenn diese Bedingungen nicht erfüllt sind, ist eine Befruchtung unwahrscheinlich.

Stellt ein Ehepaar fest, daß es keine Kinder bekommen kann, liegt das Problem in 30–40 Prozent der Fälle beim Mann. Die häufigste Ursache ist eine unzureichende Produktion von Samenzellen. Diese kann z. B. auf einen Krampfaderbruch zurückzuführen sein, eine krankhaft erweiterte Vene oder Krampfader, die einen Hoden umgibt. Die Fruchtbarkeit wird dann in der Regel wiederhergestellt, indem man die Krampfader operativ abbindet oder mit Hilfe eines Ballons verschließt.

Welche Faktoren beeinflussen die Fruchtbarkeit des Mannes?

Die meisten Ursachen für die Unfruchtbarkeit des Mannes können behoben werden. Viele angeborene Fehlbildungen, etwa ein Hodenhochstand, lassen sich im frühen Kindesalter korrigieren. Auch bestimmte Gewohnheiten können zu Unfruchtbarkeit führen, und die lassen sich verändern, beispielsweise übermäßiger Alkohol- oder Nikotingenuß, der Gebrauch von Drogen oder die übermäßige Einnahme von Aspirin. Selbst enganliegende, schwere Kleidung kann die Fruchtbarkeit vorübergehend beeinträchtigen. Samenzellen reifen bei 34–35 Grad Celsius. Die Temperatur in den Hoden kann über dieses günstigste Niveau ansteigen, wenn ein Mann zu häufig heiß badet, in einer heißen Umgebung arbeitet oder zu warme Unterkleidung trägt.

Das Geheimnis der menschlichen Fortpflanzung

Im zweiten Jahrhundert v. Chr. schrieb der griechische Gelehrte Soranus von Ephesos sein grundlegendes Werk *Gynäkologie* – eine Reihe von Abhandlungen über die Geburtshilfe, die sich auf Beobachtungen stützten. Im Lauf der Jahrhunderte entstanden danach aber noch viele merkwürdige Theorien über die Fortpflanzung. Aus Leonardo da Vincis Zeichnungen der Gebärmutter (um 1500) geht hervor, daß auch er noch an die Vorstellung glaubte, das Menstruationsblut werde während der Schwangerschaft im Körper zurückgehalten und von den Brüsten in Milch verwandelt. Nachdem der Niederländer Antoni van Leeuwenhoek 1677 die männlichen Samenzellen entdeckt hatte, meinten Zeitgenossen, daß sich in jeder dieser Zellen ein winziger Mensch befinden müsse. Erst viel später wurde die Befruchtung der weiblichen Eizelle bekannt, und im 19. Jahrhundert gelang es schließlich, die Entstehung eines Menschen endgültig zu klären.

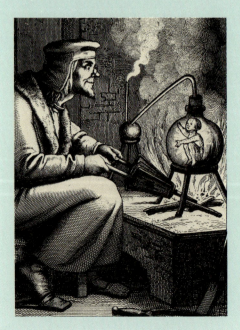

Der Naturforscher Paracelsus glaubte im 16. Jahrhundert, wenn man menschliche Spermien 40 Tage lang koche, könne man einen kleinen Menschen schaffen, der allerdings keine Seele besitze.

Befruchtung außerhalb des Körpers

Eine Methode, die man als In-vitro-Befruchtung (im Reagenzglas) bezeichnet, wurde erstmals 1978 in Bristol, England, durchgeführt. Bei diesem Verfahren werden Samenzelle und Eizelle in einem Laborgefäß, einer Petri-Schale, verschmolzen. Die künftige Mutter erhielt damals zunächst täglich Hormonspritzen, um die Bildung von Eizellen zu beschleunigen; dann wurden die Eizellen chirurgisch entnommen. Sechs Stunden später fügte man den Samen des Ehemannes hinzu. Die befruchteten Eier wurden zwei Tage lang im Brutkasten aufbewahrt. Dann pflanzte man eines von ihnen in die Gebärmutter der Frau ein.

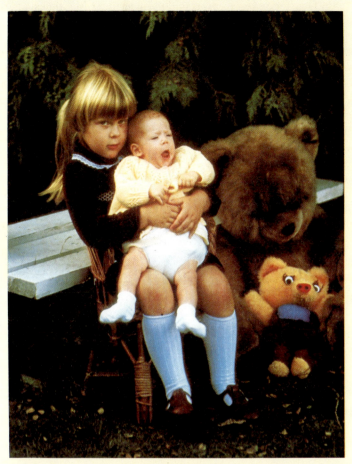

Louise Brown wurde außerhalb des Körpers der Mutter gezeugt, später auch ihre Schwester Natalie.

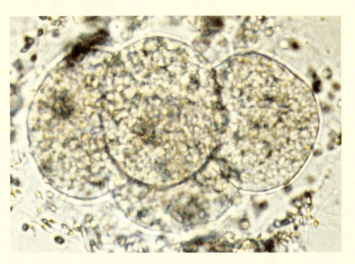

Zwei Tage nach der Empfängnis hat sich die Zelle geteilt. Nun wird das Ei in die Gebärmutter eingepflanzt.

Manche Ursachen der männlichen Unfruchtbarkeit sind allerdings nicht so leicht zu beheben. Hierzu zählen Schäden, die durch eine übermäßige Einwirkung von Röntgenstrahlen oder andern Strahlungsarten entstanden sind. Auch bestimmte chronische Krankheiten sowie einige Medikamente, die zur Behandlung von Bluthochdruck, Herzkrankheiten und andern Erkrankungen eingesetzt werden, können zu Unfruchtbarkeit führen.

Was ist eine extrauterine Schwangerschaft?

Normalerweise wird eine menschliche Eizelle in einem der beiden Eileiter befruchtet und wandert anschließend in die Gebärmutter. Manchmal kann sie sich jedoch an einem andern Ort einnisten, vor allem im Eileiter. In einem solchen Fall tritt eine extrauterine Schwangerschaft, eine Schwangerschaft außerhalb der Gebärmutter, ein. Ursache einer Eileiterschwangerschaft ist zumeist eine Anomalie des Eileiters, die den Weg des Eies zur Gebärmutter blockiert.

Wenn eine Schwangerschaft außerhalb der Gebärmutter vorliegt, sollte dies so früh wie möglich festgestellt werden, da der wachsende Embryo den Eileiter zerreißen kann, was für die Mutter möglicherweise lebensbedrohend ist. Wenn eine solche Schwangerschaft bald nach der Empfängnis festgestellt wird, kann ein Arzt den Embryo häufig operativ so entfernen, daß der Eileiter funktionsfähig bleibt.

Wann ist eine künstliche Befruchtung sinnvoll?

Eine künstliche Befruchtung kommt dann in Frage, wenn eine Frau Kinder empfangen und gebären kann, ihr Mann aber impotent ist. In solchen Fällen kann man den Samen des Mannes auffangen und mit einer Spritze in die Scheide oder die Gebärmutter der Frau einführen. Ist aber der Mann steril, kann man den Samen eines anonymen Spenders benützen. Wenn bei der Frau der Weg des Samens zur Eizelle blockiert ist, kommt die extrakorporale Befruchtung (im Reagenzglas) in Frage.

Was ist eine Befruchtung im Reagenzglas?

Das erste Baby, das durch eine Befruchtung im Reagenzglas zur Welt gekommen ist, war Louise Brown im Jahr 1978. Die Eizelle und die Samenzelle, aus denen sie entstand, stammten von ihren rechtmäßigen Eltern; sie wurden aber in einem Labor miteinander verschmolzen. Danach wurde das befruchtete Ei in die Gebärmutter der Mutter eingepflanzt. Das Kind entwickelte sich dort und wurde auf normalem Weg geboren. Inzwischen ist die Zeugung im Reagenzglas in weiteren Fällen von Unfruchtbarkeit angewandt worden.

Methoden der Empfängnisverhütung

Welches sind die wichtigsten Verhütungsmethoden?

Zwar hat die Beliebtheit der Antibabypille etwas abgenommen, doch ist sie immer noch das am häufigsten verwendete Verhütungsmittel. Die synthetischen Hormone, die sie enthält, verhindern bei der Frau den Eisprung.

Weitere Methoden wirken auf unterschiedliche Weise. Das Intrauterinpessar (Spirale) verhindert, daß das befruchtete Ei sich in der Gebärmutterwand einnistet. Verhütungsmittel, die als Barriere wirken (Kondom, Scheidenpessar, samenabtötende Mittel), hindern den Samen daran, den Gebärmutterhals zu passieren, oder lassen ihn – wie beim Kondom – gar nicht erst in die Scheide eindringen.

Natürliche Verhütungsmethoden werden seit Jahrhunderten praktiziert; ihre Zuverlässigkeit ist aber nicht groß. Zu ihnen zählen: der sogenannte *Koitus interruptus,* also das Herausziehen des männlichen Gliedes aus der Scheide kurz vor dem Erguß; die Scheidenspülung unmittelbar nach dem Geschlechtsverkehr, die die Möglichkeit einer Empfängnis verringert, aber nicht ausschließt; die Zeitwahlmethode, die sexuelle Enthaltsamkeit an den Tagen erfordert, an denen die Frau vermutlich fruchtbar ist; und das Stillen.

Wie funktionieren künstliche Barrieren?

Bestimmte Verhütungsmethoden stellen physische Barrieren dar, die den Samen entweder völlig aus dem Körper der Frau heraushalten oder aber ihn daran hindern sollen, weit in die Geschlechtsorgane vorzudringen. Die Wirksamkeit der besten Methoden dieser Art hängt weitgehend davon ab, wie sorgfältig ein Paar sie anwendet. Die benötigten Mittel sind billig, einfach und haben den großen Vorteil, daß sie keine schwerwiegenden Nebenwirkungen nach sich ziehen.

Das beliebteste ist das Kondom, das aus dünnwandigem Gummi oder Kunststoff besteht. Es wird vor dem Geschlechtsverkehr über den Penis gestreift und fängt beim Erguß den Samen auf.

Das Scheidenpessar ist eine Scheibe aus dünnem Gummi, die einen wulstigen Rand hat. Sie wird über den Muttermund gestülpt, so daß der Samen nicht in die Gebärmutter gelangen kann. Ein Pessar muß vom Arzt verschrieben und angepaßt werden. Es ist nur wirksam, wenn es zusammen mit einem samenabtötenden Mittel angewandt wird. Man darf es frühestens sechs Stunden vor dem Geschlechtsverkehr einsetzen und erst sechs bis acht Stunden danach entfernen.

Samenabtötende Mittel (Spermizide) sind chemische Mittel in Form von Schaum, Gel, Scheidenzäpfchen oder einer Creme. Sie werden zusammen mit einem Kondom oder Pessar oder – was weit weniger sicher ist – allein angewendet. Vor jedem Geschlechtsverkehr werden sie in die Scheide einge-

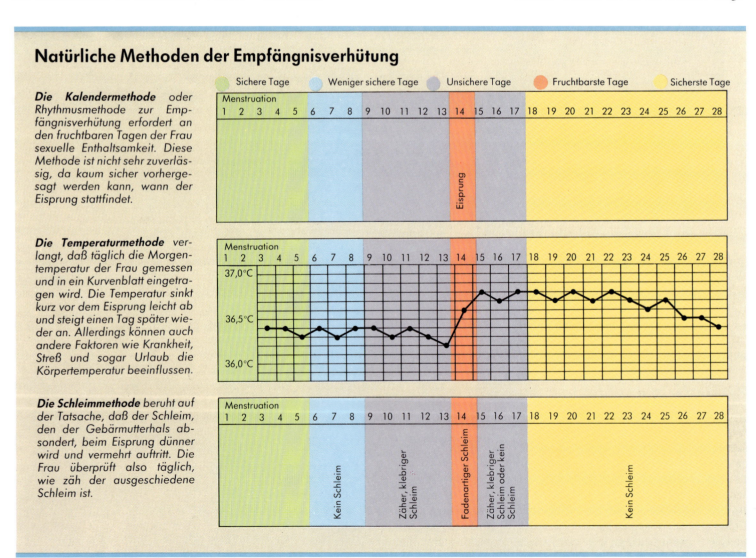

führt, damit sie eine schützende Barriere über dem Gebärmutterhals bilden. Außerdem sollen sie den Samen chemisch zerstören.

Manche Leute meinen, daß Schaum und Zäpfchen einen etwas besseren Schutz bieten als Gele und Cremes. Kondome und samenabtötende Mittel sind ohne ärztliche Verordnung erhältlich.

Wie sicher ist das Intrauterinpessar?

Intrauterinpessare (Spiralen) sind kleine Gebilde aus Kunststoff, der manchmal mit Kupfer beschichtet ist. Es gibt sie in Schleifen-, Spiralen- oder T-Form. Etwa 15–20 Millionen Frauen auf der ganzen Welt benutzen sie zur Empfängnisverhütung. Das Intrauterinpessar ist deshalb so beliebt, weil es eine hohe Sicherheit bietet. Nur etwa drei Prozent der Frauen, die ein solches Pessar benutzen, werden schwanger; aber selbst in den meisten dieser Fälle führt das Intrauterinpessar dazu, daß das befruchtete Ei aus der Gebärmutter ausgestoßen wird. Ein weiterer Vorteil dieser Vorrichtung ist ihre lange Wirkung: Wenn das Pessar durch einen Facharzt eingesetzt worden ist, kann es mindestens ein Jahr lang in der Gebärmutter bleiben.

Allerdings gibt es auch Nachteile. Nach dem Einsetzen des Intrauterinpessars können krampfartige Schmerzen im Unterleib und starke Monatsblutungen auftreten. Zudem vertragen manche Frauen das Pessar nicht. Darüber hinaus erhöht das Intrauterinpessar das Risiko einer Eileiterentzündung, die zur Sterilität führen kann, sowie die Gefahr einer Schwangerschaft außerhalb der Gebärmutter.

Wie verhindert die Antibabypille eine Schwangerschaft?

Abgesehen von der Sterilisation ist die Antibabypille bei weitem die sicherste Methode der Empfängnisverhütung, die bisher erfunden wurde. Die Pille enthält synthetische Formen von zwei weiblichen Hormonen – Östrogen und ein Gestagen –, die den Eisprung verhindern. Im Blutstrom täuschen diese künstlichen Geschlechtshormone dem Körper eine Schwangerschaft vor. Der Hypothalamus und die Hirnanhangdrüse verhalten sich daraufhin so, als ob die Frau wirklich schwanger wäre: Sie schütten keine Hormone aus, die normalerweise die Eierstöcke anregen, eine Eizelle freizusetzen.

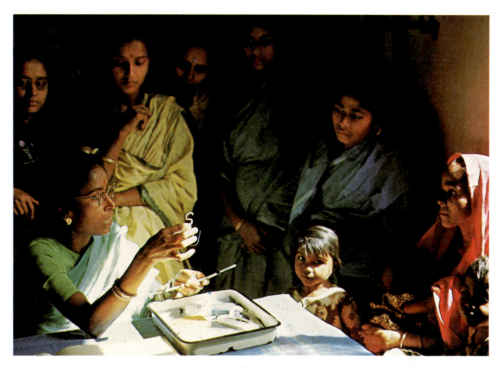

Das Intrauterinpessar, das hier von einer indischen Beraterin erklärt wird, eignet sich für eine langfristige Empfängnisverhütung. Es muß von einem Arzt eingesetzt – und auch herausgenommen – werden. In Ländern, in denen die Bevölkerung sich stark vermehrt – etwa Indien, China oder Ägypten –, ist eine Geburtenkontrolle besonders wichtig.

Die sogenannte kombinierte Pille muß 21 Tage lang genommen werden. Dann setzt man sieben Tage lang mit der Einnahme aus, und in diesen Tagen tritt die Monatsblutung ein. Die Pille muß so lange regelmäßig eingenommen werden, wie die Frau keine Schwangerschaft wünscht.

Es gibt auch eine Minipille, die nur Gestagen enthält und jeden Tag eingenommen werden muß. Fachleute meinen, daß die Minipille nicht den Eisprung verhindert, sondern vielmehr die Gebärmutterschleimhaut so beeinflußt, daß sich das Ei in ihr nicht einnisten kann. Möglicherweise verdickt sich auch der Schleimpfropf im Gebärmutterhals, so daß der Samen ihn nicht durchdringen kann.

Die Minipille ist nicht so sicher wie die Kombinationspille. Sie kommt für Frauen in Frage, bei denen sich zusätzliche Östrogengaben nachteilig auswirken würden.

Ist die Pille für jede Frau geeignet?

Fachleute stimmen darin überein, daß manche Frauen auf die Pille verzichten sollten. Hierzu gehören Frauen, die an Herz- und Kreislauferkrankungen, Leber- oder Nierenkrankheiten, Brust- oder Gebärmutterkrebs oder Migräne leiden. Auch für Frauen über 40 sowie für starke Raucherinnen über 30 kann die Pille ein Risiko darstellen. Die Kombination von Rauchen und dem langfristigen Gebrauch der Pille ist offenbar besonders nachteilig für das Herz-Kreislauf-System.

Die Entscheidung für die Pille sollte unbedingt erst nach Rücksprache mit einem Arzt getroffen werden.

Ist eine Tubenligatur rückgängig zu machen?

Eine besondere Art der Sterilisation einer Frau ist die Tubenligatur, d. h. die Blockade der Eileiter, welche verhindert, daß Eizelle und Samen zusammenkommen können. Hierbei werden die Eileiter entweder abgebunden, durchtrennt und verätzt oder durch Klemmen oder Bänder verschlossen. Bei diesem Eingriff ist heute kein langer Schnitt in den Bauch mehr nötig; es genügen ein oder zwei kleine Einschnitte beim Nabel, die gerade so groß sind, daß die Instrumente eingeführt werden können.

In etwa 70 Prozent der Fälle läßt sich eine Tubenligatur nicht mehr rückgängig machen. Selbst wenn die Eileiter wieder durchgängig gemacht werden können, verschließen sie sich häufig wieder. Jedoch hat der Eingriff keine körperlichen Auswirkungen auf die Sexualität oder Weiblichkeit der Frau.

Kapitel 12

Schwangerschaft, Geburt und Wachstum

Ob ein Mensch braune oder blaue Augen haben wird, ob er groß oder klein, männlich oder weiblich sein wird – all dies und noch vieles mehr wird bereits im Augenblick der Empfängnis entschieden.

Die Befruchtung des Eies	290
Die frühen Stadien der Schwangerschaft	292
Der Schutz des Ungeborenen	294
So entwickelt sich das Kind im Mutterleib	296
Das Verhältnis von Mutter und Kind	298
Das Phänomen der Zwillinge	300
Die verschiedenen Arten der Entbindung	302
Mögliche Schwangerschaftsprobleme	304
Der Beginn der Wehen	306
Das Wunder der Geburt	308
Was geschieht nach der Geburt?	310
Die beste Nahrung für das Kind	312
Wachsendes Bewußtsein	314
Meilensteine der Entwicklung	316

Wie berechnet man das voraussichtliche Geburtsdatum?

Die Schwangerschaft, also die Zeit von der Befruchtung bis zur Geburt, dauert durchschnittlich etwa neun Monate, genauer: 40 Wochen vom Beginn der letzten Monatsregel an. Das voraussichtliche Geburtsdatum kann mit Hilfe einer praktischen Faustregel festgestellt werden: Man rechnet vom ersten Tag der letzten Monatsregel aus drei Monate zurück und zählt dann ein Jahr und eine Woche dazu. Das so ermittelte Datum gilt jedoch nur als Anhaltspunkt; auch wenn das Kind zwei Wochen früher oder zwei Wochen später auf die Welt kommt, ist das noch normal.

Manche Ärzte teilen die Schwangerschaft in drei Abschnitte von je drei Monaten ein – wobei sie sich an Kalendermonate halten; andere dagegen rechnen mit zehn Mondmonaten zu je 28 Tagen. Der Unterschied in der Zählweise hat nicht viel zu bedeuten. Ohnehin dauert die Schwangerschaft nur bei wenigen Frauen genau neun Monate, ob man nun nach dem Kalender rechnet oder nach dem Mond.

Was ist ein Embryo, und was ist ein Fetus?

Während der ersten acht Wochen wird der menschliche Keim Embryo genannt; danach spricht man von einem Fetus. Dieser Wechsel in der Bezeichnung deutet auf einen veränderten Entwicklungsstand des Kindes hin. Als Embryo ist das menschliche Wesen noch kaum als solches zu erkennen; als Fetus hat es bereits deutlich ein menschliches Aussehen angenommen. Statt der Vorsprünge und Falten, die nur ein Fachmann benennen kann, sind nun die Ohren zu erkennen, die Arme und Hände, Beine und Füße und auch die Hautlinien an den Fingern und Zehen, die einen Menschen sein ganzes Leben lang von allen andern Menschen unterscheiden.

Das Geschlecht des Fetus, das bei der Zeugung festgelegt worden ist, wird schon nach wenigen Wochen erkennbar. Das kleine, 2,5 Zentimeter lange Wesen wiegt dann erst etwa ein Gramm und hätte bequem in einer Nußschale Platz.

Ist späte Elternschaft ein Risiko für den Fetus?

Etwa drei Prozent aller neugeborenen Kinder weisen irgendeinen Geburtsschaden auf. (Es handelt sich dabei aber nicht immer um größere, lebensgefährliche oder bleibende Schäden. Viele von ihnen können auch behoben werden.)

Wenn eine Mutter das 30. Lebensjahr überschritten hat, wird die Wahrscheinlichkeit größer, daß das Kind mit einem Schaden auf die Welt kommt. So steht das Auftreten des Down-Syndroms (Mongolismus), bei dem der Betroffene geistig unterentwickelt bleibt, in engem Zusammenhang mit dem Alter der Mutter. Etwa jedes 600. neugeborene Kind einer Mutter um die 35 kommt mit diesem Schaden auf die Welt, bei Frauen, die Anfang 40 sind, sogar jedes 60. Kind und bei Frauen um die 45 jedes 20.

Die Ursache einer solchen Behinderung ist eine Anomalie in den Chromosomen der befruchteten Eizelle. Eine Mutter, die schon ein mongoloides Kind hat, muß nicht unbedingt wieder ein solches Kind bekommen; viele der in ihr angelegten Eier können völlig in Ordnung sein.

Das Risiko, daß ein Kind mit einer erblichen Krankheit geboren wird, wenn bei den Eltern eine genetische Anomalie vorliegt, hängt aber allgemein nicht vom Alter ab. Beispiele dafür sind die Sichelzellenanämie und die Bluterkrankheit (Hämophilie). Wenn Eltern mit solchen Krankheiten Kinder zeugen, ist das Risiko, daß diese Kinder die Krankheit erben, immer gleich, ob ein Elternteil nun unter oder über 30 ist.

Was passiert, wenn ein Kind übertragen wird?

Daß eine zu frühe Geburt für ein Kind Gefahren birgt, ist allgemein bekannt. Wie liegen die Dinge aber, wenn eine Schwangerschaft länger als neun Monate dauert? Nur wenige Menschen wissen, daß auch übertragene oder überreife Kinder gefährdet sind; denn der älter werdende Mutterkuchen (Plazenta) kann das Kind nicht mehr ausreichend mit Nahrung und Sauerstoff versorgen.

Um ein übertragenes Kind vor Schaden zu bewahren, leitet der Arzt in einem solchen Fall die Geburt häufig ein, indem er der Mutter ein Hormon verabreicht, das die Wehen auslöst. In manchen Fällen kann aber auch ein Kaiserschnitt nötig werden.

Gibt es so etwas wie einen Nestbauinstinkt?

Oft verspürt eine werdende Mutter, sobald der Geburtstermin herannaht, den Drang, die Wohnung in Ordnung zu bringen, sie vielleicht sogar zu renovieren oder Vorräte anzulegen. Ob es sich hierbei um einen echten „Nestbauinstinkt" handelt, läßt sich schwer feststellen. Doch bietet sich auch eine andere Erklärung für den Tatendrang der werdenden Mutter an. Während der letzten zwei Wochen der Schwangerschaft senkt sich das Kind ins Becken. Dadurch wird im Leib der Frau Platz geschaffen; die Lungen können sich nun weiter ausdehnen, und die Mutter kann besser atmen. Gleichzeitig lassen Magenbeschwerden und Rückenschmerzen nach. Insgesamt fühlt die Frau sich nun vielleicht einfach besser und ist zu tatkräftig, als daß sie stillsitzen könnte.

Was ist die Hexenmilch?

Sowohl bei Mädchen als auch bei Jungen kann man manchmal in den ersten Tagen nach der Geburt beobachten, daß aus den winzigen Brustdrüsen Milch austritt. Diese sogenannte Hexenmilch hat ihren Namen in früheren Zeiten erhalten, als man dies Phänomen noch nicht verstehen konnte.

Heute weiß man, daß die Milch der Neugeborenen durch die Wirkung von Hormonen entsteht, die sich im Blut der Mutter befinden und deren Brustdrüsen anregen, Milch für den Säugling zu produzieren.

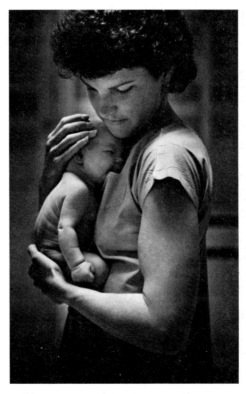

Liebkosungen sind für die Entwicklung eines Kindes lebenswichtig. Seine Hilflosigkeit weckt in größeren Menschen das Bedürfnis, zärtlich zu ihm zu sein und es zu beschützen. So hat ein Baby die Macht, sein Überleben zu sichern.

Diese Hormone gelangen durch den Mutterkuchen auch in den Blutkreislauf des Fetus. Sie bewirken überdies, daß die Geschlechtsorgane des Neugeborenen während der ersten Lebenstage geschwollen sind.

Kann der Fetus die Gefühle der Mutter empfinden?

Wenn eine werdende Mutter wütend ist oder sich ängstigt, gibt ihr Körper Adrenalin und andere Hormone ins Blut ab. Ein Teil dieser Wirkstoffe gelangt über den Mutterkuchen und durch die Nabelschnur auch in den Fetus; dieser wird also von den chemischen Auswirkungen des mütterlichen Stresses unmittelbar betroffen. Man hat festgestellt, daß die körperliche Aktivität von Kindern im Mutterleib in Zeiten, die für die betreffenden Frauen emotional belastend waren, um ein Mehrfaches zunahm.

Einige Fachleute vertreten die Theorie, daß Frauen, die während der Schwangerschaft ständig unglücklich und ängstlich sind, eher launische, unausgeglichene Kinder zur Welt bringen. Dafür, daß die mütterlichen „Streßhormone" einen Einfluß darauf haben, wie sich das Kind nach der Geburt verhält, gibt es aber keinen schlüssigen Beweis. Es ist ja andererseits möglich, daß Frauen, die während der Schwangerschaft Angst haben, dann auch ängstliche Mütter sind und daß die mütterliche Besorgtheit seelische Spannungen erzeugt, die das Kind unausgeglichen machen.

Kann man etwas gegen die morgendliche Übelkeit tun?

Der Ausdruck „morgendliche Übelkeit" ist eine ungenaue Bezeichnung: Das Unwohlsein kann zu jeder Tageszeit oder auch ständig auftreten. Bei leerem Magen wird es stärker spürbar. Ursache ist die erhöhte Empfindlichkeit des vegetativen Nervensystems während der Schwangerschaft. Überdies spielt wohl auch die Tatsache eine Rolle, daß die Stoffwechselorgane der werdenden Mutter stärker belastet sind.

Häufige kleine Mahlzeiten, die keine fettigen Nahrungsmittel enthalten, und dazwischen hin und wieder ein paar trockene Kekse und ein Glas Milch helfen, die Übelkeit zu verringern. Wenn das nichts nützt, muß man einfach warten: Spätestens am Ende des dritten Monats hört die morgendliche Übelkeit fast immer auf. Sie braucht nicht besonders behandelt zu werden; nur wenn häufiges Erbrechen auftritt, sollte man einen Arzt zu Rate ziehen.

Die Befruchtung des Eies

Wie beginnt die Entstehung eines Menschen?

Die Entstehung eines Menschen beginnt in dem Augenblick, in dem eine Samenzelle in eine weibliche Eizelle eindringt. Dieser Vorgang, die Empfängnis oder Befruchtung, findet in demjenigen Eileiter der Frau statt, durch den das reife, aus dem Eierstock entlassene Ei zur Gebärmutter hinabwandert.

Die Samenzellen kommen ihm aus der entgegengesetzten Richtung entgegen. Innerhalb von fünf Minuten nach dem Geschlechtsverkehr gelangen sie aus der Scheide in die Gebärmutter und von dort in den Eileiter. Die Befruchtung findet wahrscheinlich etwa innerhalb von 24 Stunden nach dem Augenblick statt, in dem das Ei durch einen Follikelsprung freigesetzt wurde.

Sobald eine Samenzelle in das Ei eingedrungen ist, verändert sich die Oberfläche des Eies: Seine Zellwand wird undurchlässig, so daß keine weitere Samenzelle mehr eindringen kann.

In dem befruchteten Ei vereinigen sich die 23 Chromosomen, die in der Samenzelle enthalten sind, mit den 23 Chromosomen der Eizelle, so daß ein neues menschliches Wesen mit einem vollständigen Satz aus 46 Chromosomen entsteht. Die Chromosomen enthalten alle Erbanlagen; außerdem steuern sie das Wachstum und die Entwicklung der Frucht.

Wie gelangt das befruchtete Ei in die Gebärmutter?

Der Eileiter, in dem der Samen auf das Ei trifft, ist sehr eng. Ein befruchtetes Ei hätte dort nicht den Platz, den es braucht, um zur Größe eines Kindes heranzuwachsen. Deshalb muß es in die Gebärmutter hinunterwandern, die in der Lage ist, sich entsprechend den Bedürfnissen der Frucht zu vergrößern.

Kontraktionen des Eileiters befördern das befruchtete Ei an sein Ziel. Außerdem treiben auch die Zilien das Ei vorwärts; das sind feine Härchen, mit denen der Eileiter ausgekleidet ist. Sie halten die Flüssigkeit im Eileiter in Bewegung. Das Ei erreicht die Gebärmutter etwa vier Tage nach dem Eisprung.

Wodurch wird das Geschlecht des Kindes bestimmt?

Das Geschlecht des ungeborenen Kindes wird im Augenblick der Befruchtung festgelegt. Dabei spielt die Samenzelle des Vaters die entscheidende Rolle. Jede von der Frau produzierte Eizelle ist weiblich in dem Sinn, daß sie ein X-Chromosom enthält; denn dies ist das weibliche Geschlechtschromosom. Von den Samenzellen des Mannes enthalten dagegen nur 50 Prozent ein X-Chromosom. Die andern enthalten ein Y-Chromosom. Dieses ist das männliche Geschlechtschromosom.

Wenn eine Samenzelle mit einem X-Chromosom in die Eizelle eindringt, entsteht ein befruchtetes Ei mit zwei X-Chromosomen; es entwickelt sich zu einem Mädchen. Dringt hingegen eine Samenzelle mit einem Y-Chromosom in die Eizelle ein, so entsteht ein befruchtetes Ei mit einem X- und einem Y-Chromosom, und daraus wird ein Junge.

Warum bleibt die Monatsregel in der Schwangerschaft aus?

Das Hormon Choriongonadotropin, das auch für die Bildung des sogenannten Gelbkörperhormons (Progesteron) im Körper der Frau zuständig ist, regt das Wachstum der Gebärmutterschleimhaut zwischen den Monatsblutungen an. Normalerweise sinkt die Produktion dieses Hormons in Intervallen ab. Dies hat dann regelmäßig zur Folge, daß ein Teil der Gebärmutterschleimhaut abgestoßen wird: Die Monatsblutung tritt ein.

Zum Zeitpunkt der Empfängnis befindet sich die Frau in demjenigen Stadium ihres Zyklus, in dem ihre Hormonproduktion an sich absinken würde. Daraufhin würde die Gebärmutter dann die Nahrungsgrundlage des Embryos mitsamt dem darin eingenisteten werdenden Kind abstoßen. Aus diesem Grund bildet der Embryo selbst, während er sich in der Gebärmutterschleimhaut einnistet, das Hormon Choriongonadotropin. Es verhindert nun, daß die Schleimhaut und damit auch das von ihr abhängige werdende Leben abgestoßen wird. Die Monatsregel bleibt aus.

Wie kann man eine Schwangerschaft feststellen?

Normalerweise denkt eine Frau erst dann daran, daß sie schwanger sein könnte, wenn ihre Monatsregel etwa zwei Wochen überfällig ist. Zu diesem Zeitpunkt kann der Embryo schon drei Wochen in der Gebärmutter eingenistet sein, und sein Herz schlägt bereits.

Ab der sechsten, spätestens der achten Woche nach der letzten Regel kann ein erfahrener Arzt aufgrund einer körperlichen Untersuchung ziemlich sicher sagen, ob eine Empfängnis stattgefunden hat. So stellt er etwa fest, daß die Gebärmutter rundlicher,

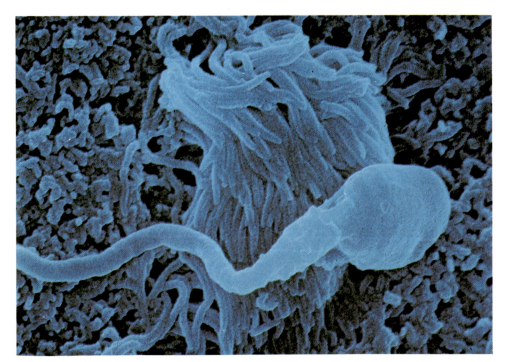

Eine Samenzelle bewegt sich im Eileiter an wogenden Flimmerhaaren oder Zilien vorbei. Mit kräftigen Schwanzbewegungen schwimmt sie gegen die Strömung an, die von den Zilien erzeugt wird. So sucht der Samen das Ei zu erreichen, das weiter oben vielleicht auf ihn wartet.

So entwickelt sich das befruchtete Ei

Die befruchtete Eizelle teilt sich in zwei Zellen, die sich immer weiter teilen, so daß daraus 4, 8, 16, 32, 64, 128 Zellen werden. Wenn der Zellhaufen *(Morula)* den Eileiter verläßt und etwa sechs Tage nach der Befruchtung in die Gebärmutter kommt, erzeugt er eine Flüssigkeit, die ihn zu einer Hohlkugel aufbläht: Er wird zur *Blastula*. In den nächsten Tagen organisiert sich die Kugel in zwei Schichten. Sie umschließt etwas Flüssigkeit und einen auf einer Seite angehäuften Zellhaufen. Aus der Wand der winzigen Hohlkugel – noch immer ist sie nicht größer als das ursprüngliche Ei – bilden sich die Plazenta und die Fruchtblase; aus dem Zellhaufen entwickelt sich das Kind. Am neunten Tag nach dem Eisprung nistet sich der Embryo schließlich in der Gebärmutterschleimhaut ein.

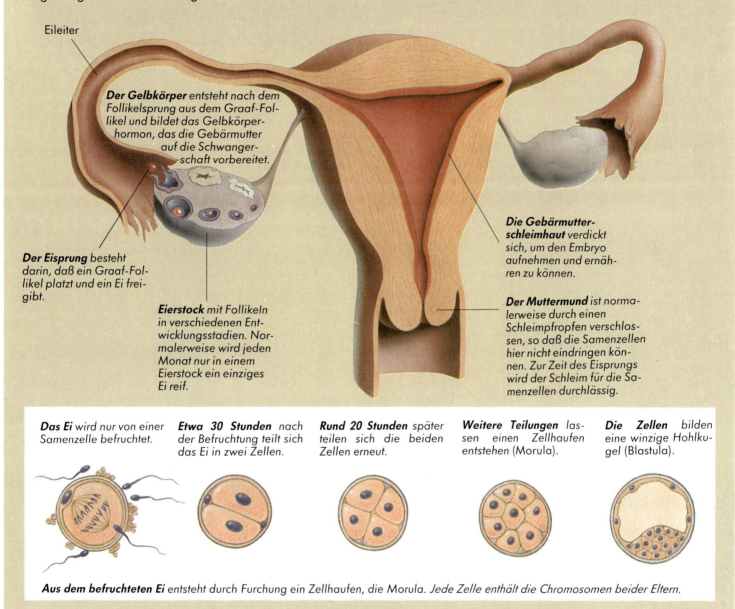

Der Gelbkörper entsteht nach dem Follikelsprung aus dem Graaf-Follikel und bildet das Gelbkörperhormon, das die Gebärmutter auf die Schwangerschaft vorbereitet.

Eileiter

Der Eisprung besteht darin, daß ein Graaf-Follikel platzt und ein Ei freigibt.

Eierstock mit Follikeln in verschiedenen Entwicklungsstadien. Normalerweise wird jeden Monat nur in einem Eierstock ein einziges Ei reif.

Die Gebärmutterschleimhaut verdickt sich, um den Embryo aufnehmen und ernähren zu können.

Der Muttermund ist normalerweise durch einen Schleimpfropfen verschlossen, so daß die Samenzellen hier nicht eindringen können. Zur Zeit des Eisprungs wird der Schleim für die Samenzellen durchlässig.

Das Ei wird nur von einer Samenzelle befruchtet.

Etwa 30 Stunden nach der Befruchtung teilt sich das Ei in zwei Zellen.

Rund 20 Stunden später teilen sich die beiden Zellen erneut.

Weitere Teilungen lassen einen Zellhaufen entstehen (Morula).

Die Zellen bilden eine winzige Hohlkugel (Blastula).

Aus dem befruchteten Ei entsteht durch Furchung ein Zellhaufen, die Morula. *Jede Zelle enthält die Chromosomen beider Eltern.*

---

weicher und größer ist als gewöhnlich und daß der Gebärmutterhals wegen des Blutandrangs im Becken eine bläuliche Färbung angenommen hat. Etwa zur gleichen Zeit bemerkt die schwangere Frau vielleicht an sich selber, daß ihre Brüste größer und schwerer geworden sind und daß die Brustwarzen empfindlich sind und kribbeln. Manche Frauen haben ein Völlegefühl im Bauch und kämpfen gegen Übelkeit.

Ab wann macht man einen Schwangerschaftstest?

Wenn eine Frau wissen will, ob sie schwanger ist, kann sie das auch mit Hilfe des Hormons Choriongonadotropin feststellen lassen, das im Mutterkuchen (Plazenta) gebildet wird. Das Hormon gelangt sehr schnell ins Blut und wird durch die Nieren ausgeschieden. Mit den empfindlichsten Labortests läßt sich schon drei bis vier Wochen nach dem Beginn einer Schwangerschaft bzw. etwa zehn Tage nach der ausgebliebenen Monatsregel eine vermehrte Hormonproduktion nachweisen.

Die Urintests, die man zu Hause selbst vornehmen kann, haben eine unterschiedliche Empfindlichkeit. Achtung: Bei ihnen sind auch falsche Ergebnisse möglich, seien sie positiv oder negativ.

Die frühen Stadien der Schwangerschaft

Welche Aufgaben hat die Plazenta?

Der Mutterkuchen oder die Plazenta ist ein Organ auf Zeit, das nach der Geburt des Kindes ausgestoßen wird. Bis dahin aber erfüllt es viele lebenswichtige Funktionen. Die Hauptaufgabe der Plazenta besteht darin, Sauerstoff und Nährstoffe aus dem Blut der Mutter in das Blut des ungeborenen Kindes übertreten zu lassen und die Schlacken, die sich im Kreislauf des Kindes befinden, an das Blut der Mutter abzugeben. Die Plazenta hat einen mütterlichen und einen kindlichen Teil. Sie bildet sich teils aus der Zottenhaut oder mittleren Eihaut des Embryos, und zwar sobald sich das befruchtete Ei in der Gebärmutter einnistet, teils aus der Gebärmutterschleimhaut.

Die Eihäute des Embryos bilden wurzelartige Zotten, die in die Gebärmutterschleimhaut eindringen und sich dort zu einem dichten Netz verzweigen. Sie sind somit ganz in das mütterliche Blut getaucht. Durch die Nabelschnur wird das Blut des Kindes in die Zotten geleitet; es kommt also nahe an das Blut der Mutter heran; aber das kindliche und das mütterliche Blut vermischen sich nie; beide Kreisläufe bleiben getrennt. Sauerstoff und Nährstoffe durchdringen die beiden embryonalen Zellschichten, welche die Trennwände zwischen mütterlichem und kindlichem Blutkreislauf bil-

So nistet sich der Embryo in der Gebärmutter ein

In der Gebärmutter trifft der aus dem Eileiter kommende Embryo als zweischichtige Hohlkugel ein: als *Blastula*. Die äußere Zellschicht wird zur Plazenta und zur Fruchtblase; aus den inneren Zellen entsteht das Kind. Die *Blastula (Blastozyste)* erzeugt zunächst Enzyme, welche die Schleimhaut der Gebärmutter an einer Stelle auflösen. Hier kann sich die *Blastula* einnisten. Über dem eingenisteten Embryo schließt sich die Gebärmutterschleimhaut, so daß er vollständig in der ihn ernährenden Schicht eingebettet ist. Später bildet sich hier die Plazenta.

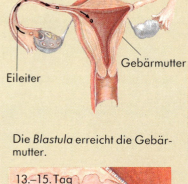
Die *Blastula* erreicht die Gebärmutter.

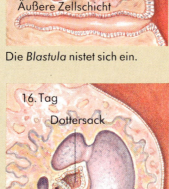
Die *Blastula* nistet sich ein.

Die äußere Zellschicht der Blastula „wurzelt" in die Schleimhaut der Gebärmutter hinein und zieht so die nötigen Nahrungsstoffe aus dem mütterlichen Blut, damit der Embryo (die innere Zellschicht) wachsen kann. Die Zellen werden nun zu unterschiedlichen Gewebearten: zum Ektoderm (daraus bildet sich die Haut), zum Entoderm (daraus bilden sich die inneren Organe) und zum Mesoderm (daraus bilden sich Muskeln und Knochen).

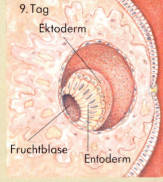
Die *Blastula* bildet Hohlräume.

Das Entoderm entwickelt den Dottersack.

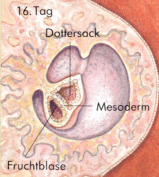
Das Mesoderm bildet sich.

Der Embryo, eine dreischichtige Scheibe, löst sich von der äußeren Zellschicht. Mit ihr – seiner Nahrungsquelle – bleibt er nur durch einen Stiel verbunden, der später zur Nabelschnur wird. Die Fruchtblase vergrößert sich, und das Fruchtwasser umgibt den Embryo von allen Seiten, so daß er gegen Verletzungen abgepolstert ist. Der Dottersack, den das Entoderm hervorgebracht hatte, bildet sich zurück und verschwindet.

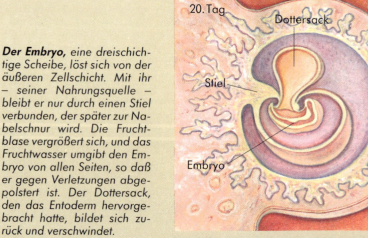
Der Embryo löst sich von der äußeren Zellschicht.

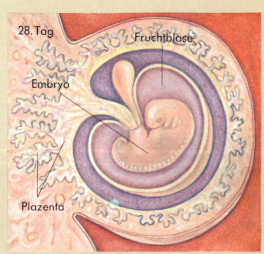
Der Embryo hat erkennbare Organe.

den. Umgekehrt gelangen Schlackenstoffe aus dem kindlichen Blut in das mütterliche. Dieses transportiert sie zu den Lungen und Nieren der Mutter, wo sie ausgeschieden werden.

Die Plazenta erfüllt die Aufgaben von mehreren Organen, die bei dem sich entwickelnden Fetus noch nicht voll ausgebildet sind: Sie dient als Lunge des Kindes, die das kindliche Kohlendioxid gegen den mütterlichen Sauerstoff austauscht. Sie erfüllt die Aufgaben des Darmes, indem sie Nahrungsmoleküle aus dem mütterlichen Blut resorbiert. Sie übernimmt die Funktion der Nieren und filtert Harnstoffe und andere Schlacken aus dem kindlichen Blut und leitet sie zur Ausscheidung in das mütterliche Blut über. Sie ersetzt die Leber und verarbeitet rote Blutkörperchen der Mutter wegen des Eisens, das sie enthalten. Und schließlich erfüllt sie die Aufgabe einer innersekretorischen Drüse und liefert die Hormone, die zur Aufrechterhaltung der Schwangerschaft nötig sind.

Der mütterliche Körper wird also von der Plazenta mit Hormonen versorgt, die den Verlauf der Schwangerschaft steuern. Überdies regen sie nach der Geburt die Brustdrüsen dazu an, Milch zu produzieren. Die Plazenta stellt auch eine Barriere gegen eine Reihe von Bakterien und Viren dar. Sie ist aber durchlässig für bestimmte Immunglobuline der Mutter, die den Fetus und danach eine Zeitlang auch das Neugeborene gegen Infektionen schützen.

Die Plazenta wächst ständig, um ihre Aufgaben erfüllen zu können. Am Anfang ist sie größer als der Embryo. Mit vier Monaten, wenn der Fetus ungefähr 18 Zentimeter groß ist, hat sie die Form einer Scheibe und einen Durchmesser von etwa 7,5 Zentimetern. Am Ende der Schwangerschaft hat sie einen Durchmesser von rund 20 Zentimetern und wiegt etwa 500 Gramm.

Wie entsteht die Nabelschnur?

Der menschliche Embryo entwickelt sich aus einem Ei, aber er ernährt sich nicht, wie die Embryos der Vögel, vom Eidotter. Zwar gehört auch zum menschlichen Ei ein Dottersack, doch bildet er sich schon zu Beginn der Schwangerschaft zurück. Dafür entwickelt sich eine stielartige Verbindung zwischen dem Embryo und dem Gewebe, das sich zur Plazenta ausbildet. Aus diesem Stiel wird später die strickartige Nabelschnur, welche die Plazenta und den Fetus verbindet. Man kann sie die Lebensader des werdenden Organismus nennen. In ihr verlaufen zwei Arterien und eine Vene, durch die das Herz des Kindes das mit Nährstoffen bzw. mit Stoffwechselschlacken beladene Blut von der Plazenta her- oder zur Plazenta zurückpumpt. Die Nabelschnur ist gut einen Zentimeter dick und normalerweise 50 bis 60 Zentimeter lang, also etwas länger als ein Durchschnittsbaby bei der Geburt.

Woher kommt die Flüssigkeit in der Fruchtblase?

Der Fetus schwimmt innerhalb der Gebärmutter in der geschlossenen, mit Fruchtwasser gefüllten Fruchtblase. Das Fruchtwasser polstert den Fetus gegen Stöße von außen ab und schützt ihn vor Verletzungen. Ein Teil der Flüssigkeit stammt von der Plazenta und aus der Blasenhaut, dem Amnion, das nur zwei Zellschichten dick ist. Der größere Teil stammt jedoch aus dem Blut des Fetus und kommt über dessen Lungen und Nieren in die Fruchtblase.

Die Fruchtblase ist eher ein Bad mit Umlaufpumpe als ein einfaches Schwimmbassin. Wenn das Kind voll entwickelt ist, beträgt die Menge des Fruchtwassers 0,2 bis 1,5 Liter. Stündlich wird ein Drittel davon ausgetauscht und gereinigt. Während des letzten Teils der Schwangerschaft schluckt das Kind jeden Tag ungefähr einen halben Liter von dieser klaren, keimfreien Flüssigkeit.

Woher kommen die Begriffe?

Schwanger ist ein Ausdruck, der ursprünglich – etwa in der angelsächsischen Form *swangor* und noch früher im Indogermanischen – schwer, langsam, schwerfällig bedeutete.

Gebären bedeutet eigentlich: zu Ende tragen. Der Begriff kommt von einem alten germanischen Ausdruck für tragen her – der sich bis heute in dem englischen Wort *to bear* (tragen) erhalten hat.

Der Kaiserschnitt, bei dem das Kind durch einen Bauchschnitt aus dem Mutterleib geholt wird, hat seinen Namen nicht nach dem berühmten römischen Staatsmann Julius Cäsar erhalten, wie eine Legende uns weismachen will. Ihr zufolge ist Julius Cäsar durch einen Kaiserschnitt zur Welt gekommen, und dieser ärztliche Eingriff wurde dann nach ihm benannt – wobei das Wort Cäsar später zu „Kaiser" wurde. Viel wahrscheinlicher ist jedoch, daß der Kaiserschnitt seinen Namen nach dem lateinischen Ausdruck *sectio caesarea* erhalten hat, der sich von dem Verb *caedere* (schneiden, hauen) herleitet.

Abnabeln – darunter versteht man zunächst, daß nach der Geburt die Nabelschnur abgebunden und durchtrennt wird. Darüber hinaus benutzt man den Ausdruck aber auch, um auszudrücken, daß ein Kind erwachsen und selbständig wird. Das Wort Nabel hängt mit der Nabe, dem Mittelteil eines Rades, zusammen. Im Nabel sah man einst die Mitte des menschlichen Körpers.

Kommt es nach drei Monaten häufig zu einer Fehlgeburt?

Nur ein Viertel aller Fehlgeburten ereignen sich nach den ersten drei Schwangerschaftsmonaten. Späte Fehlgeburten werden manchmal durch Anomalien im Bau der Gebärmutter verursacht oder auch durch eine Schädigung der Plazenta oder der Nabelschnur.

In ganz seltenen Fällen liegt eine Funktionsstörung im endokrinen System der Mutter vor, die zu einer Unter- oder Überproduktion von bestimmten Hormonen führen kann. Dagegen kommt es etwas häufiger vor, daß sich in der Gebärmutter eine Art Scheidewand bildet und den vorhandenen Raum so einengt, daß sich der Embryo nicht entwickeln kann. Schließlich kann auch eine Schwäche des Muttermundes vorliegen, so daß dieser sich zu früh öffnet und eine Fehlgeburt verursacht.

In vielen dieser Fälle kann der Arzt helfen. Der Hormonhaushalt läßt sich regeln; Gebärmutteranomalien können operiert und beseitigt werden, und den zu früh aufgehenden Muttermund kann man durch ein Band schließen, das man in seine Wand einnäht. Von den Frauen, die aus einem der genannten Gründe eine Fehlgeburt gehabt haben, können bei einer erneuten Schwangerschaft 90 Prozent das Kind bis zu Ende austragen.

Der Schutz des Ungeborenen

Wie wichtig ist eine gute Ernährung?

Eine gute Ernährung ist für Schwangere sehr wichtig. Eine übermäßige Gewichtszunahme – mehr als 15–18 Kilogramm – ist nicht wünschenswert; aber die Schwangerschaft ist auch keine geeignete Zeit für Diätkuren. Die werdende Mutter sollte jeweils so viel essen, daß sie nicht mehr hungrig ist. Minderwertige Nahrung mit einem geringen Anteil an vollwertigen Nährstoffen sollte sie vermeiden. Vielmehr ist auf eine ausgewogene Kost mit reichlich Milch, Fleisch, Obst, Getreide, Rohkost und Käse zu achten – insgesamt etwa 2500 Kalorien pro Tag. Auf diese Weise wird sowohl die Mutter als auch das werdende Kind ausreichend mit Nahrung versorgt. Überschüssiges Fett, das die Frau etwa in ihrem Gewebe speichert, wird später für die Herstellung von Milch verwendet, wenn die Mutter ihr Kind stillt.

Im Zweiten Weltkrieg fand in einigen Ländern zwangsläufig eine Art Ernährungsexperiment statt. Als z.B. in den Niederlanden während der deutschen Besatzung die Nahrung knapp war, stieg die Zahl der Früh- und Totgeburten an, und im Durchschnitt waren die Neugeborenen kleiner. Als der Krieg vorbei war, normalisierten sich die Zahlen wieder. In der heutigen Zeit stellt man in unterentwickelten Ländern mit schlechter Ernährungslage ähnliche Werte fest.

Schadet es dem Kind, wenn die Mutter Alkohol trinkt?

Man hat die Plazenta mit einem Zaun verglichen: „Pferde werden zurückgehalten, Mäuse aber nicht." Das soll heißen, daß größere Körper – Blutzellen und Bakterien – nicht durch die Plazenta hindurchgelangen können, kleinere aber – Sauerstoffmoleküle, kleine Viren und die meisten Drogen – sehr wohl.

Zu den Drogen, welche die Schranke der Plazenta überwinden, gehört Alkohol. Wenn also eine schwangere Frau Alkohol trinkt, dann ist das so, als ob das Kind ebenfalls tränke. Das Kind einer Alkoholikerin kann schon im Mutterleib alkoholabhängig sein. In Westeuropa und Nordamerika kommen von 1000 Kindern ein bis zwei bereits alkoholkrank auf die Welt.

Die Fachleute sind sich nicht darüber einig, welche Alkoholmenge während der Schwangerschaft zuviel ist. Manche sagen, 30–60 Gramm pro Tag seien wahrscheinlich nicht schädlich. Andere meinen, eine Schwangere solle sich auf ein gelegentliches Glas Wein beschränken.

Was Drogensüchtige betrifft, etwa Heroinsüchtige, so sind die Gefahren für das Kind groß: Das neugeborene Kind einer süchtigen Mutter, das nach der Geburt ja keine Drogen mehr erhält, leidet unter Entzugserscheinungen.

Daß die Plazenta teilweise durchlässig ist, hat aber auch seine guten Seiten. So kann ein Teil der mütterlichen Abwehrstoffe die Plazenta passieren. Das ungeborene Kind hat also teil an allen Gefahren, denen der mütterliche Körper ausgesetzt ist; es profitiert aber auch von seinen Abwehrmaßnahmen.

Darf eine Schwangere Medikamente einnehmen?

Eine Frau, die Medikamente einnimmt, sollte sich darüber mit ihrem Arzt unterhalten, wenn sie ein Baby haben möchte. So-

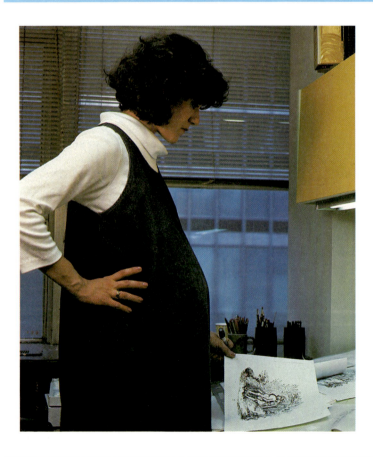

Eine werdende Mutter braucht Schonung

In früheren Zeiten kehrten Frauen nach einer Geburt oft ohne jede Erholungspause an ihren Arbeitsplatz zurück. Heutzutage genießt die werdende Mutter in vielen Ländern gesetzlich geregelten Mutterschutz. Anstrengende Arbeiten dürfen ihr nicht zugemutet werden, und sie darf bei ihrer Tätigkeit auch nicht lange stehen. In den Wochen vor und nach der Entbindung ist sie ganz von der Arbeit befreit. Das Kind wird ja immer größer und stellt schließlich eine Last dar. Der dicke Bauch macht es der Frau schwer, sich zu bücken, und schon das Gewicht allein strengt den Rücken an. Am Ende der Schwangerschaft hat eine Frau normalerweise neun bis elf Kilogramm zugenommen. Die größer werdende Gebärmutter drückt auf die andern inneren Organe und kann Verdauungsstörungen, Herzklopfen und sonstige Beschwerden hervorrufen. Die gedehnten Bänder im Beckenbereich machen den Gang unsicher. Der innere Druck kann auch zu Krampfadern führen. Erleichterung tritt am ehesten ein, wenn die Schwangere die Beine hochlegt. In den meisten Berufen ist dies aber wohl nicht gut möglich. Viele Firmen stellen den Frauen jedoch einen Platz zur Verfügung, wo sie sich hinlegen können.

Eine gesunde Frau kann auch während der Schwangerschaft bis wenige Wochen vor der Entbindung arbeiten. Eine plötzlich auftretende Müdigkeit kommt am Anfang der Schwangerschaft häufiger vor als später.

bald sie weiß, daß sie schwanger ist, darf sie nur noch Medikamente nehmen, die ihr Arzt für unentbehrlich hält.

Während der ersten drei Schwangerschaftsmonate sind Medikamente für den Fetus äußerst gefährlich, da sich in der Zeit das Herz, das Gehirn, die Gliedmaßen und die Gesichtszüge bilden. Die meisten Schäden entstehen in der dritten Schwangerschaftswoche – also in einer Zeit, da die Mutter oft noch gar nicht weiß, daß sie schwanger ist. Es gibt aber auch Medikamente, die schädlich sind, wenn man sie in den letzten Wochen oder während der Entbindung einnimmt.

Manchmal sind schon sehr kleine Mengen eines Medikaments äußerst gefährlich. So bewirkte vor einiger Zeit jeweils bereits eine einzige Tablette Contergan, die lediglich 100 Milligramm des Beruhigungsmittels Thalidomid enthielt, daß Kinder mit mißgebildeten Gliedmaßen auf die Welt kamen.

Kann Geschlechtsverkehr das werdende Kind verletzen?

Der Fetus schwimmt innerhalb der Fruchtblase im Fruchtwasser. Deshalb wird er selbst dann, wenn die Mutter einmal hinfällt, nur selten verletzt – und noch viel seltener beim Geschlechtsverkehr. Das Kind ist gegen alle Stöße gut abgepolstert. Wenn man ihm einen Schubs gibt, schwimmt es weg.

Wenn eine Frau jedoch zu Fehlgeburten neigt, wird ihr manchmal empfohlen, Geschlechtsverkehr zu vermeiden, besonders in der Zeit, in der sie normalerweise ihre Monatsregel hätte. Manche Fachärzte meinen, geschlechtliche Beziehungen seien für alle Frauen im letzten Drittel der Schwangerschaft grundsätzlich nicht wünschenswert. Gefahren sind hier aber nicht erwiesen, außer bei schwierigen Schwangerschaften oder wenn eine ansteckende Geschlechtskrankheit vorliegt.

Wieviel von dem zusätzlichen Gewicht entfällt auf das Kind?

Das Gewicht eines Neugeborenen beträgt durchschnittlich 3,2 Kilogramm. Und alles Drum und Dran – Plazenta und Eihäute, Fruchtwasser und Nabelschnur – wiegt noch einmal 1,4–1,8 Kilogramm. Eine schwangere Frau nimmt aber mehr als fünf Kilogramm zu. So werden die Brüste etwa ein Kilogramm schwerer und die Gebärmutter ein knappes Kilogramm. Dazu kommen noch einmal fast drei Kilogramm Flüssigkeit, die der Körper unter dem Einfluß der Steroidhormone (Östrogene, Gestagene, Androgene, Glukokortikoide u.a.) herstellt. Diese Flüssigkeit wird in den ersten Tagen nach der Geburt des Kindes mit dem Urin wieder ausgeschieden.

Das Gewicht des Kindes steht in einer Beziehung zur Gewichtszunahme der Mutter. Kräftigere Mütter gebären meistens besser entwickelte Kinder, die dann besser gedeihen. Frauen, die weniger als 4,5–5,5 Kilogramm zunehmen, haben eher eine Frühgeburt oder ein untergewichtiges Kind als Frauen, die mehr zunehmen.

Wie verändert sich der Körper während der Schwangerschaft?

In der Regel vergrößert sich die Gebärmutter einer schwangeren Frau auf das 20fache ihrer normalen Größe. Die Brüste werden doppelt so groß. Auch die Scheide vergrößert sich, und das Becken wird breiter, da sich die Bänder dehnen. Die Blutmenge nimmt um 20 Prozent zu. Das bedeutet, daß die Frau etwa einen Liter mehr Blut in ihrem Körper hat und ihr Herz entsprechend mehr arbeiten muß als gewöhnlich. Die Atmung beschleunigt sich ebenfalls, so daß der Körper 20 Prozent mehr Sauerstoff aufnimmt. Außerdem scheidet er mehr Harn aus.

Verdirbt eine Schwangerschaft die Figur?

Wenn das Kind auf die Welt gekommen ist, wird der Appetit der Mutter, der während der Schwangerschaft im allgemeinen recht groß war, wieder normal. Stillende Mütter müssen zwar mehr essen, um einem Mangel an wichtigen Nährstoffen vorzubeugen, sie brauchen deswegen aber nicht unbedingt zuzunehmen. Tatsächlich erlangen die meisten Frauen ihr Gewicht aus der Zeit vor der Geburt ohne jede Diät wieder.

Wenn die junge Mutter keinen gutsitzenden Büstenhalter trägt, kann sich eine Hängebrust entwickeln. Der vorstehende Nabel, der für die letzten Monate vor der Geburt typisch ist, bildet sich bald zurück.

Besondere Gelüste während der Schwangerschaft

Wie kommt es, daß schwangere Frauen zuweilen einen plötzlichen Heißhunger auf besondere Speisen, etwa saure Gurken oder Eis, verspüren? Viele Wissenschaftler sind der Meinung, daß diese Erscheinung nicht auf einem Mangel an irgendwelchen Nährstoffen beruht. Vielmehr halten sie solche Gelüste für psychisch bedingt. Manche deuten sie auch als Bitte um Zuneigung. Es gibt jedoch einen Heißhunger, bei dem die betroffene Person – oft eine Schwangere – Appetit auf nichteßbare Dinge wie Gips, Kohle oder Schmutz hat. Dieser Hunger wird als ein Zeichen von Eisenmangel gedeutet.

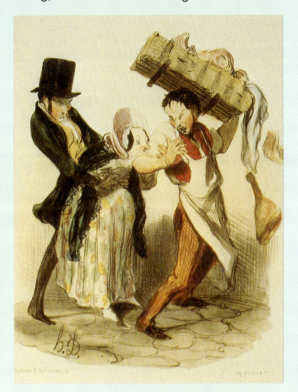

Satirisch hat der französische Künstler Honoré Daumier 1839 den Heißhunger von Schwangeren auf Fleisch dargestellt. Seine Karikatur zeigt eine Frau in anderen Umständen, die gierig in den Arm eines Metzgerlehrlings hineinbeißt.

So entwickelt sich das Kind im Mutterleib

Von der 3. bis zur 15. Woche

Während der Embryo wächst, verändern sich seine Proportionen, und er wird immer mehr als Mensch erkennbar. Mit seinem großen Kopfteil und dem kleinen Schwanzteil ähnelt er zunächst einem Komma. Bis zur achten Woche haben die Gliedmaßenknospen die Knie- und Ellbogengelenke gebildet. Auch die Gesichtszüge sind nun zu erkennen, und der Körper ist weniger kopflastig. Am 31. Tag sind die Schultern auszumachen. Zwei Tage später sprießen die Finger und bis zum 36. Tag die Daumen. Am folgenden Tag sind Nase und Ohren so weit entwickelt, daß man bestimmte ererbte Besonderheiten erkennen kann, z.B. angewachsene Ohrläppchen. Unsichtbar, aber nicht weniger wichtig sind Nerven und Muskeln, die sehr schnell wachsen, so daß der noch wie ein Embryo aussehende Fetus in der neunten Woche zuckende Bewegungen machen kann. Ab der 12. Woche wachsen die Nägel. Das Kind ist jetzt 7,5 Zentimeter groß und wiegt etwa 30 Gramm.

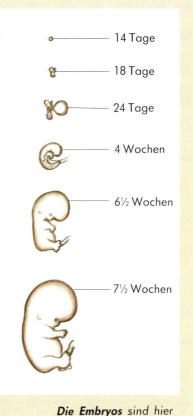

14 Tage
18 Tage
24 Tage
4 Wochen
6½ Wochen
7½ Wochen

Die Embryos sind hier in natürlicher Größe dargestellt.

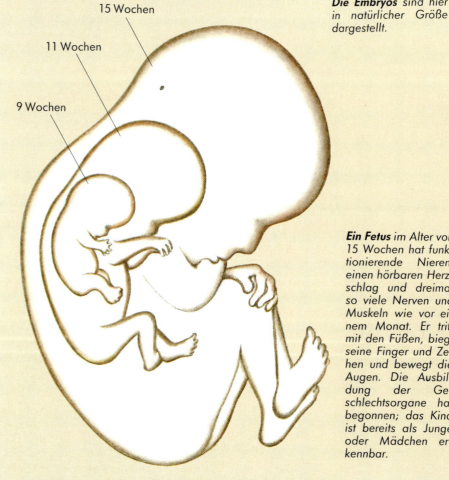

15 Wochen
11 Wochen
9 Wochen

Ein Fetus im Alter von 15 Wochen hat funktionierende Nieren, einen hörbaren Herzschlag und dreimal so viele Nerven und Muskeln wie vor einem Monat. Er tritt mit den Füßen, biegt seine Finger und Zehen und bewegt die Augen. Die Ausbildung der Geschlechtsorgane hat begonnen; das Kind ist bereits als Junge oder Mädchen erkennbar.

Wie sieht das ungeborene Kind nach einem Monat aus?

Vier Wochen nach der Befruchtung nennt man das werdende Kind Embryo. Mit seinem großen Kopf und schmalen Körper ähnelt der etwa erbsengroße Embryo einer Kaulquappe. Er ist einen halben Zentimeter lang. Sein Herz schlägt schon seit etwa einer Woche. Augen und Ansätze der Ohren werden sichtbar, und im Innern entstehen die Anfänge des Gehirns. Bis jetzt sind noch keine Knochen vorhanden. Winzige Knospen wölben sich an den Stellen vor, an denen Arme und Beine sich ausbilden werden.

Eine Woche später hat der Embryo die Größe einer Bohne, und die Knospen der Gliedmaßen haben sich zu kleinen Pfoten entwickelt. Der Kopf ist größer geworden und bietet dem schnell wachsenden Gehirn den nötigen Raum. Arme und Hände sind früher erkennbar als die Beine. Sobald sich die Gliedmaßen gebildet haben, bewegen sie sich auch schon; allerdings merkt die Mutter noch nichts davon. Nach der fünften Woche erscheinen die Lider und legen sich allmählich über die Augen. Im Lauf des siebten oder achten Monats öffnen sie sich wieder.

Wie verbringt das werdende Kind seinen Tag?

Der Fetus schläft viel, und dazwischen verschafft er sich Bewegung; er übt sozusagen für sein künftiges Leben. Schon wenn der Embryo sieben bis acht Wochen alt ist, werden die ersten Bewegungen erkennbar. Es ist mehr ein Zucken, so, als ob das werdende Kind eine an Fäden hängende Marionette wäre; aber in den folgenden Monaten gewinnen die Bewegungen an Anmut und werden besser koordiniert. Im Alter von 17–20 Wochen, noch ehe die Mutter die Bewegungen fühlen kann, macht der Fetus seinen Mund auf und zu; er berührt sein Gesicht, bewegt die Arme und stößt mit den Füßen. Ähnlich den Manövern eines frei im Weltraum schwebenden Astronauten, der nur durch eine Leine mit seinem Raumschiff verbunden ist, schlägt der Fetus im Innern der Fruchtblase langsame Purzelbäume, wobei nur die Nabelschnur seine Bewegungsfreiheit einschränkt.

Schläft der Fetus?

Das ungeborene Kind ist körperlich aktiv und schläft auch. Vieles spricht sogar dafür, daß es träumt. Wovon, das kann man allerdings nur raten. Auf Ultraschallaufnahmen sieht man, wie der Fetus gähnt und sich reckt. Einige Kinder schlafen ausgestreckt auf dem Bauch; andere rollen sich seitlich zusammen, wieder andere lassen den Kopf auf die Brust sinken oder schlafen mit nach hinten geneigtem Kopf. Im letzten Drittel der Schwangerschaft ist nicht mehr genug Platz zum Ausstrecken vorhanden; die meisten Kinder liegen dann zusammengerollt in der Gebärmutter, normalerweise mit dem Kopf nach unten.

Woher weiß man das alles? Zum Teil durch Ultraschallaufnahmen, die von Feten gemacht wurden, teilweise aber auch durch Elektroenzephalogramme, also Aufzeichnungen von Hirnströmen, vor der Geburt des Kindes. Diese Aufzeichnungen zeigen die typischen Gehirntätigkeiten, die für die bekannten Phasen des menschlichen Schlafes charakteristisch sind, einschließlich der Phase der schnellen Augenbewegungen, die das Träumen begleiten (REM-Schlaf).

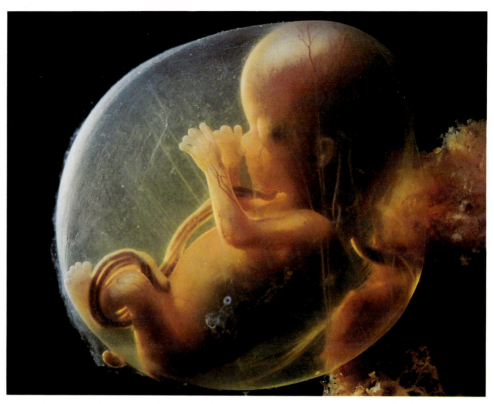

Ein drei Monate alter Fetus schwimmt mit fest geschlossenen Lidern und durchscheinender Haut schwerelos in seiner schützenden Fruchtblase. Mit der Mutter ist er durch die lange Nabelschnur verbunden.

Wie geht die Entwicklung weiter?

Vom dritten Monat an gibt die Natur dem Fetus in allen Bereichen den letzten Schliff. Um die neunte Woche herum erscheinen die Fingernägel. Im Lauf der Schwangerschaft wachsen sie dann so stark, daß manche Kinder mit Kratzern im Gesicht auf die Welt kommen und die Nägel geschnitten werden müssen. Die Lider, die sich zu Beginn des dritten Monats ausbilden, verschließen die Augen, bis diese voll da sind – ähnlich wie bei einem jungen Kätzchen. Die Gesichtszüge nehmen vertrautere Formen an. Die Augen rutschen dichter zusammen, und die Ohren, die zunächst tief am Kopf saßen, wandern weiter nach oben. Die Lippen bilden sich; die Backen werden runder; auf der Zunge entwickeln sich die Geschmacksknospen, und die Speicheldrüsen entstehen. In den Eierstöcken der Mädchen werden die weiblichen Eizellen angelegt, in den Hoden der Jungen die männlichen Samenzellen, die Keime der nächsten Generation. Schon wenn eine Frau im Begriff ist, Mutter zu werden, bereitet sich ihr Kind also darauf vor, sie zur Großmutter zu machen.

Wann bekommt das Kind Haare?

Etwa zu Beginn des dritten Monats wachsen dem Kind feine Augenbrauen und auf der Oberlippe flaumige Härchen. Außerdem behaaren sich die Handflächen und die Fußsohlen. Bis zur 24. Woche ist dem Fetus am ganzen Körper ein weiches Haarkleid gewachsen: das Lanugo oder Wollhaar. Im fünften und sechsten Monat wächst anderes Haar aus neuen Follikeln und ersetzt nach und nach das Wollhaar. Den größten Teil des Wollhaars verliert der Fetus im darauffolgenden Monat; meist bleiben jedoch Reste. So haben viele Neugeborene flaumige Härchen auf dem Kopf, an den Augenbrauen und an den Rändern der Ohrmuscheln.

Ab wann hat ein Fetus gute Überlebenschancen?

Ein Kind, das in der Gebärmutter normal herangewachsen ist, hat etwa ab der 28. Schwangerschaftswoche (Ende des siebten Monats) gute Aussichten, außerhalb der Gebärmutter am Leben zu bleiben. Die Chancen wachsen mit jeder weiteren Woche, die das Kind im Mutterleib verbringen kann, und mit jedem Gramm, das es vor seiner Geburt zunimmt.

Heute hat ein Kind mit einem Geburtsgewicht von mindestens 1500 Gramm ausgezeichnete Überlebenschancen, wenn es im Krankenhaus in der Spezialabteilung für Frühgeburten (Neonatologie) behandelt wird. Die jüngsten Frühgeburten, die jemals überlebt haben, waren nur 25 Wochen alt. Ein solches Kind wiegt etwas mehr als 500 Gramm.

Von einer Frühgeburt spricht man, wenn die Schwangerschaft weniger als 37 Wochen gedauert hat oder wenn das Geburtsgewicht unter 2500 Gramm liegt. Viele zu früh geborene Kinder wachsen zu gesunden Erwachsenen heran. Andere bleiben aber auch in ihrer Entwicklung zurück, oder sie können autistisch oder leichter behindert sein oder schon als Kleinkinder sterben.

In Mitteleuropa beträgt die Sterblichkeitsrate von Neugeborenen mit einem Geburtsgewicht von 2000–4500 Gramm neun bis elf auf 1000 Lebendgeburten. Hingegen sterben von 1000 Kindern, die ein Geburtsgewicht von 1000–1500 Gramm haben, etwa 500.

Die Anfälligkeit der zu früh geborenen Kinder beruht auf der Tatsache, daß bei ihnen die inneren Organe noch nicht ausgereift sind und deswegen manchmal noch nicht störungsfrei funktionieren. Eine der häufigsten Todesursachen bei Frühgeburten besteht darin, daß sie noch nicht richtig atmen können. Diese Kinder sind anfällig für Blutungen im Gehirn und in den Lungen. Auch in anderer Hinsicht sind sie nicht voll entwickelt. Sie verfügen nicht über das Fettpolster, das völlig ausgetragenen Kindern hilft, ihre Körpertemperatur zu halten, und in ihrem Verdauungstrakt sind noch nicht alle Enzyme vorhanden, die der Organismus benötigt, um „künstliche" Babynahrung zu verdauen.

Das Verhältnis von Mutter und Kind

Wann spürt die Mutter erstmals die Bewegungen ihres Kindes?

Wenn man am Ende des zweiten Schwangerschaftsmonats den Bauch der Frau mit entsprechenden Geräten untersucht, so kann man erkennen, daß sich der Embryo schon bewegt. Die werdende Mutter spürt die Bewegungen ihres Kindes aber erst etwa nach dem vierten Monat, wenn der Fetus schon so groß ist, daß er bei seinen Stößen die Wand der Gebärmutter berührt. Mütter, die schon Kinder geboren haben, spüren die Kindsbewegungen normalerweise ein bis zwei Wochen früher als Frauen, die zum erstenmal schwanger sind.

Zwischen der achten Woche, wenn der Fetus beginnt, seine Glieder zu regen, und am Ende der zwölften Woche verdreifacht das Kind seine Größe. Die Wachstumsgeschwindigkeit nimmt mit zunehmender Schwangerschaft ab. Es dauert dann etwa acht bis neun weitere Wochen, bis das Kind seine Größe wiederum verdreifacht hat. In der 20. Schwangerschaftswoche (wenn der Fetus 18 Wochen alt ist) mißt das Kind vom Kopf bis zu den Zehen etwa 25 Zentimeter. Das ist fast die Hälfte der Länge, die es bei der Geburt haben wird. Bei dieser Größe schwimmt es nicht mehr wie zuvor mit leichten Bewegungen in der Fruchtblase herum; vielmehr stößt es überall an die Gebärmutterwand.

Die Mutter fühlt von ihrem Kind zuerst nur ein zartes Klopfen; mit jeder weiteren Woche spürt sie aber immer stärkere Stöße im Bauch. Kurz vor dem Geburtstermin kann das Kind so heftig stoßen, daß die Mutter nachts davon aufwacht.

In den letzten Monaten der Schwangerschaft mag eine Frau sich über eine ganz bestimmte Art von sonderbaren Bewegungen wundern, die sich wie kleine Hopser anfühlen und sich alle paar Sekunden wiederholen – manchmal eine halbe Stunde lang. In solchen Fällen kann es sein, daß das Kind einen Schluckauf hat.

Auch das Kind nimmt Bewegungen wahr. Schon im vierten Schwangerschaftsmonat reagiert es auf Stöße seiner Mutter. Wenn sie es drückt oder ihre Lage rasch ändert, bewegt sich das Kind auch.

Warum stößt das Kind mehr, wenn die Mutter liegt?

Wenn sich die Mutter hingelegt hat, stößt das werdende Kind zumeist am häufigsten. Warum?

Vermutlich beruhigt es das Kind vor der

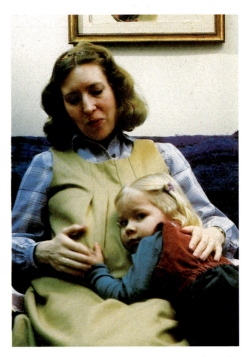

Ein kleines Mädchen legt seinen Kopf an den Bauch seiner Mutter, um die Stöße des Ungeborenen zu spüren. Solche Vertrautheiten helfen einem Kind, schon Monate vor der Geburt des neuen Geschwisterchens eine Beziehung zu ihm aufzubauen.

Geburt genauso, wenn es gewiegt wird, wie nach der Geburt. Ab dem siebten Monat ist der Fetus so groß, daß er gegen viele Organe der Mutter drückt und die Bewegungen seiner Mutter spüren kann. Es könnte vielleicht sein, daß ihre Geschäftigkeit tagsüber das Kind in den Schlaf wiegt und daß es wieder aufwacht, wenn sie sich dann hinlegt, um zu ruhen. Wahrscheinlicher ist aber, daß einer Frau die Bewegungen ihres Kindes lediglich weniger bewußt werden, wenn sie ihrer täglichen Arbeit nachgeht, als wenn sie ruht.

Kann das Kind im Mutterleib sehen und hören?

Nach etwa sieben bis acht Schwangerschaftsmonaten öffnen sich die verschlossenen Augen des Fetus. Sie sind dann voll entwickelt, und es gibt auch etwas zu sehen. Durch die gedehnten, dünneren Bauchdecken der Mutter und durch die Gebärmutterwand kann ein Lichtschimmer dringen. Wenn die Mutter etwa ein Sonnenbad nimmt, taucht das Licht das Kind in eine dunkle Röte.

Auch das Gehör ist voll entwickelt. Der Fetus hört den Herzschlag seiner Mutter, das Knurren ihres Darmes, den Klang ihrer Stimme und Außengeräusche wie Türschlagen und Konzerte. Untersuchungen haben ergeben, daß laute Geräusche beim Fetus Bewegungen hervorrufen und seinen Herzschlag verändern können. Bilder, die man mit Hilfe von Ultraschall aufgenommen hat, zeigen, wie ungeborene Kinder sich dem Klingeln einer Glocke und einem aufblitzenden Licht zuwenden.

Wann treten die ersten Ausscheidungen auf?

In der Mitte des fünften Schwangerschaftsmonats beginnt der Fetus, Urin in das Fruchtwasser auszuscheiden. Das können täglich bis zu 400 Gramm sein. Der Urin ist steril, so daß das Fruchtwasser nicht vergiftet werden kann.

Im Darm des Kindes sammeln sich feste Abfallstoffe an. Sie entstehen aus Fruchtwasser, das der Fetus geschluckt hat, und aus Galle. Diese Abfallstoffe werden erst in den ersten Lebenstagen nach der Geburt als sogenanntes Kindspech ausgeschieden, das dunkelgrün aussieht.

Lernt das Kind schon vor der Geburt?

Schon das ungeborene Kind lernt anscheinend, Töne und Rhythmen zu erkennen. Untersuchungen haben gezeigt, daß Kinder bereits 36 Stunden nach der Geburt oder auch schon früher die Stimme ihrer Mutter wiedererkennen: Sie hören sie lieber als die Stimme einer andern Frau. Das legt die Vermutung nahe, daß diese Vorliebe sich schon vor der Geburt entwickelt hat.

Noch beweiskräftiger erscheint das Ergebnis einer weiteren Untersuchung. Während der letzten Schwangerschaftswochen lasen 16 Frauen ihren ungeborenen Kindern zweimal am Tag eine bestimmte Geschichte vor. Nach der Geburt hörten die Kinder den vertrauten Rhythmus dieser Geschichte offenbar lieber als den andersartigen Takt und Tonfall von andern Geschichten oder Versen. Die Kinder zeigten ihre Vorliebe durch Saugen an einem Schnuller, der elektronisch mit einer Tonanlage verbunden war. Wenn sie in einem bestimmten Rhythmus saugten, konnten sie ihre Mutter hören, die die vertraute Geschichte vorlas. Saugten sie in einem andern Rhythmus, stellte das Gerät auf eine Stimme um, die sie noch nicht gehört hatten.

Eine japanische Untersuchung ergab, daß der Fetus auch lernen kann, sogar das Dröhnen eines Flugzeugs über seinem Kopf zu ignorieren. Kinder von Frauen, die in der

Einflugschneise des Flughafens von Osaka lebten, ließen sich fünfmal weniger durch Fluglärm vom Schlaf abhalten als Kinder, deren Mütter woanders lebten.

Wann wird das Geschlecht des Kindes erkennbar?

In den ersten neun bis zehn Wochen sehen sich die Embryos sehr ähnlich. Die Geschlechtsteile entwickeln sich aus einer Spalte mit einer kleinen runden Knospe in der Mitte und einem Wulst an jeder Seite. Bei dem 12–13 Wochen alten Fetus, der ein Mädchen wird, entwickelt sich die Knospe zum Kitzler, und aus den Wülsten entstehen die Schamlippen. Beim Fetus, der ein Junge werden soll, wird aus der Knospe ein Penis, und die Wülste bilden sich zum Hodensack aus.

Wie verändert sich das Kind in den letzten drei Monaten?

Im letzten Drittel der Schwangerschaft wird der Fetus fähig, außerhalb der Gebärmutter zu leben. Unter seiner Haut sammelt sich Fett an, das den mageren Körper auspolstert und es dem Kind so ermöglicht, sich draußen in der Welt warm zu halten. (Einer der Gründe, warum Frühgeburten in den Brutkasten müssen, besteht darin, daß sie die Temperatur, die für ihre Körperfunktionen notwendig ist, nicht aufrechterhalten können.) Während des achten und neunten Monats nimmt der Fetus durchschnittlich drei bis vier Pfund zu. Zum Zeitpunkt der Geburt ist er meistens größer als seine Nahrungsquelle, die Plazenta. Diese wächst gegen Ende der Schwangerschaft nicht mehr und kann daher den ständig größer werdenden Nahrungsbedarf des Fetus nicht auf unabsehbare Zeit befriedigen.

Das Gehirn wächst in den letzten drei Monaten besonders schnell. In den letzten beiden Monaten beginnt die Bildung des Myelins, einer fettigen Substanz, die die Nervenfasern umhüllt und die Übertragung der Nervenimpulse beschleunigt.

Während dieser ganzen Zeit wird das Kind immer pausbackiger und damit ansehnlicher. Es verliert sein Kleid aus Wollhaar (Lanugo), das den größten Teil seines Körpers in den vergangenen zwei Monaten bedeckt hat. Statt dessen wächst sein Kopfhaar.

Kann man das Temperament eines Kindes vor der Geburt erkennen?

Der eine Fetus bewegt sich heftig und oft, ein anderer verhält sich ruhig. Der eine mag bei plötzlichem Lärm erschrecken, der andere reagiert überhaupt nicht. Manche Menschen sagen, wenn das Kind in der Gebärmutter munter wird, sobald die Mutter zu Bett geht, dann werde dieses Kind später auch munter werden, wenn die Mutter es schlafen legt. Und ein Kind, das im Mutterleib ruhig ist, werde auch später ruhig in seinem Bettchen schlafen. Untersuchungen, bei denen man die Aktivität von Kindern vor und nach der Geburt aufgezeichnet hat, scheinen diese Annahme zu bestätigen.

Wie wahrscheinlich ist es, daß eine Frau einen Jungen bekommt?

Bei den Geburten kommen etwa 106 Jungen auf 100 Mädchen. Bei den Embryos ist der männliche Anteil noch größer: Auf 100 weibliche Embryos kommen schätzungsweise 130 männliche. Man nimmt an, daß diejenigen Samenzellen, die das („männliche") Y-Chromosom tragen, sich schneller auf das Ei zubewegen als die Samenzellen mit („weiblichen") X-Chromosomen. Der Grund dafür könnte darin liegen, daß das Y-Chromosom kleiner und leichter ist als das X-Chromosom. Damit wären die Samenzellen, die das Y-Chromosom tragen, beweglicher und hätten somit eine größere Chance, das Ei als erste zu erreichen.

Allerdings überleben dann in der Gebärmutter mehr weibliche als männliche Embryos, so daß die Wahrscheinlichkeit, daß die Frau eine Tochter zur Welt bringt, nicht sehr viel kleiner ist als die, einen Sohn zu gebären.

Ein Blick auf das ungeborene Kind

Für die werdende Mutter ist eine Untersuchung mit Ultraschallwellen eine einfache Sache. Der Arzt führt lediglich einen Schallkopf mit leichten Bewegungen über ihren Bauch. Auf diese Weise treffen die ausgesandten Schallwellen aus unterschiedlichen Richtungen auf die Gebärmutter und das Kind. Bei den Bildern, die von diesen Wellen erzeugt werden, handelt es sich um Schnittbilder. Man kann sie auf einem Schirm sichtbar machen oder Fotos herstellen. Dem Arzt enthüllen sie alle Einzelheiten wie Größe und Lage der Plazenta, Kopf und Wirbelsäule des Kindes und sogar das Innere seines Herzens. Solche Bilder sind besonders nützlich, wenn eine Mehrlingsschwangerschaft vermutet wird.

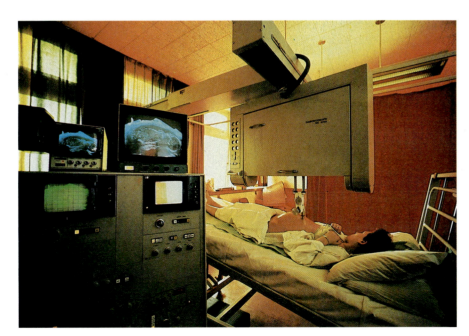

Ultraschallbilder *lassen unmittelbar erkennen, wie es dem Kind im Mutterleib geht.*

Das Phänomen der Zwillinge

Wie entstehen Zwillinge?

Eineiige Zwillinge entstehen aus einer einzigen Eizelle, die von einer einzigen Samenzelle befruchtet worden ist. Die Eizelle teilt sich im frühesten Stadium ihrer Entwicklung in zwei Früchte. Da die Zellen zu diesem Zeitpunkt noch nicht spezialisiert sind und noch nicht begonnen haben, die verschiedenen Organe auszubilden, kann aus beiden Teilen ein vollständiger Mensch werden. Das Ergebnis ist, daß zwei Kinder heranwachsen, die einander in ihren genetisch bestimmten Eigenschaften sehr stark ähneln. Eineiige Zwillinge entwickeln sich also als Einzelwesen; sie haben aber identische Gene und sind gleichen Geschlechts. Außerdem leben sie meistens von derselben Plazenta. Etwa ein Viertel aller Zwillinge fallen unter diese Kategorie.

Zweieiige Zwillinge entstehen aus zwei verschiedenen Eizellen, die jeweils von einer eigenen Samenzelle befruchtet worden sind. Auf diese Art von Zwillingen entfallen 70–80 Prozent aller Zwillingsgeburten. Jeder Embryo wird dabei von einer eigenen Plazenta versorgt, und die beiden Kinder sind sich nicht ähnlicher als andere Geschwister, die zu verschiedenen Zeitpunkten gezeugt und geboren worden sind.

Die Häufigkeit von Zwillingsgeburten ist in verschiedenen Ländern unterschiedlich. Auf 50–300 Geburten kommt eine Zwillingsgeburt – in Mitteleuropa auf 80–90. Wahrscheinlich ist aber die Zahl der Zwillingszeugungen dreimal höher. Viele enden dann jedoch in einer Einlingsgeburt: Einem der Embryos glückt es nicht heranzuwachsen, und er wird absorbiert.

Warum kommen Zwillinge häufig zu früh zur Welt?

Eine Zwillingsschwangerschaft endet oft früher als eine Einzelschwangerschaft. Zum Teil ist dies darauf zurückzuführen, daß Zwillinge mehr Raum brauchen, zum Teil aber auch darauf, daß der mütterliche Kreislauf nicht immer der belastenden Aufgabe gewachsen ist, zwei Kinder zu ernähren. Man weiß noch nicht genau, wie die Wehen ausgelöst werden; doch kann man vielleicht annehmen, daß die mechanische Dehnung der Gebärmutter Kontraktionen auslöst, die dann bei Zwillingsschwangerschaften vorzeitig zu Wehen führen. Um in solchen Fällen einer vorzeitigen Geburt entgegenzuwirken, kann der Arzt der werdenden Mutter Bettruhe verordnen.

Was sind siamesische Zwillinge?

Hierbei handelt es sich um Zwillinge, die zusammengewachsen auf die Welt kommen, da sich die befruchtete Eizelle nicht vollständig in zwei getrennte eineiige Zwillinge geteilt hat. Siamesische Zwillinge sind selten; auf 100 000 Geburten kommt nur ein Fall. Man kann siamesische Zwillinge chirurgisch trennen, wenn die beiden Kinder nicht wichtige Organe, etwa die Leber, gemeinsam haben. In solchen Fällen ist die Operation äußerst schwierig, wenn nicht gar unmöglich.

Wie verursachen Medikamente Mehrlingsgeburten?

Medikamente zur Förderung der Fruchtbarkeit regen die Reifung des Graaf-Follikels und den Eisprung an. Manchmal wirken sie zu gut, so daß mehr als eine Eizelle auf einmal heranreift. Daher besteht bei einer Frau, die fruchtbarkeitsfördernde Medikamente einnimmt, auch eine erhöhte Wahrscheinlichkeit, daß gleichzeitig mehrere Eizellen befruchtet werden und es zu einer Mehrlingsgeburt kommt. Auch bevor Fruchtbarkeitsmedikamente hergestellt wurden, hat es schon Mehrlingsgeburten gegeben, aber nur sehr selten.

Mehrlingsschwangerschaften stellen für die Mutter und die Kinder eine gewisse Gefahr dar. So kommen die Kinder mit großer Wahrscheinlichkeit zu früh zur Welt. Überdies werden sie unter Umständen vom mütterlichen Organismus nicht ausreichend ernährt, da dieser nicht immer in der Lage ist, mehrere Embryos gleichzeitig genügend zu versorgen. Ebensowenig gelingt es dem mütterlichen Herzen, immer genug Blut durch mehrere Plazentas zu pumpen. Diesen Gefahren kann man zumindest teilweise begegnen, wenn die Mutter sich frühzeitig viel ausruht und überdies eine aufbauende Nahrung erhält.

Wußten Sie, daß ...

... ein neugeborenes Kind sich ölig anfühlt und fettig glänzt? Eine weißliche Substanz, Käseschmiere genannt, schützt die empfindliche Haut und verhindert, daß sie sich mit Wasser vollsaugt. Diese wächserne Schicht beginnt sich schon im fünften Monat zu bilden; man kann sie mit dem Fett vergleichen, mit dem sich ein Langstreckenschwimmer einschmiert. Die Käseschmiere besteht aus Talg, der fettigen Substanz, die von den Talgdrüsen an den Haarpapillen produziert wird.

... werdende Väter in manchen Gebieten, etwa in Südamerika und Südasien, das Gebaren der Wöchnerin nachahmen? Diese Sitte nennt man Couvade (Männerkindbett). Bei der Geburt des Kindes gebärden sich die Männer so, als lägen sie ebenfalls in den Wehen.

... die Gebärmutter sich in der ersten Woche nach der Geburt bereits so weit zurückbildet, daß sie nur noch halb soviel wiegt wie während der Schwangerschaft? Und nach einem Monat ist die Gebärmutter schon wieder so klein wie an dem Tag, an dem der Embryo sich dort einnistete.

... in einer Untersuchung über Neugeborene bei 65 Prozent der Kinder ein festes Verhaltensmuster ermittelt wurde? Rund 40 Prozent der Säuglinge erwiesen sich als problemlos. Sie waren die meiste Zeit über vergnügt und stellten sich bereitwillig auf neue Nahrungsmittel, Menschen oder Situationen ein. Etwa 10 Prozent der Kinder wurden als schwierig eingestuft: Sie weinten viel, schrien beim Baden und spuckten ihre Mahlzeiten wieder aus. Weitere 15 Prozent hatten die Neigung, sich in neuen Situationen vorsichtig zurückzuhalten. Da sich diese Temperamentsunterschiede schon so früh im Leben zeigen, liegt der Schluß nahe, daß sie zumindest teilweise angeboren sind. Die Persönlichkeit, die sich im späteren Leben ausprägt, hängt aber nicht nur vom angeborenen Temperament ab, sondern auch von Umwelteinflüssen – von den jeweils besonderen Erfahrungen des Individuums.

Mehrlingsgeburten – wie oft?

In Europa und Nordamerika kommt auf 80–90 Geburten eine Zwillingsgeburt. In China beträgt dieses Verhältnis 300:1, bei den Yoruba in Nigeria 22:1. Diese Unterschiede in der Häufigkeit beruhen wohl auf einer verschiedenartigen erblichen Neigung der Eierstöcke der Frauen, jeden Monat mehr als ein reifes Ei freizugeben. Die Folge davon sind jeweils zweieiige Zwillinge. Bei eineiigen Zwillingen kommen auf 1000 Geburten viermal Zwillinge. Dieses Verhältnis ist unabhängig von der Rasse oder Familie, da die Neigung, daß sich eine befruchtete Eizelle teilt und damit verdoppelt, nicht erblich ist. Drillinge, Vierlinge und Sechslinge können eineiig oder mehreiig sein.

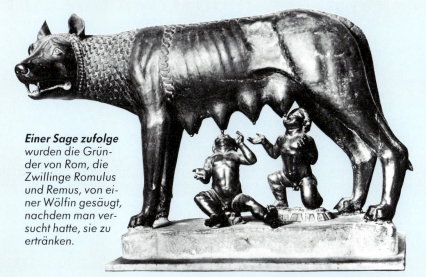

Einer Sage zufolge wurden die Gründer von Rom, die Zwillinge Romulus und Remus, von einer Wölfin gesäugt, nachdem man versucht hatte, sie zu ertränken.

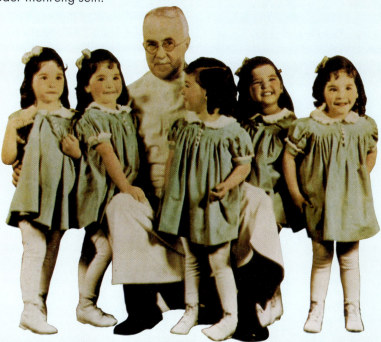

Die Dionne-Fünflinge – hier mit ihrem Arzt Dr. Dafoe – wurden 1934 in Ontario geboren. Daß Fünflinge überlebten, war damals selten; so standen die Kinder sehr im Licht der Öffentlichkeit, was ihre Entwicklung störte.

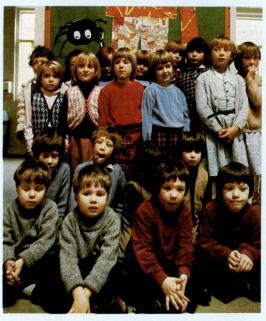

Das englische Dorf Leominster (8000 Einwohner) ist durch seinen unerklärlichen Zwillingsreichtum bekannt geworden. Unter den Erwachsenen gibt es nicht mehr Zwillinge als normal; doch unter den Kindern sind 28 Zwillingspärchen.

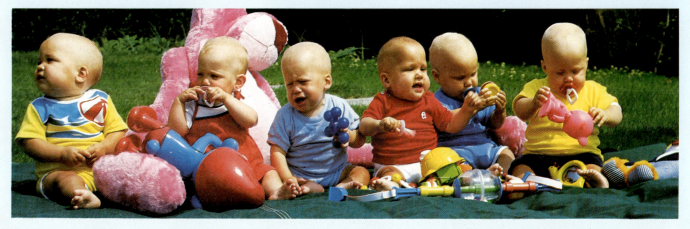

Die Van-Hove-Gadeyne-Sechslinge in Belgien sind berühmt; aber die Anteilnahme hält sich hier in vernünftigem Rahmen.

Die verschiedenen Arten der Entbindung

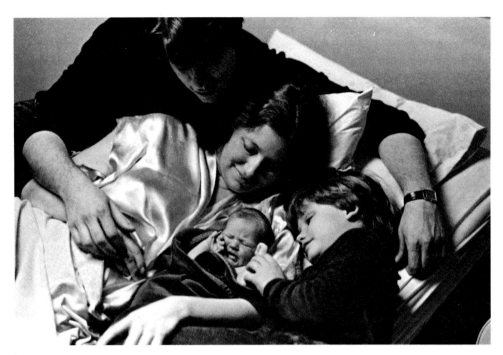

Wenn ein Kind zu Hause zur Welt kommt, wird es in der behaglichen Umgebung des elterlichen Schlafzimmers gleich in den Kreis der ganzen Familie hineingeboren. Sofern keine Komplikationen zu erwarten sind, kann man sich für eine Hausgeburt entscheiden. Heute wird allerdings meist der Entbindung in einer Klinik der Vorzug gegeben, da sie mehr Sicherheit bietet.

Warum sollte man frühzeitig über die Geburt nachdenken?

Eine Frau, die in den Wehen liegt, ist kaum in der Lage, über verschiedene Vorgehensweisen zu diskutieren. Eine werdende Mutter sollte sich daher rechtzeitig überlegen, wie sie ihr Kind zur Welt bringen will und wie sie während der Geburt behandelt werden möchte. Zudem sollte sie sicher sein, daß die Menschen und Institutionen, denen sie sich anvertraut, ihre Ansichten teilen. Ferner muß sie sich darüber klarwerden, ob ihre Ansichten vernünftig sind oder nur auf Gefühlen beruhen. Schließlich übernimmt sie ja die Verantwortung für das Wohlergehen ihres Kindes, und ihre Entschlüsse können für dessen ganzes Leben entscheidend wichtig sein. Wenn die Schwangere frühzeitig Fragen stellt, kommt sie möglicherweise dahinter, daß der Arzt oder das Krankenhaus manche Dinge völlig ablehnt, die ihr selbst sehr wesentlich sind.

Was leistet eine Hebamme?

Mehr als drei Viertel aller Kinder, die auf der Erde geboren werden, kommen mit der Hilfe von Hebammen zur Welt.

Bei uns dürfen Hebammen weder einen Kaiserschnitt machen noch eine Zangengeburt vornehmen. Sie sind jedoch bestens darauf vorbereitet, die werdende Mutter während der Wehen und der Geburt richtig zu betreuen, und dürfen notfalls sogar eine Episiotomie – einen Scheidendammschnitt zur Erweiterung des Geburtskanals – ausführen. Eine Hebamme ist auch in der Lage zu erkennen, ob alles normal verläuft oder ob es Schwierigkeiten gibt und ein Arzt geholt werden muß.

Sollte eine Frau ihr Kind zu Hause zur Welt bringen?

Wenige Ärzte und manche Hebammen befürworten eine Hausgeburt. Bei den schwangeren Frauen selber nahm vor einiger Zeit die Zahl derjenigen zu, die lieber zu Hause entbinden wollen als im Krankenhaus. Für solche Frauen ist die Nähe ihrer Familie oder Freunde eine Beruhigung, und sie wollen die Freude über die Geburt des Kindes mit den Menschen teilen, die ihnen nahestehen. Allgemein kann man sagen, daß bei einer Hausgeburt das seelische Wohlbefinden der Frau Vorrang vor Technik und Sicherheit hat. Die im Krankenhaus üblichen Hilfen, die der Sicherheit von Mutter und Kind dienen, fallen hier weg. Dazu gehören intravenöse Infusionen und die elektronische Überwachung des Fetus. Auch im Krankenhaus erhalten die Frauen heute aber mehr persönliche Zuwendung als früher.

Eine Hausgeburt ist nur für solche werdenden Mütter geeignet, bei denen eine komplikationslose Geburt zu erwarten ist. Dazu gehören auf keinen Fall Frauen, die Zwillinge erwarten, Zuckerkranke oder Mütter mit Bluthochdruck, mit einer *Placenta praevia* (vorliegenden Plazenta) und andern Schwierigkeiten.

Ist eine natürliche Geburt schmerzlos?

Der Begriff „natürliche Geburt" – besser wäre es, man würde von einer gut vorbereiteten Geburt ohne Kunsthilfen sprechen – wird oft mißverstanden. Das Ziel besteht hier nicht darin, den Schmerz völlig auszuschalten, sondern er soll dadurch, daß der Frau durch natürliche Entspannung und Zuwendung die Angst genommen wird, verringert werden. Die Befürworter der „natürlichen Geburt" vertreten die Ansicht, daß durch die Vorbereitung auf die Geburt zwischen Mutter und Kind auch ein engeres Band geknüpft wird.

Die verschiedenen Methoden der Geburtsvorbereitung, wie sie heute in vielen Teilen der Welt praktiziert werden, haben ihren Ursprung in der Sowjetunion. In der Zeit zwischen 1930 und 1950 begannen sowjetische Ärzte, Pawlows Technik der Konditionierung bei gebärenden Frauen anzuwenden. Ihr Ziel war es, werdende Mütter so zu beeinflussen, daß sie auf die Wehen nicht mit Angst und Verspannung reagierten, sondern mit einer Atemtechnik, die sie erlernt hatten.

Neben dem weithin bekannt gewordenen britischen Gynäkologen Grantly Dick-Read traten noch zwei weitere Hauptvertreter der Bewegung „natürliche Geburt" auf: Lamaze und Leboyer. Inzwischen stellt die Lamaze-Methode eine erprobte Alternative zur Entbindung unter Beruhigungsmitteln und Betäubung dar. Dabei nimmt die schwangere Frau zunächst an Kursen teil, und zwar zusammen mit einem Partner, dessen Aufgabe es ist, der Frau später während der Wehen bei der Anwendung der gemeinsam erlernten Atem- und Entspannungstechniken zu helfen.

Bei der Leboyer-Methode steht das Kind im Mittelpunkt. Um den Schock, den es beim Austritt aus dem Mutterleib erleidet, so gering wie möglich zu halten, wird die Beleuchtung abgeblendet, und das Neugeborene wird sogleich in einer Wanne mit lauwarmem Wasser gebadet. Man darf dabei allerdings nicht übersehen, daß der Schock, der durch die kalte Luft ausgelöst wird, nötig ist, damit das Kind zu atmen beginnt. Da die ersten Minuten nach der

SCHWANGERSCHAFT, GEBURT UND WACHSTUM

Geburt die kritischsten Augenblicke im Leben eines Kindes sind, ist es nicht unbedingt ratsam, in die natürlichen Reize einzugreifen, welche die normalen Körperfunktionen auslösen.

Was kann in den letzten Monaten passieren?

Eine ernste Bedrohung der Schwangerschaft sind vorzeitige Wehen. Auf sie sind die meisten Todesfälle bei Neugeborenen zurückzuführen. Wenn es der Mutter und dem Kind sonst gutgeht, kann der Arzt eine medikamentöse Behandlung anordnen, um eine zu frühe Geburt zu verhindern. Während der ganzen Schwangerschaft sollte die werdende Mutter regelmäßig zum Arzt oder zur Hebamme gehen und damit einer Frühgeburt vorbeugen.

Eine andere Gefahr, die bei einigen wenigen Frauen im letzten Stadium der Schwangerschaft auftritt, ist die sogenannte Präeklampsie oder Spätgestose, die mit einer Erhöhung des Blutdrucks einhergeht.

Auch eine *Placenta praevia* stellt eine Komplikation dar. Der Mutterkuchen sitzt dann im unteren Teil der Gebärmutter, manchmal direkt über dem Muttermund. In einem solchen Fall ist oft ein Kaiserschnitt nötig, weil das Kind dann nicht geboren werden kann, ohne daß sich die Plazenta ablöst, was zu einer starken Blutung führt.

Sowohl bei Präeklampsie als auch bei einer *Placenta praevia* muß die Mutter ins Krankenhaus, da Mutter und Kind gefährdet sind.

Warum kommen so viele Kinder durch Kaiserschnitt zur Welt?

Solange es in den Krankenhäusern noch nicht üblich war, den Herzschlag des Kindes durch Geräte ständig zu überwachen, fehlten den Ärzten genaue Informationen darüber, wie sich das Kind hielt, während die Mutter bei der Geburt preßte. Die Hebammen konnten nicht ständig ihr Ohr an den Bauch der Mutter halten oder laufend die Einzelheiten der Herztöne interpretieren, die ein elektronisches Gerät aufnahm und auf Papierstreifen aufzeichnete. Wenn sich der Herzschlag des Kindes verändert, weil es zu wenig Sauerstoff bekommt, kann man das aus solchen Kurven ersehen. Dann muß rasch gehandelt werden; der Arzt muß die Entbindung durch einen Kaiserschnitt beenden.

Daß man seit der Einführung der elektronischen Überwachung solche Geburtsrisiken früher erkennt, ist eine wichtige Ursache der häufigeren Kaiserschnittgeburten. Diese Zunahme ist aber auch dadurch bedingt, daß man heute mehr Gründe für schwere Geburtsrisiken kennt als früher. Eine Risikogeburt liegt z.B. schon dann vor, wenn die Mutter unter 20 oder über 30 Jahre alt oder unterernährt oder sonst in einem schlechten Gesundheitszustand ist.

Es gibt kritische Stimmen, die sagen, es würden zu viele Kaiserschnitte gemacht, denn ein Kaiserschnitt sei für den Arzt eine rasche und bequeme Sache und überdies sei er für das Krankenhaus einträglich. Eine werdende Mutter, die ihr Kind auf ganz normale Weise zur Welt bringen möchte, wird sich am besten zunächst vom Arzt ihres Vertrauens beraten lassen und sich erst dann für einen bestimmten Arzt entscheiden, wenn sie weiß, welchen Standpunkt er vertritt.

Ist nach einem Kaiserschnitt eine normale Entbindung möglich?

Ob eine Mutter nach einem Kaiserschnitt noch ein Kind durch eine normale Geburt zur Welt bringen kann, hängt von drei Dingen ab. Erstens muß der Kaiserschnitt wegen einer einmaligen Schwierigkeit gemacht worden sein, z. B. wegen einer Beckenendlage (Steißlage), und nicht wegen bleibender Schwierigkeiten, etwa eines zu engen Beckens, durch das der Kopf eines Kindes nicht hindurchpaßt. Zweitens muß die Kaiserschnittnarbe haltbar sein. Ein langer, vertikaler Schnitt kann während der späteren Wehen eher aufgehen als ein kurzer, quer geführter Schnitt. Und drittens muß der Arzt bereit sein, die Frau eine normale Entbindung versuchen zu lassen. Einige Ärzte machen nach dem ersten Kaiserschnitt bei der nächsten Geburt automatisch wieder einen.

Entbindung im Sitzen

Bis vor etwa 200 Jahren entbanden die meisten Frauen, indem sie aufrecht auf einem Gebärstuhl hockten oder saßen. Diese Methode wurde von den Ärzten des 18. Jahrhunderts abgelehnt, weil neue Techniken, besonders der Gebrauch der Geburtszange, sich besser anwenden ließen, wenn die werdende Mutter auf dem Rücken lag. Heute erlebt die Geburt im Sitzen ein Comeback. Im Sitzen kann die Frau besser pressen, und die Schwerkraft unterstützt sie. So berichten Frauen, die ihr Kind auf einem modernen Entbindungsstuhl zur Welt gebracht haben, daß die Geburt angenehmer und schneller vonstatten gegangen sei.

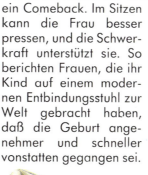
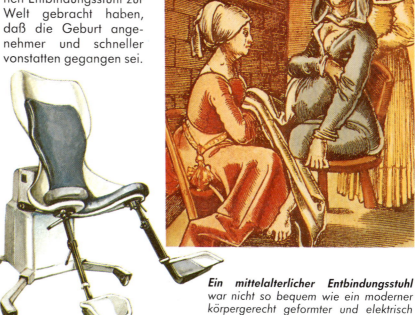

Ein mittelalterlicher Entbindungsstuhl war nicht so bequem wie ein moderner körpergerecht geformter und elektrisch verstellbarer Stuhl (links).

Mögliche Schwangerschaftsprobleme

Was bedeuten kleine Blutungen während der Schwangerschaft?

Wenn in den ersten Monaten der Schwangerschaft ein oder zwei Tage lang kleinere Blutungen auftreten, kann das ein Zeichen für eine drohende Fehlgeburt sein. In der Regel sind solche Blutungen aber ohne Bedeutung. Sie stellen sich meistens zu dem Zeitpunkt ein, zu dem die Frau sonst ihre Monatsregel gehabt hätte, und sie sind schnell wieder vorbei. In 85 Prozent dieser Fälle geht die Schwangerschaft ohne Zwischenfälle weiter, und das Kind wird ganz normal geboren.

Starke Blutungen aber oder auch kleinere Blutungen, die länger als eine Woche andauern, sind das Zeichen für eine beginnende Fehlgeburt. Wenn ein solches Symptom auftritt, ist der Fetus häufig schon seit einigen Wochen abgestorben, und die Gebärmutter beginnt ihre Schleimhaut abzustoßen, so wie sie das im Lauf der monatlichen Periode auch tun würde. Wenn die Schwangerschaft weiter fortgeschritten ist, können kleinere oder größere Blutungen auch ein Zeichen von *Placenta praevia* (vorliegender Plazenta) sein. In einem solchen Fall muß die Frau ständig durch einen Arzt überwacht werden.

Was sind die Ursachen einer Fehlgeburt?

Fehlgeburten, so heißt es zuweilen, seien eine Maßnahme der Natur, mit der sie Fehler im Fortpflanzungsmechanismus korrigiere. Tatsächlich ist etwa bei zwei von drei Aborten der Fetus schwer mißgebildet. Für solche Mißbildungen gibt es zahlreiche Gründe. Die weiblichen Eier sind ja, jedenfalls in ihrer ursprünglichen Form, so alt wie die Frau selbst, und es ist unwahrscheinlich, daß sich jedes einzelne Ei in tadellosem Zustand befindet, wenn es beim Eisprung freigesetzt wird. Außerdem kann eine an sich gesunde Eizelle von einer geschädigten Samenzelle befruchtet werden. Aber selbst wenn der Embryo zunächst gesund ist, kann er noch geschädigt werden, wenn die Mutter krank oder schlecht ernährt ist oder wenn sie Medikamente einnimmt oder etwa an ihrem Arbeitsplatz giftigen Chemikalien ausgesetzt ist. Auch bestimmte Krankheiten können den Embryo schädigen, beispielsweise Röteln oder Toxoplasmose – eine Infektionskrankheit, die durch Parasiten hervorgerufen und durch Haustiere übertragen wird.

Eine Fehlgeburt kann sogar eintreten, wenn mit dem Fetus alles in Ordnung ist. Gewöhnlich ereignet sie sich dann im zweiten oder dritten Schwangerschaftsmonat und hat ihren Grund in einer Gebärmutteranomalie. Auch psychische Ursachen – vielleicht eine unbewußte Angst vor einer Schwangerschaft oder vor der Mutterschaft – können zu einer Fehlgeburt führen. Nur selten aber sind Aborte die Folge eines Sturzes, eines Autounfalls oder eines plötzlichen Schocks – obwohl Filme und Romane immer wieder einmal diesen Eindruck erwecken.

Genau festzustellen, wie oft Aborte vorkommen, ist fast unmöglich. Viele verspätete Monatsblutungen sind eigentlich frühe Fehlgeburten – und zwar so frühe, daß die betroffenen Frauen gar nicht wissen, daß sie schwanger waren. Eine häufig vertretene Schätzung besagt, daß etwa von fünf Schwangerschaften eine mit einer Fehlgeburt endet.

Wozu dient eine Fruchtwasseruntersuchung?

Eine Fruchtwasseruntersuchung *(Amniozentese)* wird dann vorgenommen, wenn der Fetus auf bestimmte Krankheiten und Mißbildungen oder Gefährdungen hin untersucht werden soll. Dabei wird eine Hohlnadel durch die Bauchdecke der Mutter in die Gebärmutter eingeführt und eine Probe des Fruchtwassers entnommen. Im Fruchtwasser sind Zellen und Moleküle enthalten, die der Fetus ausgeschieden hat. Wenn man dann im Labor eine Kultur mit diesen Zellen anlegt, kann man daran Krankheiten erkennen, die durch Genanomalien bedingt sind, etwa das Down-Syndrom (Mongolismus), eine angeborene Wirbelspalte *(Spina bifida)* oder eine progressive Muskeldystrophie.

Bei weniger als einem Prozent dieser Un-

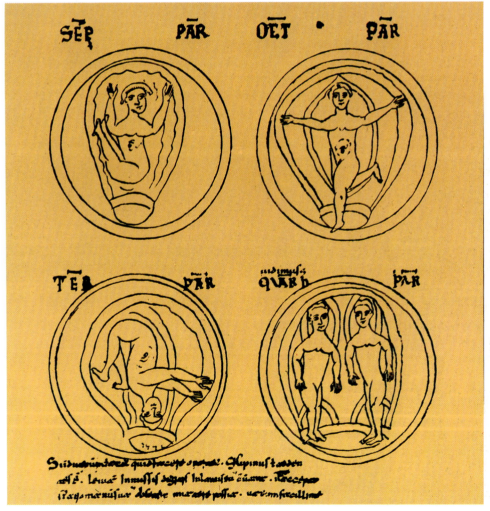

In einer Handschrift des 12. Jahrhunderts werden schwierige Geburtssituationen, darunter auch eine Zwillingsgeburt, gezeigt. Die Darstellung beruht auf dem Werk des Soranus von Ephesus, eines Arztes aus dem 2. Jahrhundert n. Chr. Von ihm stammt eine noch heute angewandte Methode, das quer im Mutterleib liegende Kind zu wenden.

tersuchungen kommt es zu Gebärmutterkontraktionen und einer Fehlgeburt oder zu andern Komplikationen. Aber dieses Risiko sollte man auf sich nehmen, wenn der Verdacht besteht, daß bei dem Fetus eine Mißbildung oder Erbkrankheit vorliegt, die man auf andere Weise nicht rechtzeitig feststellen könnte.

Bestätigt sich der Verdacht, kann man die Schwangerschaft unterbrechen (sofern die Eltern dies ausdrücklich wünschen) oder eine Behandlung im Mutterleib vornehmen (falls das möglich ist). Frauen über 35 wird immer zu einer Fruchtwasseruntersuchung geraten, da man bei Kindern von älteren Müttern am ehesten mit Geburtsschäden rechnen muß.

Kann man das Geschlecht des Kindes vorzeitig feststellen?

Nach einer Fruchtwasseruntersuchung (*Amniozentese*) weiß der Arzt, ob das Kind ein Junge oder ein Mädchen wird, denn in den Zellen, die in der Fruchtwasserprobe enthalten sind, kann man die Geschlechtschromosomen erkennen. Manche Eltern bitten den Arzt aber, das Geschlecht des Kindes nicht zu verraten.

Kann sich die Nabelschnur verwickeln?

Da eine Nabelschnur durchschnittlich 60 Zentimeter lang ist und der Fetus im Mutterleib immer wieder Purzelbäume schlägt, könnte man annehmen, daß die Nabelschnur sich ständig verwickle. In Wirklichkeit kommt das aber selten vor. Das Herz des Kindes pumpt das Blut mit einer Geschwindigkeit von rund sechs Kilometern pro Stunde durch die Nabelschnur. Dadurch wird es in nur 30 Sekunden durch den Körper des Kindes und die Plazenta und wieder zurück zur Nabelschnur befördert. Darüber hinaus wird auf diese Weise so viel Druck erzeugt, daß die Nabelschnur steif bleibt – wie ein Gartenschlauch, durch den Wasser strömt.

Dennoch kann die Nabelschnur sich verwickeln. Von jeweils drei Kindern wickelt eins die Nabelschnur um sich herum, zuweilen sogar mehrmals. In einem solchen Fall kann die Nabelschnur bei der Geburt zwischen den Beckenknochen der Mutter und den Schädel- oder Schulterknochen des Kindes eingeklemmt werden. Dann fließt in ihr das Blut nicht weiter, und das Kind wird nicht mit Sauerstoff versorgt. Dadurch verlangsamt sich der Herzschlag des Kindes.

Ärztliche Behandlung des Ungeborenen

Dank der modernen Wissenschaft ist es möglich geworden, schon in einem frühen Entwicklungsstadium des Kindes bestimmte Abweichungen von der Norm festzustellen, und man kann Babys mit den verschiedensten Störungen bereits vor der Geburt behandeln. So hat man Kinder vor schweren Krankheiten, Behinderungen und sogar vor dem Tod bewahrt, indem man die Ernährung der Mutter umstellte. Bis vor kurzem konnte man den Fetus nur über die Plazenta erreichen. Heute ist es möglich, Mangelerscheinungen durch Spritzen in das Fruchtwasser zu beheben; der Fetus schluckt dann die Medikamente. Mit Hilfe von Ultraschallbildern und feinsten Instrumenten hat man sogar schon erfolgreich Transfusionen und Operationen an Kindern vorgenommen, die sich noch im Mutterleib befanden. Wenn das Kind offenbar einen Wasserkopf bekommt, kann man überschüssige Flüssigkeit aus dem Gehirn des Kindes ableiten.

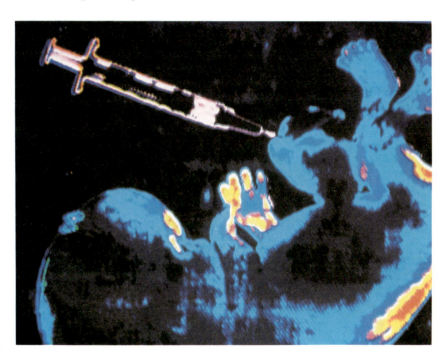

Mit einer Amniozentese (Entnahme einer Fruchtwasserprobe) kann man bestimmte Probleme schon vor der Geburt erkennen und manchmal auch beheben.

Ein solcher Zustand kommt während der Entbindung häufig vor. Das Kind erholt sich aber gewöhnlich schnell wieder, sobald der Druck auf die Nabelschnur aufhört. Oft kann man dies auch dadurch erreichen, daß die Mutter sich auf die Seite dreht, sich auf Hände und Knie stützt oder herumläuft. Wenn die Situation bedrohlich wird, muß der Arzt einen Kaiserschnitt vornehmen, um das Kind zu retten.

Was sind falsche Wehen?

Während der letzten Monate vor der Geburt spüren alle schwangeren Frauen in ihrem Leib Kontraktionen. Sie sind nicht sehr schmerzhaft, werden aber trotzdem manchmal für richtige Wehen gehalten.

Mit fortschreitender Schwangerschaft wird die Gebärmutter immer leichter erregbar, und hin und wieder zieht sie sich zusammen. Diese Kontraktionen erfüllen eine wichtige Aufgabe: Indem sie das Kind gegen den Gebärmutterhals stoßen, machen sie diesen Kanal kürzer und dehnen ihn, so daß er sich später besser erweitern kann und das Kind durchtreten läßt.

Es gibt eine einfache Methode, um richtige Wehen von falschen zu unterscheiden: Man steht auf und geht umher. Wenn die Kontraktionen dann abklingen, waren es keine richtigen Wehen. Wenn sie aber anhalten, immer länger dauern, in immer kürzeren Abständen kommen und dabei immer stärker werden, dann hat die richtige Wehentätigkeit begonnen.

Der Beginn der Wehen

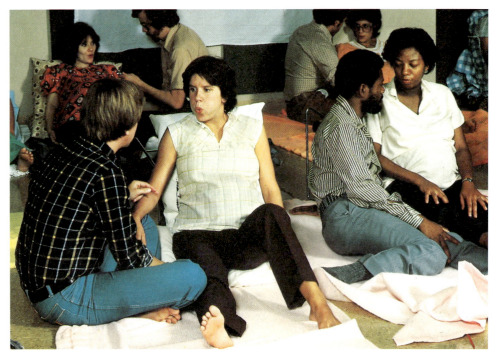

Ehepaare lernen heute oft die Technik der Geburt gemeinsam. Dazu gehören Entspannungsmethoden und die richtige Atmung. Aufgabe des Mannes ist es, seiner Frau während der Geburt zu helfen. Beispielsweise kann er ihr den Rücken massieren, oder er kann sie stützen und sogar anfeuern. Ein besonderer Vorteil besteht darin, daß der Mann seiner Frau vertraut und zudem ständig verfügbar ist, während das Klinikpersonal zwischendurch auch einmal anderweitig beschäftigt sein kann.

Warum zieht die Gebärmutter sich zusammen?

Die Gebärmutter vergrößert sich fast während der gesamten Schwangerschaft, um dem wachsenden Fetus Platz zu bieten. Gegen Ende der Schwangerschaft aber hört die Größenzunahme der Gebärmutter auf, während das Kind immer noch weiterwächst. Auf diese Weise wird die Gebärmutterwand gedehnt. Wenn Muskeln gedehnt werden, nimmt ihre Fähigkeit, sich kräftig zusammenzuziehen, zu, und sie werden manchmal leichter erregbar. So kann das größer werdende Kind die Gebärmuttermuskeln dadurch, daß es sie dehnt, dazu anregen, sich zusammenzuziehen. Wenn das Kind sich ins Becken senkt und mit seinem Kopf gegen den Gebärmutterhals drückt, werden dadurch offenbar Kontraktionen ausgelöst: Der Druck des Kindes erregt bestimmte Nerven. Diese senden daraufhin Signale zum Gehirn der Mutter und veranlassen die Hypophyse, das wehenanregende Hormon Oxytozin auszuschütten.

Hier sind also sowohl chemische als auch mechanische Einflüsse am Werk. Die Gebärmutter spricht immer stärker auf das Oxytozin an. Dieses wird zusätzlich auch vom Fetus produziert. Die Wehen beginnen wahrscheinlich dann, wenn der Hormonspiegel im Blut eine bestimmte Höhe überschreitet und die Gebärmutter entsprechend reagiert.

Das Hormon ist so wirksam, daß ein Arzt seiner Patientin in der Regel Oxytozin verabreicht, wenn er die Geburt einleiten will. Wehen sollte man allerdings nur dann künstlich erzeugen, wenn bestimmte medizinische Befunde bei der Mutter oder beim Kind dies dringend erfordern. Nicht aber sollte die Geburt lediglich aus Gründen der Bequemlichkeit eingeleitet werden.

Der Fetus selbst gibt dem Körper der Mutter zu verstehen, daß er mit den Wehen beginnen möge. Dem ganzen Ablauf liegen komplizierte, biochemische Vorgänge zugrunde. Wenn die hormonproduzierenden Organe des Kindes reifen, setzen sie eine Kette von chemischen Reaktionen in Gang, die schließlich zur Produktion von Prostaglandinen in der Gebärmutter führen. Diese Hormone haben ebenfalls die Fähigkeit, Gebärmutterkontraktionen auszulösen. Sie werden auch während der Wehentätigkeit in der Gebärmutter hergestellt.

Oxytozin und Prostaglandine wirken wahrscheinlich gemeinsam und nacheinander; sie sorgen für den richtigen Ablauf der Kontraktionen, so daß sich der Gebärmutterhals öffnet, ohne dabei das Kind übermäßig zu belasten.

Welches sind die Anzeichen der beginnenden Geburt?

Die Geburt beginnt selten urplötzlich oder besonders schmerzhaft. Bei etwa sechs Prozent der Schwangerschaften fängt sie damit an, daß etwas Fruchtwasser abgeht – normalerweise zunächst nur eine kleine Menge, ein bis zwei Löffelvoll; das ist das Fruchtwasser, das sich zwischen dem Gebärmutterhals und dem Kopf des Kindes angesammelt hat. Ein anderes häufiges Zeichen der beginnenden Geburt ist eine Spur von leicht blutigem Schleim. Wenn der Geburtstermin näher rückt, wird nämlich der Muttermund weicher, so daß sich der Schleimpfropfen, der ihn bis jetzt verschlossen hat, löst.

Im allgemeinen sind es aber die ersten Wehen, die ersten schmerzhaften Kontraktionen der Gebärmutter, die der Frau anzeigen, daß ihre lange Wartezeit vorüber ist. Zuerst treten sie nur jede halbe Stunde auf und dauern weniger als 30 Sekunden. Nach und nach kommen sie aber in kürzeren Abständen, halten länger an und werden intensiver. Und schließlich kann die werdende Mutter nicht mehr herumgehen, solange eine Wehe anhält.

Wie lange dauert die Geburt?

Bei einer Frau, die ihr erstes Kind bekommt, kann die Geburt 8–24 Stunden dauern. Bei den folgenden Schwangerschaften geht es meistens schneller; das Kind ist dann in sechs bis acht Stunden auf der Welt. Diese Durchschnittszahlen besagen für den Einzelfall allerdings nichts. Selbst bei einer Erstgebärenden dauert die Geburt manchmal nur vier Stunden; es können aber auch 24 Stunden sein oder noch mehr. Wenn das Kind dann immer noch auf sich warten läßt, kann der Arzt sich für eine Geburt mit Kunsthilfe (Geburtszange, Saugglocke oder Kaiserschnitt) entscheiden. Eine übermäßig lange dauernde Geburt überfordert nicht nur die Kräfte der Mutter, sondern auch die des Kindes.

Kann man die Geburt beschleunigen?

Medizinische Maßnahmen, z.B. das Sprengen der Fruchtblase oder Gaben des Hormons Oxytozin, verstärken die Wehentätigkeit, so daß sich der Geburtsvorgang verkürzt. Sie können die Geburt aber auch für

Mutter und Kind schwieriger machen. Wenn eine Frau den Geburtsverlauf ohne negative Nebenwirkungen möglichst beschleunigen will, sollte sie so lange wie möglich aufrecht bleiben und sich bewegen, und sie sollte keine Angst haben.

Schmerzstillende Medikamente können die Wehentätigkeit verlangsamen, manchmal sogar vorübergehend zum Stillstand bringen, besonders wenn sie in einem frühen Stadium der Geburt eingenommen werden, wo sich der Muttermund allmählich öffnet. Es gibt aber Ausnahmen. So kann eine örtliche Betäubung die Geburt erleichtern, wenn die Mutter sehr ängstlich ist. Angstgefühle bewirken, daß die Frau sich allgemein verspannt, und das kann die Wehentätigkeit beeinträchtigen. Im allgemeinen sind schmerzstillende Mittel jedoch nicht die beste Waffe gegen Angst. Diese ist eher dann nicht mehr so groß, wenn die Mutter versteht, was in den verschiedenen Phasen der Geburt vor sich geht; wenn sie diejenige Geburtsmethode gewählt hat, die ihr am meisten zusagt; wenn sie in der Lage ist, sich immer wieder zu entspannen; und wenn sie von ihrer Familie und von Freunden liebevoll unterstützt wird.

Was geschieht bei einem vorzeitigen Blasensprung?

Wenn die Fruchtblase vorzeitig gesprungen ist, setzen die Wehen meistens innerhalb der nächsten zwölf Stunden ein. Die Geburt verläuft dann nicht anders als sonst, da nach dem Platzen der Blase nur ein Bruchteil des Fruchtwassers entweicht und dieses außerdem bis zur Entbindung immer wieder ersetzt wird.

In der Regel beginnen die Wehen, ohne daß die Fruchtblase vorher springt. In 60 Prozent dieser Fälle platzt die Blase am Ende der ersten Geburtsphase, wenn der Muttermund sich öffnet, um das Kind austreten zu lassen. In andern Fällen bleibt die Blase bis zur zweiten Phase der Geburt intakt, in der das Kind durch den Geburtskanal hindurchgeschoben wird. Sie kann auch bis zur eigentlichen Geburt des Kindes halten, bewirkt dann aber häufig eine Wehenschwäche, da der Kopf des Babys den Gebärmutterhals nun nicht so unmittelbar dehnt. Deshalb kann man zu schwache Wehen in vielen Fällen durch Sprengen der Fruchtblase verstärken, was ebenfalls dem Kind nützt. Zuweilen kommt ein Kind sogar in seiner intakten Fruchtblase auf die Welt. Dann muß man sie rasch entfernen, damit das Neugeborene atmen kann.

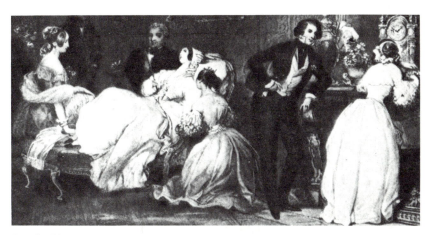

Bei der kleinsten Unpäßlichkeit legten sich die Damen früher hin.

Schwangerschaftsgymnastik ist wichtig

In früheren Zeiten galt es als unschicklich, wenn Damen aus gutem Hause Sport trieben, mit herzhaftem Appetit aßen oder sich der Sonne aussetzten. Damals standen solche Frauen den körperlichen Anforderungen einer Schwangerschaft meist schwach und kränklich gegenüber. Heute weiß man, daß Gymnastik für eine schwangere Frau höchst wichtig ist. Eine gute Muskelspannung, elastische Gelenke und eine gute allgemeine Gesundheit helfen der Frau nicht nur, ein Kind auszutragen, sondern erleichtern auch die Geburt. Besonders beansprucht werden in jener Zeit die Bauchmuskeln und die Muskeln, welche die Wirbelsäule und den Beckenboden stützen. Spezielle Übungen, die diese Muskeln stärken, kann man leicht lernen. Ein ausgezeichneter Sport für den ganzen Körper ist das Schwimmen; denn das Wasser trägt das zusätzliche Gewicht, und bei den geschmeidigen und wenig anstrengenden Schwimmbewegungen werden viele Muskeln betätigt. Mit Zustimmung des Arztes kann man während der Schwangerschaft auch radfahren, Tennis spielen und laufen. Mit fortschreitender Schwangerschaft hat die Frau mehr Gewicht zu tragen, und die Last wird anders verteilt. Das Tempo und der Rhythmus der Bewegungen müssen den veränderten Bedingungen angepaßt werden. Wenn eine Frau Schmerzen hat, sollte sie erst ihren Arzt fragen, bevor sie weitermacht.

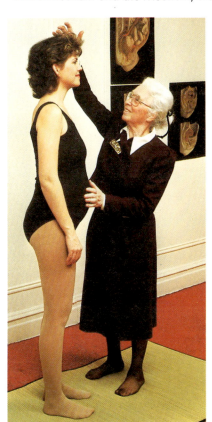

Ein individuelles Gymnastikprogramm ist in manchen Fällen angezeigt, wenn man eine schlechte Haltung korrigieren will, die häufig die Ursache von Kreuzschmerzen und andern Schwangerschaftsbeschwerden ist.

Das Wunder der Geburt

Sind Wehen immer schmerzhaft?

Für die meisten Frauen: ja. Muskeln, die sich stark zusammenziehen, sind wie Muskeln, die sich verkrampfen: Sie schmerzen. Und tatsächlich zieht die Gebärmutter sich während des Geburtsvorgangs heftig zusammen. Gegen den Widerstand des Gebärmutterhalses muß das Kind ja ausgetrieben werden. Das erfordert Kraft.

Viele Frauen fangen an, sich wegen der Wehenschmerzen Sorgen zu machen, sobald sie erfahren, daß sie schwanger sind; und schon bei den ersten Arztbesuchen erkundigen sie sich nach der Möglichkeit einer Narkose. Der Arzt kann heutzutage aus einer breiten Palette schmerzstillender Mittel auswählen, und man kann sicher sein, daß ein erfahrener Geburtshelfer sich für diejenigen Mittel entscheidet, die das Risiko für das Kind so gering wie möglich halten.

Einige wenige Frauen empfinden die Wehen als nicht besonders schmerzhaft. Von den andern stellen viele fest, daß sie die Schmerzen gut aushalten können – manchmal sogar besser als starke Krämpfe während der Menstruation –, sofern sie sich richtig auf die Entspannungs- und Atemübungen konzentrieren, die sie in den Kursen zur Vorbereitung auf die Geburt gelernt haben. Als am wenigsten schmerzhaft werden die Wehen offenbar dann empfunden, wenn während der Geburt eine Krankenschwester, eine Hebamme oder eine andere ausgebildete Person bei der Frau bleibt und ihr hilfreich zur Seite steht.

Heutzutage finden auch in den zivilisierten Ländern wieder viele Geburten statt, ohne daß irgendwelche Medikamente verwandt werden, obwohl schmerzstillende Mittel zur Verfügung stehen. (In einer Untersuchung, die in den Niederlanden durchgeführt wurde, gaben 52 Prozent der befragten Frauen an, daß sie ohne betäubende Mittel entbunden hätten.) Zum Teil läßt sich dies vielleicht damit erklären, daß der Schmerz bei einer Geburt nicht ständig da ist wie etwa bei Zahnweh oder einer Blinddarmentzündung. Er kommt mit jeder Wehe, steigert sich bis zu einem Höhepunkt, der nur Sekunden dauert, und klingt wieder ab. Zwischen zwei Wehen hat die Mutter keine Schmerzen. In dieser Zeit kann sie sich ausruhen oder herumgehen, um Kräfte für die nächste Wehe zu sammeln. Am anstrengendsten ist der rund 30 Minuten dauernde Übergang von der Eröffnungsperiode, in der sich der Gebärmuttermund völlig erweitert, bis zur Austreibungsperiode, in der das Kind durch den Geburtskanal und die Scheide gepreßt wird. Nicht vorhersehbare Übergangswehen kommen dann im Abstand von ein bis fünf Minuten, halten 15–90 Sekunden lang an und haben manchmal mehrere schmerzhafte Höhepunkte.

Obwohl die Austreibungsperiode theoretisch die schmerzhafteste Phase ist, wird sie von den Frauen nicht so empfunden. Wenn das Kind den Geburtskanal erreicht hat, wird der Drang unwiderstehlich, mit aller Kraft zu pressen. Der Schmerz ist dann wie ein Herold, der ankündigt, daß die Geburt unmittelbar bevorsteht, das Ende also in Sicht ist.

Warum wird das Kind meistens mit dem Kopf voran geboren?

Während der drei letzten Schwangerschaftsmonate kann sich der Fetus mehreremal drehen, ehe er schließlich die Schädellage (Kopf nach unten) einnimmt. Dann füllt er die Gebärmutter fast ganz aus, und die Purzelbäume im Fruchtwasser gehören der Vergangenheit an: Jetzt kann er sich nur noch von einer Seite auf die andere wenden. In 19 von 20 Fällen senkt sich der Kopf des Kindes am Ende nach unten in den Beckeneingang, in den er genau hineinpaßt. So bleiben die meisten Kinder dann mehr oder weniger unbeweglich, bis die Zeit der Entbindung gekommen ist. Diese Lage mit dem Kopf als

Die Phasen der Geburt

Bei der Geburt öffnet das Kind zunächst den Muttermund; danach wird es durch das Becken der Mutter gepreßt. Bei einer Frau, die zum erstenmal entbindet, dauert der Vorgang durchschnittlich etwa 16 Stunden, bei den nachfolgenden Kindern vielleicht nur halb so lange. Die längste Geburtsphase ist die Eröffnungsperiode, während deren sich der Muttermund erweitert, so daß der Kopf des Kindes durch ihn hindurchtreten kann. Die zweite Phase – die Austreibungsperiode, während deren das Kind durch den Geburtskanal gepreßt und geboren wird – dauert beim ersten Kind normalerweise nicht länger als einundhalb Stunden, bei den nachgeborenen Kindern meist nur eine halbe Stunde. Die dritte Phase ist die Nachgeburtsperiode, bei der die Plazenta ausgestoßen wird; sie dauert etwa 15 Minuten.

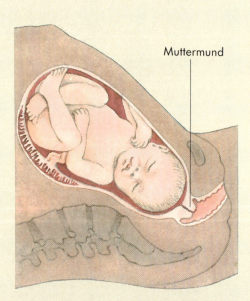

Vor der Geburt liegt das Kind meist mit dem Kopf nach unten. Der Kopf stellt sich in das Becken der Mutter ein.

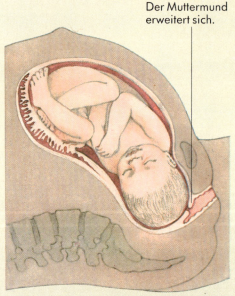

Im Lauf der Eröffnungsperiode drücken die Wehen den Kopf des Kindes gegen den Muttermund, der dadurch gedehnt wird.

SCHWANGERSCHAFT, GEBURT UND WACHSTUM

dem vorangehenden Teil ist für Mutter und Kind bei einer normalen Entbindung die günstigste, da der Kopf vom ganzen kindlichen Körper den größten Umfang hat. Ist er durch den Geburtskanal hindurchgetrieben, folgt der Körper des Kindes ohne weiteres nach. Im letzten Schwangerschaftsmonat wird der Gebärmuttermund bereits gelockert; er beginnt sich zu dehnen und bereitet so den Geburtskanal auf das große Ereignis vor.

Natürlich ist der Beckeneingang aber ebenso ein bequemer Platz für die Hinterbacken (Steiß) des Kindes. So ist die zweithäufigste Geburtslage die, bei der das Becken des Kindes vorangeht (Steißlage). Das Kind drängt sich dann mit dem Po nach unten hinaus und kommt als „Steißgeburt" auf die Welt.

Warum ist eine Steißgeburt schwieriger als eine normale?

Man kann sagen, daß Kinder in der Schädellage selbst bei ihrer Geburt mithelfen. Der Schädel des Kindes dehnt den engen Gebärmutterhals, und der übrige Körper folgt dann leicht nach.

Bei einer Steißlage, bei der also zuerst das Gesäß oder die Füße des Kindes in den Geburtskanal eintreten, sieht die Sache anders aus. Der Steiß ist kleiner als der Kopf und öffnet den Gebärmuttermund nicht vollständig, so daß der Durchtritt des Kopfes dann nicht mehr so einfach vor sich geht.

Wenn das Kind den Muttermund passiert hat, muß es um eine Biegung herum, die ihre Ursache im Schambein hat. (Eine vergleichbare Aufgabe ergibt sich, wenn man mit dem Fuß in einen Stiefel schlüpft.) Das Kind, das mit dem Kopf vorangeht, bewältigt die Biegung, indem es den Kopf zur Seite dreht. Ein Kind in der Steißlage kann das nicht; deshalb dauert die Geburt in einem solchen Fall länger und ist auch risikoreicher. Die Sterblichkeitsrate ist bei Geburten in Steißlage höher als bei normaler Schädellage, da das Kind ersticken kann, bevor sein Kopf ausgetreten ist. In seltenen Fällen kann der Arzt vor Beginn der Geburt am Bauch der Mutter bestimmte Handgriffe vornehmen und auf diese Weise das Kind wenden, so daß es mit dem Kopf voran zur Welt kommt.

Kann die Geburtszange das Kind verletzen?

Die Geburtszange ist ein Instrument mit zwei langen Griffen und zwei löffelförmigen Vorderteilen. Sie dient dem Arzt dazu, ein Kind aus dem Geburtskanal herauszuziehen, wenn der Geburtsvorgang stehenbleibt. Das Instrument wurde um 1630 von dem englischen Arzt Peter Chamberlen erfunden. Die Mitglieder der Arztfamilie Chamberlen, zu deren Patienten auch die Ehefrauen von Königen gehörten, verdienten mit dieser Erfindung ein Vermögen. Um ihren finanziellen Vorteil zu sichern, hielten sie die Errungenschaft mehr als 100 Jahre lang geheim.

Die Wahrscheinlichkeit, daß das Kind mit der Zange verletzt werden kann, hängt von dem Zeitpunkt ab, an dem sie eingesetzt wird. Die hohe Zange und die mittlere Zange (die dann gebraucht werden, wenn das Kind sich in der Mitte des Geburtskanals befindet) können beide Kopfverletzungen verursachen. Sie werden deshalb in Mitteleuropa kaum noch angewandt. Wenn das Kind zu große Schwierigkeiten hat, den Geburtskanal zu passieren, macht man heute einen Kaiserschnitt.

Die tiefe Zange oder Beckenausgangszange zieht das Kind durch die Öffnung des Geburtskanals. Sie wird eingesetzt, wenn die Muskulatur der Mutter zu schwach ist, um richtig zu pressen. Der Arzt zieht dann den Kopf des Kindes unter dem Schambeinbogen hervor ans Licht der Welt. Dadurch können kaum Verletzungen hervorgerufen werden.

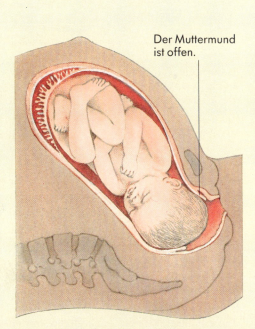
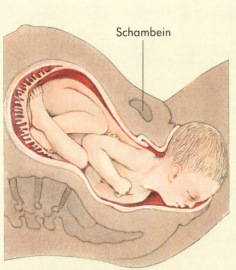
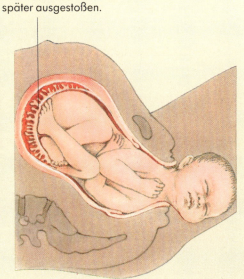

Die Eröffnungsperiode ist beendet, wenn sich der Muttermund genügend erweitert hat. Das Kind dreht nun seinen Kopf zur Seite.

Mit angewinkeltem Kopf umrundet das Kind den Schambeinknochen der Mutter und beginnt auszutreten.

Wenn der Kopf erst einmal geboren ist, folgen Schultern und der übrige Körper ohne Schwierigkeiten nach.

Was geschieht nach der Geburt?

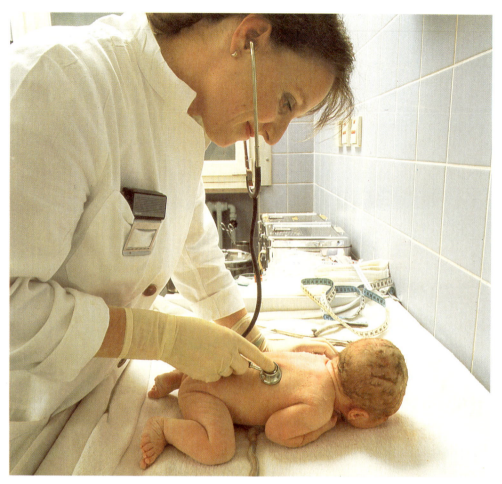

Gleich nach der Geburt untersucht man das Neugeborene daraufhin, ob es keinen Schaden erlitten hat. Außerdem werden die Reflexe, der Herzschlag, die Atmung, Hautfarbe und Muskelspannung des Kindes geprüft und bewertet.

Fällt dem Neugeborenen das Atmen leicht?

Sobald das Kind geboren ist, braucht es dringend Luft. Jedes Neugeborene leidet bis zu einem gewissen Grad an Sauerstoffmangel. Im Augenblick der Geburt enthält das Blut in der Nabelschnur unter Umständen überhaupt keinen Sauerstoff mehr. Bestenfalls befinden sich dort noch 70 Prozent der Sauerstoffmenge, die während der Schwangerschaft vorhanden war. Bald nachdem die Nabelschnur der Luft ausgesetzt ist, hört überdies das Blut in ihr zu fließen auf, so daß das Kind von seiner Mutter keinen Sauerstoff mehr bekommt.

Dieses Problem wird noch dadurch vergrößert, daß die Lungen des Fetus vor der Geburt Flüssigkeit enthalten. Ein Teil davon wird in den letzten Augenblicken der Geburt ausgepreßt, da die Wände des Geburtskanals auf die Brust des Kindes drücken, sobald der Kopf ausgetreten ist. Etwas Flüssigkeit bleibt aber in den Lungen zurück; sie wird später absorbiert. Außerdem müssen sich die vielen tausend Lungenbläschen, die zunächst noch nicht entfaltet sind, jetzt mit Luft füllen. Das ist keine einfache Aufgabe für das Kind. Man hat errechnet, daß der erste Atemzug des Neugeborenen fünfmal soviel Kraft erfordert wie ein normaler. Um die Atmung anzuregen, kann man die Nase und den Rachen des Kindes mit einer Saugvorrichtung von Blut und Schleim säubern. Ferner kann man die Brust des Kindes reiben, die Fußsohlen massieren oder Sauerstoff verabreichen. In den meisten Fällen sind jedoch keine besonderen Maßnahmen nötig, um das Kind zum Atmen zu bringen. Der relative Sauerstoffmangel bei der Geburt und der kühle Raum sind Anregung genug, und das gesunde Kind beginnt innerhalb von Sekunden, nachdem es geboren ist, zu atmen.

Schreit das Neugeborene, weil die Geburt ein schmerzhaftes Erlebnis ist?

Ein neugeborenes Kind hat Grund genug zu schreien. Es wird aus der sicheren, behaglichen, wassergefüllten Fruchtblase in der Gebärmutter, in der es sich neun Monate lang befunden hat und in der alle seine Bedürfnisse befriedigt wurden, in eine neue Welt gestoßen, in der es vieles selbst tun muß, was bislang seine Mutter und der Mutterkuchen (Plazenta) für es getan haben. Ferner muß es sich auf den Ansturm heller Lichter, lauter Geräusche und kühler Temperaturen einstellen.

Die meisten Neugeborenen stoßen gleich nach dem ersten Atemzug einen Schrei aus, da die ausgeatmete Luft auf die zum Teil geschlossene Stimmritze – den Spalt zwischen den Stimmbändern – trifft. Dieser Schrei ist Ausdruck eines extrem starken Anreizes zum Atmen und zeigt nicht etwa an, daß das Kind Schmerzen hat.

Mit Sicherheit wird das Kind aber im Verlauf der Geburt arg zusammengedrückt. Doch der Kopf des Kindes – der Körperteil, der am stärksten gedrückt wird – ist wiederum gegen Schmerz und Verletzung geschützt. Bis nach der Geburt ist er an den Seiten, hinten und oben empfindungslos. Die fünf Knochenplatten, die sich später miteinander verbinden und den Schädel bilden, können zu diesem Zeitpunkt noch zusammengedrückt werden. Ja, sie können sich sogar etwas überlappen, wenn der Kopf durch den Geburtskanal getrieben wird. Trotzdem wird dabei weder der Schädel noch das Gehirn verletzt.

Fühlt das Kind es, wenn die Nabelschnur durchtrennt wird?

In der Nabelschnur verlaufen keine Nerven; deshalb empfindet das Neugeborene keinen Schmerz, wenn sie durchschnitten wird. Die Schnittstelle blutet auch nicht; denn die Blutgefäße in der Schnur sind in eine gallertartige Masse eingebettet, die aufquillt, sobald die Nabelschnur der Luft ausgesetzt wird. Dadurch werden die Blutgefäße wie von einer Staubinde abgedrückt. Eine Klappe im Herzen des Neugeborenen, die bislang offen war, schließt sich und sorgt so dafür, daß wesentlich mehr Blut durch die Lungen fließt als während der Schwangerschaft. Von diesem Augenblick an hängt die Sauerstoffversorgung des Kindes nicht mehr von der Nabelschnur ab, sondern von seinem eigenen Herzen und seinen Lungen.

Wenn die Nabelschnur durchschnitten ist, bleibt normalerweise ein Stummel von fünf bis sieben Zentimetern stehen. Innerhalb der nächsten zwei bis drei Tage trocknet er ein und fällt ab. Die zurückbleibende Narbe ist der Nabel.

Aus den Windeln in die Staatskleidung

Aus der Bibel weiß man, daß Jesus in Windeln gewickelt wurde. Das gleiche geschah durch die Jahrhunderte hindurch mit allen Neugeborenen. Ein Grund dafür war die Theorie, daß das Kind dadurch gerade Glieder bekomme. Heute ist es in den meisten Zivilisationen nicht mehr üblich, die Kinder fest zu wickeln. Die Hopi-Indianer im Südwesten der USA binden ihre Babys während des ersten Lebensjahres immer noch auf ein Wiegenbrett. Die Kleidung der Kinder richtete sich früher zumeist nach der Erwachsenenkleidung. Heutzutage hat die Bewegungsfreiheit des Kindes Vorrang.

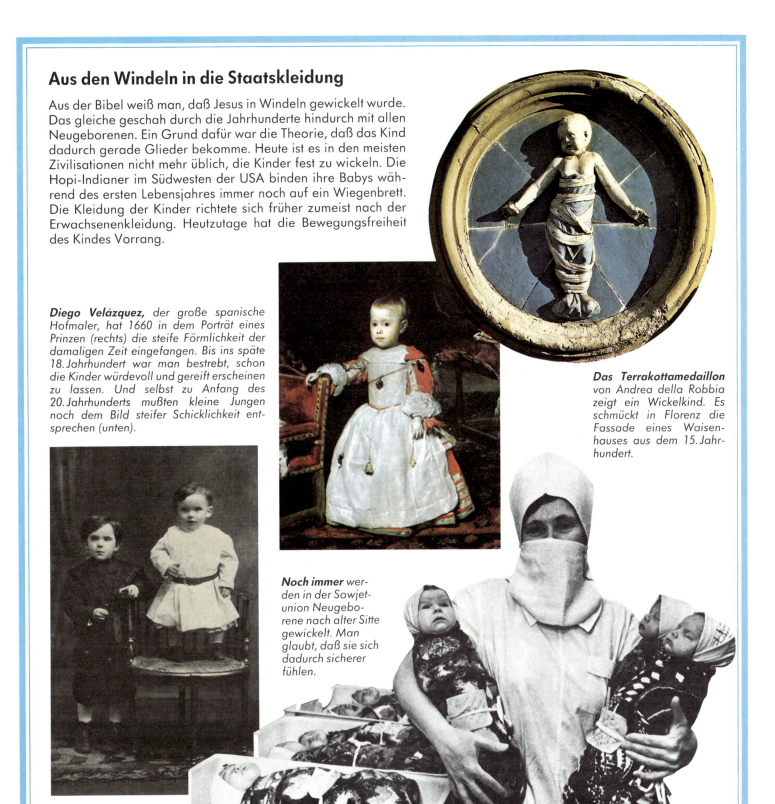

Diego Velázquez, der große spanische Hofmaler, hat 1660 in dem Porträt eines Prinzen (rechts) die steife Förmlichkeit der damaligen Zeit eingefangen. Bis ins späte 18. Jahrhundert war man bestrebt, schon die Kinder würdevoll und gereift erscheinen zu lassen. Und selbst zu Anfang des 20. Jahrhunderts mußten kleine Jungen noch dem Bild steifer Schicklichkeit entsprechen (unten).

Das Terrakottamedaillon von Andrea della Robbia zeigt ein Wickelkind. Es schmückt in Florenz die Fassade eines Waisenhauses aus dem 15. Jahrhundert.

Noch immer werden in der Sowjetunion Neugeborene nach alter Sitte gewickelt. Man glaubt, daß sie sich dadurch sicherer fühlen.

Wieviel Blut verliert die Mutter während der Geburt?

Es ist natürlich – aber falsch – zu glauben, die Geburt sei beendet, wenn das Kind geboren ist. Tatsächlich folgt der Geburt des Kindes die dritte Phase der Entbindung: die Nachgeburtsperiode, in der der Mutterkuchen ausgestoßen wird. Sie findet 10–45 Minuten nach der Geburt des Kindes statt.

Diese Zeit ist die gefahrenreichste der ganzen Schwangerschaft, denn jetzt kann es zu einer starken Blutung kommen – eine der Hauptursachen für den Tod von Müttern. Der Mutterkuchen hat nun seine Dienste getan. Infolge der Nachgeburtswehen löst er sich von der Gebärmutterwand und hinterläßt hier, offen und blutend, die Blutansammlungen, die sich vor Monaten gebildet haben. Jedes Blutgefäß der Gebärmutter, das den Mutterkuchen während der Schwangerschaft mit Blut versorgt hat, ist jedoch von einem 8förmigen Muskel umgeben, der nun ähnlich einem sich zusammenziehenden Gummiband den Blutstrom zum Stillstand bringt. Im Verlauf der Geburt verliert eine Mutter durchschnittlich einen Drittelliter Blut. Erst wenn die Menge einen halben Liter erreicht, spricht man von einer zu starken Nachgeburtsblutung.

Die beste Nahrung für das Kind

Ab wann kann das Kind an der Brust trinken?

Wenn das Kind auf die Welt kommt, weiß es schon, wie es saugen muß; es hat nämlich bereits seit Wochen an seinem Daumen gelutscht. Wenn man es aber gleich nach der Geburt an die Brust legt, leckt es meistens nur an der Brustwarze herum. Erst wenn die Mutter die Warze in den Mund des Kindes steckt, beginnt es zu saugen.

Das Saugen erfüllt zwei Aufgaben. Erstens erregt es die Nerven an der Basis der Brustwarzen, was zur Folge hat, daß die Hypophyse der Mutter Oxytozin ausschüttet. Dieses Hormon bewirkt, daß sich die Gebärmutter zusammenzieht. Dadurch verschließen sich wiederum die noch offenen Blutgefäße, so daß einer übermäßigen Gebärmutterblutung vorgebeugt wird. Zweitens wirkt das Oxytozin auf die mütterlichen Brustdrüsen, so daß deren Muskeln sich ebenfalls zusammenziehen und damit das sogenannte Kolostrum, die Vormilch, in die Ausführungsgänge pumpen, die in die Brustwarze münden. Das Kind kann diese Vormilch, die besonders fett- und vitaminreich ist und eine Reihe von Abwehrstoffen enthält, dann heraussaugen.

Kann eine kleine Brust genug Milch liefern?

Die Größe der weiblichen Brüste vor der Schwangerschaft hat nichts damit zu tun, wieviel Milch eine Frau produzieren kann. Ob eine Brust zunächst groß oder klein ist, hängt hauptsächlich davon ab, wieviel Fett und Bindegewebe sie umfaßt. Was für die Milchproduktion zählt, ist aber nicht das Fett, sondern das Drüsengewebe. Bei allen Frauen wachsen die Milchdrüsen erst im Lauf der Schwangerschaft zu voller Größe und Reife heran. Wieviel Milch sie dann herstellen, das hängt davon ab, wie stark das Kind saugt und dadurch die Milchsekretion anregt: Je mehr das Kind saugt, desto mehr Milch stellen die Milchdrüsen in der Brust her. Daraus ergibt sich, daß Angebot und Nachfrage normalerweise ausgeglichen sind. Eine Mutter kann pro Tag einen Liter Milch oder mehr produzieren. Wenn sie Zwillinge stillen muß, können es auch zwei bis drei Liter sein.

Wieviel Milch ist genug?

Ein Nachteil der Ernährung mit der Flasche liegt darin, daß die Mütter ihre Kinder meistens drängen, die ganze Flasche leer zu

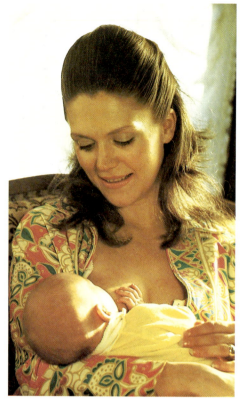

Das Stillen fördert die gefühlsmäßige Bindung zwischen der Mutter und dem Kind. Für viele Menschen ist das Stillen der Inbegriff mütterlicher Fürsorge und Zuwendung.

trinken, die sie bereitet haben. Diese Mütter erkennen nicht, daß das Kind, wenn es einen Rest übrigläßt, vielleicht nicht mehr mag und auch nicht mehr braucht. Kinder, die gestillt werden, können dagegen selber entscheiden, wieviel sie trinken wollen – wieviel also genug ist.

Warum nehmen die meisten Neugeborenen zunächst ab?

Der anfängliche Gewichtsverlust des Babys nach der Geburt ist normal; eine Mutter braucht sich deswegen keine Sorgen zu machen. Auch ganz gesunde Kinder verlieren in den ersten zwei bis drei Tagen 5–20 Prozent ihres Geburtsgewichts. Diese Abnahme beruht zum größten Teil auf einem Flüssigkeitsverlust: Neugeborene geben Körperflüssigkeit etwa siebenmal schneller ab als Erwachsene.

Ein weiterer Grund für die Gewichtsabnahme liegt darin, daß Neugeborene am ersten und zweiten Tag im allgemeinen keine oder nur sehr wenig Nahrung zu sich nehmen. Sie leben anfangs hauptsächlich von den Fett- und Eiweißreserven in ihrem eigenen Körper und lassen kaum einmal erkennen, daß sie wirklich Hunger haben. Am dritten oder vierten Tag aber sind sie dann hungrig – genau zu dem Zeitpunkt, ab dem reichlich Muttermilch für sie bereit ist.

Wie unterscheiden sich Muttermilch und Kuhmilch?

Die Muttermilch enthält bestimmte Schutz- und Abwehrstoffe, die sich im Körper des Neugeborenen ablagern und ihn vor Infektionen schützen. Zudem enthält die Muttermilch mehr Fett und Milchzucker, hingegen aus gutem Grund weniger Eiweiß als Kuhmilch. Überdies ist ihr Gehalt an Mineralstoffen geringer. Sofern die Mutter sich ausgewogen ernährt, sind in ihrer Milch alle Nährstoffe enthalten, die das Kind in den ersten sechs Monaten seines Lebens – einige Fachleute sagen sogar: in seinem ganzen ersten Lebensjahr – braucht. Die einzige Einschränkung betrifft vielleicht das Vitamin D. Viele Ärzte verordnen zur Vorsicht zusätzliche Gaben dieses Vitamins, damit hier nicht etwa ein Mangel auftritt.

Die Fette und das Kasein der Kuhmilch kann der Verdauungsapparat des Kindes nicht ohne weiteres resorbieren, und seine Leber ist nicht in der Lage, alle Eiweißstoffe der Kuhmilch in verwertbare Bestandteile zu zerlegen. Im Gegensatz dazu kann das Kind 98 Prozent des Fettes verdauen, das in der Muttermilch enthalten ist. Und während der hohe Cholesterinspiegel der Muttermilch für Erwachsene wohl ungünstig sein würde, scheint er bei Kindern die Produktion von Enzymen anzuregen, die den Cholesterinspiegel im Blut niedrig halten. Das Cholesterin und die besonderen Fette der Muttermilch sind für die Entwicklung des Gehirns notwendig, die sich im Lauf des ersten Lebensjahres vollzieht. Fette sowie Eiweißstoffe der Muttermilch sind genau auf die Bedürfnisse des kindlichen Nervensystems abgestimmt, das sich rasch entwickelt, und der niedrige Salzgehalt ist genau richtig für die noch unfertigen Nieren des Kindes. Ferner liefert die Muttermilch Kalzium und Phosphor; beides braucht das Kind für sein schnell wachsendes Knochengerüst.

Was sind die gesamten Vorteile des Stillens?

Die Vorteile, die das Stillen für Mutter und Kind bietet, ergeben insgesamt eine überzeugende Liste. Der erste Punkt ist natürlich der hohe Wert der Muttermilch als Nahrung. In dieser Hinsicht ist sie den Bedürfnissen des Kindes während der ersten sechs

SCHWANGERSCHAFT, GEBURT UND WACHSTUM

bis zwölf Monate bestens angepaßt. Außerdem enthält die Muttermilch Schutz- und Abwehrstoffe, die das Kind vor Magen-Darm-Katarrhen, Erkrankungen der Atemwege, Ohrenentzündungen sowie Ekzemen und anderen Allergien bewahren. Auch die seelischen Vorteile des Stillens sind von großer Bedeutung: Das Geben und Empfangen der Milch aus der Brust fördern die gefühlsmäßige Bindung zwischen Mutter und Kind. Nicht ganz so bedeutungsvoll, aber trotzdem erwähnenswert sind die praktischen Vorteile: Man braucht sich nicht mit dem Vorbereiten von Säuglingsmilch und dem Sterilisieren von Fläschchen abzugeben. Und außerdem kostet das Stillen natürlich nichts.

Können viele Frauen ihr Kind nicht stillen?

Rein physiologisch gesehen, können die meisten Frauen stillen. Aber seelisch brauchen doch viele Frauen Rat und Hilfe. Wenn das Stillen gelingen soll, muß die Mutter wirklich stillen wollen. Und sie muß wissen, wie sie die Milchproduktion am besten in Gang bringt. Die Milchbildung ist ein natürlicher Vorgang, jedoch in mancher Hinsicht kein automatischer. Ein verständnisvoller Arzt kann hilfreich sein, ebenso eine Hebamme, eine Stillgruppe oder eine andere Mutter. Von ihnen allen wird man zu hören bekommen, daß Frauen, die von Herzen gern stillen wollen, in ihren Bemühungen selten enttäuscht werden. Wenn eine Mutter es mit dem Stillen probiert, sind die Chancen, daß sie es auch schafft, höher als 20 : 1.

Sollte man das Stillen durch Flaschenmilch ergänzen?

Wieviel Milch in der Brust einer Mutter bei einer bestimmten Stillmahlzeit enthalten ist, das hängt davon ab, wieviel ihr Kind bei der vorangegangenen Mahlzeit aus der Brust getrunken hat. Wenn das Kind saugt, werden über die Brustwarzen bestimmte Reize ins Gehirn der Mutter geleitet. Auf diese Signale hin schüttet die Hypophyse das Hormon Prolaktin aus, das die Milchbildung anregt. Gibt man dem Kind hingegen ein Fläschchen, saugt es weniger an der Brust, und die Milchbildung geht schnell zurück oder versiegt völlig. Selbst wenn das Kind anfangs offenbar nicht genügend Milch aus der Brust bekommt, ist es besser, keine zusätzlichen Fläschchen anzubieten. Statt dessen sollte man das hungrige Kind lieber öfter an die Brust anlegen. Dies ist die einzige Möglichkeit, die Milchbildung in Gang zu bringen und so zu steigern, daß das Kind satt wird. Die Milch kann auch infolge von Angst und Sorgen zurückgehen. Wenn das der Fall ist, sollte man die Mutter beruhigen und ihr helfen.

Sobald sich die Milchbildung richtig eingespielt hat, kann die Mutter auch einmal eine Brustmahlzeit am Tag durch ein Fläschchen ersetzen, ohne daß das die Milchbildung beeinträchtigt. Ein solches „Erholungsfläschchen" schafft der Mutter die Möglichkeit, einmal auszugehen oder auch nur im regelmäßigen Ablauf der Stillmahlzeiten eine Pause einzulegen. Allerdings gilt dies offenbar nicht immer. Manche Frauen haben so viel Milch, daß sie einfach stillen müssen und gar nicht aussetzen können.

Wie lange schlafen Säuglinge normalerweise?

Manche Neugeborenen verbringen 80 Prozent ihrer Zeit schlafend, andere nur 65 Prozent. In den ersten Wochen verteilt sich die Gesamtschlafzeit normalerweise auf sieben bis acht Schlafperioden, von denen keine länger als vier Stunden dauert. Mit sechs Wochen schlafen viele Säuglinge schon sechs Stunden durch, und zwar nachts. Die Hälfte der Schlafzeit verbringt das Neugeborene im Stadium des sogenannten REM-Schlafes, der durch Träume gekennzeichnet ist. Im Alter von fünf Jahren beträgt der Anteil des REM-Schlafes nur noch ein Fünftel der Schlafzeit.

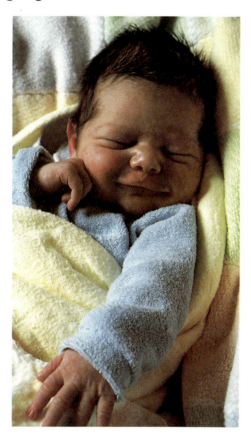

Säuglinge verbringen ihren Schlaf großenteils im Traumstadium.

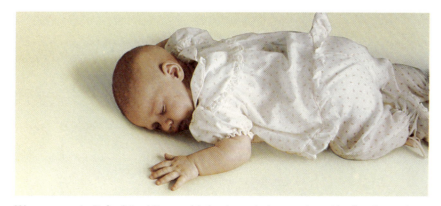

Wenn man ein Baby bäuchlings schlafen legt, dreht es seinen Kopf auf eine Seite und zieht seine Beinchen an. Ein Kissen sollte man dem Kind noch nicht unterlegen.

Wachsendes Bewußtsein

Wie prüft man, ob das Kind normal ist?

Unmittelbar nach der Geburt beurteilt der Arzt oder die Hebamme den Zustand des Kindes und bewertet ihn nach dem sogenannten Apgar-System. Die höchste Punktzahl, die dabei erreicht werden kann, ist zehn, nämlich je zwei Punkte für die Hautfarbe; für kräftiges und regelmäßiges Atmen; für einen Herzschlag von über 100 pro Minute; für aktive Bewegungen mit richtig gebeugten Armen und Beinen; und für eine normale Reflexreaktion, wenn man die Fußsohlen kitzelt; diese Reaktion besteht darin, daß das Kind die Zehen spreizt und einen Schrei ausstößt. Blasse oder bläuliche Haut, schwacher oder ausbleibender Puls und andere ungünstige Befunde ergeben eine niedrigere Punktzahl. Auf diese Weise stellt man fest, ob das Kind etwa bei der Geburt zuwenig Sauerstoff bekommen und dadurch eine Hirnschädigung erlitten hat. Bei einem sehr geringen Gesamtwert muß der Arzt eventuell sogleich etwas unternehmen.

Eine wesentliche Verbesserung des Apgar-Tests wurde von dem Berliner Professor Erich Saling vorgenommen. Er fügte zu dem auf äußerer Beobachtung und Untersuchung beruhenden Apgar-Test eine objektive Meßgröße hinzu: Aus der Nabelschnur wird etwas Blut entnommen und in dieser Blutprobe der Säuregrad des Blutes gemessen. Ist er zu hoch, liegt die gefährlichste Geburtskomplikation, nämlich Sauerstoffmangel, vor. Eine unzureichende Sauerstoffversorgung kann zu bleibenden körperlichen oder – wegen mangelhafter Hirndurchblutung – auch geistigen Schäden führen.

Außerdem hat Saling zu den Kriterien des Apgar-Tests den Füllungszustand der Nabelschnur mit Blut als Meßgröße hinzugefügt. Sie sagt mehr aus als die Beurteilung des Herzschlags.

Der Saling-Test wird unmittelbar nach der Geburt durchgeführt und nach fünf und zehn Minuten wiederholt. Auf diese Weise kann man beurteilen, wie das Neugeborene den Anpassungsprozeß an die neue Umgebung bewältigt.

Das Verhalten von Neugeborenen bewertet man zu Forschungszwecken nach der sogenannten Brazelton-Skala, die 27 Punkte umfaßt. Beispielsweise kann der Säugling auf ein neues Geräusch horchen oder es ignorieren. Er kann sich aufregen oder vor sich hin dösen, wenn niemand Notiz von ihm nimmt. Und so fort. Nach einem solchen Test kann man ein fundiertes Urteil darüber abgeben, ob das Kind normale Reaktionen zeigt und was für ein Temperament es hat.

Ist das Lächeln des Menschen genetisch programmiert?

Kinder auf der ganzen Welt beginnen im gleichen Alter auf ein wahrgenommenes Gesicht oder einen anderen Reiz hin zu lächeln. Bei einem normal ausgetragenen Säugling erscheint das erste Lächeln im Alter von sechs Wochen. Ein vier Wochen zu früh geborener Säugling lächelt mit zehn und ein um zwei Wochen übertragener Säugling mit vier Wochen. Anders ausgedrückt: Alle Säuglinge, auch blinde, lächeln etwa 46 Wochen nach ihrer Empfängnis. Diese Einheitlichkeit legt die Vermutung nahe, daß das menschliche Lächeln zum großen Teil genetisch festgelegt ist. Von Einflüssen aus der Umwelt hängt es aber weitgehend ab, wie oft ein Kind lächelt. Und Untersuchungen haben gezeigt, daß Säuglinge bald zu lächeln aufhören, wenn sie in Heimen aufwachsen, wo niemand mit ihnen spielt.

Warum lächelt ein Säugling?

Entwicklungspsychologen unterscheiden beim Säugling drei verschiedene Arten des

---

Die erstaunlichen Fähigkeiten von Neugeborenen

Die Fähigkeit, verschiedene Gesichtsausdrücke nachzumachen, ist lange Zeit als Meilenstein in der Entwicklung eines Kindes betrachtet worden. Man hat früher geglaubt, dieses Verhalten werde erst möglich, wenn das Kind acht bis zwölf Monate alt sei. Neuere Untersuchungen haben jedoch zu der überraschenden Erkenntnis geführt, daß die Fähigkeit zum Nachahmen schon sehr früh vorhanden, ja sogar angeboren und nicht erworben ist. Wie eine Versuchsreihe bewies, waren 12–21 Tage alte Neugeborene zweifelsfrei in der Lage, verschiedene Arten des Gesichtsausdrucks nachzuahmen. Dabei hatten sie keine Möglichkeit, sich ein Bild davon zu machen, ob ihr Ausdruck jeweils mit dem einer andern Person übereinstimmte.

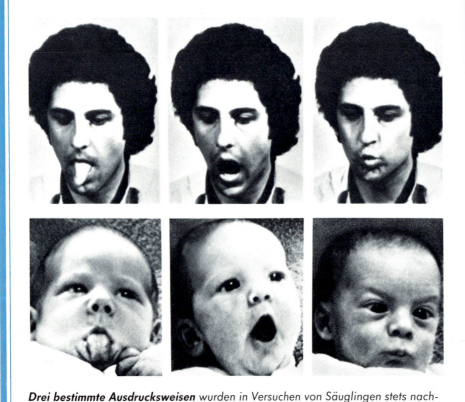

Drei bestimmte Ausdrucksweisen wurden in Versuchen von Säuglingen stets nachgeahmt: Zunge herausstrecken, Mund aufmachen und Lippen vorschieben.

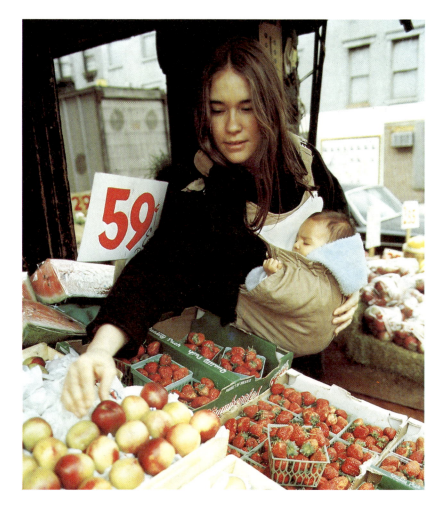
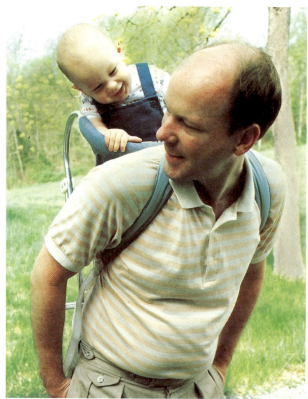

Das noch empfindliche Baby liegt, während seine Mutter einkauft, geschützt in einem Tragbeutel, der vor der Brust befestigt wird (links). Wenn das Kind größer und schwerer geworden ist, trägt man es besser auf dem Rücken, wo es außerdem gut umherschauen kann.

Lächelns. Beim Neugeborenen entsteht ein Lächeln infolge eines Reflexes, und zwar meistens im Schlaf oder Halbschlaf. Beim Reflexlächeln fehlt die Fältchenbildung unter den Augen, wie sie das richtige Lächeln kennzeichnet. Es handelt sich hier mehr um eine flüchtige Grimasse, um eine Reaktion auf einen unbestimmten Reiz.

Zwei bis acht Wochen nach der Geburt erscheint dann das allgemeine, „soziale" Lächeln. Es ist ein volles Lächeln mit Fältchenbildung unter den Augen und tritt dann auf, wenn das Kind wach ist. In diesem Stadium lächelt das Kind seine Eltern und andere Familienmitglieder ebenso an wie Fremde und erstaunlicherweise auch etwa einen Pappkarton, auf den zwei dunkle Kreise aufgemalt sind, die wie Augen aussehen. Im Alter von fünf bis sechs Monaten erreicht das Kind schließlich die Stufe des unterscheidenden sozialen Lächelns. Dieses ist jetzt fast ausschließlich denjenigen Personen vorbehalten, die zur Familie gehören und für das Baby sorgen.

Manche Psychologen meinen allerdings, das Lächeln eines Säuglings sei in den meisten Fällen keine soziale Reaktion, sondern ein Ausdruck kindlicher Freude bei der Erfahrung, daß man durch sein eigenes Verhalten etwas bewirken könne. So mag das Kind beispielsweise lächeln, wenn es entdeckt, daß es immer dann, wenn es seine Ärmchen hochnimmt, von seinem Gegenüber einen spielerischen Rippenstoß erhält.

Ist das Schreien eines Säuglings immer gleich?

Säuglinge schreien viel. Innerhalb von vier Stunden liegen sie nur eine halbe Stunde lang einfach ruhig da. Die übrige Zeit, während deren sie nicht schlafen, sind sie damit beschäftigt, zu essen, sich hin und her zu drehen, zu strampeln oder zu schreien.

In den Ohren eines Fremden klingt das Schreien immer ziemlich gleich. Aber die Eltern hören ganz bestimmte, typische Unterschiede, je nachdem, was das Kind gerade plagt. In einer Untersuchung hat man drei Grundmuster festgestellt. Das Schreien wegen Schmerzen beginnt mit einem schrillen Aufschrei und ist dann durch regelmäßige Unterbrechungen gekennzeichnet, während deren das Kind Atem holt. Wütendes Schreien klingt ganz unmißverständlich zornig. Und das „normale Schreien", das in der Regel Hunger signalisiert, wird in seinem Verlauf immer lauter und rhythmischer. Und Kinder mit einem Hirnschaden schreien meistens weniger rhythmisch.

Kann man gegen den plötzlichen Tod von Babys etwas tun?

Hin und wieder kommt es vor, daß ein offensichtlich gesunder Säugling plötzlich und friedlich im Schlaf stirbt. Von 1000 Babys unter einem Jahr erleiden zwei diesen Tod. Erschüttert fragen sich dann die Eltern, was sie falsch gemacht haben – warum sie nicht gemerkt haben, daß etwas nicht stimmte. Tatsächlich gibt es aber keine Möglichkeit, einen solchen plötzlichen Säuglingstod vorauszusehen oder zu verhindern. Er ist nie die Folge eines Versäumnisses oder falschen Verhaltens der Eltern.

Das Phänomen ist oft untersucht worden; doch konnte man es bislang nicht aufklären. Viele mögliche Ursachen wurden genannt. Dazu gehören eine Unreife desjenigen Bereichs im Gehirn, der die Atmung steuert, oder unbekannte Anomalien, die verhindern, daß ein Säugling mit normalerweise harmlosen Infektionen fertig wird. Man meinte auch, zumindest einige Kinder seien wohl unter ihrer Bettdecke erstickt. Doch nichts davon ist erwiesen. Überdies sind die Ärzte davon überzeugt, daß weder die Antibabypille noch irgendwelche neuen Umweltfaktoren den plötzlichen Säuglingstod verursachen.

Meilensteine der Entwicklung

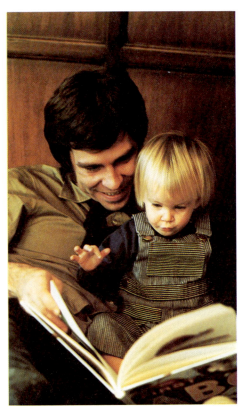

Wenn der Vater sich ebenfalls um die Kinder kümmert, tut das der ganzen Familie gut. Vertraute Zweisamkeiten wie diese – Freude am Bilderbuch mit dem Jüngsten – wirken sich später positiv aus.

Was können Säuglinge – und wann können sie es?

Viele Menschen meinen, Säuglinge könnten nicht nur nicht sprechen, sondern seien auch sonst zu nichts in der Lage – abgesehen vom Trinken und Schlafen. Wissenschaftler haben aber herausgefunden, daß diese Ansicht nicht stimmt. Vielmehr verfügen schon die Neugeborenen über beeindruckende Fähigkeiten. Die meisten drehen ihren Kopf, sobald man beispielsweise eine Rassel ertönen läßt, und drei Tage alte Neugeborene können schon die Stimme ihrer Mutter von der eines Fremden unterscheiden. Bereits einen Tag nach der Geburt betrachtet ein Neugeborenes eine gemusterte Fläche länger als eine ungemusterte, und einige Tage später verfolgt es ein sich bewegendes Licht mit den Augen. Wenn man einem Baby gleich nach der Geburt die Abbildung eines menschlichen Gesichts zeigt und dann ein leeres Blatt Papier, kann es geschehen, daß das Kind sich dreht, um die Abbildung mit dem Gesicht weiter anschauen zu können.

Träufelt man eine süße Flüssigkeit auf die Zunge eines Neugeborenen, dann leckt es und saugt mit offensichtlichem Vergnügen. Bei einer sauren Flüssigkeit hingegen verzieht es die Lippen und rümpft die Nase. Das Neugeborene dreht sich weg, wenn es Ammoniak und Essig riecht. Der Geruch von Vanille, Schokolade, Bananen und Muttermilch aber gefällt ihm eindeutig. Legt man rechts und links neben den Kopf eines zwei Tage alten Kindes je einen Stoffbausch, von denen der eine mit der Milch einer fremden Frau getränkt ist und der andere mit der Milch seiner Mutter, so zeigt es keine Vorliebe für die eine oder andere Seite. Wenn das Kind aber zehn Tage alt ist, dreht es seinen Kopf rasch zur Milch seiner Mutter hin. Damit zeigt es, daß sein Geruchssinn bereits feinste Geruchsunterschiede wahrnehmen kann.

Wann lernen die meisten Kinder laufen?

Die ersten wackeligen Schritte des Kleinkindes gehören zu den aufregendsten Erlebnissen junger Eltern. Vor dem Laufen kommen aber noch einige andere bemerkenswerte Meilensteine. In fast jedem Buch über die Entwicklung des Kindes ist eine Aufstellung zu finden, der man entnehmen kann, wann welcher Meilenstein erreicht wird. Allerdings können die Zeitangaben etwas schwanken.

Ein erster Meilenstein ist das Heben des Kopfes aus der Bauchlage heraus. Das Kind bringt dies zustande, wenn es einen Monat alt ist.

Mit vier Monaten können viele Kinder sitzen, sofern jemand sie stützt, und mit sieben Monaten können sie frei sitzen. Im Alter von acht Monaten sind sie in der Lage zu stehen, wenn ihnen jemand hilft. Mit zehn Monaten können sie krabbeln und mit elf laufen, wenn man sie dabei hält. Sobald ein Kind ein Jahr alt ist, kann es sich an einem Gegenstand hochziehen und aufrecht halten. Mit 13 Monaten krabbelt es auf allen vieren die Treppe hoch. Im Alter von etwa 14 Monaten vermag ein Kind normalerweise allein zu stehen, allerdings ein bißchen unsicher. Und allein laufen kann es im allgemeinen mit 15 Monaten, wenn auch der Gang noch unstet, schwankend und von häufigen Stürzen begleitet ist.

Ist es beunruhigend, wenn ein Kind spät laufen lernt?

Bei den Altersangaben, die man in Büchern zu den verschiedenen Stationen in der Entwicklung eines Kindes findet, handelt es sich um Durchschnittswerte; sie beziehen sich also nur auf große Gruppen von Menschen. Da liest man also etwa, daß ein Kind im Alter von 15 Monaten laufen kann. Tatsächlich laufen einige Kinder mit 15 Monaten, manche aber vielleicht auch bereits mit 12, 13 oder 14 Monaten und andere erst mit 16, 17 oder 18 Monaten. Kurz, jeder Meilenstein in der Entwicklung eines Kindes liegt innerhalb einer weiten Spanne von Alterswerten, die ebenfalls alle normal sind.

In diesem Zusammenhang sollte man auch wissen, daß die Reihenfolge der verschiedenen Entwicklungsstufen normalerweise für alle Kinder gleich ist – aber nicht ausnahmslos. Manchmal wird eine Stufe übersprungen, oder die Reihenfolge wird etwas verändert. So gibt es Kinder, die nie krabbeln, und andere, die erst laufen und dann krabbeln.

Außerdem besteht zwischen der körperlichen Entwicklung in den ersten Monaten und der Intelligenz kein Zusammenhang. Es mag beruhigend sein zu wissen, daß der Nobelpreisträger Albert Einstein sich mit dem Sprechenlernen schwertat – so sehr, daß seine Eltern befürchteten, er könnte zurückgeblieben sein.

Was bestimmt das Wachstum?

Vielen Eltern ist der Wachstumsschub bei Jugendlichen eine vertraute Sache, da sie ihre eigenen Kinder vor Augen haben. Dabei sind sie aber vielleicht erstaunt, wenn sie erfahren, daß Kinder nicht im Jugendalter am schnellsten wachsen, sondern als Kleinkind. Normalerweise sind Mädchen im Alter von 18 Monaten bereits halb so groß, wie sie einmal als Erwachsene sein werden, Jungen im Alter von 24 Monaten.

Zwischen der Wachstumsgeschwindigkeit während der Kindheit und der späteren Größe des Betreffenden als Erwachsener besteht kaum ein Zusammenhang. Ein zunächst schnell hochgeschossenes Kind hört vielleicht früh zu wachsen auf und bleibt klein. Ein anderes Kind dagegen, das langsamer wächst, dafür aber über einen längeren Zeitraum, wird möglicherweise als Erwachsener überdurchschnittlich groß. Die wichtigsten Faktoren, die das Wachstum beeinflussen, sind Vererbung und Ernährung. Sie bestimmen, wie groß ein Mensch wird.

Wie wächst ein Kind?

Im Lauf der Jahre verändern sich die Körperproportionen eines Menschen stark. Bei der Geburt entfällt knapp ein Viertel der

Körperlänge auf den Kopf, im Erwachsenenalter nur noch ein Achtel. Zum Zeitpunkt der Geburt ist der Kopf im Vergleich zu den Proportionen eines Erwachsenen unverhältnismäßig groß, und die Beine sind unverhältnismäßig kurz. Von der Geburt bis zum Ende des Wachstums verdoppelt sich die Größe des Kopfes. Die übrigen Körperteile aber wachsen viel mehr: Der Rumpf wird etwa dreimal so lang, die Arme werden viermal und die Beine rund fünfmal so lang wie im Säuglingsalter.

Hinsichtlich des Wachstums und der Funktionsfähigkeit entwickelt sich der menschliche Körper vom Kopf aus abwärts. Die Reihenfolge Kopf, Rumpf, Arme, Beine gilt sowohl für die körperliche Entwicklung als auch für die Fähigkeit des Kindes, seinen Körper zu beherrschen. Hieraus erklärt sich die Tatsache, daß ein Kind schon seinen Kopf hochhalten kann, ehe es zu sitzen vermag. Und daß es sich beim Krabbeln zuerst mit seinem Oberkörper voranarbeitet, während die Beine erst später mithelfen. Diese Entwicklung vom Kopf abwärts bis hinab zu den Zehen ist auch der Grund dafür, daß ein Kind seine Hände und Finger schon so gut beherrscht, daß es das kleinste Fusselchen aufnehmen kann, bevor es anfängt, laufen zu lernen.

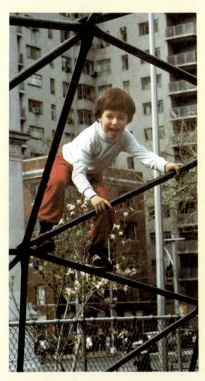

Mit drei Jahren lieben Kinder Rollenspiele. Eine Spielzeugkamera in den Händen des kleinen Mädchens genügt, und ihre Freundin wird zum Modell.

Mit Riesenschritten voran

Jedes Kind geht den wahrhaft erstaunlichen Weg vom hilflosen Säugling zur eigenen kleinen Persönlichkeit. Im Alltag einer Familie verliert man leicht den Blick dafür, welche Errungenschaften ein Kind von Monat zu Monat, von Woche zu Woche, von Tag zu Tag macht. Das zufällige Gebabbel eines Kleinkinds wird zu Wörtern, dann zu Befehlen und schließlich zum Ausdruck von Meinungen. Die ersten Gehversuche führen später zum Unterricht im Tanzen oder in Gymnastik. Die Fortschritte in den Fähigkeiten, die Stufe um Stufe erworben werden, sind fließend. Es lohnt sich, immer wieder innezuhalten und sie zu bewundern.

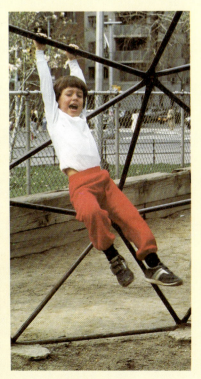

Mit fünf Jahren betätigen sich Kinder sehr gern körperlich.

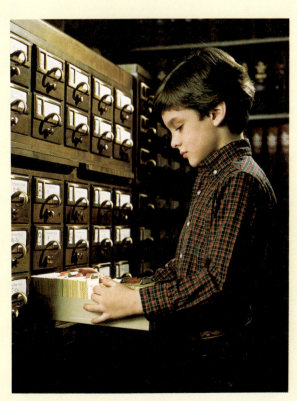

Mit sieben bis acht Jahren können viele Kinder schon gut lesen. In diesem Alter sind sie viel beschäftigt – mit der Schule, mit Freunden, mit Fernsehen. Lesen wird oft als Erholung empfunden.

Medizinische Fachausdrücke

Diese Übersicht erläutert wesentliche Begriffe, die in dem vorliegenden Buch eine Rolle spielen. Sie erhebt keinen Anspruch auf Vollständigkeit. Vielmehr will sie vor allem dort hilfreich sein, wo an ganz verschiedenen Stellen bestimmte Fachausdrücke auftauchen, die natürlich nicht jedesmal von neuem erklärt werden können.

Abort Fehlgeburt; Ausstoßung der Leibesfrucht innerhalb der ersten sieben Schwangerschaftsmonate
Abszeß Größere Eiteransammlung im Gewebe
Adrenalin Hormon, das von den Nebennieren gebildet wird. Es wird auch synthetisch hergestellt.
Allergie Überempfindlichkeit gegenüber bestimmten Stoffen
Alveole Lungenbläschen
Amnesie Gedächtnisstörung, Erinnerungslücke
Amniozentese Entnahme von Fruchtwasser aus der Gebärmutter zum Zweck einer ärztlichen Untersuchung
Anästhesie Schmerzausschaltung, Narkose; Unempfindlichkeit
Aorta Die große Körperschlagader; größte Arterie

Basaltemperatur Morgentemperatur der Frau, gleich nach dem Aufwachen gemessen
Bazillen Krankheitserreger
Bifokalgläser Zweistärken-Brillengläser, die in sich jeweils ein Glas für die Ferne und eins für die Nähe vereinigen
Blastozyste → Keimblase
Bronchien Äste, in die sich die Luftröhre verzweigt
Bronchiolen Feinere Verzweigungen der Luftröhrenäste (Bronchien)
Bronchitis Entzündung der Schleimhaut, welche die → Bronchien auskleidet

Chromosomen Fadenförmige Gebilde im Kern jeder Zelle, Träger der Erbmasse

Dendrit Kurzer Fortsatz einer Nervenzelle
Dermatologe Facharzt für Haut- und Geschlechtskrankheiten
Diabetes (mellitus) Zuckerkrankheit

Elektrokardiogramm (EKG) Aufzeichnung der elektrischen Ströme und Spannungen, die bei der Herztätigkeit entstehen
Elektrolyte Bestimmte chemische Verbindungen (Säuren, Basen, Salze), die in Wasser löslich sind und dabei in Ionen zerfallen. Elektrolyte sind für lebenswichtige Vorgänge im Körper notwendig.

Embolie Verstopfung eines Blutgefäßes durch ein Teilchen – etwa ein Blutgerinnsel (→ Thrombose) –, das durch den Blutstrom mitgeführt wurde und dann irgendwo hängengeblieben ist, z.B. in der Lunge (Lungenembolie).
Embryo Menschliche Leibesfrucht bis zum Ende des dritten Schwangerschaftsmonats
Endokrine Drüse Innersekretorische Drüse, also eine Drüse, die Stoffe (Hormone) in den Körper hinein abgibt
Endorphine Schmerzstillende Stoffe, die vom Körper selbst hergestellt werden
Endoskopie Betrachtung und Untersuchung eines Hohlraums im Körper (etwa der Speiseröhre, des Magens oder Darmes) mit einem besonderen Instrument (Endoskop)
Enzym Ferment; Eiweißstoff, der bestimmte chemische Reaktionen im Körper beschleunigt, ohne sich dabei selbst zu verändern
Epithel Deckgewebe, das alle Ober- und Innenflächen des Körpers überzieht
Eustachische Röhre Ohrtrompete; Verbindungsgang zwischen der Paukenhöhle im Ohr und dem Rachen. Die Eustachische Röhre ermöglicht einen Druckausgleich zwischen dem Mittelohr und der Außenluft.

Fetus Menschliche Leibesfrucht vom vierten Schwangerschaftsmonat bis zur Geburt
Follikel Haarbalg (→ Graaf-Follikel und Primärfollikel)
Fontanelle Lücke zwischen Schädelknochen bei Babys. Es gibt mehrere davon. Sie schließen sich in den ersten Lebensjahren.

Gen Erbfaktor, Erbanlage; Teil eines → Chromosoms. Gene bestehen aus Desoxyribonukleinsäure.
Glykogen Menschliche und tierische Stärke
Graaf-Follikel (Tertiärfollikel) Etwa erbsengroßes Bläschen im Eierstock, das ein reifes Ei enthält
Grimmdarm Dickdarm außer dem Blinddarm
Grundumsatz Diejenige Energieproduktion des Körpers, die notwendig ist, damit die Organe funktionieren können
Gynäkologe Facharzt für Frauenheilkunde und Geburtshilfe

Hämodialyse Kurz auch Dialyse genannt; Blutwäsche mit Hilfe einer künstlichen Niere. Dabei werden aus dem Blut eines Patienten Stoffwechselschlacken und überschüssiges Wasser herausgefiltert.

Hämoglobin Roter Blutfarbstoff in den roten Blutkörperchen
Hepatitis Leberentzündung
Hormon Chemischer Wirkstoff, der vom Körper selbst gebildet wird. Er überträgt Informationen und steuert bestimmte biochemische Abläufe.
Hypothalamus Teil des Zwischenhirns, der die wichtigsten Regulationsvorgänge im Körper steuert (Wärmeregulation, Blutdruckregelung, Wasserstoffwechsel u.a.)

Infarkt Verschluß einer Arterie (Thrombose, Embolie), der das Gewebe, das von dieser Arterie versorgt wird, absterben läßt

Kallus Knochenneubildung an der Stelle eines Knochenbruchs
Kapillare Haargefäß, kleinstes, haarfeines Blutgefäß
Karies Zahnfäule, krankhafter Zerfall der harten Zahnsubstanz
Keilbeinhöhle → Nasennebenhöhlen
Keimblase Eine Hohlkugel (Blastozyste, Blastula), die sich am vierten Tag nach der Befruchtung des Eies bildet. Sie besteht aus einer äußeren Zellschicht und einer inneren Zellansammlung, die zum Embryo wird.
Kieferhöhle → Nasennebenhöhlen
Kohlenhydrate Sammelbezeichnung für eine ganze Reihe von – meist festen, weißen – Naturstoffen. Zu ihnen gehören Zucker, Stärke und Zellulose.
Kokken Kugelförmige Bakterien
Kolostrum Vormilch, die von den weiblichen Brustdrüsen in den ersten Tagen nach der Entbindung (in geringem Maße auch schon während der Schwangerschaft) produziert wird
Kortikoide (Kortikosteroide) Hormone (Steroidhormone), die in der Nebennierenrinde aus Cholesterin gebildet werden. Dazu gehören auch Geschlechtshormone.
Kortison Hormon, das in der Nebennierenrinde gebildet wird. Es gehört zu den Steroidhormonen.
Krummdarm Erster Teil des Dünndarms

Lanugo Flaumhaar des Fetus in der zweiten Hälfte der Schwangerschaft
Leerdarm Zweiter Teil des Dünndarms
Limbisches System Teil des Gehirns; Zentrale des innersekretorischen und vegetativ-nervösen Regulationssystems. Das limbische System löst angeborene Trieb- und Instinkthandlungen (Angriff, Verteidigung, Sexualverhalten) aus oder beeinflußt sie.
Lysozym Ein → Enzym, das vom Körper gebildet wird und der Bekämpfung von Bakterien dient: Es löst bestimmte Bestandteile

der Bakterienmembranen auf. Lysozym ist unter anderm in Tränenflüssigkeit, im Nasenschleim, Darmschleim und im Blut vorhanden.

Mastdarm Letzter Teil des Darmes – nach dem Zwölffingerdarm, Dünndarm und Dickdarm

Melanin Dunkler Farbstoff (Pigment), welcher der Haut (Bräunung), den Haaren, der Iris und der Aderhaut der Augen ihre Farbe gibt

Melanom Hautgeschwulst. Sie kann gutartig oder bösartig sein.

Menarche Zeitpunkt, an dem die erste Monatsblutung der Frau auftritt

Menopause Aufhören der Monatsblutungen der Frau

Metastase Tochtergeschwulst; Zellen einer bösartigen Geschwulst, die sich abgelöst und an einer anderen Stelle im Körper angesiedelt haben, wo sie sich vermehren

Nasennebenhöhlen Hohlräume in den Schädelknochen. Dazu gehören die Stirnhöhle, die Kieferhöhle, die Keilbeinhöhle und die Siebbeinzellen. Sie sind mit Schleimhaut ausgekleidet und stehen mit dem Nasen-Rachen-Raum in Verbindung.

Nephron Kleinste Funktionseinheit der Niere. Sie besteht aus einem → Nierenkörperchen und Harnkanälchen.

Nervensystem Gesamtheit aller Nerven. Man unterscheidet verschiedene (Unter-)Systeme. Das Zentralnervensystem besteht aus dem Gehirn und dem Rückenmark. Zum peripheren N. gehören die Hirn- und Rückenmarksnerven. Das vegetative N. steuert die unbewußten Körpervorgänge (etwa die Tätigkeit des Verdauungssystems), während das animale N. die willkürlichen Funktionen des Körpers regelt und Empfindungen (Reize aus der Außenwelt) weiterleitet.

Neurit Lange Nervenfaser; sog. Achsenzylinder

Neurologe Facharzt für Nervenkrankheiten

Neurotransmitter Chemischer Überträgerstoff, der an sog. → Synapsen einen Nervenreiz weiterleitet. In den Nervenfasern hat der Nervenreiz hingegen die Form einer elektrischen Erregung.

Nierenkörperchen Teil eines → Nephrons. Ein Nierenkörperchen besteht aus einem Kapillarknäuel (→ Kapillare) und einer umhüllenden Kapsel. Hier wird der sog. Primärharn hergestellt.

Orthopäde Facharzt für Erkrankungen des Bewegungsapparats

Ovulation Eisprung. Ausstoßen eines reifen Eies aus dem Eierstock der Frau

Papille Warzenartige Erhebung, etwa auf der Zunge – **Haarpapille:** ein zapfenförmiger, bindegewebiger Fortsatz der Lederhaut, der von unten her in die Haarzwiebel hineinragt und sie durch Blutgefäße ernährt

Parodontose Schwund des Zahnhalteapparats: des Zahnfleischs, der Wurzelhaut und des knöchernen Zahnfachs

Placebo Medikament, das aus einer harmlosen, unwirksamen Substanz besteht. Man benutzt Placebos zur Gegenprobe bei der Erprobung neuer Medikamente, aber auch etwa zur Beruhigung von Patienten, die keine Medizin benötigen, jedoch unbedingt eine wollen.

Placenta praevia „Vorliegende Plazenta" (Mutterkuchen). Das befruchtete Ei hat sich in der Gebärmutter sehr weit unten eingenistet, und der Mutterkuchen liegt deshalb ganz oder teilweise vor dem Muttermund. Dies stellt dann für die Geburt ein bedeutsames Hindernis dar.

Plazenta Mutterkuchen. Dieses scheibenförmige Organ in der Gebärmutter versorgt das werdende Kind über die Nabelschnur mit Sauerstoff und Nährstoffen und nimmt andererseits Kohlendioxid und Schlackenstoffe auf, die beim kindlichen Stoffwechsel entstehen.

Polypen Gutartige Schleimhautgeschwulst

Primärfollikel Die weibliche Eizelle mit dem umgebenden Follikelepithel

Progesteron Weibliches Hormon

Prostata Vorsteherdrüse des Mannes

Protein Eiweiß

Rachenmandel Ansammlung von Drüsen und Lymphknötchen oben im Rachen; Teil des Abwehrsystems des Körpers

REM-Schlaf Schlafabschnitte, in denen der Mensch träumt. Sie sind unter anderem durch schnelle Augenbewegungen (REM = Rapid Eye Movement) gekennzeichnet.

Rezeptor Empfangsorgan. In der Haut gibt es Rezeptoren des Tast-, des Temperatur- und des Schmerzsinnes. In den Muskeln und Sehnen befinden sich Dehnungsrezeptoren, die das Gehirn über die Stellung und die Bewegungen der Gelenke informieren. In den Eingeweiden tragen Rezeptoren zur Vermittlung des Hunger- und Durstgefühls bei.

Scanner Röntgen- oder Ultraschall-Abtastgerät

Sekret Absonderung einer Drüse oder auch einer Schleimhaut, etwa der Speichel, der Magensaft, Galle oder Schleim

Siebbein Schädelknochen zwischen den Augenhöhlen. Dazu gehören auch die beiden oberen Nasenmuscheln und der obere Teil der Nasenscheidewand.

Sperma Samen des Mannes

Spermien Samenfäden

Steroidhormone → Kortikoide

Stethoskop Gerät zum Abhorchen des Körpers

Stirnhöhle → Nasennebenhöhlen

Synapse Verbindung zwischen zwei Nervenzellen; Stelle, an der ein langer Ausläufer einer Nervenzelle (Neurit) auf eine benachbarte Nervenzelle trifft und an sie elektrische Reize weitergibt. Zwischen den beiden befindet sich der sog. synaptische Spalt. Er wird auf chemischem Weg (→ Neurotransmitter) überwunden.

Syndrom Eine Gruppe von Krankheitszeichen, die gleichzeitig auftreten

Thrombose Entstehung eines Blutgerinnsels in einem Blutgefäß

Trizeps Muskel am Oberarm; „dreiköpfiger" Armstrecker

Trophoblast Äußere Zellschicht (Außenwand) der Blastozyste (→ Keimblase)

Urologe Facharzt für Krankheiten der Harnorgane

Zilien Wimperhärchen. In den Atemwegen und im Eileiter kommen Zilien in Form von Flimmerhaaren vor, die mit wellenförmiger Bewegung kleine Körper oder Schleim weitertreiben (Kinozilien).

Zwerchfell Muskulöse Scheidewand zwischen Brustraum und Bauchhöhle

Register

Kursiv gedruckte Seitenzahlen weisen auf eine Abbildung hin.

A

Abführmittel 251
Abnabeln 293
Abnehmen 233
Abort 304, 318
Abszeß 144, 318
Abtastgeräte 56
Abwehrsystem 66
Achilles 180
Achillesferse 180
Achillessehne 180, 187
ACTH (adrenokortikotropes Hormon) 84, 85
Adamsapfel 227, *227*
Adenosintriphosphat (ATP) 27
Aderhaut 191, *191*, 205
Aderlaß 104, *104*
Adern 92
Adiuretin 260
Adrenalin 51, 84, 85, 89, 289, 318
Adrenokortikotropes Hormon 84, 85
Adrian, Edgar 57
Aerobes Training 164, 186
After 235, 250
Agassiz, Jean Louis 255
Aggressivität 55, 66
Aids 44, 100, 278, 281
Akkomodation 194, 202
Akne 144, *144*, 148
Aktin 163
Akupunktur 70
Akustikusneurinom 217
Albinismus 137
Albino 131, 188
Aldosteron 263
Alkohol 245
    Schäden 203
    während der Schwangerschaft 294
Alkoholgenuß, übermäßiger 284
Alkoholismus 68, 159, 270
Allergene 122, 123, *122–123*, 223
Allergie 85, 122, 140, 141, 222–223, 318
Alopecia areata 152
    Alopecia symptomatica diffusa 154
Alpträume 59, 90
Alraune 271
Alter 83, *83*
Alterssichtigkeit 195

Alveolen 114, 115, 116, 124, *124*, 318
Amboß *208*, 209
Aminosäuren 85, 232, 245, 248, 249, 253
Amnesie 63, 318
Amnion 293
Amniozentese 304–305, *305*, 318
Ampulle 282
Anämie 108, 277
    aplastische 108
    perniziöse 108
    Sichelzellenanämie 108
Anästhesie 70, 318
Anderson, Paul 187
Androgene 80–81, 152, 277, 295
Androgyn 264
Aneurysma 102–103
Angina 227
Angina pectoris 105, 139
Angiographie 103
Angiotensin 260, 263
Angst 66
Anorexia nervosa 257, *257*
Antibabypille 286, 287
Antibiotika 33, 36, 144, 265, 278, 279, 280, 281
Antigene 96, 100
Antihistamine 223
Antikörper 94, 96, 97, 100, 110, 121, 122
    monoklonale 45
Antisepsis 134
Antitoxine 100–101
Antrum *240*, 242
Aorta, 91, *91*, 92, 104, *115*, 245, 260, 318
Apgar-Test 314
Aphrodisiakum 271
Appetitlosigkeit 256
Aqualunge 127
Aristoteles 82
Aromastoffe 236
Arterien 91, *91*, 92, 93, 99, 102, *133*
Arterienverkalkung 87
Arteriographie 103
Arteriosklerose 104, 105, *105*, 106, 107, 270
Arthritis 183, 263
    rheumatoide 182–183
Arthrose 181, 182, 183
Asbest *31*
Asbestose 127
Aspirin 40, 259
Asthma 85, 123, 124
Astigmatismus 194, *194*, 195
Astrologie 26
Atemgeschwindigkeit 114
Atemwege 115, *115*, 118, 119, 123
    chronische Infektion 226
    Untersuchung 116
Atemzentrum 114, 118
Atmung 112, 114, 120
    Atemgeschwindigkeit 114

Atmungsorgane 22, *23*, 112, 114–127, *115*, *116*, 129
Audiometer 212
Aufmerksamkeit 60
Aufstoßen 240
Aufwärmen 187
Augapfel 191, *191*, 194, 204
    Fehler im Bau 194, *194*
Auge 188–191, 205
    Bau 191, *191*
    dominierendes 188
    Fremdkörper im 192
    Innendruck 190
Augen
    blutunterlaufene 189, 190
    Untersuchung 190
Augenfarbe 188
Augenfehler 194
Augenkammer, vordere 190
Augenkrankheiten 204–205, *205*
Augenlinse 190, 191, *191*, 194, 195
Augen-Make-up 189
    im alten Ägypten 149
Augenmuskeln 191, *191*
    Ermüdung 189
Augenspiegel 190
Augentest 194
Auskugeln des Armes 174
Auskultation 116
Ausrenkung 174
Ausschabung 274
Ausscheidungen 250, 251
Austreibungsperiode (Geburt) 308
Autismus 55
Autoimmunkrankheiten 100
Azetylcholin 163

B

Baby
    Tod, plötzlicher 315
    tragen *315*
Badekuren 246
Bakterien 28, 29, 30, *30*, 35, 36, *94–95*, 120, 134, 135, *135*, 144, 214, 218, 234, *238*, *238*, 249, 251, 255, 258, 267, 272, 280
    Corynebacterium acnes 134
    Kokken 28, 238, 318
    Mycobacterium tuberculosis 122
    Staphylococcus aureus 134
    Staphylokokken 30
Balken 53, *53*
Ballaststoffe 250, 251, 254
Bänder 172, 173, 175, 176, *176*, 181, *181*
Bandscheibe 172, 173, *173*

Bandscheibenvorfall 173
Bandwurm 30
Bartholin-Drüse 273, 277
Basaltemperatur 318
Basalzellkarzinom 145
Bauchfell 261
Bauchfellentzündung 249
Bauchhöhlenschwangerschaft 280
Bauchredner 230
Bauchspeicheldrüse 76, 77, 77, 87, 235, 244, 247, 248, 249
Bauchspeicheldrüsenentzündung 247
Bazillen 28, 318
Beatmung, künstliche 125
Becken 178
Beckenendlage 303
Beethoven, Ludwig van 212, 212, 214
Befruchtung 39, 284, 290
   künstliche 285
   im Reagenzglas 285
Begabung, mathematische 55
Behaarung, übermäßige 152–153
Berger, Hans 57
Berry, Duc de, Stundenbuch 26
Beryllose 127
Beschneidung 267
Bettruhe 182
Bewußtsein 48
Bifokalgläser 318
Bildraster 197
Bilirubin 88, 245, 247
Bindegewebe 22
Bindegewebsgeschwulst 276
Bindegewebszyste 277
Bindehaut 191, 192
Bindehautentzündung 189, 279
Binet, Alfred 64
Bißanomalie 171
Bizeps 159, 162, 163, 174
Blähung 250, 251
Blase siehe: Harnblase
Blasenentzündung 264, 267
Blastozyste 292, 292, 318
Blastula 291, 291, 292, 318
Blinddarm 235, 248, 249, 250
Blinddarmentzündung 249, 255
Blindenhilfe, akustische 211
Blinder Fleck 189, 189, 191, 191
Blindheit 202–203
Blumenkohlohr 219
Blut 92–97
   blaues 99
   Menge 93, 94
Blutarmut 108
Blutbild 97
Blutbruch 269
Blutdruck 77, 84, 89, 99, 102, 103
   diastolischer 102
   Messung 102

Blutdruck (Forts.)
   niedriger 102, 103
   systolischer 102
Bluterguß 88
Bluterkrankheit 41, 43, 108, 109, 289
Blutfarbstoff, roter 247
Blutgefäße 48, 84, 88, 90, 92
Blutgerinnsel 98, 98
Blutgruppen 90, 96, 97
Blut-Hirn-Schranke 48
Bluthochdruck 85, 89, 102, 103, 105, 106, 255, 285
Blutkörperchen 94–95, 94–95
   rote 26, 88, 91, 92, 94, 94, 95, 96, 98, 108, 110, 114, 160
   weiße 26, 88, 94, 94–95, 98, 99, 105, 160, 186, 238
Blutkreislauf 23, 93, 245, 249
Blutplasma 27, 94, 99, 110, 260
Blutplättchen 28, 94, 95, 96, 98, 98, 160
Blutsbrüder 99
Blutschwamm 136
Bluttransfusion 96, 97, 97
Blutung 98–99
Blutwäsche 260–261, 260
Blutzuckerspiegel 74, 77, 77, 84, 87, 244, 245
Bodybuilding 159
Bogengänge 208, 216, 216
Bororostamm 283
Böser Blick 204
Botenstoffe, chemische 48
Botulismus 29, 255
Bowman-Kapsel 261
Brand 107
Brandwunde 142
Brazelton-Skala 314
Brille 194, 195
   Entwicklung 193, 193
Bronchialasthma 123
Bronchialkarzinom 122
Bronchien 84, 114, 115, 122, 123, 318
Bronchiolen 114, 115, 318
Bronchitis 122–123, 124, 129, 318
Bronchoskop 116
Brown, Louise 285, 285
Brücke 48
Brust, weibliche 276, 276, 277
   Knoten in der Brust 276–277
   Selbstuntersuchung 276
Brustbein 174
Brustfell 115, 115
Brustkorb 114, 115, 116
Brustkrebs 274
Brustmuskulatur 174
Brustplastik 147
Brustwarze 276, 276
Brustwirbel 172, 173
Buckel 173
Bulimie 257

C

Cannabispflanze 32
Chamberlen, Peter 309
Charles, Prinz 283
Chemotherapie 33
Chinin 145
Chlamydienkrankheiten 278, 278, 279, 280
Cholesterin 104–105, 253, 259
Cholesterinspiegel 104, 105, 253
Cholesterol 244
Cholezystokinin 247
Choriongonadotropin 290, 291
Chromosomen 27, 38, 38, 39, 40, 64, 78, 108, 268, 290, 291, 318
   Abweichungen 78
   X-Chromosom 40–41, 108, 290
   Y-Chromosom 40–41, 290
Clemens, Alonzo 47
Cold Cream 132
Collagen 133, 146, 148
Computertomographie 45, 45, 52, 56
Contergan 295
Corpus amygdaloideum 53, 53
Couvade 300
Cowper-Drüsen 266, 268, 269
CRH (Corticotropin releasing hormone) 85

D

Darm 249, 235, 235, 248–249, 250
Darmbewegungen 249
Darmflora 251
Darmzotten 235, 248–249, 248
Daumen 176
Daumenlutschen 164
Daumier, Honoré 169, 295
Defekte, genetisch bedingte 40, 43
Degas, Edgar 245
Déjà-vu-Erlebnis 63
Deltamuskel 174
Dendrit 50, 50, 318
Dentin 170, 170, 238
Dermabrasion 148
Dermatologe 318
Desoxyribonukleinsäure (DNS) 29, 38, 38, 43, 318
Dezibel 210, 213
Diabetes 75, 87, 265, 318
Diana, Lady 283
Diät 254, 256
Dickdarm 235, 235, 248, 249, 250, 250, 254
Dick-Read, Grantly 302
Differentialblutbild 97

Digitalis 107
   Digitalis purpurea 107
Diglyceride 249
Dinka 79
Dionne-Fünflinge *301*
Dottersack 292, *292*
Dou, Gerard 265
Down-Syndrom 40, 137, 289, 304
Drogen 32, 284
   während der Schwangerschaft 294
Drüsen 22, 74
   Siehe auch: Bauchspeicheldrüse, endokrine Drüsen, endokrines System, exokrine Drüsen, Hirnanhangdrüse (Hypophyse), Schilddrüse, Schweißdrüsen, Speicheldrüsen, Zirbeldrüse
Dünndarm *235*, 244, 245, 247, 248, *248*, 249, 250
Durchblutungsstörung 90, 107
Durchfall 251
   auf Reisen 35
Durst 232–233, 260, 263

E

Echokardiographie 103
Egerling, Flachknolliger 255
Eichel *266*, 267
Eierstock 39, 76, 77, *77*, 81, 259, 272, *272*, *273*, 282, *291*
Eierstockgeschwulst 284
Eileiter 272, *272*, *273*, 280, 284, 290, *291*, 292
Eileiterentzündung 279, 280, 281, 287
Eileiterinfektion 284
Eileiterschwangerschaft 285
Eileiterverschluß 284
Einlauf 251
Einstein, Albert 60, 65, *65*
Eireifung 259
Eisprung 272, 273, 277, 282, 284, 291, 300, 319
Eiter 99
Eiweiß 38, 80, 94, 96, 133, 184, 241, 242, 244, 245, 247, 248, 250, 252, 253
   Aktin 163
   Myosin 163
Eiweißpräparate 233
Eizelle 26, 39, 44, 268, 272, *273*, *273*, 274, 284, 290
   befruchtete 291
Ejakulation 267, 271
Ektoderm 292, *292*
Ekzem 140
   seborrhoisches 151
Elastin 133
Elektroenzephalogramm 297
Elektroenzephalograph 57, 58
Elektrokardiogramm (EKG) 103, 318

Elektrolyt 318
Elisabeth I., Königin 132
Elle 174, *176*
Embolie 107, 318
   koronare 104
Embolus 107
Embryo 39, 288, 290, 291, 292, *292*, 293, 296, 298, 299, 318
   Entwicklung 296, *296*
Empfängnis 290
Empfängnisverhütung 128, 286–287
   Methoden 286–287, *286*
Emphysem 116, 124, *124*
Endemisch 40
Endhirn 48
Endknopf 50, *50*, 51, *51*
Endokrine Drüsen 21, 76, 78, 84, 87, 247, (Siehe auch: Endokrines System)
Endokrines System 23, 74–87, 293
Endorphine 70
Endoskopie 318
Endplatte, motorische 48, 163
Energie 252
Energiehaushalt 86
Energiequellen 253
Entbindung 302–303
   im Sitzen 303, *303*
Entbindungsstuhl *303*
Entoderm 292, *292*
Entspannungsmethoden (Geburt) 306, 308
Entwicklung des Kindes 316, 317, *317*
Entzündung 99
Enzyme 43, 183, 192, 218, 234, 244, 247, 249, 250, 253, 284, 312, 318
   Renin 263
   Tyrosinase 137
Epidemie 40
Epilation, elektrische 153
Epiphyse 79
Epithel 22, 318
Epithelzellen *98*, 262
Epstein-Barr-Virus 279
Erbanlagen 38, 39, 40, 290
Erbinformationen 268
Erbkrankheiten 40, 43
Erbmerkmale 43
Erbrechen 242
Erektion 267, 269, 270, 271
Erfrierung 143
Erinnerungsfähigkeit 61
Erkältung 113, 118–119, 120, 206, 221
   Anfälligkeit 120
   Ursachen 119
Erkältungsviren 119, 120
Ernährung 259
   richtige 252–253
Eröffnungsperiode (Geburt) 308, *308*
Erröten 130–131
Erstickungsanfall 123, 124–125, 224

Erythropoetin 95
Erythrozyten 94
E.T. 79
Eustachische Röhre *208*, 214, 217, 218, 318
Exokrine Drüsen 76
Expektorantien 118
Eyk, Jan van 283

F

Facelifting 146–147, *146–147*
Fachausdrücke, medizinische 318–319
Farben 200–201
   Bevorzugung durch Babys 200
   Erzeuger von Stimmungen 200–201
Farbenblindheit 41, 202
Farmerlunge 127
Fauchard, Pierre 171
Fehlgeburt 282, 293, 304, 318
   drohende 304
Feigwarzen 278
Fenster, ovales 209
Fersenbein *181*
Fette 105, 232, 241, 244, 245, 247, 248, 249, 250, 251, 252, 253
Fettsäuren 85, 249
Fetus 151, 288, 289, 293, 296–297, 298, 299, 306, 308, 318
   Aktivität 299
   Ausscheidungen, erste 298
   Behandlung im Mutterleib 305
   Entwicklung 296, *296*, 297, 299
   Hören und Sehen 298
   Lernen 298–299
   Wachstum 298
Feuermal 136
Fibrin 98, *98*
Fibroadenom 276
Fibroblasten *98*, 184
Fieber 40, 119
Film 197
Finger 176
   Knacken mit den Fingern 177
   schnellender 177
Fingerabdrücke 136, 137, *137*
   von Mumien 132
Fingerhut *107*
Fingerknochen 176, *176*
Fingerrillen 136
Fingerstrecksehne, Abriß 176
Fissur 139
Flaschenmilch 313
Flaumhaar 151, 152
Flimmerhaare 284, 290, *290*, 319
Fluoride (Schutz der Zähne) 238–239
Flüssigkeit, extrazelluläre 27

Flüssigkeitsmangel 270
Flüstern 229
Follikel 154, 274, 318
Fontanelle 318
Franklin, Benjamin 193
Frau (Begriff) 264
Freßsucht 254, 257
Friedrich III. 41
Frigidität 277
Fruchtbare Tage der Frau 282
Fruchtbarkeit 259, 282
    des Mannes 268
Fruchtblase 291, 292, *292*, 293, *297*, 307, 310
    Sprengung 306
Fruchtwasser 292, 293, 306, 307
Fruchtwasseruntersuchung 304–305, *305*, 318
Fruchtzucker 232
Frühgeburt 138, 297
    Überlebenschancen 297
    Zwillinge 300
Furunkel 134, 144
Fuß 179, *179*, 180–181, *181*
Fußabdrücke von Neugeborenen 136
Füße, Einbinden 179, *179*
Fußpilz 145
Fußwurzelknochen 181, *181*

G

Gage, Phineas 68, 69
Gähnen 113, *113*
Gall, Franz Joseph 52
Galle 244, 245, 247, 249
Gallenblase *235*, *244*, 245, 247, 248
Gallenblasengang *244*, 245, 247
Gallenfarbstoff 245, 265
Gallengang *244*
Gallensalze 249
Gallensäure 245
Gallensteine 247, *247*
Gammaglobuline 100–101
Gangrän 107
Gänsehaut 132, 151
Gastrin 241, 242
Gaumen
    harter 234
    weicher 224, 234, 240
Gaumenmandel 223, *225*
Gebären 293
Gebärmutter 272–273, *272*, *273*, 290, 292, *292*, 293, 294, 295, 300, 306, 308
    Entfernung 274–275
    Krankheiten 274–275
Gebärmutteranomalie 293, 304
Gebärmutterhals 272, 273, 274, 306

Gebärmutterhalsabstrich 274
Gebärmutterhalskrebs 274
Gebärmuttermund *272*, 309
Gebärmutterschleimhaut 274, 282, *291*, 292
Geburt 302, 306–307, 308–309, 310, 311
    im Beisein des Mannes 306
    Dauer 306
    Hausgeburt 302
    „natürliche" 302
    Phasen 308–309, *308–309*
    Vorbereitung 302
Geburtsdatum, Berechnung 288
Geburtskanal 273
Geburtsschaden 288–289
Geburtszange 306, 309
Gedächtnis 62–63
    Zentrum 60
Gefühle 24, 48, 68–69, 74
Gefühlsäußerungen 66
Gefühlszentrum 68–69
Gehirn 46, 47, 48, 49, *49*, 52, 53, *53*, 54, 55, 56, 60, 61, 62, 65, 68, 72–73, 194, 210
    Bau 48, *48*, *49*
    Bilderzeugung 196, 200
    Bildinterpretation 196, 199
    Einsteins 60, 65, *65*
    Erinnerungsfähigkeit 60–61
    Funktionen 46, 48, *49*, 50, 52, 53, *53*,
    Gedächtnis 62–63
    Gedächtniszentrum 60
    Gefühlsäußerungen 66
    Gefühlszentrum 68–69
    Gehirn und Abwehrsystem 66
    Großhirn 48, 49, *49*, 53, 57
    Hirnlappen *49*
    Hirnstamm 48, *49*, 57
    Kapazität 73
    Kleinhirn 48, *49*, 68, 159
    Nervenzellen 22, 26, 27, 48, 50, *50*, 61, 190, 220
    Säugling 166
    Stammhirn 48, *49*, 57
    Stirnlappen 68–69
    Täuschung 198
    Teile *49*
    Wellen 57
    Zellen 73
Gehirnerschütterung 167
Gehirnhälften 53, *53*
    Aufgaben 53, *53*
    Funktionen 52, 54, 55, 72–73
    Unterschiede 52
Gehirntod 57
Gehirntumor 56
Gehör 206
    musikalisches 213
    Proben 206
Gehörgang *208*
Gehörknöchelchen 209

Gehörnerv *208*, 209
Gehörschäden 212, 213, 231
Geist, menschlicher 46
Geisteskrankheiten 67
Gelber Fleck 191, *191*
Gelbkörper 274, *291*
Gelbkörperhormon 290, 291
Gelbsucht 247
Gelenke 164–165, *165*
    Arten 164
    feststehende 164
    Hüftgelenk 164
    Kiefergelenk *169*
    Kiefergelenksyndrom 169
    Knacken 165
    Kniegelenk 164, 165
    Kugelgelenk 164, 165, *165*
    künstliche 183, *183*
    Plane *165*
    Sattelgelenk 165, *165*
    Scharniergelenk 164, 165, *165*
Gelenkrheumatismus 91
Gelenkverletzungen 184
Gene 38–39, 40, 42–43, 76, 97, 108, 268, 318
    dominante 38–39, 40, 41, 42
    rezessive 38–39, 40, 41, 42
    schadhafte 40
Genetik 45
Genie 66
Genitalien siehe: Geschlechtsorgane, männliche
Genitalsystem 23
Genmanipulation 43, 45
Gerassimow, Michail 166
Geräuschempfindlichkeit 213
Gerinnungsfaktor 99, 108
Geruch 207, 221, 220, 223
Geruchsnerven 220
Geruchsorgan 218, *218*
Geruchsrezeptoren 218, 220–221
Geruchssensoren 236
Geruchssinn 63, 207, 218, 219, 220, 221, 226, 240
Geschlecht des Kindes
    Erkennbarkeit 299
    Festlegung 290
    Verhältniszahlen 299
Geschlechtshormone 80–81, 82–83, 85, 104, 144, 152, 277
Geschlechtskrankheiten 278, 279, 280–281
Geschlechtsleben 83, 270
Geschlechtsorgane 82
    äußere der Frau 273
    männliche 80, 266–269, *266*, 270
    weibliche 272–277, *272*
Geschlechtsreife 82
Geschlechtsverkehr 83
    während der Schwangerschaft 295

Geschmacksknospen 236, 237, *237*
Geschmackspapillen *237*
Geschmacksrezeptoren 234
Geschmacksrichtungen, grundlegende 236
Geschmackssinn 221, 236, 237, 240
    Beeinflussung 233
Geschmacksstoffe 234
Geschmackszentren 236
Gesichtsausdrücke 168–169, *168*
Gesichtsfeld 196
Gesichtsschädel 167
Gestagen 259, 287, 295
Gesundheit 24
Gewebe 22
Gewicht des Körpers 252
Gewichtheber 187
Gewichtsverminderung 254, 256
Gibson, Eleanor 61
Gicht 182, 263
Gigantismus 78
Ginseng 271
Glaskörper 189, 190, 191, *191*
Glaskörperkanal *191*
Glaukom 190, 204
Gleichgewichtsorgan 207, 208, 216
Gleichgewichtssinn 216
Globussymptom 225
Glukagon 77, 87, 247
Glukokortikoide 85, 295
Glukose 85, 233, 234, 245, 247, 248
Glykogen 244, 245, 318
Glykoprotein 242
Glyzerin 245, 249
Gonorrhö 278, 279, 280, 281
Gould, Stephen Jay 65
Gourmand 242
Gourmet 242
Graaf-Follikel 259, 272, *291*, 300, 318
Gräfenberg-Zone 277
Granulom 239
Granulozyten
    basophile 94
    eosinophile 94
    neutrophile 94
Grimmdarm 250, 318
Grippe 120, 121
    Grippeviren 121, *121*
    Spanische 121
Grippeviren 121
Großhirn 48, 49, *49*, 53, 57
Großhirnrinde 66
Grundnährstoffe 252
Grundumsatz 86, 318
Gürtelrose 279
Gymnema sylvestra 233
Gynäkologe 318
Gynäkologie 264

H

Haarausfall 152, *152*
Haarbalg *133*, 144, *144*
Haarbehandlungen, Folgen 154, *154–155*
Haare 132, 138, 150–155, *150*, *151*, *154*, *155*, 156
    Dicke 148
    Farbe 154
    Rote 131
    Schäden 155, *154–155*
    Struktur 150, *150*, 151, *154*
    Wachstum 132
Haarefärben 154–155
Haarfollikel 134
Haargefäße 186
Haarpapille *133*, 150, *150*, 319
Haarschneiden 132
Haarverpflanzung 152, *153*
Haarzellen 208, 209, 212
Habsburg, Haus 41
Halitose 233
Halluzinationen 72
Halsdehnen beim Paduangstamm 172, *172*
Halsentzündung 227
Halsschmerzen 227
Halswirbel 172, *173*
Hammer 208, 209
Hammerzehe 181
Hämodialyse 260–261, *260*, 318
Hämoglobin 88, 94, 108, 110, 114, 128, 245, 247, 318
Hämophilie 108, 289
Hämorrhoiden 106
Hand 176–177, *176*
Handgelenk 176–177
Handlinien 137
Handwurzel 174
Handwurzelknochen 176, *176*
Harnblase 259, *261*, 262, *262*, 263, 264, *266*, 267, 269, *272*
Harndrang 258
Harnfarbstoff 259
Harnkanälchen 93
Harnleiter 93, 260, *261*, 262, *262*, 264
Harnröhre 262–263, 264, *266*, 267, 268, 269
Harnsäure 182, 262, 263
Harnsäurestoffwechsel 264
Harnstoff 262
Harnsystem 23
Harnwege 258–265, 270
Hausgeburt 302
Haut 23, 130–149, *133*, *134*
    Alterung 146–147
    Aufbau 132, 133, *133*
    aufgesprungene 142
    Bemalung 149, *149*
    Farbe 131, *131*

Haut (Forts.)
    Hautmuster *137*
    Hornschicht 132, 133, *133*
    Keimschicht 133, *133*
    Lederhaut 132, 133, *133*, *138*, 143, 146, 148, 191, *191*
    Oberhaut 132, 133, *133*, 143, 148
    papilläre Schicht 133, *133*
    retikuläre Schicht 133, *133*
    runzlige 141
    Sinnesorgane in der Haut 138, *138*
    Unterhaut 132, 133, *133*, *138*, 143
    Wachstum 132
Hautkrebs 142, 145
Hautleiden 144
Hautschälung 148
Hauttransplantat 142–143
Hauttransplantation 143, 147
Hebamme 302
Heimlich-Handgriff 124, 125, *125*
Heinrich VIII., König von England 254
Heiserkeit 119
Henle-Schleife 260
Heparin 260
Hepatitis 246–247, 318
Herpes 278, 279
    der Geschlechtsorgane 279, 281
    Herpes simplex 278
    Herpes-simplex-Virus 279
    Herpesviren 279
Herz 88–89, 90–91, *91*, 102, 103, 115, *115*, 163
    Bau 90
    Gewicht 93
    Herztätigkeit 88–89, 90, *91*, 93
    Lage 88
Herzanfall 125, 128, 270
Herzbeutel 90
Herzchirurgie 49
Herzfrequenz 93
Herzgeräusche 91
Herzinfarkt 89, 104, 105, 186
Herzkammern 90, 91, *91*, 92
Herzklappen 90, 91, *91*
Herzklappenfehler 91
Herzkrankheit, koronare 104
Herzkrankheiten 90, 91, *91*, 104, 105, 106, 128, 285
Herzkranzgefäße 104, 105
Herzmuskeln 163
Herzrhythmusstörung 90
Herzscheidewand 90, 91, *91*
Herzschlag 90, *91*
Herzschrittmacher 90
Heuschnupfen 222–223
Hexenmilch 289
Hexenschuß 173
Hippocampus 53, *53*, 63
Hippokrates 26, 37, 46, 68, 246

Hirnanhangdrüse 77, 78, 263, 287
Hirnlappen *49*
Hirnrinde 236
Hirnstamm 48, *49*, 57
Hirnstromwellen 57, 58, *58*
Hirsutismus 152–153
Histamine 122, 223
Höchstalter 20–21
Hochzeit 283
Hoden 39, 76, 77, 77, 80, 81, 259, 266, *266*, 267, 269, 270
Hodenentzündung 269
Hodenhochstand 269, 284
Hodenkanälchen 268
Hodenkrebs 269
Hodensack 80, 266, *266*, 267, 269
Hodentorsion 269
Höhenkrankheit 126
Hohlvene 91, *91*, 245
Homöostase 20
Honig 233
Hörbereich des Menschen 211
Hörgerät 214, 215, *215*
Hormone 51, 74, 75, 76–77, 78, 80–81, 82–83, 85, 86–87, 94, 247, 248, 253, 259, 268, 272, 277, 289, 290, 293, 318
   ACTH 85
   Adiuretin 260
   Adrenalin 84, 85, 89, 289, 318
   adrenokortikotropes Hormon 84, 85
   Aldosteron 263
   Androgene 80–81, 295
   Angiotensin 260, 263
   Choriongonadotropin 290, 291
   CRH 85
   Erythropoetin 95
   Gelbkörperhormon 290, 291
   Geschlechtshormone 80–81, 82–83, 85, 104, 144, 152, 277
   Gestagen 259, 287, 295
   Glukagon 77, 87
   Glukokortikoide 85, 295
   Hormonspiegel 78
   Hydrokortison 85
   Insulin 76, 87
   Kortikoide 84, 85
   Kortisol 85
   Melatonin 76
   Nebenschilddrüsenhormon 76
   Noradrenalin 84, 85
   Östrogene 77, 80–81, 259, 270, 277, 282, 287, 295
   Oxytocin 76, 306, 312
   Parathormon 77
   Plazentahormone 80
   Progesteron 81, 277, 282, 290
   Prolaktin 313
   Prostaglandine 306
   Schilddrüsenhormon 86

Hormone (Forts.)
   Somatotropin 77, 80, 81, *81*
   Steroidhormone 74–75, 295
   Testosteron 75, 81, 259, 266, 270
   Thyreotropin 86
   Thyroxin 86
   Vasopressin 77, 260, 263
   Wachstumshormon 77, 80, 81
Hormonspiegel 78
Hormontherapie 282, 284
Hörnerv 212
Hornhaut 141, 190, 191, *191*, 192
Hornhauttransplantation 205
Hornschicht 132, 133, *133*
Hörtest 212–213
   bei Babys 231
Hörvorgang 209
Hörzentrum *49*
Hudson, Jeffery 85
Hüftgelenk 164
Hühnerauge 141
Hunger 232
Huntington-Chorea 43, *43*
Husten 118
Hustenmittel 118
Hydrokortison 85
Hyperthyreose 86–87
Hyperventilation 124
Hypervitaminose 255
Hypnose 63, *63*, 66, 71
Hypochondrie 24
Hypophyse 76, 77, *77*, 78, *78*, 80, 81, 83, 84, 86, 263, 306, 312, 313
Hypophysenhinterlappen 260
Hypothalamus 48, 53, *53*, 76, 77, *77*, 78, *78*, 80, 84, 85, 89, 132, 257, 260, 263, 287, 318
Hypotonie 103

I

Immunglobuline 293
Immunität 100–101
Immunologie 45
Immunschwäche 100
Immunsystem 85, 100, 122, 183, 223
Immuntherapie 223
Impfung 35, 100, 101, *101*
Implantat 171
Impotenz 270, 271
Infarkt 318
Influenza 120
Innenohr 207, *208*, 209, 216, *216*
Innersekretorische Drüsen siehe:
   Endokrine Drüsen
Insektenstiche 85, 140
Insulin 43, 45, 76, 87, 233, 245

Intelligenz 64, 65
Intelligenzquotient (IQ) 47, 64, 65
Intelligenztests 64, 65
Intrauterinpessar 280, 286, 287, *287*
In-vitro-Befruchtung 285
Iris 188, 190, 191, *191*
Ischämischer zerebraler Insult 106
Ishihara-Test 202
Isometrische Übungen 164
Isotonische Übungen 164
Jahn, Turnvater 186
Jenner, Edward 101
Jet-travel-Syndrom 75
Jod 86
Johnson, V. E. 83
Joule 252
Juckreiz 138–139
Jungfernhäutchen 273

K

Kahlheit 152
Kaiserschnitt 289, 293, 303, 306
Kallus 184, 318
Kalorie 252, 256
Kaltblütige Tiere 89
Kalzium 77, 182, 264
Kalziumspiegel 77, *77*, 159
Kammerwasser 190, 191, *191*, 204, 205
Kapillare 92, 93, 110, 114, *115*, 186, 245, 248, 318
   Lymphkapillare 110, 111, *111*
Karbunkel 144
Karies 234, 238, 318
Karpaltunnelsyndrom 177
Karzinogene 32
Karzinome 32
Käseschmiere 300
Kastrat 81
Kater 259
Kehldeckel *115*, 224, 225, *225*, 235, 236, 240
Kehlkopf *115*, 224, 225, *225*, 228, 229, 230, 231
   Kehlkopfentzündung 119, 229
Keilbeinhöhle *218*, 222, *222*, 318, 319
Keimblase 318
Keimschicht 133, *133*
Keimzellen 39
Kekulé von Stradonitz, August 60
Keller, Helen 212
Keloid 148
Keratin 141, 156
Kernspinresonanz-Tomograph 57
Kiefergelenk *169*
   Kiefergelenksyndrom 169

Kieferhöhlen 222, *222*, 318, 319
Kieferknochen 239
Kieferorthopädische Behandlung 171
Kindbettfieber 134
Kinder, Rekordzahl 270
Kinderkrankheiten 29
Kindsbewegungen 298
Kindspech 298
Kircher, Athanasius 215
Kitzelgefühl 130
Kitzler *272, 273,* 277
Klangfarbe 211
Kleinhirn 48, *49,* 68, 159
Kleinkind 316, 317
    Entwicklung 317, *317*
    Fähigkeiten 316
    Laufenlernen 159, 316
    Wachstum 316–317
Klistier 251, *251*
Klitoris 273
Klitorisfalte 273
Klonen 44
„Kloß im Hals" 225
Klumpfuß 180
Kniegelenk 164
Knochen 96, 158–161, *161,* 164, 172, 176, 182
    Aufbau 182
    Deformationen 182
    Knochen-Körpergröße-Beziehungen 178
    Oberschenkelknochen 158, 160
    Röhrenknochen 96, *96,* 178
    Struktur 161, *161*
    Zahl 159
Knochenbruch 184
    Ermüdungsbruch 184
    Heilung 184
    Typen 184, *184*
Knochenhaut 160
Knochenmark 95, 96, *96,* 100, 160
Knochennähte *165*
Knochensporn 181
Knollenblätterpilz, Kegelhütiger *255*
Knollennase 219
Knorpel 158, 161, *161,* 164, 166, 182, 183
Kodein 118
Koffein 255
Kohlendioxid 112, 114, 115, 124, 126, 127
Kohlenhydrate 80, 233, 240, 241, 247, 248, 249, 252, 253, 318
Kohlenhydratstoffwechsel 87
Kohlenmonoxid 128, 129
Kohlenstaublunge 127
Koitus interruptus 286
Kokken 28, *238,* 318
Kolik 264
Kollagen 184
Kolostrum 312, 318
Kolumbus 128

Komplementärfarben *200,* 201, *201*
Konditionierung 60
Kondom 286
Konservierungsstoffe 255
Kontaktallergie 141
Kontaktekzem 140
Kontaktlinsen 193, 195, 202
Kopfball (beim Fußball) 167, *167*
Kopfbedeckung 89, *89*
Kopfschmerzen 72, 226
Kopfschuppen 151
Koronarthrombose 104
Körper 22, 74
    Bestandteile 22
    Gewicht 252
    Grundbausteine 22, 26
    Proportionen 316–317
    Steuerungssysteme 74
    Systeme 22, 23
Körperhaltung 172, 173, *173*
Korsakow-Syndrom 68
Korsett 117
Kortikoide 84, 318
Kortikosteroide 84, 178, 318
Kortisol 85
Kortison 85, 318
Kosmetische Chirurgie 147, 148
Kot 251
Krampfaderbruch 269, 284
Krampfadern 106, *106,* 294
Krankenhaus, Geschichte 33, *33*
Krankheiten
    akute und chronische 31
    ansteckende 31
    erbliche 289
    gefährliche 44
    Hauptarten 30
    parasitäre 34, 35
    Parasitenkrankheiten 30–31
    psychosomatische 24–25
    sexuell übertragbare 278–279, *278, 279,* 280–281
    Tropenkrankheiten 34
Krankheitserreger 28–29, 31, 34, 134
Kreatinin 262
Krebs 32–33, 36, 106, 129, 229, 270
    Behandlungsmethoden 33
    Chemotherapie 33
    Strahlentherapie 33
    Ursachen 32
Kreislauf 260
    Kreislauferkrankungen 106
Kreuzbein 172, *173*
Kribbeln in Händen oder Füßen 90
Krieg (Feuerprobe für die Medizin) 37
Kropf 86, *86*
Krummdarm *235,* 248, *248,* 249, 318
Kryochirurgie 33
Kugelgelenk 164, 165

Kuhmilch 312
Kunsthaut 143
Kupffer-Sternzellen 245
Kurbäder *246*
Kurzhaarfrisuren 132
Kurzsichtigkeit 194, *194*
Kyphose 173

L

Laboratorien *44*
Labyrinth 209, 216
Lachen 21, *21,* 66
Lachgas 71
Lachtränen 192
Laennec, René 120
Laktose 251
Lamaze-Methode 302
Landsteiner, Karl 96
Langer, Karl, Ritter von Edenberg 146
Langerhans-Inseln 76, 247
Langer-Linien 146, *146*
Lanugo 297, 299, 318
Lärmbelastung 213
Laserskop 105, *105*
Laserstrahlen 136, 148
Läuse 135, *135*
Lautstärke 210, 211
Lebenselixier 42
Lebensmittel 234
    Gesamtaufnahme des Menschen 234
Lebensmittelvergiftung 29, 255
Lebensmittelzusätze 255
Leber 26, *235,* 244–245, *244,* 248, 249
    Filterleistung 245
    Leberlappen 244, *244*
    Zellen *244,* 245
Leberarterie 245
Leberentzündung 246–247
Leberflecken 136
Lebergang *244*
Leberzirrhose 245
Lebewesen, warmblütige 89
Leboyer-Methode 302
Lederhaut 132, 133, *133, 138,* 143, 146, 148, 191, *191*
Leerdarm *235,* 248, *248,* 318
Leeuwenhoek, Antoni van 28, *28,* 284
Legionärskrankheit 44
Leistenkanal 282
Lendenwirbel 172, *173*
León, Ponce de 42
Leukämie 32
Leukozyten 94, 99
Leuze, Bad in Stuttgart *246*

Leydig-Zwischenzellen 266
Licht, ultraviolettes 142, 147
Lichtrezeptoren 200
Lid 192
Lidschlag 192
Lidstraffung 147
Liebkosungen 289
Ligamentum falciforme hepatis 244
Liliputaner 78, 79, *79*, 85
Limbisches System 53, *53*, 63, 68–69, 318
Lind, James 253
Linkshändigkeit 55
Lipase 249
Lipide 105
Lippen 139
Lispeln 230
Littré-Drüsen 268
Livingstone, David 70
Lorgnette *193*
Ludwig XIII., König von Frankreich 153
Luftbefeuchter 219
Luftkrankheit 207
Luftröhre 115, *115*, 224, 225, *225*
    Fremdkörper in der Luftröhre 224–225, *225*
Luftspiegelung 196
Luftverschmutzung 122, 123, 124, 126–127
Lungen 91, 112, 114, 115, *115*, *116*, 122
    Fassungsvermögen 116, 117, 120
    Gewebe *124*
    Oberfläche 122
Lungenarterie *115*
Lungenbläschen 114, *115*, *124*, 318
Lungenemphysem 124, *124*
Lungenentzündung 279
Lungenerkrankungen 122–123, 127
Lungenfunktionsprüfung 117
Lungenkollaps 124
Lungenkrankheiten, berufsbedingte 127
Lungenkrebs 116, 122, 129
Lungentuberkulose 122, 124
Lungenvene *115*
Lymphatisches System 93, 95, 100, 110–111, *111*
Lymphe 110, 111
Lymphgang, rechter 110, *111*
Lymphgefäße 111, *111*, 244, 249
Lymphkapillare 110
Lymphknoten 95, 100, 110, 111, *111*, 223
Lymphknotentuberkulose 110
Lymphogranulomatose 110–111
Lymphom 110
Lymphozyten 94, 100, 110, 111
Lysozym 218, 318–319

M

Magen *225*, 234, *235*, 240, *240*, 241, 242
    Fassungsvermögen 242
    Verweildauer von Speisen 242
Magenblutung 241
Magen-Darm-Trakt 249
Magendurchbruch 241
Magengeschwür 85, 241, 242
Magenknurren 233
Magenkrebs 241
Magenmund 235, 240, 241, 242
Magensaft 241, 242
Magensäure 241, 242, 248
Magenschleimhaut 240, 242
Magenverstimmung 241
Magersucht 256, 257
Maja 172
Make-up (Augen) 189
Makrophagen 94, 105
Makuladegeneration 205, *205*
Malaria 221
Maltose 234
Mandelentzündung 227
Mandeln 95, 110, *236*
Manet, Édouard 280, *280*
Mann (Wort) 264
Mantegna, Andrea 267
Marathonlauf 180
Marihuana 32
Mark, verlängertes 48
Marlborough, Herzog von 153
Mastdarm 235, *235*, *248*, 250, *272*, 319
Masters, William H. 83
Mathematische Begabung 55
Maximilian I. *41*
Medikamente 36
    durch die Nase verabreicht 219
    fruchtbarkeitsfördernde 300
    während der Schwangerschaft 294–295
Meditation 72
Mehrlingsgeburt 284, 300, 301
    Häufigkeit 301
Mehrlingsschwangerschaft 300
Meiose 39, 40
Meissner-Körperchen *138*
Melanin 133, *133*, 136, 137, 142, 144, 154, 188, 319
Melanom 145, 319
Melanozyten 131
Melatonin 76
Menarche 282, 319
Menière-Krankheit 216–217
Meniskus 178
Meniskusverletzung 178
Menopause 282, 319
Mensch der Zukunft 44
Menstruation 274, 275, 277

Menstruationszeremonie 275
Merkelsche Tastscheibe *138*
Mesoderm 292, *292*
Metastasen 32, 33, 269, 319
Mikrochirurgie 33
Mikroorganismen 134–135, 272
Mikrovilli 27, 236
Mikrozotten 248
Milben 135, *135*
    Krätzmilben 135
Milch als Einschlafmittel 234
Milchbrustgang 110, *111*
Milchdrüse 276
Milchgang 276, *276*, 277
Milchgangspapillom 276
Milchzähne 170–171
Milchzucker 251
Milieu, inneres 20, 27, 74, 93
Milz 95, 100, 110, *110*, 111, 245
Mineralien 252, 254
Mineralquellen 246
Minipille 287
Mitochondrien 27, *27*
Mitose 38
Mitralklappe 91, *91*
Mittelfußknochen 181, *181*
Mittelhandknochen 176, *176*
Mittelhirn 48
Mittelohr *208*, 209
Monatsblutung 259, 273, 274, 275, 277, 290, 304
    erste 82
Monatsregel 259, 273, 274, 275, 277, 290, 304
Monatszyklus 272, 273, 274, *274*
Mongolismus 40, 137, 289, 304
Monozyten 94
Morphin 32
Morula 291, *291*
Mouches volantes 188–189
Mückensehen 188–189
Müdigkeit 21
Mumien 45
Mumps 29, 234, 269, *269*
Münchhausen-Syndrom 25
Mund 168, 234, *235*
Mundgeruch 233
Mundhöhle 234
Musikalität 55
Musikantenknochen 175
Muskeldystrophie, progressive 304
Muskelkater 185
Muskeln 22, 158, 162–163, *162*, *163*, 172, 173, *176*, 178, 181, *181*, 186, 187, 194
    Arbeitsweise 163
    Bau 163
    Gesichtsmuskeln 168
    Gewebe *92*
    großer Gesäßmuskel 186
    Herzmuskeln 163, *163*

Muskeln (Forts.)
    Muskelfasern 163, *163*
    Name 178
    Typen 162–163, *163*
    Wadenmuskeln 180
    Zellen 26
Muskelriß 187
Muskelschmerzen 185
Muskulatur *23*
Mutterkuchen 291, 292–293, 310, 311, 319
Muttermal 136
Muttermilch 312–313
Muttermund *291*, 306, 307, *308*, 309
    Schwäche 293
Mutterschutz 294
Mycobacterium tuberculosis 122
Myelin 299
Myofibrillen 163
Myom 274
Myosin 163

N

Nabelschnur 128, 292, 293, *297*, 310
    verwickelte 305
Nachbild 200, *200*, 201, *201*
Nachdurst 259
Nachgeburtsperiode 311
Nachgeburtswehen 311
Nachtblindheit 202
Naevus 136
Nägel 156–157, *156, 157*
    brüchige 156–157
    eingewachsene 157
    Wachstum 156
Nährstoffe 234
Nährwert 252
Narben 148, 149
Narbengewebe 99
Narkolepsie 59
Narkose 70–71
Nase 168, 206, 218–219, *218*, 220, 221, 222, 224
Nasenbluten 226–227
Nasenhöhle 192, *192*
Nasenmuscheln 218, *218*
Nasennebenhöhlen 218, *218*, 222, *222*
Nasenplastik 147
Nasenpolypen 226
Nasen-Rachen-Raum 208, 222
Nasenscheidewand 218, *222*
    Verbiegung 219
Nasenschleim 226
Nasenschleimhaut 219, 226
Nasentropfen 226
Naseputzen 219

Natrium 263
Natron, doppeltkohlensaures 259
Nebenhoden 266, *266*, 267, 269, 282
Nebenhöhlen 222, *222*
Nebenhöhlenentzündung 222
Nebenniere 51, 76, 77, *77*, 83, 84, 85
Nebennierenmark 84, 85
Nebennierenrinde 84, 85
Nebenschilddrüsen 76, 77, *77*
Nebenschilddrüsenhormon 76
Nephron 93, 260, 261, 319
Nerven 49, 69, *133*, 138, 207
    motorische *48*
Nervensystem 22, 23, 48, 51, 74, 84, 319
    animales 48
    peripheres 48
    sympathisches 78
    vegetatives 48, 277
    zentrales 48
Nervenzellen 22, 26, 27, 48, 50, *50*, 61, 190, 220
Nervosität 51
Nestbauinstinkt 289
Netzhaut 190, 191, *191*, 194, 196, 201, 202, 205
Netzhautablösung 204–205, *205*
Neugeborenes
    Atmung 310
    Fähigkeiten 316
    Gewicht 295
    Gewichtsabnahme, anfängliche 312
    Nachahmungsvermögen 314, *314*
    Schlafzeiten *313*
    Schmerzempfindung 310
    Schreien 310
    Sterblichkeitsrate 297
    Untersuchung *310*, 314
    Verhalten 300
Neurit 50, *50*, 51, *51*, 319
Neurochirurgie 49
Neurologe 319
Neurotransmitter 50, 51, *51*, 66, 72, 319
Niednagel 157
Niere 93, *93*, 258, 259, 260, 261, *261*, 262, 263, 265, 270
    künstliche 260–261, *260*
Nierenarterie 260, *261*
Nierenbecken 93, *261*, 264
Nierenbeckenentzündung 264
Nierenendoskop 265
Nierenentzündung 264
Nierenkelche 93
Nierenkörperchen 260, *261*, 319
Nierenpyramide *261*
Nierenrinde 93, *261*
Nierensteine 77, 264–265
Nierentransplantation 261
Nierenvene 260, *261*
Niesen 118, *118*
Nikolaus II., Zar 109
Nikotingenuß 284

Nitrate 255
Nitrite 255
Nitrosamine 255
Noradrenalin 84, 85

O

Oberarmknochen 174
Oberflächendermabrasion 148
Oberhaut 132, 133, *133*, *138*, 143, 148
Oberschenkelknochen 158, 160, 178
Ödem 245
Ohr 206, 208–209, *208–209*, 210–211, 212–213, 214, 216, 217
    äußeres 208
    Bau 208, *208–209*
    Volksglauben 214
Ohrenbeschwerden beim Fliegen 217
Ohrenschmalz 208
Ohrenschmerzen 214
Ohrgeräusche 214, 217
Ohrmuschel 208
Ohrspeicheldrüse 234, *235*
Ohrtrompete 208, *208*, 217, *218*, 223, 318
Opernsänger 229, *229*
Opium 32
Organe 22, 23
Organelle 27
Organismus 22
Orgasmus 267, 271, 277
Orthopädie 319
Osmorezeptoren 260
Ösophagussprache 231
Osteoporose 85, 182
Östrogene 77, 80–81, 83, 85, 152, 182, 259, 270, 277, 282, 287, 295
Otosklerose 212, 214
Ovulation 319
Ovulationshemmer 106, 128
Oxytozin 76, 306, 312

P

Pacini-Körperchen *138*
Paduangstamm 172
Palpation 116
Pandemie 40
Panfokalgläser 195
Papanicolaou, Dr. George 274
Papanicolaou-Abstrich 274
Papillare Schicht 133, *133*
Papille 236, *236, 237*, 319

Papille (Forts.)
    Haarpapille *133, 150, 150,* 319
Paracelsus 284
Parasitäre Krankheiten 30, 34
Parasiten 30–31, 135
Parathormon 77
Parodontitis 239
Parodontose 239, 319
Patellarsehnenreflex 51
Pauling, Linus 113
Pavor nocturnus 59
Pawlow, Iwan 60, *60*
PCP (Droge) 66
Penis 80, 266, 267
Penizillin 36, 144, 281
Pepsin 242
Peristaltik des Darmes 249, 250, 251, 254
Perücke 153, *153*
Pest 31, 34, 221, *221*
PET-Scanner 56, 57
Pfeiffer-Drüsenfieber 110, 279
Pflaster, perkutanes 139
Pfortader 245, 249
Pförtner 240, *240,* 242
Pheidippes 180
Phenylketonurie 40
Pheromone 223
Philipp IV., König von Spanien *41*
Phobien 68
Phon 210
Phosphor 255
pH-Wert im Blut 124
Pickel 107, 134, 144, *144*
Pigment 131, 136, 137, 142, 154, 200
Pigmentzellen *133,* 136, *150*
Pilze 134
Pinel, Philippe 67
Placebo 36, 319
Placenta praevia 303, 304, 319
Plaque 238, *238*
Plastische Chirurgie 147, 219
Plattenepithelkarzinom 145
Plattfüße 180–181
Plazenta 291, 292–293, *292,* 294, 299, 303, 309, 310, 319
    vorliegende 303, 304, 319
Plazentahormone 80
Plutarch 180
Pneumothorax 124
Pocken 29
Pockenimpfung 101, *101*
Polarisationsmikroskop 154
Pollen 122, *122, 123*
„Poltern" 230
Polyneuropathie 68
Polypen 113, 229, 319
Pore *133,* 135, 144
Positronenemissionstomograph 56, 57
Potenz 264

Präeklampsie 303
Priestley, Joseph 71
Primärfollikel 282, 319
„Primärgerüche" 221
„Primärgeschmäcke" 221
Primitive Gesellschaften 35
Progesteron 81, 277, 282, 290, 319
Prolaktin 83, 313
Prosopagnosie 54
Prostaglandine 268
Prostata 263, 266, *266,* 267, 268, 270, 319
Prostatakrebs 267
Protein 96, 105, 249, 253, 319
Psychosomatische Krankheiten 24–25
Psychotherapie 71
Ptyalin 234
Pubertät 82
Puder 132
Pulsschlag 93, 102
Pupille 84, 190–191, *191*
Purine 263
Pygmäen 78

Q

Quacksalber 36, 67, 145, *145*

R

Rachen 206, 224, 225, *225,* 226, 231, 240
Rachenmandel *225,* 319
    vergrößerte 223
Räderscheidt, Anton 73
Raleigh, Sir Walter 128, *128*
Rasputin 109, *109*
Rasterelektronenmikroskop 154
Rauchen 122, 123, 128–129, *128, 129*
    passives 113
    während der Schwangerschaft 128
Raumfahrt 182
Räumliche Wahrnehmung 196–197
Räuspern 224
Reduktionszellteilung 39, 40
Reflexbogen 51
Regelblutung 259, 273, 274, 275, 277, 290, 304
Regenbogenhaut 188, 190, 191, *191*
Regulierungsmechanismen des Körpers 25
Reisedurchfall 249
Reisekrankheit 139, 207
Rekonstruktion von Köpfen 166, *166*
REM-Schlaf 58, 297, 313, 319
Remus *301*

Renin 263
Retikuläre Schicht 133, *133*
Retinitis pigmentosa 205, *205*
Rezeptoren 51, *51,* 69, 132, *133,* 138, *138,* 190, 218, *218,* 220–221, 236, 237, 319
    Farbrezeptoren 200
    Lichtrezeptoren 200
    Schmerzrezeptoren 69, 139
    Temperaturrezeptoren 132, *138,* 139
Rhesusfaktor 96–97
Richter, Ludwig 145
Riechen 220, 221
Riechhärchen 218, 220, 221, *220–221*
Riechhirn 218
Riechkolben *218,* 220
Riechschleimhaut 220
Riechzellen 226
Riesenbärenklau 140
Riesenwuchs 78, 79, *79*
Ringfinger 176
Rippen 114
Risikogeburt 303
Robbia, Andrea della 311
Röhrenknochen 96, *96,* 178
Romanows 109
Romulus *301*
Röntgenbild 56
Röntgenstrahlen 285
Röntgenuntersuchung 116–117
Röteln 304
Rotgrünblindheit 202
Rückenmark 48, *49,* 172, 173
Rückenschmerzen 172–173
Rückgrat 172, 173, *173*
Ruffini-Körperchen *138*
Rundrücken 173

S

Saint-Martin, Alexis 241
Salabrasion 148
Saling, Erich 314
Salmonellen 255
Salz 243, *243*
Salzmangel 243
Salzsäure im Magen 241, 242
Salz-Wasser-Haushalt 263
Samen 267, 268, 273
Samenausführungsgang 266
Samenblase 266, *266,* 267, 268
Samenerguß 267, 268, 284
    im Schlaf 269
    vorzeitiger 271
Samenfäden 268
Samenflüssigkeit 267, 268

Samenkanälchen 266
Samenleiter 266, *266*, 267, 268, 270, 282
Samenmutterzellen 268
Samenzellen 39, 266, 267, 268, *268*, 282, 284, 290, *290*
Sandfloh, roter 135
Sandwich, Earl of 242
Sängerknötchen 229
Sarkome 32
Sarkomer 163
Sattelgelenk 165
Sauberkeitserziehung 259
Sauerstoff 112, 114, 124, 127
Sauglocke 306
Säugling
    Lächeln 314–315
    Schreien 315
    Tod, plötzlicher 315
    Zuwendung 138
Scanner 56, *56*, 57, 319
    PET-Scanner 56–57
Schädel 160, *161*, 166–167, *165, 166, 169*, 222
    Gesichtsschädel 167
    „Stoßdämpfer" 167
Schädelbasisbruch 167
Schädelbruch 56, 167
Schädelchirurgie 160, *160*
Schädelknochen 222
Schädellage 308–309, *308*
Schädellehre 52
Schadstoffe, chemische 127
Schall 210
Schambein 309, *309*
Schamberg 273
Schamlippen
    große 273
    kleine 273
Schanker
    harter 280
    weicher 278
Scharlatan 36, 145
Scharniergelenk 164, 165
Scheide 272, *272*, 273
Scheidenausfluß 279
Scheidenentzündung 278
Scheidenpessar 286
Scheidensekrete 272
Scheidenspülung 286
Scheidenvorhof 273
Schielen 190, 197
    absichtliches 189
Schienbein 181
Schilddrüse 76, 77, *77*, 86, *86*, 86–87
Schilddrüsenhormone 86
Schildknorpel *225*, 227
Schistosomiasis 34–35, *34*
Schizophrenie 72
Schlaf 58, 72
    Dauer 58

Schlaf (Forts.)
    Funktion 58
    Phasen 58
    REM-Schlaf 58, 59
Schläfenhirn 63
Schlafentzug 58–59
Schlafkrankheit 35
Schlagadern 92
Schlaganfall 73, 87, 89, 106–107
Schlangenmensch 165
Schlankheitskur 256
Schleim 226, 227, 234, 238, 242, 250, 319
    vom Gebärmutterhals 282
    Nasenschleim 222, 224
    aus den Nebenhöhlen 222
Schleimbeutel 178
Schleimbeutelentzündung 178, 181
Schleimdrüse 226
Schleimhaut 222, 224, 226, 236, 273
Schleudertrauma 185
Schließmuskel 235, 262
Schlottergelenk 174
Schluckauf 114
Schluckbeschwerden 224
Schluckmechanismus 224
Schluckvorgang 240
Schlund 240
Schlüsselbein 174
Schmecken 220, 221
Schmerz 69
    Kopfschmerzen 72, 226
    Schmerzbekämpfung 70
    Schmerzschwelle 69
Schmerzbekämpfung 70–71
Schmerzkliniken 71
Schmerzmittel 259
Schmerzrezeptoren 69, 139
Schmerzschwelle 69
Schmucknarben 149
Schnarchen 112–113
Schnecke 208, *208*, 209, 212, 216, *216*
Schnupfen 226
Schocksyndrom, toxisches 44
Schrotkugelbrust 277
Schuhe 179, *179*
    Bundschuh 179
Schulterblätter 174
Schulterversteifung 174–175
Schuppenflechte 144–145, 152
Schürfwunde, Heilung 141, *141*
Schutzbrillen der Eskimo 195
Schwachsinnige 47
Schwanger (Wort) 293
Schwangerschaft 273, 277, 288, 292–299, *294*, 303, 304, 305
    Alkohol 294
    Blutung während der Schwangerschaft 304
    Ernährung 294

Schwangerschaft (Forts.)
    extrauterine 285, 287
    Feststellung 290–291
    Gelüste, besondere 295
    Gewichtszunahme 295
    Veränderung des Körpers 295
Schwangerschaftsbeschwerden 307
Schwangerschaftsgymnastik 307
Schwangerschaftsprobleme 304–305
Schwangerschaftstest 291
Schweiß 131, 132
Schweißausbruch 131
Schweißdrüsen 76, 132, *133, 135*, 263
    apokrine 132, 134
    ekkrine 132
Schwellkörper *266*, 267, 273
Schwerelosigkeit 207
Schwerhörigkeit 212–213, 214, 215
    auf einem Ohr 217
Schwerpunkt 187
Schwindsucht 122
Schwitzen 132
Seekrankheit 207
Seele 25
Sehen, räumliches 196
Sehnen 172, 173, 175, 176, *176*, 181, *181*
Sehnenscheiden 176
Sehnerv 189, 190, *191*, 196, 203
Sehrinde 52–53
Sehschärfe, normale 194
Sehschärfemesser 204
Sehvermögen 194–195
Sehvorgang 52–53
Sehzentrum *49*, 196
Seiltänzer 187
Sekret 226, 234, 319
Sekretion 234
    äußere 247
    innere 21, 247
Semmelweis, Ignaz 134, *134*
Sensoren 262
Sertoli-Zellen 266, 268
Seufzer 40
Sexualhormone siehe: Geschlechtshormone
Sexualität 82
Sexualorgane siehe: Geschlechtsorgane
Sexuelle Aktivität 83
Sherpas 126
Sherrington, Charles S. 57
Sichelzellenanämie 40, 43, 108, *108*, 289
Siebbein 319
Siebbeinzellen 222, 319
Siebplatte *218*, 220
Sigmoid 235, 248, 250
Silikose 116, 127
Sinnesorgane 138, *138*
Sinusknoten 90
Sinusoide 245
Skelett 23, 174, 160

Skene-Gänge 272
Skorbut 253
Smegma 267
Sodbrennen 241
Somatotropin 77, 80
Sommersprossen 136, *136*
Somnambulismus 66
Sonnenbrand 142, *142*
Sonographie 86
Soranus von Ephesos 284, 304
Spanische Fliege 271
Spätgestose 303
Speculum 274
Speiche 174, *176*
   Bruch 177
Speichel 234, 236, 237, 240
Speichelamylase 234
Speicheldrüsen 76, 234
Speisen 234
   Verweildauer im
     Verdauungstrakt 234–235
   Vorlieben eines Menschen 234
Speiseröhre 115, *115*, 224, 225, *225*, 235, *235*, 240, *240*, 241, 242
Spektrogramm (Sprache) 231, *231*
Sperma 319
Spermatogonien 268, 282
Spermatozoen 268, 282
Spermien 264, 266, 268, *268*, 319
Spermizide 286–287
Spina bifida 304
Spirale 280, 286, 287
Spirochäten 28
Spirometer 117
Split-brain-Operation 52
Sport *167*, 174, 175, *185*, 186–187, *186*, *187*, 233
   Eiweißkost 233
   Gefahren 174–175, 185, 187
Sprache 228
Sprachfehler 230, 231
Sprechen 228
Sprechenlernen 228
Sprechorgane 228
Sprungbein *181*
Stäbchen 190, *191*, 200, 202, 203, *203*
Stabsichtigkeit 194, *194*
Stachelzellen *133*
Stammhirn siehe: Hirnstamm
Staphylococcus aureus 134
Staphylokokken 30, *30*, 36, 144, 255
Star
   grauer 204, 205, *205*
   grüner 190, 203, 204, 205, *205*
Stärke 234, 244, 245, 249
Staublunge 116
Stechmücke *140*
Steigbügel *208*, 209
Steißbein 172, *173*

Steißgeburt 309
Steißlage 303, 309
Sterilisation 270–271, 287
Steroidhormone 74, 75, 85, 295, 319
Stethoskop 91, 116, 120, 319
Steuerungssysteme 74
Stillen 276, 312–313, *312*
   Empfängnisverhütung 282
Stimmbänder 225, 228, *228*, 229, 231
Stimmbruch 81, 229
Stimme, eigene 206–207
Stimmendiagramm 231, *231*
Stimmritze 228, *228*
Stirnhöhle *218*, 222, *222*, 319
Stirnlappen 68–69
Stoffwechsel 80, 256
Stoffwechselstörung 90
Stottern 55
Streckverband 184
Streptokokken 36, 227
Streß 84–85, 89, 107, 113, 225, 231, 241, 258, 263
Stuhl 250, 263
Stuhlentleerung 235
Stundenbuch 26
Sumoringer 187, 256, *256*
Symbole für die Geschlechter 270
Sympathisches Nervensystem 78
Synapse 50, *50*, 51, 319
Synaptischer Spalt 51, *51*
Syndrom 319
Synsepalum dulcificum 233
Syphilis 278, *278*, 279, *279*, 280–281
System
   endokrines 23, 74–87
   lymphatisches 93, 95, 100, 110–111, *111*
Szintigramm *80*

T

Talg 144
Talgdrüse *133*, 134, 144, *144*, 150
Tastsinn 138, 236, 319
Tätowierung 148, 149, *149*
Taubheit 212, 231
Taubstumme 230–231
Tauchen 127, *127*
Taucherkrankheit 127
Täuschungen, optische 198–199, *198*, *199*
Temperament 26
Temperatur des Körpers 89
Temperaturrezeptoren 139
Tennisellbogen 174, 175
Tennisspieler 197
Testosteron 55, 75, 81, 83, 85, 259, 266, 270

Tests 64, *64*
Thalamus 48, 53, *53*, 236
Thalidomid 295
Thermographie 24, *24*
Thermostat des Körpers 89
Thrombose 319
Thrombozyten 94
Thrombus 107
Thymus 77, *77*, 95, 100, 110
Thyreotropin 86
Thyroxin 86
Tiefenwahrnehmungsvermögen bei Babys 61, *61*
Tiere, kaltblütige 89
Tizian 227
Tod 57
   Gehirntod 57
Tollwut 30, 31
Tomogramm 56, *56*
Töne orten 211
Tonhöhe 210–211
Toxine 28
Toxisches Schocksyndrom 44
Toxoplasmose 304
Trance 66
Tränen 192, *192*
Tränendrüse 192, *192*
Tränengänge *192*
Tränennasengang 192, *192*
Tränennasenkanal 218
Tränenröhrchen *192*
Tränensack 192, *192*
Transplantation 142
Trapezmuskel 174
Trauer 66
Träumen 59
   Alpträume 59
Trepanation 160, *160*
Tretmühlentest 103, *103*
Trichomonaden 278
Tricuspidalklappe 91, *91*
Triglyceride 249
Trijodthyronin 86
Trinken 258
Tripper 278, *278*
Trizeps 159, *162*, 174, 319
Trommelfell 208, *208*, 209, 210, 217
Tropenkrankheiten 34
Trophoblast 319
Tschang Tschung Tschin 251
Tubenligatur 287
Tuberkeln 122
Tuberkulose (Tb) 100, 122
Tumor 32, 72
   Gehirntumor 72
Tunneleffekt 205

U

Übelkeit, morgendliche 289
Übergewicht 252, 259
Übertragen des Kindes 289
Ultraschallbilder 297, 298, 299, *299*, 305
Ultraschallgerät 86
Ultraviolette Strahlung 130, 131, 133
Umwelt 21
Unfruchtbarkeit 278, 279, 280, 281, 284–285
    der Frau 284
    des Mannes 284–285
Unterarmknochen 177
Unterbewußtsein 48
Unterernährung 31, 256
Unterhaut 132, 133, *133*, 138, 143
Unterkieferdrüsen 234, *235*
Unterzungendrüsen 234, *235*
Ureizellen 282
Ureterzystoskop 265
Urin 93, 258, 259, 260, 262, 263, 264, 265, 268
    Untersuchung 265
Urologe 270, 319
Ursamenzelle 268, 282
Uterus 272

V

Van-Hove-Gadeyne-Sechslinge *301*
Varicella-Zoster-Virus 279
Vasopressin 77, 260, 263
Vater, werdender 300
Vater-Papille *244*
Vaterschaftsnachweis 97
Veitstanz 43
Velázquez, Diego 311
Venen 91, *91*, 92, 93, 106, *133*
Venenentzündung 107
Venusberg 273
Venus von Willendorf 282, *282*
Verätzung 142
Verbrennung 142, 143, *143*
Verbrühung 142
Verdauung 234, 240, 241, 242, 245, 247, 249
Verdauungssäfte 27, 248
Verdauungssystem 23, 76, 234–235
Verdauungstrakt 234–235, 240, 254
    Verweildauer von Speisen 234–235, 242, 249
    Weg der Nahrung 234–235
Vererbung 21, 38, 39, 41, 64, 97
    Intelligenz 64

Verhalten, geschlechtsspezifische Unterschiede 54–55, *54*
Verletzung 98–98
    Heilung 141, *141*
Verrenkung 184
Verstauchung 184, 185
Verstopfung 251
Verteidigungssystem des Körpers 223
Viktoria, Königin von England 109, *109*
Vinci, Leonardo da 284
Viren 29, 32, 44, 100, 120, 214, 246
    Erkältungsviren 119, 120
Viril 264
Vitalkapazität der Lunge 117
Vitamine 94, 249, 252, 255
    A 244, 254
    B 244, 247, 254
    B_{12} 242
    C 113, 253, 254
    D 130, 142, 182, 244, 253, 254, 312
    E 244, 254
    K 244, 251, 254
Vitaminmangelkrankheiten 253
Vives, Juan Luis 67
Vorhaut 267
Vorhof (Herz) 90, 91, *91*
Vorhofdrüsen 272
Vorsteherdrüse 263, 266, 267, 268
Vulva 272, 273

W

Wachstum 80, 85
Wachstumshormon 43, 45, 77, 80, 81, *81*
Wachstumszonen der Knochen 80
Wadenbein *181*
Wadenmuskeln 180
Wadlow, Robert 79
Walk, Richard 61
Walkman 213, *213*
Wärmestrahlung des Körpers 24, *24*
Warzen 141, 148
Wasserbruch 269
Wasserhaushalt (des Körpers) 103, 263
Wasserlassen 259
Wechseljahre 152, 259
Wechsler, Alfred 64
Wehen 305, 306, 307, 308
    falsche 305
    künstlich erzeugte 306
    vorzeitige 303
Wehenschwäche 307
Weinen 192
Weisheitszähne 170, 171

Weitsichtigkeit 194, *194*
    bei Babys 190
Wellenreiter 187
Wernicke-Pseudoenzephalitis 68
Wespentaille 117
Wetter, gesundheitsgefährdendes 126
Wiegenbrett 311
Wimperhärchen 319
Windeln 311
Windpocken 279
Wirbel (des Rückgrats) 164
Wirbelsäule 172, 173, *173*
Wirbelspalte, angeborene 304
Wollhaar 151, 297, 299
Wucherungen 226
Wundheilung 98, *98*, 99
Würgreflex 224–225
Wurmfortsatz *248*, 249
Wurzelhaut 170
Wut 66

XY

X-Chromosomen 40, 41, 108, 290, 299
Y-Chromosomen 40, 41, 290, 299

Z

Zahn, toter 239
Zahnbein 170, *170*, 238
Zahnbelag *238*
Zahnbetterkrankungen 239
Zähne 170, 238
    Verfärbung 171
Zahnersatz 171
Zahnfäule 234, 238
Zahnfleisch 239
Zahnfleischentzündung 239
Zahnfleischschwund 239
Zahnmark 170, *170*, 238, 239
Zahnpflege 238, 239
Zahnreinigung 238, 239
Zahnschmelz 170, *170*, 238
Zahnschmerzen 238, 239
Zahnseide 239
Zahnstein 239
Zahnzement 170, *170*
Zäpfchen 225
Zapfen 190, *191*, 200, 202, 203
Zeckenbiß 140
Zehenknochen *181*
Zehennägel, eingewachsene 157

Zeigefinger 176
Zeitumstellung 75
Zeitwahlmethode zur Empfängnisverhütung 286
Zellen 22, 26, 27, 38, 42, 44
    Bau 26
    Bestandteile 26
    endokrine 247
    Energie 27
    exokrine 247
    Lebensdauer 26
Zellteilung *285*
Zellulose 248, 249, 252, 254
Zentralgrube *191*
Zentralnervensystem 319
Zerrung 184

Ziliarmuskeln 191, *191*
Zilien 290, *290*, 319
Zirbeldrüse 76, 77, *77*
Zirkadianer Rhythmus 75
Zucker 94, 233, 245, 247, 249, 250
Zuckerkrankheit 75, 85, 87, 265, 270, 277
Zuckerspiegel 86, 233
Zunge *225*, 234, 236, *236*
    schwere 225
Zungenbändchen 225
Zweistärkenbrille 195
Zwerchfell 92, 114, 115, *115*, *116*, 125, *225*, 229, 241, 242, 319
Zwerchfellatmung 229
Zwerchfellbruch 241
Zwergwuchs 78, 85

Zwicker *193*
Zwillinge 137, 284, 300–301, *301*
    eineiige 39, *39*, 300
    Entstehung 300
    Häufigkeit 300
    siamesische 300
    zweieiige 300
Zwischenhirn 48, 236, 263
Zwölffingerdarm *235*, *240*, 242, *244*, 247, 248
Zwölffingerdarmgeschwür 241
Zyanose 124
Zyste 276
Zystenbrust 277
Zytomegalievirus 279
Zytoplasma 27

Bildnachweis

Umschlagrückseite: o. li.: Richard Kalvar/Magnum; o. re.: Darrell Jones/The Stock Market; Mi. li.: Dr. R. P. Clark, Mervyn Goff, AMPA, AIIP, ARPS/Science Photo Library/Photo Researchers; Mi.: aus „Behold Man" von Lennart Nilsson, erschienen bei Little, Brown and Company, Boston; Mi. re.: Centers for Disease Control, Atlanta; u. re.: Manfred Kage/Peter Arnold, Inc.; u.: James A. McInnis

Innenteil: 3 Jane Hurd Studio · 4 Judy Skorpil · 5 Dr. R. P. Clark, Mervyn Goff, AMPA, AIIP, ARPS/Science Photo Library/Photo Researchers · 7 Warren Anatomical Museum, Harvard Medical School · 8 li.: National Library of Medicine; re.: James A. McInnis · 9 Judy Skorpil · 10 li.: Fashion Institute of Technology Library; re.: Enid Kotschnig · 11 li.: Musée du Louvre; re.: E. Kairinen, Gillette Research Institute · 12 Jane Hurd Studio · 13 Dave Stock/Focus West · 14 li.: David Lees; re.: aus „Ishihara's Tests for Color Blindness", erschienen bei Kanehara & Co. Ltd., Tokio · 15 Mette Ivers · 16 li.: D. L. Cramer, Ph.D.; re.: Scala/Art Resource · 17 aus „Behold Man" von Lennart Nilsson, erschienen bei Little, Brown and Company, Boston · 18 Scala/Art Resource · 19 Scala · 21 Brett Froomer/The Image Bank · 22 James A. McInnis · 23 Jane Hurd Studio · 24 Dr. R. P. Clark, Mervyn Goff, AMPA, AIIP, ARPS/Science Photo Library/Photo Researchers · 25 The Bettmann Archive · 26 Giraudon/Art Resource · 27 G. V. Kelvin · 28 o. li.: The Bettmann Archive; o. re.: Rijksmuseum-Stichting, Amsterdam; u.: A. Appel and A. Stein, IBM, Yorktown Heights, New York · 29 Philadelphia Museum of Art · 30 o. li.: Manfred Kage/Peter Arnold, Inc.; u. li.: Centers for Disease Control, Atlanta; re.: Sdeuard C. Bisserot/Bruce Coleman Ltd. · 31. li.: UNICEF; o. re.: Dee Breger/Lamont-Doherty Geological Observatory/Phototake; u. re.: Dr. G. L. Fisher/Science Photo Library/Photo Researchers · 32 Britt-Mari Norberg · 33 o.: The Granger Collection, New York; u.: Tom Tracy/Medichrome/The Stock Shop · 34 Centers for Disease Control, Atlanta · 35 o.: © 1963 Arthur Leipzig; u.: Charles May/Shostal Associates · 37 o. li.: Scala/Art Resource; o. re.: National Library of Medicine; u. li.: Tim Page; u. re.: U.S. Army Photo · 38 o.: Judy Skorpil, nach einem Diagramm von M. E. Challinor aus „Genetic Gibberish in the Code of Life" von Graham Chedd, Science 81, November 1981, mit Erlaubnis der American Association for the Advancement of Science; u.: George V. Kelvin · 39 © Harvey Stein 1978 · 41 o. li.: Bildarchiv d. Öst. Nationalbibliothek/Österr. Presse- und Informationsdienst; u. li.: Kunsthistorisches Museum, Wien; re.: Scala/Art Resource · 42 li.: The Bettmann Archive; re.: John Launois/Black Star · 43 o.: © Steve Uzzell 1982; u.: © Fred Burnham 1983 · 44 Centers for Disease Control, Atlanta · 45 Wayne Sorce · 47 li.: Driscol Gallery; re.: Driscol Gallery, Photo von William Carter · 48 Eric V. Gravé/Photo Researchers · 49 Jane Hurd Studio · 50, 51 Laszlo Kubinyi · 52 The Bettmann Archive · 53 Jane Hurd Studio, nach einer Illustration aus „Brain Function and Blood Flow" von Lassen, Ingvar und Skinhøj, Scientific American, Oktober 1978 · 54 Michael Philip Manheim/Photo Researchers · 55 Eiji Miyazawa/Black Star · 56 o.: Dan McCoy/Rainbow; u.: Brookhaven/National Laboratory · 57 Howard Sochurek · 58 James A. McInnis · 59 Archivio Casiraghi · 60 Tass/Sovfoto · 61 Steve McCarrol · 62 Paul Weller · 63 The Bettmann Archive · 64 u.: Max Manikoff nach Zeichnungen aus „Introduction to Psychology" von Ernest R. Hilgard, Richard C. Atkinson, Rita L. Atkinson, © 1979 by Harcourt Brace Jovanovich, Inc. · 65 AP/Wide World Photos · 67 o. li.: Scala Art/Resource; Mi. li.: National Library of Medicine; Mi. re.: The Bettmann Archive; u.: Rapho Division/Photo Researchers · 68 Jim Sugar/Black Star · 69 Warren Anatomical Museum, Harvard Medical School · 70 Peabody Museum of Salem, Photo von Mark Sexton · 71 National Library of Medicine · 73 mit frdl. Genehmigung von Giselle Räderscheidt · 75 Jeff Lowenthal/Woodfin Camp & Associates · 76 The Bettmann Archive · 77 Jane Hurd Studio · 78 Robert J. Demarest · 79 o. li.: Maureen Lambray/Sygma; o. re.: The Bettmann Archive; u. li.: The Bettmann Archive; u. re.: Jacqueline Duvoisin/Sports Illustrated · 80 Gruppo Editoriale Fabbri, Mailand · 81 li.: Eddie Adams, © 1982 Discover Magazine, Time Inc.; re.: Mallinckrodt Institute of Radiology at Washington University Medical Center · 82 Ray Skibinski, nach Photos aus „Life Span Development" von Jeffrey S. Turner und Donald B. Helms © 1979 by W. B. Saunders Company · 83 VLOO/Stockphotos · 84 li.: James A. McInnis; re.: Ray Skibinski · 86 li.: UNICEF; re.: Robert J. Demarest · 87 li.: Peggyann Grainger/American Diabetes Association; Rest: Miles Laboratories, Inc. · 89 Richard Laird/Leo de Wys, Inc. · 91 Judy Skorpil · 92 aus „Behold Man" von Lennart Nilsson, erschienen bei Little, Brown and Company, Boston · 93 Edward Malsberg · 94 li.: aus „Corpuscles" von Marcel Bessis, Springer Verlag, Berlin, New York © 1974 · 94 re., 95: aus „Behold Man" von Lennart Nilsson, erschienen bei Little, Brown and Company, Boston · 96 li.: Judy Skorpil; re.: aus „Behold Man" von Lennart Nilsson, erschienen bei Little, Brown and Company, Boston · 97 The Bettmann Archive · 98 o. li.: E. Bernstein und E. Kairinen, Gillette Research Institute; u.: Judy Skorpil, © 1967, CIBA Pharmaceutical Company, division of CIBA-GEIGY Corporation: aus „Clinical Symposia" · 100 Ray Skibinski · 101 li.: Culver Pictures; o. re.: National Library of Medicine; u. re.: World Health Organization · 102 li.: Ray Skibinski; re.: James A. McInnis · 103 George V. Mann, M.D. · 104 The Granger Collection, New York · 105 u.: Leonard Dank, © 1982 Discover Magazine, Time Inc.; Rest: George Schwenk, © 1984 Discover Magazine, Time Inc. · 106 Ray Skibinski · 107 o.: James A. McInnis; u.: Library, New York Botanical Garden, Bronx, New York, Photo von Allen Rokach · 108 mit frdl. Genehmigung von Marion I. Barnhart, Wayne State University School of Medicine · 109 o.: The Royal Collection, Lord Chamberlain's Office, Copyright Reserved; u. li.: The Bettmann Archive; u. re.: Culver Pictures · 110 Edward Malsberg · 111 Ray Skibinski · 113 Syndication International/Photo Trends · 114 Focus on Sports · 115 Judy Skorpil, nach einer Illustration aus „The Mechanism of Breathing" von Wallace O. Fenn, Scientific American, Januar 1960 · 116 Ray Skibinski · 117 li.: Fashion Institute of Technology Library; re.: aus „The Unfashionable Human Body" von Bernard Rudofsky · 118 Al Francekevich · 119 The Wellcome Institute for the History of Medicine · 121 o.: Phototake; Mi.: Judy Skorpil; u.: National Archives · 122 li.: Enid Kotschnig; o. re.: Phil Harrington/Peter Arnold Inc.; u. re.: Dennis Kunkel/Phototake · 123 li.: Yoav/Phototake; re.: Jane Burton/Bruce Coleman, Inc. · 124 Kenneth A. Siegesmund, Ph.D., Department of Anatomy, Medical College of Wisconsin · 125 Ray Skibinski, © 1967, CIBA Pharmaceutical Company, division of CIBA-GEIGY Corporation: aus „Clinical Symposia" · 126 Alex Stewart/The Image Bank · 127 li.: Flip Schulke/Black Star; re.: Max Menikoff, © 1967, CIBA Pharmaceutical Company, division of CIBA-GEIGY Corporation: aus „Clinical Symposia" · 128 li.: The New York Public Library, Arents Collection; re.: Iconographic Collection, State Historical Society of Wisconsin · 129 Movie Star News · 131 White/Pite/International Stock Photo · 133 u. li.: Farrington Daniels, Jr., M.D.; Rest: Judy Skorpil · 134 li.: International Museum of Surgical Science, International College of Surgeons, Chicago, Photo von Ron Testa; re.: World Health Organization · 135 o.: aus „Behold Man" von Lennart Nilsson, erschienen bei Little, Brown and Company, Boston; u. li.: P. Bagavandoss/Photo Researchers; u. re.: Dr. Clifford E. Desch, University of Connecticut, Hartford Branch · 136 Mel Di Giacomo/The Image Bank · 137 o. re., u. re.: Phillip A. Harrington/Fran Heyl Associates; Rest: Ray Skibinski · 138 Judy Skorpil · 139 o.: Alastair Black/Focus on Sports; u.: CIBA-GEIGY Corporation · 140 li.: Leonard Lee Rue III; Mi.: John Shaw/Bruce Coleman, Inc.; re.: Heather Angel · 141 Judy Skorpil, © 1967, CIBA Pharmaceutical Company, division of CIBA-GEIGY Corporation: aus „Clinical Symposia" · 142 Farrington Daniels, Jr., M.D. · 143 o.: Ray

BILDNACHWEIS

Skibinski; u.: Dan McCoy/Rainbow · 144 Judy Skorpil · 145 Claus Hansmann · 146, 147: Ray Skibinski · 149 o.: Musée du Louvre; u. li.: Morton Beebe/The Image Bank; u. re.: René Burri/Magnum · 150 u. re.: The Oregon Health Sciences University; Rest: Judy Skorpil · 151 James A. McInnis · 152 Ray Skibinski · 153 li.: Peter Williams/Camera Press; o. re.: Hudson's Bay and Annings Ltd.; u. Mi., u. re.: Norman Orentreich, M.D. · 154 Redken Laboratories · 155 u. re.: Tony Brain/Science Photo Library/Photo Researchers; o. Mi., o. re.: Redken Laboratories; Rest: E. Kairinen, Gillette Research Institute · 156 Judy Skorpil · 157 li.: The Bettmann Archive; re.: James McInnis · 159 James McInnis · 160 Lee Boltin · 161 o. li.: Photo Trends; u. li.: Manfred Kage/Peter Arnold, Inc.; re.: Jane Hurd Studio · 162 Jane Hurd Studio · 163 Judy Skorpil · 165 o. li.: aus „Behold Man" von Lennart Nilsson, erschienen bei Little, Brown and Company, Boston; o. re.: National Library of Medicine; Rest: Jane Hurd Studio · 166 o.: S. Petrov, © 1982 Discover Magazine, Time Inc.; u.: George V. Kelvin · 167 Antonia Suarez/Leo de Wys, Inc. · 168 li., Mi.: Human Interaction Laboratory, University of California, San Francisco, aus „The Face of Man" von Paul Ekman; o. Mi., o. re.: James A. McInnis · 169 o.: Culver Pictures; u.: Judy Skorpil · 170 Robert J. Demarest · 171 National Library of Medicine · 172 Bruno Barbey/Magnum · 173 o. re.: Ray Skibinski; Rest: Robert J. Demarest · 174 li.: Dave Stock/Focus West; re.: Ray Skibinski · 175 li.: Lorraine Rorke; re.: Dave Stock/Focus West · 176 li.: Robert J. Demarest; re.: Judy Skorpil · 177 Yale Joel, Life Magazine © Time Inc. · 179 o. li.: The Bettmann Archive; o. re.: Essex Institute, Salem, Massachusetts; u. l., u. re.: James A. McInnis; Rest: aus „The Unfashionable Human Body" von Bernard Rudofsky · 180 li.: The Metropolitan Museum of Art, Rogers Fund, 1914; re.: Jim Anderson/Woodfin Camp & Associates · 181 o.: Robert J. Demarest; u.: Judy Skorpil · 182 Michael J. Klein, M.D. · 183 Michael Melford/Wheeler Pictures · 184 Ray Skibinski · 185 li.: Focus on Sports; re.: Vandystadt/Action Press · 186 li.: NCR Corporation; re.: D. Walker/Gamma-Liaison · 187 Darrell Jones/The Stock Market · 189 Morris Karol · 191 o. re.: F. M. de Monasterio, M.D. und E. P. McCrane, National Eye Institute, National Institutes of Health, Bethesda, Maryland; Rest: Judy Skorpil · 192 Ray Skibinski · 193 o. li.: Opera Museo Stibbert; u. li.: Dane A. Penland; u. re.: David Lees; u. re.: Bausch & Lomb · 194 Ray Skibinski · 195 The Photograph Collections of the Episcopal Church in The Archives of the Episcopal Church, Austin, Texas · 196 Peter Menzel/Stock, Boston · 197 o., Mi.: The Image Bank; u.: L. Lenz/ZEFA · 198 o.: Max Menikoff, nach einer Illustration aus „Optical Illusions and the Visual Arts" von R. B. Carraher und J. B. Thurston © 1966 by Reinhold Book Corp.; u.: Max Menikoff, nach einer Illustration aus „Visual Illusions" von Richard L. Gregory, Scientific American, November 1968 · 199 o. li.: Max Menikoff, nach einer Illustration aus „Pictorial Perception and Culture" von Jan B. Deregowski, Scientific American, November 1972; o. re.: © 1985 Sotheby's Inc.; u. re.: Max Menikoff, nach einer Illustration aus „Psychology Today: An Introduction", CRM Books, Del Mar, California, mit Erlaubnis von Random House, Inc. · 200 Max Menikoff, nach einer Illustration aus „Introduction to Psychology" von Ernest R. Hilgard, Richard C. Atkinson, Rita L. Atkinson, © 1979 by Harcourt Brace Jovanovich, Inc. · 201 o.: James und Mari Michener, The Archer M. Huntington Art Gallery, The University of Texas, Austin; u.: Max Menikoff, nach einer Illustration aus „The Elements of Color" ©1970 by Otto Maier Verlag, mit Erlaubnis von Van Nostrand Reinhold Company · 202 aus „Ishihara's Test for Color Blindness", erschienen bei Kanehara & Co., Ltd., Tokio · 203 u.: Toichiro Kuwabara, M.D., National Eye Institute, National Institutes of Health, Bethesda, Maryland; Rest: James A. McInnis · 204 The Image Bank · 205 James A. McInnis · 207 NASA · 208 o.: Robert J. Demarest · 208 u., 209: Molly Webster, Discover Magazine © Time Inc. · 210 li.: James A. McInnis; re.: Dewitt Jones · 211 Ray Skibinski · 212 The Bettmann Archive · 213, 214: James A. McInnis. 215 o.: National Library of Medicine; u.: James A. McInnis; Rest: The Bettmann Archive · 216 o.: John Dominis/Wheeler Pictures; u.: Judy Skorpil · 217 Michael Melford/Wheeler Pictures · 218 li.: Robert J. Demarest; re.: Judy Skorpil · 220 aus „Behold Man" von Lennart Nilsson, erschienen bei Little, Brown and Company, Boston · 221 The Bettmann Archive · 222 o.: Ray Skibinski; u.: Judy Skorpil · 223 o.: Richard Kalvar/Magnum; u.: Mette Ivers · 225 Robert J. Demarest · 226 James A. McInnis · 227 li.: Giraudon/Art Resource; re.: Judy Skorpil · 228 G. Paul Moore · 229 o.: Jack Vartoogian; u.: Erika Stone · 230 o.: The National Broadcasting Company, Inc.; u.: Studio Dotti · 231 REA/F. Pitchal · 233 JRM Media Inc. · 235 li.: Judy Skorpil; re.: Jane Hurd Studio · 236 li.: Ray Skibinski; re.: Judy Skorpil · 237 aus „Behold Man" von Lennart Nilsson, erschienen bei Little, Brown and Company, Boston · 238 Manfred Kage/Peter Arnold Inc. · 239 American Dental Association · 240 o.: Jane Hurd Studio; u. li.: aus „TISSUES AND ORGANS: A TEXT-ATLAS OF SCANNING ELECTRON MICROSCOPY" von Richard G. Kessel und Randy H. Kardon, W. H. Freeman and Company. © 1979; u. re.: D. L. Cramer, Ph.D. · 241 The Bettmann Archive · 243 o. re.: Bullaty-Lomeo/The Image Bank; li.: Russ Kinne/Photo Researchers; Mi. re.: Culver Pictures; u. re.: The Bettmann Archive · 244 li.: Judy Skorpil; o. re.: Jane Hurd Studio; u. re.: Dr. Edith Robbins · 245 Scala/Art Resource · 246 o.: Volker Corell/Black Star; u.: Margot Granitsas/Photo Researchers · 247 Dianora Niccolini/Medichrome/The Stock Shop · 248 o.: Jane Hurd Studio; Mi.: Judy Skorpil; u.: Roland Birke/Peter Arnold Inc. · 249 Biophoto Associates/Photo Researchers · 250 aus „Behold Man" von Lennart Nilsson, erschienen bei Little, Brown and Company, Boston · 251 re.: The Bettmann Archive; Rest: Ray Skibinski · 252 Ray Skibinski · 253 Department of Medical Illustration, St. Bartholomews Hospital, London · 254 Scala/Art Resource · 255 o.: H. Marxmüller; u.: P. Brochard · 256 John Launois/Black Star · 257 u.: Paul Fusco/Magnum; Rest: National Library of Medicine · 259 James A. McInnis · 260 Fresenius AG, Medizintechnik, Oberursel · 261 li. u.: Judy Skorpil; re. o., re. u.: Jane Hurd Studio · 262 li.: Judy Skorpil; re.: Manfred Kage/Bruce Coleman, Ltd. · 263 The Granger Collection, New York · 265 u. li.: Giraudon/Art Resource; o. re.: National Library of Medicine; u. re.: Miles Laboratories · 266 li.: Judy Skorpil; re.: Robert J. Demarest · 267 Scala/Art Resource · 268 li.: Gower Scientific Photos; re.: aus „Behold Man" von Lennart Nilsson, erschienen bei Little, Brown and Company, Boston · 269 The Bettmann Archive · 271 o. li.: Library, New York Botanical Garden, Bronx, New York, Photo von Allen Rokach; u. li.: Kenneth W. Fink/Bruce Coleman, Inc.; o. re.: II HWA American Corporation; u. re.: Ray Skibinski · 272 Judy Skorpil · 273 li.: Judy Skorpil; re.: aus „Behold Man" von Lennart Nilsson, erschienen bei Little, Brown and Company, Boston · 274 Judy Skorpil · 275 o. li.: Peabody Museum, Harvard University; o. re.: Bill Gillette; u. Hebrew Union College Library · 276 o.: Robert J. Demarest; u.: Ray Skibinski · 277 Bonne Bell Cosmetics · 278 o. re.: Eric Grave/Science Source/Photo Researchers; Rest: Centers for Disease Control, Atlanta · 279 Collection of Dr. and Mrs. William F. Kaiser, Berkeley, California · 280 li.: The Granger Collection, New York; re.: Courtauld Institute Galleries, London/Courtauld Collection · 281 Gwen Leighton · 282 Douglas Mazonowicz/The Gallery of Prehistoric Art, New York · 283 o. li.: Victor Englebert; o. re.: The National Gallery, London; u. li.: Scala/Art Resource; u. re.: Wally McNamee/Newsweek · 284 The Bettmann Archive · 285 li.: Denis Waugh, Life Magazine © 1982 Time Inc.; re.: Alexander Tsiaras/Science Source/Photo Researchers · 286 Max Menikoff · 287 Marilyn Silverstone/Magnum · 289 Delores Bosio · 290 aus „Behold Man" von Lennart Nilsson, erschienen bei Little, Brown and Company, Boston · 291 Jane Hurd Studio · 292 Judy Skorpil · 294 James A. McInnis ·

BILDNACHWEIS

295 National Library of Medicine · 296 Ray Skibinski · 297 aus „Behold Man" von Lennart Nilsson, erschienen bei Little, Brown and Company, Boston · 298 James A. McInnis · 299 Shaun Skelly/International Stock Photography Ltd. · 301 o.: Alinari/Art Resource; Mi. li.: Stan Guignard; Mi. re.: Figaro/Gamma-Liaison; u.: Deville/Gamma-Liaison · 302 Joel Gordon · 303 li.: Ray Skibinski; re.: The Bettmann Archive; 304 The Granger Collection, New York · 305 Howard Sochurek · 306 J. T. Miller · 307 o.: The New York Public Library, Picture Collection; u.: Joel Gordon · 308, 309: Ray Skibinski · 310 Jahreszeiten-Verlag · 311 li.: Suzanne E. Weiss; o. re.: Scala; Mi. re.: Kunsthistorisches Museum, Wien; u.: Tass/Sovfoto · 312 Erika Stone · 313 o.: Mimi Cotter/International Stock Photography Ltd.; u.: James A. McInnis · 314 aus „Imitation of Facial and Manual Gestures by Human Neonates" von A. N. Meltzoff und M. K. Moore, Science, Oktober 1977, Nachdruckgenehmigung von der American Association for the Advancement of Science · 315 Joel Gordon · 316 Suzanne Szasz · 317 o. li., u. re.: James A. McInnis; Rest: Judy Skorpil